现代医学
影像技术学
（第 2 版）

MODERN MEDICAL
IMAGING TECHNOLOGY

主编

詹松华

陈克敏

曹厚德

上海科学技术出版社

图书在版编目（CIP）数据

现代医学影像技术学 / 詹松华，陈克敏，曹厚德主
编. -- 2版. -- 上海 ：上海科学技术出版社，2023.8
ISBN 978-7-5478-6129-5

Ⅰ．①现… Ⅱ．①詹… ②陈… ③曹… Ⅲ．①影像诊
断 Ⅳ．①R445

中国国家版本馆CIP数据核字（2023）第051116号

现代医学影像技术学（第2版）

主编 詹松华 陈克敏 曹厚德

上海世纪出版（集团）有限公司
上海科学技术出版社 出版、发行
（上海市闵行区号景路 159 弄 A 座 9F-10F）
邮政编码 201101 www.sstp.cn
山东韵杰文化科技有限公司印刷
开本 889×1194 1/16 印张 63.25
字数：1560 千字
2016 年 9 月第 1 版
2023 年 8 月第 2 版 2023 年 8 月第 1 次印刷
ISBN 978-7-5478-6129-5/R·2735
定价：298.00 元

内容提要

　　《现代医学影像技术学》第 2 版分上、下两卷。上卷为影像技术学概论、各种成像技术及其相关理论，并对医学图像的显示、记录进行了详尽的介绍。影像技术学概论内容主要涵盖学科的发展历史及展望、与相邻学科的关系、专业人员发展的空间及作者对学科体系建设的见解等。成像技术涉及 X 线摄影、CT、MR 等多种成像技术。此外，对于当前已成为影像技术发展热点的图像处理技术及计算机网络技术、大数据及云计算、人工智能等新的技术概念均进行了介绍。下卷涵盖了人体各系统的应用解剖及检查技术，检查技术包括普通 X 线摄影、造影检查，以及 CT、MR 检查。

　　本书在 2016 年第 1 版的基础上，更新了大量图片，内容进行了改写与调整，新增了影像医学中的人工智能技术及心脏和大血管影像，体现了影像技术的新进展。本书是一部从医学物理、影像技术、诊断学等不同角度系统阐述现代医学影像技术的经典之作，可作为医学影像工作者在临床、教学、研究工作中的高级参考书，同时也可作为生物医学工程、临床医学工程等相关学科工作者的参考用书。

光影世界留传奇人生
厚德载物育桃李天下

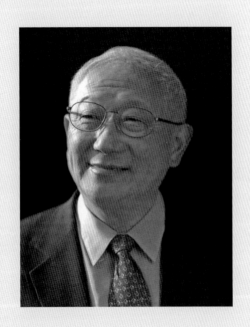

致敬我国医学影像技术先驱——曹厚德教授

前　言

影像医学已经成为当前发展最快的医学学科之一,不单是因为该学科的医工结合特点,更是因为其符合现代医学发展的潮流。精准的诊断和确切的疾病状态评价,快速的成像方法和便捷的操作,以及介入治疗的局部、微创特点,都使影像医学走在了医学发展的前列。由于发展迅速,各种影像新技术不断涌现,而且很快在临床医疗过程中得到应用,为疾病的诊断和治疗提供了强大的武器,发挥了重要的作用。

《现代医学影像技术学》第1版由曹厚德教授主编,内容既继承了传统影像医学的经典技术和理论,又结合了现代医学影像学的最新技术,内容丰富,涵盖了影像技术的各个方面,已成为医学影像技术从业者的经典参考书,得到了国内影像学同道的充分肯定和欢迎,因此出版后多次重印。

影像技术的发展是快速的,新技术不断涌现,就有了新技术推广、新技术临床应用的盲区,需要一个学习、适应过程,因此非常需要专著来为新技术普及和推广服务。另一方面,基层医院中老的设备仍然在使用,经典专著也要照顾到基层单位传统设备使用的问题。本书第1版主编曹厚德教授从事医学影像技术60多年,一直活跃在临床、学术第一线,经历了影像技术发展的各个阶段,对传统影像技术非常熟悉,对不断发展的新技术也如臂使指。本书第2版的编撰,特别邀请了一些权威专家作为编委,并增加了最新的进展。相信第2版会继续对本学科的临床实践、教学工作、科研产生积极的引领、推动作用。

《现代医学影像技术学》第 2 版在第 1 版的基础上，对传统影像技术内容进行了适当的删减，更新了图片，增加了人工智能（AI）在医学影像领域的应用、心血管影像学新进展、网络技术运用等新内容，力求实用性、科学性、先进性兼具。

本书的读者对象是医学影像专业的广大技师和医师，也可作为广大临床医疗工作者和影像设备生产专业人员的参考书。

本人从参与编撰第 1 版到担任第 2 版主编的过程中受益良多，学习到很多经典内容，对于理解影像技术的发展和目前状况都颇有帮助。在本书第 1 版的编写过程中，曹厚德教授精益求精、孜孜不倦探究专业知识的精神，让本人深受感动，把曹厚德教授的谆谆教诲铭记在心。曹厚德教授生前交代给本人继续编撰本书第 2 版，就是希望能够吐故纳新，传承前辈知识积累，展示最新研究进展，让本书成为各位专业工作者的经典参考书。

本书特点是图文并茂、言简意赅，精选典型图片，并配示意图加以说明，非常清晰、易懂，是非常实用的工具书。

詹松华

编写人员名单

主 编

詹松华　上海中医药大学附属曙光医院

陈克敏　上海交通大学医学院附属瑞金医院

曹厚德　复旦大学附属华山医院静安分院

编审委员会（按姓氏拼音排序）

艾松涛　上海交通大学医学院附属第九人民医院

毕　帆　上海交通大学医学院附属第九人民医院

蔡建凯　上海鸿哲系统工程有限公司

曹厚德　复旦大学附属华山医院静安分院

常时新　上海中医药大学附属岳阳中西医结合医院

陈财忠　复旦大学附属中山医院

陈克敏　上海交通大学医学院附属瑞金医院

成建明　上海中医药大学附属曙光医院

程敬亮　郑州大学第一附属医院

程瑞新　上海中医药大学附属曙光医院

程英升　上海交通大学附属第六人民医院

丁晓青　上海中医药大学附属曙光医院

冯晓源　复旦大学附属华山医院

付海鸿　北京协和医院

高林峰　上海市疾病预防控制中心

龚志刚　上海中医药大学附属曙光医院

顾雅佳　复旦大学附属肿瘤医院

顾晓丽　上海中医药大学附属光华中西医结合医院

何文飞　上海润博科技发展有限公司

何之彦　上海交通大学附属第一人民医院

洪　泳　复旦大学附属华山医院

胡宝华　上海健康医学院附属嘉定区中心医院

黄炎文　上海中医药大学附属曙光医院

贾宁阳　中国人民解放军海军军医大学第三附属医院（东方肝胆外科医院）

江　浩　上海交通大学医学院附属瑞金医院

刘　锴　复旦大学附属中山医院

李　斌　上海交通大学附属第六人民医院

李　克　复旦大学附属华山医院

李跃华　上海交通大学附属第六人民医院

李玉华　上海交通大学医学院附属新华医院

李惠民　上海交通大学医学院附属新华医院

李真林　四川大学华西医院

梁宗辉　复旦大学附属华山医院静安分院

柳　澄　山东省医学影像研究所

刘士远　中国人民解放军海军军医大学第二附属医院

陆建平　中国人民解放军海军军医大学第一附属医院

路　青　上海交通大学医学院附属仁济医院

陆　方　上海中医药大学附属曙光医院

吕发金　重庆医科大学附属第一医院

潘自来　上海交通大学医学院附属瑞金医院

彭卫军　复旦大学附属肿瘤医院

强金伟　复旦大学附属金山医院

钱建国　复旦大学附属华山医院

钱朝霞　上海交通大学附属国际妇婴保健院

乔中伟　复旦大学附属儿科医院

曲良勇　上海市中冶医院

沙　炎　复旦大学附属眼耳鼻喉科医院

沈　纲　复旦大学附属华东医院

沈秀明　上海健康医学院

史景云　上海市肺科医院

石明国　中国人民解放军空军军医大学西京医院

施裕新　上海市公共卫生临床中心

施玲华　中国人民解放军海军军医大学附属公利医院

宋璟璟　上海中医药大学附属曙光医院

孙　伟　复旦大学附属中山医院

谭邱燕　上海中医药大学附属曙光医院

谭文莉　上海中医药大学附属曙光医院

汤光宇　同济大学附属第十人民医院

唐　震　上海交通大学附属第六人民医院南院

陶晓峰　上海交通大学医学院附属第九人民医院

汪登斌　上海交通大学医学院附属新华医院

王　悍　上海交通大学附属第一人民医院

王　伟　上海交通大学附属第一人民医院

王　嵩　上海中医药大学附属龙华医院

王晨光　中国人民解放军第二军医大学第二附属医院

王鸣鹏　复旦大学附属华东医院

王敏杰　中国人民解放军海军军医大学第一附属医院

王培军　同济大学附属同济医院

王忠敏　上海交通大学医学院附属瑞金医院

吴　瑜　上海中医药大学附属曙光医院

伍建林　大连大学附属中山中院

吴晓燕　上海中医药大学附属曙光医院

所世腾　上海交通大学医学院附属仁济医院

许　修　上海交通大学附属第六人民医院

许建荣　上海交通大学医学院附属仁济医院

萧　毅　中国人民解放军海军军医大学第二附属医院

杨　帆　华中科技大学同济医学院附属协和医院

杨　军　上海交通大学医学院附属同仁医院

杨明英　复旦大学附属华山医院静安分院

杨世埙　上海交通大学附属第六人民医院

杨烁慧　上海中医药大学附属上海市中医医院

杨玉婵　上海中医药大学附属曙光医院

姚明荣　上海中医药大学附属曙光医院

姚伟武　上海交通大学医学院附属同仁医院

姚秋英　上海交通大学医学院附属仁济医院

姚振威　复旦大学附属华山医院

叶剑定　上海交通大学医学院附属胸科医院

苑翠红　上海市中冶医院

严福华　上海交通大学医学院附属瑞金医院

余　强　上海交通大学医学院附属第九人民医院

曾蒙苏　复旦大学附属中山医院

詹松华　上海中医药大学附属曙光医院

张　欢　上海交通大学医学院附属瑞金医院

张　莲　上海市嘉定中医医院

张　敏　上海中医药大学附属曙光医院

张　妍　复旦大学附属儿科医院

张贵祥　上海交通大学附属第一人民医院

张佳胤　上海交通大学附属第一人民医院

张闽光　上海中医药大学附属上海市中医医院

赵洪波　中国人民解放军海军军医大学第二附属医院

赵永国　微软(中国)有限公司

赵泽华　上海中医药大学附属普陀医院

郑建立　上海理工大学医疗器械与食品学院

钟玉敏　上海交通大学附属儿童医学中心

朱　铭　上海交通大学附属儿童医学中心

庄天戈　上海交通大学生命科学院

编写秘书

赵洪波　中国人民解放军海军军医大学第二附属医院

谭邱燕　上海中医药大学附属曙光医院

目 录

上 卷
成像技术及其相关理论
· 1 ·

第一篇
现代医学影像技术学概论
· 3 ·

第二篇
X 线摄影技术
· 67 ·

第三篇
CT 成像技术
· 153 ·

第四篇
磁共振成像技术
· 211 ·

第五篇
医学图像的显示
· 281 ·

第六篇
医学图像的记录
· 321 ·

第七篇
计算机辅助检测与人工智能应用
· 345 ·

第八篇
计算机网络技术和远程医疗
· 429 ·

下　卷
应用解剖及检查技术
· 463 ·

第九篇
中枢神经系统（脑、脊髓）
· 465 ·

第十篇
头颈部
· 527 ·

第十一篇
胸部
· 603 ·

第十二篇
心脏和大血管
· 647 ·

第十三篇
乳腺
· 683 ·

第十四篇
腹盆部
· 721 ·

第十五篇
骨关节和肌肉
· 809 ·

第十六篇
儿科影像学检查
· 967 ·

上 卷
成像技术及其相关理论

第一篇

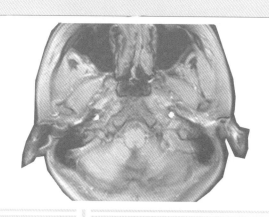

现代医学
影像技术学概论

冯晓源　石明国　高林峰　审读

第一章
绪　论

1895 年，X 线的发现为放射-影像学的形成与发展奠定了基础。随着各种新型成像技术的不断涌现，放射学由单纯的 X 线摄影发展到包括数字化 X 线摄影（digital radiology，DR）、计算机体层成像（computed tomography，CT）、磁共振成像（magnetic resonance imaging，MRI）、数字减影血管造影（digital subtraction angiography，DSA）、超声成像（ultrasonography，USG）、核医学成像（nuclear imaging）等各种数字化成像技术组成的现代影像医学新阶段。21 世纪，医学影像设备及技术进入蓬勃发展的新历史时期，更优质的图像质量、更低的辐射剂量、更快的成像速度、多种影像技术的融合、人工智能技术辅助成像和分析，已成为医学影像技术发展的基本态势。

第一节
放射学的形成与发展

一、放射学的形成

19 世纪的理论成果对人类历史的进程产生重大影响，热力学、电磁感应、原子论、细胞学说等科学理论相继取得重大进展。19 世纪末，实验物理学的三大成果：①1895 年，伦琴发现 X 线；②1896 年，贝克勒尔发现天然放射性元素铀；③1897 年，汤姆逊发现电子。这些成果均为放射学的形成奠定了基础。

1895 年 11 月 8 日，伦琴在德国维尔茨堡大学的实验室中发现 X 线并很快应用于临床医学。这一划时代的科研成果开创了揭示人类内部结构的先河。正如英国《简明不列颠百科全书》所述："这一发现宣布了现代物理学时代的到来，使医学发生了革命。"20 世纪初，涵盖 X 线诊断学和放射治疗学两大板块的放射学即告形成，但是由于两项技术均处于萌芽时期，所以早年从事放射学的专业人员一般都兼做诊断与治疗工作。历经 100 多年的发展，X 线诊断学不论在设备的发展方面、技术方法的创新方面均取得飞速发展，从而使其在临床医学中所起的作用得以日益提高，并仍沿用"放射学"这一名称至今（证诸我国最具权威性的专业杂志内容虽涵盖 CT 及 MRI，但仍名为《中华放射学杂志》）。

随着临床医学的发展，放射治疗作为一种对正常细胞、组织也有很强杀伤作用的治疗手段，仅限用于恶性肿瘤的治疗，良性疾病均不采用放射疗法而由其他效果更佳的治疗方法取代，而该学科则成为放射学的分支之一，名为"放射肿瘤学"（radiation oncology）。

加速器的应用为制备人工放射性核素提供了可能，同时放射性核素示踪技术用于人体脏器显像及功能测定等方面,使核技术与医学相结合形成"核医学"这门新的学科分支。核医学包括基础(实验)核医学和临床核医学。临床核医学既有各种核素显像与功能测定的诊断检查,又有以不断发展的放射性药物治疗为主的核医学治疗。

综上所述,放射学至此已发展成为涵盖放射诊断、放射治疗及核医学三大分支的学科。

二、放射学的发展

在 20 世纪中,放射学科经历了从孕育、成长、发展的过程。这一阶段的放射诊断以影像与病理对照为技术手段,主要进行的是大体解剖及病理水平的研究。21 世纪,影像学的发展趋向于对功能、代谢及生化的研究,融解剖、功能及分子信息于一体。近年来 MRI 结合波谱(magnetic resonance spectroscopy,MRS)可同时研究人体器官的解剖结构及生化情况。

20 世纪前的放射学以模拟技术为主。自 20 世纪 70 年代始,CT、CR、DR、DSA、MRI、PET 等一系列数字化成像技术相继投入应用,使放射学进入数字化阶段。特别是 DR 的普及应用,使放射学检查中量大面广的 X 线摄影进入数字化放射学体系,使放射科实现了无片化运行,承载影像的载体也由沿用的胶片向数字化介质和云存储过渡,同时医学影像的阅读方式也由硬拷贝阅读(hard copy reading)转为软阅读(soft reading),因此高质量的专业图像显示器成为影像阅读的重要设备,与其相关的一系列认知学研究也随之深入开展。

随着生物医学和材料科学等相关科学技术的发展,影像学科跨越诊断范畴向治疗领域延伸为介入治疗。新兴的介入放射学以影像诊断为基础,主要利用血管或非血管穿刺技术及微创导管置入技术,在影像监控下对一些疾病施行治疗,或采集活体标本以更好地明确诊断,使之发展成融诊治为一体的介入放射学,从而使放射科从临床辅助科室转型成"临床科室"。一般区县级以上医院均设有独立的门诊及病区。

人体解剖学的历史可追溯到意大利文艺复兴时期,CT 的发明给古老的解剖学增添了新的内涵,带来了新的生机,衍生出以研究某一器官不同断面结构的断层解剖学。随着计算机技术的发展,世界上第一台 CT 扫描机(图 1-1-1)出现于 1972 年,并在美国艾奥瓦州立大学投入临床应用。CT 成功应用于临床后,使放射学取得突破性的进展。此后不久,1984 年

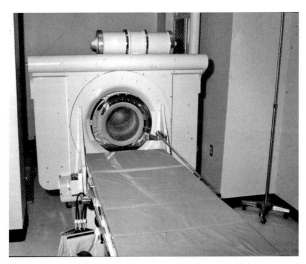

图 1-1-1 1972 年世界第一台 CT 扫描机,在美国爱荷华州大学投入临床应用,开启了医学影像学的新纪元

便诞生了 MRI 装置。计算机技术、生物医学工程技术与临床医学相结合,促使放射影像、超声影像、核医学成像均出现了快速的发展。传统的 X 线透射型成像,趋向于向断面成像的无重叠影像发展,所有成像,都逐渐向快速、高分辨力发展。各种医学成像技术彼此互补,又相互交融,形成可充分发挥综合诊断优势的大影像医学。

需说明的是,放射影像、超声影像、核医学影像,其成像原理均离不开一种看不见的"波"的传导,X 线摄影和 CT 都是 X 线穿过人体后,探测器感知剩余射线量来反推射线穿透过程中"遇到"的物质密度来成像,超声的超声波"遇到"不同声阻抗物质发生反射而形成的图像,而核医学、MRI 则是人体内"聚集的核素"或被激发的"旋进质子"发出 γ 射线或"射频"被探测器探测到而进行成像。这三种图像形成原理,说明多种成像的设备同属于"大影像"的范畴,也兼顾了诊断与治疗的不同领域。MRI 虽为非电离辐射源成像方法,但是由于其技术特征接近放射学成像,所以联合国原子辐射效应科学委员会(United Nations Scientific Committee on Efforts of Atomic Radiation,UNSCEAR)在统计放射学数据时,也将 MRI 设备数及其应用频率等归入放射学栏目下。此外,医院行政编制、相关的权威性学术团体及杂志等均将 MRI 界定在放射学的范畴内。

但是,一个重要的事实是,超声及核医学虽同属医学影像范畴,但由于历史原因,目前在我国尚处于"分隔"状态。期盼学界同道的共同努力,得以早日形成大影像的基本框架,在人才培养、科学研究方面,能够互相借鉴、互相辅佐、互相促进,使影像医学成为临

床医学新技术发展的重要公共平台学科,从而在人群健康保障及疾病治疗中起到日益重要的作用。本书编者遵循目前我国的现状,主要论及放射影像,范围包含X线摄影、X线造影(包括DSA)、CT、MRI。超声、核医学的成像技术和临床应用,请读者参阅相关学科的专著。

医学影像技术的发展,必然要在临床具体应用中发挥协助诊断与治疗的作用,也使放射科医生的作用日显重要。医学影像技术的发展,逐步形成临床诊疗应用为主要研究对象的"影像医学""影像医师",伴随临床诊疗应用的深入发展,逐步分离形成亚专业的"神经影像学""胸部影像学""腹部影像学"等亚专科的放射学医师培养和科学研究体系。而医学影像领域则逐步形成影像技术学的独立学科范畴。

三、影像技术发展的时序

影像技术是一门设备从属型学科,因此从影像设备(技术)的发展时序可以反映学科的发展(图1-1-2)。

X线的发现及其特性给人们以巨大的吸引力,致使该项研究迅速普及到全世界。在伦琴发现X线之后不久,X线成像的一些改进型的基本设备就不断涌

现。从20世纪30年代起,X线成像技术的发展主要表现在部件方面,而非X线机成像系统的整体。第二次世界大战以后,成像技术进入一个新时期,各种新型的诊断系统相继出现,并应用于解剖学研究和疾病诊断。这些诊断系统的研制涉及多门学科,包括物理学、化学、医学、电子学和计算机科学等,其中大部分成像技术是当代高科技的结晶。

上述诊断系统革命性变化的起点是核医学和医用超声技术。它们打破了以往的成像局限性,提供了无创伤地显示病灶的新手段。20世纪70年代初,随着CT的问世,医学成像技术更呈现出崭新的面貌。借助CT技术所获得的三维可视化图像信息甚至可与手术解剖标本相媲美。这是自1895年伦琴发现X线以来,在放射-影像学上最重大的成就。由此,两位有突出贡献的学者:美国物理学家A. M. Cormack和英国工程师G. N. Hounsfield,荣获1979年度诺贝尔医学和生理学奖。

继X线CT之后,出现了利用核磁共振原理成像的装置,称为磁共振成像(MRI)系统。1978年,MRI的质量已达到早期X线、CT的水平,1981年获得全身扫描图像。目前,该项技术仍处于积极发展阶段。MRI进行分子结构的微观分析,有助于对肿瘤、脑梗死进行超早期诊断。MRI进入临床应用被视为科学理

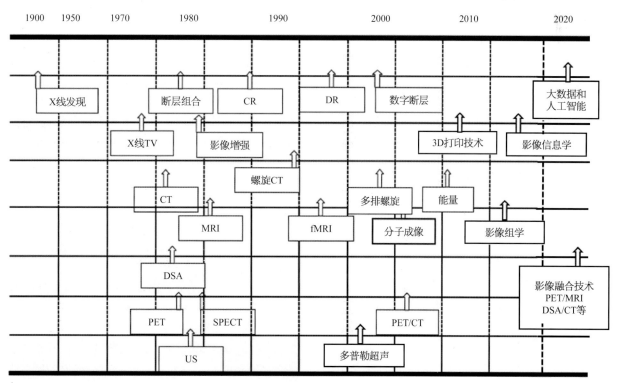

图1-1-2 医学成像技术发展时序图

论上升到实际应用的典范。因此,在 MRI 领域做出杰出贡献的诺贝尔奖获得者多达6位。至今,MRI 已成为临床医学及相关学科不可或缺的重要技术手段。

目前,医学成像技术仍处在不断发展之中,其任务是:一方面要努力改进前述各种成像系统的性能,同时探索新的成像方法;另一方面则应探索各种成像系统的技术运用和新方法,并将其应用于临床,发挥临床诊疗的作用。

第二节
我国影像技术的发展

一、我国影像技术发展的早期历史

1898 年,在山东登州(现为蓬莱市),美国传教士赫士(Watson Mcmillen Hayes)曾编译过一本中文讲义:《光学揭要》(美籍人士傅兰雅译,上海美体书店出版)。该讲义第 2 版时已编入关于 X 线的知识,当时译为"然根光"。在注释中,赫士写道:"虽名为光,亦关乎电,终难知其属何类,以其与光略近,故权名之为光"。1899 年,美国科学家莫尔顿(Moulton)等编著 X-Ray 专著,1899 年由国人王季烈将美籍科学家傅兰雅口述的该书翻译,编撰成中文版,由江南制造局出版(全书共 4 卷,计 101 页,插图 91 帧),书名被译为《通物电光》。书中有一段文字专门叙述"通物电光"的命名由来:"爱克司即华文代表式中所用之'天'字也,今用'天光'二字,文义太晦,故译时改名通物电光。"由此可见,我国早期并无"X 光",更无"X 线"这个名词。因明清时期撰文不用外文字母,而用 10 个"天干"、12 个"地支",再加上"天""地""人"等作为代号。当时虽然对 X 线的性质还知之甚少,但"通物电光"这一译名已能形象地反映出 X 线所具有的穿透特性。莫尔登在该书中还写道:"格致家尚未查得通物电光由何处发起。如有人能查得此光之性情与根源,而有一定之根据,则可为大有名望之格致家。"[我国原先曾将"science(科学)"一词译为"格致"]我国第一本放射学专著为苏达立(Stephen Douglas Sturtan)和傅维德合编的《X 光线引偕》,由中华医学会出版。该书于 1949 年由杭州新医书局再版,改名为《X 光学手册》,作者改为苏达立及徐行敏。1951 年,时任美国柯达公司高级职员的沈昌培翻译《X 光摄影纲要》,由美国柯达公司印刷发行。该书所述及的许多基本原理及图解被沿用至今。

国人最早接受 X 线检查者为近代史上权倾一时的李鸿章(1823—1901 年)。当时李鸿章在德国柏林逗留,有机会进行此新方法检查,时距 X 线发现仅半年。与其他先进设备的引进一样,先有知识的传入而实际应用却较迟。我国 X 线设备的引进,最早是 1911 年由英籍医生康特(H. B. Kent)的患者捐赠给创立于 1892 年的河北省中华医院(现开滦医院)一架小型 X 线机,其 X 线管为冷阴极式三极管,高压裸露。此为我国第一台在临床应用的 X 线机。稍后,广州博济医院(现为中山大学孙逸仙纪念医院)也引进 X 线机一台(图 1-1-3)。1914 年,汉口天主堂医院(现武汉市中心医院)购置 Fisher 30 mA X 线机一台,据称该机曾使用长达近百年。史载 1915 年 Paul C Hodges(时在上海哈佛医学院教授生理学)在参观上海医学院红十字会医院(现复旦大学附属华山医院)时发现有一台德国造 Snook Röentgen X 线机损坏,Hodges 主动与德国西门子电机工程师 Herr Schmidt 联系,请求协助维修,可见这台 X 线机 1915 年前已在该院使用。1917 年,浙江省甬江吴莲艇先生建议浙江省慈溪保黎医院(现宁波市第四人民医院)董事会购买 X 线机,经过 1 年多的劝募集资,以 4 369 枚银元向美国慎昌洋行购买 X 线机一台。1919 年在宁波保黎医院正式启用。

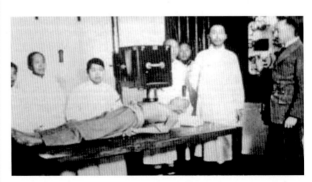

图 1-1-3　广州博济医院引进的 X 线机

二、我国早期 X 线知识的传播及设备的引进与制造

由于早年上海为我国主要的医疗器械工业基地之一,在新产品的研发方面,上海放射学界密切配合高等院校及工厂作了大量的临床应用试验乃至直接参与研究工作。我国自制 X 线检查用器材设备的试制及生产多在 20 世纪 50 年代。1951 年起华东工业部器械二厂(上海精密医疗器械厂前身)闻尧、严家莹等首先试制成功 200 mA 四管全波整流型 X 线机。1953 年以"建设牌"命名,批量生产。同期,杨午、王佳雨等也在沈阳市医药公司工厂试制成功 200 mA 四管全波整流型 X 线机。此前,我国大量应用的是第二次世界大战后由联合国救济总署赠送的 Keleket 及 Phlilips 200 mA X 线机。1954 年,在物理学家沈尚贤、周同庆(原为上海交通大学物理教授,中华人民共和国成立后高校院系调整,所在院系并入复旦大学)指导下,复旦大学试制成功固定阳极 X 线管。1954 年,上海精密医疗器械厂先后试制成功钨酸钙增感屏、透视用荧光屏、高压电缆、毫安秒表等 X 线机配套用品。1958 年,X 线摄影用胶片由上海感光胶片厂首先研制成功并投入批量生产。X 线照片冲洗加工用显、定影药于 1954 年由上海冠龙照相器材商店配制成干粉包装出售,使 X 线照片的冲洗得以规范化。20 世纪 60 年代,旋转阳极 X 线管由上海医疗器械九厂李祖根等试制成功。

1978 年,上海医疗器械研究所与有关工厂、医院合作,研制成稀土材料增感屏,当时与先进国家的差距不大,美国《纽约时报》等国外报刊曾予以报道。"第一届全国稀土会议"期间,时任国务院副总理兼国家科委主任的方毅听取课题组代表曹厚德的汇报。在第一届全国科技大会上参与该项目的曹厚德、陈星荣等获重大科技成果合作奖。1973 年,徐开垫等与有关研究单位合作,试制成功钼靶乳腺摄影 X 线机。1983 年,第一台颅脑 CT 装置由上海医疗器械研究所等试制成功。曹厚德作为第一例志愿者接受长达 3 分 20 秒的扫描检查(图 1-1-4)。1995 年第一台国产多功能数字化 X 线机在朱大成教授建议下,由中科集团试制成功并在上海投入临床应用。此后,MRI、DSA 等大型精密影像设备相继在我国试制成功。同期,国产胆系对比剂(胆影葡胺)由上海淮海制药厂史玉亭工程师等研制成功。主持临床

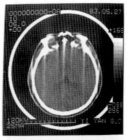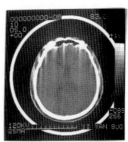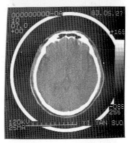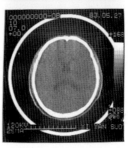

图 1-1-4 国产第一台 CT 所拍摄的首例头颅影像,受检志愿者为参与临床试用的曹厚德

应用试验项目的上海医科大学附属华山医院陈星荣教授成为第一例试用者。

三、早年从事 X 线工作的技术人员及有关研究

1911 年在开滦中华医院,最初由英籍医生康特(H. B. Kent)操作 X 线机,并培训了两名助手。由康特担任诊断工作,助手担任摄片及冲洗工作。在此阶段,从事 X 线工作的人员都非专职,诊断工作由临床医生兼任,技术工作则由药房调剂人员或化验人员等兼任。1925 年康特病故于唐山后,由外科医生马永乾兼做 X 线诊断。1930 年前后,药房司药李绍棠兼任摄片工作。李绍棠曾将增感暗盒放于冰箱内使温度降低以提高增感屏的增感效率,可减低摄影时的管电压,相对地提高了小型 X 线机的使用效率。这一使用经验撰文发表在英文版《中华医学杂志》上(Cold screening in low power radiography, Chinese M. J., 1938, 54: 73.),此文应为可追溯到的最早由技术人员撰写并正式作为文献发表的文章。此外,1936 年我国放射学主要奠基人之一谢志光教授倡导用髋关节侧位摄影方法诊断髋关节后脱位(Posterior dislocation of hip, Radiology, 1936, 27: 450 - 455),在国际专业教科书中称为"谢氏位",沿用至今。

我国最早的技术专业教育首推"北京大学医学院附设的放射技术班",该班由我国放射物理学、放射技

术学的奠基人徐海超①、陈玉人②等负责教学工作。当年的多位学员如史元明、杨午等后来均在放射专业的不同岗位上取得了卓越成就。

1944年,我国生物医学工程学的奠基人蒋大宗先生当时在西南联合大学工学院就读。因抗日战争的需要投笔从戎。先后在军队中担任译员、电信工程师、X线技术员等工作。当时虽为战地医院,但器材、设备、人员培训及运作方式均由美国方面提供及主持。实际上蒋先生应为我国最早经过规范化培训及操作训练的X线技术员。

四、我国放射诊断技术的发展阶段

我国放射诊断技术的发展阶段大致可归纳为下列3个阶段(表1-1-1)。

表 1-1-1 我国放射-影像技术发展时序

年　代	发展阶段	特　征
20世纪40年代前	一般放射学阶段	临床、放射不分;医、技不分
20世纪40年代~70年代	一般放射诊断学发展至专业放射诊断学	胸部诊断、心血管诊断、腹部诊断、骨关节诊断、神经诊断、儿科诊断等若干专业
20世纪70年代后~80年代中初期	形成"现代影像医学"并开展介入放射学	CT、MRI、DSA相继应用于临床医学
20世纪90年代初至今	基本形成融合诊断、治疗为一体的现代影像医学体系	影像医学仍在快速发展中,与信息技术形成良好的双向驱动

注:现代影像学是与传统放射学相对应的概念。传统放射学概念始于自伦琴发现X线并应用于临床,直至20世纪70年代末。CT等数字化成像设备进入临床使用,成为现代影像学的发端。

由于历史条件的限制,早年从事放射技术工作的人员作为医师的助手,都以单纯的X线摄影、X线照片冲洗等技术操作为主。又由于外文水平及知识结构方面的原因,大多数技术人员尚缺乏独立进行科研及总结经验成文的能力。因此,除我国放射学主要奠基人谢志光1936年总结实践经验,倡用"谢氏位"拍摄髋关节侧位诊断后脱位,国际上一直沿用至今外,其他就较少建树。设备的安装、检修都依靠外籍工程师。在人员培养方面,虽然20世纪50年代起有影像技术中等专科学校,但多数仍以"师带徒"方式进行。纵观本阶段的技术人员队伍,应该是属于"经验型"的。

20世纪70年代起,放射诊断技术工作除继续探索摄影方法的改进及其他操作技术的改进外,开始应用信息论、通信工程学技术及相关学科的成就,对图像质量进行定量评价及对成像过程进行定量解析,使图像质量得以大幅度提高。当时,增感屏、胶片及冲洗加工技术、图像质量评价等成为影像技术学中发展较快、科技含量较高的重要内容。有鉴于此,在我国影像技术学主要奠基人之一的邹仲教授及陈星荣教授等倡导下,中华医学会上海放射学会与有关工厂联合举办了X线胶片、增感屏应用技术培训班,共23期(来自全国各地的技术骨干约700多名同道参加了此学习班),其间多次改编教材,为我国影像技术的发展作出了贡献。1981年11月在郑州召开的全国第三届放射学术会议上,北京、上海、山东的代表宣读了用"调制传递函数"(modulation transfer function, MTF)的概念及测试方法等评价图像质量的论文,填

---

① 徐海超(1913—1995年),我国放射剂量学、辐射物理学家、放射技术学的奠基人。1938年北京燕京大学物理系毕业,1940年由该研究院毕业。先后任北京协和医院放射科助教、副教授、教授。1954年调入解放军军事科学院放射物理系任研究员。1958年创建该院放射医学研究所和物理剂量研究室,任主任。长期致力于放射物理学、辐射剂量学、X线机器设备学等研究,为我国和平利用原子能、放射医学和放射技术学发展,做出过巨大贡献。20世纪60年代曾直接参与我国第一颗原子弹试验中安全防护,医疗保健及剂量监测的研究。曾因在国家和军队各项重大任务中做出重要贡献,荣立军队一、二、三等功而受到周恩来总理的接见。

② 陈玉人(1912—1992年),我国放射技术学奠基人之一,1939年毕业于燕京大学。与徐海超等曾在国民政府卫生署下设试验院开办放射技术人员训练班,并担任教学工作。1950年卫生部委托北京大学医学院举办放射线机器检修训练班、1954年卫生部放射班、北京药品器械专科学院、北京商学院,陈玉人均担任教学工作。著作有《X线物理学》。

补了我国在 X 线成像原理及对图像质量进行客观评价这一重要课题的空白。1983 年 6 月,中华医学会放射学会在天津召开了首次技术学专题的全国性学术会议,近 400 名放射技术工作者参加了会议并宣读论文。论文内容除包括 X 线摄影、物理原理等外,还包括自动化冲洗技术、新型成像器材及 CT、MRI 等新技术。

此外,由于 20 世纪 70 年代引进批量 1 000 mA、自动化程度较高的 X 线设备,如心血管造影机、脉冲式 X 线电影摄影等,同时国内 X 线设备的生产制造也有较大的发展,在这种情况下,放射技术人员中的一部分转向从事放射工程技术工作。由于当时大部分人员的学历层次及知识结构存在着较普遍的欠缺,所以大多数仅限于一般性的保养维修等,能独立担任大型设备的安装、调试者为数不多。

全国性学术会议的召开,标志着我国放射技术学界已具有独立进行学术活动的能力。我国学者的多次出访及接待外国学者的来访,说明放射技术界的国际交流也已开始。纵观本阶段放射技术人员队伍,应该是由"经验型"向"科学型"过渡。

20 世纪 90 年代起,大量新型医学影像设备投入临床使用,使我国放射技术学从单纯的传统放射技术学发展到医学影像技术学。因此,不论从工作内涵,还是技术人员的队伍结构均有很大的变化。放射技术人员的基本技能从以 X 线摄影为主扩展到计算机技术、大型高科技影像设备的操作与维护、参与介入放射学的技术性操作等,使技术人员队伍的构成也有很大的变化。具有高学历的人员及经国外进修、培训或接受正规高等教育的人员比例不断增加。

1991 年,由中华医学会放射学会与《中华放射学杂志》编辑部多次合作,成功地举办了全国性放射技术质量保证(quality assurance,QA)、质量控制(quality control,QC)专题研讨会及学习班,推动了全国性协作网点的建立,使 QA、QC 工作得以在全国广泛开展。1993 年世界卫生组织指派英国 Newcastle 总医院医学物理学家 Keith Faulkner 博士来华考察质量管理实施情况。陈星荣、曹厚德、冯晓源受命接待,并指派冯晓源去日本考察该国的质量管理实施状况。上述工作不但使我国的放射技术管理工作向先进国家靠拢,同时为我国技术人员队伍向科学型转化起到了很大的推动作用。

五、现代医学影像技术学体系的建立

回顾伦琴发现 X 线,使用的是含气阴极线管和发生脉冲高电压的感应线圈,实验的原先目的是观察稀薄空气中的放电现象,但却偶然间发现了可穿透物体的不明射线,虽然那时产生的 X 线能级和能量都很低,使用的器材也很原始,如果没有冷静的头脑和认真的科学态度,微弱的荧光很容易被忽略,尽管此类实验已有很多科学家曾经进行过,但是当伦琴照出手指骨骼后,立即联想到在医学方面的应用前途,这也是将基础理论研究成果转化为应用科技并上升为理论的范例,值得后人效仿。

经过一百多年的发展,今天影像技术学科的目的不仅仅是解决具体的问题,而应同时研究事物的内在规律,并具有上升为理论层面的研究,从而形成学术相对独立、理论相对完整的科学分支,使现有的技术组合成为科学体系。因此,它既可作为学术分类的名称,又是科目设置的基础。其包含的三个要件为:①包含构成学术体系的各个分支;②在一定研究领域内生成专门知识;③有专门从事学科工作实践、科研的团队,并将围绕专业知识进行创造、传递、融合与开发新的应用。此外,由于影像设备、技术与信息科学的深度交汇,专业人员的知识结构必须作相应的变化,并与相关专业人士共同探索。

假如外科学只停留在解决疾病手术过程操作和技术的研究,而不是研究整个诊疗过程的客观规律,不上升到理论的研究,外科也将沦为简单的技术,外科医生就只能成为掌握技术的工匠。同理,影像技术人员如果始终停留在技术操作的层面,而不潜心研究,使之成为系统理论则无异于"拍照师傅"。

在我国,医学一向划归"自然科学"之列,似乎是没有疑义的。它和物理学、天文学等属同类。现代医学中大量的现代化仪器及先进的检测手段,更进一步说明这一事实。但是,在西方,医学却不被列入"科学"之列。在他们习惯的语境中,所谓科学严格是指"精密科学"——即可以用数学工具精确描述其规律的学问,如天文学、物理学就是如此。所以,西方人常将"科学""数学""医学"三者并列。因为现代医学至今仍然不是一门"精密科学",尽管它已经使用了大量精密仪器和器械(至于数学不被归入科学,那是因为它本身是不和自然界打交道的)。

此外,一个重要的事实是影像技术学虽归入医学门类,但其成像原理等均脱离不了物理基础及数学工具。因此,现代影像技术将不断引入理工学、信息学的知识而形成新的、相对完整的学科体系。学科的本质是知识的"分类",影像技术的学科化即为此前积累的影像技术知识的条理化和系统化。随着影像技术不断融入科学发展的成果，诸如计算机、新材料、生物技术、电子工程、信息学的诸多理学学科知识，有人将"影像技术学"归入"理学"范畴，也不是意外之举。

六、现代医学影像技术理论实践与创新

现代医学影像技术学的发展有赖于理论的形成、提升与实践的创新。著名物理学家钱伟长先生年轻时留学加拿大多伦多大学，曾师从当时应用数学的倡导者辛琪教授。在钱先生《八十自述》一书中，专门介绍了辛琪教授关于"屠夫"与"刀匠"的思想："为了解决一个实际问题，有时不惜跳进数学这个海洋来寻找合适的工具，甚至创造新工具。"但我们是以解决实际问题为己任的，因此应该是解决实际问题的"屠夫"，而不是制刀的"刀匠"，更不是一辈子的欣赏自己制造的刀有多锋利而不去解决实际问题的刀匠。辛琪教授的这种勇于探索和注重实践的科学精神和方法使钱伟长先生受用一辈子。上海图书馆的中国文化名人馆中陈列着陶行知先生的手迹："用书如用刀，不快自须磨，呆磨不切菜，何以见婆婆。"陶行知先生所见与辛琪教授的"屠夫-刀匠"论何其相似。在影像技术学的书刊甚至教科书中，常可见到过于繁冗的数学计算及公式推导，而缺少与实践的密切结合。诚然，精确是数学的一大特点，但在影像技术的实践中，许多事实及过程远比数学分析及微分方程复杂得多。例如在研究X线束射入人体后的情况，不仅因为光子数目众多，而且以高速运动，还不断因碰撞而改变方向，这么多未知量的微分方程是无法一一求解的。又例如，透过人体后的X线束射入增感屏、CR的成像板或影像增强器的输入屏时，在微观上同样会发生各种不同的情景，影像技术关心的仅为大量光子运动的总和，如感光效应及信息细节的传递等。因此一般专业技术书刊应尽量避免繁琐冗长的数学推导，而尽量用物理概念来表达。此外，正如控制论创始人维纳（Norbert Wiener）曾说过，"人具有运用界限不明确的概念的能力"。爱因斯坦（Albert Einstein）也曾经指出："关于现实的数学定理是不确定的，而确定的数学定理并不能描述现实"（so far as the laws of mathematics refer to reality, they are not certain. and so far as they are certain, they do not refer to reality）。影像技术中极其复杂及千变万化的"亦此亦彼"事物，处于差异中介过渡状态的模糊现象广泛而大量地存在着。而由这种"亦此亦彼"所造成的识别和判断过程中的不确定性就是模糊性。在影像技术

学范围内，模糊同样是思维和客观事物普遍具有的属性之一。我国先哲老子也曾有"模糊兮，精确所依。精确兮，模糊所伏"之论述，所以影像技术学及其操作技术作为数学计算、推理及经验的结合体，实际上是一项体力与脑力相统一、抽象思维与形象思维相结合的实用技术。技术人员在操作中虽然主要与机器中的显示屏、操作钮、鼠标及键盘等打交道，但总离不开书本上所学的概念、数据、理论及公式。因此，只有在理论指导下的操作及操作中不断总结并使之上升到理论，才有可能使学科得到创新与发展。因为创新必须在知识量（包括理论与实践）积累的基础上加以深入开挖，才有可能作出源头创新。

回顾我国放射学的发展史，凡在各个不同历史时期取得成就者，大多是在当时历史条件下自觉或不自觉地认识和掌握了该领域事物发展规律、具有敏锐思想及有较高人文素质的人。因此，前人可供借鉴的应包括科学知识、科学方法、科学态度和科学精神四个层面。这些涉及人文方面素质的提高，无疑是影像技术专业人士在自身发展中不可或缺的部分。所以，必须在提高专业素质的同时，使人文素质得到同步提高。

七、影像技术人员的发展空间

现代医学影像技术学已整合了其他新兴学科的知识而形成一门完整的独立学科。随着学科的发展，从业人员发展空间由"h"型发展到"H"型（图1-1-5）。所谓"h"型者，发展到一定程度会"封顶"（许多从业多年或较优秀的技术人员改行从事诊断或从事安装维修工程工作）。自从影像技术学成为一门自成体系的学科后，成为在影像医学范畴内，与影像诊断学平行的两种序列发展的学科。

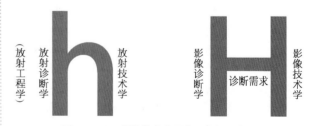

图1-1-5　影像技术人员发展空间示意图

由于影像技术必须与临床诊断需要相结合，所以这平行的两竖之间还必须有一横杆，于是就成了"H"。切望影像技术界同道不断加强新的理论学习与不断实践。在影像医学发展新的历史阶段中，奋发自强。在影像诊断学专家的指导、合作下，更好地为

影像医学发展作出无愧于时代的贡献。

八、构建影像技术人员的知识体系

影像技术学的发展有赖于从业人员具有较高的专业素质,这是毋庸置疑的。专业素质的养成,最重要的是知识体系的建立。当今由于应对各种考试的需要,"考题集""上岗考试指南"一类技术书刊受到青睐。显然,这些"碎片化"的知识是不利于知识体系建立的。

(一)碎片化知识的弊端

(1)为了"易习易得",通常为降低"知识成本",将复杂的事物简单化,只重表面而不涉及深奥的原理及相关事物间的内在逻辑联系。

(2)这些事实的集合缺乏事理的推演过程。

(3)将多途径的解决方法简化为单一途径,并使之不够严谨,更缺乏前瞻。

(4)用孤立的知识点看问题,无助于思维能力的提升。

(二)影像技术学知识与知识体系

"知识"应由两部分组成:一是"事实"(或"观念"),二是"联系"。事实即为一个个不相关联的点,联系则是将点连接成线,两者所构成的网络,即为知识结构。

了解"事实"决定知识的广度。建立"联系"决定知识的深度。如果了解事物之间的联系,即使只知A、B、C,也可以根据这三者的内在逻辑,得出D、E、甚至F,这个过程即为思考,但如果不了解其间的内在逻辑联系,即使知道 A、B、C、D、E,也是无法得出F 的。因为不知道需要将它们归纳在一起,更不知道归纳在一起后能够呈现出怎样的内在逻辑关系。

这是碎片化知识的弊端。当接受碎片信息时,实际上仅仅是在扩充"事实",但并没有增加"联系"。长此以往,会使知识结构变成一张"浮点图(散点图)":孤零零的知识点漂浮在各个位置,却缺乏将其有序串联起来的网络。这个网络即为知识体系。

(三)影像技术学知识体系的建立

1. 建立起个人的知识体系 要经常将已经掌握的影像技术学知识进行梳理。换言之,以已经掌握知识点及其对影像技术中其他事物的影响进行梳理,构建起个人的知识体系。

2. 寻找知识网络的相关点 在日常工作、学习时,敏锐地对个人感兴趣并尚未进行深入了解和探索的新知识点特别关注。在接触这些相关的新知识时,更加深入地进行学习与研究以延展知识网络。

3. 保持对新知识点的敏感性 当接触到一个新的知识点时,先考虑如何将其纳入知识体系。换言之,将其与已知的知识联系,明确两者的关联途径,以拓展知识网络。此外,很重要的是不断地检验并输出自己的知识(如讲课、撰写文章等)。只有能输出的知识,才是真正属于自己的知识。

九、重视影像技术人员的工作

在影像科室的医、教、研活动中,参与者有医生、技术人员和护理人员等,这是一个完整的体系。如果构成这个体系的成员都能各司其职,就会使整个系统的运行高效,并获良好的"产出"。上述人员在系统中所起的作用不一,这是不争的事实。但是,如果片面地将技术人员的工作视为重复性劳动、创造性低、稍加培训即可"上手"等,显然是有失偏颇的。现代影像设备的高科技含量,要求从业人员具有较高的学识水平及娴熟的操作技术。先进的影像设备进入医疗单位即改变其影像产品的属性而成为一种工具。显然,工具的有效运用,对于学科的发展至关重要。此外,先进工具的引进也带来新的思想、概念和程序,必然会促进学科的发展。当前,有些专家将课题主要依靠研究生完成,这完全无可厚非。但是,一旦研究生毕业,无异于技术中断,而一位敬业的技术人员对科室的工作具有持续的支撑作用及形成技术特色的积累作用。据此,尊重影像技术,尊重影像技术人员的工作实为明智之举。

十、现代影像技术学专业名词的规范化

现代医学影像技术学作为一门年轻的学科分支,源于传统放射技术学,但两者的技术方法完全不同。此外,前者也是医学领域中发展速度最快的分支之一,学科知识更新周期短,随着学科的发展,新的思想、概念及技术方法被大量引入。因此,有些词汇的含义会被扬弃、泛化及限定。影像技术学的专业名词也随之在动态发展中。举例而言:

(一)专业名词的改变

在传统放射学中,将增加人工对比的物质称为造

影剂,在 CT、MR 等成像技术应用以来,对比材料已可用于进一步使特定的器官、组织病变的对比增加,所以名称改用"对比剂"更能反映其内涵。

(二) 专业名词的规范化

关于在影像技术学中应用较广的"分辨力"和"分辨率"等专业名词,也存在统一问题。在《英汉辞海》(国防工业出版社出版)中,英文单词 resolution factor 被注释为分辨力。《汉英大辞典》(上海交通大学出版社)中,将"分辨力"注释为 resolution,而将分辨率注释为 resolution rate。据此,"分辨率"一般是一个比值,是无量纲的。但是也有个别辞典上甚至将英文单词 resolution 的含义同时注释成"分辨力"与"分辨率"。此外,在一些学术期刊中以及互联网上检索,"分辨力"与"分辨率"的用法及定义也是众说不一。同样,在影像技术学中混用的情况也十分普遍。为使专业名词的应用规范化,本书中采用"分辨力"作为表征图像细节的名词。其理由为:学术著作也应以国家标准采用的名词为准,因为国家标准是在全国范围内统一使用的技术文件。从目前查到的标准来看,在不同的技术标准中,"分辨力"与"分辨率"的名词也不统一。在这种情况下,应以标准的级别为准。国家标准分为强制性国标(GB)与推荐性国标(GB/T)。目前,采用"分辨率"的标准 GB/T199953 - 2005 属于推荐使用,而采用"分辨力"的标准 GB50464 - 2005 以及 GB2715A - 2009 则为强制执行标准。此外,近期颁布的标准几乎都采用"分辨力"这一名词。据此,本书以"分辨力"表述。

(三) 专业名词的规范化是一项重要的系统工程

关于放射学专门名称的规范化问题 1998 年 RSNA 曾将其列为重点工作之一。中华医学会临床工程学会也将建立标准术语数据库列为重点工作,可见此项工作的重要性。目前专业书刊中的表述不尽规范之处应随着学科的发展而随时修正。

(四) 专业名词的缩略应用

专业名词的正确缩略应用有利于日常应用与交流。以头部体位操作的定位线(面)为例,迄 1962 年《X 线检查技术》(上海科学技术出版社)出版前,国内半个多世纪的影像学著作均用全称(表 1-1-2,图 1-1-6)。实践证实,正确使用缩略词是十分有效的。迄今,国内著作无一例外地采用《X 线检查技术》推荐的缩略词。

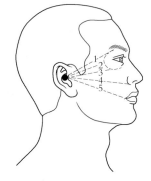

图 1-1-6 头部体位操作的定位线

表 1-1-2 专业名词的缩略应用

序号	1962 前沿用的名称	《X 线检查技术》创用名词
1	外耳孔-眉间连线	听-眉线
2	外耳孔-外眦角连线	听-眦线
3	外耳孔-眼眶下缘连线	听-眶线
4	外耳孔-鼻下缘连线	听-鼻线
5	外耳孔-口角连线	听-口线

十一、影像技术学发展的趋势

(一) 由组织器官影像向分子影像发展

现代医学影像设备及技术的发展将由最初的形态学观察发展到携带有人体生理功能信息的综合分析。通过发展新的工具、试剂及方法,探查疾病发展过程中细胞和分子水平的异常。这将会为探索疾病的发生、发展和转归,评价药物疗效以及分子水平治疗等开启崭新的领域。同时,由于对比剂是影像诊断检查和介入治疗时所必需的药品,未来将有针对特定化合物或物质、特定基因表达、特定代谢过程、特殊生理功能的多种器官或脏器功能的特异性对比剂逐步问世。

(二) 多模态融合技术使诊治一体化

医学图像所提供的信息可分为解剖结构图像(如 CT、MRI、B 超等)和功能图像(如 SPECT、PET

等)。由于成像原理不同,各种成像技术产生的图像信息均有一定的局限性,使得单独使用某一类图像的显示效果并不理想。因此,通过研制新的图像融合设备和新的影像处理方法,将成为影像医学发展的方向。此外,计算机手术仿真或治疗计划等技术方法的不断改进,使之更有利于临床医学的发展。同时,包含两种以上影像学技术的新型影像医学设备(如 DSA-CT、PET-CT、PET-MRI 等)将发挥更大的作用,诊断与治疗一体化将使多种疾病的诊断更及时、准确,治疗效果更佳。

(三) 人工智能技术的运用

随着计算机技术的进步,科学家将人类已有知识的积累,训练计算机,期望自动分析图像、辅助医生进行疾病发现的筛查和疾病性质的初步判断。当前,人工智能(artificial intelligent,AI)的技术方法已经逐步成熟,已经逐渐融入检查体位自动识别、剂量自动调节、检查序列自动调用、图像自动重组分析等各种影像技术应用场景中,有效性、准确性正在不断提高。

(四) 辅助 3D 打印及手术导航

随着三维打印(three-dimensional printing,3D 打印)技术与医学影像建模、仿真技术的不断结合,3D打印技术在医疗领域展现出广泛的应用前景。3D 打印自诞生开始逐步渗透到生物医学的多个领域,如骨外科、颌面外科、整形外科、组织生物工程以及生物医药等,3D 打印技术是数字化医学发展进程中的重要环节。它通过 X 线、CT 及 MRI 获得的医学数字影像和通信(DICOM)数据转换成 3D 打印机的数据,快速、准确地制成医疗模型,在进行复杂手术前通过医疗模型模拟手术,使得手术医生能够充分做好手术前的规划和方案设计,提高手术成功率,乃至通过 3D 打印制造人工器官及组织。目前,3D CT 引导电视胸腔

镜下肺结节切除术及 3D 打印导航下的心外科手术等已成功应用于临床。以小儿先天性心脏病为例,利用计算机重建技术,构建患者心脏的 3D 解剖模型,可以更加直观地了解个体化心血管解剖-结构,特别是复杂先天性心脏病患者的个体化情况,使手术医生更精确掌握心脏缺陷的形态、大小、位置、程度,以及周边组织的结构,同时可以对心脏功能进行深入分析(图1-1-7)。弥补了常规影像检查的局限性,更改变了以往复杂心脏手术操作仅靠主刀医师的经验和临场判断的现状。

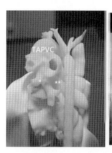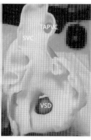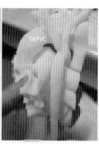

图 1-1-7　小儿先天性畸形手术前的三维建模图
TAPVC:完全型肺静脉异常引流;SVC:上腔静脉;VSD:室间隔缺损。

(五) 小型化和网络化

小型化和网络化新技术的发展使医学影像设备向移动化诊断转变,小型简便的床边 X 线摄影机甚至移动式 CT 将为重症监护、术中检查、预防保健等提供快速、准确、可靠的影像学信息,提高医生对患者诊断的及时性和针对性。同时,网络化也将加快成像过程、缩短诊断时间,有利于医学图像的保存和传输。通过影像网络化实现现代远程影像医学的基本理念,达到人力资源、物质资源和智力资源的高度统一和共享。

第三节
相关科学技术与放射学发展

放射学在进入新的百年时,也正好步入新的千年,这虽是历史的巧合,但也促使业界人士对影响本学科发展的诸多因素进行深层次的思考,从而力求正确地预测学科的发展方向。目前认为影响学科发展的因素主要为:社会对医疗保健的需求;相关学科的最新进展;放射学自身的不断完善;互联网、大数据、云技术、人工智能等新技术、新业态的不断涌现。

大数据(big data)是指一种需要新处理模式的信

息资产,具有 6V1C 的特征,即 volume(海量)、velocity(高速)、variety(多样)、value(价值)、(veracity)不确定性、variability(易变性)和 complexity(处理、分析难度非常大)。因此,其优势不仅仅在于其数据量大,更重要的是将海量数据信息进行分析、筛选,可在瞬间呈现给"用户"所需要的信息。由这些新技术构成的信息社会对学科提供的有利条件。必将对医学科学产生影响,并同时对影像技术学科的发展起重要的推动作用。具体而言,大数据与影像医学结合,就产生了医学影像大数据,是数字医学发展的必然。随着计算机技术及信息化的发展,大数据的收集整合存储和处理成为可能。医学影像大数据通过整合来源广泛的数据(医疗数据、健康行为数据、医学实验和医学文献资料数据),集成不同层面、由各种硬件设备采集的信息,汇集形成医学影像大数据库,为后续分析研究提供基础,凝练和提升数据价值。此外,医学影像大数据是一个平台,可以与精准医学相结合,可以使疾病整治变得更个性化、精准化,甚至从基因测序上实现靶向治疗,精准医学的发展离不开生物大数据;与"互联网+"相结合,构建一个从预防保健到诊疗的服务,实现医学影像资源的开放与共享。

大数据时代的到来,推进了我国云计算在区域医疗信息化中的应用进展。云计算应用到区域医疗信息化的建设中,对医院、政府监管部门以及就医的患者,都具有重要意义。但云计算毕竟是一种新的技术,在实际应用中还会遇到一些至今没遇见过或者是无法预料的问题。在当前大数据时代,这并不能阻碍云计算在区域医疗信息化建设中的应用。总之,医学影像大数据依赖计算机网络技术的进步,依托信息资源的集成整合,医学影像大数据的发展离不开信息资源的共享。

云计算是一种并行和分布式的计算系统,由一组内部互连的虚拟机组成,该系统服务提供商能够根据与用户协商的服务等级协议动态地为其提供计算资源。美国国家标准与技术研究院(National Institute of Standards and Technology,NIST)将云计算定义为:云计算是一种信息资源的使用模式,通过 Internet 对服务器、中间件和应用等可共享、可配置资源向用户提供自助的、普适的、方便的、按需的、实时的访问。在云计算模式中,"云"是动态调节的一种虚拟化服务资源,用户可以根据使用量多少进行付费,通过浏览器、桌面应用程序或者移动应用程序发送服务请求,用户不必具有相应的专业知识,不需要了解"云"中基础设施的细节,也无需直接进行控制,所有具体的处理都在"云"端,远端的"云"服务接收到客户端的请求之后返回客户端所需的应用数据等资源。

一、现代影像技术学的发展

宇宙和脑是人类努力探索的两大奥秘,神经生物学及人类心理学研究取得的突破性成果将揭示后者的种种谜团。虽然人脑作为一个实体器官,可以在实验环境下研究它的大体解剖及分子学基础,但属于人类心理学范畴的诸多问题远非从形态学角度能予以诠释的。值得关注的是,近年来的实践证明,影像学在神经生物学的研究中起着不可或缺的作用,PET、MRI、SPECT 等可为脑功能刺激的反应过程研究等提供全新的技术手段。这些成像方法是脑在生理及病理状态下进行功能研究的有效工具,同时也可在疾病诊断及治疗效果评估方面提供特征性的客观依据。

分子生物学及分子遗传学将揭示生命的分子基础。功能性基因重组学的发展受到基因图谱绘制的有力促进,而功能性基因重组能开发新的诊断、治疗及健康筛查方法,基因治疗及移植将成为临床医学的一个新的学科。

应用于 MRI 的特异性对比剂及用于核医学的放射性药物的开发将加大力度。此外,基于成像技术的进步,基因表达及基因治疗的监控已从理论层面上证实其可能性,今后的研究力度也将加大,可望成为一门实用技术。

环视整个医学领域,影像医学较之其他专科更受益于电子学、计算机技术的快速发展。临床应用的所有成像设备都由高技术含量的电子学及计算机控制。迅猛发展的"全数字化放射科"及远程放射学(teleradiology)也取决于计算机及网络技术的发展。

此外,随着影像学的发展,临床手术学科对影像科的依赖性也日益提高。传统的手术方法肉眼观察视野小且仅限于手术野的表面。手术者仅凭经验分辨正常组织与病变组织。如需扩大视野,分辨不同层次组织的内部结构及确定正常组织及病理组织的界限,则可通过影像技术,集中手术前及手术中的多种图像信息于一个数据库中,可为手术者在手术中根据实时三维成像手术、导航技术提供最佳手术方法,明显减小手术创伤及提高手术成功率。传统的有创性手术在影像技术的支持下发展成精准手术及微创手术。手术导航系统在精确重建人体三维结构影像的基础上,对手术进行指导。它要求尽可能清晰显示结构细节,精准确定病变位置,并且能实时模拟跟踪手术过程。

二、现代医学影像信息学的发展

在信息科学范畴内,数据泛指人-机交流概念的表达。数据可进行处理、通信或解释。据此,影像信息应理解为被解释的数据。每次影像学检查的数据量十分可观,除面临数据存储的基础设施不断改进外,如何从海量的图像信息中提取有效信息,并进行相关的深度挖掘与新数据的生成将成为学界及业界共同关注的一大热点。

数据挖掘(data mining)是从人工智能的分支"机器学习"发展而来,是从数据库中获取正确、新颖、有潜在应用价值的和最终可理解模式的过程,它是从数据库中提取隐含在其中的、人们事先未知的、但又潜在有用的信息和知识。而知识发现(knowledge discovery in database, KDD)是指从数据发现有用知识的总过程。数据挖掘可被认为是知识发现中的一步,是KDD的核心。

随着互联网、大数据、云计算等一系列新技术、新业态的出现,影像技术将面临新的发展机遇与挑战。

这些新技术相继进入临床医学的核心,与之密切相关的医学影像技术必将相伴而行。但可以预见的是,科学技术发展到一定程度必然会面临转型,因此影像技术将面临"拐点"也在预料之中。思考新技术、探索新业态与影像技术的结合点,催生应用技术创新。关注其新的导向性,寻找制约专业发展的因素,探索克服的途径与方法,将是影像技术专业人士的努力方向。

建立涵盖认知学的影像质量评价体系也是现代医学影像技术的一个发展方向。传统医学图像质量客观评价方法的评价结果不尽符合客观实际,需要进一步研究提出更符合人类视觉特性的医学图像质量评价方法。国际辐射单位与测量委员会(International Committee on Radiation Units and Measurements, ICRUM)在1996年54号报告中对医学图像质量评价作了比较详细的报告,论述了医学图像质量评价的重要性和基本方法。传统医学图像质量客观评价方法没有考虑到像素点间的相关性和人类视觉系统的感知特性,评价结果并不能真实反映图像的视觉感知质量。因此,发展更加符合人类视觉系统(human visual system, HVS)特性的医学图像质量评价方法,对于监控和调整医学图像质量、检验和优化医学图像处理算法意义重大,是影像技术学的重要课题。

第四节
影像医学的构成及与相邻学科的关系

影像医学的发展可比作一座由基础研究转变为应用技术的金字塔。纵观近百年来的尖端科学,如光学、量子力学、原子物理学、信息学等都不同程度地被应用于医学影像技术中。自从放射学发展成综合多种影像学手段的学科后,在现代临床医学中的地位日趋重要。进入21世纪前后,发展更为迅猛。如今,影像医学科已成为现代医院的一个重要组成部分。影像医学科的学术水平、组织管理、设备状况等直接关系到医院的整体水平。目前我国大型医院的影像设备包括X线机、B型超声、彩色多普勒超声、SPECT、PET、DSA、CT、MRI、PET-CT与PACS等已占医院设备资产一半以上的份额,所以影像设备的装备水平基本上可以表征医院的实力。在这种发展态势下,影像医学体系涵盖的内容也随之有所扩展。

一、影像医学的构成

影像医学涵盖影像诊断学与影像技术学及介入放射学已被公众所熟知,而影像医学与医学影像工程学的关系,尚属近年来形成的概念,有必要对相互间的关系加以阐释(图1-1-8)。

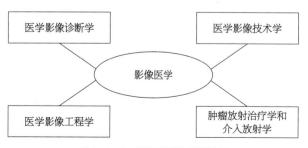

图1-1-8 影像医学的学科体系

二、医学影像技术学的构成

医学影像技术学的构成可分为三大板块：①医学成像技术；②医学图像处理技术；③医学图像的互联、互动与共享技术。

（一）医学成像技术

医学成像技术主要是将人体中蕴含的医疗信息提取、挖掘出来，并以图像形式表达。这些蕴含的信息包括形态信息、功能信息及成分信息。图像的表现形式有二维、三维及四维。

（二）医学图像处理技术

医学图像处理技术是在获得医学图像后，通过分析、识别、解释、分类、压缩等技术手段，对图像中感兴趣部分进行增强或提取，然后通过基于影像学相关知识的图像处理方法使这些图像更适合临床医学的应用。这里所指的影像学相关知识包括解剖学、生理学、病理学等基础知识，以及临床知识、图像知识乃至统计学知识。由于现代医学中图像的应用领域日益扩大，因此图像处理的理论与技术也在不断发展。例如近年发展起来的形态学理论、分维理论等的引入使图像处理技术的内容更加丰富。

医学影像的图像处理按其输入输出形式分为：①从图像至图像，即输入为图像，输出也为图像。主要应用于处理的最终结果是以图像形式给医生观看。不论是 X 线摄影，还是 CT 成像、MRI 都是为了提供图像信息用的。②从数据至图像，即输入为数据、公式、计算结果和曲线，输出为图像。CT 为利用收集的多组投影数据重建图像。③从图像至特征数据、特征图像，即输入为图像，输出是一些极简单的图形、图像或数值，例如在图像处理中的物体边缘提取、物体面积的测量。④从图像的数据至图像，主要用于图像的传送。要求将图像信息压缩成为便于传输的数据而不致丢掉信息，传到终端后再形成保真度高的图像以供临床释读。

（三）医学图像的互联、互动与共享技术

处理后的图像通过传输，可实施互联、互动与共享。医学影像技术学的这部分内容与信息技术密切相关，因此属于跨学科的领域。与本书第九篇涉及的内容关联较多，可参阅。

综上所述，影像医学中图像的生成、图像的处理乃至图像传输，都与医学影像技术学密切相关。换言之，医学影像技术学的内涵及外延都在拓展中。

三、现代医学影像技术的发展

（一）影像医学与生物医学工程学

生物医学工程学（biomedical engineering，BME）崛起于 20 世纪 50 年代，特别是随着宇航技术的进步、人类实现登月计划以来，生物医学工程学得以快速地发展。生物医学工程学是运用现代自然科学和工程技术的原理与方法，综合工程学、生物学和医学的理论和方法，在多层次上研究人体的结构、功能和其他生命现象，研究用于防病、治病、人体功能辅助及卫生保健的人工材料、制品、装置和系统的新兴学科。生物医学工程学是蓬勃发展的边缘学科，是工程学科与生物医学相结合的产物。它作为一门独立学科发展的历史尚不足 60 年，但它对医学乃至生命科学的发展具有很大的推动作用。国内学科分类标准中，将生物医学工程学列为医学门类下与基础医学并列的一级学科，包括医用电子学、临床工程学、康复工程学、影像工程学、生物医学材料等二级学科。由于它在保障人类健康及在疾病的预防、诊断、治疗、康复等方面发挥着巨大作用，它已经成为当前医疗卫生产业重要的基础和支柱，许多国家都将其列为高技术领域。

我国生物医学工程始于 20 世纪 70 年代末。1978 年国家科学技术委员会正式确立了生物医学工程学科。从此，生物医学工程作为一门独立的学科在我国很快地发展起来。目前已经形成了一支理、工、医相结合的多学科复合型人才队伍。现代影像技术学中应用的很多方法及设备得益于医学工程学的研究成果。

影像医学与生物医学工程学是相互依存的相关学科。两者结合，形成影像工程学。学科的功能可以界定为：①进行医学影像设备、介入诊疗器材的基础理论研究、器材的应用研究与开发设计；②将上述研究成果应用于临床实践中，例如设备的安装、指导使用、维护、功能拓展与开发，甚至包括编制特殊用途的软件；③开发新的技术与新的方法。因此，它是与医学影像技术学密切相关的学科。

（二）影像医学与临床工程的相互关系

临床工程（clinical engineering，CE）是生物医学

工程的一个重要分支,是生物医学工程技术在医院这个特定环境中的应用,是理工学科和医学(特别是临床医学)相结合的职业化的应用技术。临床工程涉及的领域很广,需多学科交叉与相互支持,其发展对促进医疗技术水平的提高、加快医院的现代化建设和科学管理具有重大作用。临床工程运用现代工程学和现代管理科学的方法、技术手段研究和解决医院诊疗实施过程中所面临的一系列工程问题,研究改善临床的技术与条件,提高诊疗的技术水平、质量以及保障患者和医护人员的生命安全,是医院现代化建设的重要支柱和技术保障。因此,它也是与医学影像技术学密切相关的学科。

医院现代化和医学诊疗技术的不断发展,以及社会、经济、人口、环境、法律等的变化,引发了临床工程的变革,使得临床工程学科的内涵得到了进一步的丰富和完善,学科内容也由最初的单一化向目前的多元化发展。目前,临床工程主要包括:①医疗仪器设备工程;②医院信息工程;③远程医学;④诊断治疗工程等。

影像医学领域包括众多医学成像的仪器设备。各种设备之间以及设备与医院网络之间是通过医院信息工程网络相联,而医院与医院之间的信息交换与共享则由远程医学来实现。另外,放射介入治疗学也是诊断治疗工程的重要分支。由此可见,影像医学与临床工程相互交融、密切相关。

现代影像医学的发展,对先进成像设备及信息化技术的依赖程度也日益提高。技术工具(包括医疗设备和信息系统)的集成以及技术工具在其整个生命周期内实现高效的运行与良好的管理,已成为临床医学影像发展的重要保障,也是学科发展的基本要件与重要标志。不仅因为影像医学科对这些集成系统的依赖度越来越大,而且对这些内嵌智能技术工具的质量管理也日益重要。例如,三维医学图像、床边远程通信、无线接入技术和移动终端的应用,都提出了相关质量管理的要求。显然,要管理好这些技术工具及其集成系统,医学影像工程师需要新知识和新技能。

(三)影像工程学与生物医学工程学的关系

影像医学涵盖影像工程学,但医学影像工程学又同时是生物医学工程的一个分支学科,因为两者的相关理论与分析方法均属工程学的范畴。但是由于研究对象及应用领域是医学影像,所以必须有影像医学的基础理论和结论的支持与验证,学科则归属于影像医学。

(四)医学影像信息学

进入 21 世纪,医学影像设备取得快速的发展,与这一情况相对应的是,计算机技术、网络通信技术、数字存储技术、数据库技术、图像显示及处理技术等相关学科与技术也取得了长足进步。于是医学成像技术(medical imaging,MI)与信息技术(information technology,IT)的良性互动局面得以形成。换言之,MI 的需求促进 IT 的发展;IT 技术的进步又推动 MI 的发展。医学图像存储和传输系统(PACS)的普及应用与发展是在 MI 和 IT"双轮驱动"下形成良性互动的结晶。

关于医学影像信息学的明确定义,至今尚未形成权威性的统一意见,见诸文献中述及的定义达 50 余种,以下两种表述较为贴切。奈特(Nancy Knight)认为,"医学影像信息学"是任何与图像获取、图像处理、图像传输、图像释读及报告、图像存储及检索链有关的技术。安德里奥尔(Andriole)认为,"医学影像信息学"涉及的影像链包含医学影像的形成、图像获取、图像通信、图像管理、图像归档、图像处理、图像分析、图像显示(可视化)和影像释读。从上述定义及有关内容界定来看,医学影像信息学已将医学成像、医学图像处理和 PACS 加以集成。在集成过程中,使各环节都得以优化,而非各工序简单的叠加。其目的在于:使图像数据以最快捷和最有效的方式传送到相应的站点,并使获得的原始数据得以最大限度地"增值",使之成为有效的诊断信息,从而得以更快捷、更准确地解读影像。

GB/T1 3745-2009《学科分类与代码》中,增补"医学信息",代码为 310.6150。

四、现代影像技术与传统放射技术的传承关系

科学技术发展的重要途径为"继承与权变",在现代语境中应解读为"继承与创新"。传统放射技术通过继承与创新,发展成现代影像技术,具体事例比比皆是。例如,1913 年库里奇(Colidge)发明热阴极式静止阳极 X 线管;1930 年起旋转阳极管问世[旋转阳极 X 线管的概念早在 1897 年就由汤姆逊(Elihu Thomson)提出]。至今,极大部分 X 线机及 CT 机制造厂均采用此类型的真空二极管作为基本模式。其重要的发射特性"阳极端效应",不论在 DR 的平板探测器技术抑或 CT、X 线照射野的发射量校正技术

中,均必须纳入由于该效应引入的偏差。同时 X 线成像过程的要素(焦点尺寸、靶-物距离、物体-成像件距离)均同样遵循几何光学的基本原理。此外,数字化融合体层摄影(digital tomosynthesis,DTS)虽然以计算机技术为主要技术手段,但成像的基本原理与 1931 年 Ziedes Plantes 描述的相一致。在现代影像技术中发现传统放射技术留下痕迹的实例不胜枚举。

(詹松华　曹厚德)

第二章
医学影像及其相关概念

第一节
关于"影像"和"图像"的概念

在许多书刊中提及"影像"与"图像"时,常将两者混用,无明确的区分。虽然两者在英文语境中均为image,但严格意义上两者在中文语境中的概念是有区别的,因此有给予界定之必要。

一、影像

古希腊德谟克里特的反映论学说认为:影像透入感官的"孔道",引起感觉(《辞海》1989 年 9 月第 1 版第 2188 页)。实际上光信息传至视网膜上成像时起,一个复杂的生理学过程开始,即视觉信息从视网膜接收体(视觉细胞)开始,通过一系列神经元和神经通道传递至大脑皮质,进行处理,成为意识即"影像"。从视觉心理学角度而言,上述过程是感觉器官将物理能转换成感觉,而感觉的测定则属心理物理学的范畴,涉及个体对一些基本物理特征的反应。其机制十分复杂,涉及诸多相邻学科(图 1-2-1),至今尚在深入探索中。

此外,从光学角度而言,人眼的视觉感知是十分有限的。因此通过视觉所收集的信息出现错觉在所难免。实际上人的视觉感知是结合过去的知识和感官数据作出的推断。一个很好的例子是:一幅图是三

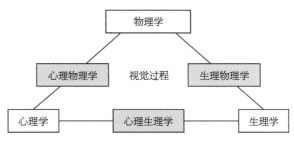

图 1-2-1 图像观察、认知过程涉及的相关学科
□基本学科;▨由基本学科派生出的边缘学科。

个被"切了一块"的黑圆,把 3 个圆的缺失部分拼起来,人们就"看到"了一个白色的正三角形。如图 1-2-2 所示,白色的三角形并不存在,而是大脑结合过去的经验通过运算做出的推断。

二、图像

"图像"应为物理学及工程技术层面上的概念,图像信息的特征(参数)可用仪器检测并用物理量来表征。例如,用光学密度计测量胶片上图像的光学密度。同样,显示屏上显示的图像,也能够用仪器测出图像反射光的光值。观察者对图像观察、认知、反映于脑中,则为影像。图像转化为影像,需经过观察者

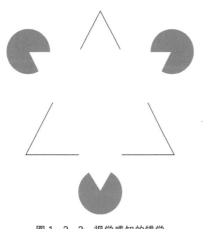

图 1-2-2 视觉感知的错觉

眼—脑系统自身的处理。这个处理过程包括探测、感知、分析等一系列十分复杂的生理、心理过程,它涉及感知心理学等内容,属心理量水平。例如,众所熟知的视觉心理现象——马赫带效应(侧抑制现象)即为非常典型的例子。此外,工程专家考虑到图像必须与其受体——人眼的视觉特性相匹配而作了一系列的修正与处理。例如,有关图像显示的 DICOM 3.0 标准,在其 14 章中详尽地定义了专业显示器的图像显示必须符合视觉特性而进行的修正。

虽然"影像"与"图像"的概念不尽相同,但是"影像"涵盖了"图像",图像是影像的物理基础,影像是图像在人脑中的反映,所以除去特定的"图像"概念外,一般情况下"影像"一词应用较多。

第二节
医学影像的生成

用于医学目的的影像泛称为医学影像。按其不同的生成方式,可分成以下三类。

一、可见光产生的图像

以可见光透射或反射形成图像是医学图像常用的方法之一,典型的例子是病理切片等各种光学显微镜图像。当可见光透射过被测物体后经过光学系统成像,此类图像可由观察者目测,也可以由图像输入设备转换成数字图像或直接生成数字图像后输入计算机图像处理系统。其他如内镜图像等也属此类。

二、射线或射频波(不可见)透射、反射或辐射形成的投影图像

此类成像技术包括 X 线透视及摄影、CT 成像、超声波反射成像、射频波辐射成像和核医学中的辐射自显影等。

X 线透视及摄影是利用物体各组成部分对 X 线吸收率的不同,而形成 X 线吸收率不同的组织影像,各种组织对 X 线吸收率的不同,就能反映被测物体不同部分的性质,也就能据此识别其结构。以传统 X 线摄影为例,用穿透被测物体后剩余的透射 X 线对感光胶片曝射,成为 X 线照片上的光密度,记录下来。为

了有针对性地提高感兴趣部位的对比度,可在进行 X 线摄影的过程中使用对比剂。此外,数字式 X 线机能产生数字 X 线图像直接输入图像处理系统,提升表达能力。

这类检查具有操作方便、检查速度快、辐射剂量低等优点,目前仍为临床医学影像检查的主要方法。

三、由投影数据重建的图像

传统 X 线摄影技术中,入射 X 线经过各种不同组织,由于这些组织对 X 线的吸收率不同而成像。因此,经过不同程度衰减的 X 线最终在成像介质上的投影实际上是各层组织的重叠像。CT 也是利用 X 线穿透人体后的投射 X 线进行成像的技术,CT 影像是一种由投影重建的图像,假设入射的 X 线束穿透一个同质物体单元,经衰减后的透射射线强度可计算如下:

$$I = I_0 e^{-\mu d} \qquad (\text{式} 1-2-1)$$

公式 1-2-1 中,I_0 为入射 X 射线强度;I 为透射 X 射线强度;μ 为表示物体对 X 线吸收率的线性吸收系数;d 表示同质物体单元的厚度。

又假设入射的 X 线经过若干不同的同质物体单元(每个单元厚度均为 d),如图 1-2-3 所示,经衰减后的透射射线强度可计算如下:

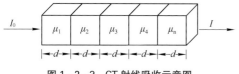

图 1-2-3　CT射线吸收示意图

$$I = \sum_{i=1}^{n} I_0 e^{-d\mu_i} \qquad (式 1-2-2)$$

这样,检测到的 I 称为 X 线在这个方向上的投影值。在同一个平面上改变 X 线射入的方向,就可检测到一系列相应的投影值。由这一系列投影值的表达式组成一个联立方程组,解这个方程组就可求得各个 μ_i。CT像就是以 μ_i 的空间分布构成一幅重建的图像,根据不同的 μ_i 就可识别不同的组织结构。

由投影重建的图像本身即为数字图像,因此不需要经过转换就可直接输入计算机图像处理系统。

第三节
医学图像的分类

一、按成像源不同分类

见表 1-2-1。

二、按亮度等级不同分类

可分为二值图像(只有黑白两种亮度等级)和灰度图像(有多种亮度等级)。

三、按色调不同分类

可分为无色调的灰度(黑白)图像和有色调的彩色图像。

四、按活动情况不同分类

可分为静态图像和动态图像。

五、按所占维度不同分类

可分为:①平面的二维图像;②立体的三维图像;③随时间变化的四维图像(动态图像)。

六、按图像基本属性不同分类

可分为模拟(analog)图像和数字(digital)图像。

表 1-2-1　医学图像的分类及概况

属性/图像类别	成像源	成像依据	成像方式	特点	信息量	对人体影响
模拟/X线	X线	密度、厚度	透射成像	形态、全貌、精细	大	有损
数字/CT	X线	吸收系数	透射成像	密度分辨力高	中	有损
模拟、数字/超声	超声波	界面反射	反射成像	安全、动态	中	无损
数字/MRI	磁场	氢核物理状态	发射成像	软组织、代谢信息	中	无损
数字/核素	γ线	核素含量或分布	发射成像	功能	小	有损

第四节
模拟图像与数字图像

一、模拟图像

以连续变化呈现的客观事物信息称为模拟信息。由一组模拟信息构成的图像称为模拟图像(图1-2-4)。传统X线摄影技术中,生成一幅由最亮(完全透明)到最暗(完全不透明),连续变化的灰阶范围来记录/显示X线穿透人体不同组织后的衰减变化。换言之,此类图像中的密度(亮度)是空间位置的连续函数,图像中点与点之间是连续无间隔的。影像学检查中,任何由密度、灰度、辉度、信号强度等变量的差别而显示的可识别的影像均称模拟影像。

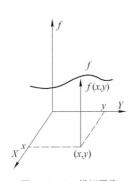

图1-2-4 模拟图像
图像中的密度(亮度)是空间位置的连续函数,图像中点与点之间是连续无间隔的。

以传统X线摄影为例,自X线管焦点发射的X线,穿透被摄影部位,受到穿行轨迹上组织结构不同程度的衰减后投射到X线胶片上,使胶片上的感光物质发生与局部射线强度一致的光化学反应,经过显、定影处理后呈现不同的灰度(或称影像密度)。这些不同的灰度组合即为可识别的相应组织的"影像"。事实上,胶片上不同区域的灰度是相应区域接受的射线强度的模拟,换言之,是相应区域对应的射线穿行轨迹上组织结构对射线衰减程度的模拟。模拟图像无法用计算机直接处理和分析,因此无法进入网络运行。

众所周知,原子是物质的最小单位,具有一定的尺寸、重量和质量。而模拟图像与原子具有相同的性质:①不能进行压缩;②必须有载体才能进行传输;③只能分配给指定的个体。

二、数字图像

用DR、CR等数字摄影方式获得的图像,其图像元素的空间坐标和明暗强度用离散数字表示的,则称为数字图像(图1-2-5)。数字图像可以由计算机直接进行处理和分析,并可进入网络进行传输、下载和再显。

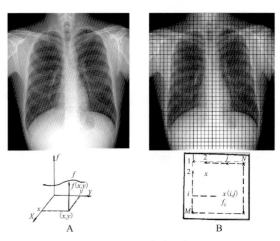

图1-2-5 数字图像
图像元素的空间坐标和明暗强度用离散的数字表示。

实际上,CT图像的密度也是局部组织结构对射线衰减程度的模拟;MR图像的信号强度则为组织结构内的氢质子处于磁场中被射频信号激励后弛豫时间的模拟。机器将此模拟量转换为像素值保存在成像介质的一个像素中,在数字成像方式中,尽管所有像素反映的信息均已被数字化,但由数字矩阵表示的信息缺乏"空间"的形态学印象,所以均需经数字/模拟(digital/analogue,D/A)转换,以密度、灰度、辉度、信号强度等参量重建为模拟图像供视读。

(一) 比特与数字图像

比特(binary digit 的缩写)是数字信息量的最小

单位,没有颜色,没有尺寸,没有重量也没有质量;比特用"1"或"0"来表示,通常代表的是数字信息。对应二进制,表示 0 与 1 两种状态,例如:1、10、11、100、101、110、111,代表了 1、2、3、4、5、6、7 等数字。数字图像与比特性质相同,可以以光速传播。

(二) 比特与像素

比特可比作信息的原子,像素(pixel)可视为图像的分子,一个像素的数值变化范围,由比特值来代表。像素是由"图像"(picture)和"元素"(element)两个词缩合而成的。对于任何一个特定的单色图像(monochrome image),都可以决定要用多少行和多少列来构图,称为矩阵。用的行和列越多,就是矩阵越大,每个方块的面积就越小,图像的"颗粒"就越精细,显示效果也就越好。将全黑的值设为 1、全白的值设为 255,那么任何明暗度的灰色都会介于这两者之间。而由 8 个比特组成的二进制组(称为一个字节,即 byte)就正好有 256 种排列"1"和"0"的方式,也就是从

00000000～11111111。

(三) 数字化图像的特点

数字化图像主要具有下列特点。

1. **数据压缩(compression)和纠错(error correction)的功能** 如果是在非常昂贵或噪声充斥的信道(channel)上传递信息,这两个功能就显得更为重要。

2. **图像融合(image fusion)** 比特可毫不费力地相互混合,可以同时或分别地被重复使用。声音、图像和数据的混合被称作"多媒体"(multimedia),即混合比特(commingled bits)。

3. **高速传输** 以光速传输。

三、传统 X 线图像与数字化图像的比较

与模拟图像相比,数字图像具有显著优点见表 1-2-2。

表 1-2-2 模拟图像与数字化图像的比较

评价项目	模拟图像	数字化图像
成像介质	必须凭借物理材料作为载体	可以不凭借物理材料作为介质,虚拟运行于医疗过程中
图像特点	集记录、储存、传递于一体,不能单独优化。一经记录后不能更改	各项功能可以单独优化,并可按不同需求调节图像的显示
动态范围	根据成像介质的响应特性,动态范围在 2 个数量级范围内	在专业显示器的显示屏上能识读 5 个数量级的动态范围
空间分辨力	5 线对/毫米(LP/mm)	3.5 LP/mm
密度分辨力	21 灰阶	$2^{10\sim14}$ 灰阶
后处理功能	无后处理功能	可对符合 DICOM 标准的数字图像进行各种处理
资料完整性	多种介质的资料分散保管	可以建立完整的电子化档案,乃至纳入"健康信息管理系统"
图像保存	大量的胶片储存、保管、查找困难。占用空间大	数字化介质便于储存、保存、查找方便
辐射剂量	相对较高	相等于/低于传统摄影
联网	不能	能
互参性	不方便	方便
报告	以手写报告为主	可运用统一模块,也可加入个性化描述,并可采用图文报告

第五节

医学图像信息

影像诊断的依据为医学图像所提供的信息。因此,必须对信息的若干基本概念及处理模式等有一定的了解。

一、信息的基本概念

(一) 信息的本质

"信息"的实质,是指用来表现事物特征的一种普遍形式,并非指事物本身。换言之,信息是物质自身显示其存在方式与运动状态的属性。信息、能量、物质均存在于客观世界。三者既有明显区别,但又密切相关。物质是信息存在的基础;能量则是信息运动的动力。物质与能量在交换过程中遵循"守恒定律";而信息则遵循"放大定律",说明信息通过充分的交互能发挥其效率。信息效率的高低取决于利用信息者的能力。据此,人类认识客观物质世界,其实质为认识客观物质世界所传递的"信息"。由于医学影像诊断遵循信息学的一般规律,因此了解信息的本质有助于影像信息的充分利用。

(二) 信息的特点

医学影像信息的特征主要可归纳为:①表征性;②动态性;③相对性;④可传递性;⑤可干扰性;⑥可加工性;⑦可共享性等。对上述特征的了解,是进一步认识信息功能及充分发挥这些功能所必需的。因为信息的功能体现在这些特征中。

(三) 信息的功能

体现在影像医学领域的信息功能,主要可归纳为:①认识图像所反映的客体;②形象思维的材料;③诊断的依据;④优化作业流程的依据;⑤改进成像设备的依据。因此,现代影像技术学的理论发展及技术方法的改进均与信息学密切相关。

二、医学图像信息的特征

(一) 视觉图像的形成

人眼在观察景物/图像时,光线通过角膜、前室水状液、晶状体、后室玻璃体,成像在视网膜的黄斑区周围。视网膜上的光敏细胞感受到强弱不同的光刺激,产生强度不同的电脉冲,并经神经纤维传送到视神经中枢,由于不同位置的光敏细胞产生了和该处光的强弱成比例的电脉冲,所以,大脑中便形成了一幅景物/图像的感觉。

(二) 医学图像的可视范围和分辨力

视觉范围是指人眼所能感觉到的亮度范围。这一范围非常宽,量级为 $10^2 \sim 10^6$ cd/m^2。但是,人眼并不能同时感受这样宽的亮度范围。在人眼适应某一平均的亮度环境以后,它所能感受的亮度范围要小得多。图 1-2-6 为人眼亮度感觉的变化与实际亮度的关系曲线,实线表示人眼能感觉的亮度范围,$10^{-4} \sim 10^6$ cd/m^2。但当眼睛已适应某一平均亮度时,其可感觉的亮度范围很窄,如图 1-2-6 中虚线所示。

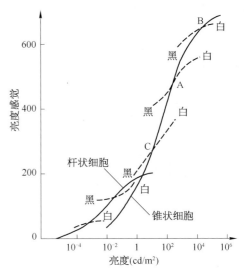

图 1-2-6　人眼的主观亮度感觉和亮度的关系

人眼的分辨力是指人眼在一定距离上能区分开相邻两点的能力。当平均亮度适中时，能分辨的亮度上、下限之比为 1 000：1。而当平均亮度较低时，该比值只有 10：1。这就要求观片灯和显示屏的亮度要均匀、适中，过亮无助于分辨力的提高，还有可能引起"眩目"现象；过暗，眼睛分辨力下降；只有适中的亮度才能充分显示图像中含有的信息。正常人眼对物体/图像的视觉分辨力在物体/图像位于眼睛前 250 mm 处，照明度在 500 lx 的情况下最佳，在这种情况下，可以区分相邻两点之间的距离约为 0.16 mm。

（三）医学图像的视读特性

1. *视觉适应性和对比灵敏度*　人眼适应暗环境的能力称为"暗适应性"，通常这种适应过程约需 30 min。人眼之所以能产生暗适应性，一方面是由于瞳孔放大的缘故，另一方面更重要的原因是，完成视觉过程的视敏细胞发生变换。在黑暗中，视觉杆状细胞代替锥状细胞工作。由于前者的视敏度约为后者的 10 000 倍，所以，对于微弱的光刺激也能感觉。和暗适应性相比，明适应性过程要快得多，通常只需几秒钟。这是因为锥状细胞恢复工作所需的时间要比杆状细胞少得多。由此可见，环境亮度对视觉有很大影响。

2. *视觉对亮度感觉*　人眼对亮度差别的感觉取决于相对亮度的变化，与相对亮度呈线性关系。相对亮度（C）是指相对对比度，是图像中最大亮度 B_{max} 与最小亮度 B_{min} 之差与 B_{min} 之比。即

$$C = \frac{B_{max} - B_{min}}{B_{min}} \qquad （式1-2-3）$$

客观上相同的亮度，在背景亮度不同时，主观感觉亮度也不相同。如图 1-2-7 所示，图中的方块亮度相同，方块在亮的背景中感觉图像灰度比较深，而在暗的背景（黑色）中感到图像灰度有些淡。所以，人眼的明暗感觉是相对的。在重现图像的亮度时，一定要保持两者的对比度不变，这才能给人以真实的感觉。

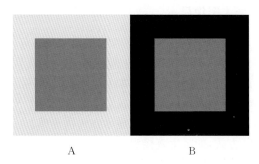

图1-2-7　相同亮度的方块在不同背景中的表现

3. *视觉的暂留特性*　在计算机显示器或电视荧光屏上的图像，是由几十万甚至更高像素按一定顺序轮流发光而形成，然而人们看到的是完整的、活动的画面。这是因为一般人眼约有 0.05～0.2 s 视觉暂留时间（图 1-2-8）。如果将图像以间歇性的重复出现，作用到视网膜上，只要重复频率足够高（20 帧/s 以上），视觉上始终保留有图像存在的印象，人眼对连续性微小变化图像所产生的视觉信号，进入大脑被综合形成活动图像的感觉。这就是活动图像显示（电影、电视与动态图像显示等）的基础。

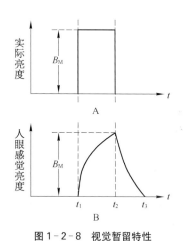

图1-2-8　视觉暂留特性
B_M 为最大亮度。t_1、t_2、t_3 为不同时间的亮度感知。

如果当图像的重复频率不够高，或前后两幅画的内容差异较大，或图像亮度很大时，人眼观察图像变化有抖动的感觉，它会引起视觉疲劳，目前高刷新率的显示器已广泛应用。

（四）马赫带

马赫带（Mach band）是 1868 年奥地利物理学家 E. 马赫发现的一种明暗度对比现象，指人们在观察明暗变化的图像，常在亮区看到一条更亮的光带，而在暗区看到一条更暗的线条。如图 1-2-9，此即马赫带现象。马赫带不是由于刺激能量的分布，而是由于神经网络对视觉信息进行加工的结果。它是一种主观的边缘对比效应。

临床实践中往往发现充盈对比剂的高密度胆囊影像周边酷似有一层由脂肪形成的低密度影，实际上胆囊周围并无脂肪存在，仅为由视觉特性引起的假象。在医学影像中不乏类似的例子。例如，踝部侧位片上显示的胫、腓骨下端重叠处也有马赫带效应存在。

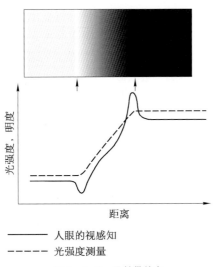

图 1-2-9　马赫带效应

图中的观察值(实线)和测出的光度(虚线)。注意阴影边缘处的明度突然升高和突然下降。

三、信息的提取

在影像技术中,随着新的成像方式的出现,从被检体中提取的信息也更丰富。以橘子标本为例,不同成像方式获取的信息不尽相同(图 1-2-10)。

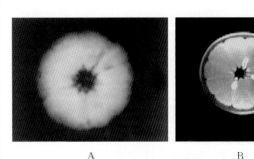

图 1-2-10　不同成像方式获取的信息量不同

A. 钼靶 X 线摄影机获取的图像;B. MR 获取的图像。

第六节
X 线影像信息的形成与传递

一、X 线摄影信息形成与传递的过程

以传统 X 线摄影为例,X 线透过被检体时,因物体的吸收、散射而减弱,透射线带有人体的衰减信息,仍按原方向直进,作用于接收介质,通过一系列信息转换,最终形成可见的图像。

X 线信息像的形成与传递可分为 5 个阶段(图 1-2-11)。

(一) 信息形成

X 线对三维空间的被检体进行照射,从而取得载有被检体信息成分的、X 线强度分布不均匀的信息像。此阶段信息形成的质与量取决于被照体因素(原子序数、密度、厚度)和射线因素(线质、线量、散射线)等。X 线像是在此阶段形成,却不能为肉眼所识别,因此可称其为 X 线信息像。

(二) 信息转换

对于传统 X 线摄影而言,转换介质为增感屏—胶片系统。增感屏将不可见的 X 线信息像转换为荧光

强度分布,传递给胶片(记录介质),形成银颗粒的分布(潜影形成),再经加工处理就成为二维光学密度分布的照片图像。此阶段的信息传递与转换取决于荧光体特性、胶片特性及化学处理条件。对于数字摄影而言,接收介质为 CR 成像板(imaging plate, IP)、DR 探测器等。接收介质接收带有信息的模拟信息像,通过 A/D 转换将此影像转化为数字化图像保存于计算机中,经过图像处理软件转化为可视图像在显示器上显示或经过打印机打印在记录介质上(胶片或纸介质)。此阶段是将不可见的 X 线信息影像转换成可见图像。

(三) 图像显示

对于传统 X 线摄影,此阶段是借助观片灯,将密度图像转换成可见的空间分布图像,然后投影到视网膜。此阶段信息传递的质量,取决于观片灯亮度、色调、观察环境以及观察者的视力。对于数字化 X 线摄影而言,此阶段有两种图像显示方式供选择。一种是软阅读方式,即医生直接观察在专业显示器上显示的图像。另一种是和传统 X 线摄影显示图像一样,打印于胶片,图像借助观片灯阅读。

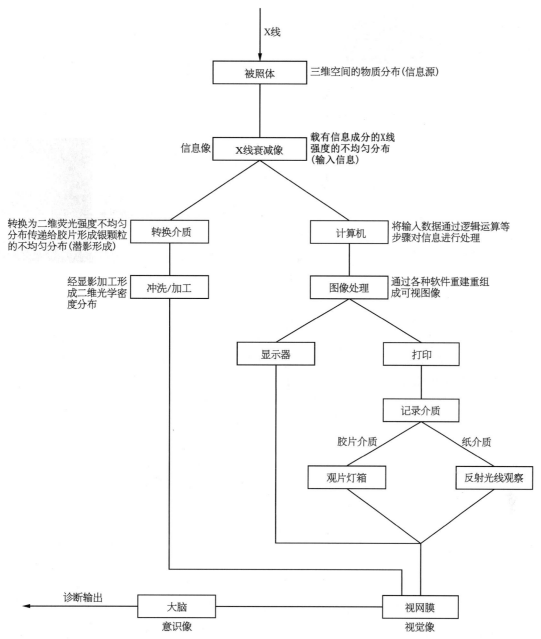

图 1-2-11 X线影像信息的形成过程

（四）图像视读

通过视网膜上明暗相间的图案，形成视觉影像。

（五）图像判读

最后通过识别、判断，作出评价或诊断。此阶段信息传递取决于医师的学识、经验、记忆和鉴别能力。

综上所述，就X线摄影而言，是掌握和控制X线影像形成的条件，准确、大量地从被照体中取得有用的信息，并真实地转换成可见图像。换言之，在允许的辐射剂量内，获得最有效的影像信息，其中关键点是当X线通过被照体时，究竟以多大程度将客观的信息准确地传递出来；从信息接受介质而言，又以何种程度将信息真实地再现成可见影像。前者取决于X线机的性能、入射X线的特性、摄影条件和摄影体位的选择；后者则取决于接受介质的转换性能及显影加工技术。

二、影像诊断作业链

现代影像医学可以借鉴物理学、工程学方法，将影像诊断过程以作业链的概念予以解析。影像诊断作业链依次包含四个环节：①影像生成（generation）；②影像呈现（presentation）；③影像认知（perception）；④影像解读与交流（interpretation and communication），其中每个环节都存在着影响影像诊断的因素。其中每一环节均涉及影像技术学的内容。因此影像技术的重要性日益受到重视。

（一）影像生成

现代科学技术用各种不同的成像源及不同的技术方法生成各种潜像。

（二）影像呈现

生成的潜像通过可视图像的形式表达。

（三）影像认知

医生在识读图像时，将图像与已掌握的解剖学、生理学及病理学等知识作对照，并根据临床经验来捕捉图像中具有重要意义的细节与特征。用理工学语言表达，即进行模式识别和特征提取。因此一帧有异常变化的图像，如果不是训练有素的医生是难以发现异常的。此过程在影像诊断作业链中属"影像认知"环节。

据临床影像资料统计，至少有＞50％的误诊和漏诊源于认知的错误，而不是判断错误。现实中不乏见到同一张片子不同的人有不同的解读结果，甚至同一个人，不同时间也会有不同的解读结果。因此，近年来很多专家认为，开展"医学影像认知学"的研究是十分必要的。1997年，以美国为主成立了"国际医学影像认知学会"，并确定了与医学影像认知有关的若干研究目标。

（四）影像解读（诠释）与交流

影像诊断作业链的最后一环节是对影像的解读与交流。医生根据影像片或显示器屏幕上反映的信息，结合本人的智力（教育、经验、知识积累等）择取所需信息，区别正常或异常，最后结合其他有关医疗资料作出诊断。

实践证明，由多个不利因素叠加时，其负面效果会呈几何级数的扩大，因此，成像系统中的各个环节，根据成像链的概念有助于在明确级联关系的基础上，实现科学的流程管理，使负面效果的危害性减至最小。

三、成像系统的整体性

系统是由相互联系、相互依赖、相互制约、相互作用的事物和过程组成的。以各种成像系统而论，各由若干部分组成的整体。各组成部分都具有各自独特的功能和子系统的特性。系统整体特性不是由各组成部分简单的相加与凑合。各子系统间的相互匹配、融合才能体现系统的整体性能。以"水桶理论"比喻成像系统是比较贴切的。如将成像系统比作由多块木板箍成的水桶，则每一块板可以代表一个子系统。可以设想下列3种情况：①长板现象——如果木桶中有一块板超过其他所有的板，不可能使水桶的容量增加；②短板现象——如果木桶中有一块板短于其他所有的板，水桶的容量就取决于这块板的高度；③疏板现象——木桶中各板块的高度一样，但各板块之间有缝隙，木桶的容量也不会增大。上述3种情况启示是：①单一子系统最优，并不能使整个成像系统的性能提高；②单一子系统的性能较差，会影响和制约整个成像系统的性能水平；③虽然各子系统的水平相仿，但系统间的匹配不良，也会影响系统总的水平。

（曹厚德　詹松华）

第三章
影像学检查体位操作的基本知识及技术要点

在医学影像技术中,不论 X 线摄影、CT、MRI 均需对受检者进行体位操作,使受检部位显示的图像必须符合检查要求。体位操作俗称"摆位"(positioning)。体位操作与体位设计并非同一概念。后者为充分显示该部位的解剖结构或病变而预先制订的方案,前者则为具体的操作,显然两者不能混淆。影像学检查的体位设计及体位操作方法是长期医疗实践中积累的经验。

第一节
常用基本术语

一、方位术语

按照人体解剖学姿势规定的方位名词,可以正确地描述人体各部位的相互位置关系。这些名词都相应成对。

(一) 用于器官或结构的描述

1. 上(superior)/下(inferior) 描述器官或结构距颅顶或足底的相对远近关系的名词。按照解剖学姿势,较近颅的为上,较近足的为下。如眼位于鼻的上方,而口则位于鼻的下方。借鉴比较解剖学也可用头侧(cranial)和尾侧(caudal)作为对应名词。特别在描述乳腺摄影的体位名称和描述脑时,常用头侧和尾侧代替上和下。

2. 前(anterior)(腹侧,ventral)/后(posterior)(背侧,dorsal) 指距身体前、后面相对远近关系的名词。凡距身体腹面近者为前,距背面近者为后。

3. 内侧(medial)/外侧(lateral) 描写人体各局部或器官和结构与人体正中面相对距离关系的名词,如眼位于鼻的外侧,耳的内侧。

4. 内(internal)/外(external) 表示与体腔或有腔隙器官的空腔相互位置关系的名词,近内腔者为内,远内腔者为外,应注意与内侧和外侧的区别。

5. 浅(superficial)/深(profundal) 指与皮肤表面的相对距离关系的名词,即离皮肤近者为浅,离皮肤远而距人体内部中心近者为深。

(二) 用于四肢的描述

1. 近侧(proximal)/远侧(distal) 指距肢体根部相对近远。

2. 尺侧(ulnar)/桡侧(radialis) 以前臂相应骨骼的方位描述。

3. 胫侧(tibial)/腓侧(fibular) 以小腿相应骨骼的方位描述。

4. 其他 左(left)/右(right),垂直(vertical)/水

平(horizontal)，中央(central)等则与一般的方位概念相同。

二、轴、面及定位线的描述

(一) 轴的描述

为了分析关节的运动，可在解剖姿势条件下，作出相互垂直的3个轴。

1. 垂直轴　为上下方向垂直于水平面，与人体长轴平行的轴。

2. 矢状轴　为前后方向与水平面平行，与人体长轴相垂直的轴。

3. 冠状轴　或称额状轴，为左右方向与水平面平行，与前述两轴相垂直的轴。

(二) 面的描述

人体或其任一局部均可在标准姿势下作互相垂直的3个切面(图1-3-1)。

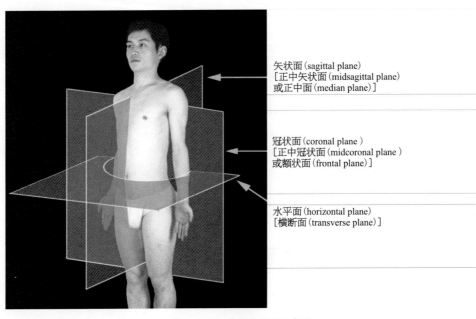

矢状面(sagittal plane)
[正中矢状面(midsagittal plane)
或正中面(median plane)]

冠状面(coronal plane)
[正中冠状面(midcoronal plane)
或额状面(frontal plane)]

水平面(horizontal plane)
[横断面(transverse plane)]

图1-3-1　人体各平面示意图

1. 矢状面　即按前后方向，将人体分成左右两部的纵切面，此切面与地平面垂直。

通过人体正中的矢状面为正中矢状面，将人体分为左右相等的两半。

2. 冠状(额)面　即按左右方向，将人体分成前后两部的纵切面，此面与水平面及矢状面相垂直。

3. 横断面　或称水平面、横切面，即与水平面平行，与上述两平面相垂直的面，将人体分为上下两部。

在描述器官的切面时，则以其自身的长轴为准，与其长轴平行的切面称纵切面，与长轴垂直的切面称横断面，而不用上述3个面。

(三) 头部标准平面的描述

1. 矢状面或正中面(图1-3-2)　矢状面指头颅中任何一个前后垂直的平面。正中面为头颅正中的一个矢状面，以正中面能将头颅分为均等的两半。此平面在头颅摄影中非常重要，头颅前后位或后前位摄影时必须与成像件垂直；头颅侧位摄影时，必须与成像件平行。

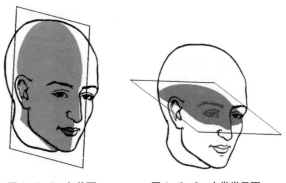

图1-3-2　矢状面　　　　图1-3-3　人类学平面

2. 人类学平面(图1-3-3)　该平面由两侧人类学基线组成。

3. 听眦平面(图1-3-4)　该平面由两侧听眦线组成。

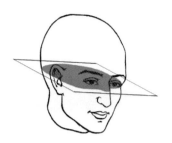

图 1-3-4　听眦平面

在实践中，听眦平面的使用最为方便，所以本书一般使用该平面。而且，使用人类学平面和听眦平面差别不大。

（四）头部影像学检查的定位线

头部的解剖结构纤细、复杂，各结构互相重叠，影像学检查的精度要求也较高。体位操作不当或中心线的投射角度不正确，就会影响显示。充分运用各种定位线可使体位操作规范化。本书中所用定位线的缩略术语名词为笔者 1962 年所创（见《X 线检查技术》，上海科学技术出版社，1962 年），至今为国内影像学书刊的通用名词（图 1-3-5）。

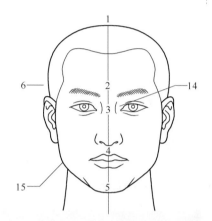

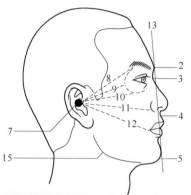

图 1-3-5　头部影像学检查的定位线
1.正中面，2.眉间，3.鼻根，4.鼻唇交点，5.颏尖，6.外眦，7.外耳孔，8.听眉线，9.听眦线，10.听眶线，11.听鼻线，12.听口线，13.眉间齿槽线，14.瞳间线，15.下颌角。

1. 瞳间线　为左右瞳孔间的连线，在实际应用时可依左、右外眦角连线作标准。头颅侧位摄影时，此线必须与成像件垂直。

2. 听眦线　为外耳孔与外眦角的连线。此线为 X 线摄影学上的头颅基底线，适用范围很广。头颅后前位摄影或前后位摄影时，此线必须与成像件垂直。

3. 听眶线　为外耳孔与眼眶下缘的连线。此线为解剖学上的头颅基底线，与 X 线摄影学上的基底线约差 10°。此线在摄影时不常应用，但当颞骨岩部后前斜位（Stenvers 位）摄影时，此线必须与成像件垂直。

4. 听鼻线　为外耳孔与鼻翼下缘的连线。此线约与上齿列平面平行。视神经孔摄影时，此线必须与成像件垂直。上颌牙齿坐位摄影时，此线必须与地面平行。

5. 听口线　为外耳孔与口角的连线。此线约与下齿列平面平行。下颌牙齿坐位摄影时，此线必须与地面平行。

6. 人类基线　由眼眶下缘延伸至外耳道的上缘。

（五）头部标准平面的校正

瘦薄体型（图 1-3-6）或是胖厚体型（图 1-3-7）的受检者，头颅侧位时正中面倾斜成角，检查时可用手臂支撑或用枕垫保持体位。此外，胖体受检者在仰卧位时，听眦线的校正可采用枕垫以保持体位。以此类推，定位线的校正可通过合适的方法使受检者保持舒适的体位。

三、体位、体姿术语

（1）仰卧脸朝上，背朝下躺卧。

（2）俯卧脸朝下（或头部转向一侧），背朝上躺卧。

（3）侧卧以身体的侧边（左侧或右侧）朝下躺卧。

（4）直立，站立坐直。

（5）头低足高姿势（Trendelenburg 位）（图 1-3-8）。

（6）头高足低姿势（Fowler 位）（图 1-3-9）。

（7）截石姿势（图 1-3-10）。

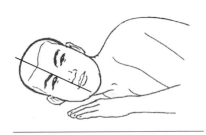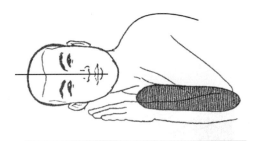

A. 校正前　　　　　　　　　　　　　　　B. 已校正

图 1-3-6　瘦体受检者矢状面与成像件角度的校正

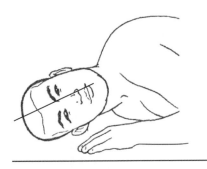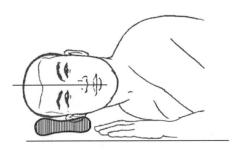

A. 校正前　　　　　　　　　　　　　　　B. 已校正

图 1-3-7　胖体受检者矢状面与成像件角度的校正

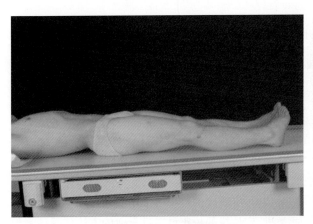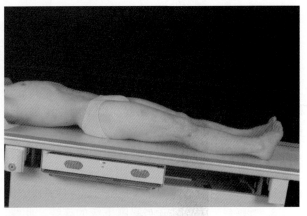

图 1-3-8　头低足高位　　　　　　　　　　　图 1-3-9　头高足低位

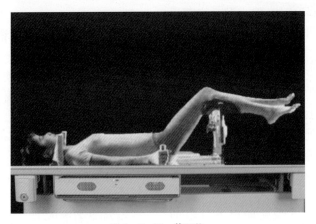

图 1-3-10　截石位

四、体位的功能描述

见图 1-3-11～图 1-3-18。

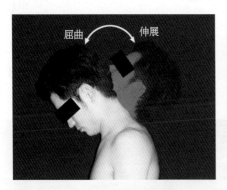

图 1-3-11 颈的伸展与屈曲

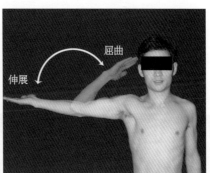

图 1-3-12 肘的伸展与屈曲

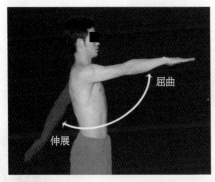

图 1-3-13 肩的伸展与屈曲

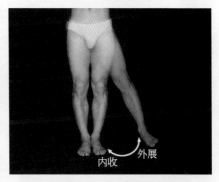

图 1-3-14 髋的外展与内收

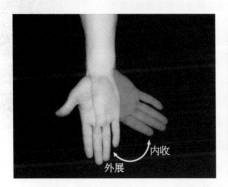

图 1-3-15 腕的外展与内收

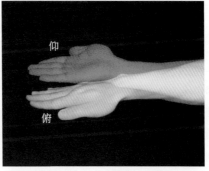

图 1-3-16 手与前臂的俯与仰

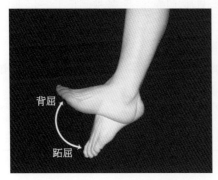

图 1-3-17 足的背屈与跖屈

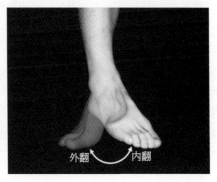

图 1-3-18 足的内翻和外翻

第二节

定位标志

在人体表面,常有骨骼或肌肉的某些部分形成的隆起或凹陷,可以看到或触摸到,称为体表定位标志。临床上常用这些标志来确定深部器官的大致位置,常见的定位标志及相应部位见图1-3-19。

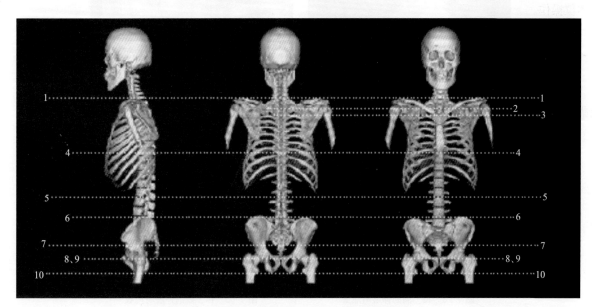

图1-3-19 体表可扪(触)及的定位标志及相应部位(表1-3-1)

表1-3-1 体表可扪(触)及的定位标志及相应部位

序号	体表标志	解剖部位	脊柱
1	椎骨突出部(C7)	胸部上界、颈椎(↑)胸椎(↓)	C7～T1
2	颈切迹(胸骨上缘)	胸部、胸骨、锁骨、胸椎	T2～T3
3	胸骨角(胸骨柄和体部交接的突起处)	胸部、胸骨	T4～T5
4	胸骨剑突(胸骨的远端部分)	胸骨、胃部、胆囊、胸椎、腹部上界	T9～T10
5	肋骨下缘(肋骨笼的侧下缘)	胃部、胆囊、肋骨	L2～L3
6	髂嵴(骨盆髂骨部分的上端弧形边缘)	中腹部、胃部、胆囊、结肠、腰椎、骶椎	L4～L5 椎间腔
7	髂前上棘(髂棘的突出前缘)	髋骨、骨盆、骶椎	S1～S2
8	股骨大粗隆(股骨近端的骨骼突起;在小腿和股骨旋转时,用力触诊才能定位)	腹部、骨盆、髋骨	腹部下界、骨盆、髋骨、骶椎和尾骨
9	耻骨联合(骨盆耻骨的前端交接处)	远端尾骨或稍低处	在远端尾骨下面约2.5cm处
10	坐骨结节(在骨盆最下后方的骨骼突起)	仰卧腹部、结肠、尾骨	远端尾骨下2.5～5cm处

第三节
体型与脏器位置的关系

体型由于内脏器官的位置及形态会随受检者体型的不同而变化,了解这种变化有助于影像学检查时的体位操作。

一、高张型(约占5%)

胸腔的前后径、横径较大,而上下径相对短,提示横膈位置较高(图1-3-20A)。

二、正张型(约占48%)

胸腹比例较均衡(图1-3-20B)。

三、低张型(约占35%)

胸腔横径较小,但上下径则相对较长,提示横膈位置较低,相应的胆囊、胃位置均较低,且偏近中线。结肠位置位于腹部较低位置(图1-3-20C)。

四、无力型(约占12%)

属于瘦小体型。胸腔较窄,上腹部呈现上窄下宽。因此,大部分脏器位于腹腔下部(图1-3-20D)。

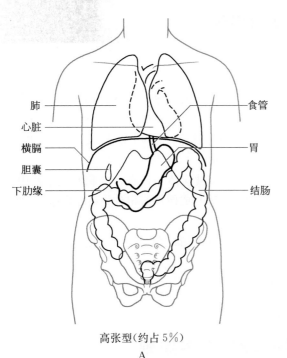

肺　心脏　横膈　胆囊　下肋缘　食管　胃　结肠

高张型(约占5%)

A

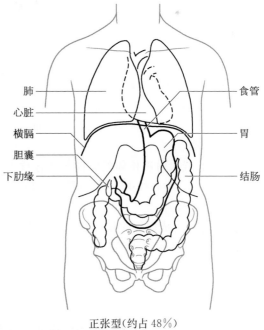

肺　心脏　横膈　胆囊　下肋缘　食管　胃　结肠

正张型(约占48%)

B

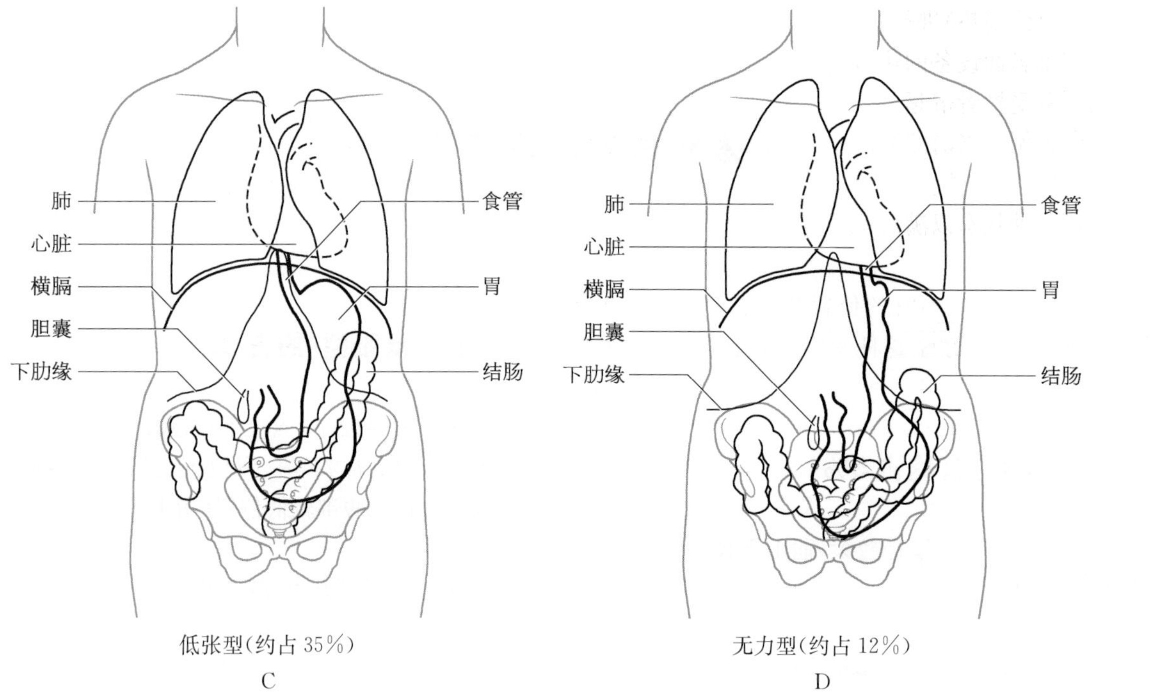

低张型(约占 35%)
C

无力型(约占 12%)
D

图 1-3-20 体型与脏器位置的关系

第四节

检查体位的描述

影像学检查技术中,检查位置的命名一般由:①人体(肢体)体位;②成像件的位置;③中心线入射方向;④检查台位置,4 个要素构成。具体的命名类型,大致有下列 5 类。

(1) 按照中心线入射被检体的方向与成像件的关系命名,如前后位。中心线由受检者(肢体)的前方射入,成像件位于受检者(肢体)的后方。

(2) 按照被检体与成像件的相互位置关系命名,如右前斜位,受检者(肢体)右侧靠近成像件。

(3) 按照被检体与检查台的相互关系命名。如右侧卧位,被检侧(右侧)靠近台面,侧卧于检查台上;右侧立位,被检侧(右侧)靠近台面,侧立于检查台(或摄影架)前。

(4) 按被检体与检查台的相对关系及中心线入射时被检体与成像件的相对关系综合命名,如侧卧后前位。

(5) 按创用此位置者的姓氏命名,如髋关节谢(志光)氏位。

第五节

体位选择及体位操作的"人本原则"

在受检者情况允许的情况下,应尽量强调规范化的操作。但是,当病患情况不佳或伤势严重时不应过于强调体位的规范而加剧伤痛及伤势。因此,在满足诊断的前提下,可采取"就势位"(在病患伤痛的情况下保持的自然姿势)进行检查。

近年来影像设备的快速发展,也同时体现在操作易化及注重受检者舒适度方面。以 X 线摄影的墙式摄影系统为例。当前的摄影架不但配置平板探测器、滤线器、自动曝射装置等,在机械结构方面更能灵活地放置成各种状态以满足站立位摄影担架摄影、轮椅摄影等特殊需要。因此,实际工作中应尽量利用其多种功能(图 1-3-21)。

有些部位的 X 线摄影,取站立位检查更能反映生理状态及负重情况,所以除考虑操作便捷外,有些检查必须采取立位摄影。

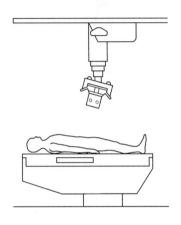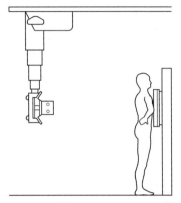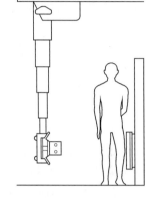

图 1-3-21　天轨悬吊式 X 线管的多种应用

第六节

影像识别标记

由于影像片作为具有法律效力的原始资料,所以片上的识别标记的完整及正确十分重要。

一、影像标记的内容

一般识别标记应包括下列内容。

1. 受检者身份识别资料与检查日期　包括受检者姓名、性别、检查日期、检查号等。

2. 解剖侧边标记　明确标示患者或肢体的"右(right)"侧或"左(left)"侧,也可用英文的字首 R 或 L 表示。一般多以阻光性材料(铅或铜)制成。

3. 其他标记

(1) 时间标记:用来显示系列检查流程中的时间顺序。例如静脉注射泌尿系造影中,注射对比剂后摄片的分钟数。

(2) 体位标记:用来显示体位的立、卧情况。

(3) 位置及 X 线投射情况标记:用来显示躺卧姿势的躺卧标记或用箭头标记标示患者的"朝上侧"。在拍摄近端肱骨或肩部时也可用"向内"及"向外"标记。

(4) 操作人员的代码或工号。

二、影像标记放置的注意点

(1) 影像标记应放置在 X 线照射野准直装置限定的照射野范围内。

(2) 影像标记不应与显示的重要解剖结构重叠。

(3) 影像标记的排列及放置应按照操作常规所规定的统一方法。

第七节
对影像学检查人员的岗位要求

一、对影像检查操作者的基本要求

（1）详细阅读检查申请单，了解临床病史、诊断和检查要求。

（2）正确辨识受检者的身份（重复核对受检者的全名）。

（3）检查受检者的衣着是否适合检查或请受检者换上合适的衣着（如有必要，可请护理人员处理）。去除影响检查的异物。检查时尽量避免隐私部位的暴露。如必须暴露者，应进行合适的保护。

（4）向受检者说明（或解释）将如何进行检查，并进行呼吸、屏气训练等。

（5）定位触诊动作要轻，并事先告知触诊的目的。对某些隐私部位的触诊应慎重，尽量参照相关的定位标志代替。

（6）如需注入对比剂者，应做好准备工作，并告知受检者或家属使用对比剂可能发生的危险，完成相关的手续（如填写知情同意书）。

（7）检查室或检查设备出现可能危及安全等意外情况，必须立即按动紧急制动按钮。因此，操作者使用设备前必须了解按钮所处的位置、使用要领及受检者紧急撤离的安全通道。如检查过程中受检者出现意外情况，应按照危急值处理办法进行紧急处理。

（8）检查完毕，通知或帮助受检者恢复到静息状态。帮助需要帮助的受检者离开检查室并向其说明下一阶段的去处或应做的事。如需初步观察效果后决定检查是否结束，则需向受检者或家属说明在何处等候。注意不应让受检者单独逗留在检查室。

（9）告知受检者何时、何地可取到检查结果（或胶片等记录介质）。

（10）尊重受检者的知情权，耐心回答受检者所提的问题。但对于职务范围外的问题（如影像的判读与诊断结论等），不应随意答复。

（11）整理检查室并做必要的清洁工作（如更换床单或用消毒液清洁检查台面），以准备接待下一位受检者。

（12）洗净双手。

二、对X线摄影或造影检查人员的岗位要求

X线摄影或造影的操作人员除基本要求外还需根据下列要求完成本职工作。

（1）在成像件上安放好号码、左右、日期、医院名称等辨识标记物，或者在信息系统中正确输入受检者的身份辨识信息。

（2）决定采用何种检查技术（如是否用滤线器等）。

（3）协助受检者进行初步就位（如仰卧、俯卧、侧卧或坐、立位）。

（4）决定应采用的摄影技术及参数，并在控制器上正确设定。

（5）准确地进行体位操作。

（6）对于损伤较严重的患者，摄影时不应过于强调体位操作的标准化，而应当顺应患者体姿的现状进行操作，尽量避免增加其损伤程度及痛苦。

（7）如需经导管或静脉注入或口服对比剂者，应做好相应的准备工作。

（8）必须对每一位受检者进行非检查区域的辐射敏感器官进行防护屏蔽。

（9）为在检查室内必需协助扶持或约束受检者的帮助者，提供铅围裙、铅手套等防护用具。

（10）操作者退出机房并关门后透过控制室观察窗注视受检者，发出口令（如配合呼吸要求等），进行曝射。

三、对CT检查人员的岗位要求

CT检查的操作人员除必须符合基本要求外，还需根据下列要求完成本职工作。

（1）操作者必须通过专业培训，取得上岗许可证或培训合格证明。

（2）检查人员应该详细阅读检查申请单，了解临床病史、诊断和本次检查的要求，正确辨认受检者的身份（重复核对受检者的全名）。

（3）在 CT 机的操作台中正确输入受检者的身份信息，或者从医院的 PACS/RIS 中获取相关辨识信息。

（4）协助受检者进行初步就位（如仰卧、俯卧、侧卧等）。

（5）决定采用何种检查技术，选择正确的扫描参数组合，针对本次检查的要求进行适当修改，以便获得最佳质量的图像。

（6）移动扫描床推送受检者进入扫描机架，激光线定位扫描起始位置。定位触诊动作要轻，并事先告知触诊的目的。对某些隐私部位的触诊应慎重，尽量参照相关的定位标志代替。

（7）必须对受检者非检查区域的辐射敏感器官进行防护屏蔽。为在检查室内必须协助扶持或约束受检者的帮助者，提供铅围裙、铅手套等防护用品。

（8）操作者退出机房并关门后，应透过控制室观察窗注视受检者，发出口令（如配合呼吸要求等），进行 CT 扫描。

（9）扫描结束后，通知或帮助受检者恢复到静息状态。对于一些疑难病例，应咨询当值医师是否需要增强 CT 检查。注意不要让受检者单独逗留在检查室。

（10）如需注入对比剂者，应做好相应的准备工作。应该向受检者及家属告知对比剂使用的风险，务必取得受检者或家属的签字确认。

四、对 MRI 检查人员的岗位要求

MRI 检查的操作人员除必须符合基本要求外，还需根据下列要求完成本职工作。

（1）操作者必须通过专业培训，取得上岗许可证或培训合格证明。

（2）检查人员应该详细阅读检查申请单，了解临床病史、诊断和本次检查的要求。正确辨认受检者的身份（重复核对受检者的全名）。

（3）在 MRI 机的计算机中正确输入受检者的身份信息，或从医院的 PACS/RIS 系统中获取相关辨识信息。

（4）应主动询问受检者体内是否有金属植入物，如心脏起搏器/除颤器、人工心脏瓣膜、脑动脉瘤夹/弹簧圈、人工耳蜗、人工关节、骨科钢板、血管支架、节育环、种植牙等，根据这些金属植入物是否耐受 MRI 强磁场或是否会引起不良后果，酌情决定受检者可否行 MRI 检查。

（5）应告知受检者：手机、电子产品、皮带、硬币、钱包、钥匙、打火机、手表、项链、耳环、乳环、可脱假牙、助听器、假发、眼镜、磁卡、发夹、钢笔、便携式小折刀等物品均不得带入机房，受检者的衣着不可有金属装饰物，如有必要，可请受检者换上合适的衣着。检查时应尽量避免隐私部位的暴露，如必须暴露者，应进行合适的保护。

（6）向受检者说明（或解释）将如何进行检查，检查时机器会发出较大的噪声，请受检者务必静卧不动，配合完成检查。视检查部位进行必要的呼吸、屏气训练等。

（7）协助受检者进行初步就位（如仰卧、俯卧、侧卧等）。

（8）决定采用何种检查技术，选择正确的扫描参数组合，针对本次检查的要求可进行适当修改，以便获取最佳质量的图像。

（9）移动扫描床推送受检者进入扫描机架，激光线定位扫描起始位置。定位触诊动作要轻，并事先告知触诊的目的。对某些隐私部位的触诊应慎重，尽量参照相关的定位标志代替。

（10）操作者退出机房并关门之后，应透过控制室观察窗或者通过监视电视屏注视受检者，启动扫描程序进行 MRI 扫描。

（11）扫描结束后，通知或帮助受检者恢复到休息状态。如检查完毕，向其说明下一阶段的去处或应做的事。如需初步观察效果后决定检查是否结束，则同时需向受检者或家属说明。对于一些疑难病例，应咨询当值医师是否结束扫描或是否需要增强 MRI 检查。

第八节
影像科危急值及紧急告知[①]

一、危急值的定义

危急值（critical values）是指当这种检查结果出现时，表明患者可能正处于生命危险的边缘状态，临床医生需及时得到检查信息，迅速采取有效的干预措施或治疗，以免失去最佳抢救机会而危及生命。

二、危急值报告的目的

（1）危急值信息可供临床医生对生命处于危险边缘状态的患者采取及时、有效的治疗，避免严重后果的发生。

（2）危急值报告制度的制定与实施，能增强医技人员主动参与临床诊断的服务意识，促进临床、医技科室之间的有效沟通与合作。

（3）影像科室及时准确的检查及报告可为临床医生的诊断和治疗提供可靠依据，能更好地提供安全、有效、及时的诊疗服务。

三、危急值报告范围

（一）中枢神经系统

①严重的颅内血肿、挫裂伤、蛛网膜下腔出血的急性期；②硬膜下/外血肿急性期；③脑疝、急性脑积水；④颅脑 CT 或 MRI 诊断为颅内急性大面积脑梗死（范围达到一个脑叶或全脑干范围或以上）；⑤脑出血或脑梗死复查 CT 或 MRI，出血或梗死程度加重，与近期影像学检查结果对比超过 15％以上。

（二）脊柱、脊髓疾病

X 线检查诊断为脊柱骨折，脊柱长轴成角畸形，椎体粉碎性骨折压迫硬膜囊。

（三）呼吸系统

①气管、支气管异物；②液气胸，尤其是张力性气胸；③肺栓塞、肺梗死。

（四）循环系统

①心包填塞、纵隔摆动；②急性主动脉夹层动脉瘤。

（五）消化系统

①食管异物；②消化道穿孔、急性肠梗阻；③急性胆道梗阻；④急性出血坏死型胰腺炎；⑤肝、脾、胰、肾等腹腔脏器出血。

（六）颌面五官急症

①眼眶内异物；②眼眶及内容物破裂、骨折；③颌面部、颅底骨折。

（曹厚德　陈财忠）

[①] 注：本章所涉及的内容仅作技术层面的参考，如国家已有/将有法规性文件规定者，应严格按照法规性文件执行。

第四章
医学图像的质量评价

21世纪初,国际著名质量管理学家朱兰(Joseph Juran)曾断言:"如果说20世纪是生产力的世纪,21世纪就是质量的世纪,质量将成为新世纪的主题。"医学图像作为影像科室的主要"产品",其质量的评价是学科发展的重要内容之一。

第一节
医学图像质量及其评价的意义

一、医学图像质量的含义

图像是通过某一技术手段将客观事物(物方)再现于二维画面上的视觉信息(像方)。图像质量的含义主要包括如下两方面。

(一)图像的保真度

图像的保真度(fidelity)是指像方和物方之间的偏离程度,也即两者之间的相似程度。例如,图像经过处理或者传输后会引入失真或干扰,它与原始图像比较后就能反映处理或传输系统成像性能的优劣。

(二)图像的可理解度

图像的可理解度(intelligibility)是指图像向观察者或机器提供信息的能力。不仅与图像系统的应用要求有关,且与人眼视觉的主观感觉有关。图像的可理解度通常表现为图像与观察者的某种特定目的的符合程度,如清晰、层次丰富、目标突出等方面的情况。

综上所述,图像的保真度高、可理解度大,则被认为图像的质量高。迄今,图像保真度和可理解度之间的定量测量方法尚未建立,以致无法作为评价图像和设计图像系统的依据。这是由于目前科学对人的视觉系统性质远未充分理解,因此对人的心理因素还未找出定量描述的方法,尤其对于可理解度的研究,更属起步阶段,因此,至今尚未能对图像质量的全客观评价指标。总之,图像质量最终应为观察者对图像视觉感受的评价,也即指图像提供给观察者的信息丰度。对于人眼无法感知的失真,从观察者的角度而言,可以认为图像不存在失真。

二、医学图像质量评价的意义

随着医学图像信息应用的日益广泛,对图像质量的评价也日益受到重视,主要体现在以下几方面理念的确立。

（一）医学图像评价的必要性

医学图像成像技术的特点使医学图像质量评价成为必要。因为医学图像与日常生活中见到的照片不同，前者是由计算机使用某种数学方法重建而得。因此其质量一方面取决于成像仪器的硬件设备精密度、操作人员的操作水平、受检者的配合程度、医学图像重建算法和图像后处理算法等。整个成像过程中不可避免地产生伪影和噪声，使医学图像具有多模态性、不均匀性、模糊性和灰度性，而评价这些重建的图像是否正确以及可信度是必要的。

（二）医学图像处理技术需要合理的评价方法

通过图像处理技术可以最大程度地提高图像的清晰度和信息的有用程度，使观察者能够多方位、多层次及多维度地观察图像，并能对病变部位及其他感兴趣区域进行定性评价及定量分析，为诊断和治疗提供依据。比如：①医学图像的存储与传输系统（PACS）中关键技术之一的医学图像压缩编码技术，需要在压缩率、图像质量、执行效率等多种性能指标间权衡；②在医学图像的伪影校正消除、降噪等医学图像处理系统中，主要目的在于提高图像的视觉显示质量；③在医学图像的重建算法中，也需考愿图像重建质量改进等。有鉴于此，任何新的医学图像处理算法的提出和应用都必须经可靠的方法对其效果进行严格的评估，包括用数学或物理方法的仿真研究以及对真实临床数据的验证，由于真实临床数据的验证很困难，很多时候是有损伤性的，甚至是难以实现的，而仿真的方法则简单高效，应用广泛。

（三）医学图像质量以客观评价作为依据

鉴于含心理学认知的医学图像质量主观评价方法难以统一表述的实际情况，因此要求医学图像质量以客观评价方法作为依据。虽然对于医学图像质量的评价，最正确的方法应为主观评价法，这是由于医学图像主要用于临床，其真正的"终端"是医生的眼-脑系统，通过此系统获得的信息才作为诊断疾病的依据，因此从这个角度而言，对观察者的主观感受作出的评价才是最正确的。但是目前主观评价方法存在代价高、耗时长、实时性差、易受主客观因素影响及不能嵌入实际医学图像处理系统中等种种缺陷，因此医学图像质量客观评价方法在目前阶段是主要的技术手段。

对于医学图像质量的客观评价，很多研究者已经在医疗成像仪器和操作层面进行了研究，而对于经过医学图像处理后的图像质量如何进行客观评价的研究尚远不够深入，因此较少论述。目前的图像质量评价方法绝大多数是针对压缩自然图像以及视频编码图像而实施的。鉴于医学图像质量主观评价和客观评价两种方法均存在无法避免的缺陷，因此，发展更加符合人类视觉系统（human visual system，HVS）特性的医学图像质量评价方法是目前研究的一大热点。

第二节
传统放射学中的图像质量描述及评价

传统放射学中图像质量评价方法分为主观评价法和客观评价法两大类。

一、主观评价法

通过人眼视觉，在检出和识别过程中根据心理学规律，以心理学的主观认知水平进行的评价方法称为主观评价或视觉评价，由于此类主观评价法不含心理认知的定量表达，因此是初级状态的主观评价法。主要有：

1. **金属网法** Heilron倡用金属网测试法，以分辨金属网格尺寸表征图像质量。

2. **Burger法** Burger倡用"Burger体模"（具有多数直径及深度互不相同小陷凹的测试体模）通过陷凹群的可识别范围进行判断。

3. **并列细线法** 用不同直径的一系列细金属线，以相同于线径的间隔排列成平行细线群，作为测试卡，观察其可识别界限。

4. **受试者工作特性曲线法** 目前主要应用受试者工作特性（receiver operating characteristic，ROC）曲线，它是一种以信号检出概率方式，对成像系统在背景噪声中微小信号检出能力进行解析与评价的方法,也称观测者操作特性曲线。这一概念是对主观评价的最新发展(在数字化成像设备中,ROC曲线仍然是主要的主观评价方法)。

二、客观评价法

1. 细缝法 对铅的细缝进行摄影,将细缝照片用显微光密度计扫测,再测定其半值密度或高度,藉以定其可能分黑化度分布曲线的两条细缝像的距离。

2. Nitka法 从拍摄铅制刀口或钨丝尖所得到的边缘像,作出和上述细缝法相同的黑化度分布曲线,测定其模糊部分的面积。

3. Rudinger和Spiegler法 从细缝像的高度和边缘像的平坦部分的值求出指数,以此值作为判断的指标。

4. Meiler法 根据细缝像用实验方法求出指数

函数,以其值作为清晰度的评价指标。

5. 调制传递函数(modulation transfer function, MTF)法 上述各种方法由于测定方法不同而数值互异。再者,虽然这些方法可以作出系统各部分的评价,但不能综合成整体作出评价并进行统一处理和分析。换言之,被测定的数值不能表示系统特性的绝对值。一个重要的事实是,各种新的成像方式的普及应用,要求对全系统图像的传递过程进行定量。因此,必须应用统一的图像质量描述和评价。显然,上述所用的方法是无法适应的,于是基于信息理论和傅里叶解析法的调制传递函数被引进X线图像评价系统,作为基于图像质量的评价手段是十分重要的。

调制传递函数是通信工程学中支持脉冲技术的重要函数,由于在通信系统中的特性状态亦适用于光学系统和传统X线摄影系统,因此在其本质上可以等同对待(在数字化成像系统中,MTF仍然是主要的客观评价指标之一)。

第三节
数字化图像质量的评价

数字化医学图像与传统医学图像由于成像原理、成像方式、读取方法等均有较大差别,因此其质量指标及评价体系也不同。为了准确描述数字化图像的质量,目前已逐步形成一系列物理指标及评价方法。

医学数字化成像系统是复杂的系统,从信号产生到图像输出,涉及许多物理过程。对于如此复杂的系统,只有当所有的过程都确保影像信号高保真的传递,才能获得优质的数字化影像。如何使设备的成像性能在临床应用中得到更好的发挥,是影像物理学家和临床放射学家共同努力的目标。因此,数字化影像质量的评价必须从物理影像质量参数和观察者感知两个方面考虑,例如影响数字化X线摄影图像质量的因素见图1-4-1。

数字化图像的评价也可以客观评价和主观评价。前者通过空间分辨力、对比-细节分辨力、信噪比等参数对整个影像系统进行量化评估;后者又称为视觉评价,是通过人的视觉在检出识别过程中,根据心理学规律以心理水平进行评价,主观评价更依赖于评价的专业水平。通过主、客观评价相结合,就可以从设备性能和临床应用上对成像系统给出置信度较高的评价。

一、数字化图像的客观评价

所谓客观评价,就是用测定构成图像的一些物理属性(参数)评价图像质量的方法。客观评价方法一般基于数学计算,通过计算所得到的结果来评价图像的质量。鉴于包括数字化X线摄影、CT和磁共振成像在内的数字化图像具有一定的共性,但也有各自的个性。本篇描述的客观评价方法仅为共性部分,主要包括空间分辨力(spatial resolution)、图像对比度(image contrast)和信号噪声比(signal-to-noise ratio, SNR)等。对于各种成像的个性部分可参阅具体的篇章(表1-4-1)(数字化X线摄影见第三篇、CT成像见第四篇、磁共振成像见第五篇)。

(一)空间分辨力

空间分辨力是指影像设备系统分辨组织解剖结构最小细节的能力,它用可辨的每毫米线对数(line pair/mm)或最小圆孔直径(mm)数表示。空间分辨力越高,图像质量越好。

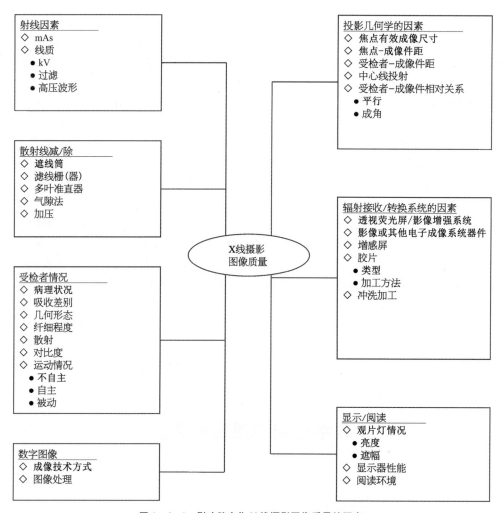

图 1-4-1 影响数字化 X 线摄影图像质量的因素

表 1-4-1 各种数字化成像技术图像质量客观评价的内容

数字化成像技术	图像质量客观评价内容
数字化 X 线摄影	空间分辨力、密度分辨力、噪声、信号噪声比、噪声等价量子数、量子探测效率、动态范围等
CT 成像	空间分辨力、对比/密度分辨力、时间分辨力、信号噪声比等
磁共振成像	信号噪声比、对比度噪声比、空间分辨力、图像均匀度等

（二）图像对比度

对比度是指两种组织信号强度的相对差别，差别越大则图像对比越好。

（三）信号噪声比

实际信号中都包含两种成分，有用信号和无用噪声，用来表示有用信号与无用噪声强度之比的参数称为信噪比，数值越大说明噪声对信号的影响越小，信号传递质量就越高，图像质量就越高。反之，图像质量就会下降。

二、数字化图像的主观评价

数字化图像质量的主观评价同样是通过观察者的眼-脑通路，按照某种规定标准或参考，由人的主观感觉对图像的优劣作出评分，然后对评分进行统计，得出结果，但是，主观评价方法易受医生知识背景、临床经验、观测目的和环境等影响，同时也不能嵌入到医学图像处理系统中。数字化图像质量的主观评价中一个重要的技术方法是 ROC 曲线法，此外与之密切相关的是数字化图像的处理功能。

（一）ROC 曲线法

1960 年由 Lusted 首先在放射诊断范围内以通信工程学中的信号检出理论（signal detection theory, SDT）为基础，以心理临床评价的观测者操作特性曲线的解析和数理统计处理为手段的评价法，称为 ROC 曲线法（又称 ROC 解析法）。它是一种以信号检出概率方式，对成像系统在背景噪声中微小信号的检出能力进行解析与评价的方法，换言之，以数量来表示对影像中微细信号的识别能力。经过大量的研究和实践，目前 ROC 分析已经成为设备性能检测及临床科研文献中所应用统计方法的首选，是国际公认的比较、评价两种或两种以上影像诊断或设备性能/技术的方法。本书述及的 ROC 曲线均含设备性能检测及对疾病诊断信息的应用。在对成像设备器件性能进行比较时可采用专用的体模（图 1-4-2）。美国核协会推荐使用 ALVIM ROC 统计体模，该体模有 3 种：①荧光透视体模 TRS；②X 线摄影体模 TRG；③乳腺摄影体模 TRM。本章述及对数字化 X 线摄影质量评价，故而采用 TRG 体模。TRG 体模由一个塑料板和一个具有编号的底座组成，里面按照编号排列 12 排盘状测试元素，每排共有 10 个测试元素，其中 5 个含有成像信号（具有相同直径和深度的小孔），5 个不含信号，每排测试元素的排放顺序可以自由设定，其中 1~6 排为骨组织模拟物，7~12 排为肌肉组织模拟物，每排信号孔的直径和深度的增加而增加，表 1-4-2 为各排测试元素中信号的直径和深度，图 1-4-2 为 TRG 体模及体模 X 线像。

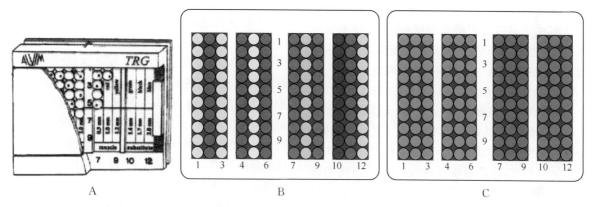

图 1-4-2　TRG 体模（A、B）及其 X 线影像（C）

表 1-4-2　X 线摄影体模 TRG 的构造（160 mm×140 mm×9 mm）

圆柱体编号	圆盘物质	圆盘颜色	模拟体直径(mm)	厚度(mm)
1	骨替代物	灰/蓝	0.5	0.5
2	骨替代物	白/红	0.6	0.6
3	骨替代物	灰/红	0.7	0.7
4	骨替代物	白/黄	0.8	0.8
5	骨替代物	灰/黄	0.9	0.9
6	骨替代物	白/绿	1.0	1.0
7	肌肉替代物	粉红	0.9	0.9
8	肌肉替代物	红	1.0	1.0
9	肌肉替代物	黄	1.2	1.2
10	肌肉替代物	绿	1.4	1.4
11	肌肉替代物	黑	1.7	1.7
12	肌肉替代物	蓝	2.0	2.0

观察者对体模 X 线影像进行判断，确定各组织模拟物影像背景（噪声背景，n）中是否含有信号信息（s），并按照 5 值法，即 0＝绝对没有信号；25＝好像没有信号；50＝不清楚；75＝好像有信号；100＝绝对有信号，计算真阳性概率和假阳性概率。

$$P(S \mid s) = 2 \times 10^{-3} A$$

$$P(S\mid n)=2\times 10^{-3}Z$$
$$P_{ded}=0.5\pm 10^{-3}(A-Z)$$

式中,P(S|s)表示真阳性概率,P(S|n)表示假阳性概率,A表示观察者才信号判断结果与金标准所记的总分数,Z表示对噪声判断结果与金标准所记的总分数。公式中 P_{ded} 可以计算出观察者判断信号的概率值(相当于ROC曲线面积值Az),Az值定量表述成像系统输出影像上显示的信息容量。手工绘制ROC曲线十分繁琐,因此许多学者开发了各种ROC分析专用软件,其中,以Metz开发的ROCKit软件应用最为广泛。

1. ROC曲线的概念　ROC曲线又称为感受性曲线(sensitivity curve)。得此名的原因在于曲线上各点反映着相同的感受性,它们都是对同一信号刺激的反应,仅是在几种不同的判定标准下所得的结果而已。ROC曲线是以虚报概率为横轴,击中概率为纵轴所组成的坐标图,和被试者在特定刺激条件下由于采用不同的判断标准得出的不同结果画出的曲线。

ROC曲线是根据一系列不同的二分类方式(分界值或决定阈),以真阳性率(灵敏度)为纵坐标,假阳性率(1-特异度)为横坐标绘制的曲线。传统的诊断/设备性能试验评价方法有一个共同的特点,必须将试验结果分为两类,再进行统计分析。ROC曲线的评价方法与传统的评价方法不同,无须此限制,而是根据实际情况,允许有中间状态,可以把试验结果划分为多个有序分类,以诊断试验为例,可分为正常、大致正常、可疑、大致异常和异常五个等级再进行统计分析。因此,ROC曲线评价方法适用的范围更为广泛。图1-4-3为一ROC曲线示意图。

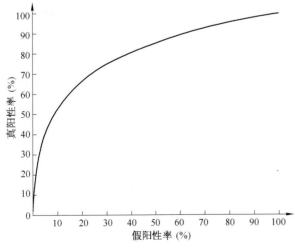

图 1-4-3　ROC 曲线示意图

2. ROC曲线的主要作用

(1) ROC曲线能方便地查出任意界限值时对疾病/诊断信息(含设备性能/技术方法,下同)的识别能力。

(2) 选择最佳的诊断/检出界限值。ROC曲线越靠近左上角,试验的准确性就越高。最靠近左上角的ROC曲线的点是错误最少的最好阈值,其假阳性和假阴性的总数最少。

(3) 两种或两种以上不同诊断试验对疾病/诊断信息识别能力的比较。在对同一种疾病/设备的两种或两种以上诊断/技术方法进行比较时,可将各试验的ROC曲线绘制到同一坐标中,以直观地鉴别优劣,靠近左上角的ROC曲线所代表的受试者工作最准确。亦可通过分别计算各个试验的ROC曲线下面积(area under the curve,AUC)进行比较,哪一种试验的AUC最大,则哪一种试验的诊断/技术价值最佳。

3. ROC曲线的分析步骤

(1) ROC曲线绘制:依据专业知识,对疾病组和参照组测定结果进行分析,确定测定值的上下限、组距以及截断点(cut-off point),按选择的组距间隔列出累积频数分布表,分别计算出所有截断点的敏感性、特异性和假阳性率(1-特异性)。以敏感性为纵坐标代表真阳性率,(1-特异性)为横坐标代表假阳性率,作图绘成ROC曲线。

(2) ROC曲线评价统计量计算:ROC曲线下的面积值在0.5~1.0。在AUC>0.5的情况下,AUC越接近于1,说明诊断/技术效果越好。AUC在0.5~0.7时有较低准确性,AUC在0.7~0.9时有一定准确性,AUC在0.9以上时有较高准确性。AUC=0.5时,说明诊断/技术方法完全不起作用,无诊断/技术价值。AUC<0.5不符合真实情况,在实际中极少出现。

(3) 两种诊断技术/方法的统计学比较:两种诊断/技术方法的比较时,根据不同的试验设计可采用以下两种方法:①当两种诊断/技术方法分别在不同受试者身上进行时,采用成组比较法;②如果两种诊断/技术方法在同一受试者身上进行时,采用配对比较法。

ROC方法简单、直观,通过图示可观察分析方法的临床准确性,并可用肉眼作出判断。ROC曲线将灵敏度与特异性以图示方法结合在一起,可准确反映某分析方法特异性和敏感性的关系,是试验准确性的综合代表。ROC曲线不固定分类界值,允许中间状态存在,利于使用者结合专业知识,权衡漏诊与误诊的影响,选择一更佳截断点作为诊断/技术参考值。提供不同试验之间在共同标尺下直观的比较,ROC曲线越凸越近左上角表明其诊断/技术价值越大,利于不同指标间的比较。曲线下面积可评价诊断/技术的准确性。

(二) IQF 图像质量因子

详见第三篇第八章。

(三) 图像处理功能

在数字化成像技术中,除了 ROC 曲线法之外,还有一项与图像质量主观评价密切相关的要素:图像处理参数。由于数字化图像与传统的模拟图像相比,前者可提供更多的诊断信息,其实施途径即为图像处理。在影像设备中,各厂商都带有各自的图像处理软件,并提供一定程度的调节范围,以适应各种不同的专业需求。可以设想,如果影像科技术专业人员能在图像处理过程中融入诊断思路,或诊断人员能深入理解图像处理的过程,甚至根据诊断需要,改进图像处理技术,则影像学的诊断价值将能更进一步得到提升。

三、引入人眼视觉特征的图像质量客观评价

许多学者一直在努力研究可以取代或改进客观评价手段的更接近于主观评价的图像质量评价方法,最主要的就是在传统客观算法中引入人眼视觉系统(human visual system,HVS)的特性。大量的研究表明,基于 HVS 特性的图像质量评价方法优于未涉及 HVS 特性的图像质量评价方法。因此,将 HVS 引入重建数字图像的质量评价系统能使更多研究者认识到结合人眼视觉特性进行图像质量评价的重要性和必要性,从而设计出多种基于 HVS 模型的图像质量评价算法。有鉴于目前科学家对人类视觉系统及人的心理常数和心理度量还处于研究发展阶段,况且 HVS 是一个极为复杂的系统,至今还无法建立精确、统一的模型。因此,可以预期此课题将成为未来若干年中,相关学科专家共同致力研究的重点。

(曹厚德 陈克敏)

第五章
对比剂使用概要

第一节
对比剂的概念及分类

一、对比剂的概念

以医学成像为目的的将某种特定物质引入人体内，以改变人体局部组织的影像对比度，这种被引入的物质被称为对比剂（contrast medium）。在传统放射学中，将增加人工对比的物质称为造影剂（contrast agent）。因为在常规 X 线检查中，使用阴性或阳性对比材料可使特定器官/结构显影，如胃肠道、胆系、泌尿系、血管、淋巴管、气管等。自从 CT、MR 等成像技术进入临床应用以来，对比材料已可进一步使特定的器官、组织或（和）病变的对比增加，所以，现今已不再用造影剂这个名称了。

二、对比剂分类

（一）按应用情况分类

可分为 X 线或 CT 对比剂、MRI 对比剂、超声对比剂。

（二）X 线对比剂按构成物质分类

可分为 3 类。①钡类对比剂：硫酸钡干粉、硫酸钡混悬剂；②碘类对比剂：按在溶液中是否分解为离子，又分为离子型对比剂和非离子型对比剂；按分子结构分为单体型对比剂和二聚体型对比剂，按渗透压分为高渗对比剂、次高渗对比剂和等渗对比剂；③气体对比剂（包括空气、二氧化碳等）。

（三）CT 对比剂

CT 检查中用以增加病变组织与正常组织间密度差别的对比物质。阴性对比剂提供低密度的对比，主要是空气。水在 CT 检查中也属于低密度对比剂，CT 检查在腹部通常用水作为胃肠道阴性对比剂。阳性对比剂提供高密度对比，主要是水溶性有机碘剂。非水溶性碘剂及非碘制剂偶有使用。水溶性碘对比剂是应用最广泛的 CT 对比剂。目前 CT 所用水溶性碘对比剂通常为三碘苯环衍生物，其结构有四种，即离子型单体、离子型双聚体、非离子型单体和非离子型双聚体。

（四）MRI 对比剂

MRI 检查中，用以改变组织弛豫特征，提高病变结构显示能力的物质，主要为顺磁性物质。最早应用的 MRI 对比剂为钆喷酸葡胺（Gd-DTPA），为钆的线性螯合物,是离子型制剂。后来出现了钆的非离子型制剂钆双胺(Gd - DTPA - BMA)。后来也开发出非钆的物质,如铁、锰等的制剂。近年来,各大对比剂供应商相继研制成功稳定性更好的大环类含钆对比剂,逐渐在临床上推广应用。另一方面,一种肝脏特异性MRI 对比剂(钆塞酸二钠)已经在临床上推广使用,对肝脏病变的功能检测和占位病变性质的判断,具有重要的意义。

磁共振成像的对比剂,还按其使用方式分为 2 种。①静脉内使用:钆类对比剂、锰类对比剂、铁类对比剂;②胃肠道内使用:铁类对比剂。

第二节
碘对比剂的使用

一、科学规范应用碘对比剂

科学规范使用含碘对比剂,应包括:①按照碘对比剂使用说明书,注意适用证和禁忌证、用法和用量、不良反应的风险控制和处理等;②根据受检者个体差异及检查器官的特点等制订个体化注射方案,以降低剂量;③注重知情同意和符合伦理学的要求。

二、使用碘对比剂前的准备工作

(一) 关于碘过敏试验

一般无需碘过敏试验。

有多中心研究结果显示,碘对比剂的常见不良反应是过敏样反应,与过敏反应不同。小剂量碘过敏试验无助于预测离子型和非离子型碘对比剂是否发生不良反应。碘对比剂产品说明书及碘对比剂使用指南中,均指出使用碘对比剂前无需进行过敏试验。

(二) 签署知情同意书

使用碘对比剂前,必须与患者或其监护人签署"碘对比剂使用患者知情同意书"。签署知情同意书前,医生需要:①告知患者或其监护人关于对比剂使用的适应证、禁忌证、可能发生的不良反应和注意事项;②询问患者是否有使用碘剂出现不良反应的既往史,有无哮喘、糖尿病、肾脏疾病、高血压、甲状腺疾病、痛风等病史,有无使用肾毒性药物,其他药物不良反应或过敏史;③需要高度关注的相关疾病:甲状腺功能亢进,此类患者是否可以注射碘对比剂需要咨询

内分泌专科医师;糖尿病肾病,此类患者是否可以注射碘对比剂需要咨询内分泌专科医师和肾脏病专科医师;心衰和肾功能不全,此类患者使用对比剂需要谨慎和采取必要措施。

三、推荐"碘对比剂使用患者知情同意书"内容

(1) 既往无使用碘剂发生不良反应的病史。

(2) 无甲状腺功能亢进、心衰、严重肾功能不全、哮喘病史。

(3) 使用碘对比剂,可能出现不同程度的不良反应。

1) 轻度不良反应:咳嗽、喷嚏、一过性胸闷、结膜炎、鼻炎、恶心、全身发热、荨麻疹、瘙痒、血管神经性水肿等。

2) 重度不良反应:喉头水肿、反射性心动过速、惊厥、震颤、抽搐、意识丧失、休克等,甚至死亡或其他不可预测的不良反应。

3) 迟发性不良反应:注射碘对比剂 1 h～1 周内也可能出现各种迟发性不良反应,如恶心、呕吐、头痛、骨骼肌肉疼痛、发热等。

(4) 注射部位可能出现碘对比剂漏出,造成皮下组织肿胀、疼痛、麻木感,甚至溃烂、坏死等。

(5) 使用高压注射器时,存在注射针头脱落,局部血管破裂的潜在危险。

(6) 如果出现任何不良反应的症状,我们将采取积极的治疗措施。如果患者有主管医生,请留下联系方式,我们将及时与相关医师联系。

(7) 我已详细阅读以上告知内容,对医护人员的解释清楚和理解,经慎重考虑,同意做此项检查。

（8）签署人员包括患者或其监护人；监护人与患者关系；谈话医护人员。

（9）签署时间。

存在不符合使用对比剂的特殊情况，临床又需要使用碘对比剂者，建议签署"患者使用碘对比剂知情同意书"时，在上述内容基础上增加针对该患者具体情况的相关条款。

四、肾功能正常患者血管内使用碘对比剂原则

1. 对比剂使用剂量和适应证　按照产品说明书中确定的剂量范围和适应证范围。尽量避免短时间内多次重复使用诊断剂量的碘对比剂。

2. 使用方式　给药途径包括静脉和动脉内推注、口服、经自然/人工或病理通道注入。对比剂经血管外各种通道输入，有可能被吸收进入血液循环，产生与血管内用药相同的不良反应或过敏反应。

3. 对比剂处理　碘对比剂存放条件必须符合产品说明书要求，使用前建议加温至 37 ℃。

4. 患者水化　建议患者在使用碘对比剂前 4 h 至使用后 24 h 给予水化，可以正常进水，避免禁水。补液方式可以采用口服，也可以静脉途径。在特殊情况下（如心力衰竭等），建议咨询相关科室临床医师。

五、具有对比剂肾病高危因素患者血管内使用碘对比剂的注意事项

（一）对比剂肾病概念

对比剂肾病（contrast-induced nephropathy，CIN）是指排除其他原因的情况下，血管内途径应用对比剂后 3 d 内肾功能与应用对比剂前相比明显降低，又称对比剂相关肾病（contrast associated nephropathy，CAN）。判断标准为注入对比剂后 48 h 或 72 h 内，血清肌酐升高至少 44.2 μmol/L（或 0.5 mg/dL）或超过基础值 25%。

（二）对比剂肾病高危因素

①肾功能不全[血清肌酐水平升高，有慢性肾脏病史或肾小球过滤（GFR）估算值＜45 mL/（min·1.73 m²）]；②糖尿病肾病；③血容量不足；④心力衰竭；⑤使用肾毒性药物，非甾体类药物和血管紧张素转换酶抑止剂类药物；⑥低蛋白血症、低血红蛋白血症；⑦高龄（年龄＞70 岁）；⑧低钾血症；⑨副球蛋白血症。

（三）针对具有高危因素患者碘对比剂肾病的预防

（1）给患者补充足够的液体，按前述方法给患者水化。天气炎热或气温较高的环境，根据患者液体额外丢失量的多少，适当增加液体摄入量。

（2）停用肾毒性药物者，至少停药 24 h 后才可以使用对比剂。

（3）尽量选用不需要含碘对比剂的影像检查方法或可以提供足够诊断信息的非影像检查方法。

（4）避免使用高渗对比剂及离子型对比剂。

（5）如果确实需要使用碘对比剂，建议使用能达到诊断目的的最小剂量。

（6）避免短时间内重复使用诊断剂量碘对比剂。

（7）避免使用甘露醇和利尿剂，尤其是髓袢利尿剂。

（四）应择期检查的情况

①具有上述任何一种或多种高危因素的患者；②已知血清肌酐水平异常者；③需要经动脉注射碘对比剂者。

对于择期检查的患者，应当在检查前检查血清肌酐。如果血清肌酐升高，必须在检查前 24 h 内采取以上预防肾脏损害的措施。如有可能，考虑其他不需要使用含碘对比剂的影像检查方法。如果必须使用碘对比剂，应该停用肾毒性药物至少 24 h，并且必须给患者补充足够液体。

（五）急诊检查

在危及患者生命的紧急情况下，可不进行血清肌酐检查；否则都应当先检测血清肌酐水平。

（六）诊断使用碘对比剂建议

①应用非离子型对比剂；②使用等渗或次高渗对比剂。

（七）使用碘对比剂与透析的关系

不建议将使用碘对比剂与血液透析和（或）腹膜透析时间关联。使用碘对比剂后，无需针对碘对比剂进行透析。

（八）糖尿病肾病患者使用碘对比剂注意事项

肾功能正常的糖尿病患者,造影前不必停用二甲双胍,但使用对比剂后应在医生的指导下停用 48～72 h,复查肾功能正常后可继续用药。

六、碘对比剂非肾毒性反应

（一）碘对比剂血管外渗

1. 碘对比剂血管外渗的原因
（1）与技术相关的原因:①高压快速注射;②注射流率过高。
（2）与患者有关的原因:①不能进行有效沟通配合;②被穿刺血管情况不佳,如下肢和远端小静脉,或化疗、老年、糖尿病、自身免疫性疾病患者,存在血管壁脆弱、硬化等;③淋巴和(或)静脉引流受损。

2. 预防对比剂血管外渗的措施　静脉穿刺选择合适的血管,细致操作;使用高压注射器时,选用与注射流率匹配的穿刺针头和导管;使用留置针,对穿刺针头进行恰当固定;注射开始时技师应该观察注射开始后最初 5～10 s 的情况;患者下检查床并穿好衣服后,在注射室拔针,拔针后认真按压 10 min 以上;与患者沟通,取得配合。

3. 碘对比剂血管外渗的处理
（1）轻度外渗:多数损伤轻微,无需处理。但要嘱咐患者注意观察,如外渗加重,应及时就诊。对个别疼痛明显者,局部给予普通冷、湿敷,24 h 后热敷,加快吸收。
（2）中、重度外渗:外渗局部组织明显肿胀,甚至皮肤溃疡、软组织坏死和间隔综合征。对于中、重度外渗患者的处理:①抬高患肢,促进血液回流;②早期使用 50%硫酸镁保湿冷敷,24 h 后改硫酸镁保湿热敷;或者用黏多糖软膏等外敷;或者用 0.05%的地塞米松局部湿敷;③对比剂外渗严重者,在外用药物基础上口服地塞米松 5 mg/次,3 次/d,连用 3 d;④必要时,咨询临床医师用药。

（二）碘对比剂全身不良反应

1. 全身不良反应的危险因素　①有使用碘对比剂全身不良反应的既往史,症状包括荨麻疹、支气管痉挛、明显的血压降低、抽搐、肺水肿等;②哮喘病史;③与治疗现疾病有关药物引起的过敏反应;④食物、花粉等过敏史。

2. 使用对比剂的检查室必须常备的抢救用品
（1）检查室中必须准备的器械:①装有复苏药物(必须定期更换)和器械的抢救车;②血压计、吸痰设备、简易呼吸器等。
（2）检查室中必须备用的紧急用药:必须备有医用氧气管道或氧气瓶,1∶1 000 的肾上腺素、H₁ 受体阻滞剂(抗组胺药,如异丙嗪、苯海拉明)、地塞米松、阿托品、生理盐水或格林液、抗惊厥药(如地西泮等)。

3. 碘对比剂不良反应处理原则
（1）预防:①建议使用非离子型碘对比剂;②患者注射对比剂后需留观 30 min 才能离开检查室;③不推荐预防性用药,目前尚无确切的证据表明,预防性用药可以降低过敏反应或不良反应的发生概率。
（2）建立应急通道:建立与急诊室或其他临床相关科室针对碘对比剂不良反应抢救的应急快速增援机制,确保不良反应发生后,需要的情况下,临床医师能够及时赶到抢救现场进行抢救。
（3）不良反应的处理措施:①对于轻微的不良反应,根据情况给予对症治疗。②对于需要使用药物治疗的不良反应,及时呼救临床医师参与处理。③对于出现气管、支气管痉挛,喉头水肿或休克等症状者应立刻通知临床医师参与抢救。临床医师到现场前,影像检查室的放射科医师应判断患者的意识和呼吸情况;保证患者呼吸道通畅,必要时,使用球囊通气;如果患者心跳停止,应迅速进行体外人工心脏按压,并根据具体情况,适当给予急救药品。

七、使用碘对比剂禁忌证

（一）绝对禁忌证

有碘过敏历史、明确严重甲状腺功能亢进表现的患者不能使用含碘对比剂。建议:①使用碘对比剂前,一定要明确患者是否有甲状腺功能亢进;②甲状腺功能亢进正在治疗康复的患者,应咨询内分泌科医师是否可以使用含碘对比剂。如果内分泌科医师确认可以使用含碘对比剂,建议使用能满足诊断需要的最小剂量,并且在使用碘对比剂后仍然需要密切观察患者的情况;③注射含碘对比剂后 2 个月内应当避免甲状腺核素碘成像检查。

（二）相对禁忌证

1. 肺及心脏疾病　肺动脉高压、支气管哮喘、心力衰竭。对这些患者,建议使用次高渗对比剂或等渗碘对比剂,避免大剂量或短期内重复使用碘对比剂。

2. 分泌儿茶酚胺的肿瘤 对分泌儿茶酚胺的肿瘤或怀疑嗜铬细胞瘤的患者,建议在静脉注射含碘对比剂前,在临床医师指导下口服肾上腺受体阻滞剂及静脉注射盐酸酚苄明注射液,阻滞 α 受体功能。

3. 妊娠和哺乳期妇女 孕妇可以使用含碘对比剂,但妊娠期间母亲使用对比剂,胎儿出生后应注意其甲状腺功能。目前资料显示碘对比剂极少分泌到乳汁中,因此使用对比剂不影响哺乳。

4. 骨髓瘤和副球蛋白血症 此类患者使用碘对比剂后容易发生肾功能不全。如果必须使用碘对比剂,在使用碘对比剂前、后必须充分补液,或进行正规的患者水化。

5. 重症肌无力 碘对比剂可能使重症肌无力患者症状加重。

6. 高胱氨酸尿 碘对比剂可引发高胱氨酸尿患者血栓形成和栓塞,应慎用。

八、碘对比剂血管外的使用

(一)用途

窦道或瘘管造影;其他体腔造影,如关节腔造影、子宫输卵管造影、间接淋巴管造影、胆道 T 管造影、逆行胰胆管造影、消化道口服造影等。

(二)禁忌证

既往对碘对比剂有严重过敏反应者、明显的甲状腺功能亢进、严重的局部感染或全身感染而可能形成菌血症的患者,禁止使用碘对比剂。

(三)不良反应及处理措施

1. 不良反应 碘对比剂血管外应用可能被吸收,产生与血管内给药相同的不良反应或过敏反应。

2. 处理措施 轻微症状可以在数天内自动消失,可不予以处理。反应严重者,处理措施同血管内用药。

第三节

钡类对比剂的使用

一、适应证

1. X 线检查 食管、胃、十二指肠、小肠及结肠的单对比及气钡双对比造影检查。

2. CT 检查 胃肠道 CT 检查(需要产品说明书标注本适应证)。

二、禁忌证

1. 禁用口服钡剂胃肠道检查的情况 ①有使用钡剂不良反应的既往史;②急性胃肠道穿孔;③食管气管瘘;④疑有先天性食管闭锁;⑤近期内有食管静脉破裂大出血;⑥咽麻痹;⑦有明确肠道梗阻。有以上禁忌证的患者,可以考虑使用水溶性碘对比剂。

2. 慎用口服钡剂胃肠道检查的情况 ①急性胃、十二指肠出血;②习惯性便秘。

3. 慎用钡剂灌肠检查的情况 ①结肠梗阻;②习惯性便秘;③巨结肠;④重症溃疡性结肠炎;⑤老

年患者(如必须检查,建议检查后,将肠道钡剂灌洗清除)。

4. 慎用钡剂的情况 ①孕妇及哺乳期妇女(用药安全性尚缺乏资料);②新生儿及儿童,应减少用量(根据产品说明书标出的安全剂量)。

三、使用钡剂的注意事项

钡剂检查前 3d 禁用铋剂及钙剂。

四、并发症及处理措施

1. 有禁忌证患者 建议用水溶性碘对比剂。

2. 不良反应及处理 ①胃肠道活动能力下降,鼓励患者口服补液;②误吸:大量误吸需要立即经支气管镜清洗,同时胸部理疗并预防性应用抗生素;③静脉内渗:注射对比剂时应密切观察注射部位,早期识别并仔细观察。如出现此种情况,应用抗生素及静脉补液,同时紧急对症处理。

第四节

钆对比剂的使用

一、使用钆对比剂前的准备

（一）钆对比剂过敏试验

无需做过敏试验。

（二）建议签署知情同意书

签署知情同意书之前，医生应当：

（1）向患者或其监护人详细告知对比剂使用的适应证、禁忌证、可能发生的不良反应和注意事项。

（2）询问患者既往有无使用钆对比剂出现重度不良反应；有无与现疾病治疗有关的用药过敏病史。

（3）需要高度关注的相关疾病：①肾功能不全者，使用钆对比剂需要谨慎和采取必要措施；②糖尿病肾病者，是否可以注射钆对比剂需要咨询内分泌专科医师。

二、推荐"钆对比剂使用患者知情同意书"内容

（1）既往有无使用对比剂不良反应史。

（2）无严重肾功能不全。

（3）可能出现的不适和不同程度的过敏或不良反应。

1）轻度不良反应：一过性胸闷及鼻炎、咳嗽、恶心、全身发热、荨麻疹、瘙痒、血管神经水肿、结膜炎、喷嚏。

2）重度不良反应：喉头水肿、反射性心动过速、惊厥、震颤、抽搐、意识丧失、休克等。

3）迟发性不良反应：肾功能不全的患者注射钆对比剂后可能会引起四肢皮肤的增厚和硬化，最后可造成关节固定和挛缩，甚至可能引起致死性肾源性系统性纤维化（nephrogenic systemic fibrosis，NSF）。

4）钆沉积：已经证实使用钆对比剂可以导致钆在大脑、骨骼、皮肤、肾脏、心脏等脏器中的微量沉积，但是目前尚没有确切依据证明对人体健康造成危害，一般认为，大环状结构的钆对比剂，钆的稳定性更好，

不易析出游离钆离子，不易引发钆沉积。

（4）注射部位可能出现对比剂漏出：个别患者可能引起皮下对比剂积存，造成皮下组织肿胀、疼痛、麻木感，甚至溃烂、坏死等；极个别患者可能发生非感染性静脉炎。

（5）使用高压注射器时，存在注射针头脱落，注射部位血管破裂的潜在危险。

（6）注射部位及全身可能出现其他不能预测的不良反应。

（7）如果出现不良反应，请与相关医师联系。

（8）我已详细阅读以上告知内容，对医护人员的解释清楚和理解，经慎重考虑，我同意做此检查。

（9）签署人包括患者或监护人；监护人与患者关系；谈话的医护人员；签署时间。

（10）存在不适合使用对比剂情况，病情需要使用钆对比剂者，建议签署"钆对比剂使用患者知情同意书"时，在上述内容基础上增加针对该患者具体情况的相关条款。

三、钆对比剂不良反应及处理

（一）一般不良反应

出现不良反应者极少，并且绝大多数症状轻微。常见症状有头痛、恶心、发热感、味觉改变等，可自行缓解。严重不良反应罕见，症状包括寒战、惊厥、低血压、喉头水肿、休克等。处理参照碘过敏处理措施。

（二）钆对比剂与NSF

1. NSF的概念　肾功能不全患者中发生的一种广泛的以组织纤维化为特征的系统性疾病，通常会引起四肢皮肤的增厚和硬化，最后常造成关节固定和挛缩，甚至可导致死亡。

2. 钆对比剂NSF的高危因素　①急慢性肾功能不全［GFR＜30 mL/（min·1.73 m²）］；②肝肾综合征及肝移植围手术期导致的急性肾功能不全；③超过双倍剂量或重复使用钆对比剂。

(三) 不良反应的预防

①严重肾功能不全患者应慎用钆对比剂,如果不用增强 MRI 就可以提供足够的诊断信息,应避免增强,只进行平扫即可;②使用剂量不能超过对比剂产品说明书推荐的剂量;③避免短期内重复使用;④患者诊断为 NSF 或者临床怀疑 NSF,禁止使用任何钆类对比剂;⑤3 个月内的早期孕妇不要使用钆对比剂;⑥注射对比剂时,尽量避免药液外渗。

(四) 钆对比剂外渗的处理

1. 轻度渗漏 多数损伤轻微,无需处理,但要嘱咐患者注意观察,如果有加重,应及时就诊。对个别疼痛较为敏感者,局部给予普通冷湿敷。

2. 中、重度渗漏 可能引起局部组织肿胀、皮肤溃疡、软组织坏死和间隔综合征。处理措施:①抬高患肢,促进血液的回流;②早期使用 50% 硫酸镁保湿冷敷,24 h 后改为硫酸镁保湿热敷,或者黏多糖软膏等外敷,也可以用 0.05% 地塞米松局部湿敷;③对比剂外渗严重者,在外用药物基础上口服地塞米松 5 mg/次,3 次/d,连续服 3 d;④必要时,咨询临床医师用药。

四、正常肾功能患者使用钆对比剂方法

(一) 适应证

①中枢神经系统(脑及脊髓)、腹部、胸部、盆腔、四肢等人体脏器和组织增强扫描;②增强 MR 血管成像(CEMRA);③灌注成像。

(二) 禁忌证

对钆对比剂过敏者。

(三) 钆对比剂使用剂量

建议按照产品说明书确定使用剂量。

五、肾功能不全患者使用钆对比剂注意事项

(一) 肾功能不全的判断标准

①GFR≤30 mL/(min·1.73 m^2)(建议按照 C-G 公式或 MDRD 公式估算肾功能);②需要透析者。

(二) 肾功能不全患者使用钆对比剂原则

(1) 肾功能不全患者只有权衡利弊后,在确有必要的情况下才能使用钆对比剂,建议与肾内科医师或者主管该患者的医师协商一致后使用。

(2) 尽量选择其他替代的影像检查方法,或者选择能够提供临床诊断所必需信息且潜在危险比较小的非影像检查方法。

(3) 如果必须使用钆对比剂进行 MR 检查,建议使用能达到诊断需求的最低剂量。

(4) 建议与患者或其监护人签署知情同意书的内容除了常规外,还应包括使用钆对比剂的价值、危险性和可能的替代检查方法,如果出现可能与钆对比剂有关的异常反应,及时与相关的医师联系。GFR 在 15～30 mL/(min·1.73 m^2)之间的患者,可以谨慎地进行血液透析(目前还没有足够的证据支持肾功能不全患者进行透析可以预防或治疗 NSF)。

(三) 钆对比剂与透析

建议需要血液透析维持的患者,使用钆对比剂 3 h 内行血液透析,在临床安全允许条件下 24 h 内行第 2 次血液透析。

第五节

铁类胃肠道对比剂的使用

一、胃肠道 MRI 铁类对比剂剂型及方法

胃肠道铁类对比剂的剂型为泡腾颗粒。使用方法和剂量按照产品说明书的要求。

二、适应证和禁忌证

(一) 适应证

胃、十二指肠及空肠 MR 造影成像。

（二）禁忌证

①铁过载正在治疗者；②铁剂过敏者；③确诊或怀疑完全肠梗阻或肠穿孔的患者。

三、使用铁剂时需要注意的事项

慎用的情况：①消化性溃疡；②大肠炎症性疾病；③局部性肠炎；④其他胃肠道损伤患者；⑤儿童、孕妇、产妇、哺乳期妇女及可能怀孕的妇女（儿童和孕妇用药的安全性尚未确定）；⑥高龄者因生理功能低下，

应用对比剂时也应特别小心。

四、不良反应

使用胃肠道铁类对比剂不良反应少见；而且多数情况下症状较轻微，可出现恶心、呕吐、食欲下降、胃部不适、腹胀和腹泻。给药后大便呈黑色，属正常现象，可能出现潜血假阳性。

（曹厚德　严福华）

第六章
影像学检查中的放射防护

随着X线检查的普及，人群接受的集体剂量不断上升。因此，减少受检者的辐射剂量，成为业界日益重视的课题。X线成像设备的改进，属于放射防护学中的主动防护技术，而在影像技术从业人员日常工作中的防护则属于被动防护技术。两者都十分重要。本章涉及的内容属于日常检查中的被动防护要点。

医疗照射（medical exposure）是专指接受诊疗者由于身体健康筛查和自身疾病的诊断或治疗目的而不得不接受各类放射诊疗过程中所产生的医用电离辐射照射。源于施行各类放射诊疗的医疗照射，完全不同于职业照射（occupational exposure），并已成为涉及所有公众的既重要又特殊的一类照射。在发现X射线并催生医学成像技术后，投入医学应用已超过125年历史，1972年问世的CT堪称医学成像里程碑式的突破，尤其在近30年来不断发展的螺旋CT，非常显著地提高了医学成像质量和各种疾病诊断水平，因而CT以远高于其他放射学设备的增长速度很快地广泛普及应用；与此同时，必然不断增加广大公众接受医疗照射的机会。正如国际放射防护委员会（ICRP）所指出，"X射线CT已如此迅速地成为全世界一种最重要的X射线诊断检查类型"，而"CT检查可能致使患者受到相对高的剂量""CT扫描所致组织吸收剂量（1～10 mGy）""常可能接近或超过已知增加癌症发生概率的水平"。因而CT的日益广泛普及应用所带来的公众医疗照射增加，已经日益尖锐地凸显

为现代化社会的重要公共卫生课题。

除了发生放射事故而造成大剂量照射可引发人体放射损伤的确定性效应（严重组织反应）外，一般每次放射学检查所致受检者的诊断性医疗照射剂量并不算大；但对公众群体而言，一定射线剂量照射有可能在群体中增加没有剂量阈值的"随机性效应（stochastic effects of radiation）"，如诱发癌症及遗传效应的发生概率，这是更加备受关注的放射风险问题。因此，所有医疗照射的防护不仅需要严格防范放射事故，有效保护接受医疗照射的受检者与患者个体；更重要的是旨在合理控制医疗照射所致公众群体的集体剂量负担，以尽可能减少因各类医用射线照射而诱发癌症等随机性效应的发生概率。实际上任何一位公众成员的一生中，至少因定期体检都要多次去接受各种诊断性医疗照射。权威的联合国原子辐射效应科学委员会（UNSCEAR）和国际放射防护委员会（ICRP）反复强调已获得世界公认的结论："医疗照射已经成为全世界公众所受最大的，并且必将继续不断增加的人工电离辐射照射来源"。而应用最早和普及最广的X射线诊断占据了各种医疗照射的最大份额，尤其是其中发展最快并且所致受检者剂量较大的CT所导致的医疗照射成为焦点；近20来年全世界X射线诊断的医疗照射所致全球公众人均年有效剂量净增了77%，以CT的剂量贡献居首。因此，CT广泛普及应用的安全防护问题必然更加引起社会各界越来越强烈的关注。

第一节

职业照射控制

一、医院和放射工作人员在职业照射控制方面承担的职责

（一）医院

对本单位产生的职业照射承担责任，并保证每位员工具备下列知识、技能及服务：①职业照射的限制和优化；②提供合适和足够的防护装置、设备、监测仪器和服务；③适当的培训以及周期性的再培训；④保留足够的相关记录；⑤一个提倡"重视辐射防护"的工作氛围。

（二）一般工作人员

（1）遵守所有的防护规定。

（2）正确使用监测仪器、防护装置、设备及防护服。

（3）在防护方面与医院密切合作。

（三）怀孕期职工

（1）员工应当在知悉怀孕后及时通知单位，以便单位采取一定的措施改善其工作环境。

（2）单位不应当以怀孕为由拒绝女性职工，单位在知道职工怀孕后，应改善其工作环境，以确保胚胎或胎儿受到与公众相同防护水平的保护。

（四）年轻工作人员

（1）16岁以下人员不应受到职业照射。

（2）除在监督下进行培训外，18岁以下人员不应在控制区工作。

二、工作场所的划分

医院需划分一部分区域为控制区，并在该区域使用特殊的防护措施或安全设施。其目的为：①在正常工作环境下控制正常照射；②避免或限制潜在照射。

（1）所有的X线检查室均为控制区。

（2）监督区应当包括以下场所：①移动式X线设备使用的区域；②其他非公共区域。

（3）医院应根据规划的场所和屏蔽评估的安全评价，决定某一区域为公共区域或是控制区。

（4）医院也应评估其他区域（如受检者候诊室、楼梯间、护士站、等候区和厕所）属于公共区域还是控制区。

（5）根据不同情况勾画出控制区，如手术使用放射设备主要为固定式者，其使用房间为控制区；床边摄影设备主要为移动式，其移动使用范围为控制区。

（6）用警示符号明确表示出控制区，并在入口处或控制区内的合适区域放置适当告示和说明。

（7）建立职业防护和安全措施。

（8）通过管理，限制进入控制区的概率，如因工作需要的使用，物理屏障的设置，包括锁或是连锁装置。

三、放射工作人员个人防护设备

医院应当提供工作人员适当和足够的个人防护设备。

（1）防护设备包括铅衣、围裙、甲状腺防护器、防护眼罩和手套等。

（2）所有防护设备需要用含铅的材料制作。

（3）围裙的铅当量需至少为 0.35 mmPb。

（4）考虑到铅的重量，如果围裙，应当开口在背后（或背后含铅量较少）的式样。

（5）在透视或介入操作室需要以下设施

1）可灵活变换位置的悬挂式防护屏。

2）检查床和上球管周围安装垂挂式防护性铅帘。

3）操作人员的保护性铅帘（X线管位于检查床的上方或操作者必须站在受检者附近）。

四、个人监测的要求

（1）对在控制区可能暴露于射线的工作人员需

要进行个人剂量监测,包括:①放射医师、放射技师、医学物理师、辐射防护人员和护士;②其他的 X 线设备的高频使用者,如心脏科医师、外科医师等,以及其他在控制区工作的辅助人员。

(2)个人外照射剂量应该由个人监测设备测得,目前我国一般采用热释光剂量计。使用方法:①佩戴在胸部(在肩和腰中间);②监测时间应为 1 个月,最长不超过 3 个月;③及时上交剂量计以进行剂量的监测及评价。

(3)使用铅围裙的个人剂量监测

1)剂量计应当佩戴在围裙内以评估有效剂量。在大多数情况下,位于围裙内的剂量计会比较准确地评估有效剂量。

2)在高剂量工作环境(如介入放射学)中,应当考虑在围裙外使用一个附加的剂量计。

3)在围裙面颈部佩戴的剂量计所记录的剂量可以用来估计眼晶状体和甲状腺的剂量。

五、工作场所的监测要求

(1)医院应当建立用于工作场所监测的一套完整程序。

(2)所有的工作场所监测设备需要校准,校准必须在标准剂量研究室进行。

(3)在安装放射性设备后就应当立即进行首次监测,监测需包括设备的漏射线。放射检查室周围的区域应当进行环境监测。

(4)需进行年度的场所监测,监测工作应委托有资质的机构开展。

(5)所有报警装置和操作设备每天使用前需进行检查。

六、放射工作人员的健康监护

(1)放射工作人员上岗前,应进行上岗前职业健康检查,符合放射工作人员健康标准者,方可参加相应的放射工作。

(2)工作单位应当组织上岗后的放射工作人员定期进行职业健康检查,两次检查的时间间隔不应超过 2 年,必要时可增加临时性检查。

(3)放射工作人员脱离放射工作岗位时,放射工作单位应当对其进行离岗前的职业健康检查。

(4)对参加应急处理或者受到事故照射的放射工作人员,放射工作单位应当及时组织健康检查或者医疗救治,并按照国家有关标准进行医学随访观察。

第二节

医疗照射控制

一、利用现有条件保护受检者

(1)尽量利用过去的影像学资料,以确保受检者接受的放射性检查的次数最少。

(2)受检者体表剂量的周期性监测

1)受检者体表剂量需要进行周期性的监测(至少一年 1 次),通过与指导水平、参考值或过去的数值比较可以发现设备有无故障。

2)当体表剂量明显超过指导水平(或之前获得的数据时),必须检查 X 线机或其关联设备,同时还应核查检查的操作和技术是否正确。

(3)图像质量的周期性检查

1)对每个检查室进行周期性(至少每年一次)的图像质量检查可以发现机器输出异常及操作过程是否有误。

2)定期检查废片的次数并研究其原因,可以发现某些环节的问题,如 X 线机、检查方法和人员的技术和培训等。

二、控制受检者剂量

无论用的是何种类型的设备(人工或自动控制),必须知道选择哪些参数(技术)可以得到良好的图像。

(1)确保放射学检查是正当的。

(2)尽量使用最短的曝射时间,特别是检查一些较难配合的受检者时。

(3)检查前与受检者充分沟通,包括呼吸训练等。

（4）如性腺受到照射，在不影响图像显示的前提下，应对性腺部位进行屏蔽。

（5）为了避免胎儿不必要的照射，必须在X线检查室入口或候检处张贴如下的告示："如果你近期可能怀孕，请尽量避免X线检查。"

（6）对于颅脑检查，后前位摄片可以较好地保护眼晶体。

（7）透视应当采用"脉冲"模式，仅在需要的情况下对受检者进行照射。

（8）造影检查需要使用透视时，受检者与影像增强器的距离应尽量短。

（9）CT检查，在保证足够的放射诊断信息的基础上，所扫描的层面应尽量少。增加扫描层面会增加辐射剂量。

第三节
儿童放射学的辐射防护

一、儿童放射学检查的一般建议

（1）高压发生器的功率应当足以保证短的曝射时间。

（2）自动曝射控制（AEC）设备在儿童不提倡普遍使用。人工选择曝射参数可以减少剂量。

（3）儿科透视系统中尽量不使用自动亮度控制（ABC），尽量缩小照射野。

（4）对于CT检查，使用相比成人更低的mAs和kV。

（5）脉冲式透视可以减少受检儿童剂量。

（6）数字化设备和图像截取功能的使用可以减少受检者剂量。

（7）影像检查中使用数字图像重放可以减少受检者的剂量。

（8）附加的X线管过滤板可以减少剂量。

二、儿科放射学医师的"SMART"宝典

（1）S：防护适当。

（2）M：胶片的标记，姓名正确。

（3）A：照射区域准确（包括范围大小和定位）。

（4）R：受检儿童的制动方法恰当。

（5）T：技术参数设置恰当（最短的曝射时间，适当摄影参数）。

三、儿科放射学对照射野大小的限制

（1）操作者应充分掌握体表定位标志，需注意由于体表定位标志会根据儿童所处的发育阶段而有所不同。

（2）除新生儿，最大照射野的允许范围应不大于最小范围边界的2cm（图1-6-1）。

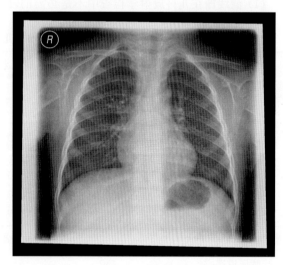

图1-6-1 儿童X线摄影照射野的允许范围

（3）在新生儿，最大照射野的允许范围应不大于最小范围边界的1cm。

（4）通过未曝射的胶片边界来反映患儿的照射野边界。

（5）照射野和光野之间存在的差异通过质量控制检测以避免。

四、儿科放射学检查中需要提供防散射的特殊屏蔽防护

（1）性腺在有用射线范围内或是接近（5cm以内）时，在不影响诊断信息的获得的条件下，女孩用接

触式铅裆,男孩用铅罩。通过适当调整铅罩,睾丸的吸收剂量可最多减少95%,如果女性性腺得到有效的屏蔽,卵巢的吸收剂量可减少50%。

(2) 在眼部会有较高剂量照射的情况下,眼部应当得到防护。例如,在内耳检查的常规CT时对眼睛进行防护,眼部的吸收剂量可以减少50%～70%。

(3) 在颅脑摄片,使用后前位,可以减少眼部吸收剂量达95%。

(4) 发育期的乳房组织对射线特别敏感,这期间的照射应当有所限制,最有效的方法是采用后前位检查,而非前后位检查。

(5) 甲状腺应当尽量采取保护措施。

(6) 不提倡胸腹部联合摄片。

五、在儿科放射学检查中减少受检者剂量和获得较高图像质量的特殊要求

(1) 滤线栅在儿科放射学检查中不是必需的,因为图像质量的提高不能弥补受检患儿剂量增加的风险。

(2) 使用较短的曝射时间和小的焦点获得高质量图像。

(3) 高速摄影或者多帧拍摄应当在能够减少照射量和曝射时间的情况下使用。

(4) 对于儿童受检者,一般不使用自动曝射控制,因为电离室感应器(大小和几何位置)是基于成人的体格参数自动调节。

(5) 应当采用平板型准直器控制射线束。

(6) 合理使用屏蔽防护装备,从而进行有效的防护。

六、儿科放射学的一般剂量水平

见表1-6-1。

表1-6-1 儿科放射学的剂量水平

检查类型	入射表面剂量(μGy)				
	年龄				
	0	1	5	10	15
腹部前后位	110	340	590	860	2 010
胸部前后/后前位	60	80	110	70	110
盆腔前后位	170	350	510	650	1 300
颅脑前后位	/	600	1 250	/	/
颅脑侧位	/	340	580	/	/
剂量面积乘积(mGy·cm²)					
膀胱尿道造影	430	810	940	1 640	3 410
钡餐	760	1 610	1 620	3 190	5 670
口服钡剂	560	1 150	1 010	2 400	3 170

七、减少造影检查中透视患儿的剂量

(1) 受检儿童应当尽量接近成像件。

(2) X线管应当离受检者足够远,以避免过量皮肤剂量。

(3) 应当使用可接受的最低帧率(图像更新速度)和末幅图像冻结(LIH)的设备。

(4) 设置一个阈电压,在此电压之下系统不会工作。如儿童阈电压应为70 kV。

(5) 附加的铜滤板可减少受检儿童剂量。

八、减少儿童胸部CT剂量的措施

(1) 一般质量的CT图像足以诊断疾病,因此不必追求过高的图像细节。

(2) 在固定电压下减少管电流值是儿童和成人进行剂量控制最有效的方法。

(3) 在一些可以合作屏气的儿童中使用最低管电流,而对不太合作的儿童则可用较高的管电流。

（4）当辐射敏感组织如乳腺和甲状腺在照射范围内时，应当进行屏蔽。

（5）使用自动管电流调节，管电流根据组织的厚度和密度进行调节，从而获得恒定的图像噪声水平。

第四节
口腔放射学的辐射防护

一、口腔放射学的防护要点

（1）矩形准直器比圆形准直器可以明显降低辐射剂量，前者可减少 60% 的受照剂量。

（2）应使用快速胶片或者感光探测器。

（3）X 线管电压控制在 60～70 kV。

（4）X 线管过滤板应当足以在提供良好的图像质量的同时，减少受检者的皮肤表面剂量。

（5）确保焦-皮距为 20 cm。

二、接受口腔科放射学检查儿童的防护要点和安全措施

（1）虽然口腔放射学检查所致的辐射剂量很小，但是儿童成长过程中（儿童期和青春期）可能接受多次同类型的检查。所以，需要考虑辐射的累积效应。

（2）唾液腺和甲状腺是口腔放射检查的风险器官。唾液腺通常在有用射线的照射范围内，而甲状腺主要接受的是散射线。考虑到甲状腺是儿童对射线最敏感的几个器官之一，应适当采取防护措施。

三、口腔放射学检查中受检者和家属的防护

（1）铅围裙在检查中可以提供一定程度的保护，育龄期妇女受检者必须使用。

（2）如受检者要求使用铅围裙，都应当提供铅围裙。

（3）甲状腺在主射线范围内的情况下，应当使用甲状腺围脖。

（4）在放射性检查中协助受检者的人员应当使用铅衣和铅围裙。这些人员应当位于主射线范围外。

第五节
妊娠与医疗照射

一、孕期不同阶段的辐射相关风险

（1）整个孕期都存在着辐射相关的风险，而风险与孕期的不同阶段和所吸收的辐射剂量有关。

（2）辐射风险在器官形成期和胎儿早期很大，而孕期的第二阶段（第 4～6 月）有所降低，到第三阶段则最低。

二、电离辐射对胎儿的危害

（1）辐射致畸

1）辐射所致畸形的照射阈值一般在 100～200 mGy 甚至更高，主要为中枢神经系统的畸形。

2）3 次盆腔 CT 检查或 20 次常规 X 线平片检查的胎儿剂量不会超过 100 mGy，透视引导下的盆腔介入操作和放射治疗可能达到这一剂量水平。

（2）对胎儿中枢神经系统的影响

1）着床后 8～25 周中枢神经系统对辐射特别敏感。

2）胎儿受到超过 100 mGy 的照射可能引起智力下降。

3）1 000 mGy 内的胎儿照射会引起严重的脑部发育迟缓和小头畸形，特别是在 8～15 周受照，在 16～25 周受照也会有不同程度的损伤。

4）子宫内高剂量照射可导致脑发育迟缓。

（3）白血病和肿瘤

1）辐射会增加儿童患白血病和其他肿瘤的风险。

2）在整个怀孕过程中，胚胎、胎儿被认为和儿童的致癌效应风险是一样的。

3）如果胎儿受到照射剂量为 10 mGy，相对风险系数则会上升到 1.4（比一般的风险系数增加 40%）。

4）对于宫内照射达 10 mGy 的个体而言，在 0～15 岁的肿瘤绝对风险为超额死亡率 1/1 700。

（4）怀孕前，对父母性腺的照射，被证实不会造成儿童肿瘤或畸形的风险增加。

三、各种放射诊断检查所致胎儿的剂量

见表 1-6-2。

表 1-6-2　人体各部位检查的剂量

检查部位	平均剂量(mGy)	最大剂量(mGy)	检查部位	平均剂量(mGy)	最大剂量(mGy)
腹部	1.4	4.2	钡剂灌肠	6.8	24
胸部	<0.01	<0.01	头部 CT	<0.005	<0.005
静脉尿路造影,腰椎	1.7	10	胸 CT	0.06	1.0
盆腔	1.1	4	腹部 CT	8.0	49
颅脑,胸椎	<0.01	<0.01	盆腔 CT	25	80
钡餐(上消化道)	1.1	5.8			

四、需终止妊娠的几种情况

（1）在终末孕期，因为所有器官均已形成，高剂量胎儿照射（100～1 000 mGy）引起畸形或出生缺陷的概率很低。

（2）100 mGy 的胎儿剂量存在较小的辐射诱发肿瘤的个人风险，99% 的情况下，胎儿不会罹患儿童期肿瘤或是白血病。

（3）在胎儿剂量低于 100 mGy 时终止妊娠是不正当的。

（4）如果胎儿所受剂量大于 500 mGy，则很有可能产生胎儿损伤，损伤的程度和种类根据剂量和孕期而不同。

（5）如果胎儿所受剂量在 100～500 mGy，则因根据实际情况而定。

第六节

CT 检查的剂量控制

一、CT 检查对人群的剂量贡献

据 UNSCEAR 2008 年报告，CT 检查的应用频率占 X 线诊断总频率的比例，在 Ⅰ 类、Ⅱ 类、Ⅲ 类或 Ⅳ 类保健水平国家分别为 7.9%、2.0% 和 14%；而 CT 检查所致剂量占 X 射线诊断总集体剂量的比例，在 Ⅰ 类、Ⅱ 类、Ⅲ 类或 Ⅳ 类保健水平国家分别达到 47%、15% 和 65%。全世界平均，CT 检查所致剂量占 X 线诊断总集体剂量的 43%。

二、CT 剂量增加的原因

（1）CT 检查如需获得较高的图像质量则需要高的照射量。

（2）每次 CT 检查中的扫描部位在不断增多。

（3）现代螺旋 CT 扫描技术中间没有间断，并且有部分重复扫描区域。

（4）重复的 CT 检查。

（5）对儿童使用和成人相同的曝射参数。

（6）对于盆腔（高对比区域）和腹部（低对比区域）运用同样的曝射参数。

三、螺旋 CT 的照射剂量

（1）由多种因素决定，在保障影像质量的前提下，尽量使用高电压、低电流的策略，减少无效的射线和散射线。

（2）虽然螺旋 CT 可以比逐层扫描 CT 的剂量低，但如果参数选择不当，则实际上受检者受到更高的照射剂量。

（3）多层 CT 会增加 10%～30% 的照射剂量。

（4）扫描时间和照射剂量并不成比例。

四、控制 CT 检查中受检者剂量的方法

（1）CT 操作人员：①控制扫描体积；②降低管电流；③在不影响图像质量的情况下，使用自动曝射控制，可以减少 10%～15% 的剂量；④使用螺距因子＞1 的螺旋 CT 并计算重复图像，避免获得重复的单次扫描；⑤表面组织，如甲状腺、乳腺、眼晶体和性腺的屏蔽，可以减少器官大约 30%～60% 的剂量；⑥区别儿童与成人的曝射参数；⑦恰当选择图像重建参数；⑧记录剂量和照射参数。

（2）临床医生：①正当性，确保此次检查所受照射的利大于弊；②考虑所需要的信息是否可以通过磁共振或是超声等其他影像学检查方法获得；③在开始检查前，考虑对比剂的增强效果；④腹部和盆腔的检查应该特别验证其正当性；⑤在没有临床正当性的前提下，CT 检查不应重复进行，并且检查应仅限于目标区域；⑥临床医师有责任就受检者上次的 CT 检查与放射科医师沟通；⑦考虑到乳房所接受的高剂量，女孩和年轻女性的胸部 CT 需要验证正当性。

第七节

介入放射学的剂量控制

一、介入放射学操作的剂量

（1）在一些操作中，受检者皮肤剂量可能接近放射治疗的每次分割剂量（1.8～2 Gy）。

（2）对于年轻的受检者，介入手术会显著增加远期辐射致癌的风险。

（3）高剂量主要是由于不合适的设备或落后的技术所造成的。

（4）眼睛的照射会导致白内障。

二、介入放射学中受检者剂量控制

（1）控制照射时间。

（2）在体重大的受检者剂量率变大，剂量累积

更快。

（3）使管电流尽量低，管电压尽量高。

（4）保持 X 线管离受检者最远，影像增强器离受检者最近。

（5）一直保持射线对准手术区域。

（6）减少透视时间，增加高剂量率的时间和次数。

（7）避免过度使用几何学的放大效果。

三、介入放射学中医务人员剂量控制

（1）控制受检者剂量亦有助于控制医务人员的剂量。

（2）穿防护铅衣、铅围裙和眼镜，使用防护罩，检测剂量，手部剂量很重要。

（3）正确使用设备以减少剂量。

（4）当射线平行或接近操作者时，操作者应当尽可能站在影像增强器一侧。

（5）如果射线是垂直的或接近操作者时，将 X 线管放在受检者下方。

（曹厚德　杨明英　詹松华）

·参·考·文·献

［1］曹厚德,陈星荣,范焱.我国放射学发展简史[J].中国医疗器械杂志,1995,19(5):255－257.

［2］曹厚德,陈星荣,范焱.我国放射诊断技术的发展[J].中国医疗器械杂志,1996,20(1):38.

［3］庄天戈.医用 X 线成像历史的追溯、思考与期盼[J].中国医疗器械杂志,2013,37:6,391－394.

［4］曹厚德.甲子回眸催奋进.中国医疗器械杂志[J].2013,37:6,395－396.

［5］曹厚德.聚合智慧开启思路明确方向——"中国工程院医学影像展望和开发战略研讨会"纪要[J].中华放射学杂志,2001,35(2):95.

［6］曹厚德.21 世纪的数字化医学影像技术[J].中华放射学杂志,1999,33(12):799－800.

［7］曹厚德.春华秋实半世纪——庆贺《中华放射学杂志》创刊 50 周年[J].中华放射学杂志,2003,37:108－109.

［8］曹厚德.医学影像技术的主要进展及前瞻[J].中国医疗器械杂志,2003,27(4):234－237.

［9］曹厚德.心怀崇敬忆传统[J].世界医疗器械,2009,10:16－20.

［10］中华医学会放射学分会,中国医师协会放射医师分会.对比剂使用指南[J].中华放射学杂志,2008,42:320－325.

［11］曹厚德.正在使用二甲双胍的糖尿病患者不宜作 CT 增强检查[J].介入放射学杂志,2011,30(3):392.

［12］曹厚德.正在使用二甲双胍的糖尿病患者不宜作 DSA 造影检查[J].临床放射学杂志,2011,20(5):339.

［13］曹厚德.磁共振检查所用三种药物可能引发致命反应[J].临床放射学杂志,2010,29(11):1460.

［14］曹厚德.必须重视介入放射学的辐射防护问题[J].介入放射学杂志,1996,5(2):63.

［15］邹仲,陈伯昌,曹厚德.X 线斜射线与球管阳极端效应在投照技术上应用的研讨[J].中华放射学杂志,1957,4:359－363.

［16］邹仲,曹厚德.X 线检查技术[M].上海:上海科学技术出版社,1962.

［17］邹仲,荆惠波,曹厚德.X 线放大摄影对诊断早期矽肺的价值[J].中华放射学杂志,1959,5:385－387.

［18］袁聿德,曹厚德,燕树林.X 线摄影学[M].2 版.北京:人民卫生出版社,1993.

［19］王保华,罗立民.生物医学电子学高级教程[M].南京:东南大学出版社,2001.

［20］曹厚德.CT 检查的潜在风险及对策[J].中国医院采购指南,2013(上):1－4.

［21］曹厚德.CT 检查中辐射风险评估的多维度思考[J].中国医院采购指南,2013(下):1－2.

［22］周光华,辛英,张雅洁,等.医疗卫生领域大数据应用探讨[J].中国卫生信息管理杂志,2013,10(4):296－300,304.

［23］丁圣勇,樊勇兵,闵世武.解惑大数据[M].北京:人民邮电出版社,2013:9.

［24］王忠周,张经建,王新怡,等.应用 ROC 曲线对比研究数字乳腺机不同靶面/滤过组合的辐射剂量及图像质量[J].影像医学杂志,2011,21(3):429－432.

第二篇

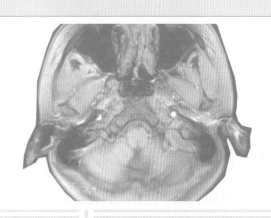

X 线摄影技术

彭卫军　王　嵩　路　青　沈秀明　审读

　　X线摄影作为一种经典的放射诊断技术,虽然已经实现了全数字化,在 CT 和 MRI 技术不断发展的当下,已经显得诊断作用有限。但作为一项基本技术,其理论与实践均应得到传承与发展。因此,熟悉其传统的基本理论与相关的操作,应视为影像技术体系的重要组成部分及专业人士的基本知识。传统 X线摄影的记录介质主要为增感屏-胶片(屏-片),现今的数字化 X线成像系统,已经将感知穿透人体后剩余 X线的装置,由屏-片系统改为数字化 X线探测器。所以,数字化 X线摄影技术,其 X线摄影技术、X线检查过程仍然没有改变,因此,学习 X线成像技术,要从传统原理学起,在充分了解数字化探测器的基础上,可以将 X线摄影技术发扬光大。

（曹厚德　詹松华）

第一章
概　述

一、X线摄影的基本概念

传统X线摄影获取的图像可以显示在X线照片、透视荧光屏或X线电视系统显示屏上,这些不同形状、大小和黑度/亮度的点、线、面组成的图像称为X线像。在日常工作中,放射科医师凭借图像中不同图像密度的对比;根据个人学识和临床经验,判断出影像中的正常解剖结构及病变。但是,从技术方法的角度而言,观察影像是一个过程,对影像作出解释则是另外一个过程。从观察图像这一过程而言,首先必须了解图像中怎样的点、线、面可以被视觉所感知,也即人眼可能分辨的密度差别及微小细节的极限究竟是多少,这是X线影像技术学的研究内容之一。一般而言,早期病变的特点是影像细节变化小,因此通常所指X线影像质量问题,实际上即为影像细节中微小变化的显示问题。影像细节的识别,主要取决于细节的大小和决定图像质量的物理、几何因素。另外,它还与人的视觉特性相关。至于因病灶体积小而显现的特征性变化也相对少,这应属于诊断学范畴内讨论的问题。

二、X线影像的形成

100多年来,X线成像的理论基础从单纯的几何光学走向几何光学与波动光学协同,从而丰富了X线成像的对比机制。

(一) 吸收对比成像

根据X线的固有物理特性,X线照射被摄体时,由于被摄体对X线的吸收和散射而衰减。因衰减而形成的X线束强度变化是X线成像的主要依据。人体各部位对于X线吸收的程度是不同的。如将手后-前位的吸收系数定位1.0,则全身各部位的相对吸收系数见图(图2-1-1)。衰减后的X线仍按原方向直行,作用于记录材料(如胶片)形成图像,之后可由显示器件(如荧光屏、专业显示器的显示屏)显示图像。这里以前臂X线摄影为例,说明X线照片图像的形成过程(图2-1-2)。

前臂受强度均匀一致的原发X线束照射后,由于前臂部位的解剖结构不同,对X线的吸收也不同,如尺、桡骨吸收X线最多,软组织中肌肉次之,脂肪最少。穿透后的X线束其强度随之发生变化,因而对X线胶片的感光效应也不同。X线胶片经加工处理后,即显示出前臂内部结构图像,称为X线照片。将X线照片放在观片灯箱上,即可进行观察。照片上透光强、较白的部分,代表受检者密度高或厚度大的部分;透光弱、较黑的部分则代表摄影区域内结构较疏松或厚度小的部分。一张优质的X线照片能正确地记录人体组织/器官对X线的吸收差异,也即能够模拟受检者的客观实际情况。

X线与可见光虽然均为波长不同的电磁波,但在成像原理方面却有很大的区别。可见光摄影是拍摄被摄体的外形轮廓,其影像是由被摄体表面对光线的反射差所形成;X线摄影是拍摄被摄体的内部结构,依靠射线的穿透作用及被摄体对X线的吸收差而形成密度深浅不一的图像。换言之,X线照片图像即为X线透过被照体后吸收现象的记录。但X线成像从光学投影几何学角度而言,它同时具有与可见光线相

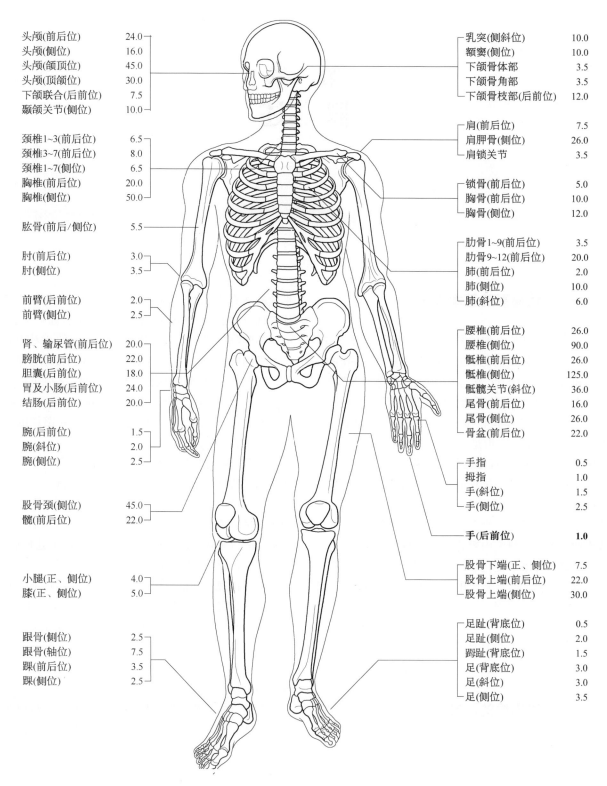

头颅(前后位)　24.0
头颅(侧位)　16.0
头颅(颏顶位)　45.0
头颅(顶颏位)　30.0
下颌联合(后前位)　7.5
颞颌关节(侧位)　10.0

颈椎1~3(前后位)　6.5
颈椎3~7(前后位)　8.0
颈椎1~7(侧位)　6.5
胸椎(前后位)　20.0
胸椎(侧位)　50.0

肱骨(前后/侧位)　5.5

肘(前后位)　3.0
肘(侧位)　3.5

前臂(后前位)　2.0
前臂(侧位)　2.5

肾、输尿管(前后位)　20.0
膀胱(前后位)　22.0
胆囊(后前位)　18.0
胃及小肠(后前位)　24.0
结肠(后前位)　20.0

腕(后前位)　1.5
腕(斜位)　2.0
腕(侧位)　2.5

股骨颈(侧位)　45.0
髋(前后位)　22.0

小腿(正、侧位)　4.0
膝(正、侧位)　5.0

跟骨(侧位)　2.5
跟骨(轴位)　7.5
踝(前后位)　3.5
踝(侧位)　2.5

乳突(侧斜位)　10.0
额窦(侧位)　10.0
下颌骨体部　3.5
下颌骨角部　3.5
下颌骨枝部(后前位)　12.0

肩(前后位)　7.5
肩胛骨(侧位)　26.0
肩锁关节　3.5

锁骨(前后位)　5.0
胸骨(前后位)　10.0
胸骨(侧位)　12.0

肋骨1~9(前后位)　3.5
肋骨9~12(前后位)　20.0
肺(前后位)　2.0
肺(侧位)　10.0
肺(斜位)　6.0

腰椎(前后位)　26.0
腰椎(侧位)　90.0
骶椎(前后位)　26.0
骶椎(侧位)　125.0
骶髂关节(斜位)　36.0
尾椎(前后位)　16.0
尾骨(侧位)　26.0
骨盆(前后位)　22.0

手指　0.5
拇指　1.0
手(斜位)　1.5
手(侧位)　2.5

手(后前位)　1.0

股骨下端(正、侧位)　7.5
股骨上端(前后位)　22.0
股骨上端(侧位)　30.0

足趾(背底位)　0.5
足趾(侧位)　2.0
蹰趾(背底位)　1.5
足(背底位)　3.0
足(斜位)　3.0
足(侧位)　3.5

图 2-1-1　人体各部位的相对吸收系数图

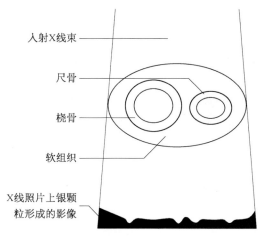

图 2-1-2　前臂 X 线照片成像的过程示意图

同的投影特性。

(二) 相位对比成像

1. 相位对比成像技术的发展过程　X线吸收成像技术是 100 多年来的主流技术。1991 年,Somenkov等发表了以"*Refraction contrast in X-ray introscopy*"为题的论文,揭示:X线的折射能够增强原本对 X 线吸收差别微弱的被摄体所形成的图像对比度。Johnston(1996 年)、Dimichiel(1998 年)、Arfelli(2000 年)、Pisano(2000 年)等先后使用经同步加速器产生的 X 线分别对体模及癌肿标本进行研究。同年,Richard Fitzgerald在以"相位-敏感 X 线影像"为题的论文中提及该项技术已开始在工业、生物学等科学研究领域发挥作用,但仍未应用于临床医学中,这是由于经同步加速器产生的相位对比技术无法走出实验室,付诸日常临床应用。所以相关人士开始致力于成像源的研究中。2004 年 Honda、2005 年 Tanaka 分别报道了应用医学X线机进行相位对比技术的临床测试结果。2006 年,92 届北美放射学年会正式展出相位对比乳腺 X 线摄影系统(phase contrast mammography system,PCM),并通过国际认证,进入临床应用。但是目前应用于临床的部位仅限于乳腺,其他部位的应用尚处于实验室阶段。

2. 相位对比成像的原理　X线穿透被摄体时,由于光电效应及康普顿散射导致 X 线强度的衰减变化。因衰减而形成的强度变化称为"吸收对比像"。与此同时,X线还发生折射、干扰,形成相位对比(在物理学中的名词为:衬度对比)。以 X 线折射为基础,根据相位变化所形成的图像称为"相位对比像"。换言之,X线穿行过程中发生:①振幅衰减;②相位

移动。导致穿透被摄体后形成:①吸收对比:($X_a \rightarrow X_b$);②相位对比:($\phi_a \rightarrow \phi_b$)(图 2-1-3)。由于前者凭借被摄体对 X 线的吸收差异获得图像对比度,因此对于高吸收(高原子序数)的结构(如骨骼)与周围低吸收(低原子序数)物质会形成良好的对比,被视觉所感知。但是对于具有相似吸收系数的被摄体图像对比度就很差,甚至低于视觉阈值而无法被感知。后者则在两种不同物质的邻界处增强对比度,达到边缘增强的效果,从而有利于视觉的感知(图 2-1-4)。提取相位信息的技术方法常用光栅法(图 2-1-5)。

目前进入实验室应用的部分标本影像见图2-1-6~图 2-1-13。

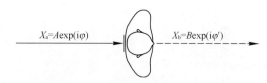

图 2-1-3A　X线穿透物体时发生的变化

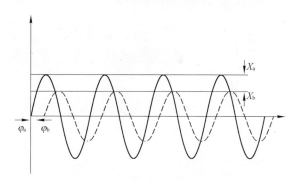

图 2-1-3B　X线穿透物体时发生的变化
X_a、X_b 为振幅变化,φ_a、φ_b 为相位移动。

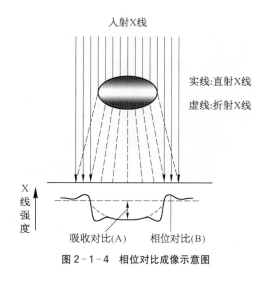

图 2-1-4　相位对比成像示意图

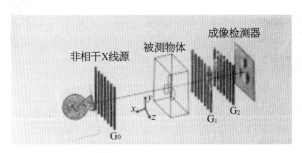

图 2-1-5 应用 Tilbot 效用提取量相位信息示意图

G_0:光源光栅;G_1:相位光栅;G_2:吸收光栅(带有分析器)。

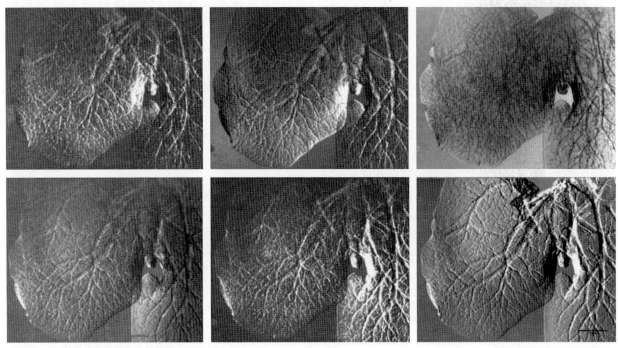

图 2-1-6 小鼠肝脏衍射增强成像

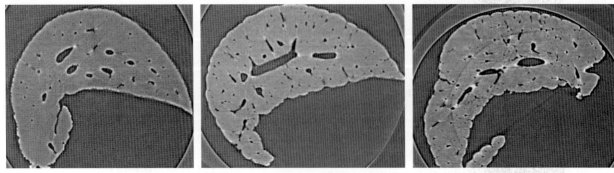

图 2-1-7 肝纤维化模型同步辐射 CT

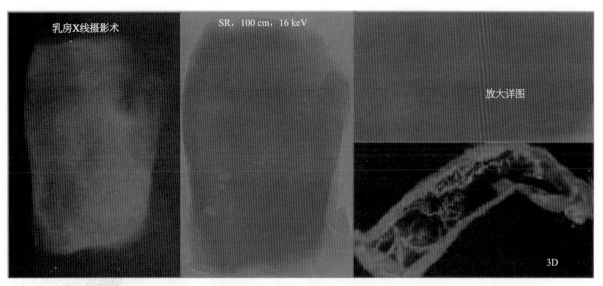

图 2-1-8 人乳腺癌离体标本相位成像

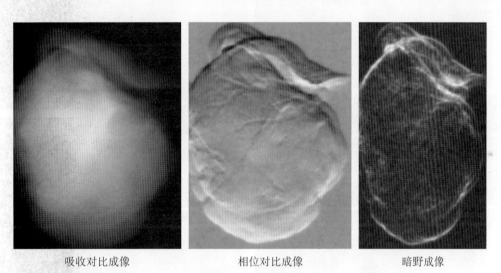

| 吸收对比成像 | 相位对比成像 | 暗野成像 |

图 2-1-9 一次成像可以同时获得 3 种不同信息的图像

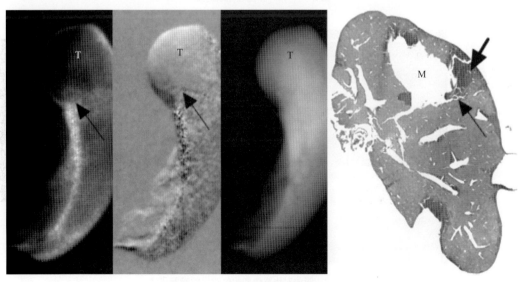

图 2-1-10 与病理标本有良好的一致性

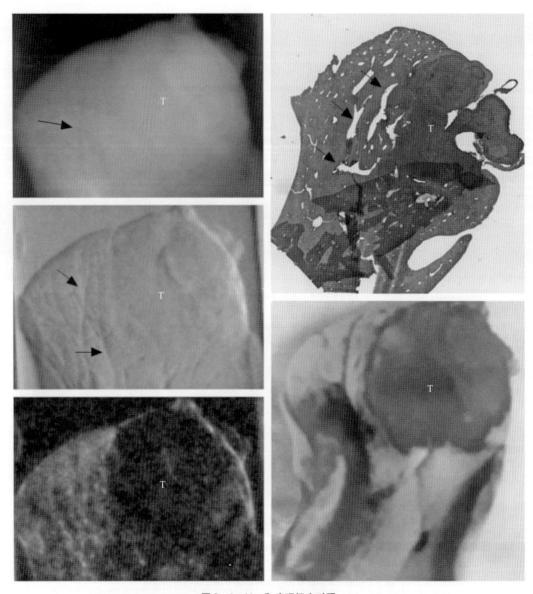

图 2-1-11　和病理标本对照

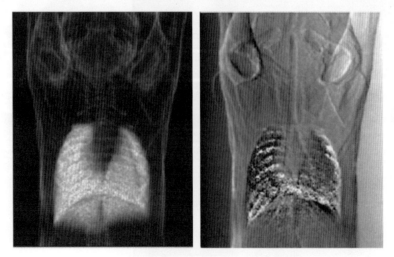

图 2-1-12　吸收对比成像和相位对比的暗野成像

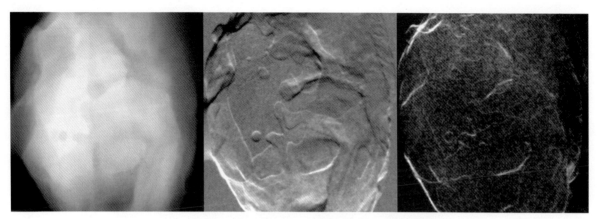

图2-1-13　乳腺标本的相位对比成像,增加对比度及信息量

(图2-1-6~图2-1-13由彭卫军教授提供)

三、X线的投影特性

X线与可见光线有相同的投影特性,因此亦遵循几何光学的共性,如成像过程中,同样会形成放大失真、变形失真等(图2-1-14)。

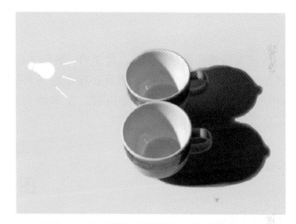

图2-1-14　可见光形成的失真引起图像的误读

(曹厚德)

第二章
传统 X 线摄影图像的基本要素

传统 X 线摄影图像作为信息传递的一种形式,其信息量的多少取决于物理、生理及心理学的各种因素,但起决定性作用的首推物理因素。在 X 线摄影中,图像的基本要素包括:①密度;②对比度;③图像细节;④失真度;⑤视觉颗粒感。

第一节
图像密度

一、图像密度的定义及概念

图像密度指照片上模拟图像的黑化程度,即对光的吸收程度,又称照片的光学密度或黑化度,简称密度(但"密度"一词的另一含义为物质密度。物质密度系指单位体积内的物质质量,由物质的组成成分及空间排列情况决定,两者不能混淆)。

各种医学成像技术所获得照片,反映被摄物的密度差别,均形成以由黑到白的不同密度组成的模拟图像。

在 X 线的成像技术中(包括传统 X 线摄影、X 线电影或录像、CT、CR 或 DF 等),图像密度反映受检者的物质密度及(或)厚度的差别,是由物质对 X 线的衰减特性决定的。物质密度高,X 线吸收多,胶片感光乳剂中还原的银粒子则少,加工处理后呈白影;反之,物质密度低,胶片感光乳剂中还原的银颗粒多,则图像呈黑影。

二、密度的形成及计量

X 线胶片上图像的黑化程度称为摄影密度(简称密度)或称光密度、光学密度、黑化度。密度的形成是由于 X 线胶片经加工处理后,被还原的银颗粒沉积在胶片上,对光线起着吸收和阻挡作用所形成。银颗粒沉积越多,说明透过人体的 X 线就越多,图像越黑。透光率、阻光率与密度三者之间的关系如图 2-2-1 所示。

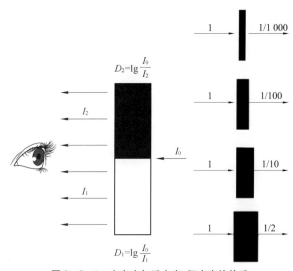

图 2-2-1 光密度与透光率、阻光率的关系

当透光率为 1/10,阻光率为 10,密度则为 1;透光率为 1/100 时,阻光率为 100,密度则为 2,以此类推。用公式表示见表 2-2-1。

表 2-2-1 密度透光率与阻光率的关系

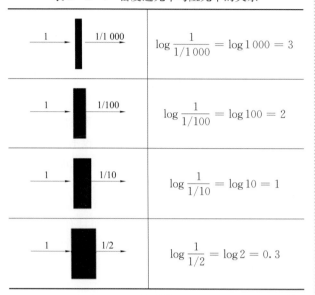

1 → 1/1 000	$\log\dfrac{1}{1/1\,000} = \log 1\,000 = 3$
1 → 1/100	$\log\dfrac{1}{1/100} = \log 100 = 2$
1 → 1/10	$\log\dfrac{1}{1/10} = \log 10 = 1$
1 → 1/2	$\log\dfrac{1}{1/2} = \log 2 = 0.3$

三、密度与感光效应

在 X 线诊断技术中,常用"感光效应"这个概念来表征 X 线对胶片的感光作用,也即为形成照片黑化度的能量,而密度则为 X 线照片对感光效应的记录。与感光效应有关的因素有:

(一) 照射的因素

影响 X 线质、量的管电压(kVp)、管电流(mA)、照射时间(s)及焦点-胶片距离(D)。

(二) 成像器件及记录材料的因素

增感屏的增感效率及胶片的感光速度。

(三) 被照体的因素

被照体厚度、密度及构成被照体物质的有效原子序数。

(四) 加工处理方面的因素

化学处理液的处方及药力、温度、处理时间等。

在标准曝射条件下,密度随感光效应的增加而上升,据此,一般情况下,影响感光效应的因素可视为影响照片密度的因素。但这仅在一定范围内适用,如果超过限度,感光效应增加,密度反而下降,这是由于胶片特性所决定的。

四、影响密度的因素

(一) 管电压

管电压与照片密度的关系密切。因为感光效应约等于 kVp 的 n 次方。n 值约位于 $2\sim4.5$ 区间,具体应用数值与管电压、胶片类型和受检者厚度有关。一般常用的增感屏型胶片,受检者厚度为 16 cm,管电压从 40 kVp 上升到 150 kVp 时,n 的变化从 4 降至 2。在日常 X 线摄影工作中,为了较正确地估算管电压对密度的影响,必须将 n 这个因素考虑进去。应用较广泛的"一成法则"是比较通俗、合理的。"一成法则"的含义为:"管电压增加一成,毫安秒减少一半"。

(二) 照射量

照射量对密度的影响是以管电流(mA)与时间(s)的乘积即总的照射量(mAs)来表征。在正确曝射的情况下,照射量与密度按比例变化,但在曝射不足或曝射过度时,相应的密度变化会小于照射量的变化,在照射量超过一定限度时,密度反会有所下降。上述现象是由于胶片的特性所决定,即胶片感度的非线性化(胶片反应的密度变化仅在约 2 个数量级的范围内与照射量成正比关系)。

(三) 焦-片距离

从 X 线源到胶片的距离称为焦-片距,它与密度的关系也较为密切。X 线强度变化与焦-片距的平方成反比(图 2-2-2)。从充分利用 X 线能量的角度而言,应采用较短的焦-片距以提高密度,但这从投影几

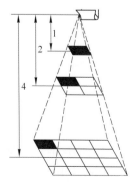

图 2-2-2 X 线影像密度与焦-片距的平方成反比关系示意图

何学的角度而言是不足取的。缩短焦-片距会增加影像的模糊度及扩大失真度,因此,在实际工作中,必须在不影响机器负荷的前提下,从影像质量出发来考虑焦-片距。习惯上胸部摄影常用 180 cm,四肢摄影常用 90 cm。

(四)增感屏

增感屏作为一种换能器件,将 X 线转换成对胶片更为敏感的可见光。从而增强感光效应,提高照片密度。一般中速钨酸钙增感屏的增感效率在 20 以上,稀土增感屏则在 100 左右。应用增感屏可提高照片密度,但另一方面则会降低影像的锐利度,这种不利影响在高速增感屏中更为明显。

(五)胶片感光度

在同一照射量下,感光度高的胶片所摄得的影像密度大。胶片对影像密度的表现能力与胶片的感光特性有关。

(六)受检者厚度、密度

照片密度随受检者厚度、密度的增高而降低,这是由于对 X 线的衰减增加所致。

(七)加工处理

处理液处方及药力、温度、时间等。

五、X 线照片的适当密度

X 线片上的影像是籍不同的密度反映出来的,因此影像密度是影像赖以存在的基础,没有足够的密度,就无法显示影像的细节,更谈不上对比度、锐利度等影像的其他物理因素。肉眼所能识别的最低密度为 0.25 左右,最高密度区为 2.0 左右。所拍摄人体照片影像能够在这一区间得以反映,而且有丰富的层次,这样的照片密度是合适的。下面以手骨骼照片为例说明(图 2-2-3)。

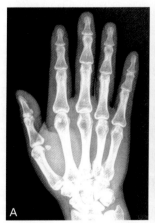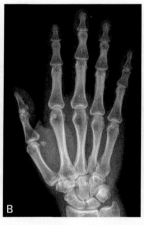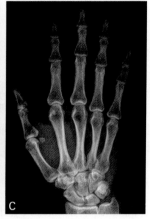

图 2-2-3　手骨骼不同曝光密度比较图像
A. 曝光不足;B. 曝光适中;C. 曝光过度。

第二节

图像对比度

对比度是医学影像学中应用较广的综合概念,所以必须对其具体含义有明确的界定及了解各对比度之间的相互关系,应用时才不致混淆。

一、对比度的定义及概念

(一)图像对比度

X 线照片呈现的模拟像有低密度区(亮区)和高

密度区(暗区),这种光密度的差异即为 X 线照片对比度(图 2-2-4)。换言之,X 线影像中亮区和暗区的光学密度变化幅度即为 X 线影像对比度。如果密度表示该区银颗粒沉积量,而 X 线影像对比度则表示银颗粒在 X 线照片各区域中的相对分布。

一般人眼所能感知的相邻光密度不小于 2%~5%。

(二)与图像对比度相关的对比度

1. 被摄体对比度　被摄体对比度指被摄体对 X 线吸收系数的差值。虽然人体的解剖和生理结构非常复杂,但可以用 4 种主要物质来表示,即气体、脂肪、肌肉和骨骼。产生对比度的物质的相关物理特性见表 2-2-2。

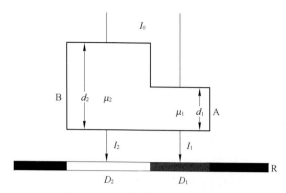

图 2-2-4　X 线照片影像对比示意图

I_0 入射 X 线强度,A、B 被照体,μ_1、μ_2 被摄体物质 X 线吸收系数,d_1、d_2 被摄体厚度,I_1、I_2 经被照体吸收后 X 线强度,R 为 X 线照片或其他记录介质,D_1、D_2 为 X 线照片上的密度。

表 2-2-2　产生对比度组织、物质的相关物理特性

成分	组成重量(%)									密度(g/cm³)	有效原子序数(Z)
	氢	碳	氮	氧	镁	磷	氩	钙	钛		
空气			76	23			1			1.293×10^{-3}	
水	11			89	0.4					1.0	7.42
肌肉	10	12	4	73		0.2		0.01		1.05	7.42
脂肪	12	77		11						0.92	5.92~6.3
骨	6	28	3	41	0.2	7		15		1.52	11.6~13.8
石蜡	15	85								0.88	5.56

如果被照体本身结构上不存在差异,则不能形成被照体对比度,也无法通过感光材料形成照片上密度的对比。

2. X 线对比度　X 线对比度指 X 线作用于被检体时,透过受检者后 X 线强度的差异称为 X 线对比度。由于被照体组成物质的有效原子序数、密度及厚度的不同,X 线穿透时形成吸收差异,使透过被照体后的 X 线分布也产生相应的差异,这种差异即为 X 线对比度。

X 线对比度(KX)是人体组织对 X 线的不同吸收所产生的强度差异。即原发 X 线 I_0 通过一种组织后的剩余 X 线 I_1 和通过另一组织后的剩余 X 线 I_2 的比值。

$$Kx=\frac{I_1}{I_2}=\frac{I_0 e^{-\mu_1 d_1}}{I_0 e^{-\mu_2 d_2}}=e^{\mu_2 d_2-\mu_1 d_1}$$

(式 2-2-1)

式中 μ_1、μ_2 为不同的吸收系数,d_1、d_2 为不同的组织厚度。可见人体不同组织的吸收系数差和组织的不同厚度是形成 X 线对比的原因。人体的组织结构非常复杂,但其对 X 线的吸收成像方式见表 2-2-3。

表 2-2-3　不同情况下被摄体的 X 线对比度

物质	厚度	示意图	X 线对比度
不同	不同	$\mu_1 d_1$ $\mu_2 d_2$	$Kx=e^{\mu_2 d_2-\mu_1 d_1}$
相同	不同	μd_1 μd_2	$Kx=e^{\mu(d_2-d_1)}$
不同	相同	$\mu_1 d$ $\mu_2 d$	$Kx=e^{(\mu_2-\mu_1)d}$

3. 胶片对比度　胶片对比度指胶片对射线对比度的放大能力,反映X线强度差异与影像密度差异之间的关系。

X线穿透被照体后,经过转换及记录系统方能形成图像。在转换及记录过程中,均会不同程度地放大被照体对比度。特别是作为记录材料的X线胶片,其感光特性对照片对比度的影响更大(图2-2-5)。X线胶片放大被照体对比度的特性取决于胶片的γ(伽玛值)或平均斜率($\overline{G}$)。

若γ＝1时:即图像对比度＝被照体对比度。

若γ＞1时:即图像对比度＞被照体对比度。

若γ＜1时:即图像对比度＜被照体对比度。

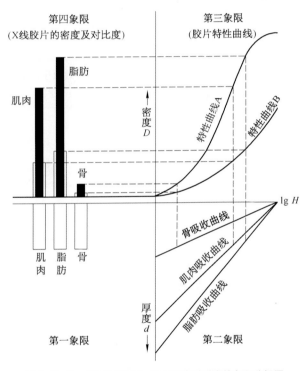

图2-2-5　成像件(胶片)　值与影像对比度的象限分解图

二、影响对比度的因素

(一) 被照体因素

被照体对比度取决于物质对X线的不同吸收,即与物质的原子序数(Z)、密度(ρ)、厚度(d)和X线波长(λ)有关,可用下列关系式表示(式中K为常数)。

$$A = K \cdot Z^4 \cdot \lambda^3 \cdot \rho \cdot d \qquad (式2-2-2)$$

从上述关系式中可以看出,被照体本身的因素占

三项。因此,照片对比度的形成实质上是构成被照体的各组织对X线吸收差异的反映。

1. 原子序数　被照体对X线的吸收主要是光电吸收,光电吸收随物质原子序数的增加而增加。人体的构成物质主要为水、蛋白质、脂肪、含水氮化物等,这些物质的分子量无多大差别,因此X线对比度不大。为了使这些脏器能显示,就必须借助高原子序数的对比剂(如钡、碘等)进行造影检查。骨骼由含有高原子序数的钙、磷等元素组成,所以与肌肉、脂肪之间具有较高的X线对比度。

2. 密度　组织密度越大,吸收X线越多。人体除骨骼外,其他组织密度大致相同。在胸部摄片时,肺组织为一含气器官,而血液、肌肉与空气间的X线吸收相差甚大。因此,胸部X线照片具有良好的天然对比,不需经过造影就能诊断病变。

3. 厚度　当被照体原子序数、密度相同时,就被照体本身而言,照片对比度取决于被照体厚度。另外,当人体组织中出现含气空腔时,也能造成组织厚度的差别,因为气体占有了空间,相当于组织厚度的减薄,形成一定的对比。

(二) 射线因素

1. 线质　实际上照片对比度的形成是凭借被照体中各种结构对X线的吸收差异,并不取决于X线波长。可以设想,如果被照体是单一的均匀物质,不管如何调节X线波长,也不会产生对比度。但是,被照体本身的因素无法通过人为方法加以调节,唯有通过外界因素进行调整。我们已知物质的吸收能力与X线波长的三次幂(λ^3)成正比,波长则可通过管电压来调节。因此,在实际工作中,可以说管电压控制照片的对比度。

由于管电压的不同,使X线的“质量”发生变化,低kV时X线质变“软”,产生的光电吸收较多,光电吸收受原子序数影响造成的吸收差较大,照片对比度高。管电压逐渐升高,X线质逐渐变“硬”,光电吸收的比例逐渐减小,康普顿-吴有训吸收比例增大。所以,管电压较低时X线照片对比度高;管电压较高时,影像有较多的过渡层次,密度差别小,对比度低,这就是管电压控制照片对比度的机制。图2-2-6纵坐标代表影像密度,横坐标A、B、C、D示不同管电压范围对照影像随线质发生变化的情况。

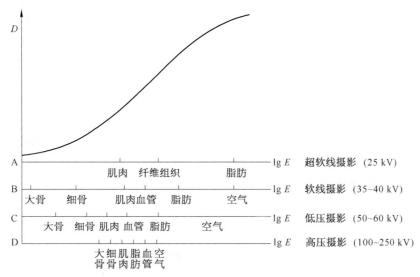

图 2-2-6　不同管电压与影像片对比度的关系

2. 线量　X线量对照片对比度虽无直接影响,但X线量与密度有密切的关系。增加线量可使照片上密度过低部位的对比度提高。同理,密度过高的部位由于线量的适当减少,也可提高对比度。图 2-2-7 为线质不变,只增加线量时,照片影像在特性曲线上的反映。纵轴代表密度,横轴 A 代表线量较小时几种物质的密度。此时,骨骼影像落在特性曲线的足部,而肌肉、脂肪及空气位于特性曲线的直线部。这种影像适宜于观察软组织,而骨骼的细节(如骨的小梁结构)则因密度过低,缺乏对比而无法显示。横轴 B 代表线量较 A 增加一倍时,几种组织的密度。可见线量增加时,整个照片的密度向右方移动。骨骼密度位于特性曲线的直线部分而肌肉、脂肪等软组织的密度落

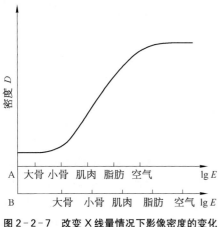

图 2-2-7　改变 X 线量情况下影像密度的变化
(X 线质不变)

在曲线的肩部,影像对比度下降。这种照片适宜于观察骨骼的细节,软组织层次则因密度过高,缺乏对比而无法显示。

3. 散射线　原发射线照射到人体或其他被摄体时会产生方向散乱的散射线。原发射线有直进的特性,因此会投影成像;而散射线方向散乱,不能按照原发射线投影方向成像,只能使照片的整体灰雾度增加,而导致对比度下降。

(三) 转换、记录、观察系统因素

关于转换、记录、观察系统因素的详细原理见第六篇医学图像的记录,这里仅简要介绍。

1. 增感屏　使用增感屏能提高照片的对比度。

2. 胶片　胶片的感光特性(照相功能)影响照片的对比度,前已述及。曝射正确的胶片能有效地显示被照体对比度。目前一般市售的 X 线胶片 γ 值(反差系数)在 2.7~3.5 之间。

3. 处理加工技术　含有潜在影像的曝射后胶片的处理加工技术对影像对比度的关系也很密切。

4. 观片灯及观片环境　观片灯的亮度、光色、照射野会影响照片对比度,观片环境也会影响对比度。如果照片感光不足,对比度低下,用亮度较低的黄色观片灯能相对提高一些生理对比度。人眼对在低亮度水平的对比度不太敏感,因此一般放射科都置备一强光灯,在观察高影像密度区或影像密度过高而引起对比度下降的照片时,可借以提高生理对比度。

第三节

影像细节

影像细节包括影像模糊度、锐利度与分辨力。

一、模糊度、锐利度与分辨力

（一）模糊度

模糊度又称半影，是表示从一种光密度过渡到另一种光密度的距离，以其长度（mm）量度。模糊度多用于对某些影像质量下降因素的评价及X线机器设备工程设计方面，模糊度与照片的锐利度呈负相关。

X线照片上影像模糊的原因：①X线管焦点引起的几何学模糊（H_f）；②受检者、X线管和胶片的相对移动产生的模糊（Hm）；③X线胶片和增感屏等感光材料产生的模糊（Hs）；④间接摄影中透镜及其他光学系统产生的光学模糊（Ho）等。假若相互紧密靠近的两点间距离≤半影，则两点的影像融合，导致影像细节消失。模糊值增大可使照片对比度降低甚至消失。

（二）锐利度

锐利度（或称锐度、清晰度）是表示影像边界的锐利程度，以影像四周边界的陡峭程度来衡量，因本身无具体表征单位。通常用分辨力作评价。锐利度反映模拟影像中相邻结构边界上两点间密度的移行状态。模拟影像边缘上两点间密度差别越大、半影值越小，目视的影像边缘越清晰。

（三）分辨力

分辨力（或称解像力）表示某成像器件或材料（如荧光屏、电视系统、增感屏或胶片等）区分被照体细微结构的最大能力。一般用每毫米内能辨认的线条数（线/毫米或 L/mm）表示。为了使测试结果标准化，线条宽度与间隙宽度相等，所以也可用每毫米能辨认的线对数（线对/毫米或 LP/mm）来表示。

照片上模拟影像细节的分辨能力，即空间分辨力。可用照片的空间频率（线对/毫米，LP/mm）数值表示。通常用解像力测试板来检测。解像力（R）可通过公式计算，d 为解像力测试板中能分辨的检测金属线线径（单位 mm），如图 2-2-8 所示。例如，能看到每毫米 2 个线对的图像，则 $R = 2$，$d = \dfrac{1}{2R} = \dfrac{1}{4} = 0.25\,mm$，表示能够分辨的被摄体大小为 0.25 mm。

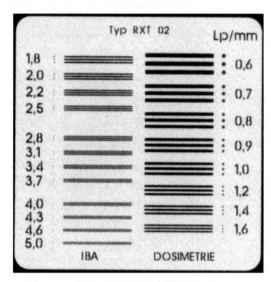

图 2-2-8 金属线对测试卡

解像力首先取决于构成模拟影像的基本单位，即像素。若像素大，则解像力低。如传统 X 线摄影中，成像基本单位为银盐颗粒，其直径远远小于 CT 或 CR、DR 等数字化成像方式中的像素大小，故传统 X 线照片的解像力要优于数字化成像技术。但解像力还受整个成像系统中各个环节因素的影响。以 X 线平片为例，包括胶片感光乳剂膜中的银盐颗粒大小及乳剂层的厚度、X 线管的焦点、增感屏或影像增强器的性质、受检者的运动或不自主移动、间接摄影中透镜的光学特性等。X 线照片上的解像力是成像设备各元件的解像力综合而合成的，总解像力的倒数等于各元件倒数之和。因此，综合解像力小于任何一个单元显示的解像力。在 X 线摄影系统中，某一元件的解像力良好，并不显著影响整个设备的综合解像力，但若个别元件的解像力差，则整个设备的解像力会随之降低。

二、模糊度、锐利度与分辨力的关系

（一）模糊度和锐利度的关系

假设照片上不同密度的相邻两点 A、B，其密度分别为 D_1、D_2，对比度 K 为 D_1-D_2。如果密度由 A 点变化到 B 点的距离就是模糊度，用 H 表示，则锐利度 S 为：

$$S=\frac{K}{H} \qquad （式 2-2-3）$$

上述公式说明对比度与锐利度、模糊度的关系。锐利度无具体表征单位，因此也可用模糊度来说明，影像模糊度大，锐利度差，反之，模糊度小，锐利度好。锐利度与模糊度的观察附加着对比度的因素。

如果对比度 $K=0$，没有对比，则影像就不存在，因此锐利度与模糊度也无从谈起；如果对比度 K 值很大，H 就会变小，影像就清晰。图 2-2-9 表示直径为 d 的 X 线不透性被摄体在 X 线照片上的影像。自上至下（如箭头示）对比度逐渐减小；自左向右（如箭头示）模糊度逐渐增大。左上图的对比度大，模糊度小，影像清晰；右下图的对比度小，模糊度大，影像不清晰。甚至无法辨认。当影像的模糊度值 H 小于被摄体 d 时，影像的对比度能够被辨别，当 H 等于 d 时，影像的高密度值降低，低密度值增大，对比度减小。当 H 等于 $2d$ 时，照片对比度减少 1/2。可见，在模糊度值小时，仅造成影像不清晰；当模糊度大时，影像对比度可以在视觉中消失。

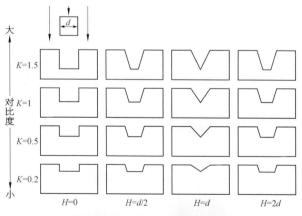

图 2-2-9 对比度与模糊度的关系
H 代表模糊度的数值，K 代表对比度。

关于模糊度规律的认识，在 X 线工程技术中具有非常重要的意义，因其可以预测机器设备的成像效果

和正确设计曝射时间的给定系统。另外，考虑到模糊度对分辨力的影响，在设计荧光屏、增感屏等荧光物质的参数或间接摄影幅面尺寸等工作中都需要考虑到影像细节中模糊度这个指标。

（二）分辨力与模糊度的关系

分辨力作为影像细节的一个表述方法，它也附加对比度的因素。分辨力可用分辨力测试卡测定。测试卡是在铅箔或钨箔上镂刻着不同粗细的平行线条组成。线条间距与线条直径相同。以每毫米能观察到的线对数作为标示方法。这里以 5 线对/mm 的 FUNK 38 测试卡为例测试卡照片为例，说明分辨力与模糊度的关系（图 2-2-10）。

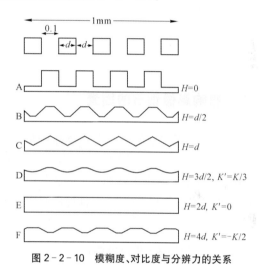

图 2-2-10 模糊度、对比度与分辨力的关系

测试卡的线条宽度 d 为 0.1mm。图 2-2-10 中的 A、B、C、D、E、F 为 6 种不同成像系统的成像结果。

图 2-2-10A 示理想成像系统的成像结果，无模糊度存在（实际不可能有这样的成像系统）。

图 2-2-10B 示 $H=d/2$ 时的影像，锐利度较好。

图 2-2-10C 示 $H=d$ 是的影像，对比度与图 A 相同，还能分辨出线条。

图 2-2-10D 示 $H=3d/2$ 时，模糊度 H 比线条的宽度 d 大，影像对比度下降，影像对比度下降到原对比度的 1/3，已很难分辨线条影像。

图 2-2-10E 示 $H=2d$ 时的对比度，影像对比度消失，线条影像不存在。

图 2-2-10F 示模糊度进一步增大，$H=4d$ 时，影像对比度为：

$$k'=k\times\left(\frac{2d}{4d}-1\right)=-\frac{1}{2}k$$

（式 2-2-4）

负对比度表示照片上的相位相反,这样的照片影像称作伪影,或称照片的逆转。

一般认为,照片上的模糊值(H)在 0.2 mm 以下时,这种模糊度是不会影响细节观察的。

X线照片上的分辨力(R)是由 X线管焦点、增感屏、胶片等各系统的分辨力 R_1、R_2、R_3……合成的。总分辨力的倒数等于各系统分辨力倒数之和,即:

$$\frac{1}{R} = \frac{1}{R_1} + \frac{1}{R_2} + \frac{1}{R_3} + \cdots\cdots$$

（式 2-2-5）

经推导,R 为:

$$R = \cfrac{1}{\cfrac{1}{R_1} + \cfrac{1}{R_2} + \cfrac{1}{R_3} + \cdots\cdots}$$

（式 2-2-6）

三、影响影像细节的因素

在 X线摄影系统中的每一个环节都存在着不同程度的模糊因素,这些模糊因素都可以作为一个模糊源,影响影像细节。一张 X线照片上的影像模糊度是各环节模糊因素的总和。这里,对各种模糊因素分述如下。

（一）几何学因素（几何模糊度）

为使影像轮廓清晰、锐利,X线源必须是一个真正的几何点,但在实际上是不可能的。因此,在 X线摄影实践中,完全可以预计到必然会有模糊度存在。几何性模糊现象包括下列几个因素。

1. 焦点大小对图像模糊度的影响　焦点大小对图像模糊度影响如图 2-2-11 示焦点不同大小的 X线源的成像情况。从图 2-2-11A 中可以看出,在这种理想条件下,被照体在投射面上形成放大的影像。其影像光密度变化都是均匀,突变的,(边缘无过渡密度区),这说明影像清晰、锐利。从图 2-2-11B 中可以看出,X线源是具有一定尺寸的焦点,它导致成像情况发生重大变化。原来扩展的本体影像缩小,并伴随着扩展的半影。射线强度在各投影面上呈一种强度逐渐过渡到另一种强度,相应地在照片上形成一种光密度逐渐过渡到另一光密度,即存在模糊度,这种模糊度是不可能避免的。

上述半影的大小与焦点面积有关,焦点越大则半影也越大。X线管焦点是随着 X线管容量不同及临

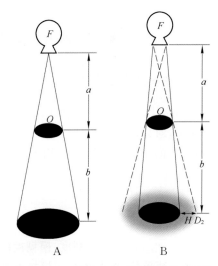

图 2-2-11　焦点大小对图像模糊度的影响
A. 点光源成像;B. 一定焦点大小成像。

床需求不同而设计的一个面,且焦点的大小随摄片条件的变化,方位的不同也略有不同。由于焦点对图像成像质量有很大影响,本书将在第三章专题讨论。

2. 焦点、被摄体与成像件之间距离对图像模糊度的影响　模糊度(半影)的大小与焦点面积、被摄体—成像件距离,焦点—被摄体距离的关系可用下列公式表示:

$$H = F \times \frac{b}{a}$$

（式 2-2-7）

式中,H 为半影(模糊度),F 为焦点面积,b 为被摄体—成像件距离,a 为焦点—被摄体距离。

由图 2-2-12 可以看出,被摄体与成像件距离(b)越大,图像半影越大;焦点到被摄体距离(a)越大,图像半影越小。

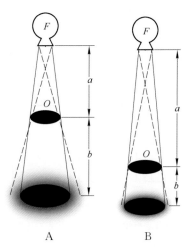

图 2-2-12　肢体与成像件的距离与模糊度的关系
A. 肢体与成像件距离大;B. 肢体与成像件距离小。

（二）运动因素（运动模糊度）

在 X 线曝射过程中，焦点、被照体、成像件三者中任一发生移动，均会引起图像的模糊，这种原因引起的模糊统称为运动性模糊。在焦点、被照体、成像件三者中以被照体运动最为突出，且不易控制，所以在讨论运动性模糊现象时主要讨论被照体的运动。

被照体移动可分为两大类。①自主性的移动：呼吸，可以用训练的办法等使被检者配合；②非自主性的移动，如心脏搏动、胃肠蠕动、痉挛等，不受意志控制。运动模糊度的形成见图 2-2-13。从图中可以看出，运动模糊度大小与 X 线曝射时间成比例。曝射时间越短，被摄体移动距离越小，动模糊度越小。

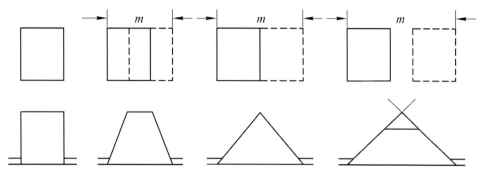

图 2-2-13 运动模糊度的形成

在人体各脏器的不自主运动中，运动速度最快者首推心脏。由于心脏搏动时间与范围的个体差别及病理情况的存在，因此不尽相同。加上心脏运动的不均匀性，在讨论时取其平均值并把心脏运动分成四个阶段：①第一次心音：延续时间为 0.11 s；②短间隙：延续时间为 0.20 s；③第二次心音：延续时间为 0.07 s；④长间隙：延续时间为 0.42 s。

如 X 线摄影时曝射时间为 0.2 s，且曝射时间恰巧与间隙时间吻合，那么心脏影像会很清晰。否则，不论遇到心脏的舒张期还是收缩期，其模糊度将高达心脏运动的整个振幅值（7~8 mm）。一般 X 线机的曝射时间无法与心搏周期同步，因此在确定运动模糊度大小时，应以最不利的情况为依据。根据对心脏单程运动时间的估计，曝射时间与运动模糊度的关系见表 2-2-4。

从表 2-2-4 中可以看出，一张清晰的心脏照片，曝射时间不能大于 0.01 s。如再缩短曝射时间意义已不大，因为模糊度在 0.2 mm 左右，视觉已无法感知。

心脏运动会传导给肺组织，因此肺经常处于运动状态。由于肺组织具有弹性，能缓冲心脏跳动，所以位移幅度减小，时间相对延长。

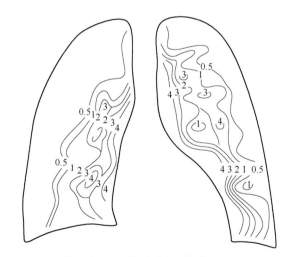

图 2-2-14 肺组织各部位移的最大值

图 2-2-14 示肺组织各部位移的最大值（用计波摄影法测得）。值得一提的是，血管运动是由心脏收缩和血管本身脉动形成。因此，当血管脉动与心动同相时，远离心区的肺组织位移幅度较邻近心区大。从图 2-2-14 中可以看出，肺组织的运动模糊度最大值不超过 4 mm。完成这段位移所需时间约为心动周期

表 2-2-4 曝射时间与运动模糊度的关系

曝射时间(s)	运动模糊度(mm)
0.40 以上	8.0
0.25	5.0
0.15	3.0
0.10	2.0
0.06	1.2
0.04	0.8
0.02	0.4
0.01	0.2

二分之一(约0.04 s)。因此,曝射时间与运动模糊度的关系见表2-2-5。

表2-2-5 肺部运动模糊度与曝射时间的关系

曝射时间(s)	运动模糊度(mm)
0.40以上	4.0
0.25	2.5
0.15	1.5
0.10	1.0
0.06	0.6
0.04	0.4
0.02	0.2

考虑到肺组织本身的呼吸运动在极大部分被检者中能主动加以控制(屏息),所以实际所需最短曝射时间可适当放宽。

(三)吸收因素(吸收模糊)

被照体边缘的形态,导致边缘各部分吸收X线量也有差异,有的吸收是逐渐变化的,有的是突变的,因此,被照体边缘的形态决定其边缘是否锐利。这种由于被照体本身边缘导致的模糊,称为吸收模糊或形态模糊。与其他模糊因素相比,这种模糊的影响是较小的。图2-2-15示3种同一厚度、同一物质、不同形态的被摄体,在同样几何条件下形成的图像。

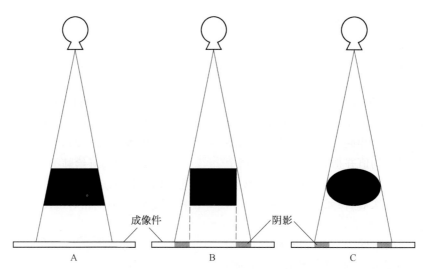

图2-2-15 被检体形态引起的固有模糊度的示意图

A.为锥形被摄体,其边缘与X线平行,吸收模糊度最小;B.为方形被摄体,其边缘部分X线吸收有改变,上角部分吸收较少而下角部分吸收较多,吸收模糊度次之;C.为球形被摄体,从中间开始向两侧的吸收是逐渐变化的,吸收模糊度最大。吸收模糊在胆囊、血管等圆形结构中比较明显。

(四)转换传递、记录因素(转换模糊)

在图像转换、传递记录过程中会存在一些模糊因素,主要包括下述几种。

1. 增强管荧光材料及增感屏等转换器材形成的模糊度 荧光材料将波长较短的射线转换成波长较长的荧光。在转换过程中,入射光子撞击荧光质颗粒时会引起扩散或称光渗现象。这种光扩散会形成一定的模糊度,导致图像质量下降(详见第六篇医学图像的记录)。

2. 感光胶片等记录介质形成的模糊度 胶片的感光乳剂是由卤化银晶体均匀分散于明胶上,呈固态溶液体系模式。它们对光的传导而言是一种不均匀的介质。光线照射到感光层上会发生光的漫射和散射,称为光渗现象;同时因为投射到片基背面的漫射光进行了反射,造成反射光晕的现象,即光线穿过乳剂层经片基反射后又作用于乳剂层,光渗现象和反射光晕现象会使光学影像产生畸变,形成模糊度,使图像质量下降。另外,由于X线胶片感光乳剂是在片基两面涂布的,片基对光线有一定的折射率(1.478),导致两侧乳剂上的图像有一定的位移,造成模糊。这种现象称为光互扰现象。光互扰引起的模糊也属于记录介质模糊度。

3. 光学系统引起的模糊度 在由透镜等组成的光学系统中,也会引入一些模糊因素及球面差等影响图像质量的因素。

(五)影响图像细节因素的总和(模糊度的合成)

前文述及,造成图像模糊的因素很多,一帧 X 线图像是所有模糊度叠加的总和。在诸多因素中,何种因素是主要的,各因素间的关系如何,见图 2-2-16。

实践证实,模糊度存在下述规律:①几何模糊度对图像质量的影响较运动模糊度小,其他几种模糊度则更小;②总模糊度值总是大于任一单独模糊度成分,而小于它们的算术和;③如果所有模糊度成分在数值上很接近,则它们对总模糊度值的影响大致相同。如果其中一种模糊度远大于其他成分,则总模糊度值将主要取决于这个最大模糊度成分,而其余成分的变动实际上不起作用。

根据对总模糊值及各成分值的规定,可以联想:虽然缩短曝射时间可以减小总模糊度,但总模糊度不可能小于最大模糊成分。因此,缩短曝射时间提高图像锐利度有其一定限度,无视成像过程中的其他模糊

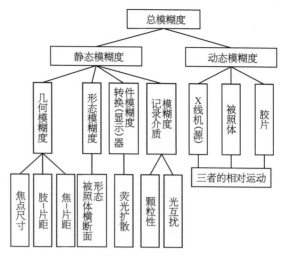

图 2-2-16 总模糊度的合成及各种模糊度间的关系

因素,片面追求高毫安瞬时曝射是不明智的。另外,运动模糊度大时,不必追求小焦点摄影,应从缩短曝射时间着手,提高图像质量。

第四节
图像的失真

一帧对比鲜明、层次丰富的 X 线像,依靠优良的设备条件和成像时选择合适的成像参数,而图像的形态则取决于 X 线投影过程中的几何条件。人体的三维结构投射成二维的影像,必然会引起重叠后的空间位置失真。此外,由于 X 线不是平行线束,而是呈锥形放射的,所以除中心线外,其余射线的投影均会产生放大与变形。因此,图像形成时,除空间位置失真外,还会同时存在放大失真与变形失真。由于 X 线诊断非常重视形态学的变化,减小失真度是成像过程中应考虑的重要因素。

一、图像失真成因分析

(一)放大失真

放大失真主要取决于两个距离因素:①焦点-胶片距;②被照体-胶片距。在实际投照工作中必须遵循两个原则:①被照体尽可能靠近胶片;②焦点与胶片必须保持足够的距离。

在前文(影响细节一节)中已提及图像放大率的

计算。图 2-2-17 展示了 X 线束中被摄体(B)和影像(S)之间的关系。S 显然大于 B,S 与 B 之比称为放大率(M)。用数字式表述即:

$$M = \frac{S}{B} = \frac{c}{a} = \frac{a+b}{a} = 1 + \frac{b}{a} = 1 + \frac{b}{c-b}$$

(式 2-2-8)

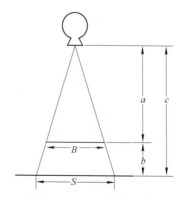

图 2-2-17 X 线影像的放大

在实际应用中,可用上述公式的最后部分,即:

$$M = 1 + \frac{b}{c-b} \qquad (式 2-2-9)$$

图 2-2-18 示几种常用参量下的放大率计算,也可作为实际工作中的参数。

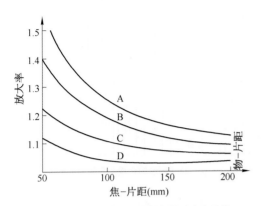

图 2-2-18　几种常用参量下的放大率计算
A. 200 mm;B. 150 mm;C. 100 mm;D. 50 mm。

图中的曲线代表不同的物-片距:A 为 200 mm,B 为 150 mm,C 为 100 mm,D 为 50 mm。从对应的纵、横坐标中可以找到放大率与焦片距的关系。

(二) 变形失真

变形失真主要可分为:①受斜射线照射引起的失真(图 2-2-19);②解剖结构与胶片不相平行引起的失真(图 2-2-20);③解剖结构重叠引起的失真(图 2-2-21)。上述失真是由于几何关系的改变和物体各部影像的放大率不一所致。

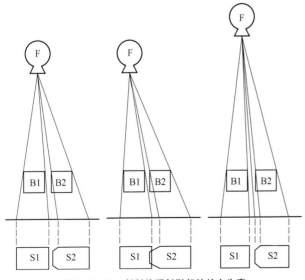

图 2-2-19　斜射线照射引起的放大失真
F:X线管焦点;B1、B2:被照物体;S1、S2:在胶片上的投影。

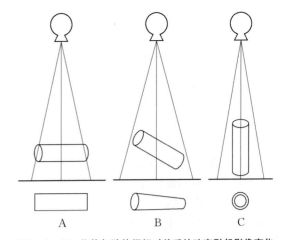

图 2-2-20　物体与胶片间相对关系的改变引起影像变化
A. 物体与胶片平行时的投影;B. 物体倾斜时的投影;C. 物体垂直时的投影。

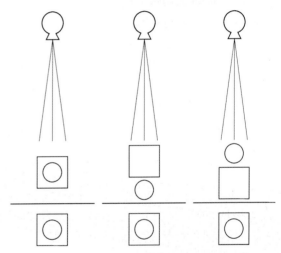

图 2-2-21　重叠失真示意图
3 个被照体相互位置不同,但生成的二维图像相似。

二、减少失真的方法

为减少变形失真,在实际工作中应注意:①将焦点置于被照体上的正上方,使中心射线直射被检部位(如被检部位与胶片成角,则中心射线应采取相应角度,使其成垂直或接近垂直);②通过体位放置,使被检部位尽量与胶片平行;③缩短物-片距;④增大焦-片距;⑤尽量缩小照射面积,尽量利用中心射线投影。

第五节

影像的视觉颗粒感（斑点感）

理想的图像，密度应均匀一致，但实际上成像过程中会有许多因素引起图像密度在微观层面上的随机性变化。这种变化达到一定程度，进入识读者的视觉系统就会形成视觉上的颗粒感（斑点感）。影像片上呈现的斑点会湮没微细信息的表达，因而使图像质量下降，所以图像的斑点感是图像表达的负面效果。为了描述斑点感对图像识读时的干扰，通常借用声学术语中的"噪声"（noise）这一概念（指嘈杂、刺耳的声音），来形容图像上不悦目的干扰，例如过于粗糙的颗粒等。有人将噪声的定义归纳为："通过感觉器官，理解来自各种信息源的信息时，妨碍其理解的因素。"这样的表述是比较完整的。

在显示器上图像的斑点显示酷似下雨时的雨点，随机地显示在图像上，并且随时间的变化斑点显示的位置也在不断地变化（用"噪声"这一名词更合适）；显示在 X 线照片或影像片上则是位置不变的粗糙颗粒（用"斑点"这一名词更合适）。

一、视觉颗粒感形成的原因解析

（一）感光片视觉颗粒感与增感屏斑点

在传统 X 线摄影中，视觉颗粒感的成因主要可归纳为：①感光片斑点；②增感屏斑点。由于胶片上的卤化银微晶体的粒径，远小于增感屏荧光质晶体，甚至可忽略不计，所以，一般在解析斑点的成因时，均着重于增感屏形成的斑点。

（二）增感屏结构斑点与量子斑点

20 世纪 70 年代由于对稀土材料增感屏的深入研究，使增感屏的结构斑点与量子斑点的成因及对成像质量的影响有较明确的认识。

1. 增感屏的结构斑点　从微观层面而言，不论 X 线胶片、增感屏或影像增强管，其成像面均由纳米级的微小晶体组成。晶体的尺寸及分布状况是结构斑点形成的原因。因成像器件结构方面的原因形成的斑点统称为结构斑点。

2. 增感屏的量子斑点　量子斑点是由于入射光子的吸收密度的自然涨落引起的。在多数 X 线摄影系统中，量子噪声所占的份额最大。

入射线束的 X 线光子照射至受光面上，照射野中的入射 X 线光子，酷似两点一样，形成一副随机图样。没有任何力量能使它们均匀分布在这个表面上。尽管入射 X 线平均强度一样，受光面的某一部分也可能比另一部分接受更多光子。图 2-2-22 所示表示在同样 X 线强度或光子流条件下，每个圆圈内所接受的光子数并不一致。这种随机形式，受光面光子流的这种逐点变化就是量子噪声源。

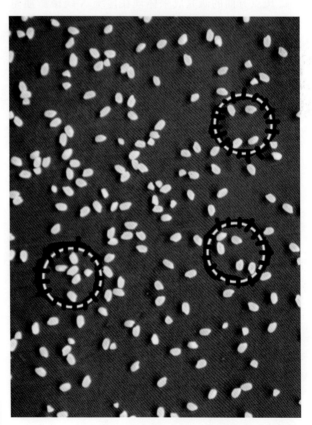

图 2-2-22　光子在成像件上的分布

图 2-2-22 表示接受一定光子数的相对区域数。实际上，大部分区域所接受的光子数均偏离平均值。光子数的统计学分布呈钟形，称作高斯分布。曲线图

表示光子数基于平均值的变化量,是构成量子噪声源的自然变化。但有时也出现较大变化或偏移。为此,有必要规定一个平均变化量,即标准偏差(SD)。标准偏差是一个简单值,可用来表示光子数的变化。量子噪声的大小即与此值的变化量成比例。

量子噪声可用增加平均光子数的办法加以减小。

这里还要弄清射入接受面的光子数与实际被吸收数间的区别。由于绝大多数接受面的量子探测效率(QDE)都低于100%。因此,不是所有穿过接受面的光子都形成图像或有助于量子噪声的改善。对于一个具体X线束质量而言,被吸收的平均光子数是与曝射量X和接受QDE的乘积成比例。

另一个影响量子噪声的因素是成像件对比特性。在相同光子涨落条件下,一个高对比系数(G)将比低对比系数产生更大浓度变化或噪声。

二、描述斑点的物理参量

斑点方面的研究成果体现在传统X线摄影质量的提高,主要反映在摄影器材的性能改进方面。描述斑点的物理量主要有下列三方面。

(一) 均方根(root mean square, RMS)值

通过显微密度计对照片的扫描,可以绘制出“密度分布函数-平均密度值-均方根值曲线”。通过曲线及数学计算可求算出各种屏-片组合在给定X线能量下的RMS值。X线照片斑点的RMS值表征X线照片上各点的密度差异,换言之,反映各点密度值与平均值的偏离程度。

(二) 自相关函数(auto correlation function, ACF)

由于X线照片上每一点的密度值并不是仅仅由与之对应的屏-片系统垂直方向上荧光颗粒点发出的光所决定,而且还与其邻近的荧光颗粒发出的光之间存在密切联系。按照随机信号处理的理论,要反映一个随机信号内部之间相互联系,并说明其分布状态,需求取此信号的自相关函数。

(三) 维纳频谱(wiener spectrum, WS)

WS在通信工程学中是时间变量的函数,称作功率频谱(power spectrum)。在影像学中则以空间为变量的函数(WS)表征。

(曹厚德)

第三章
X 线成像相关理论基础

第一节
X 线管焦点

一、理想的 X 线管焦点

X 线管焦点即为 X 线成像源物理大小。在 X 线成像技术中,理想的 X 线源具有的特征为:①提供成像所必需的足够数量及能量的光子;②截面积尽可能小,理想的焦点为点光源,但受功率的限制,焦点实际上为具有一定尺寸的面;③提供尽可能窄的 X 线光谱。理想的 X 线源应为由单一能量级的光子构成的"单色光"能量谱,但实际上 X 线管焦点提供的是由不同能量级的光子构成的"多色光"能量谱。

二、实际焦点及有效焦点

(一)实际焦点

X 线管阴极电子在阳极靶面的撞击面称为实际焦点面。实际焦点面产生的 X 线向四周放射,大部分被屏蔽吸收,仅小部分自 X 线管射窗口射出成为有用线束,形成照射野。

(二)有效焦点

X 线管的实际焦点在平行于 X 线管窗口平面上

的垂直方向投影,称为有效焦点。X 线管有效焦点面积与实际焦点的尺寸、X 线管阳极靶面的倾斜角度等有关(图 2 - 3 - 1)。

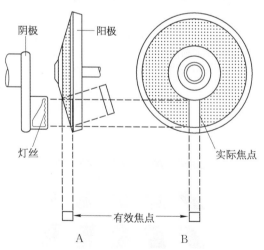

图 2 - 3 - 1 有效焦点与实际焦点
A. 长轴方向观;B. 短轴方向观。

由于几何投影的关系,有效焦点的大小直接影响照片影像的锐利度。焦点越大,获得影像的半影越大,图像模糊度越大。

三、有效焦点的方位特性

在X线射野中,随着有效焦点投影方位的不同,有效焦点的面积也不同(图2-3-2,图2-3-3)。在垂直于X线管长轴方向上的有效焦点大小则是对称的,在平行于X线管长轴方向上,越近X线管阴极端,有效焦点越大,发射X线量越多,越近阳极端有效焦点越小,发射X线量越少,这种现象称阳极效应。关于视野内X线量分布的不均匀性,对成像性能有很大的影响,国际电工委员会(IEC)对沿X线管长轴分布不均匀的允许误差也作出了相应的规定(图2-3-4)。X线摄影中,应注意利用阳极效应,控制成像质量及平衡影像的密度(图2-3-5～图2-3-7)。

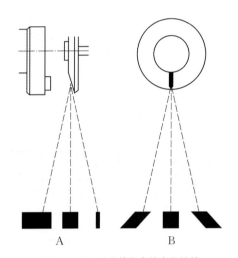

图2-3-2 X线管焦点的方位特性

A. 从X线管长轴方向观察有效焦点的尺寸变化;B. 从X线管短轴方向观察有效焦点的尺寸变化。

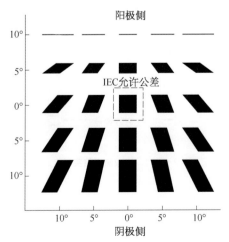

图2-3-3 像面上不同方位上观察到的有效焦点的尺寸

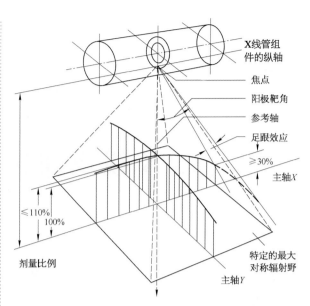

图2-3-4 国际电工委员会(IEC)对沿X线管长轴分布不均匀的允许误差

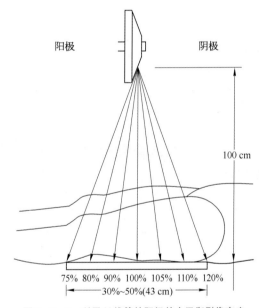

图2-3-5 利用X线管的阳极效应平衡影像密度

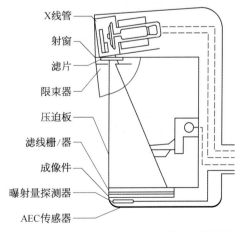

图2-3-6 乳腺X线摄影机利用阳极端效应平衡影像密度

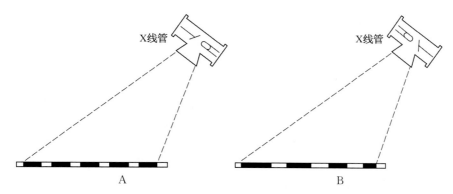

图 2-3-7　X线管倾斜角度时的注意事项

A. 阳极端扬起，成像面上有效焦点面积相同（X线量均匀）；B. 阴极端扬起时，成像面上有效焦点面积阴极端大于阳极端（X线量不均匀）。

四、关于焦点尺寸的概念

关于焦点尺寸的标示方法

传统习惯用两边相等的正方形面积来表示焦点面积（如 0.3mm×0.3mm 或 0.3mm²）。随着测试手段的改进，精度提高，发现实测所得的焦点宽度与长度并不相等。因此，国际电工委员会（IEC）在其发布的正式文件中，均用宽度、长度两个数值来标出焦点尺寸（表 2-3-1）。此外，从表 2-3-1 中还可以看出，对于焦点的长度容许误差要较宽度大，因为后者与X线管装配工艺的关系极为密切。

表 2-3-1　焦点尺寸标称值与容许值的关系

焦点 标称值(mm)	焦点尺寸容许值		焦点 标称值(mm)	焦点尺寸容许值	
	宽度(mm)	长度(mm)		宽度(mm)	长度(mm)
0.1	0.10～0.15	0.10～0.15	1.3	1.3～1.8	1.9～2.6
0.15	0.15～0.23	0.15～0.23	1.4	1.4～1.9	2.0～2.8
0.2	0.20～0.30	0.20～0.30	1.5	1.5～2.0	2.1～3.0
0.3	0.30～0.45	0.45～0.65	1.6	1.6～2.1	2.3～3.1
0.4	0.40～0.60	0.60～0.85	1.7	1.7～2.2	2.4～3.2
0.5	0.50～0.75	0.70～1.1	1.8	1.8～2.3	2.6～3.3
0.6	0.60～0.90	0.9～1.3	1.9	1.9～2.4	2.7～3.5
0.7	0.70～1.1	1.0～1.5	2	2.0～2.6	2.9～3.7
0.8	0.8～1.2	1.1～1.6	2.2	2.2～2.9	3.1～4.0
0.9	0.9～1.3	1.3～1.8	2.4	2.4～3.1	3.4～4.4
1	1.0～1.4	1.4～2.0	2.6	2.6～3.4	3.7～4.8
1.1	1.1～1.5	1.6～2.2	2.8	2.8～3.6	4.0～5.2
1.2	1.2～1.7	1.7～2.4	3.0	3.0～3.9	4.3～5.6

根据传统的观念，X线管（或整机）说明书及X线管壳铭牌上标示的焦点尺寸（标称尺寸）即为该管有效焦点的实际尺寸。但是，实际上标称尺寸在许多情况下与决定图像清晰程度的实际有效尺寸（实效成像尺寸）不同。差别形成的原因大致可以归纳为：①因X线管制造过程中部件装配的误差，使实际测量所得的焦点尺寸较标称值大。②负载条件的变化会影响焦点尺寸（焦点增涨）。③大多数X线管焦点面上X线辐射强度的分布是不均匀的（称为"非均布焦点"），这种不均匀会导致成像性能的改变。

综上所述，一般X线管焦点尺寸各种值之间的关系遵循如图 2-3-8 所示模式。

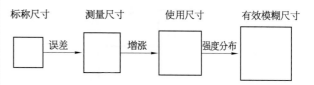

图 2-3-8　焦点标称尺寸与实际有效模糊尺寸之间的误差

据此,专业人员除了在选购时必须考虑焦点尺寸外,在检测X线管焦点时应将焦点面辐射强度分布情况(常称为焦点规整度)作为评价X线管质量的重要内容。另外,在使用过程中还须掌握负载条件(摄影参数)对焦点尺寸的影响。

五、焦点增涨

X线管焦点尺寸会随负载条件(摄影参数)而变化。管电流较小时,管电压变化伴随焦点尺寸变化较小;但是管电压较低时,管电流增大,焦点尺寸会随之增大,这种现象称为焦点增涨。

(一)焦点增涨的原因分析

(1)管电流增高时,灯丝附近的电子密度较大,由于电子间库仑斥力的作用,造成有效焦点增大的倾向;反之管电流低时则较小。

(2)管电压升高时,电子束向阳极运动的速度加快,电子束向外扩散的时间也较短,因此扩散的程度也较小。反之,则有足够的扩散时间,因而引起较大的焦点增涨。

(二)焦点增涨的临床实用意义

(1)在X线摄影工作中,除了习惯上应考虑的各种技术因素外,标称焦点尺寸与实效成像尺寸之间的差别也应予以考虑,特别是在摄影参数选定时,应将焦点增涨考虑进去,因为X线管焦点不能分辨比它本身小的被摄体。如以标称焦点为0.3 mm的X线管进行放大摄影或血管造影时,如果给定的摄影参数是高管电流、低管电压的话,实际有效焦点尺寸可达0.5 mm,则直径小于0.5 mm的微细病灶及血管就不

可能显示。由此可见,对于某些处于临界状态的受检者,选定摄影参数时应特别注意到影像能否显示微细病灶的问题。

(2)传统上认为低管电压和高管电流摄片会增加X线照片的对比度,在了解焦点增长这个因素后,我们选定摄影参数时应在X线影像反差与几何性模糊这两个因素间进行综合平衡,权衡得失。

(3)高管电压摄影技术,除了各种已知的优越性外,现在还应列入减小焦点增涨这个优点。

六、焦点辐射强度的分布形式

(一)主、副焦点的形成

由于X线管焦点不是一个理想的点,而是一个具有实际大小的面。一般线状焦点在X线管焦点面上的辐射强度分布是不均匀的,它由两个辐射区组成。辐射区的间距及点面上的辐射强度分布情况与阳极焦槽的形状、宽度、深度及灯丝在集焦槽内的位置等有密切关系。灯丝发射的电子由于集焦槽的作用,得以在靶面上集焦。因为灯丝各部位发射电子的行进轨迹不同,导致其轰击靶面的位置也不同。正对靶面的灯丝发射的电子数量较多(电子束流密度较大),形成的焦点辐射强度较强,称为主焦点。侧边发射的电子数量则较少,形成的焦点称为副焦点(图2-3-9)。主副焦点位置取决于灯丝在集焦槽内的深度,它不但与成像质量的关系非常密切,另外还与X线管的使用寿命有关。

(二)焦点辐射强度的分布

焦点面上辐射强度的不均匀,会导致出现不同的

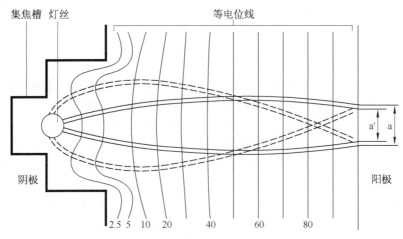

图2-3-9 灯丝中正对靶面的部分发射电子较多,形成主焦点a。灯丝侧边发射的电子较少,形成副焦点a′

实效成像尺寸,由于辐射强度分布的不同,其成像性能也不同。几种不同的强度分布形式与成像性能的关系见图2-3-10。

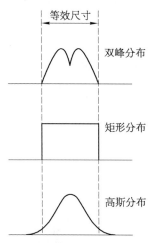

图2-3-10 具有相同模糊尺寸的三种焦点强度分布

1. 矩形分布 其实效成像尺寸与焦点本身尺寸相同。

2. 双峰分布 其实效成像尺寸较焦点本身尺寸大,这种分布形式是目前一般各类X线管所共有的。

3. 钟形分布(高斯分布) 其实效成像尺寸小于焦点本身尺寸(这种分布形成是电子枪式X线管所特有的),如果线焦点X线管采用阴极偏压法,可以得到接近钟形分布的焦点。

如果由于制造上的原因,出现多峰分布等异常辐射强度分布形式,那么它的成像质量就会变得更差。在上述3种焦点强度分布形式中,矩形分布及钟形分布由于阴极发射电子束截面上的强度分布(电子束流密度)均匀,X线的辐射强度也均匀,称为均布焦点。均布焦点面上的功率密度分布也相应均匀一致,因此与双峰分布等非均布焦点相比,其阳极靶面的工作状态较优越,能进一步提高X线管的使用功率。日常使用的非均布焦点的X线管中,经常会发现由靶面局部承受的功率密度达到饱和或超载状态,因而引起靶面龟裂,影响X线管的输出剂量及使用寿命。

就成像性能而言,均布焦点的优越性则更为重要。从已知的几何光学理论可知,点光源成像显示被照体的本影;双点光源成像除被照体的本影外周围还伴有模糊半影。模糊半影的产生是由于光源的尺寸增大到两个点的位置,光线对被照体不存在穿透效应(被照体成为光线的挡板),由于光线衍射效应的关系,这种成像系统即使在两个点光源之间布满等同的光源(即为均布光源)也无法排除模糊半影。线成像

系统与上述可见光成像系统相比,有其相同之处,但也有其独特的一些情况。辐射强度均布的X线管焦点作为照射源时,射线的立体辐射角内强度是均匀的。如果不计入成像系统中的其他误差,则不应该存在模糊半影。目前普遍使用的各类X线管不论焦点大小,一般均属双峰分布型,个别质量差的X线管甚至出现多峰分布的情况,这些焦点均属非均布焦点,由于照射光野内的辐射强度不均匀,因此均有模糊半影存在。在这种成像系统中,缩小焦点尺寸并不能消除模糊半影,其原因是焦点缩小后模糊半影区也得以相对地缩减,因而使视觉不易分辨。

七、焦点尺寸与极限分辨力

根据传统观念,X线影像锐利度仅取决于焦点尺寸:焦点尺寸越小,影像锐利度越高。基于这种认识,多年来为了满足诊断的需要,不断地致力于减小焦点尺寸及提高阳极转速,但最近的研究结果表明影像的锐利度除了与焦点尺寸有关外,还应该考虑到焦点面辐射强度的分布。如前所述,钟形分布的实效成像尺寸小于焦点本身的尺寸,所以不但成像质量高,而且就其热容量而论也是十分有利的。除了上述电子枪式X线管、阴极偏压X线管外,近年来还有双灯丝复合焦点X线管(三极X线管)等投入临床使用。另外,可变均布焦点X线管的设想也正在积极酝酿中。同理,专业技术人员关注的不应该仅仅是焦点本身尺寸的大小,而更应考虑实效成像尺寸的大小。据此,用针孔摄影法测量焦点本身尺寸的传统测试方法显然是不够完善的。符合使用实际的测试方法应该是测量焦点能分辨细节的最大本领,即焦点的极限分辨力。它不仅包括了焦点尺寸对成像质量影响的信息,还包含了焦点面辐射强度分布对成像质量影响的信息。近年来普遍采用星形测试卡测量焦点的极限分辨力,IEC在1982年336号出版物中也作了相应的规定。

八、旋转阳极X线管的焦外辐射

应用针孔摄影法拍摄X线焦点时,如果增加X线曝射量,到某一程度时会发现除焦点本身成像外,焦点面周围的阳极也会成像。这个现象说明除焦点面以外,阳极表面也发出一定量的X线,称为焦外辐射现象。焦外辐射在固定阳极X线管中影响较小,在旋转阳极X线管中就严重得多,特别是在高管电压摄影时,影响就更大。因为固定阳极X线管的焦外辐射

来自钨质靶面四周的铜质极体,而铜的原子序数较钨低得多,因此焦外辐射所占比例也较小。旋转阳极X线管的整个阳极靶盘均为钨质或钨质合金,因此焦外辐射影响就较大。

X线管阴极发出的阴极射线中,大部分电子撞击在阳极靶面,发射X线。小部分电子撞击在阳极靶面实际焦点以外的结构而产生的X线,成为焦点外辐射X线。焦点外X线属于原发射线,包括来自阴极的高速电子撞击在阳极焦点周围而发生的X线,以及高速电子撞击X线管壁产生的X线。

焦外辐射现象可能是由于高速运动的电子轰击在焦点面上反射出二次电子所致,它会引起影像质量下降。去除焦外辐射影响的方法为:①在焦点附近用铅页进行屏蔽;②用多叶限束器缩小射野;③输出窗口安装足够的滤片。

焦点外X线的主要负面作用是使胶片形成一定的灰雾,降低影像对比度,但由于能量很低,所以对影像锐利度影响不大。

第二节
X 线束

在X线成像技术中,X线束作为信息的载体,具有:①与可见光相同的投影特性;②因受检者各组织间衰减的不同而形成的吸收特性。

一、线束能量的控制

由于X线管焦点输出的X线是波长不一致的多色X线,所以线束的波长除了取决于阳极靶物质及管电压外,附加的重要因素为过滤(图2-3-11)。过滤包括:①固有过滤;②附加过滤。通常以等值于多少毫米铝(铝当量)表示。

(一)固有过滤

固有过滤通常指:①X线管壁;②X线管组件(管套)内的绝缘油液;③X线管组件的射窗。三者叠加的铝当量为该X线管组件的固有过滤值。

(二)附加过滤

常规X线检查中最常用的为不同厚度的铝质滤片。一般用0.5mm、1.0mm、2.0mm。在高管电压摄影中还加用铜质滤片。应用滤片的目的在于消除波长较长,仅被受检者人体吸收而不参与成像的软射线。随着检查技术的发展,滤片的材料还有钐、钼、钽等。以钽滤片为例。钽滤片不但能滤去大量的低能射线(这种低能的软射线可以造成被检者很大的皮肤剂量),同时也能滤去大量的高能射线(高能射线能产生大量的散射线,导致图像质量劣化及增加贴近检查台操作者的辐射剂量)不同形状或不均厚度的滤片还可用于控制图像密度。

其他具有特殊用途的滤片/方法有适形滤片、楔形滤片等,结合计算机软件技术的还有虚拟过滤等。

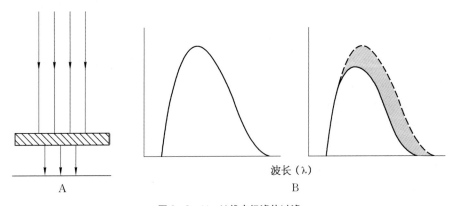

波长(λ)

A　　　　　　　B

图2-3-11　X线束经滤片过滤
A. 向短波长方向移动;B. 线质硬化,图中阴影区域为被滤片吸收部分,非阴影区为经过滤的剩余射线。

二、中心射线与斜射线

自 X 线管射出的线束呈放射状,除投射在胶片/成像件中心的 X 线与胶片/成像件垂直外,入射其他部位的线束均成一定角度的倾斜,称为斜射线。1962年版《X 线检查技术》中均对斜射线的应用有较详尽的叙述(至今教科书中还在应用此法)。1988 年曹厚德等在《中华放射学杂志》上刊出对"斜射线再认识"的文章[对阳极端效应与斜射线在投照技术上应用的再认识. 中华放射学杂志,1988,22(增刊):79 - 80],建议在 X 线摄影体位操作中对斜射线的应用做重新认识,其理由为:X 线管的平板形限束器一般均为对称性开合的。如果利用斜射线摄影,需将照射野扩大(图 2 - 3 - 12),这是有悖于辐射防护原则的。如需要倾斜射线摄影的部位,可采用倾斜 X 线管的方法而废除斜射线的应用。

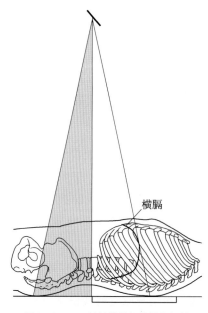

横膈

图 2 - 3 - 12　斜射线引起的额外辐射

第三节

散射线

一、散射线的定义及形成

在 X 线成像过程中,X 线管发射的原发射线照射受检者时,一部分穿透受检者,一部分则产生光电效应和康普顿效应,从而使原发射线的强度衰减。透过受检者后的 X 线束,一部分为带有衰减信息的有效 X 线;另一部分则为与受检者作用过程中形成的散射线(相对于原发射线而言,这部分射线也称为续发射线)。从放射物理学中获知,在诊断 X 线的能量范围内,入射 X 线穿透人体组织时,能量较大的 X 线光子撞击原子的轨道电子,仅将一部分能量给予被击脱的电子,使其获得较大的动能,而光子并没有消失,只是减少了一部分能量并改变了前进方向,继续与其他原子相撞击,重复发生上述过程,这种现象称为散射效应(散射效应又称康普顿效应)。入射 X 线与被照体物质相互作用的两种主要形式为光电效应与康普顿散射。前者的发生概率约为 70%,而后者则约占 25%(其余<5% 为相干散射)。在 X 线摄影中,随着管电压的增高,后者的份额也增加,对摄影效果的负面影响也随之增大,导致图像质量的劣化。这部分散射线几乎全部来自康普顿散射效应。其特点为:①波长较原发射线长(能量小);②方向散乱,不规则。

二、散射线对成像质量的负面影响

散射线使成像质量下降的主要原因为:散射线使图像的对比度下降。因为从微观的层面上看,散射线在成像过程中形成了无数个光源(形成多源照射),干扰了成像光源的单一性,而单一的成像光源恰恰是保持图像对比度与锐利度的必要条件。

三、散射线份额

X 线束透过受检者作用在成像件上的量,应为衰减后同方向的原发射线与散射线之和。散射线占全部射线量的比率即为散射线份额。散射线份额取决于下列因素。

（一）管电压

散射线份额随管电压上升而增加。实验证实,达到 $80\sim90\,kV$ 以上时散射线份额渐趋平稳。另外,散射线光子的能量也随原发射线能量的增加而加大,形成散射线的张角越小,因此使成像质量劣化的程度也越大。

（二）受检者厚度

受检者厚度越大,散射线份额也越大。实验证实,体厚 15 cm 的体模较体厚 5 cm 者散射线份额增加近 50%。

（三）原发射线照射野

散射线份额是与原发射线份额成正比例的。照射野越大,原发射线也越多,散射线份额也随之增加。

四、散射线的限制

（1）限制 X 线束的面积,控制 X 线照射野是最常用的方法。一般 X 线机上均用多页形限束器(平板型遮线器)控制 X 线照射野(图 2 - 3 - 13),为了能预示 X 线照射野的大小,多页形限束器上附有灯光照明,操作者可根据灯光调控最合适的照射野。早期 X 线摄影中,一些专科用 X 线机还采用特殊遮线筒,遮线筒多用铜或其他重金属制成,其形状有圆锥形、圆柱形、方桶形等。图 2 - 3 - 14A 为早期使用的锥形遮线筒,图 2 - 3 - 14B 为圆形遮线筒。

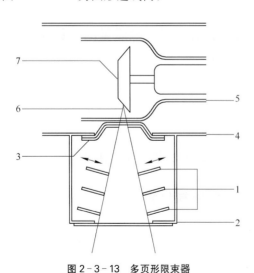

图 2 - 3 - 13 多页形限束器
1.限束器活动铅页,4.X 线管外壳,2.限束器外壳,5.X 线管壁,3.铅遮蔽窗,6.X 线管焦点,7.X 线管阳极靶盘。

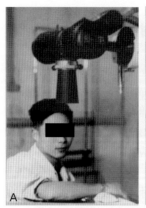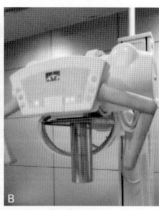

图 2 - 3 - 14 锥形遮线筒和圆形遮线筒
A.锥形遮线筒;B.圆形遮线筒。

（2）使用空气间隙法成像:用空气间隙效应减少散射线的影响,将受检者与成像件保持一定的距离(增加肢-片距),可降低散射线的影响,提高成像质量。其原理为:与形成图像的原发射线相比,散射线的强度小得多,由于肢-片距的加大,与原发射线成角的散射线到达成像件的量也大幅度下降,从而减少对比度损失(图 2 - 3 - 15)。在实用中,由于肢-片距的增加,几何学模糊度也随之增加,弥补的措施是增加焦-片距。这样会导致照射量提高。此外,空气间隙技术有一定的应用限制。如:①肢-片距不应>10 cm;②管电压≤100 kV 等。

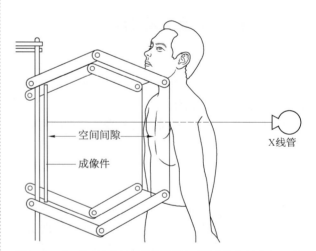

图 2 - 3 - 15 利用空气间隙使射线射入成像件的份额减少,但获得的影像是放大的

五、散射线的清除

迄今为止,清除散射线的最有效方法为应用滤线栅/器。

（一）滤线栅的应用原理

①射线方向为直进的，而散射线的方向则为散乱的；②在受检者与成像件之间设置一铅栅，使绝大部分赖以成像的、直进的原发射线得以通过栅板而到达成像件（图2-3-16）；而方向散乱的散射线则大部分被铅栅的铅箔所吸收，而不能到达成像件，从而改善图像质量（图2-3-17）。

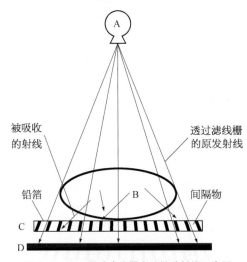

图2-3-16　活动滤线器去除散乱射线示意图
A.射线源；B.受检者；C.滤线栅；D.成像件。

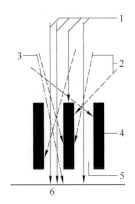

图2-3-17　X线通过滤线栅的情况示意图
1.原发射线，2.被吸收的散射线，3.未被吸收的散射线，4.滤线栅铅箔，5.铅箔间的间隔物质，6.成像件。

（二）滤线栅的主要性能参数

国际电工委员会（IEC）在其1978年出版物267/1978中对滤线栅的性能参数给出了明确的规定。

1. 栅比（grid radio）（R）　栅比越大，吸收散射线的性能越强。X线摄影，所用管电压越高，采用的滤线栅的比值越高。

$$R = \frac{铅箔高度（h）}{铅箔间隔（D）}\qquad（式2-3-1）$$

2. 栅密度（number of strips）（n）　n表示滤线栅1 cm中的铅条数。

$$n = \frac{1}{d + D}\qquad（式2-3-2）$$

n值的计算方法为：若铅箔厚度为0.05 mm，间隔宽度为0.03 mm时，

$$n = \frac{10\,mm}{(0.05 + 0.3)mm} = 28\,条/cm$$

若间隔为0.15 mm时，

$$n = \frac{10\,mm}{(0.05 + 0.15)mm} = 50\,条/cm$$

n值大的滤线栅，吸收散射线能力强。

3. 铅容积（lead content）（P）　P表示在滤线栅表面上，平均1 cm^{2}中铅的体积（cm^3）。

$$P = n \cdot d \cdot h\qquad（式2-3-3）$$

常用滤线栅的栅比在一般情况下用8：1～10：1，100 kV以上的高管电压摄影则用10：1～12：1乃至16：1。

滤线栅的焦距（focal distance）（f_0）及焦栅距离界限（focal grid distance limit）（f_1～f_2）：滤线栅的焦距是指聚焦滤线栅的倾斜铅条的假想线会聚点到滤线栅平面的垂直距离（图2-3-18）。换言之，当X线管焦点位于滤线栅的焦距时，除碰到铅条上的原发X线被吸收外，其余原发X线都因与铅条倾角相平行而通

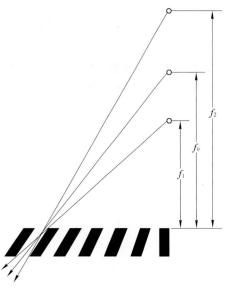

图2-3-18　焦栅距离界限

过,由于实际工作中,X线管焦点并不一定位于栅的聚焦点上。因此允许有一定的幅度,此幅度即为焦栅距离界限 $f_1 \sim f_2$。

只要在聚焦滤线栅的有效面积边缘外,原射线透射值为在聚焦距离上透射值的 60%(即允许损失原射线的 40%),即可获得满足临床需要的 X 线照片。这样,X线管焦点所在位置,并不一定恰好在聚焦距离上。换言之,X线管焦点位置容许有一定范围的偏差,$f_1 \sim f_2$ 是指从聚焦入射面至焦点距离极限最低的 f_1 和最高的 f_2 的范围,图 2-3-19 为过大和过小的焦栅距示意图。$f_1 \sim f_2$ 与栅比 r 及聚焦距离 f_0 有关。国际电工委员会(IEC)的 267/1978 出版物对聚焦滤线栅无中心偏差的应用界限确定为:

$$f_1 = \frac{f_0}{1 + \dfrac{f_0 V_1}{rc}} \qquad (式 2-3-4)$$

$$f_2 = \frac{f_0}{1 - \dfrac{f_0 V_2}{rc}} \qquad (式 2-3-5)$$

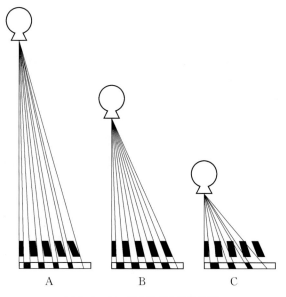

图 2-3-19　过大和过小的焦栅距
A. 焦-栅距过大;B. 焦-栅距正确;C. 焦-栅距过小。

对聚焦滤线栅有中心偏差的应用界限确定为。

$$f_1 = \frac{c + z}{\dfrac{c}{f_0} + \dfrac{V_1}{r}} \qquad (式 2-3-6)$$

$$f_2 = \frac{c - z}{\dfrac{c}{f_0} - \dfrac{V_2}{r}} \qquad (式 2-3-7)$$

式中 c 表示有效面积边缘离中心线的距离,f_0 表示聚焦距离,f_1 表示焦栅距离下限,f_2 表示焦栅距离上限,r 表示栅比,V_1 表示原射线在焦栅距离下限透射的损失(取 40%),V_2 表示原射线在焦栅距离上透射的损失(取 40%),z 表示聚焦滤线栅中心偏差值。

如果聚焦滤线栅使用不当,会产生相关的问题(图 2-3-20),当聚焦滤线栅中心和射线源中心有相对偏差时,会导致铅条影增宽,大量原发射线被吸收。

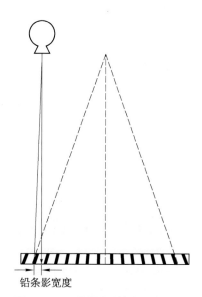

铅条影宽度

图 2-3-20　聚焦滤线栅中心偏差导致铅条影增宽,大量原发射线被吸收

当射线源中心不是垂直入射滤线栅平面时(图 2-3-21),即滤线栅有一定倾斜角度,同样会导致铅条影增宽,大量原发射线被吸收。

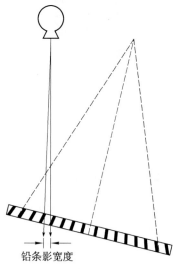

铅条影宽度

图 2-3-21　滤线栅倾斜导致铅条影增宽,大量原发射线被吸收

（三）滤线栅使用的技术要点

在使用选择滤线栅时必须对下列实质性技术指标加以注意：①X线管侧（tube side）；②铅条方向；③焦距（focal distance）：cm 或∝；④格比（grid ratio）：0∶1；⑤铅条密度（grid density）：线/cm；⑥铅含量（lead content）：cm^3/cm^2；⑦间隔材料（spacer material）：铅或纸。

合格的滤线栅，其外壳上必须注明上述数据，否则将被认为是不完整的产品。

日常使用滤线栅主要根据下列几方面选取：①成像件尺寸；②摄影距离；③摄影部位；④管电压。

使用时应尽量使滤线栅与成像件贴近。滤线栅中心应置于X线管焦点垂直位置上，焦距应尽量与摄影距离相一致，此点对于高格比滤线栅和近距离摄影尤为重要。

六、X线摄影与散乱线

X线摄影时，线束照射人体后将逐渐衰减，射线被人体吸收和射线方向散乱是其原因。其中吸收为X线成像的要素。但散射线因方向杂乱，形成多源成像而使图像质量劣化，有必要加以减弱和消除。

吸收与散射的比例与波长和被照体物质的不同密切相关。

质量减弱系数的关系式为：

$$减弱＝吸收＋散射$$

当射线的波长短、物质的原子序数小时，吸收所占的比例小，而散乱线则所占的比例增多。反之，射线的波长较长，物质的原子序数大，则吸收比例大，散射的比例减小。如X线硬度越大，被照体原子序数越低，则吸收比例越小，而散乱线成分越高。

（曹厚德）

第四章
数字化 X 线摄影及透视

数字 X 线摄影是近年发展最为快速及成效最为卓著的影像技术成就之一。因为此项技术的发展,使影像检查技术中使用量最大、应用面最广的技术手段得以进入数字化家族。

传统 X 线摄影的技术过程是基于光化学理论,而数字化成像技术则基于光电子学理论。后者有优于传统 X 线摄影的图像质量、平均较低的照射剂量、快捷的工作效率、方便灵活的后处理等优点。因此,迅速成为 X 线摄影的主流技术,经过最近十年的快速发展,我国的 X 线摄影检查,都已实现数字化。

一、数字影像技术的优势

传统 X 线摄影以胶片作为记录介质,集图像采集、显示、存储和传递功能于一体;因此,限制了其中某单一工序的改进。数字成像技术则将整个检查流程中的各个工序分解成不同的独立部分,从而可对每一工序进行单独优化。

传统 X 线摄影方式对于 X 线能量的利用率不高,其量子探测效率(detective quantum efficiency,DQE)仅为 $20\% \sim 30\%$,而目前的数字化成像系统可达 60% 以上(图 2 - 4 - 1)。因此,数字化成像所需的辐射剂量可大幅度降低。

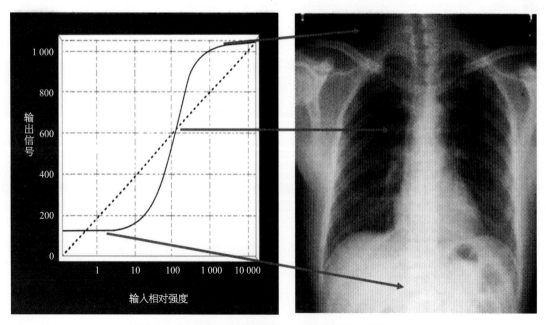

图 2 - 4 - 1　传统 X 线摄影与数字化 X 线摄影特性曲线的比较

传统 X 线摄影的动态范围远较数字化 X 线摄影窄。前者(以增感屏/胶片系统为记录介质)与后者的"曝射量-反应曲线"相比,前者仅在曲线中的小于 2 个数量级范围内呈线性变化,而后者则可在 5 个数量级的范围内保持线性变化。

传统 X 线摄影所得的图像不能进行成像后处理。若图像质量由于种种原因达不到诊断要求,就只能重复检查。而数字化 X 线摄影技术,为了增加诊断信息,可进行窗宽窗位调节、边缘增强、灰阶变换等一系列后处理。例如在胃肠道双对比造影检查中,通过边缘增强处理后,使胃肠道的轮廓线、黏膜皱襞、胃小区及胃小沟等图像细节显示更清晰。

传统 X 线摄影所得的图像为模拟图像,它必须经过模/数转换(A/D 转换),成为数字图像后方能进入 PACS 实施联网。

数字化 X 线摄影获得影像数据的时间短。一般数字化装置的图像获取可达 8 帧/s。用于心血管造影的专用装置则可达 50~60 帧/s。其速度大大超过结构复杂、价格昂贵的快速换片机。此外,由于曝射时间短,降低了因器官活动所致的运动性模糊现象。

数字化成像可利用大容量磁、光盘存储技术,以数字化的电子方式存储、管理、传送并显示医学影像及相关信息,使临床医学摆脱对传统硬拷贝技术的依赖,更为高效、低耗及省时、省地、省力地观察、存储、回溯和传送医学图像。两种技术方式的性能比较见表 2-4-1。

表 2-4-1　传统 X 线摄影技术与数字化 X 线摄影技术的比较

参数	传统 X 线技术(荧屏/胶片成像)	数字化技术(DF/DR)成像
1. 剂量	相对较高	可降低 30%~70%
2. 空间分辨力	透视影像分辨力 1LP/mm,摄片影像略高或相等于数字化技术	像素 1024×1024~2LP/mm,2048×2048~3.5LP/mm 接近或相等
3. 密度分辨力	26 灰阶	可达 $2^{10\sim14}$ 灰阶
4. 图像状况	观察透视影像需持续曝射	脉冲透视可中止曝射,并有"末幅图像冻结"(LIH)功能,可选择最佳时机冻结图像,可在无 X 线曝射的情况下观察、分析图像
	图像状态不能改变	图像可进行窗宽窗位调整、边缘处理、正反灰度切换、对比度增强、灰阶变换、降噪及锐化等后处理。又可采用搜寻、电影回放、缩放(zoom)、漫游(pan)等多种显示方法。利用各种处理功能,可在一次曝射中得到的图像处理出原先需改变曝射参数,多次曝射得到的结果。在提高效率的同时,减少剂量
	图像动态范围小,胸部后前位检查不能显示纵隔前和心后肺野的病变	图像动态范围大。胸部检查能在同一图像中清晰显示肺野和纵隔
	曝射宽容度有限	曝光宽容度大,无需自动曝光控制,且可避免因参数选择失当而致重拍
5. 图像复制	复制片价格高、操作繁复且质量较差	可任意复制质量与原片一致的拷贝
6. 图像保存	大量的照片贮藏、保管、查找困难	实现无胶片化保管,用电子数字介质保存资料,体积小,检查方便,不必担心变质
7. 联网	不能与外围设备与 PACS 联网	通过标准接口可与其他图像设备联网,在部门或异地之间实现影像资料共享、快速会诊等
8. 互参性	多种影像手段互参困难	与其他诊断技术所获得的图像可同时显示,互参互补乃至合并处理
9. 功能扩展	功能不能扩展、局限性大	可扩展 DSA、峰值停留及对比剂追踪等功能
10. 报告	影像注释需手写	可直接显示于屏幕及照片上或打印在病史记录上

二、数字影像技术的发展简史

20世纪70年代CT的问世被公认为伦琴发现X线以来的重大突破,因为它标志了医学影像设备与电子计算机相结合的里程碑。而后,磁共振、数字减影血管造影(DSA)等诊断方法的相继成熟,使影像学进入了一个新的飞跃发展阶段。20世纪80年代数字放射摄影进入临床应用,使X线摄影步入了数字化的新纪元。时至今日,由于临床医学的快速发展,对于影像诊断的需求也日益增长,也正是在这些需求的驱动下,医学影像技术才得以长足发展。当前,全数字化放射学、云存储及远程放射学作为三种相互关连的技术,已经成为我国影像技术的主流,表2-4-2为数字化X线摄影技术发明的年代。

三、关于DR命名的问题

传统的放射摄影中,X线穿过人体后的剩余射线被增感屏-胶片系统(屏-片系统)所接收,在胶片上形成潜影,对其进行化学处理后显影成可见图像,通过灯箱读片。在数字X线摄影中,采自人体的X线投影图像须转换为数字形式,以便用计算机进行处理、存储和检索。目前实现数字X线摄影的技术手段有:①基于影像增强器-电视系统的传统电视信号数字化技术;②基于CR技术的数字化技术;③基于新型平板探测器技术的DR技术;④基于荧光屏-CCD技术的数字化摄影技术;⑤线性扫描数字化技术。

表2-4-2 数字化成像技术/器件问世年代

年代	技术
1975年	数字减影血管造影(DSA)
1980年	计算机X线摄影(CR)
1988年	非晶硒(IP)平板探测器技术
1990年	基于电子耦合器(CCD)线性扫描技术的DR
1994年	硒鼓技术DR
1995年	非晶硅平板探测器
1995年	非晶硒平板探测器
1997年	氧化钇平板探测器
2001年	可移动式平板探测器
2001年	用于透视及DSA的动态平板探测器
2009年	无线平板探测器
2009年	图像拼接技术
2015年	全面国产化

1981年首次提出数字放射摄影(digital radiography,DR)是指影像增强器式的数字化摄影系统,即由影像增强器、光电摄像管、电视和模/数转换器件组成。显然这种成像方式是间接的数字化方式。

近年来,已约定俗成地将DR专指包括CCD及各种平板探测器为核心部件的数字化X线摄影方式。但是随着数字化技术的快速发展,显然沿用DR这一名称已无法表达设备的技术方法及性能,所以建议用技术方式冠名,以明确表述DR的种类。以影像探测器/获取方法分类见表2-4-3。

表2-4-3 X线摄影以探测器/影像转换方式分类

图像属性/获取方式	图像转换过程	图像转换方式
1. 模拟像/影像增强器+电影胶片(或录像带)	X线→荧光→图像	非成像板类,间接转换
2. 数字像/利用成像板方式:		
CR	X线→潜影→荧光→电信号→图像	间接
DR		
● 直接转换平板探测器(非晶硒)	X线→电信号→图像	直接
● 间接转换平板探测器 [X线荧光体(CsI、GOS)+非晶硅二极管]	X线→荧光→潜影→电信号→图像	间接
● CCD/CMOS转换探测器 (X线闪烁体+CCD/CMOS二极管阵列)	X线→荧光→电信号→图像	间接
● 多丝正比线阵探测器	X线→电信号→图像	直接

表 2-4-3 中的 CR 利用氟氯化钡、氟溴化锶钡等荧光体的光致发光特性形成数字化图像。这种方式命名为 CR 已是约定俗成，不至与其他形式相混淆。平板探测器采用半导体技术，将 X 线投影图像转换为电信号，再通过 A/D 变换将模拟信号转换成数字信号，输入计算机处理或显示，由计算机将该电信号重建为二维图像。

目前用于平板探测器的技术分为两类：①将 X 线直接转换成电信号，称为直接式 DR；②将 X 线先转换为光信号，再将光信号转换成电信号，称间接式 DR。属于直接式的典型有非晶硒（a-Se）平板。以 a-Se 作为光导体，X 线射于非晶硒（a-Se）上，引起非晶硒表面电荷的改变（电信号）并由薄膜晶体管（TFT）开关选通，成数字信号输出。属于间接式的成像板是荧光体，通常以碘化铯（CsI）及硫氧化钆（GOS）为材料覆盖于非晶硅，把 X 线转换为产生可见光信号，再通过发光二极管转换，将光信号转换为电信号，并由 TFT 将电信号读出，得到数字图像；也可将闪烁体产生的光信号通过 CCD 成数字图像输出；其他还有以互补型金属氧化物半导体（complementary metal oxide semiconductor，CMOS）取代 CCD 的平板探测器。

上述平板探测器构成的 X 线摄影系统均称为 DR，实际上由于成像元器件及成像方式不同，其性能也有很大差别。由于 DR 的概念过于笼统，由 CCD 构成的 DR 系统与由非晶硒（a-Se）、非晶硅（a-Si）构成的 DR 系统成像性能相差甚远。所以在了解数字化成像系统的性能时，必须进一步明确其构成。同理，在具体表达成像系统的性能时也应当注明具体为哪一种成像板。例如由 CCD 构成的 DR，不论在 DQE 及图像动态范围方面均不及其他型平板探测器构成的 DR。因此，应按图像转换成电信号的技术方式分类，主要表述方式为在 DR 前冠以主要转换器件名称，然后以斜杠（/）与 DR 分开，即转换器材名/DR。如以非晶硒（a-Se）为转换器材的 DR 则名为：a-Se/DR，以非晶硅（a-Si）为转换器材的 DR 则名为：a-Si/DR，以 CCD 为转换器材的 DR 则名为：CCD/DR；又如根据荧光物质的不同，又有碘化铯（CsI）与硫氧化钆（GOS）之分，因此完整地表述应为碘化铯/非晶硅/DR（CsI/a-Si/DR）及硫氧化钆/非晶硅/DR（GOS/a-Si/DR）等。

四、计算机 X 线摄影

计算机 X 线摄影（computed radiography，CR）是最早实现 X 线摄影数字化的技术方法。其发展历史可追溯到 1975 年专利注册的成像板（image plate，IP）；但直到 1980 年，IP 阅读器达到实用阶段后才正式推出 CR 产品。随着直接数字化探测器的大规模生产和投入临床实用，CR 已经逐渐淡出临床应用，但在部分医院仍然有这样的设备在运行。因此，本节加以简单阐述。

（一）CR 系统的构成

CR 系统是 X 线摄片实现数字化的辅助系统，技术的关键是 CR 成像板替代了传统的增感屏和胶片暗盒进行 X 线影像拍摄，主要由成像板、图像阅读器、控制面板、工作站组成，配合显示器、打印机等外围设备构成成像链。

1. 成像板　成像板是 CR 系统的关键元件，其核心是能够记录 X 线吸收差别的荧光层，IP 的作用是作为 X 线的感受器和储存影像（潜影）的载体，IP 可反复使用。临床广泛采用的暗盒型 IP，可与任何原有的 X 线机匹配，有很大的灵活性和多用性。每个暗盒表面有不同的条形码供识别。暗盒内部背面衬有铅箔。

2. 图像阅读器　图像阅读器的作用是读取 IP 的潜影信息，实现模拟信号向数字信号的转换。它除具有将 IP 从暗盒中取出的机械结构外，还有激光扫描仪、光电倍增管、A/D 模数转换器等部件。在图像阅读器中，数字图像被送到内部图像处理器作谐调和空间频率处理，然后将图像传输至工作站或 PACS。

3. 控制面板　由控制面板录入受检者资料，选择摄影部位和体位，这些信息传入图像阅读器。并配有条形码扫描器识别不同的 IP 暗盒，使之与录入和选择的信息相对应。图像阅读器除本身带有控制面板外，另可配多个远程控制面板，后者安装于各个摄影控制室。操作者通过远程控制面板不仅能录入各种信息，而且可以查看图像阅读器读取处理后的图像，从而及时、方便地了解摄影质量。

4. 工作站　工作站主要包括图像服务器、显示器、存储器及键盘、鼠标等，能进行图像查询、显示和各种后处理（窗位窗宽调节、锐化、放大、旋转、反转、测量、注释等），处理完毕后进行当地电脑存储活外传。

（二）CR 成像原理

CR 的核心技术是 IP 成像和 IP 阅读。IP 的材料主要是一种含有铕（Eu）激活的氟卤化钡盐（$BaFXEu^{2+}$，$X=Cl$，Br，I）晶体，当受 X 线照射时，

Eu 从 2 价变为 3 价形成潜像。在阅读器中,用一束红色激光扫描 IP,经激光照射后,被俘获电子获得能量,脱离卤化物并回到 Eu 原子的轨道,此过程发出蓝紫色荧光,该荧光与 X 线照射 IP 的 X 线光子密度和激发光强度成正比。被光电倍增管检测后转换为数字图像信号(图 2-4-2)。

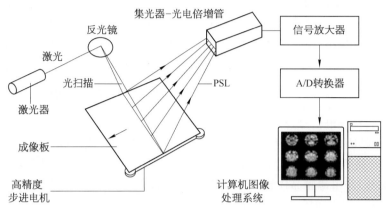

图 2-4-2 CR 系统成像原理

CR 是屏-片系统的一种替换技术。在实际操作中,IP 的曝射使用与常规片盒完全一样。IP 阅读器的作用相当于洗片机,从 X 线曝射过的 IP 上采集数字影像,并还原感光晶体进行重复使用,这一过程不需要传统胶片处理的暗室工作环境。

与传统胶片系统相比:①IP 的氟卤化钡盐晶体具有较高的密度,对射线光子具有较高的截获率,就 X 线成像的光子利用率而言,高于屏-片系统;②IP 对 X 线的响应是线性的,而屏-片系统的响应是非线性的,所以 CR 系统的影像动态范围远大于常规胶片影像,对于过曝射和欠曝射的影像可以通过图像处理来适当改善成像质量。

(三) CR 的应用

就探测器角度而言,CR 系统中的 IP 空间分辨力高于目前各类 DR 探测器;密度分辨力则低于各类 DR 探测器。

根据 IP 的能量响应特性而言,对 X 线的质(实际应用中的管电压值)不敏感。因此在厚实部位摄影时应增加毫安秒值。由于人眼对分辨细微结构的能力较分辨灰阶能力强,所以观察 CR 图像比 DR 图像清晰。

扫描仪用固体线型激光器和固体线型紫外线发光二极管,可使扫描仪薄型与小型化,实现 CR 无须人工介入的自动获取扫描图像的 DR 模式。IP 磁悬浮技术的应用,可减少 IP 的二次污染,增加 IP 的使用寿命,提高影像质量。IP 的空间分辨力尚有提高空间,现有固体激光器光束的直径可缩小至 12.5 μm 以下,改变 IP 的荧光晶体的大小,可再次提高空间分辨力,提供更清晰的图像。

有关对 CR 设备的改进及应用的研究,可使 CR 图像质量进一步提高。但 CR 成像过程是以 IP 代替增感屏-胶片暗盒,对工作流程的优化程度有限。近年来平板探测器直接 X 线成像(digital radiography, DR)已发展成为 X 线摄影的主流技术,而 CR 的应用份额逐渐下降。DR 实现了将感应介质记录到的 X 线信息实时转换成数字信号输出,DR 实现了将感应介质记录到的 X 线信息实时转换成数字信号输出,较之 CR 有更高的量子探测效率和动态范围、更低的 X 线照射量,图像层次丰富。DR 技术无须更换暗盒,图像响应迅速,显著优化了工作流程。因此,DR 替代 CR,已经成为必然趋势。

五、直接数字化 X 线摄影

(一) 探测器概要

1. 非晶硒平板探测器 非晶硒平板探测器利用非晶硒的光电导特性,将 X 线直接转换成电信号,经过模数转换后形成全数字化动态或静态影像。非晶硒平板探测器的结构(图 2-4-3)主要有:

(1) X 线转换介质:位于探测器的上层,为非晶硒光电材料,利用非晶硒的光电传导特性,将 X 线转换成电信号。在没有 X 线照射时,非晶硒层上下两面预先加有几千伏的偏置电压,非晶硒层内部存在很强的电场。当 X 线与非晶硒光导材料作用后,造成光导材料电离,产生成电子、空穴对(负电荷和正电荷)。在偏置电场的作用下,这些正负电荷分别趋向非晶硒层上下两面,形成电流,这些电流信号被存贮在薄膜晶体管(thin film transistor,TFT)的极间电容上,形成潜影,由探测器单元阵列收集。选择非晶硒作为光导材料,是由于它是非晶态结构,并在强电场作用下,电荷分布有很强的方向性,不会横向扩散,从而具有很好的细节分辨力。用更厚的光导吸收层,可获得更高的 X 线灵敏度。

(2)探测器单元阵列:位于非晶硒的底层,用薄膜晶体管 TFT 技术在玻璃底层上形成几百万个检测单元阵列,每一个检测单元含有一个电容和一个 TFT 选通开关,而且每一个检测单元对应图像的一个像素,电容储存着由非晶硒产生的相应电荷。

(3)高速信号处理单元:按要求产生的地址信号顺序激活各个 TFT,每个贮存电容内的电荷按地址信号被顺序读出,形成电信号,然后进行放大处理,再送到 A/D 转换器进行模数转换。

(4)数字影像传输:电荷信号转换成数字信号,并将图像数据传输到主计算机进行数字图像的重建、显示、打印等。

经过上述关键部件的处理过程,完成从 X 线到数字图像的转换(图 2-4-3)。之后,扫描电路自动清除硒层中的潜影和电容存储的电荷,为下一次的曝射和转换作准备。

2. 非晶硅平板探测器　非晶硅平板探测器是一种以非晶硅光电二极管阵列为核心的 X 线影像探测器,它利用碘化铯(CsI)或硫氧化钆(Gd₂O₂S:Tb, GOS)

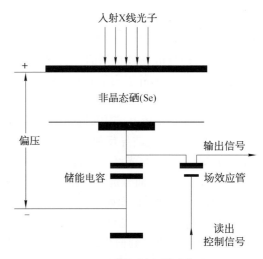

图 2-4-3　非晶硒探测器成像原理

的荧光特性,将入射后的 X 线光子转换成可见光,再由具有光电二极管作用的非晶硅阵列变为电信号,通过外围电路检出及 A/D 变换,从而获得数字化图像。由于经历 X 线—可见光—电荷图像—数字图像的成像过程,通常被称作间接转换型平板探测器。

非晶硅平板探测器其基本结构为闪烁体层、非晶硅光电二极管阵列(图 2-4-4)、行驱动电路(图 2-4-5A)以及图像信号读取电路(图 2-4-5B)四部分。

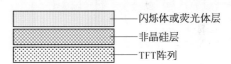

图 2-4-4　非晶硅平板探测器的结构示意图

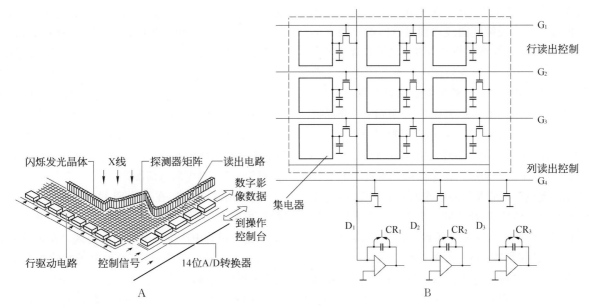

图 2-4-5　非晶硅工作原理

非晶硅平板探测器使用的闪烁体材料主要有两类,碘化铯(CsI)或硫氧化钆(GOS)。碘化铯闪烁体由厚度为 $500\sim600\ \mu m$ 连续排列的针状碘化铯晶体构成,针柱直径约 $6\ \mu m$,外表由重元素铊包裹(图 2-4-6),以形成可见光波导,减少漫反射,出于防潮的需要闪烁层生长在薄铝板上,应用时铝板位于 X 射线的入射方向,同时还起光波导反射端面的作用,形成针状晶体的碘化铯可以与光纤一样将散射光汇集到光电二极管,可以提高空间分辨力。射线在硫氧化钆(GOS)屏上会产生漫反射,而碘化铯(CsI)晶体则具有光纤效应,射线在晶体内全反射。CsI 光学性能远远优于 GOS,临床证明达到同样图像质量,CsI 所需剂量相比 GOS 可降低 40%,此外由于降低了漫反射,可以提高分辨力。

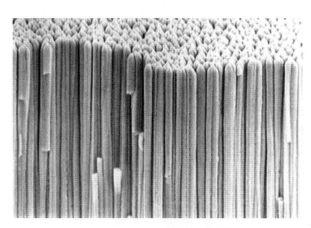

图 2-4-6　6μm 碘化铯针状晶体

碘化铯的针状结构排列可产生高分辨力和对 X 线高吸收率,碘化铯产生的可见光光谱与由非晶硅光电二极管的感光灵敏度曲线得到极佳匹配。两者的结合,为同时满足 X 线摄片和透视提供了有效途径。

非晶硅光电二极管阵列完成可见光图像向电荷图像转换的过程,同时实现连续图像的点阵化采样。探测器的阵列结构由间距为 $139\sim200\ \mu m$ 的非晶硅光电二极管按行列矩阵式排列,若间距为 $143\ \mu m$ 的 17 英寸×17 英寸的探测器阵列由 3 000 行乘以 3 000 列,共 900 万个像素构成。每个像素元由具有光敏性的非晶硅光电二极管及不能感光的开关二极管,行驱动线和列读出线构成;位于同一行所有像素元的行驱动线相连,位于同一列所有像素元的列与读出线相连,以此构成探测器矩阵的总线系统。

非晶硅平板探测器成像的原理是位于探测器顶层的碘化铯闪烁晶体将入射的 X 线转换为可见光。可见光激发碘化铯层下的非晶体硅光电二极管阵列,

使光电二极管产生电流,从而将可见光转换为电信号,在光电二极管自身的电容上形成储存电荷。

每一像素电荷量的变化与入射 X 射线的强弱成正比,同时该阵列还将空间上连续的 X 线图像转换为一定数量的行和列构成的总阵式图像。点阵的密度决定了图像的空间分辨力。在中央时序控制器的统一控制下,居于行方向的行驱动电路与居于列方向的读取电路将电荷信号逐行取出,转换为串行脉冲序列并量化为数字信号,获取的数字信号经通信接口电路传至图像处理器从而形成 X 线数字图像。

3. CCD 探测器　电子耦合器件(charge coupled device,CCD)属于半导体器件,由于它的光敏特性,即在光照下能产生与光强度成正比的电子电荷,形成电信号,CCD 成像是 X 线在荧光屏上产生的光信号由 CCD 探测器接收,随之将光信号转换成电荷并形成数字图像(图 2-4-7)。

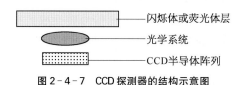

闪烁体或荧光体层
光学系统
CCD 半导体阵列

图 2-4-7　CCD 探测器的结构示意图

常用的光敏元件有 MOS(metal oxygen semiconductor)电容器和光敏二极管两大类。

(1) MOS 电容器:在 P 型 Si 的衬底表面用氧化的方法,生成一层厚约 $100\sim1\,500$ 埃的二氧化硅(SIO_2),再在二氧化硅表面蒸镀一层金属多晶硅作为电极。在衬底与金属电极间加上一个偏置电压,这样就构成一个 MOS 电容器。当光子投射到 MOS 电容器上,光子穿过透明氧化层,进入 P 型 SI 衬底,衬底中处于价带的电子将吸收光子的能量而跃入导带。当光子进入衬底时产生电子跃迁。形成电子-空穴对。电子-空穴对在外加电场作用下,分别向电极两端移动,形成了光生电荷。光生电荷的多少决定于入射光子的能量(波长)和光子的数量(强度)。每个电荷的能量与对应像元的亮度成正比,这样一幅光的图像就转变成了对应的电荷图像。

(2) 光敏二极管:在 P 型 SI 衬底上扩散一个 N+ 区域,形成 P-N 结二极管。通过多晶硅二极管反向偏置,在二极管中产生一个定向电荷区。在定向电荷区内,光生电子与空穴分离,光生电子被收集在空间电荷区形成电荷包。

CCD 是通过变换电极电位使势阱(potential well)中的电荷发生移动,在一定时序的驱动脉冲下,完成

电荷包从左到右的转移。当信号电荷传到CCD器件的终端时,由场效应管组成的电路将该信号读出。

CCD被广泛应用于各种间接转换的X射线成像装置,它们均以碘化铯作为闪烁晶体。碘化铯将不可见的X射线转换为可见光,通过光学传导系统,投射到小面积的CCD器件上。这种具有光电作用的CCD将光信号转换为电信号,再转换为数字信号,进入计算机系统进行图像处理。

4. 多丝正比电离室探测器 多丝正比电离室(multi-wire proportional,MWPC)是我国与俄罗斯于1999年在中国共同研制成功的低剂量直接数字化X射线机(low-dose digital radiographic device,LDRD),或称低剂量X线机,是一种狭缝式线阵列探测器扫描装置。

LDRD探测系统是由多丝正比室和数据系统组成的一个整体。多丝正比室是一铝质密封腔体,尺寸为450 mm×200 mm×50 mm,一侧为入射窗,腔内装有漂移电极、阴极和阳极。漂移电极电位为−6 kV,阴极电位约为−3 kV,阳极电位为零。阳极丝共有几百或上千个通道,间距为1.2 mm。腔内充以Xe和CO_2的混合体,压力约为2.0 kPa。数据采集系统由一块控制电路板和具有几百或上千个独立采集计数通道的电路板组成。每块计数有通道输入的信号选通、放大整形和计数,并用逻辑电路采集两个独立通道之间的中间通道计数,使每块的输出通道数增加,每个计数器为16 bit。

LDRD系统的工作程序是在控制和准备工作就绪后,选好曝射条件。用鼠标按点采集功能,即开始一幅图像的扫描工作,整个扫描支架从定位处开始由上向下运动采集影像数据,图像的每行曝射时间为5～6 ms。X线管的射出窗口被屏蔽材料阻挡成一个水平缝隙,经过限束器X线束在入射人体前的准直器上形成一个约200 mm×20 mm的窄条;再经前准直器上1 mm的准直器缝隙,形成一极窄的线状断面的扇形波束(200 mm×1 mm);当射线经人体后在经过一个约1 mm的准直器缝隙进入多丝正比室探测系统,每根阳极丝连至计数器,记录X线光子所引起的计数脉冲;然后,将每个像素的统计数据(数字信号)高速传输至计算机,重建图像。

(二) DR的分类

DR系统有两种基本分类方法:①按照X线曝射方式;②按照能量转换方式。

1. 按X线曝射方式分类 DR系统按曝射方式分为面曝射成像技术和线扫描成像技术,这两种技术的主要差别是探测器采集方式不同。

(1) 面曝射成像方式:面曝射成像技术的主要特点是探测器的设计采用大面积的面阵探测器,也称为平板探测器(flat plane detector,FPD)。探测器对X线的有效采集面积沿用了屏-片系统,使用的最大成像面积(35 cm×43 cm或43×43 cm),能在检查时包全人体被检查的区域;面成像技术的另一个特点是在X线曝射的瞬间,一次性地采集到被检测人体成像区域的基本信息。

目前,使用面曝射方式的探测器包括的非晶硒、非晶硒和CCD等平板探测器。

(2) 线曝光成像方式:线扫描成像技术沿用线阵的成像方法。X线曝射时,X线照射野呈扇面方式垂直于人体,并沿人体长轴方向,以匀速的速度扫描人体的检查区域。线阵探测器与X线管同步移动,透过人体的X线按照时间顺序连续不断地被线阵探测器采集,然后经过数字转换和处理,传送到计算机进行数据重建,形成数字化X线图像。

目前,使用线曝射方式的探测器主要有3种类型:①多丝正比电离室气体检测器;②闪烁晶体/闪电二极管线阵探测器;③固态半导体/CMOS线阵探测器。

2. 按能量转换方式分类 DR最常用的分类法依照X线探测器能量转换方式进行分类,X线探测器能量转换的方式有两大类,即直接转换方式和间接转换方式。

(1) 直接转换方式:直接数字X线摄影(direct digital radiograph,DDR)的基本原理是X线投射到X线探测器上,光导半导体材料采集到X线光子后,直接将X线强度分布转换为电信号。

目前常用的光导半导体材料为非晶硒(amorphous selenium,a-Se)、碘化铅(PbI_2)、碘化汞(HgI_2)、碲砷镉(CdAsTe)、溴化铊(TiBr)和碲锌镉(CdZnTe或CZT)。已经使用在DR设备上的X线探测器主要为非晶硒平板探测器和碘化镉/碲锌镉线阵探测器。

(2) 间接转换方式:间接数字X线摄影(indirect digital radiography,IDR)是相对于直接转换方式而言,X线投射到X线探测器上,先照射到某种闪烁发光晶体物质,该晶体吸收了X线后,以可见荧光的形式将能量释放出来(图2-4-8)。

可见光经过空间光路传递,由光电二极管采集并转换成电信号(图2-4-9)。

由于大多数发光层具有比硒还要强的静止能,所以该发光层的厚度较直接成像者薄。

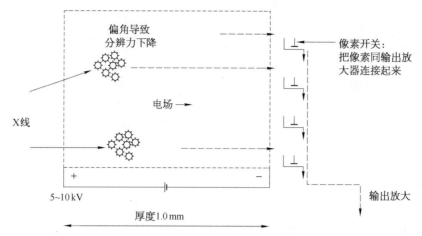

图 2-4-8 荧光层吸收 X 线并转换成可见光光子

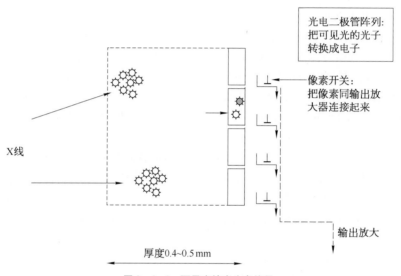

图 2-4-9 可见光输出为电信号

用于间接转换的发光晶体物质主要有碘化铯（CsI）和硫氧化钆（Gd_2O_2S：Tb，GOS）。如采用粒状闪烁体，例如采用 GOS（稀土类荧光材料），由于可见光的漫反射，则图像的分辨力会受到一定的损失。

采用针状碘化铯结晶，光的漫反射可以减少，因为针状结构具有相当于光纤的作用。

目前，已经在临床使用的 X 线探测器上主要有非晶硒（amorphous selenium，aSe）平板探测器、非晶硅（amorphous silicon，aSi）平板探测器、CCD 探测器、CMOS 半导体探测器等。

值得注意的是，不论直接转换方式还是间接转换方式，它们都是在 X 线探测器内进行 X 线的能量转换过程。经过 X 线探测器输出的数字化信号，代表该探测器采集到的 X 线图像信息，最大限度地获取人体 X 线信息是探测器成像质量评价的基本标准。

（三）DR 各种技术成像设备的应用评价

1. 非晶硒平板探测器 非晶硒平板探测器在无定型表面加有电场，使得电子只能沿电场方向运动，而不会产生横向偏离，从而避免光的散射。探测器上一个电子对对应一个探测器元素，将 X 线直接转换成电信号，没有可见光的中间传递，保证影像不会失真模糊。此外，目前大部分数字乳腺 X 线机使用非晶硒平板探测器作为接收器，其像素大小为 85 μm，矩阵为 $2\,816 \times 3\,584$，探测器的尺寸为 24 cm×30 cm，空间分辨力为 61 LP/mm。近年来最新的第三代双层非晶硒平板探测器采用光学开关切换技术已经在临床上使用。像素大小为 50 μm，空间分辨力为 10 LP/mm，DQE＞70%。能获得更低的噪声和更高质量的图像。

但是，普通数字化 X 射线摄影机的平板探测器需要较大的偏置电压，才能使正负电荷发生分离，因此时间分辨力大为降低，成像速度减慢。非晶硒平板探测器对环境的要求也较高，机房的温度和湿度要求较严苛。普通数字化X线摄影机上使用的非晶硒平板探测器尺寸为14英寸×17英寸，这对体型较大的受检者容易使胸部两肋膈角或胸部两侧的肋缘漏摄。

2. 非晶硅平板探测器 非晶硅平板探测器因使用荧光材料作转换，时间分辨力高，成像速度快，在曝射后几秒即可显示图像。从而改善和优化工作流程，曝射宽容度大，容许一定范围内的曝射误差，并可在后处理中调节和修正成像；图像层次丰富，动态范围大，图像细节的可见度能满足诊断的需要；DQE和MTF高，在像素为$200\,\mu m$的平板探测器尤为明显。

目前，普通的数字化X线摄影机和动态心血管专用造影X线摄影机使用最多的是非晶硅平板探测器，其原因之一是平板探测器的面积大，为17英寸×17英寸；二是探测器的像素大小适中；三是探测器的转换效率高。但是，非晶硅平板探测器经历光的中间转换，不可避免产生散射和余辉等光学现象，可能使有诊断价值的信息丢失，从而在一定程度上降低了图像的空间分辨力和清晰度。由于碘化铯的针状体仅$6\,\mu m$，而且其表面有防止光散射和漫射的金属铊。这种特殊结构，使碘化铯的探测器成像设备的散射和余辉现象不明显。其他闪烁体材料在非结构性屏幕内由荧光体所产生的荧光更易扩展进邻近像素，导致分辨力下降。

碘化铯非晶硅平板探测器已广泛应用于普通数字化X线摄影机和动态心血管专用造影机上，这是由于碘化铯对X线的吸收系数是X线能量的函数；随着X线能量提高，材料的吸收系数逐渐降低；材料厚度增加，吸收系数升高。在诊断所使用的X线能量范围内，碘化铯材料有优于其他X线荧光体材料的吸收能量；此外，碘化铯晶体具有良好的X线-电荷的转换特性。据实验研究，单个X线光子可产生800~1000个光电子，掺入铊后碘化铯可以激发出550 nm的光，与非晶硅光谱灵敏度的峰值相匹配，因而碘化铯晶体具有高的转化能力，量子检出率(DQE)高。

3. CCD探测器 目前常用的是CsI平板＋CCD阵列，常应用于数字DSA、数字胃肠点片和普通数字化X线摄影机。CCD关于数字影像技术的一个最突出的特性是它具有很小的外形，一般为$2\sim4\,cm^2$，比典型的X线投射面积还要小。因此，基于高效CCD的放射成像系统，必须采用一些光学方法，一般使用的是透镜或光纤渐变器，将可见光视野缩减至小于CCD的尺寸，将影像传递至CCD上进行数字化成像。有的厂家数字探测器系统使用了4个CCD阵列作为探测器元件。在CsI平板上X线被转化为可见光，然后由高质量透镜微缩，再由CCD探测成像。

CCD的优点是固有噪声系数极低，动态范围广，对入射信号有很好的线性响应，具有高度的空间分辨力和约为100%的填充系数。光敏二极管与MOS电容器相比，具有灵敏度高、光谱响应宽、暗电流小等特点。但是，由于透镜或光纤渐变器可减少到达CCD的光子数量，或产生几何变形、光线散射，加上CCD本身内部的热噪声，均对图像质量有一定的影响。影像增强器易造成对比度损失；同时由于增强管的视野小，使观察范围受到局限。还有一个至今未能改变的缺陷是，所有使用CCD探测器的数字化X线成像设备的灰阶只能是12 bit，而其他数字化X线成像设备探测器的成像灰阶均为14 bit。从而使CCD的数字化X线成像系统的图像质量明显低于其他数字化X线成像设备的成像质量，特别是图像层次和影像细节，远远比不上使用14 bit的数字化X线成像设备。此外，由于成像过程中需经过多次转换，因此辐射剂量远较其他成像方式高。

4. 多丝正比电离室探测器 LDRD目前主要用于胸部X线摄影，有些机型也可用于全身其他部位的摄影，具有扫描剂量低、动态范围宽、探测面积大(120 cm×40 cm)等特点。但是目前LDRD系统的水平空间分辨力只有0.5mm左右，图像质量差，并且扫描时间较长，一张384 mm×320 mm的胸片约需4 s，时间分辨力低，难以满足临床应用的需求。

（四）影响DR图像质量的要素及技术评估要点

1. 空间分辨力 空间分辨力又称高对比分辨力，指图像空间范围内的解像力或解像度，以能分清图像中黑白相间线条的能力表示。宽度相等的黑白相间线条称线对。分辨力的线性表达单位是线对/毫米(LP/mm)。在单位宽度范围内能够分辨清楚线对数越多，表示图像越清晰。图像分辨力可用分辨力测试卡直接测出。

从理论角度而言，DR空间分辨力越高越好。但空间分辨力的提高并不是无限的，其与探测器对X线光子的检测灵敏度、动态范围、信噪比等有密切关系。厂商在DR宣传材料中标注的分辨力多为根据像素大小计算而得，并非临床上关注的系统分辨力。但在实际临床X线成像过程中，影响分辨力的因素很多，如X线焦点、源－像距（source to image receptor distance，SID）、受检者运动、曝射时间、探测器灵敏度、像素大小、散射线、计算机图像处理、显示器性能等。系统中的每一个子系统发生变化，都会影响整个系统的分辨力。

2. 密度分辨力　密度分辨力（又称低对比度分辨力）指相似密度的微小灰度差别的分辨能力。例如对肺组织内小结节或小病灶的微小差别的分辨能力。除了与DR探测器动态范围有关外，主要受噪声的影响。

临床经验证明，当一个相对较小的物体（例如一个2～3 mm的肺微小病变）被重叠在很厚的组织上时，要在一个二维的平面图像上将其显示出来，假如这个病灶相对于周围组织是一个明显的高密度，显示是比较容易的，但医学临床实践中遇到的往往是等密度或密度非常小的病灶，在这种情况下要求高矩阵是没有意义的，关键是需要足够的灰阶等级和低噪声。

3. 动态范围和对比分辨力　动态范围是表征探测器性能的一个关键指标，是指探测器能线性地探测出X线入射剂量最低与最高之比。例如，DR探测器能线性地探测出剂量变化最低值是$1\,\mu Gy$，剂量低于$1\,\mu Gy$时输出都是0；能探测的最高值是$10\,mGy$，剂量再高输出也是相同；那么两输入剂量高低之比是$1\,\mu Gy：10\,mGy＝1：10\,000$，即为该探测器的动态范围。

动态范围大、密度分辨力高是DR系统优于传统影像系统最重要的特点，可观察到更多的影像细节，从而检测出病变。

要准确表达探测器的动态范围，DR影像必须具有足够的bit深度，以往12 bit影像只能记录4 096等级灰阶，不能满足DR影像信号的完整记录，所以目前所有DR系统都采用14 bit，可记录的灰阶等级能达到16 384，可以反映很小密度的层次变化。灰阶差异越明显。对比度越大，分辨能力就越高。

4. 响应时间　在DR技术中，有下述几种不同的时间概念，它们影响着设备的性能与技术的发挥。

（1）图像刷新时间（refresh time）：指曝射后探测器上的数据被采集到工作站上，可以进行下一次曝射的时间间隔。因能量减影等特殊功能需要进行两次不同管电压的曝射，这两次曝射的最短时间间隔受探测器刷新速度限制。

（2）图像预览时间（preview display time）：预览时间是在操作台上显示一幅缩小的采集影像，供操作者查看位置和曝射，以决定检查是否完成。由于是简缩图像，数据量小（像素矩阵不超过$1024×1024$），可以较快地提供给操作者。预览时间一般不超过5～10 s。

（3）完整检查周期（full cycle time）：包括采集和图像经过完整处理的时间。不同的DR产品设计不同，所表现的性能也不同。有些DR在主控制台上只能显示预览图像，完整图像必须通过网络传到后处理工作站上才能显示，所以只提供预览时间指标。也有在主控制台上就显示完整图像，图像一出现就可进行变野放大、灰度调节等处理，也可以直接传送激光相机打印。

不管是预览图像还是完整图像，在主控制台上的显示幅面应较大，达到$1024×1024$显示矩阵。

（五）DR设备的图像处理功能

数字图像处理技术在医学领域的发展，使通过诊断工作站对图像进行多种后处理成为可能，大幅度地提升X线摄影技术的诊断信息量，有利于对疾病作出早期诊断。目前应用的图像处理功能有：

1. 组织均衡功能（tissue equalization）　不需要运用窗口技术，使整个视野内高密度和低密度同时得到良好显示。在胸部图像中，可清晰显示与纵隔、心脏重叠的肺组织，同时不影响其余肺野的显示。在脊柱像中，使颈椎与胸椎、锥体与棘突都能清晰显示。由于不需要每个病例均进行窗宽/窗位的调节，因此可加快操作速度，从而提高受检者的流通量。临床实践中不乏来检查胸椎的患者意外发现肺部肿瘤的病例。

2. 双能减影技术（dual energy subtraction）　胸部X线摄影至今仍是肺部疾患首选的检查方法。在综合性医院的放射科中约占工作量的40%～50%，但是在正位胸片图像中肺野被重叠的部分可达20%～25%；侧位被重叠的部分可达15%～20%，早期病变往往被重叠而无法显示。此外，胸腔各脏器间的密度差又较悬殊。所以如何扩展影像的动态范围，提高胸部图像的诊断信息量是至关重要的课题。近年来研发成功，并在临床应用中证实行之有效的首推双能减影技术。该技术是在间隔200 ms（0.2 s）的时间内，实施2次曝射，在一次性采集中获取高能和低能两帧图像，由于2次曝射的间隔非常短，因此可将因呼吸造成的运动伪影影响减至极小。通过计算机软件的处理，最终可获得：①标准胸部图像；②软组织胸部图像；③骨性胸廓图像。

在软组织胸部图像中，因为没有肋骨阴影的干扰使肺部的细小病变（如结节性病灶）得以清晰显示。

在骨性胸部图像中,除了能清晰显示细小、轻度移位骨折外,还能鉴别钙化的良性结节。资深专家的结论是:双能减影技术对肺癌检出的敏感性可提高 10%,特异性则可提高 20%。

3. 图像拼接技术 图像拼接(image stitching)技术通过摄影台床体的自行移动,或射线源和探测器相对被检测人体的移动,实现图像的自动拼接。临床实践中,已卓有成效地应用于精确测量脊柱侧弯的角度及范围。对于突发紧急事故或战伤外科中,成为多发性骨折提供快速诊断、快速处理的技术方法。

4. 时间减影 时间减影(temporal subtraction)是将两帧不同时间摄取的胸部图像,通过计算机软件的正确配准及减影等处理,用最近摄取的胸像减掉以前摄取的胸像,使两次检查间隔期出现的新生病灶(如结节)得以在解剖结构的背景中突现。临床应用中,增加少量气胸、肺部轻微的炎症性变化、间质病变、肺癌结节、充血性心力衰竭的检出及追踪病情的变化。

5. 骨密度测量 DR 技术中骨密度测量(bone mineral densitometry, BMD)的图像质量较传统的骨密度检测技术的图像质量高,对骨质分析、骨折危险性评估及形态学测量方面均有良好的效果,并且受检者的流通量可较传统技术提高 45 倍,这对于进入老龄社会的我国保健事业而言,有望取代作为骨密度测量金标准的双能 X 线(DEXA),而得到广泛的应用。

6. 层析 X 线成像融合技术 层析 X 线成像技术又称数字断层融合成像(digital tomosynthesis)技术,通过倾斜 5°~10°的 X 线管纵向移动,快速获取一系列低剂量的断面图像,通过计算机软件处理,重建成三维图像。这种二维图像可分层显示或容积显示,为疾病诊断提供更多的信息。应用这种技术,受检者所受的辐射剂量仅相当于一次正、侧位的胸部摄片检查。由于图像分离开重叠的组织结构,并且可多层面显示,因此可提高肺癌检出的敏感性和特异性。

7. 虚拟滤线栅 在传统 X 线摄影技术中,普遍应用滤线栅(器)去除散射线,以提高图像质量,但为此付出的代价是必须提高原发射线的照射量(增加管电压或管电流),DR 技术已开始运用虚拟滤线栅达到同样的效果。

为区别两种滤线栅技术,本书将用于传统 X 线成像的滤线栅称为"物理栅",用于 DR 的滤线栅称为"虚拟栅"。因为数字化摄影技术,探测器在采样过程中采集的信息是包括原发射线及散射线的全息图像,经计算机软件的虚拟滤线运算方法计算出散射线形成的信息,已达到在最终图像上去除散射线负面影响的目的(图 2-4-10)。

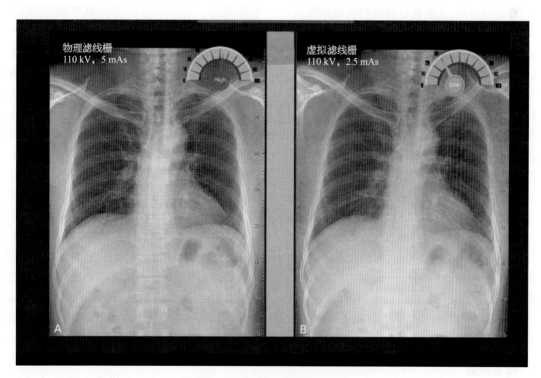

图 2-4-10 虚拟滤线栅效果对比
A. 用物理栅的胸部 X 线摄影:110 kV, 5 mAs;B. 用虚拟栅的数字化胸部 X 线摄影:110 kV, 2.5 mAs。

六、数字化X线透视和摄影系统

数字化影像的形成主要依赖数字探测器技术的成功应用透视,是造影检查的必需功能,造影设备既要具备摄影功能,又要具备透视功能。透视时的图像快速显示,对探测器的要求较一般DR摄影的探测器更高。消化道的造影检查作为影像学检查项目之一,具有技术难度小、检查效率高、受检者痛苦少、费用较低等优点,目前在各大中型医院乃至基层医疗机构仍在应用。其使用的设备,随着各种造影的需求多样性而不断改进,发展为能够适应全身各部位检查和介入治疗。其名称也从胃肠X线机改变为数字化多功能X线机,这种数字化的透视/摄影系统成为应用广泛的影像设备。

早期基于影像增强器-电视成像链(Ⅰ.Ⅰ-TV)的数字化多功能透视/摄影系统,通过对电视信号数字化,实现实时数字化透视和数字化点片功能。在电视系统中,连续的影像采集可以通过前一幅影像的信号强弱来控制高压发生器的输出,使后续的影像达到最佳的曝射参数,实现技术相对简单。但单次点片则必须严格控制曝射参数,由于没有电离室来控制曝射,因此利用设在摄像机前级的光电元件测量Ⅰ.Ⅰ的输出光强度,并对曝射时间、光圈孔径等进行精确调整,以使摄像机靶面上的曝光量达到预先设置的最佳值。由于数字点片的曝射剂量远大于透视,曝射时间会超过电视系统单帧扫描时间,因此需要对摄像机的扫描进行控制,通常的做法是在曝射期间中断扫描,使图像在靶面上积分,停止曝射后再按同步信号进行扫描读取影像数据。采集到的数字影像还需进行降噪、边缘增强、动态范围压缩、图像均衡等处理,使最终显示合适对比度的静态图像。

数字化的透视/摄影系统不但能够进行数字化透视和点片,通常还具有常规点片功能,其临床应用范围很广,使用也非常方便,与多功能诊断床配合,可进行消化、泌尿系统造影检查;头颅、四肢骨骼摄影;内镜逆行胰胆管造影、血管性介入手术等需要透视及单次或连续摄影的多种检查和治疗。因此,这类设备可以实现一机多能,可承担几乎所有的常规摄影检查项目。

(一)设备组成

数字化多功能X线机由五大部分组成:①高压发生器;②X线管;③控制部分;④机械部分;⑤成像链部分。

1. **高压发生器部分**　高压发生器作为X线机的动力核心,提供X线发生所需的高电压,从参数而言,有两个重要指标:①功率;②高压逆变频率。

(1)高压发生器的功率:高压发生器的功率直接影响到X线束的质和量(kV和mA)。对数字化多功能X线机而言,各厂家的设备,功率标注值主要有50 kW、65 kW、80 kW三类,目前我国习惯以mA来表征设备性能,实际应以功率表征更科学。功率的大小直接影响设备的负荷能力及使用范围,如果单纯以消化道检查为主选,65 kW以下的设备就能满足日常需要;如果需要开展DSA手术,则需要运用65 kW以上的高压发生器,因为后者需在高电压的条件下连续大量高速采集图像,功率过低无法满足需要,且设备容易达到临界负荷而加速老化。

(2)高压发生器的逆变频率:目前工频和中频高压发生器已经逐渐被高频高压发生器取代,这是由于工频机提供的有效X线量很少,而散射线多,成像模糊。而高频机散射线较少,成像清晰,且比工频机减少50%以上的总辐射线剂量。目前主流的高频发生器频率一般为25~100 kHz。频率对于设备的影响在于其高频逆变后高压纹波系数非常小,换言之,高压近似一个恒定的值。频率越高,则X线质就越接近一个恒值。

2. **X线管部分**　X线管是数字化多功能X线机中寿命最短的部件。数字化多功能X线机的X线管寿命不像CT的X线管,有一个可供参考的指标——曝射次数,其寿命同使用的情况有密切关系。所以X线管的使用直接影响使用成本,一般由以下几个参数决定。

(1)热容量:热容量指阳极热容量和管套热容量。前者较小,一般在200~600 kHU,而后者较大,常在1000 kHU以上,因此不能笼统地以X线管热容量代替。同样,对于普通用户,常规的消化道检查采用200~400 kHU阳极热容量的X线管就能满足需要,而如果需要进行介入手术的医院则必须采用400~600 kHU以上阳极热容量X线管,即使长时间连续曝射也不致因X线管热饱和而中断工作,此外如果配有热容量监视模块的设备则更加适用于术中X线检查。

(2)X线管转速:数字化多功能X线机均采用旋转阳极球管,从X线管阳极转速越高,X线管功率和阳极热容量也相应提高,使用寿命也得到延长。目前X线管的转速一般都以8 000~10 000转者为主流产品,更有部分型号的X线管采用的是双速运转模式,以适应不同曝射条件的需要。

(3) X线管的焦点:X线管均为双焦点,小焦点尺寸一般在0.5～0.6mm,而大焦点尺寸一般为1.0～1.2mm。在临床应用时分别用于透视和图像采集。

数字胃肠设备由于受价格的限制,影像矩阵一般只有1k×1k,动态范围也不大,无法达到高质量影像要求。另外,数字胃肠设备通常配置普通的X线管,其功率和热容量有限,由于数字化后具有连续曝射功能,如果过多使用连续点片曝射,会导致X线管过载。

3. 控制系统部分 控制系统掌握整台设备的协调运作,其数字化程度越高,操作越方便,工作越稳定。目前的控制系统基本上都已采用中央处理器(CPU)进行总控,体积也相应缩小,并具有很多的附加控制功能,如X线管兼容控制端口、数字自动曝光控制(D-AEC)、远程设备诊断端口、自动初始化系统等,操作界面采用屏幕控制,通过键盘、鼠标操作其至直接通过触摸屏幕控制。器官程序摄影更加实用化,图形化的界面使操作更加简便。通过设备的远程维修功能还可实施异地维修。

4. 机械部分 X线机多功能的实现,一般通过以下几方面实现:①面板的四向移动,可以实现无盲区射线覆盖;②床体大负角倾倒(头低足高)和配套保护装置,以实施椎管造影;③150cm或以上焦-像距,可进行胸部透视或摄影检查;④遥控倾斜照射,方便进行锁骨后区及胃部各轴向的透视检查;⑤DSA处理模块,可开展各种血管和非血管性的介入手术;⑥立柱可以移动到床体边沿,可以直接为取膀胱截石位的患者开展泌尿外科或妇产科的介入手术;⑦无级变速的运动控制,可明显提高诊断的效率;⑧同步采集模块,可开展全下肢动静脉造影和介入手术;⑨床体升降,除方便患者上下床外,更便于介入医生调节手术平面的高低;⑩电动遥控脚转盘,可方便控制消化道造影时的投射角度;⑪X线管旋转功能,配合移动床或胸片架可以将设备的用途扩展到应急担架摄片或标准胸部摄片;⑫床下球管模式降低医生在床边ERCP、介入治疗等操作时的辐射剂量。

5. 成像链部分 20世纪70年代起,"影像增强器(image intensifier, II)+CCD摄像头+A/D转换技术"的成像链成为主流技术。20世纪90年代末出现的平板探测器(flat panel detector, FPD)技术从根本上改变了X线诊断的成像方式。随着动态平板探测器的普及与性能的不断提高,动态平板探测器近年来已取代II应用于数字化X线摄影/透视机中。两者

相比,前者具有图像质量高、X线剂量低、动态范围大、影像畸变少、体积小、方便于集成等优势,特别是采用平板探测器后,更可以在较低剂量下仍保持良好的图像信噪比,从而克服进行心脏、脊椎血管检查时的剂量阈值,此外还可减少长时间介入手术对患者和医生的辐射损害。

(1) 图像无畸变:由于影像增强器的成像面为曲面,由此造成图像的几何畸变,而且加速电子束受磁场影响,造成图像畸变。II+CCD系统由于光学镜头组的像差和CCD成像的特性使图像畸变较严重,其空间分辨力和密度分辨力从图像中心向边缘逐渐降低。平板探测器采用大面积非晶硅阵列成像,图像不存在畸变,失真小。FPD图像边缘分辨力的下降程度很小。且由于FPD的像素之间不会相互影响,因此光晕较少。在一般的头颈部及四肢的血管造影中,皮下血管通常受到光晕的影响而难以清晰显示,而FPD则不存在此缺陷。因此,使用FPD时不需要在摄影前花费较多的时间来安装补偿用滤过片。

此外,相同条件下,FPD的矩形视野比II的圆形视野有效面积更大。

(2) 更好的图像质量:II+CCD系统成像链需经过较多的成像环节的传输过程,包括两次X线光子→可见光→电子的转换过程。信息通过影像链中的成像环节,会引入噪声和畸变,因此经过的环节越少,信息的保真度也越高。成像系统的MTF是各个环节MTF的乘积,而每个MTF曲线均小于1,II+CCD系统的MTF由输入屏、增强器、镜头、CCD等环节的MTF相乘得到,成像转换环节越多,整个成像系统的MTF就越低。

平板探测器直接将X线转换成数字图像,避免了信息的损失,所以具有更高的MTF。因此,相同条件下FPD系统具有更高的空间分辨力和密度分辨力。

(3) 更宽的动态范围:平板探测器输出的数字信号可达16 bit,固有动态范围达2 000:1,因此对于血管造影等介入检查,可更好地表达不同体厚背景下的细节信息,对于高反差背景下的远端血管也可清晰显示,更利于血管的定量分析。此外,FPD在动态范围内具有很好的剂量线性度。由于FPD的动态范围宽,因此在重叠的骨骼部分与身体边缘部分之间不易产生差异。例如在对肝脏边缘与腰椎肿瘤进行检查时,两处的显示效果完全相同。

(二)图像后处理技术的应用

虽然图像后处理不能逆转成像过程中图像信息

劣化的趋势,但提高图像信息获取的能力仍然是提高成像质量的关键。因此,采用优秀的图像处理技术可以有效地提升数字图像的表达效果,如运动伪影消除技术在不损失有用信息的前提下减少了浮雕状伪像。采集的图像可进行动态或电影回放,回放速度任意可调,并可逐帧回放。同时可进行:①空间滤过;②窗宽、窗位调整;③自动窗口;④正反像切换;⑤漫游放大图像旋转;⑥电子光圈处理;⑦文字标注,比例尺显示,箭头指示;⑧散射校正,对比强化;⑨多幅显示等。此外,还有:①测量功能:血管直径,病变大小等测量;②数字滤过补偿功能:实时透视时候调整图像质量,可以使图像过黑或者过白区域的图像得以重建;③降噪锐化功能:有效降低透视图像的噪声,并且不会造成实时透视图像的拖尾现象。

随着动态平板探测器的应用以及相应的旋转三维成像技术的发展,传统放射成像方式在影像分层显示方面的劣势可得到克服,将三维影像与实时影像融合已成为放射介入设备新的优势,因此平板探测器技术必将有力地推动和改善血管介入治疗领域的临床应用。

（曹厚德　钱建国　胡宝华　沈秀明）

第五章
数字减影血管造影技术

在影像医学中,为获取清晰的血管影像以有利于疾病的诊断及介入治疗操作,要求去除与血管重叠的干扰影像,在影像医学中的专业名称为数字减影血管造影(digital subtraction angiography, DSA)。减影技术的基本内容是将人体同一部位的两帧图像相减,从而得出两者的差值部分,不含对比剂的图像称为掩模像(mask image),亦称蒙片像、掩模、蒙片;注入对比剂后得到的图像称为造影像或充盈像。实施减影的技术途径,在数字化成像以前的年代,采用操作繁复的光学减影法及电子/光学减影法。在影像增强器(II)时代,DSA是应用II将穿透受检者的未造影图像经A/D转换后进行存储,再将注入对比剂后的A/D转换像在计算机中进行相减,所得的差值信号再经D/A转换,形成不同灰度等级的模拟图像。至此,图像中骨骼、软组织形成的干扰影像被消除,而充盈对比剂的血管图像得以突出显示。其特点是图像清晰、分辨力高,为血管病变的观察,血管狭窄的定位测量、诊断及介入治疗提供了真实的立体图像,从而为各种介入治疗提供必备条件。此外,从血流动力学角度而言,DSA可显示病变的供血动脉及引流静脉,如进行介入治疗则可中断病变的血流供应,或术前栓塞使肿瘤缩小,减少出血等。

DSA是20世纪80年代出现的一项医学影像技术,是电子计算机与传统血管造影相结合的一种新技术。最早的DSA是计算机系统与II的结合,随着2000年平板探测器(flat panel detector, FPD)的问世,DSA进入FPD时代。

随着介入放射学的迅猛发展,DSA作为重要的技术手段,其性能也在不断改进中,从新型DSA系统的性能提升中可以充分体现出医学影像学中介入放射学发展的需求。就影像技术而言,先后出现了三维血管造影、类CT成像技术等功能,进一步促进了介入医学的发展,而微创、精准的手术治疗又对DSA设备提出了更高的要求。于是,新型DSA系统应运而生(图2-5-1)。

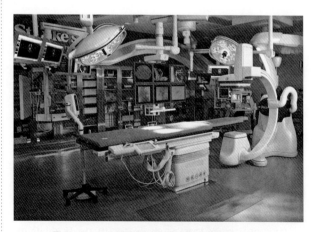

图2-5-1 以新型DSA系统为主的复合手术室

第一节
DSA 的基本结构

一、X线发生系统

（一）高压发生器

采用中频或高频技术，由微处理器控制，产生稳定的高压（纹波系数极小、近乎直流的高压波），能以多种脉冲方法快速曝射。成像速度可高达每秒150帧。

（二）X线管

DSA系统要求X线管能承受连续脉冲曝射的负荷量，在中、大型DSA系统中，X线管的输出功率可达100 kW；阳极热容量可达5.3 MHu（管套热容量高达7.3 MHu）。输出管电压范围40～125 kV，最大管电流可达800～1 250 mA；有多种焦点组合，例如0.3 mm、0.6 mm、1.0 mm三种焦点。

二、图像系统

（一）由 II 组成的图像系统

由II组成的图像系统结构如下：①采用可变视野的金属-陶瓷结构的大型管，分辨力可达6.2 LP/mm；②电视系统采用高清制式及高分辨力CCD摄影机；③用微处理器控制的高性能监视器。

（二）由 FPD 组成的图像系统

FPD是图像系统的核心部件，其性能直接关系到图像质量及辐射剂量效率。

1. 量子探测效率（quantum detection efficiency，QDE）　近年随着FPD性能的不断提升，其QDE值可达84%（透视时可达81%）。

2. 体素大小与像素多少　目前平板DSA的物理空间分辨力可达160 μm，也就是说160 μm大小的人体组织将被投影在一个探测器小分隔内，形成图像上的一个像素点数据。这个大小，已经远超过肉眼分辨的极限。通常血管造影最小血管在200～300 μm，即

像素代表人体组织在200 μm左右对空间分辨力而言就已经足够。当然，探测器的分割点小于200 μm理论上可以进一步提高图像空间分辨力，但已经超出视觉极限，临床实用意义不大。同时，探测器的分割点进一步缩小，像素矩阵会大大增加，图像数据容量指数上升，导致图像处理、传输的要求提高和代价升高，而且探测器矩阵加大，每个分割点的面积减小，会导致噪声增加，为了降低噪声，又必须增大X线剂量。所以，在保证足够空间分辨力的前提下，探测器的分割点就好比大小不同的两扇窗户，为了得到房间内同样的亮度，小窗户必须增加光照亮度，即小像素必须增大X线的照射量。性价比和临床应用需求是进一步提高空间分辨力的决定因素。

3. 带宽　指单位像素与A/D转换器的对应关系。宽带平板每行或每列像素都连通有一个A/D转化器，使数据能专一、高效传输。而窄带平板每120行（列）像素共用一个A/D转换器，数据只能打包传输。

4. 动态范围　FPD技术与II技术的明显的区别是动态范围差异巨大，最大的动态范围值可达4 nGy～13 mGy。

各种视野的DSA FPD的适用情况见表2-5-1。

表 2-5-1　各种视野的 DSA FPD 的适用情况

规格	应用
小视野 FPD [21 cm(9 in)]	侧重心脏兼顾外周使用，9 in 以下平板基本为心脏专用机，用于头部、下肢、腹部、颈部等位置时视野不足
大视野 FPD [41 cm(16 in)]	侧重外周兼顾心脏使用。在心脏、颈部、头部（特别是侧面）等部位，由于受床体和患者的影响，不能近距离紧靠，导致图像质量下降。同时会产生大量多余X线
中视野 FPD [31 cm(12 in)]	适合多功能机型。平板外形设计和C形臂的灵活运动可以很好地解决大视野平板所产生的缺陷

三、数据采集及存储系统

由于 DSA 要求达到 25 帧/秒以上的实时减影，对系统的数据采集与存储速度要求较高。有的在通用计算机上增加一块图像板来实现视频信号的 A/D 转换和实时减影等处理功能。该板由 A/D 转换器、输入映射表、高速运算器、帧存储器、输出映射表、D/A 转换器等组成。

采集矩阵的大小决定采样时钟的速率，对于 512×512 矩阵，采样频率需大于 10 MHz；对于 768×572 矩阵和 1024×1024 矩阵，需要的采样速度分别为 15 MHz 和 40 MHz。按照对数字图像灰度级的要求选择 A/D 转换器的灰度级别，即位数（bit），一般为 8 bit 或 10 bit，帧存储器的容量一般要能保存 16 帧数字图像，当每像素为 8 bit 数据时，帧存容量是 4 MB（512 矩阵）或 16 MB（1024 矩阵）。对心脏和冠脉等动态器官或部位的造影，需以 25 帧/秒的速率实时连续采集图像，因此要求采用更大容量的图像存储器。

大容量实时图像存储器一般采用动态随机存储器（dynamic random access memory，DRAM），由于最高实时存取速度要达到每秒 50 帧 512×512×8 bit 的图像，所以必须通过视频总线传输，同时也需有计算机总线接口，以便进行读写控制并实现帧存与硬盘之间的图像转存。

四、计算机系统

在 DSA 系统中，计算机主要用于控制和图像后处理。

（1）系统控制流程图如图 2-5-2 所示，以计算机为主体控制整个设备，根据控制流程需要连接的信号如下：启动开关信号，启动开关 1 闭合使 X 线机接受计算机控制，由计算机对 X 线机发出曝射准备信号；同时，计算机发出光圈控制信号，使光圈孔径缩小。启动开关 2 闭合使造影过程开始，计算机启动高压注射器，并对 X 线机发出脉冲曝射启动信号。

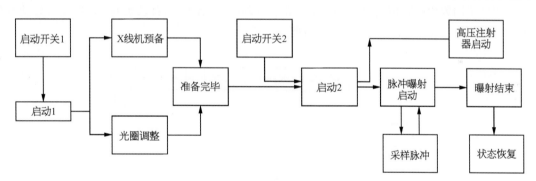

图 2-5-2　控制流程图

（2）联络信号 X 线机准备完毕后，向计算机发出准备就绪信号，表示可以进行脉冲曝光。曝射开始后，向 A/D 转换电路发送采样开始信号；转换结束后，通知计算机读取数字信号，再次进行脉冲曝光，采集下一帧图像。

（3）图像后处理主要有对数变换处理，移动性伪影校正处理，改善图像 S/N 的时间滤过处理和自动参数分析功能。

五、机械系统

机械系统主要包括机架和导管床。

1. 机架和导管床　现代 DSA 多用双 C 臂、单 C 臂三轴（三个驱动旋转轴，保证 C 臂围绕患者做同中心运动，操作灵活，定位准确）或 U 臂＋C 臂三轴系统。双 C 臂 DSA 系统减少了注药及 X 线曝射次数，增加了运动角度。三轴系统则是旋转造影、计算机辅助血管最佳角度定位的基础。导管床的纵向、横向运动范围要足够大，并可以左右旋转，使活动空间增大，便于患者的摆位及抢救。传统的 DSA 机架有悬吊轨道式和落地固定式。为了满足复合手术室的需求，2013 年起又出现无轨道、无固定轴的 DSA 机架系统。

2. 自动安全保护装置　计算功能根据机架、导管床的位置自动预警和控制 C 臂、平板运动速度，利用传感器测量前方物体的距离，自动实现减速或停止（例如离物体 10 cm 时减速，离物体 1 cm 时停止）。此外，一种体表轮廓自动跟踪技术可以自动保持 FPD 与患者体表 5～10 cm 的安全距离。

3. 体位记忆技术 专为手术医生设计的投照体位记忆装置,能存储多达100个体位,各种体位可事先预设,也可在造影中随时存储,使造影程序化,加快造影速度。

4. 自动跟踪回放技术 当C臂转到需要的角度进行透视观察时,系统能自动搜索并重放该角度已有的造影像,供医师诊断或介入治疗时参考;也可根据图像自动将C臂转到该位置重新进行透视造影。这种技术特别有利于心、脑血管造影,尤其是冠状动脉介入治疗手术。

第二节
DSA 成像原理

以影像增强-电视链探测器为例,DSA是利用 II 将透过人体后的未造影图像的信号增强,再用高分辨力的摄像机对增强后的图像进行扫描。扫描的概念是:整个图像按一定的矩阵分为许多小方块(像素),摄像机按一定顺序或一次性采集每个像素的信号值。所得到的信息经A/D转换成不同值的数字存储起来,再将造影图像的数字信息与未造影图像的数字信息相减,所获得的不同数值的差值信号,经D/A转成各种不同的灰度等级,在显示器上形成图像。由此,骨骼和软组织的影像被消除,仅留下含有对比剂的血管影像。换言之,DSA是将未造影的图像和造影图像经 II 分别增强,摄像机扫描而矩阵化,经A/D转换成数字化,两者相减而获得数字化图像,最后经D/A转换成减影图像,其结果是消除了造影血管以外的结构,突出了被造影的器官图像。减影处理后的图像信号与对比剂的厚度/密度成正比,与对比剂和血管的吸收系数有关,与背景无关。数字减影处理流程见图2-5-3。

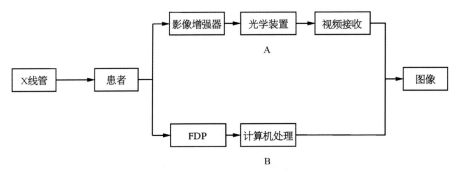

图2-5-3 两种不同成像链转换系统
A. 影像增强器成像链;B. FDP成像链。

实施减影前,需对X线像做对数变换处理。对数变换可利用对数放大器或置于A/D转换器后的数字映射表来实现,使数字图像的灰度与人体组织对X线的衰减系数成比例。由于血管像的对比度较低,必须对减影像进行对比度增强处理,但影像信号和噪声同时增大,所以要求原始影像有较高的信噪比,才能使减影像清晰。

(1) DSA的减影过程按下列3个顺序进行:①摄制掩模像;②摄制血管造影像;③用造影像减去掩模像形成减影像。①与②须为同部位同条件曝射。

(2) 减影技术的基本内容是将人体同一部位的两帧图像相减,从而得出它们的差值部分。造影前的图像,即不含对比剂的图像称为掩模像。广义地说,掩模像不一定是造影前的图像,而是要从其他图像中减去的基准图像,造影过程中任一帧图像都可以作为掩模像;注入对比剂后得到的图像称为造影像,广义地说,造影像是指要从中减去掩模像的图像,造影系列中任何一帧图像都可以作为造影像。掩模像与造影像的确定由所观察的血管期而定,如动脉期、毛细血管期、静脉期等。

第三节
DSA 成像的技术方法

动态采集 FPD 的推广应用以来，DSA 开始采用 FPD 取代 II 作为升级换代产品，其性能也因此得到大幅度提升。但 II 成像链的数字减影装置及相关理论和技术方式仍具有经典意义。

一、图像采集

（一）技术方式及参数选择

按照检查要求设置不同的检查参数。

1. **确定减影方式** 根据不同的机型及诊治要求，选择与之相应的减影技术，一般包括脉冲方式及帧速率（以帧/秒为单位）的选择，如盆腔、四肢血管选用脉冲方式，2～3 帧/秒即可；而冠状动脉则应选用超脉冲方式，心脏可选用心电门控触发脉冲方式，25 帧/秒以上。

2. **采集时机及帧速率** 采集时机及帧速率选择的原则为：①应使对比剂浓度峰值出现在所摄取的造影系列图像中；②尽可能减少患者的曝光剂量。

（1）采集时机：采集时机可根据要求选择摄影延迟或注射延迟。①摄影延迟是先注射对比剂，然后曝光采集图像；②注射延迟是先曝光采集图像然后注射对比剂。延迟的选择取决于造影方式和导管顶端至造影部位的距离，同时应注意患者的病理状态，如患者心功能不良、狭窄性或阻塞性血管病变，摄影延迟时间应适当延长。在静脉减影（IV - DSA）或导管顶端距感兴趣区（region of interest，ROI）较远时，应使用摄影延迟；动脉减影（IA - DSA）特别是选择性和超选择性动脉造影时，应选用注射延迟。

正常情况下，肺循环时间为 4 s，脑循环为 8 s，肾及肠系膜循环为 12 s，脾循环（门静脉）为 16 s。外周静脉法如表 2 - 5 - 2 所示，中心静脉法则减去 3 s，即为对比剂到达 ROI 的时间。

表 2 - 5 - 2 外周静脉法到达各部位大致时间

外周静脉法到达部位	所需时间(s)	外周静脉法到达部位	所需时间(s)
上腔、下腔静脉	3～5	颈总动脉、锁骨下动脉	8～10
右心房	4～6	肝动脉	8～10
右心室	5～7	肾动脉及脾动脉	8～10
肺血管及左心房	6～7	颅内动脉及髂脉	9～11
左心房	6～8	股动脉	10～12
主动脉	7～9	四肢动脉	11～13

（2）采集帧速率：采集帧速率依据不同的机型、病变部位和病变特点而定。大多数装置采集图像的帧速率是可变的，一般有 2～30 帧/秒，有的超脉冲和连续方式可高达 50 帧/秒。通常，头颅、四肢、盆腔等不移动的部位，取 2～3 帧/秒采集；腹部、肺部、颈部较易运动的部位，取 6 帧/秒，对不易配合者可取 25 帧/秒；心脏和冠状动脉运动大的部位，25 帧/秒以上，才能保证采集图像的清晰。

3. **相关技术参数的选择** 实施检查前，先要根据具体机型及诊治的总体要求选择参数，诸如选择减影方式、矩阵大小、II 输入野的尺寸（放大率）、摄像机光圈大小、X 线焦点、X 线管的负载、X 线脉冲宽度、管电压和管电流、采集帧速率、掩模像的帧数、积分帧数、放大类型、曝射时间、注射延迟类型和时间、对比剂总量和浓度、注射流率、噪声消除方式等。如心脏 DSA 成像需要使用高帧速率、大对比剂剂量和快注射速率；而四肢血管 DSA 成像则需要使用低帧速率、低对比剂浓度；四肢末梢的血管成像需要曝射延迟，提前注射对比剂。此外，补偿滤过是 DSA 检查中一个不可缺少的步骤，采集图像时应将视野内密度低的部分加入一些吸收X线的物质,使X线在被照射区域内的衰减接近均匀,以防止饱和状伪影的产生。

4. 掩模像与造影像的选择及相减组合 减影图像采集后在显示器上显示,其效果取决于掩模像与造影像的选择,以及两者之间的相减组合。掩模像和造影像的相减组合可在造影前设定,倘若出来的差值图像不理想,可在后处理中重新选择掩模像和造影像,并进行配对减影。DSA后处理一般有三种方式选择掩模像:①可选择在对比剂出现前;②可选择在对比剂从血管消失之后;③可选择在对比剂充盈最佳时(图2-5-4)。

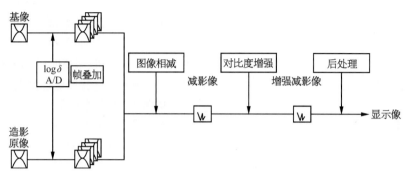

图2-5-4 数字减影处理流程示意图

(二)图像质量及参数选择

差值减影图像质量与注射参数的选择直接相关,碘信号的强弱直接影响靶血管的显示程度。注射参数包括:①对比剂的用量和浓度;②注射流率和斜率;③注射压力;④注射延迟等。

1. 对比剂的用量和浓度 在DSA检查中,不同的造影方式需要不同的对比剂用量和浓度。DSA显示血管及病变的能力与血管内的碘浓度和曝射量平方的积成正比,对比剂用量与血管的直径成反比。要使直径为4 mm及内径为2 mm的狭窄血管得到相同的显示,则需将碘浓度加倍或曝光时间增加到4倍。一般情况下,从辐射防护的角度考虑,增加碘浓度比增加曝射量更可取(肾功能严重损害者除外)。

对比剂剂量按体重计算,成人一次为1.0 mL/kg,儿童为1.2~1.5 mL/kg;注射总量成人3~4 mL/kg,儿童为4~5 mL/kg。在实际应用中,每次对比剂的总量根据造影方式、造影部位和病变情况等全面考虑,肾功能不良者应注意对比剂的用量。

2. 注射速率和斜率

(1)注射速率定义:单位时间内经导管注入对比剂的量,一般以mL/s表征。速率的选择应与导管尖端所在部位的血流速度相适应。注射速率低于该部位的血流速度时,对比剂被血液稀释,显影效果差;注射速率增加则血液中对比剂的浓度增高,影像的对比度提高。由于导管型号不同或导管顶端至靶血管距离等因素的影响,实际注射速率小于选择速率。注射

速率的选择不是定值而是一个区间。

(2)注射斜率定义:注射对比剂达到预选速率所需的时间,即注药的线性上升速率。相当于对比剂注射速度达到稳态时的冲量,冲量越大,对比剂进入血管越快,线性上升速率也就越高,斜率越大;反之,则斜率小。

3. 注射压力 对比剂进入血管内维持稳态流动需要一定的压力。换言之,克服导管内及血管内的阻力需要维持一定的压力。压力与血管的大小成正相关,应依据不同型号导管、不同造影部位诊断需求选择不同的压力。

(1)注射加速度及多次注射:加速度是指速度的时间变化率,加速度越大,单位时间速度变化越快,即对比剂在注射过程中速度逐渐加快。如果选用的加速度过大,就会使对比剂在极短的时间内注入,产生很大的压力,以致造影部位难以承受,血管有发生破裂的危险。多次注射是指在一个造影过程中,可选定首次注射速率、末次注射速率、第一秒注药体积,第二秒注药体积。

(2)导管顶端的位置:造影导管顶端所处的位置与DSA的采集图像时机和成像质量,以及对比剂的浓度和用量密切相关。IV-DSA时,造影导管顶端位于上腔静脉与右心房之间和位于下腔静脉与右心房之间,在成像质量上没有明显差异;而导管顶端位于贵要静脉,则成像质量有显著性差异。在其他条件不变时,导管顶端至ROI的距离越近,成像质量越好,同时所需对比剂浓度也低,用量也小,反之亦然。造影导管

顶端的位置最好置于血管中间,并与血管长轴平行。根据流体力学可知,血管中心轴的液体流速最快;距血管壁越近,流速越慢;紧靠血管壁的液层,流速为零。

（3）对于动脉瘤的患者,该部位的血管壁失去了正常的弹性,壁变薄,张力变大,血流在此处形成湍流,血管壁内外的跨膜压失去动态平衡。根据球面的拉普拉斯定律可知,一个由弹性膜所形成的球面,其凹面的一侧压强大于凸面的一侧压强。两侧的压强差与单位膜的张力成正比,与曲率半径成反比。如果将导管顶端置于体内注药,瘤体压力进一步增大,而血液湍流的压力无法很快顺血流传递出去,此时瘤体就有破裂的危险。因此,造影时导管顶端应远离病变部位,对比剂顺常态血流来显示动脉瘤。导管顶端位置常用下列方法判断:解剖部位、心血管内压力值变化、试验性注药。

二、DSA 图像处理

（一）窗口技术

窗口技术是影像技术中常用的技术,窗口技术的运用对病变性质及范围的判断起着重要的作用。窗口技术通过调节窗宽、窗位来完成。人眼检测能力在一幅图像上观测其对比度的变化约为 3%,使用窗口技术后就能使低对比度的病变信号增强,使对比度为 5% 时也能观察到。

1. 窗宽　窗宽是指显示图像时所选用的灰阶范围,只有在这个范围内的不同数值,才有灰度级变化,超过范围则显示黑色或白色的影像。窗宽的最大范围取决于计算机所采用的表示像素灰度的数值。窗宽的大小直接影响图像的对比度和清晰度,窗宽小则显示的灰阶范围小,图像对比度强;窗宽大则显示的灰阶范围大,图像对比度差,但影像轮廓光滑,密度较均匀,层次丰富。

2. 窗位　窗位是指窗宽范围内最大与最小值的平均值,它的数值由这两数值总和除以 2 获得。窗位是器官灰度范围的中心,依照目标血管显示的最佳密度值为窗位,再根据对比度的要求,选用适当的窗宽进行图像观察,即可得到比较满意的效果。

（二）空间滤波

空间滤波（spatial filtering）是计算机软件控制的处理方法。带通滤波器对所获得高低频信号加以滤波或限制。DSA 中采用的滤过方式为低通滤波、高通滤波和中值滤波。

1. 低通滤波　又称降噪,通过低通滤波器可使低频信号完全通过的同时衰减高频噪声,减少数字图像上存在的伪影影响,达到平滑图像的效果。方法之一是将图像上每一点的灰度值用预先限定的周围像素灰度值的加权平均而得,图像中的噪声即高频部分,经过低通滤波后衰减较大。

2. 高通滤波　高通滤波是边缘增强的一种方法,是通过高频滤波器使高频率信号得以保留,低频率信号减弱,图像的边缘亮度增加从而使图像得以锐化。由于血管边缘部位与背景影像结构间的密度发生陡变,通过相应的处理增强那些变化最大的像素,产生一条沿血管边缘的线,从而更易显示血管的直径和狭窄。但是增强太多会降低软组织的对比度,增加背景的随机噪声,使某些诊断信号丢失。

3. 中值滤波　中值滤波是消除图像噪声的方法。一个变化的窗宽内的中心像素被这个窗宽内像素的中心值代替,这样可减少图像边缘模糊,消除图像的人工伪影。在某些情况下,中值滤波可有效地消除孤立的噪声,对信号影响不大。

（三）再蒙片与像素移位

1. 再蒙片　再蒙片是重新确定掩模像,从而对患者自主或不自主运动造成的减影错位进行校正。通过观察造影的系列图像,在原始图像中选取一帧作掩模像与其他帧相减以形成理想的减影效果。再蒙片的缺点为:替换的掩模像含有一定对比剂,使得减影后的差值信号降低。

2. 时间间隔差（time interval difference, TID）　TID 既可作为 DSA 减影的一种方式,又可作为图像后处理的手段。在造影中,由于患者自主或不自主地运动,减影图像上的心血管影像变得模糊。此时,可浏览图像全造影系列,估计患者产生运动的时间,确定 TID 方式的间隔时间,以寻找出清晰的图像。

3. 像素移位　像素移位是通过计算机内推法程序来消除移动伪影的技术。主要是消除患者移动引起减影像中的配准不良。为了改善减影对的配准,可以再将掩模像的全部像素向不同的方向移动一定距离,使之与对应的像素更好地配准,从而清除伪影。但像素移动对影像的改善能力是有限的,几万分之一的像素移动即可产生明显的伪影。

（四）图像的叠加或积分

图像的叠加或积分是一种空间滤波处理,即来自一系列图像的所有像素值被叠加,一般是将全部或部分掩模像和造影像分别叠加,积分图像越多,图像噪声越低,因为噪声相对时间来说是随机分布的,图像积分法能有效地使一个图像平滑化,并减少噪声。新形成组合后的图像,经减影后,可获得一幅低噪声减影图像,积分法的实质为在一定时间内对一系列图像的平均过程。

(五)匹配滤波与递推滤波

1. 匹配滤波　匹配滤波是将系列减影图像加权以突出碘信号,降低背景结构信号和噪声的减影影像作时间积分的处理方法。匹配滤波为回顾性施行,首先作加权处理,扩大对比剂信号,消除相当比例的残留噪声及背景结构。匹配滤波过程中,信号均经加权,滤波和积分处理可降低曝光条件或对比剂浓度,经测定可使碘信号增加2倍,X线曝光量减少75%,或对比剂用量减少50%。

2. 递推滤波　递推滤波是应用视频影像处理方式,将图像加权后进行相加的方法。递推是从X线摄像机上读出影像与以前一段时间内的帧幅积分,通过多幅连续帧幅的重复,对周期性干扰有良好的抑制作用,但同时也降低了时间分辨力。

(六)对数放大与线性放大

放大是指在实际减影步骤之前对视频信号的处理。在选择DSA系统所执行的放大类型时,应考虑系统对ROI的信号曲线。在DSA中,系统以线性和均匀性的形式描述对比信号。线性是指随患者体内投射碘浓度的变化,DSA信号也成比例的改变,碘浓度的信号差值可引起DSA图像中差值信号的倍增。均匀性是指含对比剂血管的显影程度是同样的,不受体内非碘结构重叠的影响。

(七)补偿滤过

补偿滤过是在X线管与患者之间放入附加的衰减材料,在视野内选择性衰减特定的辐射强度区域,以便提供更均匀的X线衰减。DSA检查过程中,为使系统功能得到充分的发挥,调整物体(即患者的解剖结构)与系统的动态范围吻合非常重要。物体的动态范围也就是成像部分的X线衰减范围。人体解剖结构变化很大,通常动态范围由成像区域的密度范围而定。

动态范围的一个重要分量是精度,与所要求的对比分辨力有关。如想检测到1%的对比变化,必须具有比百万分之一大得多的精度。当物体总的动态范围小于500∶1,那么只需9位或10位即可。若动态范围较大,假定是2000∶1,那么将需要11位或更多,以便在动态范围中获得0.1%的精度。在传统DSA系统中,决定系统动态范围的关键部件是TV摄像机系统。动态范围与背景噪声水平的比率决定摄像机的信噪比。平均亮度水平在摄像动态范围中间,最小、最大亮度值分别落在暗电流之上、饱和电流之下,这样将动态范围100%地用于减影造影,但成像部位衰减值的动态范围往往大于1000,超出了摄像机可精确复制的信号范围。视频峰值超出动态范围时(>100%)就产生饱和,减影图像中出现均匀灰度值的饱和伪影,该区域内的诊断信号不可逆转地失去。如果动态范围未被充分利用,减影图像上的对比度和信号内容将下降。

(八)界标与ROI的处理

1. 界标　界标技术主要是为DSA的减影图像提供一个解剖学标志,对病变区域或血管做出准确定位,为疾病诊断或外科手术提供参考。减影图像只含有对比剂的血管影像,解剖定位不是十分明显。如果需要体内标志,可用一个增强了亮度的DSA减影像,与原始的未减影像重合,这样得到的图像同时显示减影的血管与参考结构,即为界标影像。

2. ROI处理　对病变部位的分析方法常用的有:①对病变区进行勾边增强,建立图像的轮廓,突出病灶,便于诊断和测量;②对病变区进行系列放大,灰度校准及转换,附加文字说明;③对病变区进行数字运算、图像换算,以观察图像的细致程度;④对病变区的计算统计,包括图像密度统计(统计后显示出总密度),计算两个ROI的密度比率,建立病变区直方图,计算直方图密度统计曲线;⑤建立时间密度曲线,规定在作总的密度曲线时,病变区作为时间的函数,横坐标是采集图像时间,纵坐标是所选病变区内的总密度;⑥病变区曲线的处理;⑦确定心脏功能参量,测定心室容积和射血分数,室壁运动的相位和振幅;⑧研究对比剂流过血管的情况,从而确定血管内的相对流量、灌注时间和血管限流,同时可以测出血管内狭窄的程度、大小、相对百分比,以及狭窄区的密度改变和百分比。

三、DSA的减影方式

(一)时间减影

时间减影(temporal subtraction)方法是大部分

DSA 设备通常采用的减影方法,其特点是对沿时间轴采集到的序列 X 线血管造影进行减影处理,获取血管减影像。

1. 常规方式　常规方式是取掩模像和造影像各一帧,两者相减,是最早采用的基本时间减影方式。

2. 脉冲方式(pulse image mode 或称 serial image mode)　如图 2-5-5 所示,对 X 线机来说,脉冲方式如同以往的快速换片机连续摄影,以每秒数帧的间隙,用 X 线脉冲曝光;同时,DSA 系统在对比剂未流入造影部位血管前和对比剂逐渐扩散的过程中对 X 线图像进行采样和减影,最后得到一系列连续间隔的减影图像。脉冲方式相比其他方式,对 X 线机的要求较小,对普通的中、大型 X 线机,只要具有连续脉冲曝射的功能,原则上都可以采用。因此,总体上说,这种方式适用于所有具有脉冲曝射功能的 X 线机;另外,脉冲方式在 X 线曝光时,脉宽较大(通常对不同的 X 线机每次曝光的脉宽要求在 100 ms 左右),射线剂量较强,所获得的 X 线图像信噪比较高,在时间减影方法的各种方式中是减影效果较为理想的一种方式,也是采用较多、较普遍的一种方式。这种方式主要适用于脑血管、颈动脉、肝脏动脉、四肢动脉等活动较少的部位,对腹部动脉、肺动脉等部位减影时也可酌情使用。

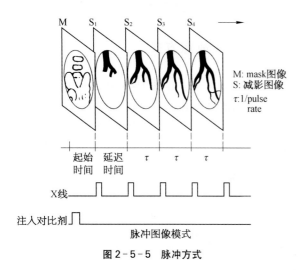

图 2-5-5　脉冲方式

采用脉冲方式进行数字减影,技术上必须解决的一个问题是:必须保证每次 X 线图像采集时,前后各帧图像所接受到的 X 线剂量是稳定的。解决这个问题,具体涉及 X 线机高压发生器的稳定性、脉冲时序的稳定性以及采样时间的确定性及合理性。对于视频信号是隔行扫描制式的 X-TV 系统,这个问题尤其值得重视并且必须要设法解决好。

3. 超脉冲方式(super pulse image mode, SPI)　也是一种逐幅成像减影方法。对 X 线机,曝射脉冲类似电影摄影脉冲,具有频率高、脉宽窄的特点,在同 X-TV 匹配上,X 线曝光脉冲必须与视频场同步频率保持一致,其曝射信号有效期间亦应该保持在场消隐期内,分别可选择 25 帧/秒、12 帧/秒、8 帧/秒、6 帧/秒图像保存速率。超级脉冲图像方式能适应心脏、胸主动脉、肺动脉等血液流速快的部位,图像的运动性模糊小,但对 X 线机的要求高,使 X 线球管的负荷增大,需用大电流、大容量 X 线管以及极少延时的快速 X 线控制电路。用继电器控制曝射的 X 线机不能适应这种要求,必须改用可控硅等其他脉冲控制方式以达到小于毫秒级的脉宽精度控制。因此,超级脉冲图像方式一般只能用于具有高速 X 线摄影功能,通常为心血管诊断专用 X 线机上。

4. 连续方式(continuous image mode, CI)　在整个减影实施过程中,X 线机保持连续发出 X 线的状态。在透视时,X 线管电流仅 2 mA,图像信噪比较低,通过增加对比剂浓度来调整血管部分对比度,以满足 DSA 的高信噪比原始图像要求。实际使用中,要求调整 X 线机,在减影采集图像期间使用小焦点球管,X 线管电流保持在 15 mA 左右。连续图像方式可用于血管流速较快部位,如心脏、胸主动脉、肺动脉等。在连续方式下,与超级脉冲方式下一样,能以电视视频速度观察到连续的血管造影过程或血管减影过程,同样也可以根据数字图像帧存储体容量选择数字 X 线图像帧保存速度。

5. TID 方式　前述方式均以对比剂未注入造影部位血管前的图像作为减影基准图像,用含有对比剂的序列 X 线图像作为原像去进行减影。TID 对等时间间隔的序列图像,将相隔固定帧数的两帧图像进行减影处理,从而获得一个序列的差值图像。TID 方式相对于固定基准图像的减影方法,由于相减的两帧图像在时间上相隔较小,因此能增强高频部分的变化,降低由于患者活动造成的低频影响,同时对于类似心脏等具有周期活动偏移的部位,适当地选择图像间隔帧数,进行 TID 方式减影,能够消除由于相位偏差造成的图像伪影影响。TID 方式常用帧存储体内已经存储的图像做减影,属于一种图像后处理减影方式,选择不同的帧间隔,可用于对 SPI、CI 图像的 TID 减影处理。

6. 路标方式　路标方式的使用为提高介入放射学的插管安全性和速度创造了有利条件。这是一种实时时间减影技术,它是以透视的自然操作作为"辅助掩模"，用含对比剂的充盈像取代辅助掩模作为实际掩模，与后来不含对比剂的透视像相减，获得仅含对比剂的血管像，以此作为插管的路标。操作者能清楚地了解导管的走向和尖端的具体位置，顺利地将导管插入目的区域。

7. **心电图触发脉冲方式**　心电图触发方式的X线脉冲与心脏大血管的搏动节律相匹配，以保证系列中所有的图像与其节律同相位，释放曝射的时间点是变化的，以便掌握最小的心血管运动时机。外部心电图以3种方式触发采集图像：①连续心电图标记；②脉冲心电图标记；③脉冲心电门控。在系列心电图触发工作中，避免心血管搏动形成的运动性模糊，能获得对比度和分辨力高的图像。此方式用于心脏大血管的DSA检查。

（二）能量减影

能量减影（energy subtraction）也称双能减影、K-缘减影，即进行ROI血管造影时，对同一部位、几乎同时拥有两个不同管电压的图像对进行减影。由于两帧图像是在两种不同能量的X线束下采集的，所以称为能量减影。图2-5-6所示是K吸收缘原理，图中3条曲线分别为碘、骨组织和软组织的吸收系数随X线能量而改变的曲线。K-缘是指碘在33 keV能量水平时其射线吸收系数（衰减系数）显示一锐利的锯齿形不连续性。碘的这种衰减特征与碘原子在K层轨迹上的电子有关，若将一块含骨、软组织、空气和微量碘的组织分别用略低于和略高于33 keV的X线能量（分别为70 kVp和120~130 kVp）下采集，与前一帧图像相比，后一帧图像碘信号大约减少80％，骨信号大约减少40％，软组织信号大约减少5％，气体则在两个能级均衰减很少。若将这两帧影像减影，将有效地消除气体影，保留少量的软组织影及明显的骨影与碘信号。若减影前首先将130 kVp状态下采集的影像由一大约1.33的因数加权，则减影处理后可以很好地消除软组织及气体影像，仅遗留较少的骨信号及明显的碘信号。

能量减影法还可将同吸收系数的组织分开，将骨组织或软组织从图像中除去，得到仅含软组织或骨组织的影像。从理论上讲，能量减影法不失为一种较好的数字减影方式。

（三）混合减影

混合减影是基于时间与能量两种物理变量，将能量减影同时间减影相结合的技术。前面我们介绍过能量的K-缘减影，当对注入对比剂以后的血管造影图像，使用双能量K-缘减影，获得的减影像中仍含有一部分骨组织信号，为了消除这部分骨组织，得到纯粹含碘血管图像，有人先在对比剂未注入前先做一次双能量K-缘减影，获得的是少部分的骨组织信号图像，将此图像同血管被注入对比剂后的双能量K-缘减影图像再作减影处理，即得到了完全的血管图像。这种技术就是混合减影技术。

四、DSA成像方式

DSA成像方式分静脉DSA和动脉DSA。静脉DSA分外周静脉法和中心静脉法，动脉DSA分选择性方法和超选择性方法。目前临床应用较广者为选择性和超选择性动脉DSA。

（一）静脉DSA（IV-DSA）

IV-DSA的目的通过静脉注射方式显示动脉系统，但IV-DSA动脉显影的碘浓度是所注射对比剂浓度的1/20，每次检查需要多次注入大量对比剂，方能显示ROI的全貌，并需先进行循环估测等操作步骤。

（二）动脉DSA（IA-DSA）

DSA显示血管的能力与血管内碘浓度和曝光量平方根的乘积成正比。例如，欲使一直径2 mm的血管及其内径1 mm的狭窄，与一直径4 mm的血管及其内径2 mm的狭窄成像一样清晰，可将血管内的碘

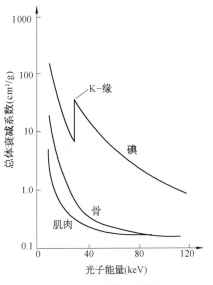

图2-5-6　碘的K吸收缘

浓度加倍或将曝光量增强到 4 倍。从设备的负荷与患者的辐射剂量方面考虑,采用提高血管内碘浓度的方式更为可取。与 IV-DSA 相比,IA-DSA 的对比剂直接注入感兴趣动脉或接近感兴趣动脉处,对比剂稀释较 IV-DSA 要轻微得多,对比剂团块不需要长时间的传输与涂布,对比剂的用量将降低 1/4~1/3。且在注射参数的选择上有许多灵活性,对比剂的用量、注射速率可根据感兴趣动脉的内径流量及注射部位至靶器官的距离做适当的调整。同时,影像重叠少,图像清晰,质量高,DSA 成像受患者的影响减少,对患者的损伤也少。

1. 动态 DSA　在 DSA 成像过程中,X 线管、人体和成像器件在协调运动的情况下而获得 DSA 图像的方式,称为动态 DSA。常见的动态 DSA 有:①旋转式 DSA;②步进式 DSA;③遥控对比剂跟踪技术;④数字电影减影。

(1) 旋转式 DSA:旋转式 DSA 是新型 C 臂所具有的一种三维图像采集方法。它在血管造影开始曝射,DSA 系统开始采集图像的同时,C 臂支架围绕患者做旋转运动,对某血管及其分布作 180° 的参数采集,人体保持静止,X 线管与 Ⅱ 或 FPD 做同步运动,从而获得一个三维图像程序。三维图像可清楚显示某血管或心脏的多方位解剖学结构和形态,对病变的观察更全面、更确切、更客观,尤其对脑血管、心脏和冠状动脉血管是非常适用的造影方法。

(2) 步进式 DSA:采用快速脉冲曝光摄影方式采集图像,实时减影成像。在注射对比剂前摄制该部位的掩模像,随即采集造影像进行减影,在脉冲曝射方式中,X 线管与 Ⅱ 或 FPD 保持静止,导管床

载荷人体自动均速地向前移动,以此获得该血管的全程减影像。该方式一次注射对比剂而获得造影血管的全貌。主要用于四肢动脉的 DSA 检查和介入治疗。

(3) 遥控对比剂跟踪技术:对较长范围血管的减影采取分段检查,需要多次曝光序列才能完成全段血管显像。对比剂跟踪技术可以观察全程血管,而不出现血管显示不佳或不能显示的问题。该技术在血管对比剂的不中断实时图像显示中进行数字采集,在减影或非减影方式下都可实时观察摄影图像。操作者可采用自动控制速度进行造影跟踪摄影或由手柄速度控制器人工控制床面的移动速度,以适应对比剂在血管内的流动速度。

(4) 数字电影减影:以数字式快速短脉冲进行 25~50 帧/秒的实时成像,一般双向 25 帧/秒,单向可达 50 帧/秒。注射对比剂前先采集数帧掩模像与注药时采集的图像相减,得到仅含血管显示的减影像。心脏冠状动脉采用该方式时,常辅以心电图触发方式,以保证脉冲曝光采集与心脏搏动同步,使减影顺利完成而不出现运动伪影。这种采集方式用于心脏冠状动脉等运动部位,也适用于不易配合患者的其他部位的血管减影。

2. 自动最佳角度定位系统(Compas)　多轴系统机架围绕患者做同心运动,操作灵活,定位准确。自动最佳角度定位系统使得操作者容易找到感兴趣血管实际解剖位置的最佳视图,即该血管病变的最佳显示角度。操作者只需取感兴趣血管的两个至少间隔 30° 的视图,系统自动处理后给出反映这段血管最佳视图的角度。

第四节
旋转式 DSA

为达到精确观察血管病变的目的,在常规 DSA 检查中需多次注射对比剂,并进行多平面的图像采集,才能获得血管的三维解剖结构图像。与常规 DSA 相比,旋转式 DSA 通过一次注射即可从不同角度对血管进行观察,特别是在了解偏心性病变及血管分叉处的病灶时,提供了更多的血管树信息,降低了对介入医生技术的依赖性;通过给医生提供全面的血管病变分布信息和病变特点,方便医生制订更合适的诊治

方案;减少了传统的采集序列,节约检查时间,大幅度降低了医生和患者的辐射剂量,提高了导管室的整体工作效率;同时可减少对比剂用量,降低患者(特别是肾功能不良患者)对比剂肾病的危险性。

在旋转成像过程中,X 线管沿圆形轨迹运动,在多个角度下对被照体成像,得到一序列二维图像。三维重建的目的就是要由这些二维图像重建被照体的三维体积信息。

一、二维图像的校正

为了提高血管三维图像的精度,需要对二维图像进行校正,主要包括:①几何畸变的校正;②C臂运行轨迹误差的校正。

在Ⅱ型DSA装置中,由于地磁场引起Ⅱ的电子束偏转导致畸变,该畸变随成像的角度变化而改变。而Ⅱ的荧光体曲面会引起造影图像的枕形畸变。一般采用网格状模型对不同角度下的投影图像进行几何畸形校正。

C臂的旋转运动也存在不稳定性,主要包括以下三方面因素:①由于X线管等重量的影响,在C臂运动的两端存在一定的下垂;②C臂加速运动过程中可能出现短暂的振动;③驱动C臂旋转的齿轮可能使C臂产生螺旋运动。因此,需要校正C臂运动轨迹的误差。有研究者将6mm的钢珠置于旋转中心附近,通过旋转成像得到钢珠的一系列图像,然后计算C臂运行轨迹和理想圆的偏差,据此校正二维血管造影图像。

另外,还需考虑运动伪影、图像照度不均匀等因素的影响。

二、三维重建算法

由于X线管发出的X线锥形束对被照体投影成像,所以三维重建又称锥形束体积重建。锥形束体积重建算法可分为精确重建和近似重建。其中,精确重建算法要求源点轨迹满足重建的完全条件,源点轨迹必须为垂直双圆、圆加直线或马鞍形等非平面轨迹,物理实现比较麻烦;而以FDK算法为代表的近似重建算法,其源点的平面圆轨迹非常简单,可以方便地进行ROI重建,在医学成像领域有着广泛的应用前景。

三、三维旋转造影成像的技术特征

三维重建过程中,需要将掩模像和对应位置的造影像进行减影操作,因此要求两次旋转造影过程中采集图像的位置相同,从而保证掩模像和造影像的配准精度(图2-5-7)。由C臂根据旋转角度发出X线曝射指令和采集图像指令,这种"角度驱动"的成像方式能有效减小两次旋转造影成像位置的误差,可以得到很好的减影效果。

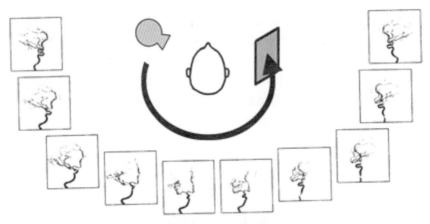

图2-5-7　注射对比剂后采集的对比图像序列

要充分显示ROI在不同旋转角度下的形态结构,就必须保证其在旋转过程中始终保持对比剂充盈状态,这就要求从对比剂刚好要到达ROI时开始旋转并采集对比像,并且保证有足够的注射时间。注射对比剂参数的设定原则是在采集图像过程中始终保持动脉血管内充满对比剂。

考虑到对比剂引起脑组织缺氧、X线辐射等因素,注射对比剂的时间一般不超过6s。而且采用较快的旋转速度和采集速度,可以减少对比剂用量并能保证图像的连续性和质量,但这也对设备本身的性能要

求更高。如图2-5-8所示,C臂的旋转角度范围是240°,由于C臂旋转开始和停止时的运动不稳定,会产生震颤,所以采集图像的角度范围为180°(图2-5-8中虚线所示),该范围内运动比较平稳,有利于后续的三维重建处理。

四、临床应用价值和前景

和常规DSA相比,三维重建DSA技术能够形象、直观、精确地显示复杂血管解剖结构,为血管性病

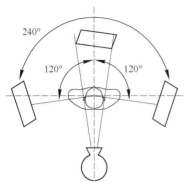

图 2-5-8　DSA 成像示意图

变的诊断和治疗提供最佳摄片角度,减少额外的 DSA 造影次数和对比剂用量,节省检查和治疗时间,提高诊治的安全性。三维 DSA 并不能完全替代二维 DSA 图像,而是其更好的辅助。

相对于 CT、MRI 等其他成像技术,三维 DSA 技术的最大优势在于不仅可以提供血管的三维信息,而且可以提供实时的二维透视图像,同时进行介入诊断治疗。

随着三维 DSA 技术的不断完善和平板技术的推广应用,三维 DSA 已成为介入放射治疗领域的重要工具。

第五节
多模式影像融合技术

对于已配置高端 CT、3.0 T MR、超声或者 PET-CT 的医院而言,如何有效地在手术过程中充分利用患者术前诊断影像信息,实现精细化治疗,对介入影像技术提出了新的挑战。现有的解决方案是将 CT、MR 等大型医疗影像设备安装在手术室或者导管室,出现了术中 CT、术中 MR 等方案。这种解决方案的局限在于资金投入量大,场地要求高,联合使用效率低,运营成本高,在目前的国情下难以普及。此外,传统的 DSA 在影像融合方面也有局限。DSA 影像无法与不同品牌的 CT、MR 影像直接融合,DSA 与 CT、MR 影像融合

需要通过 DSA 三维图像配准,心脏搏动导致 CT、MR 影像无法实现三维实时引导,不能用于高难度手术。

新型 DSA 系统一方面可直接与所有品牌 CT、MR、PET-CT、超声等影像无缝融合;另一方面通过心电门控技术和呼吸门控技术,妥善解决心脏搏动的问题,打破了三维影像不能和二维透视影像同步的局限。从而将 CT、MR 影像用于真正的实时三维引导,实现三维影像的实时融合、实时联动,从而精确引导器械入路。不仅使介入的精细化操作得以实现,也减少了高昂的设备资金投入(图 2-5-9)。

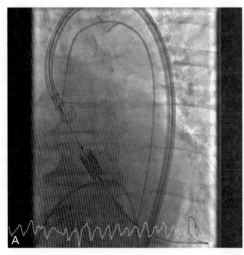
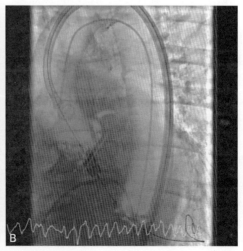

图 2-5-9　传统透视影像与多模式影像的比较
A. 传统的透视影像;B. 患者 CTA 影像直接与 DSA 透视影像融合,用于术中实时引导手术入路。

术中CT是新型DSA系统的又一项技术突破,不仅能提供快速高清的断层和三维图像,满足手术过程中实时指导治疗和评估的需要;还能利用实时多维影像智能引导肿瘤和椎体穿刺等,缩短手术时间,降低辐射剂量和手术风险,实现一机多用。

第六节
DSA 成像系统新进展

近年来,DSA 成像系统的发展方向主要致力于提高成像质量、降低辐射剂量和术中患者的全面覆盖,最新进展有新型的X线管、FPD 和机架系统。

一、新型 X 线管

2016 年,平板型灯丝 X 线管开始进入临床应用,该类 X 线管以平板状阴极灯丝取代传统 X 线管的螺管状阴极灯丝,在阳极靶面可以获得密度更加均匀的电子束斑(焦点)。

由于 X 线管焦点不是一个理想状的点,而是一个具有实际尺寸的面。传统螺管状灯丝形成的焦点称为线状焦点。线状焦点在阳极靶面上的辐射强度分布是不均匀的,一般由 2 个辐射密集区组成。呈双峰分布形式,称为"非均布焦点"(图 3 - 6 - 10A、B)。平板型灯丝 X 线管由于灯丝接近平板状,在阳极靶面上辐射强度分布均匀,称为"均布焦点"(图 3 - 6 - 10C、D)。从成像技术的层面而言,评价焦点成像性能时,必须包括焦点面上能量发射状态,一般可用"焦点规整度"描述。

此外,由于平板型灯丝有着更宽的截面积,相对螺管状灯丝能够承受更大的电流冲击,从而使小焦点也可以获得更大的使用功率,该特性能够令临床医生在使用小焦点透视的情况下获得更清晰的影像。目前从厂家提供的数据来看,透视电流可达到 250 mA,在部分介入手术中,已可满足利用透视取代采集的过程,从而达到大幅降低手术剂量的目的;对于运动器官(如心脏冠状动脉造影)而言,其优势在于可以短时间内实现大毫安量采集从而缩短曝射时间,有效冻结运动器官影像,避免运动伪影干扰。

从 X 线管的使用性能而言,X 线管的热容量和散热率均为其持续工作性能的重要表征,较之 X 线管的热容量,其散热能力更加值得关注。通过采用高效率的散热方式,如油冷加水冷或直接将循环冷却油通过阳极靶体中心的冷却方式,可将产热中心的热量迅速带走,达到良好的散热效果。X 线管的散热率越高,工作温度越低,运行越稳定,使用寿命也越长。

二、新型 FPD

FPD 的发展主要集中于以下两方面。

(一)探测器材质

自 FPD 应用于血管造影系统以来,非晶体硅探测器始终占据主导地位。2016 年起新型的晶体硅材料进入市场,从材料层面提高了 X 线的转换效率。该类探测器所采用的晶体硅材料相对于非晶体硅而言,其分子排列更趋规则,因此对超微量光电信号的捕捉更加灵敏,可在超低剂量 X 线的条件下获得较高的信噪比。

(二)探测器灰阶

采用新型平板探测器的 DSA 系统灰阶可由 14 bit(16384 灰阶)提升到 16 bit(65536 灰阶),新型 FPD 采集图像的灰度分辨能力比原来提升 4 倍。由于 X 线原始成像均为黑白图像,灰阶数直接决定了原始黑白图像的分辨能力。但由于人眼对黑白辨别能力的限制,16 bit 与 14 bit 的二维图像在成像效果上差别不大,但其主要的优越性在于可大幅度提升三维伪彩色图像的细节分辨能力。例如使用 DSA 进行床旁类 CT 检查时,软组织的分辨能力提升较明显,可清晰显示颅内血肿及皮肤软组织,其显示效果可与常规 CT 相仿。在图像处理方面,新型 FPD 的采集像素数量达 400 万,采用 2 k×2 k 完整影像链(含采集、传输、处理、显示)的处理技术,可以保证影像的细节完整呈现,尤其在神经介入方面,可以清晰地显示更多影像细节。但应注意,整个影像链的各个环节必须保持其一致性;若某一环节存在瓶颈,则影响最终显示结果。

三、新型机架运动系统

以前的介入手术仅用于一些操作相对简单、风险相对较小的病种，无需过多设备和人员的配合，手术室里没有太多其他学科的人员和设备，因此 DSA 系统和导管室的设计都是以血管成像为核心的。而复杂介入手术和复合手术的操作复杂、风险极高，需要多科室人员和设备的协同工作，要求 DSA 系统在保证灵活运动的同时与其他人员和设备友好共用空间。

为了满足复合手术室的要求，全新优化设计的无固定轴、无固定轨道 DSA 机架运动系统开始应用于临床。

新型机架运动系统采用多轴机械臂联动控制，使 C 臂在围绕导管床旋转的很大范围内的任意角度停止，作为 C 臂的工作位进行图像采集。在工作位变换时，通过精确的定位和控制，保证影像链与患者的等中心关系不变，因此不用重新进行透视调整影像中心位置。

新型机架运动系统可使 DSA 摆脱运动轨道的束缚，能实现更大范围的患者影像链覆盖，满足不同手术中医师灵活站位的需要，提供更加自由安全的手术空间，更符合复杂介入手术和复合手术的要求。同时，新型机架运动系统的无轨设计无碍层流净化和其他设备安装，更加符合洁净手术室的无菌操作要求。

第七节
DSA 临床应用新进展

传统介入手术以二维实时影像为引导，在某些复杂病变中难以全面了解病灶信息，需在不同角度重复造影，不仅难以观察清楚，手术时间长，还增加了对比剂用量和辐射剂量。智能引导、4D 成像等新技术的应用可在一定程度上解决上述问题。

智能引导技术在肿瘤、血管、神经和心脏等临床领域的应用，遵循"计划、引导和评估"的步骤，采用全新的多模式影像融合技术，使介入手术突破二维影像限制，实现手术全程三维智能引导。有效地简化手术流程、缩短手术时间，降低对比剂用量和辐射剂量，使临床医生高效安全地完成复杂手术。

4D 成像技术的应用，使介入医生在 3D 图像下也可以看到血流信息。在不增加剂量与对比剂的情况下实现血流动态 3D 显示。通过优化患者选择与个性化的治疗方案，拓展介入手术的临床应用。

一、肿瘤领域应用新进展

复杂肝脏肿瘤经导管动脉化疗栓塞（transcatheter arterial chemoembolization，TACE）是目前肝癌的重要治疗手段。该项治疗技术的难点在于如何快速准确地挑选和栓塞多支肿瘤营养血管，传统方式只能凭经验和图像来判断营养血管，容易造成误判或遗漏。肿瘤智能引导解决方案可快速、准确地自动提取并标记肿瘤营养血管，用于术中三维影像实时引导器械入路（图 2-5-10）。

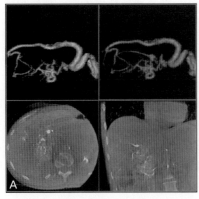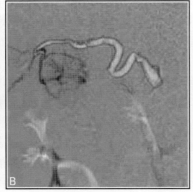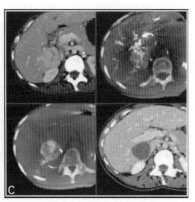

图 2-5-10　肿瘤智能引导解决方案用于 TACE

A. 术前计划：在 5 s 三维快速采集的肝脏血管图像上，指定导管开口和肿瘤区域，自动提取标记肿瘤营养血管；B. 术中引导：自动提取的肿瘤营养血管三维影像和二维实时透视图像直接融合精确指引栓塞治疗；C. 准确评估：术中 CT 和三维影像对照评估栓塞效果。

临床实践证实,肿瘤智能引导解决方案自动分析对营养血管的检出率可达到93%,而通过人工观察传统二维DSA图像对营养血管的检出率为64%,通过人工观察一般三维图像对营养血管的检出率为73%,智能引导解决方案存在明显优势。

法国斯塔夫-鲁西(Gustave Roussy)研究所Thierry de Baère和Frédéric Deschamps医生临床实践表明:①对分支肿瘤营养血管超选择栓塞可以减少对周围组织的损害,使用三维图像引导复杂手术,如TACE手术,可增强介入手术医生的信心,肿瘤血管自动提取助手可以改善手术流程,并且较常规DSA多角度造影可节省对比剂用量;②肿瘤智能引导解决方案通过简便的三步流程,自动提取、标记从导管头端至肿瘤的血管走形,有助于快速制订栓塞方案;③三维智能引导协助医生进行导管超选择到位,精确引导手术,缩短手术时间。

另外,由于肝癌具有延迟显影的特点,DSA系统类CT成像可进行双期成像扫描:动脉期进行一次扫描,经过一段时间的延迟后,DSA系统自动实施反向扫描,可以呈现动脉期和实质期的双期类CT成像,是肝癌药物粒子释放治疗术中进行早期疗效评估的有效工具。

二、血管领域应用新进展

血管智能解决方案可应用于胸腹主动脉瘤等大血管疾病腔内治疗过程。以肾动脉开窗腹主动脉瘤腔内修复术(endovascular aneurysm repair, EVAR)为例,该手术的难点在于如何精确测量血管解剖信息和精确定位开窗位置以及支架放置。血管智能引导解决方案综合多源影像信息,提供准确的术前手术规划,选择合适植入器械和入路,直接将患者术前CTA影像用于手术三维引导(图2-5-11)。

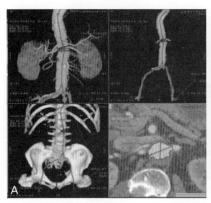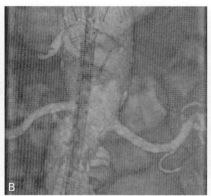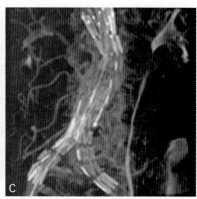

图2-5-11　血管智能引导解决方案用于复杂EVAR

A.快速计划:新型DSA系统直接提取患者CTA图像信息,精细量化分析血管解剖数据选择合适器械和手术入路;B.精确引导:将CT的三维影像和DSA实时透视图像直接融合精确引导器械定位释放,融合影像可随机架和床实时联动;C.快速准确评估:DSA三维和二维直接评估支架细节及血流通畅情况。

血管智能引导解决方案可以直接运用CT、MR或者DSA的三维影像,与透视影像实时匹配,精确引导器械入路。法国里尔大学医院Stephan Haulon的临床实践表明,以开窗4个分支血管的EVAR手术为例,血管智能解决方案能够帮助降低射线剂量89%,缩短手术时间60%,减少对比剂剂量30%。

三、神经领域应用新进展

神经智能解决方案可应用于动静脉畸形、动脉瘤及颅内动脉狭窄等神经血管疾病的治疗。以动静脉畸形栓塞术为例,其难点在于准确了解复杂供血动脉和明细的病变结构,以及器械精确入路。神经智能引导解决方案有助于准确了解病灶结构及相关血管走形,并从畸形血管中快速提取出入路血管,用于术中的实时精确引导到达病变位置,术后通过全息三维及彩色血流技术评估治疗效果(图2-5-12)。

神经智能解决方案能提供良好的图像细节,实时引导手术,并提供术后准确评估。法国巴黎圣安娜医院的临床实践表明,与传统介入治疗方式相比,神经智能解决方案能有效缩短动静脉畸形栓塞术手术时间58%,提高手术成功率。

另外,为了更好地显示神经介入支架植入的临床效果,在常规DSA系统类CT成像之外,近来还发展

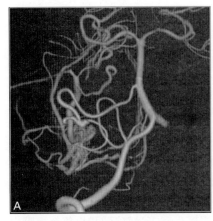
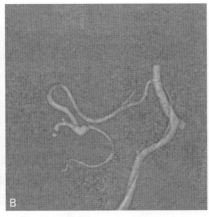
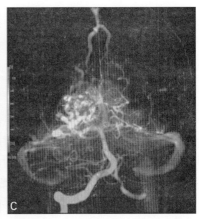

图 2-5-12　神经智能引导解决方案用于动静脉畸形

A. 术前计划:全息三维和血管经纬分析全面精确了解病变细节,5 s 确定手术入路;B. 精确引导:DSA 三维影像和实时透视图像直接融合精确引导手术进程;C. 术后评估:彩色血流评估自动对比栓塞前后达峰时间颜色变化,精确评估栓塞治疗效果。

出了一种头颅高清类 CT 成像技术。这种技术采用小视野、低 kV 及特殊读取方式等技术,使图像具有极高的空间分辨力,体素大小 40 μm,可非常清晰地显示颅内支架和血管。用于显示支架位置,评价支架展开及与相邻结构的关系。

四、心脏领域应用新进展

心脏智能解决方案可以广泛应用于冠脉介入、结构性心脏病治疗及电生理手术中。以经导管主动脉瓣置换术（transcatheter aortic valve replacement,TAVR）为例,该手术要求极其谨慎和详尽的术前计划,需要精确测量瓣膜大小,在术中要精确定位瓣膜释放位置。心脏智能解决方案的 TAVR 助手可准确测量瓣膜尺寸大小及释放位置,选择合适的手术入路和器械,实现术中精确引导,并有 CT、超声等多项影像技术准确评估疗效,简单、快速、高效完成手术(图 2-5-13)。

心脏智能引导解决方案在结构性心脏病的治疗中效果显著。此前,临床医生在导管室只能使用简单的二维血管造影来分析复杂的三维病变,心脏智能引导解决方案可提供复杂手术全程三维智能引导。美国宾夕法尼亚州圣卢克大学医院临床实践表明,与传统介入治疗方式相比,心脏智能引导解决方案有助于缩短手术时间,有效提高手术成功率。

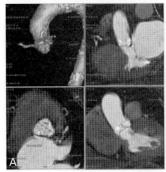
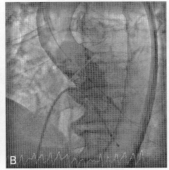
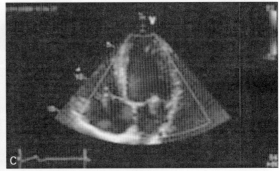

图 2-5-13　心脏智能引导解决方案用于 TAVR

A. 术前计划:新型血管造影系统直接提取患者 CTA 图像信息,精确测量主动脉瓣直径和瓣膜到冠脉窦口的距离,选择合适器械和手术入路;B. 精确引导:将 CT 的三维影像和 DSA 实时透视图像直接融合精确引导器械定位释放,心电门控技术和呼吸门控技术有效减少运动伪影,实现实时引导;C. 术后评估:整合超声、DSA、CT 等影像综合评估疗效。

第八节
DSA 辐射剂量管理

随着介入放射学的普及,辐射损害的风险也日渐增加,因此加强辐射防护和辐射剂量管理对患者和医生的安全至关重要。DSA系统可采取的具体措施有靶向透视技术、剂量追踪系统、X线管栅控技术等。

一、靶向透视技术

在介入手术中,医生所受辐射剂量的大部分来自治疗阶段。在插管操作中,医生不需要高清晰图像,可以用低剂量、低帧率透视进行插管;图像采集时可以远离辐射源以减少辐射。而介入手术的治疗阶段,是对靶器官进行干预的主要阶段,医生要始终在患者旁边进行操作,并且需要较高的剂量模式和较高的帧率透视来获得清晰的图像,因此治疗阶段是医生所受

辐射剂量的最大来源。

靶向透视技术(图2-5-14)是在医生插管到治疗部位后,对将要进行治疗的局部区域设置靶视野。在接下来的治疗操作(球囊扩张、支架释放、打胶、药物灌注等)中,每当医生踩下透视足闸时,整个视野中就只有靶视野的小区域出现活动图像(仅该区域有X线曝射),而在靶视野外的其他视野区域仍然保留插管时的图像背景(无X线发生)。

背景图像的存在使医生可以获得全视野图像连贯的整体观念,但此时辐射剂量已大幅度地降低。靶视野的位置可以在整个视野的任意区域设置而不需要遵循与大视野的等中心关系,从而避免为将靶器官放置于视野中心的重复透视。

研究表明,当靶视野为全视野的1/4时(曝射面积缩小75%),可以降低70%左右的辐射剂量。

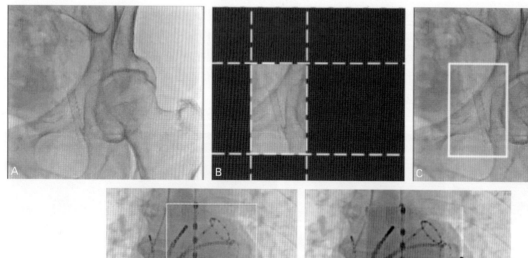
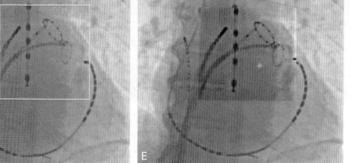

图2-5-14　靶向透视技术
A. 大视野背景透视;B. 靶向透视(限束器偏置技术);C. 叠加背景的靶向透视;D. 导管插入到位后设置靶视野;E. 在靶视野进行靶向透视。

二、剂量追踪系统

对于需要长时间透视的复杂心脏介入手术,剂量追踪系统(dose tracing system,DTS)可以实时将患者受照部位的皮肤剂量累积情况提示给医生,使医生随时调整操作,避免患者皮肤放射灼伤。

由于人体对不同入射角度 X 线产生的吸收剂量存在差异,应根据与 C 臂角度有关的校正因子,同时考虑机架床体运动、球管焦点与平板中心的距离(SID)、视野大小、原始滤过等成像因素,以及腋下、颈部等表面形状变化的影响,精确计算不同皮肤区域实际的接收剂量。

DTS 实时追踪每一次曝射在患者相应皮肤区域的累计剂量,并在 3D 体模上用彩色编码表示出患者皮肤曝射区域和剂量的累积情况。实时提供准确形象的剂量预警。医生可直观地根据体模上受照区域的颜色变化及其代表的剂量值随时了解剂量累积情况,调整入射角度,避开累积剂量高的区域,以避免患者的辐射伤害。

三、X 线管栅控技术

对于脉冲透视时产生的散射线,利用 X 线管栅控技术可以有效地过滤每一个脉冲伴随的起辉和余辉所产生的软射线,从而保留高能量的成像有效射线。此外,对于影像采集方面,过滤片控制也是一种有效的技术,尤其是利用过滤效果更强的铜滤片,其厚度一般有 0.2 mm、0.5 mm、0.9 mm、1.0 mm 等多种选择。厚度越厚,过滤效果越好,可以更有效地滤除散射线,保留高质 X 线束用于成像,但采用滤片的同时也加重了 X 线管的负荷。

(曹厚德　许　修)

·参·考·文·献

[1] 曹厚德. 数字减影血管造影系统的进展[J]. 世界医疗器械,2017,23(7):35-38.
[2] Deschamps F,Solomon SB,Thornton RH,et al. Computed Analysis of Three-Dimensional Cone-Beam Computed Tomography Angiography for Determination of Tumor-Feeding Vessels During Chemoembolization of Liver Tumor:A Pilot Study [J]. Cardiovasc Intervent Radiol,2010,33:1235-1242.

第六章
数字化乳腺X线摄影及断层融合成像

1980年后，美国和欧洲国家陆续开始使用乳腺X线摄影进行乳腺癌筛查，通过早期发现，早期治疗，使病死率下降约30%。2000年以来，X线摄影进入数字化时代。由于成像方法的根本改变，为乳腺X线摄影技术的发展带来了新的契机。新型X线乳腺摄影机具有优质图像、更低的辐射剂量、高效的工作流程等优点，为发展新的技术提供了可能性。近年来应用较广泛的数字化乳腺断层融合成像（digital breast tomosynthesis，DBT）是乳腺摄影一种新的技术方法。

一、乳腺的解剖和生理特征

由于人种的差别，我国妇女乳房一般较小，脂肪组织少，因此自然对比较小。对青年妇女而言，因腺体阴影浓密，中间夹杂的微小病灶常不易显示。此外，乳腺随着内分泌的周期性变化，乳房的结构密度也不断改变。因此摄影技术、方法（包括器材的选用）与摄影效果密切相关。乳腺内各组织密度对比见表2-6-1。

表2-6-1　乳腺内各组织密度

组织		密度(g/cm³)	吸收系数(cm⁻¹)
乳腺组织	腺体	1.035	**0.80**
	脂肪	0.930	0.45
	皮肤	1.090	0.80
均匀乳腺		0.980	0.62
目标物	乳腺肿瘤	1.045	**0.85**
	钙化灶	2.200	12.50

乳腺主要由腺体和脂肪组织构成，整体组织密度及吸收系数近似，结构纤细，必须获取高对比度图像，才能清晰分辨乳腺各种组织及病变，在影像技术中被公认为显示要求精度最高的技术。

此外，X线本身具有辐射损害。乳腺作为性腺之一，对辐射损害敏感，在人生整个生命周期中，需要定期检查，因此必须充分考虑辐射损害的累积效应。检查剂量越低越好。

二、乳腺X线图像质量的关注要点

（一）图像的空间分辨力

乳腺摄影的图像分辨力取决于像素大小。乳腺平板探测器的像素大小，从最早的100 μm（700万像素）逐步缩小到85 μm（1 000万像素）、70 μm（1 200万像素），以及目前最小的50 μm（2 800万像素）。由于单纯从无限缩小像素大小着手，一定程度上需增加辐射剂量。为了能两者兼顾，目前的50 μm像素大小已是乳腺摄影最合适的像素大小。据此，进一步提高图像质量的有效途径应从提高探测器的量子检测效率（DQE）着手。

（二）图像的低对比分辨力

由于乳腺正常解剖结构与病变之间的吸收差异甚小（表2-6-1），所以图像的对比度分辨力尤为重要。目前高精度的乳腺X线摄影机可达15 bit（32 768×32 768），使图像显示的精度更高。

（三）能量区分能力

用于技术的进步，能够在一次检查和成像内实现双能量成像并进行物质鉴别。目前主要应用于：①基于能量成像的乳腺密度定量分析；②基于能量成像的病灶特征鉴别。

三、乳腺成像链的进展

（一）乳腺摄影X线管靶材料的发展过程

1. 钼/钨两种靶材料的不同技术条件　早在1969年，法国科学家Gros首先将钼靶X线管应用于乳腺摄影。在钼靶X线机问世前，也曾采用常规钨靶X线机进行乳腺摄影，但效果不理想。原因在于当时的影像记录介质是X线胶片。受制于胶片感光特性，动态范围仅2个数量级，无法记录全部信息。1973年我国试制成功第一台钼靶X线摄片机。由于传统X线摄影技术中，胶片作为载体其动态范围小，对于钨靶X线获取的信息不能记录与反映，因此选用低强度的钼靶作为X线源是一重大进步。由此，钼靶X线摄影在相当长的时期内被公认为检查乳腺癌的有效方法，特别对显示中老年妇女腺体部分退化的乳腺，对比良好。但钼靶X线摄影对密实型乳房的细节显示效果差，且辐射剂量较高。为此，又重新开始研究钨靶X线摄影，其首要的基础条件是开始启用数字化成像技术，数字化摄影探测器的动态范围远较钼靶时代的增感屏-胶片系统宽泛，从而为重新采用钨靶提供必要的技术条件。

2. 技术条件改变，新技术的应用成为可能　影像设备的改进使乳腺摄影影像链的构成产生重大变化。现代乳腺摄影的影像链见图2-6-1。

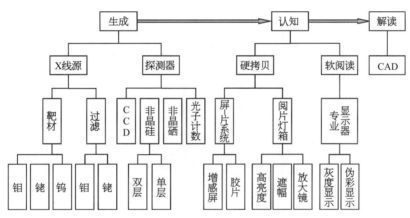

图2-6-1　数字化乳腺摄影的影像链

3. 需求变化，促进技术创新　在钼靶乳腺X线摄影机的基础上增加钨靶，主要是针对致密型乳腺摄影的要求，在多年的临床实践中，发现钼靶对密实型乳房的检查效果差。尤其是亚洲女性，致密型乳腺的人数较西方多，而钨靶射线对致密型乳房及正在进行放射治疗及性激素治疗的妇女及一些典型的硬质乳房，具有良好的穿透力。因为钨靶X线能量比钼靶高，穿透力更强，它能在保证图像质量的前提下，减少受检者40%~60%的辐射剂量。

4. 钼/钨双靶技术，成为乳腺X线摄影的主流　钨靶优势存在的同时，钼靶仍是目前应用最广泛的乳腺摄影X线源。对于脂肪较多，组织较疏松的乳腺而言，钼靶X线为检查首选。因此，钼/钨双靶设计的乳腺机能为临床提供全面的应用选择。钼/钨双靶的乳腺机，尤其适用于国内大规模临床筛查的应用需求。加上不同的滤片组合（钼/钼，钼/铑，钨/铑），对于不同受检者，可有不同的选择。

此外，钨靶与非晶硒平板探测器及光子探测器结合应用，在诊断乳腺微小钙化灶方面存在明显优势。非晶硒平板探测器及光子探测器对于较低电压值钨靶射线的吸收良好，信号强，能使图像分辨力显著提高，从而显著提高诊断的敏感性。近年来进入临床应用的各种新型探测器件及优化的图像处理软件有效提高影像的采集速度，从而缩短了检查时间，可较传统器件成像速度提高一倍，同时能减少乳腺压迫造成的不适感觉。

数字乳腺机重新引入钨靶，还具有可扩展数字乳腺DBT的优越性。这种成像方式使乳腺摄影由单点静态的二维成像阶段进入多点动态的三维成像阶段。乳腺X线三维断层摄影通过对乳腺进行不同角度多次投照，并由系统重建得到三维容积数据，最终克服平面摄影的局限性，传统乳腺摄影所固有的组织重叠效应得以减轻或消除，有利于乳腺癌的早期检测，从而争取最佳治疗时机。

（二）探测器的发展

1. 非晶硒材料平板探测器 乳腺平板探测器的材料，采用的是非晶硒材料。在低于 40 kV 的低能量 X线摄影时，非晶硒材料的 X 线转换利用率高于非晶硅材料。由于乳腺摄影通常采用低于 40 kV 的低能量摄影，因此目前乳腺平板探测器采用更适合乳腺摄影的非晶硒材料。

2. 光子探测器 见本章"光子计数数字化乳腺 X 线摄影"。

（三）滤片的发展

在普通 X 线摄影时，滤片的用途是预先吸收对成像无重要影响，但可被受检者吸收的 X 线谱中的低能（长波）部分。一般而言，过滤量大，X 线束的平均能量也大，在一定的曝射参数下，受检者的吸收剂量就降低。在乳腺摄影中，为了防止乳腺可能吸收 X 线谱中无用的低能部分，在成像器件能满足应有照射量的前提下，X 线有效波段的平均能量越小越好（即 X 线越软越好）。因此，乳腺摄影应采用吸收限滤片（edge filter），如乳腺摄影一般采用吸收限为 0.061 9 nm 的钼滤片，它能使波长为 0.062～0.075 nm 波段以外的 X 线有较大的减弱，而钼的特性谱线所受影响相对较小。另外，0.035～0.075 nm 波段的 X 线平均能量较不加滤片时更小，也即射线更软。实践证明，钼靶 X 线管采用钼滤片也非最佳组合，因为大于 0.075 nm 的大量 X 线，对成像作用不大，却被受检者的软组织吸收，未起到预先吸收的作用。为此，临床上也有应用 0.025 nm 铑作为滤片的。不同的阳极靶与不同的滤片组合应用的 X 线谱见图 2 - 6 - 2。

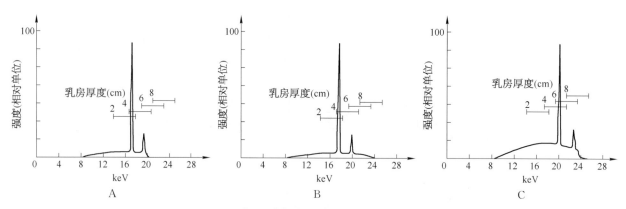

图 2 - 6 - 2 不同的阳极靶与不同的滤片组合应用 X 线谱（28 kV）
A. 钼靶/30 μm 钼滤过；B. 钼靶/25 μm 铑滤过；C. 铑钼/25 μm 铑滤过。

四、图像后处理技术

图像后处理技术是获取有效诊断信息的重要手段，随着软硬件技术的快速发展，乳腺成像的后处理技术也得到不断改进。

（一）钙化点增强

专门针对早期乳腺癌微钙化点的增强，可有效提高对钙化的形态及分布的显示。

（二）多目标频率处理

多目标频率处理，通过对不同频率范围的信号分别作增强处理，不破坏组成图像的结构，自然地显示不可视区域，改善诊断图像质量。

（三）蒙片功能

传统乳腺摄影片在灯箱观片时必须采用遮幅技术，目前最新的乳腺后处理工作站可采用电子遮幅手段，包括水平蒙片、垂直蒙片及倾斜蒙片等多个方式，减少来自图像周边的无效光，让医生的注意力集中在局部感兴趣区域，从而提升医生对局部细节的解读能力。

（四）背景空气抑制功能

在调整窗宽、窗位时或图像翻转反黑白相时，只调整乳腺组织图像，背景保持黑色不变，从而增强医生对目标物的视觉敏感度。

（五）多种同步处理功能

通过同步缩放、同步移动、同步窗宽窗位、同步放大镜等多种同步处理功能,让左右侧乳腺同步调整,从而方便医生实现左右侧乳腺同步对比诊断。

(六) 局部对比度改善

通过提高目标区域的局部对比度,让医生注意力集中到感兴趣区域,从而达到清晰显示局部细节的效果。

(七) 改善图像显示映射曲线表(LUT)

通过应用不同的 LUT 曲线对图像进行处理,获得不同的图像效果,使之达到图像优化目的。

五、乳腺断层融合技术

为解决传统平片摄影三维结构投影重叠的缺陷,在数字化摄影技术中延伸出数字断层融合成像摄影技术。数字断层融合成像技术也称三维断层容积成像技术,它由 DR 动态平板探测器、运动的 X 线管组件、计算机后处理工作站及软件组成。目前,在骨骼、蝶鞍、气管支气管、肾盂造影等各部位,应用不多,目前最重要的应用是乳腺的 DBT。

数字断层融合技术的实现,需要 DR 动态平板探测器具有快速采集能力,X 线管组件在机械运动装置驱动下快速运动完成对受检部位进行多角度多次曝射,工作站计算机的运算处理速度足够快。通过一次扫描可以获得检查区域内任意深度层面的多层面高清晰度的断层图像,其空间分辨力高,曝射剂量相对较低,操作简单便捷。相对于 CT 扫描成像辐射剂量大为降低。

(一) 成像原理及优越性

DBT 最主要的临床优势在于消除二维影像中重叠组织对乳腺疾病诊断的干扰。因为在传统二维乳腺影像中,常由于不同类型和吸收特性的组织重叠在一幅图像中,病变部位被其他结构遮盖而影响辨认。另外,正常乳腺组织也可能由于重叠效应而导致形成类似肿块的假象。通过 DBT 技术获得的断层图像可避免因重叠效应而导致的误诊(图 2-6-3A、B)。

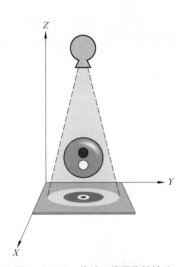

图 2-6-3A　传统二维图像的缺陷
图示可能因重叠效应而导致肿块的漏诊。

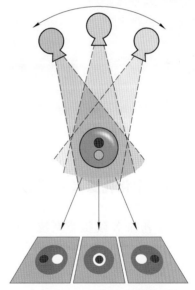

图 2-6-3B　DBT 成像原理示意图
图示黑白两个模拟肿块在垂直方向上的投影完全重叠,因此在单角度投照获得的图像中会重叠,而多角度投照可使两个模拟肿块的三维位置信息得以呈现。

在乳腺三维断层成像过程中,X 线管在一个弧形范围内匀速移动,采集一系列不同角度生成的图像。这些从不同角度获得的原始图像在计算机中重建成断层图像,可供单幅阅读或动态显示。通过观察这些图像可清晰地辨识病灶。

(二) DBT 的技术模式及临床应用

1. 双模式断层融合　新型 DBT 系统具有 2 种断层采集模式,分别为:小角度扫描模式(ST)和大角度扫描模式(HR)。前者受检者乳腺平均腺体剂量更低,同时扫描时间更快,适用于门诊检查或筛查。后

者凭借其高 Z 轴分辨力的特点,适合用于乳腺精查及鉴别诊断。

2. 双模式图像后处理　新型DBT还提供两种不同图像后处理模式,供临床选用。①高对比度模式,高对比度图像有利于显示隐藏于腺体内的肿块,减少隐匿性癌症的漏诊率(图2-6-4);②高分辨力模式,图像处理更偏重于图像细节显示,适用于显示微小病灶,如微钙化和针尖样毛刺(图2-6-5)。

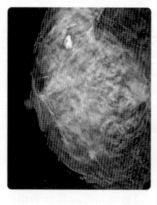
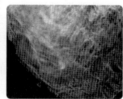
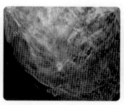
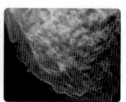

图2-6-4　高对比度模式

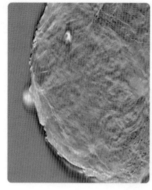
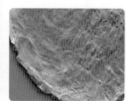
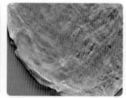
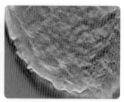

图2-6-5　高分辨力模式

六、光子计数数字化乳腺X线摄影

光子计数数字化乳腺 X 线摄影系统(photon-counting digital mammography system,PDMS)于2003年起应用于临床。

(一) 扫描结构与方式

PDMS的扫描结构如图2-4-15A所示,由 X 线管、前准直器、后准直器、光子计数探测器组成。扫描过程中X线管产生的扇形X线束在散射线屏障内传输,抵达前准直器后被转换为若干束等距射线,穿透乳腺组织后,由后准直器转换为与探测器相匹配的射线束,最后被探测器接收而完成信号采集。其中,探测器与准直器均为多狭缝结构,且呈平行排列(图2-6-6A、B),该结构不仅有利于降低散射辐射和噪声,同时还使得扫描过程中X线间断投射于乳腺组织,整个系统的X线输出呈脉冲式。这种脉冲式X线的发射形式较传统的连续发生方式所产生辐射剂量会大幅降低。

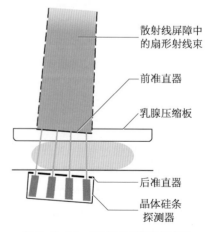

图2-6-6A　PDMS扫描结构模式图

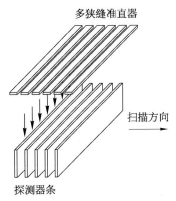

图2-6-6B 准直器与探测器排列方式模式图

扫描结构中最关键的组件——光子计数探测器则由等距晶体硅条构成,每一硅条背面均与特定集成电路(application specific Integrated circuit, ASIC)元件相连。当X线抵达探测器后,会激发晶体硅产生电子-空穴对,电子-空穴对在加诸于硅条的高压电场下形成脉

冲信号,最终由ASIC元件采集处理。ASIC元件由前置放大器、整流器、比较器以及计数器构成,通过设置阈值的方式有效过滤噪声,最终获取高低两种不同能级的X线脉冲计数,直接应用于数字化处理。因为光子计数探测器在信号处理过程中不涉及累积电荷读出(即模数转换)步骤,故此可避免电子噪声干扰,并克服高能级X线生成累积电荷权重高于低能级X线生成累积电荷而导致的低能级X线利用率偏低的问题。此外,光子计数技术还可凭借脉冲高度分析实现能量鉴别。

除光子计数探测器的独特优势,PDMS的扫描方式亦颇具特点。在扫描过程中,X线管与探测器同步旋转,扇形射线束、前准直器、后准直器以及探测器轨迹均以连续运动的方式构成与X线管焦点共轴的弧形(图2-6-7A)。如此,系统能够以类似CT的扫描方式获取多次重复成像(图2-6-7B),有利于解决X线使用效率低下、易出现像素缺失等缺陷。

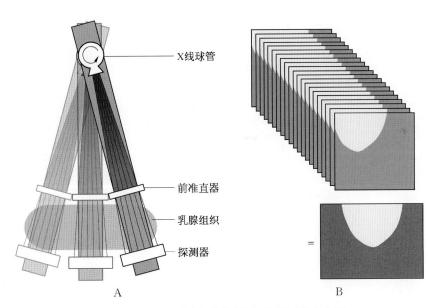

图2-6-7 MDM动态扫描模式(A);类CT成像方式(B)

X线球管
前准直器
乳腺组织
探测器

(二)自动曝射控制

自动曝射控制(automatic exposure control, AEC)技术能自动调控扫描条件以实现最优化辐射剂量。数字化乳腺X线摄影系统具有的AEC通常根据乳腺压缩厚度和乳腺组成来估算最优扫描条件,由于乳腺的组成在曝射之前很难预估,因而大部分机器需在正式曝射前经由一个低剂量预曝射来估算最优扫描条件。而PDMS的AEC技术基于整个系统的"类CT"扫描方式,采取调节扫描速度以及扫描时间进行辐射剂量和图像质量的实时调整。换言之,当扫描至

致密乳腺组织时,AEC通过增加扫描时间或降低扫描速度的方式实现图像质量的最优化。例如,当扫描至脂肪等疏松组织时,则经由加快扫描速度和减少扫描时间来实现辐射剂量的降低。凭借该技术,PDMS能够在扫描过程中根据乳腺腺体厚度和密度情况对曝射参数进行实时调整,从而确保曝射准确性以获取最优化的图像质量。

(三)临床功能

光子计数探测器的技术特征使系统具有能量区分能力,能够在一次扫描内实现双能量成像并进行物

质鉴别。相较于通过两次扫描减影所得的双能量成像技术，前者可以避免由于两次扫描过程中移位导致的伪影配准不良，因此可明显提高扫描精度，并有利于定量分析。基于此，PDMS可实施：①基于能量成像的乳腺密度定量分析；②基于能量成像的病灶特征鉴别。

PDMS乳腺密度定量分析基于双能量分解，通过脂肪和纤维乳腺组织的物质鉴别来测量乳腺密度及厚度，相较于基于像素灰度值的乳腺密度测量方法，克服了依赖乳腺厚度的弊端，能够获取更精确的结果。此外，基于能量成像的病灶特征鉴别则尚在研发过程中，该功能同样基于双能量物质鉴别，旨在于乳腺癌筛查项目中自动鉴别囊性和实性病灶，以降低乳腺癌筛查中的漏诊及不必要的重复检查。

综上所述，PDMS因其独特的扫描结构与扫描方式，可以大幅提高低能级X线利用率并降低散射效应，有利于实现低剂量条件下的高质量成像，同时，PDMS基于能量扫描的方式发展出乳腺密度评估等临床功能。

（曹厚德　龚志刚　何之彦　张　莲）

第七章
数字化 X 线摄影图像质量的评价

为了准确描述数字化图像的质量，已逐步形成了一系列物理指标。此外，同时也形成了不同的评价方法。

医学数字化成像系统从 X 线衰减信号输入到影像输出，整个过程涉及许多物理过程。这些物理过程形成的各子系统都存在一定的级联关系，只有当所有的过程都确保影像信号和噪声准确的输入、输出，才能获得高质量的数字影像。如何更适合临床应用和使设备的成像性能更好地发挥，是影像物理学家和临床放射学家共同致力的目标。因此，数字化影像质量的评价必须从物理影像质量和观察者感知两个方面考虑。

数字化图像的评价可以分为主观评价和客观评价。主观评价又称为视觉评价，是通过人的视觉在检出、识别过程中，根据心理学规律以心理水平进行评价；数字化图像质量的客观评价就是对导致数字化医学影像形成的对比度、清晰度、噪声、信噪比等物理参数及整个成像系统的信息传递功能，以及物理量水平进行评价。这样就可以从设备性能和临床应用上对数字化成像系统给出具体客观的评价。

数字化医学图像与传统医学图像由于成像原理、成像方式、诊断方法等均有较大差别，因此其质量指标及评价体系也有较大不同。此外，数字化成像设备有多种门类，其图像质量的评价方法既有共性，也有各自的特性。因此，CT、MR 等图像质量的评价与质量控制在相关篇章中另有述及。

第一节
数字化 X 线摄影图像质量的客观评价

客观评价数字化 X 线摄影图像质量，是相关领域共同研究的课题。近年来，一些涉及信号检测的通用指标也被引入数字化 X 线摄影图像质量的评估中。主要的评价指标：空间分辨力、密度分辨力（对比度-细节分辨力）、噪声水平，三者综合决定了图像的质量（图 2-7-1）。

除以上三项主要指标外，还包括量子检测效率、动态范围、显示一致性等应用于医学图像的特殊量化指标。

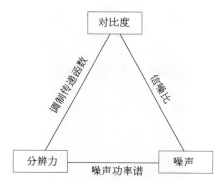

图 2-7-1　数字化图像客观评价的主要质量指标

一、空间分辨力

(一) 空间分辨力的概念

空间分辨力是一个定义在空间频率上的指标，单位是线对/毫米(LP/mm)。对于一个特定的数字化成像器件，能不失真地重现的空间频率，受制于 Nyquist 定理。Nyquist 定理为：在进行模拟/数字信号的转换过程中，当采样频率大于信号中最高频率 fmax 的 2 倍时，采样之后的数字信号完整地保留了原始信号中的信息。习惯上将此频率称为 Nyquist 频率(图 2-7-2)。

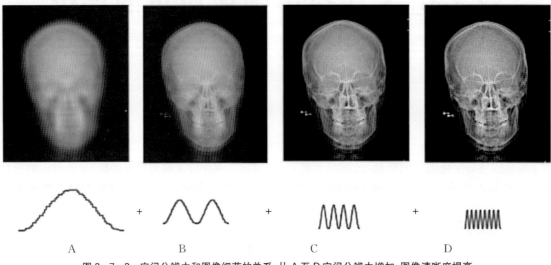

图 2-7-2 空间分辨力和图像细节的关系，从 A 至 D 空间分辨力增加，图像清晰度提高

(二) 空间分辨力的表征

空间分辨力有两种常用的表征方法。

1. 测试卡法 使用特制的线对测试卡(图 2-7-3)。线对测试卡的每一区域都是由 X 线衰减差异较大、粗细相同的"线对"构成(在铅箔上镂刻成模板)，不同区域线宽不同。观察线对卡的图像，找出能区分出频率最高的线对，即为该成像系统的空间分辨力。

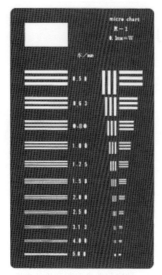

图 2-7-3 方波测试卡

2. 调制传递函数(modulation transfer function, MTF)法 数字化 X 线摄影机，其实质也是一个信号检测系统，因此也存在自身的系统调制传递函数。此外，X 线摄影与普通光学系统相同，实际的被照体都是分布于三维空间，经投影成像于二维空间。MTF 的测试是将三维空间的体模成像于二维空间，再简化到一维空间进行测量、计算。MTF 的测试方法，通常有两种。

(1) 基于线对卡测试法(图 2-7-3)，通过对某些孤立频率点的测试来计算相应频率点的 MTF 值。在对可见光系统进行 MTF 测试时，使用包含若干离散频率的正弦波测试卡进行测试；但在 X 线摄影中，至今未设计制造出一种能使 X 线强度随空间位置产生正弦变化的测试卡，因此国际上一般采用矩形波测试卡(线对卡)作为替代。这种替代对于 MTF 值随空间频率下降较快的成像系统(或部件)，如传统 X 线设备是合适的。

X 线成像设备进入数字化之后，这种测试方法在一定程度上得到沿用，但专门针对数字化成像设备的 MTF 测试方法已经改为刃边法或狭缝法(IEC62220)。

(2) 刃边法：亦称狭缝法，是模拟对成像系统冲击输入或阶跃输入，利用傅里叶变换，计算系统调制传递函数。在数字化成像系统中，通常系统成像部件的输出与输入的 X 线强度成正比。这种测试方法得到的是一条曲线,即从 0 到 Nyquist 频率的频率范围内的 MTF 值。通常,MTF 会随空间频率的提高而降低。典型的 MTF 曲线见图 2-7-4。

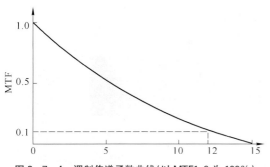

图 2-7-4　调制传递函数曲线(以 MTF1.0 为 100%)

测得 MTF 后,对系统空间分辨力的评价方法主要有以下几种。

(1) 固定 MTF 法:当 MTF=X% 时对应的空间频率,为系统的空间分辨力。实验证明,MTF=10% 时对应的空间分辨力与可视空间分辨力比较一致。即当 MTF=10% 时,这两种定义是等价的。

(2) 固定空间频率值法:与第一种方法相反,先决定某一空间频率,然后用此频率对应的 MTF 值作为评价。数字化成像部件厂商一般都按照这种方法来表示部件的 MTF 值。

(3) 应用 MTF 的积分值法:计算 MTF 曲线在纵轴和横轴区围成的面积,用其值进行评价。

(4) 其他方法:如 MTF 自乘积分法、矩量计算法等。

图 2-7-5 所示为同剂量下 MTF 对图像质量的影响。对于固定的空间频率,MTF 值越高,图像越清晰。

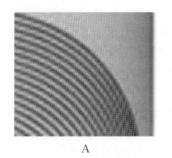
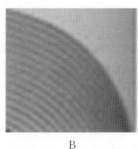
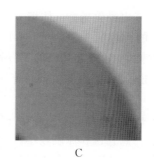

A　　　　　　　B　　　　　　　C

图 2-7-5　相同剂量下 MTF 对图像质量的影响
A. 60%@2LP/mm;B. 40%@2LP/mm;C. 20%@2LP/mm。

由于系统的空间分辨力受限于 Nyquist 频率已见诸上述,成像器件的像素尺寸对空间分辨力有较大影响。像素大小(pixel size)是指图像采集系统中组成数字图像矩阵中每个单元的大小,一般而言像素大小表示空间分辨力的极限。在同一条件下,像素越小,空间分辨力越高。目前,DR 系统像素大小基本在 $100\sim200\,\mu m$ 之间,乳腺 DR 系统像素大小已能达到 $50\,\mu m$。

二、密度分辨力

(一) 概念

密度分辨力实际上即为低对比度细节分辨力(low contrast-detail resolution),是指系统能分辨出的微弱的视觉对比度和微小细节的能力。换言之,对于人类的视觉特性而言,在一个噪声本底上刚刚可以看出物体的感觉。此项指标受环境亮度、心理、生理因素的影响,不同观察者会有不同的结果。所以,必须用专门的测试模型进行定量测量。图 2-7-6、图 2-7-7 示不同的密度分辨力对影像灰度信息表达的关系。

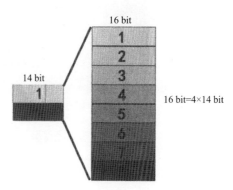

图 2-7-6　密度分辨力(像素灰阶)比较

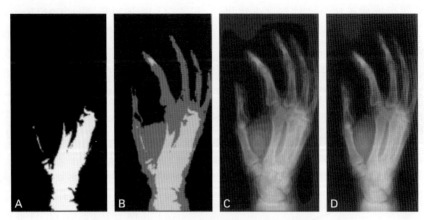

图 2-7-7 不同密度分辨力(灰阶数)图像效果
A. 1 bit,2 灰阶;B. 2 bit,4 灰阶;C. 4 bit,16 灰阶;D. 8 bit,256 灰阶。

(二) 体模测试及图像质量因子的计算

1. **数字 X 线摄影** 目前常用 CDRAD 2.0 型对比度-细节体模(图 2-7-8),该体模通过配套的自动分析软件可计算出量化指标。体模为 265 mm×265 mm×10 mm 的丙烯酸平板,上面有 15 行、15 列方格。在每个方格中,除最大孔径的 3 行外,每格中间有一个孔洞,在一个角上也随机排列着一个孔洞。每行和每列孔洞的直径按指数规律从 8～0.3 mm 变化。由于靠近体模右上角区域孔洞直径和深度较大,而靠近左下角区域孔洞直径和深度较小(图 2-7-8A),因此图像(图 2-7-8B)从右上角到左下角辨别由易到难,能准确识别最小孔洞的直径和对应的深度记录,并按公式计算图像质量因子(image quality figure,IQF)(式 2-7-1)。为便于分析,使图像质量与数值成正比,以影像质量因子反数(IQF_inv)来表示,其计算方法按公式(式 2-7-2)。

$$IQF = \sum_{i=1}^{15} C_i \cdot D_{i,\,th} \quad (式 2-7-1)$$

$$IQF_{inv} = \frac{100}{IQF} \quad (式 2-7-2)$$

式中 C_i 和 $D_{i,\,th}$ 分别为第 i 列体模影像可分辨的最小孔洞深度及最小孔洞直径。IQF 数值越低则说明影像质量越好。此外,通过此体模还可对剂量学参数及图像的整体表现进行评价,剂量学参数的评价以剂量与面积之积(dose-area product,DAP)表示;综合考虑影像质量和剂量学参数,即整体表现指数(overall performance indicator,OPI)来评价各数字化 X 线成像质量的整体表现。其计算方法按公式(式 2-7-3)。

$$OPI = \frac{IQF_{inv}}{\sqrt{DAP}} \quad (式 2-7-3)$$

2. **乳腺数字 X 线摄影** 乳腺数字化 X 线摄影常用 CDMAMV3.4 型体模(图 2-7-9)。

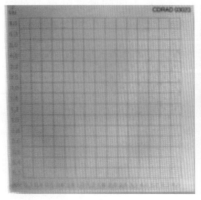
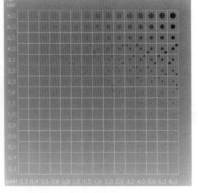

A 　　　　　　　　　　　　B

图 2-7-8 CDRAD 2.0 模体的外观及 X 线图像
A. CDRAD 模体外观图;B. CDRAD 在 X 线下成像。

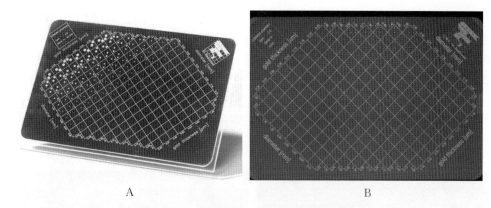

图 2-7-9 CDMAM V3.4 模体的外观及 X 线图像
A. CDMAM 模体外观图;B. CDMAM 在 X 线下成像。

三、噪声

(一)概念

噪声(noise)是评价影像质量一项重要的指标,图像的噪声会淹没微小病灶信息,干扰诊断信息的传递直接影响诊断质量。

在传统的屏-片系统中,图像噪声可称为视觉颗粒度。而在数字化影像中的应用,由于数字信号的处理与传统 X 线成像有较大的区别。数字化过程中有更多环节会引入噪声。此外,由于观察图像的方式不同,因此,可将其定义为:在等亮度图像中可观察到的亮度随机出现的波动。换言之,在观察图像时会看到细小颗粒的背景,这种可见的细小颗粒借鉴声学中的专用名词称为噪声。

噪声实际上是在成像过程中,微粒子随机产生的空间波动。这些微粒子都是彼此独立的随机分布在被采集个体中,信号采集完成后,这些微粒子的信号就不均匀地分布在数字化图像上,形成图像噪声。就像前面提到的,在图像中观察物的分辨力相对于噪声而言,存在一个阈值,当对比度低于这个阈值时观察物将不可分辨。换言之,噪声会影响空间分辨力和密度分辨力。

在 X 线数字化成像中,图像噪声与系统的输入信号和系统本身密切相关。噪声按其成因可分为量子噪声和固有噪声。由于 X 线以量子的形式发射,即使 X 线穿过的均匀介质,探测器上单位面积所俘获的光量子也是不均匀的。此即所谓的"量子噪声"(quantum noise)。另外,数字化过程中各种成像器件还会产生非 X 线量子依赖性噪声,称为固有噪声。

在物理学、工程学中常用噪声功率谱(noise power spectrum,NPS)来描述噪声。该参数是以空间频率的形式来描述噪声特性,它是噪声自相关函数的傅里叶变换,噪声功率谱的频域积分等于噪声的方差。

(二)描述噪声的参数

1. 噪声功率谱 在物理学、工程学中常用 NPS,该参数是以空间频率的形式来描述噪声特性,是噪声自相关函数的傅里叶变换,NPS 的频域积分等于噪声的方差。这种描述方法在临床医学中不常应用。

2. 噪声的控制及评价 在数字化影像中引入信噪比(SNR)来衡量成像系统的成像特性。因此,要控制噪声水平必须保证:①足够的 SNR,就要求有足够的信号强度;②通过改善系统性能降低整个数字化成像系统的系统噪声;③通过各种后处理技术(如空间滤波)降低图像噪声。因此在数字化影像设备中,评价噪声质量指标应由三个部分组成:①X 线剂量要求;②系统本身噪声;③降噪声处理技术。换言之,在 X 线剂量和系统噪声一定的条件下,为了图像噪声,可将对比度调低。即采用高窗宽来降低数字化图像的视觉噪声,也可以采用图像平滑滤波的方法减小噪声。

在成像系统间进行对比评价时,必须在同一 X 线剂量水平的条件下进行,噪声水平的高低是衡量数字影像设备性能优劣的重要依据之一。

由于噪声指标直接影响空间分辨力和密度分辨力的大小,因此评价图像质量时应综合考虑。

四、信噪比

信噪比(signal-noise ratio,SNR)是信号检测中的重要概念,对于数字化 X 线成像而言,是将检测 X 线量子信号,经过成像系统转换成可视图像,同样属于信号检测的范畴,信噪比也是评价数字化影像质量的重要指标之一。它是指数字化影像信号均值与信号涨落的标准偏差(噪声)的比值。SNR(f)包括与频率相关的信号响应[用 MTF(f)来描述]和频率相关的噪声相应[用 NPS(f)来描述]。信噪比可以描述为：

$$SNR(f)^2 = G^2 \cdot \frac{MTF(f)^2}{NPS(f)}$$

(式 2 - 7 - 4)

G 表明系统增益,MTF(f)是成像系统的调制传递函数,NPS(f)指成像系统噪声功率谱。

数字化成像过程是一个受噪声干扰的过程,噪声可直接降低低对比度物体的可见度,还可以间接降低数字化图像的空间分辨力。为了获得高的信噪比需采用大的体素,这样就限制了空间分辨力,进而限制了细微结构的显示质量(图 2 - 7 - 10,图 2 - 7 - 11)。

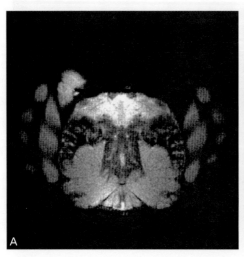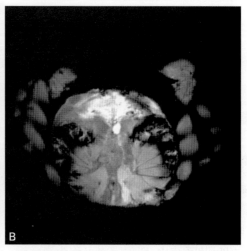

图 2 - 7 - 10 噪声对图像质量的干扰
A. 噪声高,图像质量差;B. 噪声低,图像质量好。

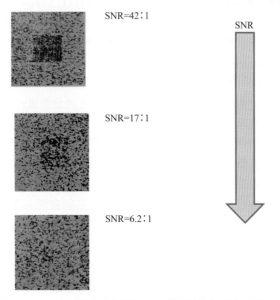

SNR=42:1

SNR=17:1

SNR=6.2:1

SNR

图 2 - 7 - 11 信噪比示意图(箭头方向信噪比降低,图像不清晰)

$$NEQ(f) = G^2 \cdot \frac{MTF(f)^2}{NPS(f)}$$

(式 2 - 7 - 5)

式中 f 是空间频率,单位是 LP/mm；G 为数字化成像系统增益。

由 NEQ 的计算公式可以看出:G 为数字化成像系统增益无空间频率响应特性,但当它乘以空间频率响应的 MTF 时,就使得 NEQ 具有空间频率响应特性。MTF 为成像系统的调制传递函数,其实质是数字化成像系统线扩散函数的空间傅里叶变换,随着空间频率 f 值的增大,MTF 的数值减小。G 和 MTF 的乘积结果越大,总体上使数字化图像的对比度增大,图像上的信号容易识别。但是在 G 值和 MTF 增大的同时,也使得成像系统输出的数字化图像噪声增大。如果 NPS 增大,则 NEQ 减小;反之,NPS 减小,则 NEQ 增大。

在临床上,噪声减小表示在不同的空间频率 f 值上被噪声淹没的图像信号少了,图像上可辨别的信号增加,也就是说 NEQ 的数值大,图像信噪比好,系统输出的图像清晰度高;若噪声增大,表示在不同的空间频率 f 值上被噪声淹没的图像信号增多,图像上可

五、噪声等价量子数

信噪比的平方,有一个等价的定义,噪声等价量子数(noise equivalent quanta, NEQ)。

识别的信号减少,即 NEQ 的数值小,图像信噪比差,系统输出的图像模糊。

六、量子探测效率

(一) 概念

信噪比的衡量是从成像系统的输出信号和系统特性的角度进行描述的,并未将输出信号与输入信号相关联。为使两者得以关联,量子探测效率(DQE)的概念被引入医学图像质量的评价体系中。

DQE 的定义为:成像系统的输出信噪比的平方与输入信噪比的平方之比值。引入 DQE 的一个重要原因是,医学成像相比于其他信号检测应用领域有其特殊性,既要保证输出图像的质量,更要有效地保护受检者。要达到相同的输出信噪比,DQE 越高的系统,所需要的输入信噪比越低,对医学成像而言,即对受检者的辐射剂量就越少。

NEQ 描述数字化成像系统的有效光子的数目,而 DQE 则是描述数字化 X 线成像系统中有效光子占入射光子数目的百分比。因此,NEQ 反映的是数字化图像的质量。DQE 则反映的是数字化成像系统的性能。

DQE 实质上就是成像系统的有效量子利用率,也即数字化成像系统中输出信号与输入信号之比,由于成像系统中不可能将输入信号完全检测以及数字化影像中的信息损失,DQE 总是小于 1。

(二) DQE 的公式

DQE(f)的计算公式为:

$$DQE(f) = \frac{G^2 \cdot MTF(f)^2}{q \cdot NPS(f)}$$

(式 2-7-6)

式中 q 为单位面积上入射 X 线光子的数目,是一统计均值,由于 X 线是服从泊松分布的,可以推导出输入 X 线信号的信噪比的平方也是 q。

理想信噪比 $SNR(f)_{ideal}^2$ 为:

$$SNR(f)_{ideal}^2 = \frac{\left[\int N(E)EdE\right]^2}{\int N(E)E^2 dE}$$

(式 2-7-7)

其中,$N(E)$ 是单位能量间隔内单位面积上的光子数,单位为:光子数/mm^2/keV。

由式 2-7-6 和式 2-7-7 可知:影像质量 NEQ 与入射剂量(q)和探测器的性能 DQE 之间有如下的关系:

$$NEQ(f) = q \times DQE(f) \quad (式 2-7-8)$$

式 2-7-8 表达的物理意义是,NEQ 与入射剂量成正比;另一方面,对于 X 线量子探测而言,它还表示入射的量子数仅有一部分转换成影像信息,这一部分就是探测器的 DQE 值。

(1) 在相同剂量下高 DQE 带来更高的图像质量(图 2-7-12)。

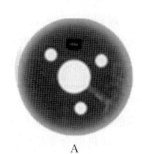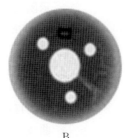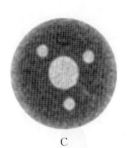

A B C

图 2-7-12　相同剂量下 DQE 对图像质量的影像
A. 70% DQE;B. 40% DQE;C. 5% DQE。

(2) 达到同样图像质量,高 DQE 意味着所需剂量更低。

在数字化 X 线成像应用中,DQE 是评价数字成像器件的重要指标。

七、影响分辨力及信噪比的技术因素

(一) 体素

探测器物理分隔的大小决定图像中每个像素点

代表的体素大小。体素＞200 μm 的成像,会损失组织器官的细节分辨,降低分辨力。体素＜100 μm,成像单元接受 X 线光子数目过少,会明显降低信噪比,必须增加曝光剂量来补偿分辨力提升导致的图像信噪比下降。目前一般认为,数字 X 线摄影(CR、DR)的探测器物理分隔在 100～200 μm 最合适,而乳腺 X 线摄影必须＜100 μm,目前市售产品最低为 70 μm。

(二)闪烁体材料

入射线在硫氧化钆(Gd_2O_2S, GOS)屏上会产生漫反射(图 2 - 7 - 13),而碘化铯(CsI)晶体则具有光纤效应,射线在晶体内全反射。因此,CsI 光学性能远优于 GOS。临床证明达到同样图像质量,CsI 所需剂量相比 GOS 可降低 40%,此外由于漫反射的降低,可以提高分辨力。

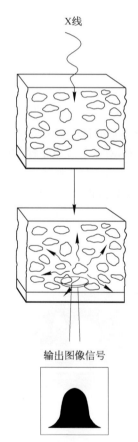

X线

输出图像信号

图 2 - 7 - 13　入射线在硫氧化钆(Gd_2O_2S, GOS)屏上会产生漫反射

八、动态范围

动态范围(dynamic range)是表征数字影像系统性能的一个重要指标,其定义为数字影像能够线性地显示出 X 线入射剂量的变化,用最低剂量与最高剂量之比来表征。例如,某数字图像能显示出的剂量变化最低值是 1 μGy,能探测到的最高值是 10 mGy,那么两者之比为 1 μGy：10 mGy＝1：10 000,此即为该探测器的动态范围。

动态范围通常也称宽容度,它可以保证在不同的曝射条件下都能够得到满意的影像,同时宽的动态范围可以在一次曝射后分别显示不同密度的组织,这也是数字化成像系统的一大特点。

数字化成像装置(CR、DR)动态范围很大,能够达到 1 000～30 000 μR 的线性动态范围。动态范围大、密度分辨力高是数字化图像优于传统图像的最重要特点,阅读图像时可观察到更多的影像细节。据此,动态范围是数字化图像的一项重要技术指标。

要正确表达成像系统的动态范围,数字化图像必须具有足够的 bit 深度,以往 12 bit 影像只能记录 4 096 等级灰阶,不能满足数字化影像成像系统信号的完整记录,所以目前数字化影像都采用 14～16 bit,可以记录的灰阶等级达到 16 384～65 536,能更精确地反映很小密度的层次变化。灰阶差异越明显,对比度越大,分辨得就越清晰。

九、显示一致性

数字化成像设备,图像经过专业显示器显示,或通过胶片打印机打印,均需经过一定的校正。几乎没有那种显示设备的物理特性是完全遵从通用标准显示函数的。校正过程对于显示设备的输入,数字图像而言,都需要应用一设备相关的非线性函数,对输入显示设备的图像进行映射。这一非线性函数,要依据具体的显示设备进行亮度或密度的测量建立起来,通常会以一个映射表(look up table, LUT)的形式存在。目前,高端的医用显示器都会内置 DICOM 校正曲线,数字胶片打印机也会支持校正功能。有关内容在本书第六篇及第七篇有专题介绍。

十、伪影

伪影(artifact)虽非图像本身的参数,但也是影响图像质量的一个重要负面因素之一,因此避免或抑制伪影的产生十分重要。伪影的形成和形态多种多样,如数字化 X 线摄影系统的数字探测器由于像素的缺损引起的空间伪影和由于前次信号的残留引起的延迟伪影；DSA 的饱和伪影和设备性伪影；CT 的放射状伪影；MRI 中化学位移伪影和卷褶伪影等。

这些伪影叠加在数字化图像上引起图像质量的下降。

第二节
数字化 X 线摄影图像质量的主观评价

数字化 X 线摄影生成的图像在视读过程中与其他数字化图像具有共性。因此，同样可用 ROC 曲线法评价。但是由于视读习惯与个人偏好不尽一致，所以在设备安装时用户可与厂商工程师共同建立采集协议。采集协议涉及各部位的采集参数设置和相应的图像处理参数设置等。

此外，由于不同品牌的机器有各自的图像处理软件，并提供一定程度的调节范围，以适应各种不同的专业需求，因此影像专业人员应与工程技术人员合作，在有关图像处理效果的参数设置方面取得共识。另外，根据笔者的经验，如影像技术专业人员能在图像处理过程中融入诊断思路，或诊断人员能深入理解图像处理的过程，甚至根据诊断需要，改进图像处理技术，则影像学的诊断价值将能更进一步得到提升。

（曹厚德　陈克敏）

·参·考·文·献

［1］祁吉,（日）高野正雄.计算机 X 线摄影［M］.北京:人民卫生出版社,1997.

［2］ Le Blans P, Struye L. New needle-crystalline CR detector proc［J］. SPIE, 2001,4320(3):59 - 67.

［3］曹厚德.向智能化及移动化发展的血管造影系统［J］.中国医院采购指南,2014(下):1 - 6.

［4］曹厚德.光子计数数字化乳腺 X 射线摄影系统［J］.世界医疗器械,2017,10:20 - 21.

第三篇

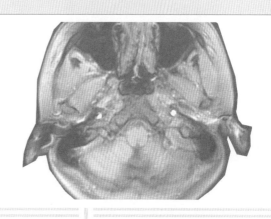

CT 成像技术

王培军　刘士远　王鸣鹏　审读

第一章
CT 的发展历程

1967 年英国 EMI 中心研究实验室的 Godfrey N. Hounsfield 开始研制第一台临床 CT 扫描机,该设备在 1971 年 9 月安装在 Atkinson-Morley 医院。1972 年 Hounsfild 在北美放射学术会议(RSNA)上公布了他的研究成果,并展示应用于颅脑肿瘤的病例。但严格而言,此时尚属实验室阶段,但由此揭开了 CT 发展的序幕。

一、1978—1987 年,层面 CT 时代

此阶段主要以体部(全身)检查为主。在螺旋 CT 诞生前,根据其发展时序及结构特点,一般分为下列 5 代:①第 1 代 CT 机为平移-旋转扫描方式,具有 1 个 X 线管和 1 个探测器,扫描 X 线束为笔形束;②第 2 代 CT 也属平移-旋转方式,使用较小的扇形 X 线束,并采用多个探测器单元;③第 3 代 CT 为旋转-旋转方式,由一个 X 线管(扇形 X 线束的角度为 30°~60°)及单排探测器(600~1 000 探测器单元)组成;④第 4 代 CT 为固定-旋转方式,探测器固定,分布在 360°的圆周上,扫描时仅 X 线管在旋转,X 线管的扇形角比第 3 代 CT 扫描机更大;⑤第 5 代 CT 为电子束扫描方式,由电子枪、偏转线圈和处于真空中的环形排列的 4 个钨靶组成。其中第 1 代和第 2 代 CT 主要用于头颅专用机,而第 3 代和第 4 代 CT 主要用于包括头部检查在内的全身 CT 的临床应用,第 5 代 CT 为心脏专用机。

当 CT 发展到螺旋扫描模式机后,则不再以代划分,统称为螺旋 CT。从单排 CT 发展到多排 CT 机后,因为各种因素,第 4 代和第 5 代逐渐退出应用,而第 3 代 CT 的结构模式成为主流(见表 3-1-1;图 3-1-1)。

表 3-1-1　CT 按发展时序及结构特点的分代

分代	技术特征				临床应用
	X 线管	探测器	探测器-X 线管相对运动方式	X 线束	
第一代	1	1	平移-旋转	笔形	头颅
第二代	1	多个	平移-旋转	小角度扇形	头颅
第三代	1	单排(600~1 000 探测器单元)	旋转-旋转	扇形(30°~60°)	包括头颅在内的全身各部位
第四代	1	分布在 360°圆周上	固定-旋转	扇形,角度较第 2 代 CT 更大	包括头颅在内的全身各部位
第五代	X 线源为电子枪+偏转线圈+处于高真空状态中呈环形梯列的 4 个钨靶				心脏专用机

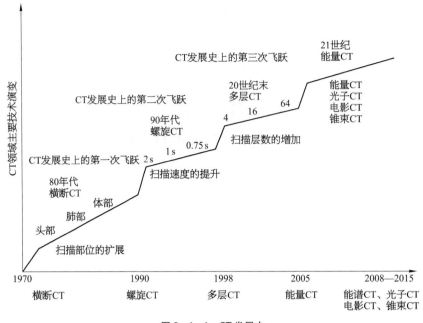

图 3-1-1 CT 发展史

二、1988—1997 年,螺旋 CT 时代

此时期 CT 的主要技术特征如下。

(一)滑环技术

1985 年研究成功的滑环技术系指 CT 机中的转动部分与固定部分之间的连接采用碳刷-滑环接触的方式。CT 机中滑环的主要功能为:①传输数据,包括检测器采集的数据和控制信号;②为机架的旋转部件供电,主要是 X 线管。

1989 年问世的螺旋 CT 是滑环技术最重要的应用之一,由此奠定了 CT 发展的方向。滑环技术使扫描装置可顺一个方向连续旋转,配以连续进床,使扫描轨迹呈螺旋状,故名螺旋 CT(helical CT 或 spiral CT)。

(二)探测器技术

在螺旋 CT 时代,稀土陶瓷材质的固体探测器替代气态探测器,成为主流。因前者的光输出率高、光电转换率高、稳定性好,图像很少产生伪影;余辉效应时间短,适应于快速连续的螺旋扫描。

(三)适应螺旋 CT 的重建技术

重建技术是将抽象的空间信息排列转换成直观的图像,重建技术在很大程度上决定图像质量。根据奥地利数学家 Radon 的重建原理:重建某一平面的图像,对平面上的任意一个点,必须要有全部角度的数据。非螺旋扫描方式(层面扫描)基本符合这个要求,但螺旋扫描时,每次扫描的起点和终点并不在一平面上,因此不符合 Radon 的重建原理。

适用螺旋扫描重建技术的解决方法是对螺旋扫描原始数据的相邻点采用内插法进行逐点修正,获得与层面扫描方式(符合 Radon 原理)同等的数据,然后再进行图像重建,目前存在 180°内插法螺旋重建算法、FDK 类锥形束螺旋重建算法、倾斜面重建算法等。

螺旋扫描可以得到容积数据,同时可以改善层间连续性,使三维图像和血管成像技术得到很大发展,同时也使 MPR 图像处理成为重要的诊断手段。

三、1998—2007 年,多排 CT 时代

1998 年在 RSNA 上推出的多排 CT,大大提高了 CT 的性能和功能。短短的 10 年中,多排 CT 从 4 排发展到 8 排、16 排、32 排、40 排和 64 排,大大提高了螺旋 CT 的所有新功能(动态 CT 扫描、主动脉夹层、高分辨力 CT、血管和三维成像等)的图像质量及其临床应用价值,但推动多排 CT 快速发展的动力来自冠状动脉成像的临床需求。

从技术层面而言,多排 CT 与单排 CT 相比,最大的差别在于单排 CT 使用扇形 X 线束和单排探测器,每旋转 1 周仅获得一个层面图像,而多排螺旋 CT 则用锥形 X 线束和多排探测器,并有多个数据采集系统,每旋转 360°可同时得到多个层面图像。但在多排

螺旋 CT 时代,使用旋转 1 周同时得到多个层面的轴面扫描模式的临床应用非常有限。多排螺旋 CT 几乎所有的临床应用都是建立在螺旋扫描的基础上,螺旋扫描在保证空间分辨力的前提下,大幅度提高扫描速度。16 排以后的多排 CT 重建技术都是采用锥形束重建技术,主要是建立在保证扫描的空间分辨力基础上。用于心脏冠状动脉的重建技术则是建立在保证时间分辨力的基础上,再加上心电门控的信息而特别开发出来的,主要有单扇区重建技术和多扇区重建技术。4 排 CT 一问世,人们就开始尝试心脏的冠状动脉成像,而使冠状动脉成像进入临床应用阶段归因于 64 排 CT 的应用。

四、2008 年～迄今,后多排 CT 时代

64 排以后的 CT 发展出现不同的技术方向,包括更宽的宽体探测器、电子噪声更低的探测器、更快的旋转速度、双 X 线管、能谱技术、迭代重建技术、人工智能(AI)辅助等,各设备提供商在探测器更宽、扫描速度更快、能谱成像和双源设计等各个 CT 发展方向上,各有建树。这些新技术进一步提高了心脏冠状动脉检查、灌注成像和能谱成像的临床应用,使受检者接受剂量越来越低,检查获益越来越大。

经过十多年的发展,CT 技术的进步,殊途同归。各设备供应商,都推出了宽体探测器、能谱、快速扫描的优秀机型,借助 AI 的功能完善,CT 仍然在临床上普及应用和不可替代。提供更多的临床应用、在满足诊断目的的同时尽可能降低剂量、AI 引发的自动化扫描和检测新方法成为 CT 不断向前发展的方向。

最近,有报道我国已经研发成功 24 源静态 CT 设备,以固定的 24 个球管-探测器系统轮流发射和接收 X 线来替代机械旋转,克服了转速的限制,扫描时间缩短至数个毫秒的极短时间,对于心脏冠状动脉 CT 成像和灌注成像,将迎来又一次质的飞跃。

（曹厚德　王鸣鹏　詹松华）

第二章
CT 机的构成及发展

一、CT 机的构成

虽然 CT 机已经发展了几十年,但其硬件部分的基本结构一直未变。

主要由以下部分组成:①扫描架;②检查床;③计算机图像处理系统;④操作台(主要包含控制台计算机、显示器、鼠标键盘、CT 控制盒);⑤电源柜;⑥附件(主要包含床垫、头托、延长板、绑带、膝关节垫、点滴架、随机模体)。其中扫描架主要由 X 线管、高压发生器、准直系统、探测器和滑环组成(图 3-2-1)。

(一)扫描架

1. X 线发生装置 X 线发生装置包含高压发生器、X 线球管和准直系统。X 线发生装置作为 CT 系统最重要的组成部分之一,其主要作用是产生 X 线。

高压发生器为 X 线管产生 X 线能源提供电压和电流,以驱动 X 线球管产生 X 线束,并在规定时间内保持 X 线的恒定输出。在扫描结束后关闭高压,停止产生 X 线。

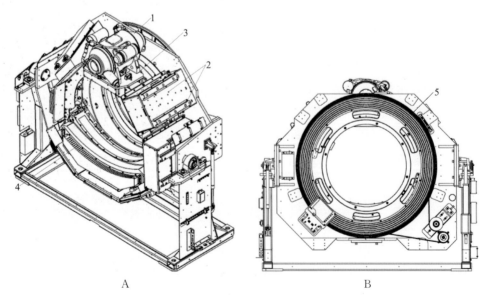

图 3-2-1 扫描架组成结构示意图

A. 机架正面;B. 机架背面。1. X 线管,2. 高压发生器,3. 准直系统,4. 探测器,5. 滑环。

X线球管用于产生X线,根据系统设定的扫描工作参数(电压、电流、曝射时间),在高压发生器的控制下,产生所需要的X线。同时X线管也为系统安全提供警告信号,如X线球管过温、油泵过压等信号。通过监控这些信号可以完成对X线管的保护,避免受检者受到伤害。

准直系统的作用为提供合适的X线束,过滤掉部分低能射线,降低X线照射受检者的剂量、屏蔽散射线。

图3-2-2展示了高压发生器与X线管连接的拓扑结构,其中高压控制单元的作用是接收来自主控系统对高压发生器的控制命令,并能采集高压发生器和X线管的状态,如电压、电流、灯丝电流、栅格电压、打火等信息。

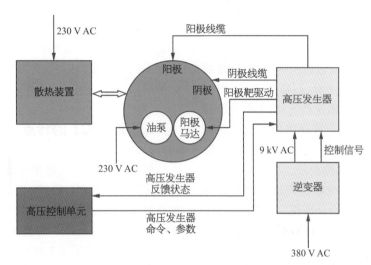

图3-2-2　高压发生器与X线管连接的拓扑结构
AC:交流电。

2. 探测器系统　探测器系统作用是将经过被扫描体衰减后的X线转换为光电信号,并将光电信号转换为数字信号,输出给数据管理子系统进行处理。

整个探测器系统会由若干个数据采集模块组成。每个采集模块从逻辑上分为三部分:①闪烁晶体(一般材质为GOS);②光电二极管;③模/数转换电路。闪烁晶体可将X线转换可见光(绿光),光电二极管阵列将可见光转换为电流信号。在设定的曝射时间内,电流信号被与光电二极管后端的专用集成电路将电流信号转换为数字信号。

为减少X线散射的影响,通常会在数据采集模块上安装防散射栅格来屏蔽散射的X线。防散射栅格由阻挡屏蔽X线性能好的材料制成薄板,并使栅格薄板指向X线发射源(X线管)的焦点。散射X线照射到防散射栅格薄板上并被吸收掉,防散射栅格薄板之间的空间允许非散射的X线通过。

3. 滑环　滑环(图3-2-3)作为CT系统的关键部件有三个主要作用:①为旋转机械和部件部分供电,即将电力从固定部分输送到旋转部分,为旋转部分的各部件提供动力;②提供双向控制信号的通信链路,一般是通过CANOpen总线方式实现该通信功

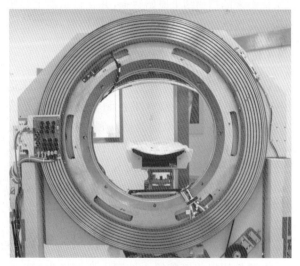

图3-2-3　滑环

能;③提供单向高速的数据通信,将探测器采集到的数据同步传输到机架固定部分,以进行存储和后继数据的处理。

滑环上会有若干个同心接触环,一般会包括动力环和数据环,动力环用于传输高压,数据环用于传输控制信号。滑环作为连接CT固定部分和旋转部分的纽带,用与之配套的碳刷进行动力和数据传输。

（二）检查床

检查床用于支撑受检者进行 CT 扫描，为满足床板的足够刚性和射线衰减当量，床板材料一般是碳纤维。

为提高受检者在扫描过程中的舒适度，以及临床应用的要求，检查床还包括相关的附件，包括床垫、头托、头垫（侧部）、延长板、绑带、点滴架、膝关节垫等。

（三）计算机图像处理系统

计算机图像处理系统一般包括两部分：①控制系统，用于受检者的数据管理、注册、扫描和 2D 图像浏览和 3D 图像浏览等功能；②重建系统，用于将采集的数据重建图像。有些厂家还会将高级应用集成到计算机图像处理系统中，这样可以简化工作流，将扫描和后处理于一体，实现一站式检查。

整个计算机图像处理系统根据所运行的内容和性能要求加载于一台或者多台计算机。一般而言，这些计算机会放置于专用的计算机机柜中。

（四）计算机主机和显示器

计算机主机安装图像处理系统，收集和存储从主机架传输来的扫描结果原始数据，并在显示器上显示图像和提供给操作者对图像进行各种处理。

（五）CT 控制盒

CT 控制盒的作用为 X 线发射的控制、扫描床运动控制、机架的倾斜运动；CT 控制盒包括对讲系统（与扫描室的对讲系统双向通话）、曝射指示显示、发出曝射警告音响；还包括紧急停止按钮，在紧急情况下停止机架、扫描床的运动以及 X 线的发射。

CT 控制盒可以是独立的设备，也可以和键盘集成到一起。

（六）电源柜

电源柜用以将医院输入的网电源转换为 CT 系统所需的电源提供给 CT 以动力。电源柜既可以作为独立的设备，也可以集成到机架中。在电压不稳的医院，可以在电源柜输入端安装稳压设备，确保电源柜的输入在要求范围内，以保证 CT 系统正常运行。

（七）CT 机器外设

除上述所 CT 机本身必要的构成外，整个 CT 系统还包括其他外设。这些外设主要包括高压注射器、胶片打印机、生理信号检测终端和监视系统等。

高压注射器用于增强扫描时向患者快速注入对比剂，从功能上分别支持同步扫描触发功能和不同步扫描触发功能。具备同步功能的高压注射器可以在扫描启动时，同步进行对比剂注射，不需要操作者手动触发，简化操作流程和保证增强扫描时间的准确性。

胶片打印机用于打印在控制台计算机排版后的图像序列，用于临床医生阅片或者交给患者保存。

生理信号检测终端主要用于心脏扫描。心脏扫描需要实时记录和监测患者的 ECG 信号，ECG 信号是触发扫描开始的信号，也是重建、编辑扫描后图像的依据。

二、螺旋 CT 的特点

如前所述，最早期的单排间隔轴扫 5 代 CT 都已经被淘汰。螺旋 CT 是 CT 发展史上的一个里程碑。螺旋扫描（spiral 或 helical）的概念首次出现在 1987 年的专利文献上，1989 年北美放射学年会（RSNA）上，Kalender 发表了关于螺旋 CT 物理性能和临床方面研究的论文。随着多排螺旋 CT 的诞生，为便于区别，又根据探测器结构的不同分为单排螺旋 CT 和多排螺旋 CT。螺旋 CT 在临床应用上拥有非螺旋 CT 所无法比拟的优势。螺旋扫描和非螺旋扫描最大的区别为采集容积数据，由此带来相关硬件结构、成像参数和重建算法等的差别。

（一）单排螺旋 CT

螺旋 CT 扫描的基础是滑环技术，去除了 X 线球管和机架之间连接的电缆，X 线球管-探测器系统作单向连续旋转，扫描的过程大大加快。扫描时检查床同时单向匀速移动，X 线管焦点围绕受检者旋转的运行轨迹形成一个类似螺旋管，故称螺旋扫描。同时 X 线连续曝射、探测器连续采集数据，所采集的不是一个层面的数据，而是一个器官或部位的扫描数据，因而这种扫描方法又称容积扫描（volume scanning）。容积扫描将非螺旋 CT 的数据二维采集发展为三维采集，为数据的后处理带来更大的灵活性，扫描完毕后可根据需要作不同层厚和间隔的图像重建。

螺旋扫描和非螺旋扫描最大的不同是数据的采集方式，即容积采集数据。非螺旋扫描经过 360° 旋转，采集到的是一层完全平面的扫描数据，可利用平面投影数据由计算机重建成像。螺旋扫描呈螺旋运行轨迹，焦点轨迹的路径不形成一个平面，采集的是一个非平面的扫描数据。

螺旋扫描的成像平面并不是真正垂直于受检者的身体长轴,对扫描得到的原始数据不能直接采用反投影的方法进行重建。为此需要先从螺旋扫描数据中合成平面数据,这种预处理步骤称为Z轴插值法,即螺旋扫描数据段的任一点,可以采用相邻两点扫描数据进行插值,再通过卷积和反投影等算法重建出平面图像。螺旋扫描比非螺旋扫描的重建过程增加了一个中间步骤:数据插值,而其他重建处理步骤是相同的。多层CT在单层螺旋扫描线性内插的基础上,有更为复杂的重建算法。

(二)多排螺旋CT

三十多年来,CT的发展一直围绕着如何协调和解决扫描速度、图像质量、单次连续扫描覆盖范围三个相互制约的因素。直至发展到多层螺旋CT,速度、分辨力、覆盖范围三者终于得到了完美的结合。

多排螺旋CT(MDCT)X线球管旋转一周可获得多个层面的图像,是目前CT机的发展热点。多排螺旋CT的基础是多排探测器技术。1998年RSNA年会上推出4排螺旋CT,一次扫描旋转过程能同时获得4个层面投影数据,明显减少了获得容积数据时间,并大大提高了Z轴方向的空间分辨力,同时能进行0.5 s以下的快速扫描,对CT扫描方式作了重大革新,更重要的是发展了一个能对巨大容积数据进行处理的图像重建系统。此后在短短的几年中,16排、32排、64排等螺旋CT相继进入临床应用。多层螺旋CT在探测器结构和数据处理系统两方面有了根本性的改进,这是与单层螺旋CT最主要的区别。

单排螺旋CT在纵轴(Z轴)方向上只有一排探测器。多排螺旋CT采用了二维探测器结构,即探测器沿Z轴扩展,使探测器不仅有横向排列,而且有纵向排列。探测器Z轴排列有16排至64排或更多,探测器总数等于每排数目×总排数。不同厂家的探测器排数和排列方式有所不同。一般分为等宽和不等宽排列两种。在64排和64排以上的多排CT,基本上都是采用等宽的宽体探测器。在64排以下,尤其是16排CT,有很多厂家采用了不等宽排列。

不同排列组合的探测器阵列各有利弊。等宽型探测器的层厚组合较为灵活,但由于Z轴方向探测器比较小,因而探测器间隙过多,会造成射线的利用率下降。不等宽型探测器的优点是在使用宽层厚时,探测器之间总的间隙较少,射线的利用率较高,缺点是层厚组合不如等宽型探测器灵活。

多排螺旋CT的探测器向宽体、薄层的方向发展,宽体指探测器组合的Z轴覆盖宽度,决定了每360°扫描覆盖范围;薄层是指每一单列(排)探测器的物理采集层厚,决定了图像空间分辨力。单层CT的Z轴覆盖宽度只有10 mm,探测器最薄物理采集层厚1 mm。多层螺旋CT探测器每一单列的最薄物理采集层厚达到0.5 mm,Z轴覆盖宽度在16层CT达8~20 mm,64层CT达到40 mm,320层CT可到160 mm。覆盖范围的增大和层厚的减薄能在提高扫描速度的同时得到更佳的空间分辨力。更高的分辨力对于临床应用中的内耳、冠状动脉细小分支、冠状动脉支架等的精细显示具有重要意义。但一个重要的事实是,探测器的最薄物理层厚已达0.25 mm,每个探测器单元接收到的X线量将大幅减少,将影响CT图像的密度分辨力。在未来的发展中再提升的空间十分有限,而探测器的宽度也因为焦点大小与X线照射野之间巨大不同,将造成数据采集和锥体束伪影纠正方面的巨大困难,发展空间也有限。最新的Z轴0.25 mm的超高分辨力CT,在X线剂量增加方面,尽管采取了最新的迭代算法来减少患者辐射,仍给带来了业界关于剂量问题的讨论。

CT的"多层"(multi-slice)和"多排"(multi-row)是两个不同的概念。"多层"是指X线管旋转一周能获得多层图像,"排"是指探测器的Z轴方向的物理排列数目。尽管CT机型号是依照旋转一圈能最多采集的层数命名,但多层螺旋CT问世以来,就存在两种名称。一种着眼于轴位扫描时,X线管围绕人体旋转一圈能同时得到独立的多幅断面图像,称之为multi slice CT(MSCT),中文称多层(螺旋)CT;另一种是着眼于Z轴方向的多排探测器的排列,称之为multi detector row CT(MDCT),中文称多排(螺旋)CT。

现今的螺旋CT,扫描时旋转一周,每排探测器获取数据都可以重建出2层图像。这是因为CT的探测器圆周长度已经很长,一次曝射获得的数据较前增多,所以一般现在球管探测器旋转半圈就可以重建出一幅图像,旋转一周,就可以获得2幅图像了。另一方面,球管设计上,每次曝射可以采用快速管电压切换的方式,获得2套数据,也可以通过管电压瞬间切换的方式,产生2种能量的X线束,进行能谱CT扫描和数据采集。

(曹厚德　王鸣鹏)

第三章
CT 成像基本原理、参数和重建技术

一、CT 成像基本原理

本书中 CT 的名称，除特别注明者外，都应为 X 线 CT（X-ray computed tomography，X‐CT）。X 线成像的原理是利用物体或人体各种器官或组织对 X 线的吸收系数不同而形成密度为基础的亮暗对比图像，CT 采用旋转薄层 X 线束对人体进行横切爆射，在球管对侧使用探测器进行穿透人体剩余 X 线信息的采集，然后重建出密度对比为基础的亮暗灰度图像。在 CT 扫描中，X 线的发射和接收装置（X 线球管和探测器）围绕物体进行 $180°\sim360°$ 的旋转，这样才能获取足够的信息进行横断面图像重建。在 X 线穿透物体的过程中，物体对 X 线进行选择性吸收，被物体吸收后留下/穿透的 X 线被探测器接收并转换为电信号，再由数据采集系统（data acquisition system，DAS）进行采集，信号的强弱取决于物体中不同组织结构的 X 线衰减系数。DAS 采集的数据称为原始数据（raw data）。原始数据可以通过重建生成图像，这种图像以数字形式存储和表达，也称为数字图像。

在上述过程中，数字图像的重建是一个重要的环节，它是把原始数据转换成图像数据的数学计算过程。图像重建的数学方法可以分为：①滤波反投影法（filtered backprojection）；②迭代法（iterative method）；③傅里叶法（Fourier method）。目前大多数 CT 机采用滤波反投影法，因为这种方法计算速度快，图像质量符合临床需要。然而，近年来降低扫描辐射剂量成为业界关注和研究的热点，基于滤波反投影法的基础的图像迭代法以及多模型双空间迭代法相继

问世，并逐渐取代传统滤波反投影法，成为 CT 机主流重建算法的趋势。

二、若干基本概念

（一）X 线的衰减及衰减系数

X 线穿透物体时会发生衰减，而 CT 成像的基础就是利用不同密度的物质结构衰减量的差异特性进行成像。这种差异是源于其 X 线衰减系数（attenuation coefficient）不同，X 线通过物体的衰减遵循以下指数衰减定律。

$$I = I_0 e^{-\mu d} \qquad （式 3‐3‐1）$$

式中：I 是通过物体以后经过衰减的 X 线强度，I_0 是入射的 X 线强度，d 是物体的厚度，μ 是物体的线性衰减系数，是物体或组织的特性参数。e 是一个常量，不同的物体、组织有其特定的不同衰减系数，可以通过测定 I、I_0 和 d 来确定。

（二）CT 值的计算及人体各组织的 CT 值

尽管衰减系数是组织的特性参数，但实际使用上相当不便。因此在 CT 应用中通用 CT 值（CT value/number）来反应衰减系数，鉴于 Hounsfield 对 CT 的贡献，CT 值以其名字命名，即亨氏单位（Hounsfield unit，HU）。CT 值反映的是组织密度，计算式如下：

$$CT 值 = \frac{\mu_{物} - \mu_{水}}{\mu_{水}} \times \alpha \qquad （式 3‐3‐2）$$

其中 α 代表分度因数（scaling factor），是个常数，

在 EMI 分度法中为 500，目前常用为亨氏（Hounsfield）分度，分度因数为 1 000，$\mu_{物}$ 为各种不同组织的 X 线衰减系数，$\mu_{水}$ 为水的衰减系数。

CT 值不仅反映物质的衰减系数，而且在 CT 图像中还反映不同组织的密度。以水的线性衰减系数作为参照，物质衰减系数大于水者 CT 值为正值，小于水者 CT 值为负值。CT 值为正值者表示组织密度大于水，负值者表示组织密度小于水。CT 值越高，表示组织密度越高，反之越低。由于在物理过程中，物质的密度是由物质对 X 线的衰减系数来体现的，因此在分析 CT 图像时，更能提供诊断信息的是组织之间的密度差异，而不是绝对密度。

由公式 3-3-2 可求得不同物质或组织的 CT 值（表 3-3-1），如水的衰减系数（即 μ 值）为 1，代入公式，可计算出几种标志性的 CT 值：

表 3-3-1　人体不同组织的 CT 值

组织	CT 值（HU）	组织	CT 值（HU）
空气（近似真空）	−1 000	脑灰质	40±10
脂肪	−90±10	脑白质	30±10
水	0	肌肉	45±5
凝固血	80±10	甲状腺	70±10
静脉血	55±5	肝脏	60±10
血浆	27±2	脾脏	45±10
渗出液	>18±2	淋巴结	45±10
漏出液	<18±2	胰腺	40±10
骨致密	>250	肾脏	35±10
骨松质	130±100		

真空的衰减系数（μ 真空）为 0，以 0 计算代入公式。

$$真空的 CT 值（0-1）\times \alpha = -1\,000\ HU$$
$$水的 CT 值 =（1-1）\times \alpha = 0\ HU$$

骨皮质的衰减系数（μ 骨）约为 2.0，代入公式：

$$骨的 CT 值 =（2-1）\times \alpha = 1\,000\ HU$$

CT 平扫肝门层面图像（图 3-3-1），区域 ROI 的 CT 值测量为平均值 56.99 HU，标准差为 8.2 HU，测量 ROI 面积为 2 461 mm^2。

CT 值的大小与 X 线的能谱有关，相同物质对较低能量的 X 线吸收强，CT 值会有所提高。因此 CT 扫描一般使用较高的电压（120~140 kVp），高电压

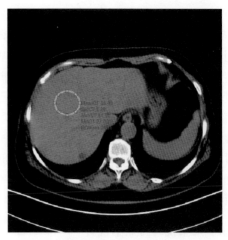

图 3-3-1　肝脏 CT 值

的作用是减少光子能的吸收衰减系数，增加穿透率，使探测器能够接收较高的光子流，但同时也会降低骨骼和软组织的对比度。因此，在头颅扫描中，一般要选用合适的电压，这样在减少射线束硬化伪影、增加探测器响应的同时，保证了颅骨和软组织之间有一定的吸收差，这样才能显示出颅骨边缘软组织内的小病灶。由于 CT 值还会受射线能量大小的影响，CT 机中需要采取 CT 值校正程序，以保证 CT 值的准确性。

（三）像素与体素

像素（pixel）是指构成数字图像矩阵的基本单元，像素大小（或一定图像面积内像素的多少）直接关系到图像的清晰度，也即图像空间分辨力；像素越小，图像分辨越高，图像越细腻。

由于 X 线束是穿过的一定厚度人体组织到达探测器的，所以 CT 图像实际上是包含一定厚度的人体断层，体素（voxel）即代表一定厚度的三维体积单元，是具有厚度的像素（三维概念）。

（四）重建矩阵与显示矩阵

矩阵（matrix）与像素密不可分，两者的关系可以由以下公式表示。

$$矩阵 = 视野（FOV）\div 像素大小$$
$$(式 3-3-3)$$

由此可见，在一定的视野（field of view, FOV）下，增大矩阵规模可以缩小像素，提高空间分辨力。需注意的是，决定空间分辨力的是重建矩阵。重建矩阵指图像最初重建视野范围内各像素量值所使用的矩阵，直接关系到像素大小，目前大多数 CT 装置的重建矩阵是 512×512，但是部分厂商采用 1 024×

1024 的重建矩阵,称为超高分辨力扫描,临床使用时,大多数情况下采用缩小重建视野的方式提高图像的空间分辨力;显示矩阵是指在原始重建结果基础上为提高显示图像的细腻度而使用的矩阵,它不再增加信息量,即不增加图像的空间分辨力,但会使已有图像的信息显示得更好。简言之,重建矩阵等于重建视野所含像素数目,显示矩阵等于显示器上图像所含像素数目。工作中使用的显示矩阵总是不低于重建矩阵,目前得 CT 机重建矩阵绝大多数使用 512×512,显示矩阵使用 1024×1024。

(五)采集视野与显示视野

FOV 同矩阵一样,也与像素大小密不可分,两者的关系可由如下公式表示。

$$像素大小 = 视野(FOV) \div 矩阵$$

(式 3-3-4)

CT 扫描时,视野的概念,其实有 2 种。①采集视野又称为"测量野"(field of measurement),CT 采样测量时,默认的测量野都是 50 cm 或稍大,患者受辐射的范围大小是不变的,扫描结束后,测量野所有数据都是采集的,只是因为设定扫描野不同,计算机数据取样不同而已,所以,技师有时候发现患者体位偏低或者左右偏位,其实是可以重新设定扫描野(视野)进行重建图像的。②扫描野才是一般意义上的视野(FOV),或称显示野,扫描野范围内的矩阵大小是原先设定的,一般都是 512×512,所以,要改变像素大小,实践中常改变视野,缩小视野可以缩小像素,提高空间分辨力。设定了显示野,在观察图像时对图像进行放大,只是显示了显示野矩阵中的部分数据,不会改变图像分辨力。

上述缩小扫描野的工作方式称为"靶扫描(targeted scan)",结合薄层扫描和更高滤过重建模式可以获得更好的分辨力,有很好的临床使用价值。部分机器,配备 1024×1024 的重建矩阵,空间分辨力更高。而部分机器中还可以在扫描结束后,重新设定更小的显示视野来重建设定矩阵的图像,称为"靶重建",也是常用的一种图像获得方式,其意义在于无需增加曝射量而突出显示重点。

(六)原始数据与显示数据

CT 原始数据是指探测器接收透过人体后的衰减 X 线信号,经放大与模数转换后输入计算机,但未经图像重建处理的数据(raw data),即投影数据(projection data)。原始数据经过计算机进行图像重建处理后,即形成能显示出图像的显示数据(display data),即图像数据。

螺旋 CT 的一个重要特点是可作回顾性重建。由于螺旋 CT 采用容积采集方式,可利用原始数据,通过改变重建间隔、显示视野、滤过函数等参数做各种重建处理来满足诊断的需要。

(七)重建与重组

1. 重建(reconstruction) 原始数据经计算机采用特定的算法处理,得到能用于诊断的横断面图像(显示数据),该处理过程被称为重建。每秒重建图像数量以及第一幅图像重建时间是衡量 CT 机性能的一个重要指标。

2. 重组(reformation) 重组是不涉及原始数据处理的一种图像处理方法,如多平面重组、单平面重组等,都是在已有的横断面图像的基础上,重新组合或构筑而成。过去,有关图像重建与重组的概念有些混淆,三维图像处理就是重组图像,而非重建。由于重组是使用已重建形成的横断面图像,因此重组图像的质量与横断面图像有密切的关系,尤其是层厚和层数。横断面越薄、图像的数目越多,重组的效果就越好。

三、CT 图像重建技术

(一)滤波反投影算法

滤波反投影算法(filtered back projection,FBP)是以中心切片定理为基础的 CT 重建技术,也是当代影像学设备进行图像重建的基本数学方法。在直接利用 CT 扫描所获得的投影数据反投影重建出的 CT 图像中,将会出现模糊和失真,这种现象与图像的高频信息损失有关。为避免上述缺陷,该方法使用一种称为滤波或者卷积的数学方法去除这种模糊,即在反投影前使用滤波器或者卷积核对原始投影数据进行修正,然后再反投影。其优点为:在中心切片定理的基础上只对 CT 扫描所获得的原始数据进行滤波和反投影两步操作即可直接重建出 CT 图像,重建速度快,图像重建系统的硬件成本低,有利于 CT 的普及应用;其缺点在于低剂量条件下图像噪声大幅度增加,图像质量受噪声影响损失严重。此外,FBP 仅为一种理想的数学解析重建方法,在其重建图像过程中对实际 CT 扫描进行诸多近似和假设,可能在图像上引入伪影,进而制约图像质量的提高。

(二)基础图像迭代重建算法

基础图像迭代重建算法是 FBP 的进一步发展,其特点为:在 CT 数据的投影空间构建噪声模型,基于噪声模型生成图像的噪声模板,同时基于 FBP 图像构建解剖模型,进而利用图像噪声模板和解剖模型在图像空间对 FBP 图像迭代降噪并保护解剖信息。

所谓"模型",即处理噪声和图像的数学工具,对于 CT 图像的重建,根据处理对象的不同,主要模型包括噪声模型、解剖模型和系统模型;而"空间"则是这些数学工具作用对象,即数据的呈现方式,如直角坐标系和极坐标系均属数据不同的呈现方式。CT 的数据空间可分为投影空间和图像空间。前者,最熟悉的表现形式即为正弦图(sinogram)。

噪声在成像的过程中是一种客观存在的信号,是所有系统和当今科技条件下不可避免的客观存在,它会干扰人们所需要的有效信号的品质。噪声模型是采用数学的方式对噪声的特性进行描述和表达,并最终实现对噪声水平的控制。噪声模型可以帮助实现对噪声的消除和对解剖细节的再现。解剖信息是成像所需要的有效信号,其本身具备特征和规律;解剖模型是采用教学的方法和对其特征进行描述和表达,目的是在图像重建过程中有效保护解剖信息重现。

基础图像迭代重建算法本质上是基于 FBP 的图像空间迭代降噪技术,其优点是能够在相同辐射剂量下获得比 FBP 噪声更低的 CT 图像,同时抑制噪声导致的条状伪影,降低图像噪声及噪声伪影对医生诊断的干扰,继而为降低 CT 扫描的辐射剂量。另外,为进一步提高降噪效果,在更高程度上降低 CT 辐射剂量,高级的基础图像迭代重建算法会对不同阶段的噪声分别处理。一般而言,探测器接受信号时伴生的噪声符合统计学泊松(Possion)分布,但经过各种数据预处理和算法滤波后,这一特性不再保持,最终导致噪声处理的复杂性和低效。在低剂量条件下,这个问题尤其突出——有效成像光子淹没在大量噪声中。而投影空间的 CT 数据则是未经过预处理的原始数据,高级的基础图像迭代重建算法采用在投影空间先进行一轮噪声的建模和消除,之后再把数据推送到图像空间,以显著提高降噪效果。

然而,基础图像迭代重建算法也存在一定的局限,如产生临床上称为蜡状伪影(plastic texture)的图像质感漂移。此外,即使是高级的基础图像迭代重建算法,也仅为基于 FBP 图像进行迭代降噪,因此,

除噪声外的 FBP 算法的一些固有缺陷将难以被其克服。

(三)多模型双空间迭代重建算法

多模型双空间迭代重建算法是 CT 重建技术的最新进展,其技术特征可概括为"多模型双空间"。具体而言,该方法在 CT 数据的投影空间和图像空间分别构造噪声模型和解剖模型,在利用噪声模型刻画和处理噪声的同时,采用解剖模型描述人体组织结构特征,并基于上述模型在投影和图像双空间直接进行迭代重建;更重要的是,除噪声模型和解剖模型,该方法建立了实际 CT 扫描的系统模型,通过系统模型将重建图像通过迭代方式与原始数据进行比较更新,以保证图像的真实呈现,进而在降低辐射剂量的同时保持图像分辨力和图像质感。

该方法的基本过程是从初始图像出发,在投影空间,通过系统模型产生最新的估计数据,并在噪声模型的作用下将估计数据与 CT 原始数据逐一对比,产生误差数据;之后将误差数据通过系统模型转换入图像空间,结合解剖模型更新初始图像;通过迭代重复上述步骤,抑制和去除初始图像的噪声和伪影,得到最终图像(图 3-3-2)。

这里采用双空间的优势为:

(1)CT 在重建图像过程中,会受到众多噪声的"污染"。噪声的出现是客观条件下的必然结果,其来源广泛,①成像 X 线光子的统计学特征;②电子噪声;③采样和各种滤波算法。上述这些噪声来源可以是 CT 扫描仪在数据采集阶段产生的噪声;也可能来自数据投影到图像空间的过程中,由于个别算法和滤波所放大或产生噪声。①和②产生的噪声将在投影空间中通过噪声模型予以抑制和消除,从而有益于精确的系统模型和解剖模型,③产生的噪声则被算法纠正予以避免和消除。

(2)原始 CT 数据中包含了丰富的信息,这些信息湮没在噪声信号中,利用一般重建方法重建出的图像很难利用到这些信息,多模型双空间迭代重建算法在抑制和去除①和②产生噪声的同时,通过比较估计数据与 CT 原始数据的误差,可以将原始数据中的有效信息通过系统模型转换到图像空间迭代更新至初始图像,从而提高图像分辨力(空间分辨力和密度分辨力),抑制和消除图像伪影。

因此,多模型双空间迭代重建算法的优势不仅仅在于降低噪声,而且可以显著提高图像质量,从而为临床降低扫描剂量和提高图像质量方面,提供了一个

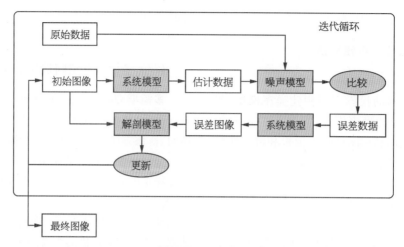

图 3-3-2 多模型双空间迭代重点算法示意图

强大的技术手段。但是,该方法需要利用多模型在双空间展开迭代式的计算,其图像重建速度较慢,对图像重建系统的硬件要求也较高。

四、CT 基本扫描模式

(一)步进式扫描

步进式扫描(incremental scan)是最基本的 CT 扫描方式,也称断层扫描或轴位扫描,每次扫描过程简单而完整:检查床不动,设定探测器准直宽度后启动曝射,X 线球管围绕人体旋转一圈,采集到一个准直宽度的 X 线曝射和吸收的数据,然后重建该准直宽度下的图像,形成一幅或多幅图像;移床后重复该过程完成第二组图像。上述过程的多次重复方能完成整个部位的检查。

(二)螺旋扫描

螺旋扫描(spiral or helical scan)是目前最常用的 CT 扫描方式,曝射时 X 线管旋转与检查床匀速移动同时进行,一次采集到一个宽度大于准直宽度的容积数据,可重建出连续多幅图像。螺旋扫描是现代 CT 的主流技术,具有很大的优势。

螺旋扫描与常规断层扫描相比,有两大优势:①"快",即扫描速度快,可以缩短检查时间。"快"还可以使整个扫描区域内的动态增强扫描成为现实,可以捕捉到对比剂在不同期相的显影效果。"快"还能在允许的扫描时间内覆盖更长的范围,例如可以一次屏息完成肝、胰腺、肾脏的扫描。②螺旋扫描的第二个优势是"容积数据","容积数据"可以在工作站上进行图像后处理,重组成高质量的冠状面、矢状面、斜位甚至曲面图像,弥补断层扫描的缺陷。还可以进行图像的三维重组。

采用较小的螺距和重叠重建的方法,可使 Z 轴空间分辨力得以进一步改善,从而提高病灶的检出率,一般情况容积数据采用 50% 的重叠重建。

在螺旋扫描中,与常规方式扫描的不同是产生了一个新概念——螺距,它是 X 线管旋转一周扫描床移动距离与准直器宽度之间的比,螺距的具体计算公式为:

$$螺距 = X 线管旋转 360° 床移动的距离(mm) / 准直器宽度(mm)$$

据此,螺距越大单位时间扫描覆盖距离越长。实际扫描中,要针对不同的要求选择适当的螺距。①当扫描大血管时,主要是观察对比剂的充盈情况,就要在极短时间内(对比剂充盈良好时)完成扫描,血管的直径较大,可以用较大的螺距,牺牲的密度分辨力不会对大血管病变的诊断产生决定性的影响。②当观察颅内血管结构时,不仅要求高的空间分辨力而且要求高的密度分辨力,此时的螺距就应当选择小于 1,以利细小血管的显示。

(曹厚德 詹松华)

第四章
CT 技术在临床上的主要应用

一、基本扫描方式

（一）定位扫描

多数检查需要定位扫描，以获得准确的扫描位置和范围，同时可以了解有无扫描禁忌情况，并能为智能低剂量扫描获得参照数据。少数部位和特殊情况可以不用定位扫描，如颅脑扫描，其扫描定位的体表标志相当明确，可以直接人体定位；鼻旁窦冠状面扫描、下颌骨扫描等也常可以免去定位扫描。定位扫描时 X 线管运作方式不同于断层与螺旋扫描，后两者扫描时 X 线管-探测器系统围绕受检者进行旋转，检查床同步移动相应的距离，而定位扫描时机架内的 X 线管处于静止状态，只有检查床作进床或出床的水平移动。根据 X 线管静止的指定位置，分别获得正位片和侧位片；当 X 线管静止在 12 点或 6 点钟位置时，扫描得到的是人体前后或后前位的定位片，即正位片；当 X 球管静止在 9 点或 3 点钟位置时得到的是人体侧位片。

一般情况下，扫描一个部位通常只需定位扫描一次，获得一幅定位片即可；但现代多层 CT 心脏冠状动脉扫描常采用正、侧位 2 个定位图像，以确保精确定位目标需要扫描的视野范围，保证检查目标落在最小的扫描视野内，最大程度地提高分辨力。

（二）非增强扫描（即平扫）

非增强扫描即临床上常规平扫，该扫描无需为患者注射对比剂，是最常用的、也是最基本的 CT 扫描方式。在定位扫描并确定扫描范围和计划后即开始进行平扫。平扫基本上是为每个受检者所必需的。

平扫主要获取的是受检者扫描部位的解剖信息，是进行基本临床诊断的依据，因此对图像的空间分辨力和软组织的对比度要求较高，高的空间分辨力以及良好的软组织对比度有利于小病灶的检出，为判断是否需要进一步增强扫描提供参考。

（三）增强扫描

将高密度的对比剂经血管路径引入人体，然后进行 CT 扫描的方法称为增强扫描。对比剂引入人体的途径包括经外周静脉、经动脉或静脉的插管、已经建立在体内的通路如中心静脉插管或药物泵等，如无特殊说明，一般指经外周静脉，临床多数为肘正中静脉，但为方便和安全也常用手背静脉。

增强的原理是通过引入对比剂而大大增加血液的密度，从而加大血供有差异的结构之间的对比度。增强的目的和意义包括：①提高小病灶与背景的对比度，藉以提高对病灶尤其是小病灶的检出率；②通过病变的强化与否、程度和方式，显示病灶的特异性，藉此作出定性诊断；③显示血管或血管性病变。

增强扫描中影响 CT 图像增强效果的主要因素为：①患者自身条件；②对比剂注射条件；③CT 扫描参数，前两者决定了对比剂在体内增强的自身循环过程，后者对图像增强效果起到非常重要的作用，通过调节扫描参数可以最优化扫描协议，帮助操作者在特定时间点获取最优化的图像增强结果。CT 扫描参数的调节主要是扫描延迟时间。从开始注射对比剂到扫描开始的时间称扫描延迟时间。扫描延迟时间有 3 种方法：①根据经验确定时间，即定时扫描（timed scan),当达到预先设定的经验值时间后自动触发扫描;②预注射少量对比剂获得时间密度曲线,根据达到峰值时间确定注射正常流量对比剂时的扫描延迟时间;③根据团注跟踪技术确定扫描延迟时间,即实时监测特定层的感兴趣区域(ROI)内对比剂浓度随时间的变化,当对比剂的浓度达到预先设定的阈值后自动触发扫描,或在达到阈值之前由操作者观察实时重建的增强图像,手动触发扫描。第一种方法适用于常规的增强扫描,后两种方法主要用于CT血管造影时扫描延迟时间的精确设定。

增强扫描的一项重要的应用在于可对特定脏器实现单期或多期扫描,也称作动态扫描。早期的断层扫描,扫描速度慢,注射对比剂后,能够采集血管内对比剂浓度的持续时间较短,只能实现一个期相的扫描。随着现代CT技术的发展,多层螺旋CT的出现,探测器覆盖范围的加宽(从16层CT的2cm到320层CT的8cm,甚至640层CT的16cm),扫描速度的加快(最快可以达到0.25s),X线管热容量的负载能力提高,以及在大螺距条件下的重建技术等新技术的支持,临床上的多期扫描已经成为一种常规扫查方式,如肾脏的皮质期、实质期的双期扫描,肝脏和胰腺的动脉期、门脉期的双期扫描以及动脉期、静脉期和延迟期的三期扫描。

多期扫描有助于对小病灶的检出和鉴别诊断,从而提高了诊断的准确性。对肝脏、胰腺、肾脏等脏器的CT检查,"平扫+多期增强扫描"方式在大多数医院现已列为检查的常规。

二、高分辨力扫描

(一)概述

高分辨力扫描是指可以实现高空间分辨力的扫描方式。具体条件是应用高剂量(通常使用高的有效mAs)、薄的探测器准直单元进行扫描,对获取的数据进行薄层厚(≤1.5mm)、大矩阵(1024×1024)及高分辨力的滤波函数进行重建。现代多层CT,尤其64层及以上的多层CT,其常规扫描的离线重建即可接近上述高分辨力CT(HRCT)的条件,除去高剂量外,其余可以完全符合螺旋HRCT要求,因此,在现代先进CT条件下,HRCT可以更容易获得、因此得以更广泛地应用,直到现在已经不再强调高分辨力扫描的基本概念了。

由于组织边缘勾画锐利,目前的HRCT主要用于:①内耳检查,观察骨的细微结构,如显示颞骨岩部内半规管、耳蜗、听小骨等结构;②观察肺内微细结构及微小病灶结构,如显示早期小叶间隔的改变和各种小气道改变,检出早期的肺小结节等。

应强调的是,使用高分辨力扫描技术进行肺癌的早期筛查目前已经成为临床上的一个应用热点,它主要通过对可疑病灶位置进行靶扫描和靶重建获取高分辨力的图像,极大地提高了肺小结节尤其是磨玻璃密度结节(GGO)的检出率,帮助医生早期诊断肺癌,降低肺癌的病死率(图3-4-1)。

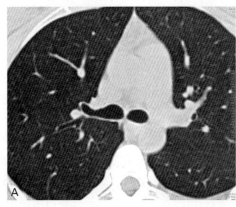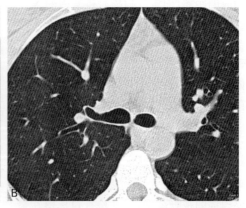

图3-4-1 肺HRCT扫描

常规扫描(FOV 500mm,512×512)(A)可以基本清楚地显示层面内各结构,HRCT(FOV 180mm,1024×1024)(B)显示结构明显优于常规扫描。

(二)靶扫描和靶重建

靶扫描是高分辨力扫描技术的一种方法,它主要

指对感兴趣的局部部位或层面采用较小的扫描视野(sFOV),较薄的探测器准直单元进行扫描,并对采集到的扫描数据进行靶重建以获取到高分辨力的断层图

像。靶重建是指对感兴趣的目标部位或层面采用较小的重建视野（rFOV），较薄层厚（≤1.5 mm），大矩阵（1024×1024）及高分辨力的滤波函数进行重建。现代多层 CT 的探测器准直单元最大不超过 0.625 mm，而扫描时采用的较小扫描视野（sFOV）意义并不大，受限于当前 CT 扫描的工作方式，X 线管仍然需要围绕受检

者旋转足够大的角度才足以采集到完整数据进行重建，因此"靶扫描"方式相对于大视野的扫描并没有实质上的差别，也不会起到降低辐射剂量的作用。所以，实际上靶扫描方式的必要性并不大，医生完全可以通过对感兴趣的目标区域进行离线的靶重建或在线的靶重建方式获取需要的高分辨力图像（图 3-4-2）。

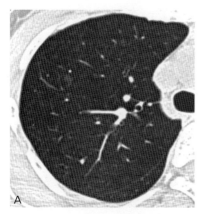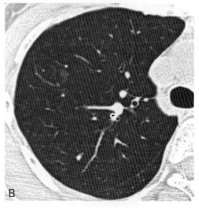

图 3-4-2　靶扫描

常规扫描（FOV 500 mm）（A）可以基本清楚地显示层面内各结构，靶扫描（FOV 160 mm）（B）显示结构明显优于常规扫描，如肺部小结节、血管间隙内细小结构等均以靶扫描显示清楚。

（三）薄层扫描

CT 扫描可以获取的最薄层图像与其探测器的最薄准直单元宽度直接相关。采用较小的探测器准直单元进行扫描以获取较薄的图像层厚，提高空间分辨力的方式称为薄层扫描。薄层扫描的概念基本停留在单排探测器时代的操作方式。在多排螺旋 CT 时代，探测器一次旋转收集到数排的原始数据，层厚只是在扫描之后，技师根据临床需要进行重建出图像的层厚选择，不是薄层扫描的扫描前概念。

理论上，CT 机可以重建的最薄层厚应等于其探测器准直单元宽度，而实际上，重建层厚应≥探测器准直单元的 2 倍才足以满足耐奎斯特采样定理，否则会由于 Z 轴采样不足而出现风车伪影，重建层厚越薄，风车伪影越严重。

薄层 CT 图像一般指层厚为 1.5～3 mm 的图像，现在，许多医院事先设定螺旋 CT 机扫描后重建出 2 套图像，即层厚 5 mm 厚层图像和层厚 1 mm 左右的薄层图像，而多层螺旋 CT 机重建的最薄的层厚已达 0.5 mm，可以称为超薄层图像。薄层扫描的优点是能减少部分容积效应，提高图像的纵向空间分辨力，更清晰地反映病灶及组织器官内部的结构。但层厚越薄，像素噪声越大，图像密度分辨力下降。

三、增强扫描的特殊应用

静脉注射碘对比剂后，首先是血管内血液碘含量迅速提高，X 线吸收增加而表现为高密度的强化；然后，血液供应人体各种组织结构，碘对比剂随着血液离开血管、进入组织，造成组织的密度升高。血管内密度的升高使得血管得以清晰显示，而不同组织的密度升高有差异，从而可以辨认正常或病理组织，并进一步帮助定性。增强扫描的效果与对比剂的碘浓度、注射速度以及用量有关。常用对比剂浓度为 300 mgI/mL，注射速度 3 mL/s 左右，CT 血管造影的对比剂浓度可选用 370 mgI/mL 或 400 mgI/mL，注射速度 4～6 mL/s。

常规增强扫描如前所述，利用了增强最基本的功能，现代 CT 又开发了更多的增强应用，以适应更广泛的需要。本节主要介绍增强扫描的一些特殊的临床应用，主要包括 CT 血管造影、心脏冠状动脉（简称冠脉）检查以及灌注成像三个方面。

（一）CT 血管造影

CT 血管造影（computed tomography angiography，CTA）是通过血管增强扫描将对比剂充盈的血管二维

断层影像,重建成与解剖血管相似的完整的三维血管结构。高速静注对比剂后,在靶血管内对比剂高峰浓度的时间内,利用螺旋扫描技术容积采样,然后进行不同方式的三维重组,即用不同方式显示血管树。不同的方式有各自的特点。

多平面重组(multi-planar reformation, MPR)可以沿着一个平面或曲面进行。沿着平面的重构是通过在不同方向上对体积图像进行插值产生,通常形成冠状面图像和矢状面图像。沿着曲面的重构通常被称为曲面重组(curved planer reconstruction, CPR),如对于牙齿扫描,检查沿着颚部弯曲的重组图像会更有利于医生诊断,可以同时观察到牙齿和支撑骨组织结构;另外对于弯曲的血管如心脏冠脉、主动脉或颈动脉等,重构需要沿着血管曲率进行,以便识别血管狭窄。尽管血管本身是弯曲的,但在曲面重组的图像中它看起来是一个直的脉管。需要注意的是,当曲面偏离血管中心到一定位置时,重构图像可能导致误判血管狭窄。

最大密度投影(maximum intensity projection, MIP)首先是选择一个观察者角度和一个假想的屏幕,然后一组虚拟射线沿着视角方向穿透物体投向屏幕,选择射线在穿过物体的路径中遇到的最亮像素点的值作为MIP像素的灰度。该方法存在的问题是,即使对于均匀物体,由于不同射线穿过的路径长短不一,会造成遇到的最亮点的概率不同,因此得到的图像强度会随着路径的长度改变,不能精确地反映真实CT值,不能作为定量分析的工具。另外,MIP图像为二维显示,缺乏立体感。

容积再现(volume rendering, VR)是较为理想的一种方式,它可以将采集到的二维图像做各个方向的三维显示。对于一般VR技术,为了规定被重建物体的像素强度与射线透射特性之间的关系,需要指定不透明度或颜色函数,通过调整不透明度和颜色函数,可以使不同类型组织选择性的突出或削弱。目前的VR显示不仅使血管像具有三维立体关系和一定的透明度,而且可以以不同的伪彩色同时显示钙化斑与血管壁。新的VR处理软件已经智能化,系统会自动提供多种显示模板,无须操作者自己调节透明度等条件,只需更换显示模板即可获得满意的图像。另外,表面遮盖显示(shaded surface display, SSD)由于阈值以上都显示为同一色彩(灰度),无法区分血管壁与钙化斑等缺点,在临床上正逐步被VR取代。

DSA仍是诊断血管病变的金标准,但CTA的诊断准确率较高,而且属于无创或微创检查,三维重组

能清楚显示立体结构,在一定范围内可替代常规血管造影。CTA的最大局限性在于部分容积效应,使相邻结构间发生密度值的传递及边缘模糊,其空间分辨力和时间分辨力仍不如常规DSA。部分容积效应使直径较小的血管密度降低,特别是在血管走向与扫描平面平行的部分尤其显著,给三维重组带来困难。

CTA扫描时需要考虑几个重要参数的选择,主要有探测器准直单元层厚、螺距、扫描延迟时间、旋转速度以及对比剂的流量与流速。通常选用较小的探测器准直单元以获取到较薄的图像层厚,这在64排以上CT中已经没有选择可能性,因为64排以上CT的探测器都是等宽准直单元的。较薄的图像层厚可以最大程度上降低部分容积效应,以确保三维重组时获取到质量较好的血管图像。扫描时间一般要求越快越好,这就需要选择较大的螺距($\geqslant 1.2$),现代CT技术的大螺距重建技术正有力的支持这一参数选择。扫描延迟时间(post injection delay, PID)也是保证CTA质量的一个重要参数,理想的条件是对比剂在血管内的最高峰浓度时采集图像,并在最短的时间内完成这种状态的数据采集。确定扫描延迟时间的方法同前所述,一般选择在目标血管开始明显强化时触发扫描。因为对比剂主要在血管内的时间较短,因此,扫描速度又成为CTA质量的一个重要参数,一般要求越快越好,目前临床上常规CTA扫描的旋转速度一般在0.35 s及以下。此外,对比剂注射速度越快,血管强化效果越佳,但必须配合快速扫描,否则注射时间相同时使用的对比剂量将更多。因此,也应当选择合适的对比剂流量与流速。随着MDCT的发展和应用软件的开发,上述扫描参数的最优化选择,结合实时监控的对比剂团注跟踪技术,更易获得优良的CTA图像。

对CTA图像的离线重建有助于图像的更优化,通过选择适当的滤波函数可以对图像进行相应的平滑和锐利度的调整,而合理的重叠重建(图像层间距小于层厚)以及降噪算法的选择更有力地保证CTA的图像质量。

最终图像的输出可采用MPR、CPR、MIP、VR或SSD等成像方法。MPR是基本的处理技术,可以提供最客观的测量,但图像显得比较初级;VR是目前使用最多的CTA技术,具有最好的三维效果,可多层次、伪彩色显示,也可以电影播放;MIP是另一种优秀的CTA技术,三维效果明显不如VR,但细节显示优于VR,且交互性更好(图3-4-3)。

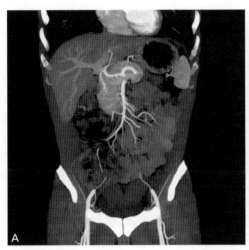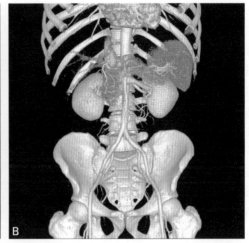

图3-4-3　腹部CTA

MIP(A)和VR(B)显示腹部血管清晰，MIP显示细节清楚，而VR显示空间关系更好。

（二）心脏冠状动脉检查

随着多层螺旋CT的发展和机架旋转速度的提高，多层螺旋CT借助心电信号进行心脏扫描，可获得高分辨力的冠状动脉血管造影图像。目前，基于多层螺旋CT的冠状动脉血管造影，已经成为临床冠心病诊断的常规检查手段。常规的CT心脏成像可采用前瞻式的ECG触发扫描或者回顾式的ECG门控扫描。

前瞻式的ECG触发扫描采用受检者心电图上容易识别的标识（一般采用R波）作为触发标识，并根据需要，预先设定曝射延迟时间（距R波的时间差）或采集时相（R-R间期的百分比）。启动扫描后，系统采用"曝射-步进-再曝射"的方式进行多次步进式的数据采集。前瞻式的ECG触发扫描仅在单个心动周期的部分时间内进行曝射，能够显著降低受检者的辐射剂量。但是，为了保证每次采集数据所覆盖的范围连续无重叠，要求一次屏气的过程中完成完整心脏的采集。此外，还需保证在单个心动周期中静止的期相（例如舒张末期）采集到足够的数据量以完成图像重建，采用前瞻式的ECG触发扫描对CT的单圈扫描速度、覆盖范围以及受检者心率都有较高要求。因此，前瞻式的ECG触发扫描主要应用于对时间分辨力要求较低的冠状动脉钙化积分分析，以及心率较低且节律规则受检者的冠状动脉筛查和诊断。近年来部分厂家推出超宽多排探测器CT，可以在单个心动周期内完成完整的心脏数据采集，显著提高了前瞻式ECG触发扫描模式的时间分辨力。

回顾式的ECG门控扫描采用螺旋扫描方式，在数据采集过程中同步记录受检者的ECG信号。数据采集结束后，可以根据需要，使用预先记录的ECG信号，重建不同时相的图像，以获得相对静止的时相图像。此外，如果在数据采集过程中出现轻度的心律不齐，例如早搏等，可以对ECG信号进行编辑，剔除不合理的数据，矫正重建图像。如果受检者心率较高，单个心动周期内数据不足以重建特定期相图像时，可以采用多扇区技术，根据ECG标记，从多个心动周期中获得同一期相位置的原始数据重建图像，进一步提高系统的时间分辨力。但是，为了减少运动伪影，单个重建时相的时间窗很窄，系统需要采用较小的螺距，以保证获得足够的重建数据。同时，回顾式的ECG门控采集在整个心动周期内都进行曝光，与前瞻式的ECG触发扫描相比，对受检者的辐射剂量较大。

4排和16排螺旋CT的出现为心脏、冠状动脉成像提出了可行性，但是，受制于有限的旋转速度、准直宽度等，还难以对心脏和冠状动脉进行详细的分析，目前基本不再推荐。64排CT将单圈曝射的覆盖范围提高到4cm左右，机架的旋转速度也达到0.3s左右，冠状动脉CTA的成功率大大提高。此外，系统的空间、时间分辨力和低密度对比度也不断提高，使心脏和冠状动脉成像达到临床诊断可以普遍接受的水平。目前，心脏CT检查已经成为临床心脏和冠状动脉成像的常规检查手段。在此基础上，双源CT、超宽探测器、能量CT以及高级后处理算法等新技术的发展和应用，不断推动和拓展CT在心脏检查方面的应用。

（三）CT灌注成像

CT灌注成像（CT perfusion imaging，CTPI）是将快速扫描与计算机图像后处理技术相结合，同时利用数据及彩色图像评价组织血管化程度和血流灌注情况的新技术,是功能成像的一个分支。

1991 年,Miles 等得到了评价血流灌注的伪彩色图像,首先提出了 CT 灌注成像的概念。近年来,CT 扫描速度和重建速度都已达到毫秒级,多层螺旋 CT 的应用又使得观察血流灌注的范围得到进一步扩大,应用范围日益扩大,从单纯评价缺血性脑血管病,到肺、肝、肾等组织的功能评价以及相关肿瘤的血流灌注评价。为临床诊断和治疗提供功能方面的重要信息。

1. **基本原理**　采用 CT 技术来测量灌注参数如组织血流量(blood flow,BF)、组织血容量(blood volume,BV)以及平均通过时间(mean transit time,MTT),在过去几十年得到长足的发展,这些算法大体上可分为几类:①基于直接测量的方法;②基于去卷积的方法;③基于渗透模型的方法等。

直接测量方法是基于 Fick 原理,假设所有通过动脉入口流入的对比剂仍然保持在动脉血管内部,没有静脉的对比剂流出,该方法概念简单,但受限于无静脉流出的假设条件,在临床上的适用场景受到限制。去卷积方法将受灌注的组织作为线性系统对待,

通过在极短时间内注射一定体积的对比剂获取对应的组织时间-密度曲线,该曲线被称作组织的冲激剩余函数,相当于线性系统的冲激响应函数。该方法由于不需要对血管结构做假设,因此可适用性较广泛,但缺点在于复杂的后处理算法和计算量,以及对噪声的敏感性较高。同时该方法无法计算组织内的渗透性系数。基于渗透性模型的方法能有效计算与组织渗透性相关的一些参数,但是该类算法对数据信噪比要求更高而且组织浓度曲线的延迟对计算结果的影响严重,需要比较好的计算方案。

临床 CT 扫描上,经静脉高速注射对比剂后,对选定层面进行快速扫描,用固定层面的动态数据记录对比剂首次通过受检组织的过程。然后根据不同的要求,应用不同的计算机程序,对对比剂首过过程中,每个像素所对应体素密度值(CT 值)的动态变化进行后处理,得出从不同角度反映血流灌注情况的参数,根据这些不同的参数组合,组成新的数字矩阵,最后通过数模转换,用灰阶或伪彩色(大多应用伪彩色)形成反映不同侧面的 CT 灌注图像(图 3-4-4)。每一种图像可以从一个侧面反映灌注情况。实际上,灌注

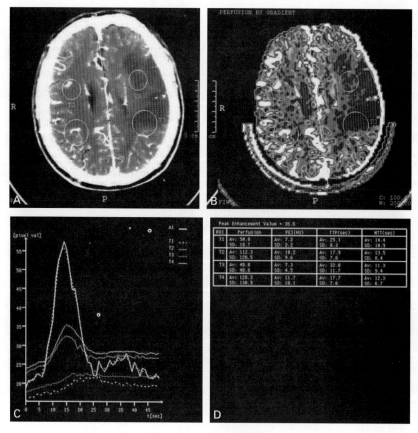

图 3-4-4　颅脑灌注成像
A、B. 灌注图像;C. 各 ROI 的强化曲线;D. 各 ROI 的灌注参数值。

成像的根本就是动态记录组织中对比剂的动态过程。组织的强化(对比剂充盈)程度取决于组织的血管化程度、血管壁对对比剂的通透性及血管外液量三个重要因素。早期强化程度主要取决于组织的血管化程度,后期的强化则主要受血管壁的通透性及血管外液量的影响。对比剂首次通过受检组织的过程中,由于注射速率极高,含高浓度对比剂的血液逐渐充盈毛细血管床,取代无对比剂充盈的血液。在这个极短的充盈过程中,由于对比剂主要位于血管腔内,血管外几乎未有对比剂存在,所以体素的密度变化主要是由于血管内对比剂含量的变化决定的。而此过程中血管外因几乎无对比剂充盈所以不会影响体素的密度值。因此,评价这一过程中密度的动态改变,可以间接反映对比剂充盈毛细血管床的速度和程度,及组织的血流灌注情况。早期强化过程时间相当短,所以对 CT 机器的时间分辨力要求很高。CT 的时间分辨力越高,这一短暂过程中采集的数据量就越大,分析结果就越可靠。目前 CT 毫秒级的数据采集和重建过程完全可以把握这一时机,通过动态记录强化过程准确判断受检组织的血管化程度和灌注情况。当然,注射速率也是一个相当重要的因素,速率越高,对比剂的浓度越高,体素的密度变化差别就越大,分析的准确

程度就越可靠,目前多要求超过 6 mL/s,有的机器要求达到 10 mL/s。

2. CT 灌注成像的基本参数(图 3-4-5)

(1) BF:单位时间内流经一定体积(V)组织的血容量,计算单位为 mL/(min·100 g)。灌注系数(f)与组织血流量(BF)的关系公式为 f=BF/V。它受血容量及引流静脉、淋巴回流及组织耗氧量等因素影响。

(2) BV:一定体积(V)组织内的含血量,计算单位为 mL/体积单位(mL/100 g)。单位体积组织内的含血量称为相对组织血容量(relative blood volume, rBV),用百分数来表示。它受到血管的大小和毛细血管开放的数量的影响。

(3) MTT:血液流过组织的毛细血管床所需要的时间。BV、BF 及 MTT 三者的关系满足中心容积定律为 BF=BV/MTT。

(4) 灌注成像已经很好地应用于脑缺血性疾病,在其他部位也有广泛的应用,尤其在肿瘤方面的应用。

(5) 毛细血管表面通透性(surface permeability, PS):指对比剂由毛细血管内进入细胞间隙的单向传输速率,它反映了肿瘤内部血管内皮细胞完整性、细胞间隙及管壁通透性等特征,单位与 BF 相同[mL/(min·100 g)],但两者的物理意义不同。

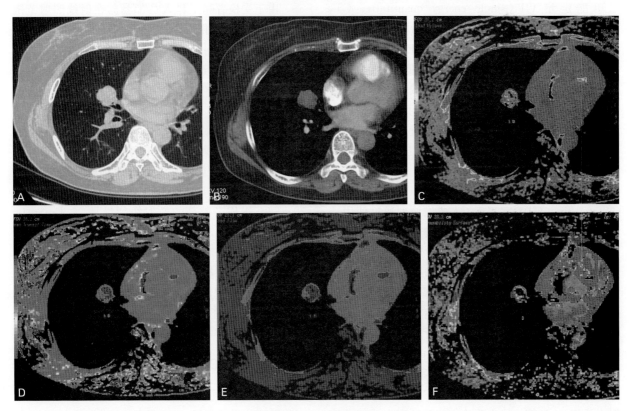

图 3-4-5　肺灌注成像

CT 肺窗(A)和纵隔窗(B)显示右中叶 SPN,灌注成像扫描后通过各参数图显示该结节灌注特征:Bf(C)、BV(D)、MTT(E)、PS(F)。

四、CT 技术的其他应用

CT 技术在临床上的其他应用,主要包括三方面:定量 CT 骨密度测量、CT 透视技术(CT fluoroscopy,CTF)以及四维 CT 导航系统的临床应用。

(一) 定量 CT 骨密度测定

定量 CT 骨密度(bone mineral density,BMD)测定也是 CT 技术在临床上的一个成功应用,拓展了 CT 的常规检查功能。主要借助已知密度的专用体模及专用的分析软件对感兴趣区域的 CT 值进行分析计算,最后得出人体某一部位的骨密度值。它是确定有无骨质疏松的一种常用检查方法,通常被用作椎体(如腰椎)的骨密度测定中。它通过同时扫描椎体及位于其下方的参考体模,获取 CT 断层图像,然后将感兴趣区域定在每个椎体中部层面的骨松质区骨小梁,由分析软件自动计算出每个椎体骨松质的骨密度值。与其他 BMD 测量方法相比,定量 CT 测量方法不仅可以得到骨松质和骨皮质总和的骨密度,还可以单独得到骨松质和骨皮质各自的骨密度,常见的是骨松质测量。目前大多数 CT 机所做的骨密度测定都是单能定量 CT(single energy quantitative CT,SEQCT),另外一种 CT 的骨密度测量方法是双能定量 CT(dual energy quantitative CT,DEQCT),它一次检查使用两种不同的射线能,即高和低两种电压,目的是减少骨和骨髓脂肪对 X 射线衰减差所引起的测量误差。这两种测量方法中,后一种的测量准确性相对要高一些,但受检者接受的射线剂量也相对较高。

(二) CT 透视技术

CT 透视技术(CT fluoroscopy,CTF)又称为实时 CT(real-time CT),它基于 CT 成像原理通过使用透视镜获得患者内部解剖结构的实时运动图像。其基本原理涉及以下三个方面:快速连续扫描、高速图像重建和连续图像显示。快速连续扫描技术的基础是滑环技术和扫描机架的连续旋转,提高扫描数据获取的速度,进而能够实现 CT 透视。在每层 CT 透视图像扫描时,检查床是相对固定的,所以尽管显示器上显示的是连续图像,但实际上它是由一连串横断面的图像组成。高速的图像重建采用不同的图像重建算法和专用的重建处理硬件。螺旋 CT 扫描是采用数据内插算法,该算法能去除检查床移动产生的运动伪影,但较耗费时间;实时 CT 透视为了提高图像显示

速度,通过牺牲图像质量(产生运动伪影、螺旋伪影等)而不采用内插法,直接采用原始数据重建图像。为了加快显示速度,图像的重建采用 256×256 矩阵。专用图像重建处理的硬件设备主要有快速运算单元、高速存储器和反投影门控阵列处理器,这些硬件设备都安装在图像重建处理单元内,它和计算机主机一起执行数据的并行处理运算。图像的显示通常采用电影显示模式,显示分辨力可以是 512×512 或 1 024×1 024。

CT 透视自 1996 年推出以来,临床应用的范围迅速扩展。CT 透视的一个主要作用是实时引导穿刺,可以使操作者随时观察到穿刺针的位置(包括深度和角度),以在穿刺过程中随时调整穿刺针的方向使其始终准确对准目标。这样,既能在穿刺过程中避免邻近重要脏器组织的误伤,又能快速到达穿刺目标。有的 CT 机是采用装配 C 形臂的方式,以方便穿刺的操作需要。也有专门配有被称为 FACTS(fluoro-assisted CT system,FACTS)的 C 形臂,该 C 形臂采用 X 线管和一个平板探测器相连,C 形臂还可转向至侧位,能适应不同穿刺检查的需要。

此外,CT 透视还可以作囊肿等的抽吸、疼痛治疗(脊髓腔注射镇痛药物)、关节腔造影、吞咽功能和关节活动的动态观察等。

由于受检者和工作人员都暴露在射线照射范围内,在 CT 透视操作中,射线的剂量控制是一个重要的问题。影响辐射照射量的因素中,最重要的是曝射时间,此外由于在进行穿刺操作时,接受辐射最多的是操作人员的手。为此,专门开发了机械手替代人工操作。

影响辐射照射量的另一个重要因素是 CT 机的辐射剂量分布及操作者的辐射防护。不同操作位置的辐射剂量不同,如距离散射线源约 93 cm 处,操作者眼睛的散射线剂量是 18.3 mSv/h;离开散射线源约 70 cm 处,操作者髋部的散射线剂量是 26.4 mSv/h。如果带上铅围裙,剂量当量可减少至 1.9 mSv/h。

减少辐射剂量对于受检者和工作人员都是重要的。目前这类设备中,通常都采用床下 X 线管设置和专用的 X 线滤过器,此举约可减少受检者皮肤射线剂量 50%。同时,低电流、短时间也是减少辐射必不可少的措施。

(三) 四维 CT 导航系统的临床应用

随着"精准医疗"概念的普及,影像精准导航技术引起了医疗界的关注。CT 导航(CT-based navigation)是利用影像引导进行诊疗操作(image-guided therapy)

的一种方法。主要是利用CT影像和空间定位技术，引导手术器械，对病变部位进行操作的医疗技术。

除CT引导以外，还可以利用超声、MRI等影像来引导。与其他影像技术相比，CT扫描分辨力高、对比度好，可清晰地显示病变大小、形状和位置。CT增强扫描可进一步显示病变的血供，以及病变与周围血管的毗邻关系。因此，虽然利用CT影像引导存在潜在的辐射损害，但仍然在临床上获得广泛应用。

1. CT引导下穿刺的方法　传统的方法是，患者躺在CT检查床上，在病变部位体表粘贴定位栅，然后进行CT扫描来确定穿刺针位置、角度和深度，不能实时监测穿刺情况，只能步进式进针，术者根据自身经验对病灶进行盲穿，之后再以CT扫描来验证穿刺针的位置是否已到达靶点。如果扫描发现穿刺路径出现偏差，则及时进行调整，如此反复扫描验证和修正穿刺针位置，最终完成穿刺，其弊端是容易造成穿刺损伤，且多次扫描增加了放射性损伤。此外，手术的准确性受到手术者自身经验及技术水平影响较大。利用CT导航系统进行穿刺，临床应用时将导航系统放置在CT检查床旁。CT导航系统主要包括空间定位系统、计算机以及相应的数据处理和图像处理软件。定位系统的作用是确定手术器械相对于人体的空间位置，为此首先需要确定患者的体位和解剖结构，并测量手术器械的空间位置，然后将这些信息输入计算机。计算机进行数据处理后，将患者的解剖结构区域与手术器械的空间位置联系起来，即实现所谓的"配准"。在CT导航系统中，患者的解剖结构通过CT影像来反映，手术器械以示意图的方式叠加显示在相应的CT层面上。医生通过计算机屏幕直观了解手术器械相对于病灶的位置关系，从而引导手术操作。

空间定位是CT导航系统的核心技术。自1986年首台手术导航系统应用于临床，并取得满意的临床效果。此后，此项技术得到迅速的推广。根据追踪器的种类将导航系统分为机械、超声、光学和电磁导航系统等。

电磁导航系统是目前研发的新型导航系统，是针对介入手术的复杂性，临床对手术的适应证范围、速度、难度、精确定位，最大程度减少射线辐射的要求不断提高的背景下的产物。

2. 临床应用　在四维影像导航系统出现之前，电磁导航系统只能应用于神经外科和骨科手术。之后逐渐推广到其他临床学科，在肿瘤微创介入诊断与治疗中，也开始应用影像导航系统。

手术、化疗和放疗是癌症治疗的三大传统手段。

但近10年来的新趋势是影像引导下的微创治疗获得青睐和推广，与影像系统结合的手术导航系统越来越受到医生和患者的欢迎，由于大量的腹部和胸部手术定位受到呼吸的干扰，影像追踪非常困难。目前美国研发了世界首台针对腹部和胸部微创介入手术的影像导航系统。

常规在CT引导下的穿刺手术包括穿刺活检、粒子植入、消融治疗术等。

（1）肿瘤穿刺活检：肿瘤穿刺活检结果的准确性与穿刺取材具有代表性与否密切相关，例如对于直径大于3cm的肿瘤，其中心容易坏死，活检时应避免从中心取材；对于较小和较深的病灶，需多次进行CT扫描，调整穿刺角度，才能到达病灶，因此手术时间较长，患者受到的辐射也较多。CT导航的使用可以精确定位病灶，提高活检取材的准确性，并能清晰显示病灶与邻近大血管的关系，针对性地避开穿刺途径及病灶内的大血管，最大限度地降低穿刺出血并发症的发生，且减少了辐射剂量和CT X线球管的损耗。

（2）肿瘤消融治疗（图3-4-6）：CT引导下肿瘤消融技术是一种肿瘤原位灭活技术。在影像引导下，

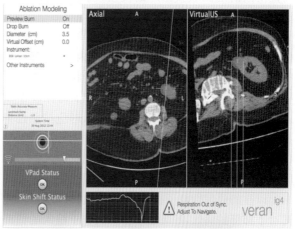

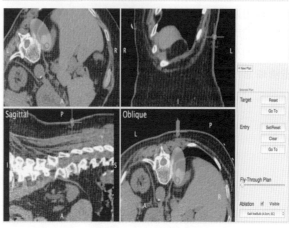

图3-4-6　CT导航在射频治疗肾肿瘤中的临床应用

通过超低温度、化学药物、微波或射频等对肿瘤进行治疗，其治疗效果与针尖的位置精度密切相关。CT具有较强的密度分辨力和空间分辨力，可清楚显示病变大小、形态及与附近结构的关系，CT增强扫描可以明确显示病变与附近脏器、血管等解剖关系，为适形消融治疗提供了可靠信息。

对于肝内特殊部位的病灶（如膈肌下、肝包膜下、胆囊旁、肝门部以及下腔静脉旁等），精确地穿刺操作尤为重要，CT可以清晰显示特殊部位肿瘤的大小、范围以及和周围组织的关系，确定合理的穿刺路径，还可以显示RFA针和肿瘤的关系，便于及时调整RFA针穿刺的深浅、角度以及在瘤体内的位置。传统的CT引导穿刺消融的过程多采用体表定位标记的方法，由于缺乏直观的可视化动态引导，术中需行多次CT扫描调整穿刺方向及确认穿刺深度，增加了患者所受的辐射剂量，导致手术时间延长，穿刺并发症增多。此外，在肿瘤的消融治疗过程中有时需要进行多针的布局排列，精确布针使消融范围完全覆盖病灶并有一定的安全边界成为了病灶彻底消融的关键因素。CT导航的应用可以提高探针定位精确度，配合系统内置模拟消融区域数据库的使用，确保肿瘤的完全消融。

（3）放射性粒子植入治疗肿瘤（图3-4-7）：粒子植入治疗是将放射粒子直接植入肿瘤内，粒子释放出射线破坏肿瘤细胞的DNA双链，致使肿瘤细胞失去增殖能力从而达到抗肿瘤的目的。为了确保粒子植入后能发挥最大疗效，放射性粒子植入时应按照巴黎系统原则，放射源应呈直线排列，相互平行；各放射源（粒子）之间应等距离（15～20 mm），因此植入粒子在肿瘤内的分布情况对治疗结果有很大影响。

以往的放射性粒子植入多在CT引导下进行，尤其对于肺部的病灶，呼吸运动会影响粒子植入的精确性。利用四维电磁导航的呼吸门控功能，在呼吸门控提示匹配时进针，可以提高操作的准确性，使粒子在病灶中的分布更理想，避免"冷点"的出现。CT图像能清晰显示肿瘤及周围重要结构，能观察粒子针位置

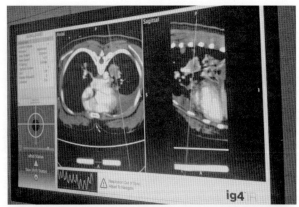
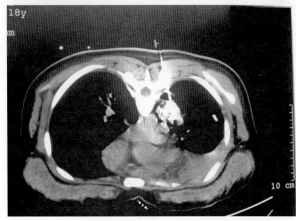

图3-4-7　CT导航在放射性粒子植入肺恶性肿瘤中的临床应用

及粒子植入分布情况，结合术前增强扫描图像，穿刺时能避开心脏、血管、肠管等重要解剖结构。此外，CT导航的使用减少了重复扫描次数，对体积较小和位置较深的肿瘤具有明显的优越性，不但可最大限度地减少对周围重要组织的放射损伤，同时还可以减少穿刺次数，减少并发症的发生。

手术定位精确，放射性粒子分布均匀。

文献报道，应用四维影像导航系统后，腹部和胸部肿瘤穿刺的成功率提高到98%，定位精确，精确度达±1 mm，平均手术时间缩短到45～60 min，减少了80%以上的射线辐射剂量。

（曹厚德　柳　澄　王忠敏）

第五章
CT 图像表征

CT 图像属于数字图像,数字图像相比于模拟图像有很大的优越性,其存储和传输无损耗,还可以借助计算机手段呈现出多种表征形式和完成进一步的高级应用分析。就 CT 而言,常用的图像表征方式有视窗调节、测量、三维可视化等,具体可分为 2D、3D、4D。2D 包括视窗技术、测量、图像的缩放、滤波和减影等。3D 包括 MPR、SR 和 VR 等。MPR 包括 CPR,如智能血管分析获得的血管剖面图、计算容积再现(computed volume reconstruction,CVR)等。SR 也称为表面遮盖显示(surface shaded display,SSD);VR 包括 IVR、仿真内镜(virtual endoscopy,VE)、数字渲染技术(digital rendering technology,DRT)等。利用 3D 技术可以模拟手术,形成所谓仿真手术,可以多层次显示活体内部大体结构,即可视化(visualization)。4D 为最新发展技术,主要指在 3D 基础上附加功能性显示,如心脏搏动过程的三维 VR 电影显示等。

一、视窗技术

视窗技术是数字图像所特有的一种显示技术,它利用一幅图像可用不同的 CT 值范围在显示器上显示这一优势,来分别观察不同的组织差别,此点在模拟成像的 X 线照片上无法体现。例如对于同一幅 CT 图像,只需采用不同的窗宽和窗位来显示,就可分别观察骨和软组织的情况。视窗包括线性窗和非线性窗,CT 视窗通常使用线性窗,虽然少数使用者也用非线性窗,但未加特别说明时即指线性窗。

数字图像中以代表像素 CT 值的灰度是可调节的,这样在视窗技术中就出现了两个新的概念:窗宽(window width)和窗位(window level),后者又称窗水平或窗中心。窗宽是指显示器中最亮灰阶所代表 CT 值与最暗灰阶所代表 CT 值的跨度,窗位是指窗宽上限所代表 CT 值与下限所代表 CT 值的中心值。如骨窗(窗宽 2 000 HU,窗位 400 HU)是指最亮灰阶所代表 CT 值与最暗灰阶所代表 CT 值的差是 2 000 HU,最亮设为 1 400 HU,最暗设为 -600 HU,窗中心为 400 HU。也就是说,窗宽确定所观察图像中 CT 值变化的跨度,窗位则决定观察变化的区域。

显示器上 CT 图像的亮度变化是以灰阶形式显示的,典型的显示器有 256 个不同的灰度差,而人裸眼对于灰阶的分辨只能达到 16 级或 32 级,每个灰阶所含 CT 值范围越大,则表示密度分辨能力越低,反之则越高。以脑窗(窗宽 100 HU,窗位 40 HU)为例,裸眼分辨的最小 CT 值范围为 $100 \div 16 \approx 6$ HU,凡在 90 HU 与 -10 HU 之间的两种组织间 CT 值差别超过 6 HU,人眼即可在显示器上看出不同来。新鲜血肿与正常脑实质的密度差在 20~60 HU 之间,在脑窗上容易观察,但在骨窗(窗宽 2 000 HU,窗位 400 HU)上就不能分辨了,因为这时裸眼的分辨能力为 $2 000 \div 16 = 125$ HU,超过了血肿与脑实质之间 CT 值的差别(图 3-5-1)。

要观察不同的组织或病变,必须选择适当的窗宽和窗位(表 3-5-1)。窗位一般与需要显示的感兴趣组织的密度相近,这样比感兴趣组织密度高的病变和密度低的病变都能有亮度差别而容易分辨;窗宽则尽可能覆盖所要观察结构的密度变化范围,以显示正常与病变组织间最小差别为宜。在一个结构上,可能同时需要多个视窗才能体现不同病变特点,因此,视窗的应用是灵活、多样的(图 3-5-2)。

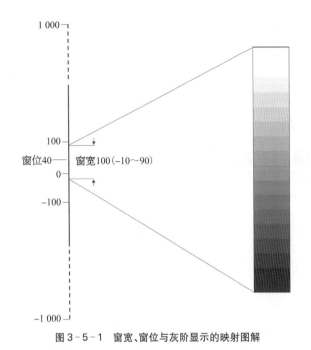

图 3-5-1　窗宽、窗位与灰阶显示的映射图解

表 3-5-1　常见结构的视窗设置

结构或部位	窗宽(HU)	窗位(HU)
颅脑	80~100	35~45
鞍区	200~250	40~50
内听道	2 000~4 000	500~800
鼻窦	350~400	30~45
颈面部	350~400	35~45
甲状腺	300~400	40~70
肺部	1 000~1 500	−600~−400
纵隔	300~450	35~50
上腹部(肝脏)	180~300	45~55
中下腹(泌尿生殖系)	200~300	25~40
腹部(消化道)	300~500	20~40
盆腔	200~350	30~50
脊柱(椎间盘)	350~450	45~60
脊柱(椎体)	1 000~1 400	350~500

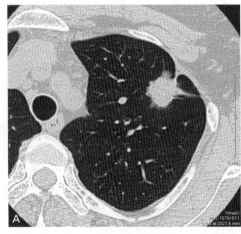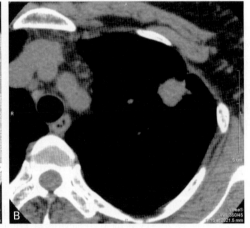

图 3-5-2　肺窗与纵隔窗

肺窗(窗宽 1575,窗位−511)(A)充分显示左上肺结节与背景肺的关系,可以观察到较典型的分叶、毛刺、胸膜凹陷征等,但不能观察密度;纵隔窗(窗宽 350,窗位 45)(B)也可以显示分叶、胸膜凹陷征,但不如肺窗清楚,毛刺难以观察,密度显示良好。两者可以较好地互相补充。

二、测量

感兴趣区(region of interest,ROI)即图像中进行测量分析的选定区,可以是规则的圆形、方形等,也可以是任意不规则形。测量计算内容包括面积、平均 CT 值与标准差,结合直方图(histogram)可以显示兴趣区内密度分布量化。最为常用的是 CT 值测量,以及长度、面积、体积、角度的测量。图像显示分析常用的有放大、滤过、减影等处理技术。

(一) CT 值测量

CT 诊断中,CT 值测量作为最常用的测量手段之一,有助于对病变的密度及其变化进行定量分析。在增强扫描中,尤其需要通过平扫与增强扫描以及增强后各时相的病变区的 CT 值对比,来了解病变的血供情况和强化特点,从而确定其性质。

CT 值测量的基本方法:点 CT 值测量、感兴趣区 CT 值测量、CT 值直方图。

1. 点 CT 值测量　将鼠标或测量笔的一个点移

至被测量目标,屏幕上即时显示出该点的 CT 值。此方法简单易行,可以粗略估计目标的大致 CT 值,但这种测量的弱点是受噪声影响较大,不具备统计意义。

(1) ROI CT 值测量:首先选定一个圆形、方形或勾画的任意形状,范围根据测量需要定义(但一般不小于 100 个像素),确定测量后即得该区域的平均 CT 值。在同一幅图像内,可同时测量数个不同感兴趣区的 CT 值,测量结果按次序显示。感兴趣区 CT 值测量时可给出数个值:如平均 CT 值、CT 值标准差、最大 CT 值、最小 CT 值和 ROI 面积等。

(2) CT 值直方图:以坐标直方图或曲线表示所选范围的 CT 值分布概况,使诊断医师更直观地了解被测区域的 CT 值特征。

为使 CT 值测量结果更真实地反映组织密度,减少 CT 值测量误差,CT 值测量有一定的要求:测量范围应选择在最能反映病变特征的区域;层厚应当适中,既足够厚以更好地反映目标,又足够薄以减小非目标的 CT 值带来的影响;既要测定病变区的 CT 值,又要测量正常部位 CT 值,以便对照;若病变密度不均,则应多区测量,既要测量中心区域又要测量边缘部分;对于增强扫描,应作同一层面对应区域的平扫与增强 CT 值对比,感兴趣区的位置和范围应当一致,以正确评价病变的强化特征。

CT 值测量范围包含图像矩阵中的一个或多个像素。尽管显示屏和照片上看到的 CT 图像是二维平面,但实际上每一个像素均对应着有一定厚度的体素。CT 值是根据一个体素内所有物质的衰减系数平均计算得出的,而感兴趣区的 CT 值又是各体素的平均 CT 值。所以测量范围内有两种或两种以上不同密度物质时,所测 CT 值不能准确反映出其中任何一种物质的 CT 值,结果只能是它们的加权平均值。当病灶小于层厚时,由于受到其周围物质的影响,CT 值不能真实反映该病灶的 CT 值:如肺组织中实质性小病灶所测得的 CT 值往往低于实际 CT 值。薄层扫描不仅能提高图像空间分辨力,而且是提高 CT 值测量准确性的有效方法。

(二) 大小、体积、角度的测量

大小、体积、角度、距离等测量同属于软件的测量功能,通过鼠标的操作实现。在发现病变后,往往需要测量其大小、直径等,为临床诊断和治疗提供准确的依据。如颅内血肿,可采用体积测量的方法,较准确地计算出血量;测量对比放疗或化疗前后肺内肿块大小,也会对判断治疗效果起到帮助。

在不使用软件测量的情况下,如阅读 CT 图片时,可运用 CT 图像一侧的比例标尺进行估测。病变的测量数据与比例标尺对照,即可换算出病灶的实际大小。

角度和距离的测量可提供病灶与周围重要脏器和大血管的关系,可为 CT 导引下穿刺活检提供准确的进针路径和进针深度。

(三) 图像的放大、滤过和减影

1. 图像的局部放大　包括直接放大和内插放大。直接放大不改变图像分辨力和重建矩阵,仅仅是"放大镜"作用,目的是便于裸眼观察。内插放大通常指局部高清重建算法的运用,改变重建矩阵并进行靶重建,裸眼下显示更加清楚。

2. 两维滤波　平滑(低通滤波)和锐化(高通滤波)可以直接赋予图像,或通过重建图像赋予。

平滑(低通滤波)是将像素中的每一个值用它本身和相邻像素的加权平均值来代替实现,此将导致空间分辨力的降低,丧失图像细节,但可以降低高频噪声(包括光子统计的随机噪声、电子噪声和骨边缘噪声等),使背景平滑,保留大的细节影像,这将提高低对比分辨力。

锐化(高通滤波)机制同平滑,但加权系数不同,像素中心权为正值,周围权为负值,增强后影像的亮度动态范围明显减小,损失了图像中的一些灰度级(低对比分辨力)信息,但明显提高了空间分辨力。

3. 减影　需在两幅图像间进行,一幅图像作为蒙片像,另一幅作为被减影像,将两幅图像相减,即得到有减影效果的图像。根据形成图像差异的方式不同,减影可表现为时间减影和能量减影,CTA - DSA 就是时间减影的一个应用实例,而能量 CT 的开发又提出了能量减影 CT 技术。

三、三维可视化

三维可视化(three-dimensional visualization)图像技术就是将扫描所获得的数据信息用计算机重新生成解剖学的三维透视图像。3D 图像的技术环节是图像插值(层距大于 2D 图像像素),常用的插值方法有线性插值和动态弹性插值。线性插值算法最常用,插值图像的灰度由上下两层图像对应的像素灰度值的线性插值获得。动态弹性插值适用于层距较大而形态变化较小的图像,基于形状的目标插值可解决线性插值造成的伪像。在 3D 图像显示时,自 2D 边界形成的 3D 边界常用三角贴片,以使影像表面光滑。但现代多层 CT 技术则发展了更加完善的图像处理技术,获得了更加优秀的图像。

在三维图像重建之前,常需要对源图像进行图像分割、识别。图像分割是根据某种均匀性(或一致性)的原则将图像分成若干个有意义的部分,使每一部分都符合某种一致性的要求,而任意两个相邻部分的合并都会破坏这种一致性。阈值分割是最常见的图像分割技术,几乎所有医学图像中的灰度值都有一个特定分布,有时在灰度直方图中呈双峰或多峰,采用加权变换后,可以使峰谷分界更加明显,从而改善图像的分割。但是,多数情况下仅从对象的灰度差别来分割图像是不够的。当图像的差别表现在纹理或从图像灰度派生的统计参数中时,可以在由原始图像的灰度、纹理及其他统计参数共同构成的多维特征空间进行聚类分析。如果特征变量选择的合适,被识别的对象点就会在这个多维特征空间中成团成簇分布。区域生长技术是又一种常见的图像分割技术,要求在各图像区域里首先寻找一些根点,再通过某一合适的准则将周围邻近像素(或子区)归并,以使区域逐渐生长扩大。利用人机交互方式从感兴趣容积中选出数个根点,利用体元的连通性对区域进行扩展,从而实现分割。

边缘检测也是一种分割技术,但显然还有更广阔的用途。物体与背景之间的灰度(或纹理)特性上存在某种不连续(或称突变),边缘即指它的两侧分属于两个区域,每个区域内部的特性相对比较均匀,而区域之间则存在一定差异。对上述图像的灰度特性进行微分运算,可以检测图像边缘像素点处的不连续程度,从而实现边缘检测。小波变换、分形维数等技术是目前边缘检测方面的研究点。

图像预处理

三维显示技术是将实际情况转化为数字、图像,最后形成整体概念的过程,常用技术包括 MPR、SR(又称面绘制)和 VR(又称体绘制)。

1. 多平面重组　包括 MPR 和 CPR。在传统图像处理技术中,CT 图像以逐个切片的模式被观察,重建出的二维断层图像固定垂直于扫描方向;而在现代影像处理技术中,可以通过插值重构出一个平面(可以是横断面、冠状面、矢状面或任意面)的一系列堆栈图像。大多数 CT 制造商会在 3D 显示界面默认重构出冠状面、矢状面、横断面 3 个序列的 MPR 图像,操作者也可以根据需要自定义需要重构的平面。如果重构是沿着一个弯曲平面或者表面进行的,那么计算机就按该面进行重建,这就是 CPR(图 3 - 5 - 3)。CPR 克服传统单一断面显示的不足,它通过曲面重建,把原本不在一个面上的组织结构、病变部位,如一些血管、支气管直观显示在一平面上,把一些扭曲、重叠、凹凸结构伸展、拉直,CPR 的效果依赖于对曲面定义的精确性。CVR 是 MPR 的另一种特殊方式。它主要是通过适当地增加冠状面、矢状面、横轴面和斜面图像的重建层厚及密度重现计算(最大、平均、最小),以求能够较完整地显示与该平面平行走性的组织器官结构的形态,如血管、支气管等(图 3 - 5 - 4),同时也可以增加图像的信噪比。但是,过分增加重建层后(厚)也会(因降低空间分辨力而)掩盖小的病灶或正常组织的微细结构。

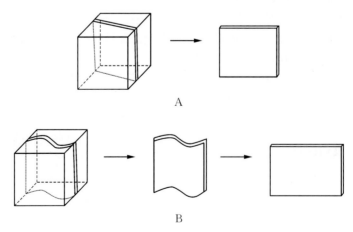

图 3 - 5 - 3　MPR 和 CPR 重组机制
A. MPR;B. CPR。

第五章 CT图像表征 | 181

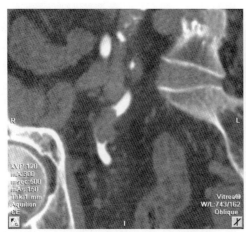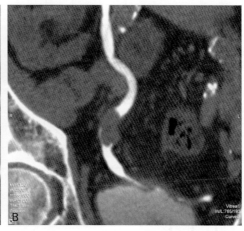

图 3 - 5 - 4　多平面重构

　　单纯 MPR(A)显示右输尿管下段肿瘤,其两端管腔内充盈对比剂;CPR(B)显示较长范围的输尿管,较 MPR 更好地显示了输尿管与肿瘤的关系,以及邻近结构的关系。

　　2. 表面再现　　也被称为表面遮盖显示(3D - SSD),在三维图像内,选定某一 CT 值为阈值,大于此阈值的像素被定义为物体表面的一个像素,并遵照表面再现算法计算出物体表面的数学模型即表面上各点的方向,应用一个或多个假设光源并计算其反射值,通过表面遮蔽提供透视效果,通过阴影体现深度关系,这称为3D - SSD。SSD 显示解剖关系极佳,尤其是血管或支气管的重叠区域,所以在显示主动脉弓分支,确保分支起源显示清楚时特别重要。在重建中我们可以选择多个阈值,从而在一个容积体内重建出多个 SSD 图像,可以通过伪彩加以区别(图 3 - 5 - 5)。这对直观区别各种组织、结构、病别,如区分骨骼和血管,甚至血管壁与其壁上的钙化均有帮助。SSD 亦可

用于胸腹大血管、肺门及肺内血管、肠系膜血管、肾血管及骨与关节的三维显示。例如,将髋臼和股骨头分别进行 SSD 重建,可以避免重建在一起既无法直接观察髋臼,也无法直接观察股骨头的缺点。对髋臼和股骨头分别进行不同角度的观察,为诊断髋关节病变以及拟定手术方案提供详细的信息。

　　SSD 显示肺癌结节的外轮廓及其与周围结构间的关系,但缺乏层次。

　　3. 容积再现　　广义的 VR 包括 IVR、X 线模拟投影和狭义的 VR,其中 IVR 包括 MIP、MinIP。从不同角度或沿某一平面将原始容积资料中选取的三维层块,采用最大或最小强度投影法进行运算而得到的图像称为 MIP 或 MinIP。狭义的 VR 将容积资料中的所有体积元加以利用,通过功能转换软件可调整三维图像中插入的体积元数量、明亮度和灰阶度,根据要求可任意显示高密度或低密度病灶或结构,并可以赋予伪彩色,从而获得具有空间分布特性的、模拟色彩层次的可视化图像,可满意显示各结构的空间位置关系,并且有深度感。

　　(1) MIP:MIP 是利用投影成像的原理,按三维数据的任意方向作许多投影线,取各投影线经过的最大密度体素的强度,作为显示图像像素的灰度,低密度的结构都被去除。MIP 图像就是所有投影线对应的若干最大密度的像素组成的图像。

　　MIP 是能够把三维信息变成二维图像的常用方法。图 3 - 5 - 6 表示对一个3×3×3的三维图像进行最大密度投影,每条投影线正好穿过一行体素,从这一行体素中取出最大值者作为一个像素。如果在倾斜方向上投影,投影线不一定正好从体素中间穿过,

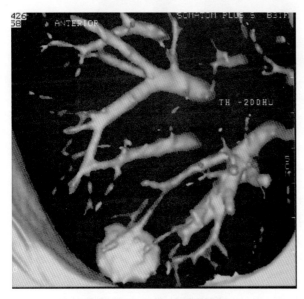

图 3 - 5 - 5　右下叶周围型肺癌

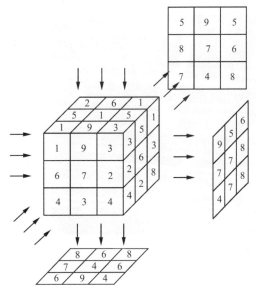

图3-5-6　MIP成像原理

这时需要在投影上重新采样,采样点加权累计邻域的体素。MIP投影的方向可以是任意的,对于前后物体影像重叠的MIP图像,可通过多角度投影或旋转,把重叠处分开显示。

MIP取每个投影方向上体素的最大密度进行投影并在图像上显示出来,着重反映组织的密度差异,对比度较高,临床上常用于具有相对高密度的组织结构的显示。如CT血管造影时血管密度高于周围的软组织结构,用MIP方法就可以将密度高的血管勾画出来,低密度的结构被去除,得到类似传统血管造影的图像效果;还可应用于CTU检查时充盈对比剂的输尿管、明显强化的软组织肿块等,对于密度差异较小的组织结构则难以显示。

MIP的图像主要提供密度信息,因而能显示血管壁钙化和充盈对比剂的血管腔,但当钙化围绕血管壁一周时,常会因为钙化的遮盖而影响血管腔的显示。MIP图像体现了密度信息,密度的高低在图像上直观地显示出来,但不能在MIP图像上测量CT值,经过最大值的运算,结果像素值要高于原图像的CT值。

最大密度投影的缺点:①前后的影像重叠,高密度结构完全遮挡密度较低的结构,因此在投影前经常需要进行分割,以屏蔽邻近遮挡靶血管或不需显示的高密度结构;②空间结构欠佳;③低密度结构被忽略,CTA中的小血管或血管末梢的信息容易被丢失。

(2)MinIP:MinIP和最大密度投影正好相反,是以投影线经过的最小密度体素的强度值进行投影成像。MinIP主要适用于气道的显示,对于中央气道病变的诊断价值较大,对于周围气道病变诊断有一定帮助(图3-5-7)。

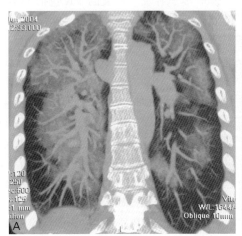 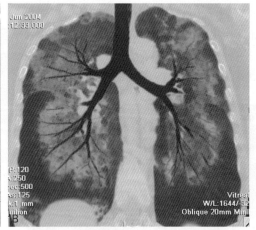

图3-5-7　肺水肿

A. 显示两肺对称性实变影,伴有肺血管的增粗;B. 显示气管支气管通畅、分布良好,同时也见肺实变,但不如MIP清晰。

(3)X线模拟投影与透明化处理:X线模拟投影(X-ray projection)是利用容积数据中在视线方向上的全部像元值成像的投影技术。重建后的图像效果类似普通X-线摄影,故称为X-线模拟投影。但是与普通X-线摄影比较主要优势是:①可进行多角度、多方位投影;②可用图像后处理工具如剪切、分割、区域增长等技术,去除与靶器官重叠的组织器官影像的干扰;③可利用原始数据做回顾性后处理。这一技术主要用于骨骼病变的显示。透明化X线模拟投影图像实际上是由X线模拟投影技术衍生出来的以透明方式显示的图像。它主要用于显示中空器官和骨骼等表面组织结构密度明显高于内部组织密度的器官。

因此,经过透明化处理的 X 线模拟投影图像在显示气道、食管、胃肠道、胆道、血管和长骨、扁骨等骨骼病变方面有一定的优势。

（4）VR:VR 是将选取的层面容积数据的所有体素加以利用,直接将三维灰度数据投影显示到二维屏幕上,它不需要重建物体的表面几何信息。VR 技术利用全部数据,而 IVP、SSD 等后处理技术所利用的体数据不到 10%。VR 整个处理过程分两部分:

1）预处理:包括计算体素的阻光度、颜色、梯度等,其中阻光度代表 VR 的特色,将体素当作半透明的,阻光度就是体素不透明的程度,取值 0 表示完全透明,1 表示完全不透明。根据不同的部位及显示要

求选择,如仅需显示血管,则可将阻光度上调,如需显示血管和肿瘤的关系,则将阻光度调低,使两者同时显示。

2）投影显示:最直接的是光线跟踪法,假想许多光线从后方穿过半透明的三维数据,将每一条光线经过的所有体素的阻光度、颜色、梯度进行累计合成,得到屏幕上的最终效果。SSD 和 MIP 可视为 VR 的特殊情况,SSD 仅模拟光线在物体表面的反射,MIP 则仅将 VR 的光线跟踪法合成运算改为求最大值。使用目前智能化的 VR 软件,操作者只需按部位选择不同例图,就可自动重组出所需的 VR 图像(图 3-5-8)。

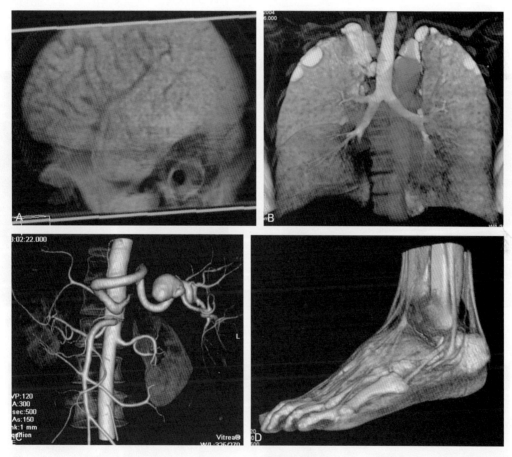

图 3-5-8　容积再现应用

A. 脑表面 CT 容积成像,清晰显示侧裂池及其附近的脑沟脑回;B. 肺胸部容积成像,清晰显示气道、肺实质及血管相对关系;C. 腹部血管成像,显示脾动脉瘤存在;D. 脚踝容积成像,显示外踝区扭伤肿胀,肌腱正常。

（5）CT 仿真内镜技术（CT virtual endoscopy, CTVE）:CTVE 是 20 世纪 90 年代开发的用于检查结肠病变的一种特殊的三维图像后处理技术。由于应用该技术重建后的图像效果类似纤维内镜所见,所以被称为 CT 仿真内镜。CT 仿真内镜成像原理主要是

用"区带跟踪（region growing）"法准确地识别中空器官的壁与相邻组织之间的密度差,再根据所提取 CT 值的范围用大量的微小多边形生成仿真空腔图像。应用该技术重建的图像有两种显示方式,一种是利用图像后处理工具提供的软件功能将观察视线移入腔

内进行动态、实时地观察管腔壁是否光滑、平整,是否存在管腔狭窄和闭塞,腔内是否有异物阻塞等,即 fly-through 显示方式;另一种显示方式是将观察视线移到腔外面以观察靶器官的外观形态的变化和与周围组织器官的三维空间关系,即 fly-around 显示方式。目前,仿真内镜主要用于鼻腔、鼻旁窦、气管、支气管、胆道、输尿管、膀胱、结肠等中空器官病变的显示(图3-5-9)。用于血管可用于显示管腔内是否存在附壁血栓,动脉瘤体内是否有分隔或发出血管分支的开口,以及动脉夹层的真、假腔破口状态等。"血液铸型"对诊断脑动脉瘤特别是微小脑动脉瘤也具有显著的优势(图3-5-10)。

(6)3D实影渲染技术:CVR 是一种新的三维可视化技术,使用复杂的全局照明模型从标准 CT 采集体积数据中生成逼真的图像。3D 实影渲染是通过多种不同的实影渲染技术,如射线追踪(ray tracing)、辐射度算法(radiosity)、粒子系统,容积取样、焦散性质和子面散射等,生产更加接近真实感的图像。计算过程需要设置光线及辅助光线,不同组织结构的纹理,光源等多个综合变量。传统 VR 算法采用单点(双点)光源,所以导致图像缺少足够的细节与深度,且缺乏真实光线下的阴影效果,故所描绘出的图像真实度较低。实影渲染技术则采用了多个光源,还可以让光与人体组织产生多种"交互"(所有像素参与相互反射、折射),形成趋于真实的"阴影",从而产生了与现实(解剖)非常近似的影像。实影渲染技术可以提供更丰富的细节和更真实的图像质量,因此可以在大体解剖研究、病变的定位诊断及手术计划中进行应用(图3-5-11)。

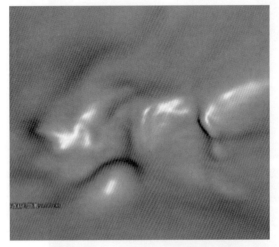

图 3-5-9 结肠息肉 fly-through 图像

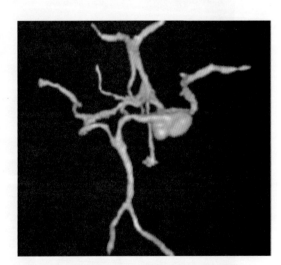

图 3-5-10 大脑后动脉瘤 fly-around 图像

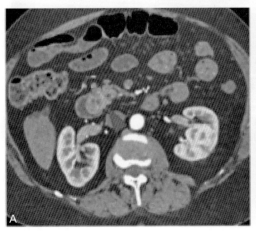

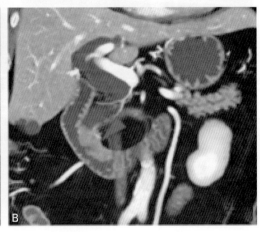

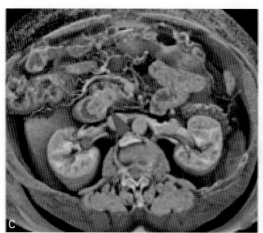
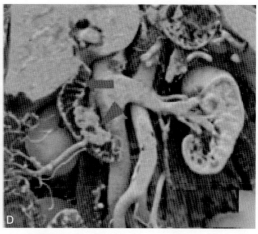

图 3-5-11　十二指肠腺癌

71岁女性,右上腹疼痛。A.增强CT图像,发现壶腹附近的十二指肠的第二部分有肿块。切除肿块后发现是十二指肠腺癌;B.冠状面CT显示沿十二指肠C环内曲的肿瘤范围;C、D.在轴面(C)和冠状面(D)CVR图像上,再次显示肿瘤。D.中小肠中黏膜褶皱的纹理细节,表明CVR对于检测细微的黏膜病变可能是有价值的。

（曹厚德　路青　柳澄）

第六章
图像质量评价与控制

CT 图像的基本要素包括图像分辨力、噪声及伪影，分辨力分为空间分辨力、对比度分辨力和时间分辨力，一个良好的 CT 图像应当具有最好的分辨力、最低的噪声水平且没有伪影，各种分辨力之间的要求依据所观察目标不同而异。

一、空间分辨力

空间分辨力指分辨最小细节的能力，也即图像对物体空间大小（即几何尺寸）的分辨能力。空间分辨力也包括平面内空间分辨力（in-plane spatial resolution）和 Z 轴（纵轴）空间分辨力（Z-axis/longitudinal spatial resolution）。

平面内空间分辨力通常用每厘米内的线对数（lp）来表示，线对数越多，表明空间分辨力越高。也可用可辨别物体的最小直径（mm）来表示，可辨别直径越小，即空间分辨力越高。两种表示方法可以互换，其换算方法为 5÷lp＝可分辨物体最小直径（mm）。Z 轴空间分辨力通常以层厚或有效层厚表示。

空间分辨力常采用两种方法来检测和表示：一是采用线对卡或由大到小排列的圆孔模体来检测表示，用线对卡检测以每厘米可分辨的线对数表示（lp/cm），用圆孔模体检测则以毫米线径数（mm）表示；二是采用调制传递函数（MTF）检测表示。

空间分辨力受两大因素的影响，即 CT 成像的几何因素和图像重建参数，与 X 线剂量关系很小。

CT 成像的几何因素包括 X 线管的焦点大小、检测器每个通道的大小、每旋转 360°检测器采集数据的次数、X 线管焦点到旋转中心的距离和旋转中心到检测器的距离。系统所支持的最大空间分辨力为 X 线管焦点在旋转中心的响应和检测器在旋转中心响应的卷积。

影响平面内空间分辨力的图像重建参数包括卷积核、重建视野和重建矩阵，影响 Z 轴空间分辨力的主要参数为螺距和层厚。卷积核决定重建图像所支持最大的空间分辨力和突出显示的频率范围。重建视野和重建矩阵决定图像所支持的显示空间分辨力能力，重建图像的每个像素的大小为，像素＝视野/矩阵。矩阵越大，像素就越小，空间分辨力就越高；视野越小，像素就越小，同样空间分辨力越高。对于一些高分协议，往往需要采用大矩阵进行重建，比如内耳采用 1 024×1 024 矩阵大小进行重建。

各向同性分辨力（isotropic resolution）是指像素为微小正方体时，各方向分辨力相同；在各向同性分辨力基础上可以在任意平面重建出分辨力一样的图像。

二、低对比度分辨力

低对比度分辨力（low contrast resolution）又通常称为密度分辨力，指区分最小密度差别的能力，通常用百分比来表示，如某 CT 机的密度分辨力为 0.5%，即说明当两种组织的密度差大于 0.5%时（对应于 CT 值的差异为 5 HU），CT 图像可将它们分辨出来。

影响密度分辨力的重要因素是噪声和信噪比，而降低噪声提高信噪比的重要条件是提高 X 射线剂量。因此，考虑图像密度分辨力的时候，不仅要看百分比这个指标，而且一定同时考虑物体的大小和 X 线的剂量。因此，密度分辨力恰当的表示方法是：物体直径

@密度分辨力,接受剂量。如某 CT 设备的密度分辨力为 2 mm@0.3%,27 mGy,即表示在剂量为 27 mGy,物质的密度差≥0.3%时,CT 可分辨直径为 2 mm 大小的物体,小于该密度差或者小于 2 mm 直径的物体则由于噪声干扰而不能分辨。根据定义,密度分辨力有两方面的含义:①在特定的低对比度前提下,所能分辨的最小物体直径;②对于一定直径大小的物体,在物体与背景的对比度为何值时,可以显现物体。

CT 的密度分辨力远高于常规 X 线摄影,后者密度分辨力约 10%。也正是因为密度分辨力的显著优势,CT 在临床上得到了广泛应用和迅速发展。

在传统的滤波反投影算法中,CT 的空间分辨力和低对比度分辨力往往是矛盾的两个指标,很难通过同一个扫描和重建条件同时突出空间分辨力和低对比度分辨力。一般在临床上,为同时在空间分辨力和密度分辨力两个角度阅片,通常在一次扫描重建两个图像序列,通过不同的卷积核和层厚组合达到不同的效果。锐利的卷积核可以提高空间分辨力,但同时噪声也会增加,降低密度分辨力;平滑的卷积核可以降低噪声,提高密度分辨力,但同时会降低空间分辨力。层厚越厚,通过该层厚的 X 线光子数就越多,对应的噪声越小,密度分辨力就会提高;但层厚增加,会将更多的解剖信息叠加在一起,对应的空间分辨力就会降低。那肺部检查为例,一次扫描一般会产生两个重建序列,分别为肺窗和纵隔窗。肺窗重建序列采用锐利型的肺部卷积核,图像厚度 1.5 mm,图像间隔为 1.2 mm;纵隔窗重建序列采用平滑的体部卷积核,图像厚度为 5.0 mm,图像间隔为 5.0 mm。

三、时间分辨力

时间分辨力(temporal resolution)是指获取图像重建所需要扫描数据的采样时间,时间分辨力直接取决于机架旋转时间,并与数据采样和重建方式有关,有三个方面的含义:①指每圈扫描速度;②容积扫描速度;③心脏、冠状动脉的相对时间分辨力。

每圈速度是 CT 机的一个技术指标,具有相对恒定的物理特性,并具有一定的可比性,早期螺旋 CT 每圈扫描速度为 1 s,以后逐渐发展到亚秒,现代多排 CT 最快可以达到 0.25 s,接近机械旋转的极限值。

容积扫描速度指实际应用的扫描速度。除机器本身的每圈绝对旋转速度外,影响容积扫描速度的因素还包括螺距、探测器宽度、图像重建方法等。螺距越大,探测器越宽,单位范围的扫描覆盖所需时间就越

短;但同时产生的负效应是空间和对比分辨力下降,有效层厚增大。半周扫描同样可以重建一幅图像,同样提高时间分辨力但也降低了其他两个分辨力。

在心脏、冠状动脉的 ECG 门控扫描成像中,相对于心脏的节律性搏动,有半周重建和分段重建等多种技术方法,以保证心脏在相对静止的状态下获得取样,这种时间分辨力可称为心脏时间分辨力。例如每圈旋转时间为 0.40 s 时,半周重建的时间分辨力为 200 ms;如采用分段(多扇区)重建,则达到 0.40 s/扇区数的分辨力,如 5 扇区则为 80 ms 的心脏时间分辨力。

时相是指在 CT 增强扫描中采集到的对比剂在兴趣结构通过的期相,传统上是以动脉期、实质期和静脉期为标志。由于多层螺旋 CT 采集速度越来越快,时间分辨力日益提高,采集所得的图像可分辨的期相也相应更加精确,客观上增加了对很多病变识别的能力。但围绕显示病变的最佳时相,对操作者在检查具体病变时,进行扫描程序如扫描延迟时间、注射速率等的优化设定,提出了较高的要求。

四、噪声

(一) 噪声

噪声(noise)系指采样过程中接收到的一些干扰正常信号的信息,信噪比会因此而降低,主要影响图像的密度分辨力,使图像模糊失真。噪声的大小与单位体素间光子量的多少有关,单位体素内接收的光子量越多,体素间的光子分布相对越均衡,噪声就越小。所以,在相同扫描条件下,噪声与体素的大小有着直接的关系,体素越大,接收光子越多,各体素间光子分布的均匀度越高,量子噪声就越小。反之则噪声增加,就会降低密度分辨力。

(二) 信噪比

信噪比(signal/noise ratio, SNR 或 S/N)是评价噪声的一项技术指标。实际信号中都包含两种成分,有用信号和噪声,用来表示有用信号与噪声强度之比的参数称为信噪比,数值越大说明噪声对信号的影响越小,信号传递质量就越高,图像质量就越高。反之,图像质量就会下降。

(三) CT 图像的噪声

是指均匀物质图像中各像素 CT 值在其平均值上下的波动,噪声大小用一定区域均匀物质的 CT 值

的标准差(standard deviation，SD)表示。

噪声是影响图像质量的主要因素之一，表现为图像的均匀性差，呈斑点、颗粒、网纹、雪花等形状，使图像密度分辨力下降。更重要的是，噪声的存在掩盖或降低了图像中某些特征的可见度，可见度的损失对于低对比度物质或细微结构的影响尤为重要。

(四) 噪声测量方法

扫描一个均质材料的水模，并测量不同兴趣区CT值的标准差。CT值标准差除以对比度尺来表示噪声水平。水模评价中的对比度尺是1 000，如测量得水模的CT值的标准差是3，则噪声水平是3/1 000＝0.3％，即3个单位的噪声相当于0.3％的噪声水平。

扫描时间的延长增加了光子接收量，噪声就会降低。相同扫描时间内，毫安秒直接影响X线束发射的光子数目，所以毫安秒的增加与量子噪声成反比。

噪声主要来源有：①量子噪声，即X线、探测器灵敏度、准直器宽度、像素大小等引起的噪声；②电气系统固有噪声，即电子线路元件、机械震动引起的噪声；③重建算法引起的噪声。所有影响到达探测器光子数量的因素都会影响量子噪声，如毫安秒、管电压、层厚(准直宽度)、受检者体型等。还有其他一些因素也可影响噪声，如重建算法。

1. 光子量　X线球管发射的光子数目主要由毫安秒(mAs)决定，毫安秒的增加与量子噪声成反比。增加mAs就是增加了光子量的输出，所以可降低噪声，反之，减少mAs则会增加噪声。当然，量子噪声的消除不能单单依靠增加mAs，所有影响到达探测器光子数量的成像因素都会影响量子噪声。管电压(kV)的大小也会影响到噪声，相对高的管电压能够提高X线束的穿透力，从而使更多的光子到达探测器，减少量子噪声。X线管电压较高，可使骨和对比剂的CT值有所降低，并且软组织显示的对比度也降低。但是，因电压增加降低了噪声，能改善密度分辨力而使图像细节显示更清楚。

噪声与X线光子量的关系是光子量增加4倍，图像噪声减小一半。文献报道，为不使噪声增大，当断层厚度降低一半时剂量要增加2倍，当像素宽度缩小1/2时剂量要增加8倍。因此密度分辨力和空间分辨力应控制在诊断所必需的合理范围，以避免受检者接受过多的辐射剂量。

在CT检查中要根据不同情况分别对待，增加或减少光子数量(mAs)。如在软组织为主的部位肝脏，需要提高扫描剂量，以能分辨肝脏内微小的病变；而

在肺或内耳的检查中，可适当降低扫描条件，因为这些部位本身具有较高的对比度，少量的噪声对诊断的影像不大。

2. 物体的大小　比像素噪声更为重要的是通过物体后剂量的衰减。受检者体型影响X线的吸收与衰减，影响探测器接收的光子数量。如在骨盆的扫描中，射线的衰减系数达300，即只有3％的射线量到达探测器。在与人体组织相仿的水中，每3.6 cm水的厚度，射线衰减约50％，也就是说受检者体厚每增加4 cm，射线量可有约50％的衰减。因此对体型较胖者必要时应适当增加管电流或mAs以获得满足诊断的图像质量，而对儿童扫描时应选用低于成人的X线剂量而能获得同等的图像质量。

3. 层厚　层厚的大小直接决定了光子的数量。层厚的大小同时影响图像的噪声和空间分辨力，这是一对相互制约的因素，即增加层厚，降低噪声，但空间分辨力亦相应下降；减小层厚，空间分辨力上升但噪声增加、密度分辨力也降低。

4. 重建算法　重建图像时采用不同的算法可同时影响噪声和分辨力，两者也是相互制约的关系。在CT图像中，一个像素的噪声与图像中其他像素是相关的。采用平滑算法，提高了各个像素之间的相关性，使每个像素边缘有交融的情况，结果是噪声的随机结构趋于平滑而不易显示清楚，但空间分辨力也降低；采用高分辨力算法，增加了各个像素之间的非相关性，可提高空间分辨力，但也使噪声增加。

5. 窗位窗宽设置　图像中噪声的可见度与窗位窗宽的设置有关。窗宽变小，低对比度提高，噪声可见度增加，因此应当根据组织结构和病变显示的需要优化窗口设置。

6. 其他因素　噪声与矩阵的大小也有直接的关系，像素越大，各像素间光子分布的均匀度越高，量子噪声就越小，但像素增大，会降低空间分辨力，降低图像的细节显示，反之像素越小则噪声越大。散射线和电子噪声等也是影响噪声的因素。

在临床应用中，应注意兼顾剂量、像素、层厚、窗技术和重建算法等关系，合理设置有关参数。如为了降低图像噪声，而增大曝光条件，但这是以增加受检者照射量为代价的。

五、伪影

伪影是CT扫描时由于设备或病人原因所造成的、结果图像中的组织结构被错误传递的一种图像表

现。指原本被扫描物体中并不存在而图像上却出现的各种形态的影像。伪影大致可分为3类：①物理相关伪影；②受检者相关伪影；③扫描仪相关伪影。

与受检者相关的伪影，其中一是运动伪影，包括扫描过程中受检者身体的移动，扫描时未能屏息导致的胸腔或腹腔运动所致的伪影，可通过对受检者的说明和训练来控制；心脏搏动和胃肠蠕动这些不自主的运动所造成的伪影，缩短扫描时间是行之有效的消除方法。此外，由于受检者体内不规则的高密度结构和异物所致，如两侧岩骨间的横行伪影、金属异物（假牙、银夹）的放射状伪影等。另一类与CT机器性能有关，如档次较低的CT会因采样数据不够多或探测器排列不够紧密，在相邻两种组织密度差别较大时出现条纹或放射状伪影。机器故障所致的伪影较容易辨认。

在CT重建图像中出现的并不属于被扫描物体本身或与被扫描物体不相符合的影像成分称为伪影。伪影在图像中表现的形状各异并可影响诊断的准确性，由于某些原因造成的图像畸变也被归类于伪影。

根据来源不同，伪影可以分成两大类：设备引起的伪影和受检者造成的伪影。

设备系统性能所造成的伪影来源于CT机设计制造缺陷、调试校准不当、运行不稳定或故障。如由于探测器之间的响应不一致，可引起环状伪影；由于投影数据测量转换的误差，可导致直线状伪影；采样频率较低也可产生直线状伪影，而由于射线硬化，则可产生强度成杯状伪影。

受检者造成的伪影最常见的是运动伪影。人体内脏器官，如心、肺、肠的不自主运动和扫描时受检者体位的移动可形成条状伪影；受检者身上携带的金属物可产生放射状伪影；在软组织骨的边缘也可产生条纹状伪影，这是因为密度突然下降，产生了高的空间频率分量，使空间采样频率不足所致。另外，由于受检者体位摆放不正确（如未放在扫描范围内）也可产生伪影。

根据伪影的形态不同划分，有条状伪影、阴影状伪影、环状伪影和带状伪影，条状伪影通常为采样过程中信号的不一致性导致的（表3-6-1）。

表3-6-1　伪影分类、原因、表现及处置

分类	类型	原因和表现	位置	处置
物理相关	线束硬化	低能光子迅速丧失所致的黑白条纹伪影	高密度结构间或旁，如骨之间、高密度对比剂血管旁	滤过；校准；软件校准如采用自适应性线束硬化校准；操作避开明显的骨结构
	部分容积	邻近结构误采样误认进入层面，阴影增加	相邻层面	采用薄切层
	光子不足	信号缺乏，导致条纹阴影	高密度结构水平，如肩关节水平	提高曝光 自动管电流调节 自适应滤过
	采样不足	失真混叠	高密度结构附近放射状细线影	增加采样
患者相关	金属	严重条纹伪影	金属旁	去除或避开金属 采用专门软件校准
	运动	阴影或条纹影	任意位置，自主运动部位多见	控制运动，如制动、镇静、门控等
	投射不足	扫描野外的结构造成衰减，形成阴影或条纹影	造成该现象的结构附近，如未上举的上肢附近	体位控制：扫描野外的扫描区域物体移开
扫描仪相关	环影	探测器错误导致的环状阴影	环形影	校正或修复探测器的损坏
	单螺旋伪影	螺旋扫描时在结构急剧变化时的插值和重建造成的伪影	结构变形伪影	使用小螺距和180°插值
	多层螺旋伪影	多排探测器数据重建造成的风车样伪影	风车样伪影	使用小螺距，或改进软件
	螺旋重建伪影	Z轴分辨力不足所致	阶梯伪影	减小层厚，增加重叠重建

明显的或者主要位置的伪影会导致诊断困难甚至错误,常需要合理地消除或减少伪影。根据去伪影的机制和应用,可以有厂家专业软件,机器校准,合理配置扫描和重建参数,以及患者体位设置和各种运动控制等(表3-6-1)。操作者可以调节、控制的伪影见于如下情况。

(一)受检者运动伪影

与受检者有关的伪影有随意的和非随意的运动。随意的运动有扫描时呼吸和吞咽运动,不随意的有心跳、肠蠕动等,它们在图像中的表现均是条状伪影。条状伪影产生的原因是由于运动部分的边缘体素衰减不一致,使图像重建无法处理而产生。

运动伪影应设法避免。对于呼吸和吞咽运动,告诉受检者在扫描过程中尽量不做吞咽动作,并根据CT机的呼吸指令训练受检者的呼吸和屏气。对于一些运动器官的检查中,缩短扫描时间是减少运动伪影最有效的方法;另外利用CT机的运动伪影抑制软件,如实时的运动伪影校正软件,可有效减少运动伪影。

(二)金属伪影

扫描平面内的金属物质可产生放射状条状伪影,严重时完全遮盖周围正常结构的显示。这些金属物质包括受检者携带的如耳环、项链、硬币、钥匙、电子器件等以及其他高密度物质,还有假牙或牙内填充物、外科手术缝合夹、节育环和心脏起搏器等。射线束硬化和部分容积效应是引起金属伪影的原因。金属物体由于吸收X线,使投影数据不完全,部分数据丢失,产生典型的放射状条状伪影。

避免金属伪影的基本方法是在扫描前嘱受检者去除检查部位的金属物品(包括其他高密度物品),对无法取下的义齿、植入物等可倾斜机架使扫描平面避开这些金属物。另外,可利用金属伪影抑制软件改善图像质量,去除金属伪影软件的主要原理是采用遗失数据内插方法,对兴趣区由于金属物质对射线的衰减吸收造成的遗失数据作数据内插,从而消除伪影。

(三)线束硬化伪影

射线束硬化是指X线透过物体后射线束平均能的增加。由于X线是多能的光子束,通过物体时低能射线被优先吸收或被较多吸收,高能射线不被吸收而得到穿透,穿透物体后射线变硬,此现象为射线束硬化效应。

射线束硬化与射线通过的路径长短有关。对于一个圆形物体中(人体横断面形状可被看作是一个椭圆形物体),在射线通过路径的剖面图上,中心部分的路径要长于边缘部分,两者都产生射线的硬化,而路径长的射线硬化要强于路径短的射线硬化。射线束硬化使X线光子吸收不均衡,即会产生数据的不一致性,如果这种非线性衰减不作补偿,会产生条状或环状伪影。射线束硬化效应典型的表现是均匀物质中间部分的CT值低于周边部分的CT值,造成图像中间偏黑、周边偏白的"杯状伪影"。尤其是遇到骨结构时在图像上产生"次密度"暗区或条纹,一个常见的例子是颅底岩骨之间的"Houndsfield暗带"。

在成像过程中,图像处理计算机根据参考值对相应的射线硬化作校正补偿,使射线束均匀一致。X线管侧的楔形滤过器能首先滤掉源射线中的低能射线,使光谱得到优化,减少射线束硬化效应。对于射线束硬化伪影,调节窗宽窗位能使图像显示有所改善。

(四)部分容积效应伪影

物质的X线衰减系数在一个体素内是连续变化的,但在采样时做了离散化,把其中所有物质的X线衰减系数作加权平均。CT值是根据被扫描体素的线性衰减系数计算的。如果一个体素内只含一种组织,测得的CT值即是该物质本身的CT值。如果同一体素内包含两种或两种以上不同密度的组织,那么测得的CT值就等于该体素内所有组织CT值的平均值,此现象称为部分容积效应。

例如:某一体素内只包含骨骼,那么CT值就被计算为1000 HU;一个体素内包含3种等量的组织,如血液(CT值为40 HU)、灰质(CT值为43 HU)和白质(CT值为46 HU),该体素CT值的计算结果将这3种组织的平均CT值,为43 HU,因此不能准确地反映该体素内不同组织的真实密度。如果3种组织不等量,其计算结果还要复杂些。部分容积效应可造成感兴趣区CT值测量的偏差。如果病灶密度高于周围组织,则所测得的病灶CT值低于其本身真实的CT值;反之,则病灶CT值高于其本身真实的CT值。

通常情况下Z轴方向的体素较X、Y轴方向的体素大得多,所以这种平均化在Z轴方向最明显,层厚是影响部分容积效应的主要因素,层厚越大,部分容积效应越显著。

部分容积效应作用在每个体素,而反映最明显的是在密度差别较大的物体边缘。在一个高密度的骨结构与低密度的软组织交界处,测得的CT是两种组织的加权平均值,结果图像上出现两种高对比组织之间模糊的过渡带。这种高原子序数或吸收系数大的物体,部分投影于扫描平面而产生的伪影称为部分容积效应伪影。

伪影的形状、宽度与物体的走行有关。物体边界与扫描平面垂直时,Z 轴方向不存在平均化,成像边缘最清楚;物体边界与扫描平面越是平行,Z 轴方向的平均化效应越明显,成像边缘越模糊。因此要求在摆位和扫描层面选择时,尽量使靶器官与扫描平面垂直。

颅后窝是这种伪影最常见和最严重的部位,可见到条纹状明暗相间的伪影,这种现象也与射线硬化作用有关。薄层扫描能消除这种部分容积伪影,但薄层可使噪声增加,那么可以采用几个薄层相加产生一个较厚的层面,就能达到抑制部分容积伪影而降低噪声的目的,这是颅底伪影抑制的常用办法。

部分容积效应随层厚增加而增大,对于小病灶的显示影响更明显,并且和周围组织的密度有关。抑制部分容积伪影的最常用方法是采用薄层扫描,尤其对于小于层厚的结构和病灶做薄层扫描往往是必须的。在测量 CT 值时,力求在病灶中心选取感兴趣区,感兴趣面积要小,以使测量结果准确。

改变图像重建的算法,扫描时应用部分容积伪影抑制软件技术也可起到抑制伪影的作用。

(五) 采样或测量系统误差

在扇形束扫描方式中,两个物体或结构间的间距小于到达该物体的扫描束无法由射线束分辨时,可产生采样误差。由此引起的伪影又称为"混叠伪影"(aliasing artifact)。采样频率准确采样的前提原则是,采样频率至少需是被成像物体最高空间频率的两倍。如上述条件未被满足,则可出现物体结构重叠模糊现象。若采用正常 50% 的采样频率,物体四周会出现采样误差而引起的混叠伪影。此伪影可采用局部放大扫描,或者根据不同部位采用合适的重建算法(高分辨力、标准、软组织),使伪影有所抑制。

(曹厚德　陈克敏　詹松华)

第七章
CT 辐射剂量和低剂量技术

一、CT 辐射剂量的表述

由于 CT 成像的技术方法与传统的 X 线成像方式不同,因此对辐射剂量的表述也应随之改进。传统 X 线成像采用某点(例如受检者体表的照射野中心点)的入射体表剂量(entrance surface dose, ESD)来表示辐射剂量。而 CT 成像是以扇形或锥形 X 线束旋转照射,随着 CT 技术的发展,近年来对其辐射剂量的表达方式也在相应的改进中。

(一) CT 剂量指数

CT 剂量指数(CT dose index, CTDI)为 CT 设备辐射剂量特性的实用表征量。迄今得到公认的 CTDI 有下列 3 种:①CT 剂量指数 100($CTDI_{100}$);②加权 CT 剂量指数($CTDI_w$);③容积 CT 剂量指数($CTDI_{vol}$)。这些 CT 剂量指数虽并不直接表征各种 CT 扫描所致受检者的剂量,但与所致受检者剂量密切相关。它们均与吸收剂量有相同的量纲,单位为毫戈瑞(mGy)。

1. CT 剂量指数 100($CTDI_{100}$)　$CTDI_{100}$ 是目前应用最广的基本表征量,可用作统一比较 CT 机性能。其定义为:CT 旋转一周,将平行于旋转轴(即垂直于断层平面的 Z 轴)剂量分布 $D(Z)$ 沿 Z 轴从 $-50\sim+50$ mm,除以层厚(T)与扫描断层数(N)的乘积之商。

$CTDI_{100}$ 表达式为:

$$CTDI_{100} = \int_{-50\,mm}^{+50\,mm} \frac{D(z)}{NT} dz \quad (式 3-7-1)$$

国际电工委员会(IEC)关于 CT 装置的国际标准 IEC 61223-3-5 即采用此量。我国相关的国家标准,如《X 射线计算机断层摄影装置影像质量保证检测规范(GB/T 17589-1998)》《医疗照射放射防护名词术语(GBZ/T 146-2002)》《X 射线计算机断层摄影放射卫生防护标准(GBZ 165-2005)》等也采纳此量。

$CTDI_{100}$ 可用标准的笔形电离室(其长度正好为 100 mm)进行测量,该笔形电离室放置于通用剂量头部模体或者体部模体中。

随着多排螺旋 CT 的迅速发展,已经存在准直宽度超过 100 mm 的多排 CT,比如东芝公司的 320 排 CT(准直宽度为 160 mm)。对于这种宽准直线束 $CTDI_{100}$ 的表述和目前采用的这套标准化测量方法已受到一些学者的质疑,但由于 $CTDI_{100}$ 及其衍生量已使用长达近 1/4 世纪,在多年来不断完善的基础上,已在国际和国家法规、标准中应用。但随着 CT 新技术的发展和应用,CT 剂量测量技术及仪器也会取得同步发展。

2. 加权 CT 剂量指数($CTDI_w$)　CT 是 X 线束旋转照射,在扫描范围内不同位置的 $CTDI_{100}$ 各不相同,于是有必要专门定义一个 $CTDI_w$,反映所扫描平面中的平均剂量。

$$CTDI_w = \frac{1}{3}CTDI_{100}(中心) + \frac{2}{3}CTDI_{100}(外周)$$

$$(式 3-7-2)$$

式中,$CTDI_{100}$(中心)为在体模中心位置上的测量值,$CTDI_{100}$(外周)表示在体模周边四个不同位置上(以 90°为间隔的体模表面下 10 mm 处)测量值的平均值。这在 CT 的实际检测中很容易操作的。目前普遍采用的与标准笔形电离室检测仪器配套的标准有机玻璃剂量体模,通常分头部体模(直径 160 mm)和体部体模(直径 320 mm)两种,均呈长度为 140 mm 的圆柱体状,这两种体模的中心及其四周表面下 10 mm 处都有专用的电离室插孔(该孔在不测量时,插入与组织等效的有机玻璃棒)。这样可以方便进行 $CTDI_{100}$ 的检测,从而计算出加权 CT 剂量指数。

$CTDI_w$ 目前已被用作 CT 诊断医疗照射的指导(参考)水平的表征量之一。它可以反映多层连续扫描的平均剂量(仅当 X 线管每次旋转中检查床移动距离等于准直器标称限束宽度,即螺距等于 1)。但对于不连续的多层扫描,$CTDI_w$ 则不能准确反映其平均剂量。

3. 容积 CT 剂量指数($CTDI_{vol}$)　在螺旋 CT 进入临床应用后,如何表达其辐射剂量特性成为一个新课题,于是针对螺旋 CT 的特点,专门引入了螺距这个重要参数。IEC、ICRP 等权威国际组织对螺距进行了明确定义,螺距也称之为螺距因子,其定义如下:

$$螺距 = \frac{\Delta d}{N \times T} \qquad (式 3-7-3)$$

式中,N 为一次旋转扫描产生的断层数,它等于某次扫描中所用的数据通道的数目,需要注意到在多排(层)螺旋 CT 中有可能采用几个探测器元件组成一个数据通道;T 为扫描层厚;Δd 为 X 线管每旋转一周检查床移动的距离。

从螺距(或称螺距因子)可以推导出表征螺旋 CT 的 CT 剂量指数。对多排螺旋 CT 扫描,IEC 采用容积 CT 剂量指数 $CTDI_{vol}$ 反映整个扫描容积中的平均剂量,它与螺距密切相关,定义为:

$$CTDI_{vol} = \frac{CTDI_w}{螺距} = (N \times T)/\Delta d \times CTDI_w$$
$$(式 3-7-4)$$

可见容积 CT 剂量指在某种程度上取决于螺距的数值。

由此可见,$CTDI_{vol}$ 可由 $CTDI_w$ 求得,而 $CTDI_w$ 则是剂量体模中心位置与周边 4 个不同位置 $CTDI_{100}$ 测量值的加权结果。这 3 种 CT 剂量指数是表征各类 CT 设备辐射剂量学特性的量。这 3 种 CT 剂量指数是 CT 设备辐射剂量特性的实用表征量,既容易操作,又具有可比性的实用基本参数。它们既可提供统一比较各种 CT 机的性能检测和进行各种质量控制,又提供了推算各种 CT 扫描所致受检者剂量的基本

参数。

(二) 剂量长度乘积

CT 沿 Z 轴的扫描长度必然影响受检者辐射剂量,引入剂量长度乘积(dose length product, DLP)对评价多排螺旋 CT 扫描的电离辐射风险是很有用的。

在多排螺旋 CT 问世和引入容积 CT 剂量指数以后,剂量长度乘积 DLP 方便地表达为:

$$DLP = CTDI_{vol} \times L \qquad (式 3-7-5)$$

式中,$CTDI_{vol}$ 为多排(层)螺旋 CT 扫描的容积 CT 剂量指数,L 为沿 Z 轴的扫描长度。每次检查的剂量长度乘积 DLP 还可以用来建立 CT 扫描的医疗照射指导(参考)水平,比原来引入多层扫描平均剂量(multiple scan average dose, MSAD)更加方便和实用。已有多个国家采用 DLP 分别针对成年或者儿童受检者,建立相应的 CT 扫描的医疗照射指导(参考)剂量,并在约束和控制 CT 扫描所致受检者剂量,推动医疗照射的放射防护最优化方面发挥了重要作用。

(三) 组织或器官的吸收剂量

鉴于辐射防护的目的,受检者的辐射剂量最终均应落实到有关各组织或器官的吸收剂量(D)(单位:Gy)。实际上,组织或器官的吸收剂量是所使用的诊断 X 线沉积在受检者单位质量组织或器官的能量。显然,这是施行医疗照射评价所受照射组织或器官电离辐射风险的基本量,其严格定义是物理意义上的点量。换言之,即吸收剂量是指致电离辐射给予某一体积元内物质的平均能量除以该体积元内物质的质量而得的商。即:

$$D = \frac{d\bar{\epsilon}}{dm} \qquad (式 3-7-6)$$

组织器官的吸收剂量在放射防护实践中常简化为采用一些量的平均值(见 ICRP 第 60 号出版物),如组织或器官的平均吸收剂量,通常也简称为"组织或器官剂量 DT"。DT 等于给予该组织或器官的能量 εT 与该组织或器官的质量 mT 之比值,即:

$$D_T = \frac{\epsilon_T}{m_T} \qquad (式 3-7-7)$$

由于此值在大多数情况下不可能直接测量。因此,实际使用中较不方便。一般以体模模拟实验研究解决。包括 CT 在内的医用 X 线诊断的医疗照射,不仅可以用仿真人体模型进行现场模拟监测实验,借助

热释光剂量仪(TLD)和其他发光剂量计等各种探测器,测量受检者组织或器官的吸收剂量及其分布。此外还可以方便地利用建立计算模型采用蒙特卡罗(Monte Carlo)方法运算。以后陆续研发的各种计算模型需要采用一些剂量系数(会有一定局限性),并归一到自由空气轴向剂量,这样就能在特定CT扫描条件下,对标准成年受检者或儿童受检者进行有关组织或器官剂量的估算。通过组织或器官的吸收剂量,就能进一步按照ICRP第60号出版物规定的方法估算受检者的全身有效剂量。

(四)全身有效剂量

在需要比较不同的放射学检查所致受检者的相对电离辐射风险,并且考虑到人体不同组织或器官的不同辐射敏感性时,需采用以希沃特(Sivert,Sv)为单位的有效剂量(E)进行表征。全身有效剂量是受检者各组织或器官吸收剂量的综合表达,其数值由估算而得。

二、CT 低剂量技术

在CT扫描中,同样应遵循ALARA(as low as reasonably achievable)的原则控制曝射剂量,并实行个体化,体型大的受检者曝射剂量适当增加,而体型小的受检者曝射剂量适当减少。

降低剂量的方法机制有多种,其中,属于操作者可以控制的主要是管电流的调节,各厂家机型均有各自的剂量调制软件;其次是降噪软件的选用,其原理是采用迭代降噪和迭代重建技术;其余机制主要是CT系统的硬件设计,与操作者使用无关。这些硬件设计主要包括X线滤过和X线准直等,X线滤过是为了过滤掉不需要的软射线,X线准直为了将X线限制扫描所需的范围内,这些硬件设计的目的是为了提供高质量的穿过人体的X线。为了更好地减少剂量,提高图像质量,对于不同的扫描部位和不同的受检者年龄(比如成人和儿童),系统会自动选择对应的滤过和准直结构。

(一)自动管电流调制

人体的不同部位和不同投影角度,对X线的吸收有很大的差异。因此,在恒定剂量扫描模式下,检测器信号的噪声也有非常大的差异,而最终图像的噪声主要取决于一部分噪声最大的投影。在X线衰减少的身体部位和投影角度,可以适当用更小的剂量扫描,而不会明显影响最终图像的噪声。$X-Y$ mA调制根据体轴面($X-Y$平面)内从不同投影角度人体对X线衰减能力的变化来改变X线管的电流值;Z mA调制根据沿体轴方向(Z方向)不同身体部位对X线衰减能力的变化来改变X线管的电流值;而$X-Y-Z$ mA调制可以综合以上两种方法,提供更好的降剂量效果。

自动曝射控制(automatic exposure control,AEC)的目标是对不同体型大小的患者,用最低的剂量达到足够用于诊断的图像质量。对于体型小的患者,小的球管电流(即低剂量)就足够用来获得期望的图像质量;而对于体型大的患者,为了获得相同的图像质量,必须增加球管电流值(即高剂量)。目前几乎所有的CT机生产商都提供了自动曝光控制功能,但具体的实现方式和用户操作有所不同。用户需要根据诊断需求合理制订剂量调制计划,防止出现患者受到不必要的辐射剂量或图像质量达不到诊断要求的情况。

当多排螺旋CT应用于心脏扫描时,为了得到高质量的冠状动脉图像和应用于心脏功能测量,心脏扫描必须覆盖所有时相,为此必须采用亚毫米扫描层厚和小螺距扫描条件,运用低剂量技术尤为必要。ECG自动毫安功能可根据心搏周期,在收缩期采用低毫安(比如设定值的20%),而在舒张期采用设定的最高毫安输出(100%)。在保证心脏扫描图像质量的同时,可减少50%以上的毫安输出辐射剂量。ECG自动毫安技术在心脏舒张期的特定相位采用最大毫安输出(设定值的100%),在其余相位则采用低毫安输出。相位宽度、最大毫安输出值和最低毫安输出值可由操作人员根据需要设定。

(二)迭代重建降噪技术

应用于降低剂量的迭代重建技术主要包括基础图像迭代重建算法和多模型双空间迭代重建算法。目前,一些主要CT设备制造供应商提出了自己的技术路线和解决方案。

在基础图像迭代重建算法方面,结合人体解剖结构学,采用牛顿广义梯度收敛方法迭代降噪,可降低2/3的辐射剂量,同时有效地抑制蜡状伪影和图像质感漂移(图3-7-1)。

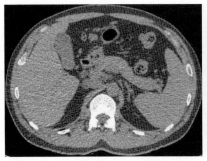 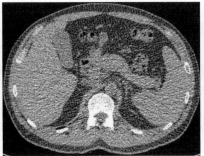 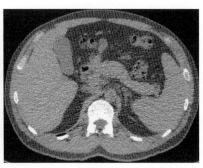

FBP(200 mAs)　　　　FBP(60 mAs)　　　　Karl(60 mAs)

图3-7-1　基础图像迭代重建算法降低扫描剂量(120 kV, 5 mm 层厚,5 mm 层间隔,350 mm 视野,512×512 矩阵)

在多模型双空间迭代重建算法方面,GE 公司提出了 VEO 重建技术,在抑制伪影获得高质量图像的同时,可降低 66% 的腹部扫描剂量。Philips 公司提出 IMR 重建技术,可在 0.11 mSv 剂量下完成肺部扫描,并获得高质量的重建图像。Simens 公司的第三代迭代重建技术 ADMIRE,不但可以大幅度降低伪影和噪声,高级模型迭代算法还可以提高组织边界显示效果,提高空间分辨力和密度分辨力。值得期待的是,以联影公司为代表的国内 CT 厂商现已开展了相关产品的研发,联影公司的多模型双空间迭代重建产品将搭载于低成本高速重建加速卡推向临床,从而为 CT 扫描提供低成本、高图像质量、超高重建速度的低剂量技术(图 3-7-2,图 3-7-3)。

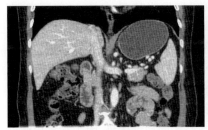 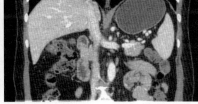 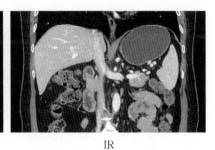

FBP　　　　　　　Karl　　　　　　　IR

图3-7-2　多模型双空间迭代重建算法降低图像噪声(120 kV, 200 mAs, 1.2 mm 层厚,1.2 mm 层间隔,500 mm 视野,512×512 矩阵)

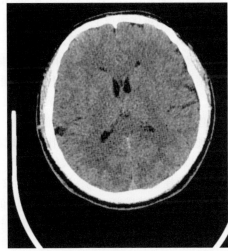 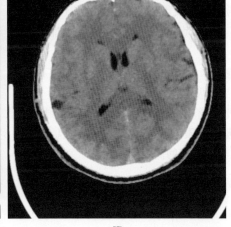

Karl　　　　　　　　　　　　　IR

图3-7-3　多模型双空间迭代重建算法改善密度分辨(120 kV, 330 mAs, 1.2 mm 层厚,1.2 mm 层间隔,500 mm 视野,768×768 矩阵)

三、CT 检查时辐射剂量的管理

近年来，由于对 CT 检查所致辐射损害的报道日渐增多，特别是国际著名医学刊物中的有关报道，更引起业界的特别关注。因此，对于 CT 检查辐射剂量的管理，应视为追踪国际主流技术的重要表征之一。

（一）CT 检查时辐射剂量管理的重要性及防护特点

回顾 CT 技术刚应用于临床时，常被警惕地认为是辐射剂量相对较高的检查手段，但近年来随着应用程度的日益广泛，这个观念被逐渐淡化。这与以下事实有关：①对胸部、颅脑等部位/脏器疾患，CT 检查显示出其独到的优越性；②早年 CT 检查大都应用于恶性肿瘤的患者，因此对辐射剂量问题很少考虑；③早年 CT 检查的普及程度不高，仅占所有检查的 2% 左右。但近年来以上情况均有明显的改变。

由于技术的改进使：CT 检查的适应范围更广；效果更佳；检查时间缩短；操作易化。从而使 CT 检查在整个影像学检查中所占的份额不断上升。检查适应证掌握的偏差使得越来越多地将 CT 应用于普通疾病的诊断。

与常规 X 线摄影相比，CT 检查的 X 线量和质都有明显的差别。

（1）CT 检查为窄束 X 线，而常规 X 线检查则为宽束 X 线。在同样照射条件下，宽束 X 线剂量大、散射线多，形成的损害也大。

（2）CT 检查的射线能量高，一般都在 120 kV 以上。相对而言，CT 检查的 X 线线质硬、穿透性强、被人体吸收少。

（3）CT 检查采用的元器件转换效率高、损耗少，X 线的利用率要较常规 X 线检查高。

（4）CT 机 X 线球管的过滤要求比常规 X 线球管高，对人体有害的软质射线基本被吸收，所以实际上可看成是一束相对单一的高能射线。

（二）剂量增加的危害性

据 1989 年国际放射防护委员会发布的资料显示，尽管 CT 检查仅占所有影像学检查的 2%，而在公众疾病诊断性成像的接收剂量中，CT 却占 20% 左右。分析表明：在英国可能会上升到 40%；在美国则已占到 67%。一个严酷的事实是：具有 10 mSv 有效剂量的成人腹部检查会增加 1/2 000 人群致癌风险。

2007 年 Androw J. Einstein 等对 CT 辐射患癌风险进行了分析和评估：①一个 20 岁女性在其剩余生命中，罹患癌症的概率为 1/143；而一个 80 岁的老年男性则为 1/3 261；②对于一个 60 岁的女性和一个 60 岁的男性致癌的风险分别为 1/715 及 1/1 911。2007 年 David J. Brener 等预测，在美国未来的 20～30 年中，有 20% 的癌症是由 CT 扫描所致。

由于儿童对于辐射损害的灵敏度是中年人的 10 倍多（女孩比男孩更敏感）。虽然从风险的绝对数来看仅为 35%，但大量的检查数（270 万/年）则风险会成倍增加。于是，个体患癌症的小风险却成为一个较大的公众健康问题。值得指出的是：专业人员正使用过量的放射线来获取 CT 影像，实际上，据研究用低于 50% 的辐射剂量获得的图像，其图像质量与使用常规剂量并无明显差别。

（三）关于多层螺旋 CT 的辐射剂量

1972 年，当 CT 刚发明时 Hounsfield 曾预言：有朝一日 CT 将能对冠状动脉进行成像。此后的数十年中，CT 的扫描速度从百秒级缩短至亚秒级；扫描层厚从 10 mm 减少至 0.25 mm。在成像性能得到长足进步的同时，检查时的辐射剂量是否会随之上升？关于这个问题，在多层螺旋 CT 开发的早期，几乎所有制造商都强调了新技术的剂量优势，因为在多层螺旋 CT 技术中，X 线球管旋转一周可采集 4～64 层乃至 320 层图像，而单层螺旋 CT 则每次旋转仅采集 1 层图像。两者相比，似乎前者存在着不小的优势。但实践证明其剂量优势被下述因素所抵消。

（1）多层螺旋 CT 与单层螺旋 CT 相比，在相同的采集范围内，因采集层面的减薄，采集层数的大幅度增加而使剂量非但不减少相反却增加。

（2）薄层、大量采集原始数据，其目的不仅为了重建数百甚至数千幅横断面影像，而是为了各种重组处理。因此，采集的范围往往比单层螺旋 CT 要大得多。以 CT 血管成像为例：人体血管大多与身体长轴平行，常规 CT 检查作为一种层面成像方式（轴位层面）仅能显示其横断面。多层螺旋 CT 的容积采集方式加上后处理技术的应用，使得血管的长轴以及三维立体显示成为可能，这就需要更大范围的采集。此外，在严重创伤病患的检查中甚至要做从头到足的全身扫描。

（3）多层螺旋 CT 采集极薄的层面时，因每一体素（构成图像的最小立体单元）接受光子数量相对较少,为保证图像的信噪比,扫描的剂量需要相应提高。

(四) 辐射剂量纳入成像质量评估体系

过去,对 CT 图像质量进行比较时,不涉及生成该图像时所使用的辐射剂量;在研究低剂量技术时,也不重视对图像质量造成的影响。自从国际电工协会(IEC)工作小组提出:"图像质量与辐射剂量不能分离,必须同时表述才有实用意义。"此后,ImPACT (Imaging Performance Assessment of CT)组织,受英国国民健康保险制度(National Health Service, NHS)的委托,通过与一些专业组织合作,对 CT 产品的技术进行全面的对比与评价。该组织在评比报告中引入一个表征图像质量的计算参数(Q),用来反映在一定辐射剂量条件下,获得的图像质量。由于在不同条件下所计算的 Q 值是有区别的,ImPACT 在其 NHS Report 05067 16 层 CT 技术对比报告 V13 和 NHS Report 05068 32 层至 64 层 CT 技术对比报告 V13 中,对该报告采用特定条件的 Q 值,加上一个下标 2(Q2)。

$$Q2 = \sqrt{\frac{f_{av}^3}{\sigma^2 Z_1 CTDI}} \qquad (式\ 3-7-8)$$

式中:f_{av}=空间分辨力:(MTF50%+MTF10%)/2;σ=图像噪声;Z_1=层厚的半高宽度值(FWHM);CTDI=容积加权 CT 剂量指数。

由上式可见,Q2 因子是综合评估 CT 图像质量(分辨力、噪声)和射线剂量的参数。Q2 值越高,表示在相同射线剂量下可以得到更好的图像质量,换言之,在相同图像质量的情况下可以使用更低的射线剂量。

Q2 因子是根据图像特性的相关性将这些参数联系在一起,对 CT 机进行综合评价。Q2 因子越高则 CT 机的综合指标越好。因此,降低图像中的噪声能提高 Q2 因子。但是如果噪声是通过提高受检者的剂量来实现,那么从公式 3-7-8 中可以看出,由于这两个参数是相关的,最终的 Q2 因子不会有所提高。如果其他参数相同,那么低噪声的图像具有更高的 Q2 因子。从另一方面分析,如果其他参数都一样,即图像具有同样的噪声、分辨力和层厚,那么使用更低剂量获取图像的 CT 机具有更高的 Q2 因子。

由于 16 层 CT 与 32 层至 64 层 CT 至今仍是目前国际上的主流产品,因此引入 Q2 因子作为辐射 CT 剂量评价体系值得参考与借鉴。

四、CT 的辐射防护

X线辐射防护的目的在于防止发生有害的非随机效应,并将随机效应的发生率降到最低水平。辐射剂量的控制在于采取有效的防护技术。防护技术大致可以归纳为:①主动防护技术;②被动防护技术。前者指 CT 生产厂家所提供的射线防护措施以及低剂量扫描技术;后者则指临床应用时所采取的防护措施及技术。

CT 被动防护应采取的措施除了 CT 机及机房固有的主动防护外,还需加强被动防护。

(一) 临床操作对辐射防护的要求

(1) CT 检查的正当化,应尽可能避免一些不必要的检查。

(2) 扫描中尽可能取得受检者的合作,减少不必要的重复扫描。

(3) 扫描时,合理设置扫描参数,践行最优化原则。在不影响诊断的情况下,尽可能缩小扫描范围,降低辐射剂量。

(4) 对受检者,应做好扫描区域以外部位的屏蔽防护。

(5) 定期检测扫描 CT 检查室的 X线防护和泄漏等情况。

(6) 扫描时尽可能让陪伴人员离开,如必须要陪护时应让陪护人员穿上铅防护衣,并尽可能远离 X线源。

(二) 对辐射防护的认识

加强学术及技术导向,重视"过量辐射"情况的存在。

强调获取最佳图像与降低受检者辐射剂量均为医疗实践追求的目标。两者均为对受检者负责的总体行为的一个组成部分。传统放射技术中的"合理使用低剂量原则(as low as reasonably achievable, ALARA)"同样适合于 CT 检查。

对操作人员加强技术教育/培训,需对每个受检者设定合理的扫描参数。特别在婴幼儿童检查时,应认识到成人剂量应用于婴儿时辐射损害会上升 50% 以上,此结果是由于成人(相当于大物人体)的中心剂量为表面剂量的 50%,而对婴幼儿童(相当小于物体)而言,中心剂量几乎等于表面剂量。此外,人体在不同年龄阶段,体型、厚度、密度与成人差别很大,所以应根据受检对象的年龄、受检部位、体型(厚度)等设定合理的扫描参数。

国内外学者对于扫描参数与图像质量关系的研究结果以资借鉴:①kV 值表征 X 线束的质,即线束的穿透力。一般检查在 80、100、120、140 kV 范围内调整。kV 过低时图像出现的射线软化伪影会影响与肋骨重叠的肝脏影像的良好显示。②mAs 值与图像噪声是一对矛盾,而图像噪声又是使图像劣化的一个重要原因。在其他参数固定时,mAs 增加,噪声随之下降,但两者并非呈线性关系。噪声与成像光子数的平方根成反比。测试证实,当 mAs 增加到一定值时,图像噪声趋向稳定,盲目增加 mAs,图像质量未见改善而徒增辐射剂量。

(三) 辐射剂量的最大限值纳入质量管理范围

目前《中华放射学杂志》2007 年 9 月(第 41 卷第 9 期)颁布的《头颈部 CT、MR 扫描范围指南(修改稿)》未将辐射剂量纳入,建议应予增补,至少应将《国家对典型成年受检者 CT 检查的剂量指导水平》补入(表 3-7-1)。

表 3-7-1　典型成年受检者 X 线、CT 检查的剂量指导水平

检查部位	多层扫描平均剂量(/mGy)
头	50
腰椎	35
腹部	25

＊表列值是由水当量体模中旋转轴上的测量值推导的;体模长 15 cm、直径 16 cm(对头)和 30 cm(对腰椎和腹部)。

(曹厚德　龚志刚)

第八章
能量 CT

CT 成像由于其在空间分辨力、采集速度和检查便捷性等方面的优势，已经成为临床影像检查的主力设备。但是，传统 CT 使用单一能谱成像，不同成分的组织可能具有相近的 CT 值（例如血管内的碘对比剂和钙化斑块），给基于 CT 图像的鉴别诊断带来困难。能量 CT 利用同一物质对不同能量 X 线衰减系数的差异，通过引入两个甚至多个能量级差射线的 X 线进行成像，描绘出组织的能谱范围，能够有效改善传统 CT 的组织分辨能力，甚至有望实现物质成分的分析和量化。

能量 CT 在医学影像中的应用可以追溯到 20 世纪 80 年代，早期的能量 CT 采用两种能量分布的 X 线对患者进行两次数据采集，既增加了患者接受的辐射剂量，又未获得良好的图像质量。随着多排探测器 CT 技术的高速发展，以及双 X 线源技术和快速管电压切换技术的应用，能量 CT 逐渐进入临床应用。尽管如此，能量 CT 的基础理论及其在临床应用中的价值仍然处于不断深入探究的阶段。

一、能量 CT 成像的物理学基础和采集技术

（一）能量 CT 成像的物理学基础

在医学 CT 的能量范围内，X 线与物质之间的相互作用主要是光电效应和康普顿散射。这些相互作用导致 X 线穿过物质时被衰减，不同物质对特定能量 X 光子的衰减系数 $[\mu(E)]$ 可以用下式表达：

$$\mu(E) = \text{afpe}(E) + \text{bfc}(E) \quad (式\ 3-8-1)$$

式中 E 为 X 光子能量，$\text{fpe}(E)$ 和 $\text{fc}(E)$ 分别表示

由光电效应和康普顿散射导致的 X 射线衰减，a 和 b 为常量。

同时，根据基物质分解（basis material decomposition，BMD）理论，公式 3-8-1 也可以表达为：

$$\mu(x, y, z, E) = C_1(x, y, z)\mu_1(E) + C_2(x, y, z)\mu_2(E) \quad (式\ 3-8-2)$$

式中 $\mu_1(E)$ 和 $\mu_2(E)$ 分别为两种基物质的衰减系数，$C_1(x, y, z)$ 和 $C_2(x, y, z)$ 为两种基物质在不同位置 (x, y, z) 的密度。换言之，某种物质的衰减系数可以用相应比例的另外两种物质（基物质）的衰减系数来表达。

因此，如果在两种能量条件下测量到同一物质的 X 射线衰减系数，可以进一步将这种衰减转化为会产生同样衰减效应的两种基物质的密度。水和碘可表征医学影像中常见的软组织和含碘对比剂，采用水和碘作为基物质，可以将某种物质在特定能量下的衰减系数表达如下：

$$\mu(x, y, z, E) = C_水(x, y, z)\mu_水(E) + C_碘(x, y, z)\mu_碘(E) \quad (式\ 3-8-3)$$

上述表达式中，水和碘在不用能量下的衰减系数 $\mu_水(E)$ 和 $\mu_碘(E)$ 可由实验获得，同时结合双能量下获得的两组投影数据，可求解得到两种基物质的密度值 $C_水(x, y, z)$ 和 $C_碘(x, y, z)$。以 GE 的宝石 CT 为例，该系统采用高、低电压（80 kV 和 140 kV）的快速切换获取两组具有良好一致性的投影数据；然后，采用水和碘作为基物质，根据水和碘在不同能量下的衰

减系数 $\mu_{水}(E)$ 和 $\mu_{碘}(E)$，可以求解得到水和碘的空间密度分布 $C_{水}(x,y,z)$ 和 $C_{碘}(x,y,z)$。然后，将特定能量下水和碘的衰减系数代入公式（3），例如 $\mu_{水}$ （70keV）和 $\mu_{碘}$（70keV），即可获得被扫描物质在70keV下的吸收系数。

（二）能量CT采集技术

为了获得不同能量X线的投影数据，不同厂家以及科研人员提出了多种系统设计方案，其中双X线源CT（图3-8-1A）、快速管电压切换技术（图3-8-1B）和双层探测器技术（图3-8-1C）是目前应用于临床的能量CT的主要实现方式。此外，光子计数探测器（photon counting detector）能够甄别不同能量的X线光子强度，在提供组织成分信息的同时，能够降低辐射剂量，改善低密度对比度，是能量CT技术的研究热点。

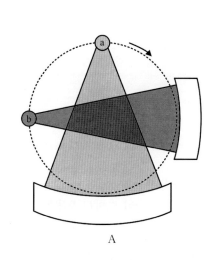 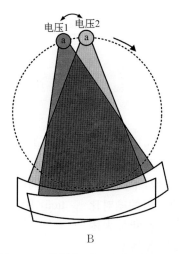 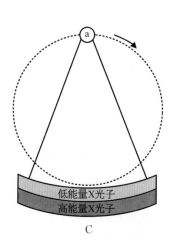

A   B   C

图3-8-1 能量CT实现方式示意图

1. **双源CT** 双源CT采用两套独立的X线球管和探测器系统。2006年，第一代双源CT正式进入市场，如图3-8-1A所示，机架内安装了两个相隔90°的X线球管a和X线球管b，其中X线管a对应的探测器可以覆盖50cm的扫描视野，但由于机架的空间限制，X线管b对应的探测器只能覆盖26cm的中心扫描视野。2008年推出的第二代双源CT将a、b两个X线球管之间的角度由90°扩展为95°，同时，X线球管b对应的探测器扫描视野也扩大为33cm，一定程度上改善了第一代双源CT在检查体型较大患者时的视野缺失问题。由于两套采集系统的数据互补，双源CT显著提高了系统的时间分辨力，对于心、肺等运动器官的成像具有重要意义。

双源CT的两个X线管可以同时采用不同的管电压（例如80kV和140kV）和管电流进行曝光，结合机架的高速旋转能力，可以获得具有较高时间分辨力和一致性的双能量数据，在心脏、肺部和血管成像方面具有显著优势。此外，为了优化高低能X线的能谱分布，双源CT为140kV的高能X线增加了锡滤过，进一步吸收其能谱中较低能量（80keV以下）的X线，减少高低能X线的能谱重叠，在降低受检者辐射剂量的同时，能够有效抑制射束硬化伪影，优化双源CT的物质鉴别能力。

但是，双源CT其中一个探测器的中心扫描视野较小，不能很好地应用于较大体型的患者和一些偏离中心的检查部位。同时，由于两个X线管之间存在一定夹角，使得系统不能同时对同一个部位进行不同能量的采集，因此，双源CT只能采用基于图像的能谱重建。另外，双源CT存在交叉散射问题，即X线管a发出的X线可能被b探测器检测到，反之亦然。交叉散射会造成伪影，并降低图像的对比度噪声比。尽管第二代双源CT的交叉散射校正算法能够显著改善图像伪影，但需要增加辐射剂量以弥补校正算法导致的对比度下降和噪声水平增加等问题。

2. **快速管电压切换技术** 基于快速管电压切换技术的单源能量CT能够在相邻的投影角度间快速切换管电压，由于管电压的切换速度快，不同能量下的投影数据可以通过插值算法获得良好的一致性，避免了由于器官运动、对比剂浓度变化等原因导致的数据配准问题。因此，可以直接采用不同能量下的生数据进行能谱重建。此外，基于快速管电压切换的双能量采集可以覆盖完整的扫描视野，能够更好地适应较大体型的患者，以及偏离中心的检查部位。

但是，该技术需要使每个旋转的投影数据加倍，以维持不同能量下的图像质量,相邻投影间的高低管电压切换时间限制了机架的旋转速度,降低了双能量采集的时间分辨力,对心脏等快速搏动器官的成像带来了一定的影响。同时,由于高低电压切换过程中的电压波动,实际管电压可能高于或者低于预设电压值,影响了能量 CT 物质成分分析的准确性。另外,尽管管电压可以进行快速切换,但目前 X 线球管无法支持管电流的快速切换。因此,采用该技术进行能谱成像时,系统不能根据患者体型和被扫描的解剖结构进行管电流调制。同时,为了保证高低能量数据的信噪比相当,一般需要采用较高的稳定管电流进行采集,增加了受检者的辐射剂量。

3. 双层探测器技术 快速管电压切换技术和双源 CT 通过产生两种不同能量的 X 线达到能谱成像的目的,而双层探测器技术则从探测器角度区别不同能量的 X 线光子。双层探测器由两层传统探测器构成,其中上层探测器主要吸收较低能量的 X 线光子,而下层探测器主要吸收较高能量的 X 线光子。双层探测器能量 CT 完全基于传统 CT 的系统架构,真正实现双能量投影数据的同时、同源、同向采集,不存在双能量数据的配准问题,同时,可以根据患者的实际情况灵活调整采集参数和辐射剂量,并采用基于生数据的能谱重建算法获得不同能级的能谱图像。但是,上层探测器在吸收低能量 X 线光子的同时,也会吸收部分高能 X 线光子,因此,两层探测器探测到的 X 线的能谱范围在 X 线球管发出 X 线的整个能谱范围内都存在重叠。

4. 光子计数探测器 传统固态闪烁体探测器在特定采集时间(即系统获得一次投影数据的时间)内采集到的信号强度是该时间段内被闪烁体吸收的 X 线光子能量的积分,不具备对入射 X 线光子进行能量解析的能力。光子计数探测器采用半导体材料(例如 CdTe、CZT 等)将入射 X 线光子直接转化为电信号,简化了探测器结构,提高了系统的几何量子效率。同时,根据电信号强度和 X 线光子能量之间的关系,可以设定两个或者多个不同的能量阈值,以获得不同能量范围内的投影数据,并能够有效去除能量较低的电子噪声,在降低患者剂量的同时,显著改善图像的对比度和噪声。

尽管如此,光子计数探测器仍然存在一些尚未攻克的难题。例如,短时间内接收到大量 X 线光子时,光子计数探测器的脉冲堆积效应,以及半导体材料的极化效应会显著增加系统噪声,并产生明显的图像伪影。此外,随着能量阈值数量的增加,单个能量范围

内的光子数减少,信噪比下降,信号读出电路的设计也更加复杂。

二、能量 CT 的临床应用

能量 CT 除能够提供常规 CT 的解剖学信息外,还可借助专门的后处理软件,提供物质特异性信息的分析和显示,目前已经有大量基于能量 CT 的临床应用研究。

(一)在胸部影像学中的应用

采用双能量 CT 对肺动脉进行一次增强扫描,可同时提供肺动脉的解剖学信息以及肺内碘对比剂的分布情况,显示扫描时肺组织的血流灌注和通气状态,对于肺栓塞的诊断和严重性评价、慢性阻塞性肺病患者肺功能评价、肺内磨玻璃样病变的鉴别和性质分析,以及肺通气功能的评价具有一定的临床意义。基于能量 CT 获得的碘基图像可描绘肿块内血管化程度,协助医生进行孤立性肺结节、肺肿块的诊断,其检测肺结节恶性病变的诊断敏感性、特异性和准确性分别为 92.0%、70.0%、82.2%。心脏双能量 CT 可以显示冠状动脉的解剖结构以及心肌内碘的分布情况,对于心肌梗死诊断的敏感性和特异性与常规 CT 心肌灌注扫描和核素灌注显像接近。

(二)在颅脑及腹部影像学中的应用

利用能量 CT 进行单次增强扫描,就可以获得颅脑、肝脏、肾等部位的虚拟平扫图像,可用于检测肾结石、肿块、颅内出血以及血管内修补术后的内漏等。针对 BMI(body mass index)正常的患者,能量 CT 在满足诊断需要的同时,能够减少患者接受的辐射剂量;在泌尿系统检查中,排泄期能量 CT 扫描的泌尿系结石检出率和平扫图像接近,此外,双能量还可鉴别尿酸盐和非尿酸盐结石,准确性在 92%~100% 之间。

(三)在血管影像学中的应用

基于能量 CT 图像在去骨方面表现出非常好的性能,便于观察血管病变,简化后处理步骤,并优化后处理性能。此外,能量 CT 图像还能够区分钙化斑块和血管腔内的碘对比剂,得到类似 DSA 的图像,以显示管腔的真实形态,有利于血管病变的诊断。

(四)在四肢骨骼影像学中的应用

能量 CT 还能够显示手、足及膝关节等处的肌

腱,与解剖学描述有良好的一致性,弥补了以往 CT 成像的不足;通过彩色编码技术能显示痛风结石的有无及大小、部位及分布等,在痛风结石病例的评价中有重要价值。

三、能量 CT 亟待解决的问题

虽然能量 CT 具有广阔的发展前景,但其在理论及实践中均有尚待解决的问题。例如,目前应用于临床的能量 CT 均无法实现真正意义上的单能量 X 线成像,高低能 X 线的能谱之前仍然存在重叠,影响了能量 CT 的物质甄别能力。同时,低管电压条件下图像的噪声较大,为了保证图像质量,往往需要增加患者所受的辐射剂量,也限制了其对肥胖患者的检查;

此外,不同设备甚至不同 X 线球管对同一对象扫描结果的可重复性不高;基于快速管电压切换的能量 CT,能谱成像的时间分辨力不足,影响了其在心脏、胸部等一些运动器官中的应用;双源能量 CT 的扫描视野受限、射束硬化伪影以及交叉散射问题方面仍需继续改进;而双层探测器技术、光子计数探测器技术的发展和应用,也为能量 CT 的发展引入了更多可能性。

能量 CT 技术仍然在不断的开发和完善过程中,同时,随着能量 CT 的临床应用范围不断扩展,将进一步推动能量 CT 技术的发展和临床应用价值的发掘。

(曹厚德　詹松华　陈克敏)

第九章
数字减影血管造影-计算机断层摄影

数字减影血管造影-计算机断层摄影(DSA-CT)为DSA装置进入平板探测器阶段后开发出的一种新功能,它利用DSA的C形臂旋转,平板探测器接收数据,重建断层图像,由于平板探测器接收X线束是锥形束,因此,属于锥形束CT(cone beam CT)的一种。临床应用上,DSA检查的受检者,在同一操作床上即能提供透视、摄影、DSA及容积CT成像而不需转移受检者。在介入诊疗过程中,能进行诊断、制订手术计划、完成介入诊疗过程,并即时评估介入治疗效果,判断有无并发症发生。

一、DSA-CT 的成像原理

旋转DSA结合平板探测器的数据采集技术,所获取的图像数据通过计算机重建,在获得血管三维影像的同时也获得DSA-CT影像。在X线利用率及重建影像的空间分辨力、各向同性等方面有着极大的优越性。

DSA-CT和多排CT的采集方式有很多相同之处:①均为绕体轴旋转采集;②现在的CT检测器已发展到640排之多,而DSA-CT系统的平板探测器实际上是上千排的探测器。以平板探测器大小为30 cm×40 cm 的DSA-CT为例,扫描可覆盖225 cm×225 cm×185 cm大小的空间范围。采集时间为5~20 s。DSA-CT和多排CT不同的是:①DSA-CT技术是用三维锥形束X线扫描代替普通CT的二维平行束或扇形束扫描;②采用面阵探测器来代替线状探测器采集;③重建算法也不相同。

旋转扫描获得的容积数据传至后处理工作站进行重建,直接得到0.4 mm各向同性的三维容积图像。DSA-CT除可以获得横断面、冠状面、矢状面等多平面(MPR)影像外,还可进行容积再现(VR)、最大密度投影(MIP)和表面遮蔽显示等后处理技术。

二、图像数据处理的流程

图像数据处理的流程如图3-9-1所示。

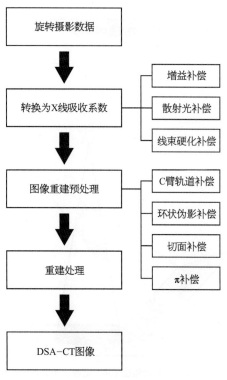

图 3-9-1　DSA-CT 图像数据处理流程

（一）将旋转图像的像素值转换为 X 线吸收系数

像素值经过增益补偿和散射光补偿处理消除散射光成分后,再通过线束硬化补偿,转换为 X 线吸收系数。

（二）重建图像的预处理阶段

主要执行以下 4 种补偿处理:①修正轨道偏移的 C 形臂轨道补偿;②消除正弦图上噪声的环状伪影补偿;③对旋转摄影中超出摄影范围部分的正弦图进行校正的切面补偿;④为达到锥束效果,对半扫描重建时中心部分与周边部分采集数据量的差进行校正的 π 补偿。上述补偿完成后,即可通过重建处理实施三维信息的转换。此时的重建算法称为滤波反投影 (filtered back projection,FBP) 法,其基本原理如图 3-9-2 所示,图 3-9-2 显示被摄体与其投影像之间的关系。当得到投影像时,由于投影像是被摄体的投影,因此可以断定,被检体在传感器中的投影在圆锥形线束之中(图 3-9-3)。再加上从其他方向获取的投影像数据,被摄体存在的区域即可被限定在两个圆锥重叠的部分(图 3-9-4)。在此基础上,即可通过更多的投影像数据,识别出最初的被检体在三维空间的位置(图 3-9-5)。这种在三维空间叠加投影图像的方法称为逆投影法,而 FBP 法则进一步提高了逆投影法的精度,它采用的并非投影像本身的逆投影,而是经过过滤的投影像,从而还原出包括密度信息(X 线吸收系数)在内的被检体三维信息。

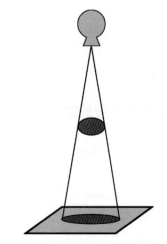

图 3-9-2　X 线管焦点、被检体与探测器的投影关系

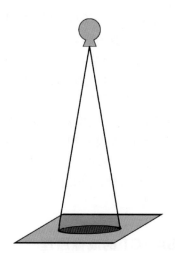

图 3-9-3　被检体在探测器的投影位于圆锥形线束之中

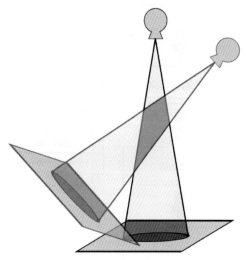

图 3-9-4　被检体位于两个圆锥的重叠部分

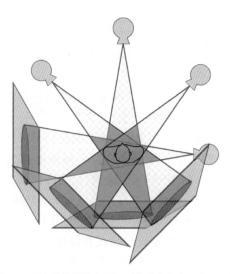

图 3-9-5　更多的投影信息可识别出被检体在三维空间的位置

三、DSA‑CT 的图像质量

DSA‑CT 密度分辨力低于 CT 图像。其原因较多，如散射较多，旋转角度受限导致采样不足，CsI 探测器响应不足，DSA‑CT 以 DSA 摄影系统为基础，数据的位数及摄影帧数均较少（表 3‑9‑1）。

表 3‑9‑1　DSA‑CT 与普通多层螺旋 CT 的比较

项目	DSA‑CT	多层螺旋 CT
X 线探测器	43 cm(17 英寸)平板探测器	闪烁器＋光电二极管
旋转机构	C 形臂	圆环形机架
摄影系统旋转摄影范围	310°单圈旋转	360°连续旋转
旋转速度	60°/s	0.25 s
摄影帧数(view 数)	300 帧或 600 帧左右	800～4 800 view/圈以上
图像数据的精度	14 bit	20 bit 以上
低对比度分辨力(ϕ160 CATPHAN)	10 HU/10 mm 左右	3 HU/2 mm 左右
高对比度分辨力(10%MTF)	0.45 mm～(各向同性)	30 mm～(非各向同性)
辐射剂量	CT 检查的 1/5～1/2	—

进入 CT 探测器的散射被控制在 1% 左右，但由于结构上的限制，DSA 摄影系统则无法采取同样的技术措施，导致进入 FPD 的半数 X 线都成为散射光。这些散射光成分，虽然可以通过图像处理给予一定程度的补偿，但由于无法彻底消除，最终仍将导致重建图像的 CT 值不准确。因此目前阶段 DSA‑CT 测得的并非绝对的 CT 值，而仅为被检体 X 线吸收系数相对差的图像化结果。

四、DSA‑CT 的应用限度

（一）DSA‑CT 应用于临床尚存在手术时间延长的缺点

术中使用 DSA‑CT 检查，延长了操作时间和患者的 X 线照射量。但谨慎地使用 DSA‑CT 从关键的诊断影像信息中避免了过度透视，从而使实际患者所受的剂量降低。

（二）伪影干扰

DSA‑CT 旋转采集速度慢，胸腹部旋转采集时，对患者屏气配合的要求高，否则易形成呼吸伪影。由于 DSA‑CT 单次旋转 Z 轴方向厚度达 18 cm，容积影像导致散射线剂量明显增大，从而导致条纹和瓦形弯伪影，直接影响图像质量。高密度的对比剂、碘油、导管或金属支架等可产生较多的放射状伪影。

（三）受组织密度对比影响大

组织间密度差越大，对比度越好则图像越好。目前 DSA‑CT 能显示背景密度相差 5 HU 的影像，略低于 MSCT 鉴别背景密度差别 3 HU 的能力，主要是由于平板探测器增多的散射线和较小的动态范围所致。

（四）采样范围和数据量受限

由于数字平板的动态范围较 CT 探测器还有不少差距，所以其采样频率较低，限制了 DSA‑CT 的时间分辨力、采样范围和采集的原始数据量，因此图像质量也与 MSCT 有相当的差距，只能作为位置参考图像而不是常规诊断图像。目前 DSA‑CT 还不能达到与标准诊断 CT 相同的图像质量。

综上所述，目前 DSA‑CT 不可能挑战 MDCT 在常规影像诊断中的地位，在 DSA 装置上有 DSA‑CT 的目的不是取代 MDCT，而是为了获取有利于介入用的、适当对比度的二维及三维 CT 影像。

CT 成像容积是可以由操作医师控制的，这也是决定散射量的最大单一因素，影像视野应尽可能小，操作医师可以通过根据感兴趣区的解剖范围调节影像视野，从而减小总的旋转角度及散射线，降低患者辐射剂量。通常，患者接受总剂量是可见的，一方面，慎重地使用 DSA‑CT 可能因为关键的诊断影像信息避免了过度的透视,从而导致实际患者的剂量降低;另一方面,选择性简单使用该技术可能导致过度使用和增加患者射线量,这需要医生在实践中注意患者所受放射剂量的问题。

DSA-CT虽然具有较小的视野、较低的密度分辨力和时间分辨力,但其目标不是在影像诊断方面,它能提供许多专业CT的信息,在临床实践中发挥独特的作用,特别是在介入室即时提供三维CT影像,将直接提高介入诊疗的效率。作为一项新技术,从DSA-CT的临床应用到放射剂量仍然需要不断探索、总结。随着平板探测器技术、容积数据重建算法的发展以及时间分辨力的提高,将进一步提高其临床应用的范围和价值,如颅内动脉瘤、复杂心脏病、动脉瓣置换等疾病的介入治疗等。

(曹厚德　龚志刚)

第十章
锥形束 CT

锥形束 CT(cone-beam CT，CBCT)又称锥形束容积 CT(cone-beam volumetric tomography，CBVT)，其成像系统称为锥形束容积成像(cone-beam volumetric imaging，CBVI)。自 21 世纪初开始应用于临床以来，CBCT 发展迅速，普及应用于口腔临床专业及颌面外科等相关领域。与传统医学 CT 相比，CBCT 有许多优势：①精度高，可以 1:1 地显示牙列及相关解剖结构；②辐射小，辐射剂量远低于传统 CT；③成像速度快，十几到几十秒内可完成扫描。CBCT 可应用于齿槽外科、正畸科、颌面外科、种植牙、关节科、牙体内科、牙周科等多学科，可以预期 CBCT 将成为未来口腔科重要的标准检查方法之一。

近年来，CBCT 已经在牙体、牙髓、牙周、颌骨、颞下颌关节等有关牙科与口腔疾病的诊断，各种正畸治疗，实施种植牙手术等方面广泛应用。以往种植牙只能凭借牙科 X 线全景摄影机摄取的图像为依据，实施种植牙手术的医师还需结合自身临床经验从二维图像的判读，推测相关部位的立体解剖结构；而二维平片的影像重叠与失真可能会造成误判并带来不确定性和手术风险。CBCT 则能较精确地判断相邻部位的解剖结构及毗邻关系，并可具体测骨量和评估骨质等，从而显著提高种植牙的安全性和治疗效果。借助 CBCT 的应用现已有研究开发种植牙计划与手术导板设计等技术。此外，在包括阻生牙诊治在内的各类正畸治疗中，应用 CBCT 的高精度三维成像技术对各类正畸治疗计划和治疗效果评价均取得良好效果。

一、CBCT 的成像原理

CBCT 的成像原理(图 3-10-1)与一般 CT 采用的扇形 X 线束不同，区别在于采用锥形 X 线束围绕检查目标旋转照射，利用面阵探测器采集数据，通过计

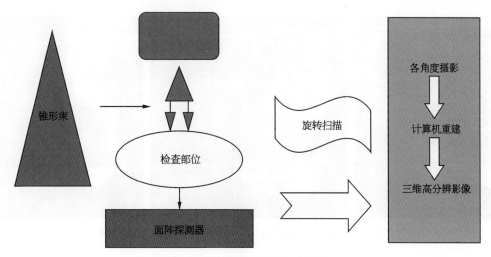

图 3-10-1　CBCT 成像原理框架图

算机重建,获取各角度的二维投影图像,再通过计算机处理和转化成三维容积数据而显示出任意方向、层面的三维立体影像图。由于CBCT具有采集效率高的优点,所得的三维影像清晰且相关部位结构的形态定位准确,克服二维成像固有的影像重叠和失真的弊病,同时相对于多排螺旋CT而言其所致受检者的辐射剂量小(X线管电流仅数毫安)等优点。此外,还具有可进行测量等优势,有利于提升口腔颌面外科各种手术的质量。

与传统X-CT相比,CBCT有很多优点:①扫描范围灵活,可以扫描特定的诊断区域,也可以扫描全部颅面部。②图像精度高,与被投照物之间比例为1:1,可以进行实际测量。③扫描时间短;辐射剂量小,正常情况下,完成一次扫描只需要75 kV、8 mA、24 s,与一般曲面体层机的辐射剂量相当,安全可靠。④图像伪影减少;对头位要求低。⑤CBCT与螺旋CT均为容积扫描,CBCT采用低能射线锥形X线束扫描,射线与传感器同步围绕受检者旋转一周或不足一周即可成像,扫描过程只需十几秒到几十秒,相对于多层螺旋CT,Z轴覆盖范围明显增大,达到7~15 cm;CBCT层厚0.1 mm,体素各向同性保证图像更加清晰细腻。⑥由于多层螺旋CT的图像质量受到螺距、曝射参数、重建参数等诸多因素的影响,而CBCT仅需选定正确的曝射条件,不存在其他的影响因素,图像质量稳定。

二、CBCT的分类

尽管CBCT的发展历史不长,适应口腔医学发展新需要而崛起的CBCT,已形成多种类型的产品。根据临床使用情况可作如下分类。

(一)按设备功能类型

可分为:①固定式CBCT,固定安装于专门机房内,大多数为此类型;②移动式CBCT,常为车载移动式;③专用CBCT机;④多功能一体机,采用可变更部件而组合多种功能的几合一设备(例如集全景摄影机和可升级体层扫描机于一体,或者再附加头颅侧位摄影功能等)。

(二)按成像范围大小

CBCT可分为四级:①扫描成像仅覆盖几颗牙齿,用于局部诊断;②扫描成像覆盖全部牙列,可用于种植牙计划等;③扫描成像覆盖整个口腔,可进行全口腔诊疗;④扫描成像覆盖整个颌面部,能进行头颅、气道检查。

三、CBCT的临床应用

CBCT具有射线利用率和采集效率高的优点,所得三维影像清晰且相关部位结构的形态定位准确,解决了一般二维成像固有的影像重叠与失真等弊病。同时相对于多层螺旋CT而言,受检者的辐射剂量小(X线管电流仅数毫安)。并且利用其可扫描特定区域和进行测量等优势,有利于加强口腔颌面外科手术的安全防范,更好地提升各类牙科手术的质量。

近年来,CBCT已经在牙体、牙髓、牙周、颌骨、颞下颌关节等有关牙科与口腔疾病的诊断、各种正畸治疗,施行种植牙手术方面广泛应用而取得很好效果。图3-10-2清晰地展示左下颌第二前磨牙的轴面、矢状面和冠状面等三维影像。

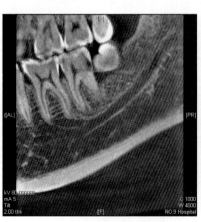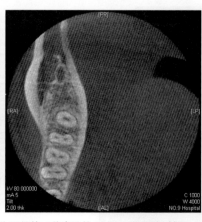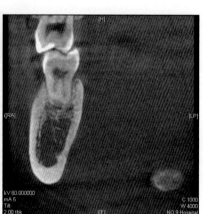

图3-10-2　左下颌第二前磨牙的CBCT三维影像(轴面、矢状面和冠状面)

以往种植牙只能靠牙科 X 线全景摄影机的图像作为依据,施行种植牙手术的医生还需要结合自身临床经验对二维图像的判读,具体推测相关部位的立体解剖结构。而二维平片的影像重叠与失真可能造成误判并带来不确定性和手术风险。如图 3-10-3 所示,种植牙前及需要时可依据 CBCT 拍摄三维影像有的放矢地指导实际操作,能较精确判断牙槽骨以及周围神经、血管、鼻窦等重要部位的解剖结构,并可具体测量骨和评估骨质等,从而显著地提高种植牙手术的安全性与质量。

同时,在包括阻生牙诊治在内的各类正畸治疗中,利用 CBCT 的高精度三维成像技术对各类正畸治疗计划和治疗效果评价均发挥了前所未有的重要作用,并且拓宽了牙科疾患的诊治范围和可靠性。

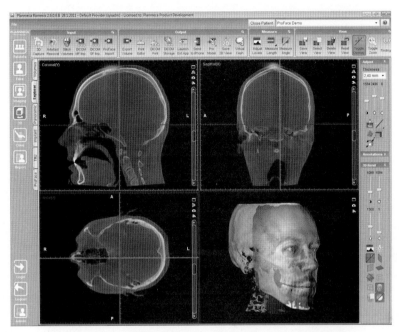

图 3-10-3　种植牙前依据 CBCT 拍摄三维影像进行手术计划

另外,CBCT 也在头部成像、胸腔及腹腔成像中有所应用。它还应用于新发展的图像引导放射治疗中进行摆位验证与校准以及剂量计算等。由此可见,X-CT 大家族中新崛起的 CBCT 正显现出旺盛生命力。

四、目前 CBCT 存在的问题

当前 CBCT 正处于临床应用的上升期,但实际应用中尚存在诸多问题有待克服。

(1) 辐射剂量虽小于普通 CT 检查,但仍高于许多口腔放射学检查。

(2) 各厂家的原始图像数据不开放,重建后的 DICOM 标准不够规范。

(3) 图像空间分辨力低于 X 线平片。

(4) 扫描时要求部位的绝对静止,不适合合作程度差的儿童。

(5) 设备价格较贵,投入费用高。

综上所述,CBCT 将在相当长的时间内与传统的放射学检查并存。

(曹厚德　詹松华)

·参·考·文·献

［1］庄天戈. CT 原理与算法［M］. 上海:上海交通大学出版社,1992.

［2］Hsieh J. Computed Tomography:Principles,Design,

Artifacts,and Recent Advances［M］. Second Edition,SPIE Press,2009.

［3］Buzug TM. Computer Tomography-From Photon

Statistics to Modern Cone-Beam CT ［M］. Springer，2008.

［4］ 曹厚德.CT 图像迭代重建算法的进展［J］.中国医院采购指南,2011:18－19.

［5］ Willemink MJ，de Jong PA，Tim L，et al. Iterative reconstruction techniques for computed tomography Part 1：Technical principles ［J］. Eur Radiol，2013，23:1623－1631.

［6］ Willemink MJ，de Jong PA，Tim L，et al. Iterative reconstruction techniques for computed tomography Part 2：initial results in dose reduction and image quality ［J］. Eur Radiol，2013,23:1632－1642.

［7］ Reiser MF. Radiation Dose from Multidetector CT ［M］. Second Edition. Springer，2012.

［8］ Garlaschi G. Cone Beam CT and 3D Imaging ［M］. Springer，2014.

第四篇

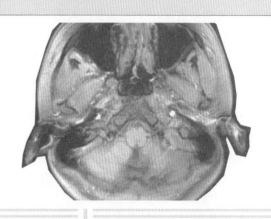

磁共振成像
技术

程敬亮　汤光宇　李　斌　詹松华　审读

1946 年 Edward M. Purcell 和 Felix Block 首先发现核磁共振现象,在人类认识生命体和有机分子内部结构的历史上翻开新的一页,他们也为此获得 1952 年的诺贝尔物理学奖。从那时起,核磁共振(nuclear magnetic resonance,NMR)作为一种分析测定方法广泛应用于物理、化学和医学领域。20 世纪 50 年代发现了化学位移现象,并发明频谱仪,使核磁共振进入化学分析的时代。1971 年 Damadian 用核磁共振波谱仪对正常组织和癌变组织样品进行分析时,发现癌变组织样品中氢原子核的 T1 时间明显变长,据此,他提出利用核磁共振现象诊断癌肿的可能性。1973 年 Lauterbur 等人首先提出利用磁场和射频相结合的方法进行核磁共振成像的技术;1978 年获得第一幅人体头部核磁共振图像,并于 1979 年生产出第一台核磁共振成像的样机,并于 1980 年获得第一幅胸、腹部 MR 图像。近年来,核磁共振成像作为医学影像学的重要组成部分发展十分迅速,已在世界范围得到普及。2003 年诺贝尔医学/生理学奖再次落在 MR 领域,美国的 P. C. Lauterbur 和 P. Mansfield 因其在此领域的突破性成就而受到表彰,这对于从事 MRI 相关的专业人士而言是一个巨大的鼓舞。为避免与核医学中放射性成像相混淆,突出该技术无电离辐射的优点,国际上将此技术称为磁共振成像(magnetic resonance imaging,MRI)。MRI 提供的信息量不但大于医学影像中的其他许多成像方法,且其提供的信息也不同于已有的成像技术,在疾病诊断中具有很大的优越性。

近年来 MRI 在磁场强度方面的发展趋向于向高场强(3.0 T)发展的趋势,甚至更高场强(5.0 T、7.0 T 或 9.4 T)的科研型高端 MRI 也已装机,国内还有厂家正在研发 11 T 的 MRI 机,各种新的序列不断被发掘和应用。由于电子学、梯度场及射频场方面的发展,特别是脉冲序列及实时成像技术的发展,使 MR 功能性成像也得到相应发展,扩大了 MRI 的使用范围。MR 功能成像应用于脑功能的研究已成为近年来国际上生命科学研究的热点,主要采用血氧水平依赖性技术(blood oxygen level dependent,BOLD)研究人脑皮质活动,进行正常大脑相应皮质中枢的定位,包括视觉、听觉、嗅觉、语言及运动中枢等。新近研究主要集中于疾病状态下静息态的血氧饱和依赖功能磁共振成像(functional MRI,fMRI)和脑功能网络异常的研究,对于理解人类精神疾病的病理生理,产生重大影响。fMRI 在临床实践中还可用于脑肿瘤手术前了解肿瘤与重要功能中枢神经系统的对应关系,从而在手术中对功能中枢神经系统结构加以重点保护。对心脏功能成像和动态成像等方面的应用也在方兴未艾地发展中。

据文献报道,继平面回波采集技术成功应用于临床之后,单层采样、快速成像已经成为高端 MRI 机的必备成像方式。最近几年,数学家陶哲轩等推动的压缩感知(compressed sensing,CS)稀疏采样技术,也已成为 MRI 临床实际应用技术,大大推进 MRI 成像速度的进一步提升,可以大幅度减少 MRI 的检查时间,从而实现一次序列扫描多种参数成像,甚至有望实施实时成像。这对要求扫描速度提高的领域,如 MRI 功能成像、儿科及胎儿 MRI、心血管 MRI(如心脏实时电影、4D 血流)等具有重要意义。相关领域的专家甚至将新的稀疏采样及压缩感知技术称为最具颠覆性的磁共振技术。此外,由于 MRI 可以实现无创研究与揭示中枢神经系统结构和功能变化,因此可以在海量的脑成像研究数据中提取相关领域研究者各自有用的信息;将众多研究者的成果进行整合分析,借鉴其实验设计的基本策略、处理方法,并在影像学数据中提取大量有用的信息。

(曹厚德 詹松华)

第一章
磁共振设备

目前临床应用的磁共振成像设备大致包括5个系统,即磁体系统、梯度系统、射频系统、计算机系统及其他辅助设备等(图4-1-1)。

一、磁体和静磁场

MR 成像设备的磁体是产生静磁场的关键,通常有三种不同类型:永久磁体、常导磁体和超导磁体。其中永久磁体(简称永磁)是产生静磁场最简单便捷的方法,而超导磁体则是产生优良静磁场的方法(图4-1-2)。磁体特性包括磁场强度、磁场均匀性和孔径大小。静磁场的大小直接影响射频磁场的工作状态:随着静磁场强度的增大,射频磁场在人体组织中的穿透力下降,但检测灵敏度上升。

永久磁体(图4-1-2A)的磁场强度可达0.5 T (Tesla,磁场强度单位,简称 T, 1 T=1 000 高斯)左右,其优点是不耗电,维护成本低;缺点是磁场强度弱、体积大、质量重、热稳定性较差。由于永久磁体由大量小磁铁组合而成,其磁场均匀度欠佳,成像区域相对小。

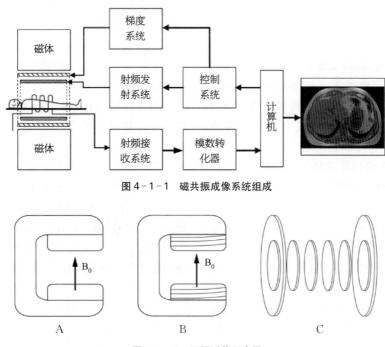

图4-1-1 磁共振成像系统组成

图4-1-2 不同磁体示意图
A.永久磁体;B.常导磁体;C.超导磁体。

常导磁体(图 4-1-2B)目前也已经非常少见了，MR 成像设备所用的阻抗磁体的一种设计是由 4~6 个中空的铜管线圈组合成一个近似球形的较均匀的磁场，在电流通过线圈时，磁场产生于线圈中心。磁场强度与通过的电流大小成正比，由于电阻的存在使电流在通过线圈时会产生热量，电流越大，产热越多。因此，在实际应用中，阻抗磁体需用去离子水循环冷却组成线圈的铜管。多数阻抗磁体的磁场强度为 0.15~0.3 T，少数也可超过 0.3 T。阻抗磁体的缺点是需要强大的冷却系统，耗能大，但磁体的稳定性却较差。优点是造价及运行费用较低，磁体易开关，以避免不必要的浪费。当前，永磁型和常导型磁体的 MRI 均已很少见到，将随着 MRI 临床应用的发展逐渐淡出市场。

目前，MR 成像设备大多是超导磁体(图 4-1-2C)。当某些导体在接近绝对温度零度(-273℃)时，其电阻会消失。只需保持这种超低温环境，一旦往这些导体中引入电流后即可保持恒定磁场强度，而不需附加额外电压，也不会产生热量。超导磁体线圈是由直径很细的铌钛合金丝绕成的螺线管构成。超导磁体的磁场强度可达数 T，常用的磁场强度为 1.5~3.0 T，目前用于临床的 MR 成像设备的磁场强度最大为 7 T。同时，9.4 T 或更高的超高场 MR 成像设备已相继用于人体成像的研究。为维持超导状态，必须保持磁体始终处于接近绝对温度零度，一般都用液氦作为冷却介质。一台 1.5 T 的超导磁体大约需要 700~1000 L 的液氦来维持超低温，目前多数磁体采用相对低廉的液氮在液氦环境外再形成一层保护层，以减少昂贵的液氦消耗，以降低维护成本。磁共振也配备了液氦和液氮的回收装置。超导磁体的磁场强度大且磁场稳定，抗干扰能力强，是目前大部分 MR 成像设备采用的磁体。但是其制造成本高，运行和维护费用也较其他磁体高，冷却系统复杂昂贵。一旦冷却系统故障，可能会造成超导磁体失超，将会使液氦在短时间内蒸发成气体。虽然氦气对人体无害，但是突然的大量氦气溢出可能会取代磁体间内的空气，造成缺氧状态导致在磁体间内的人员窒息而发生生命危险。目前有厂家推出无液氦机器型号，实际上是液氦只有 7 L 的线圈密封设计，不存在液氦蒸发减少，也省去了回收装置。

磁体孔径一直比较小，实际使用的 MR 成像设备孔径多为 60 cm 或 70 cm，目前最大的为 72 cm，将限制被检测人体的体型尺寸，也给患者更多不适感受。同样，孔洞较深也是以往 MR 成像设备的一个固有缺陷。通常需要将受检者整个身体输送到检查孔洞内，有些受检者会感到不安，甚至因幽闭恐怖症而不能完成检查。另外，也无法进行介入性手术操作。近年，磁体发展很快，开放式 MR 成像设备已在临床广泛应用，一定程度上解决了上述缺陷。目前临床上所用的开放式机型大多在 0.5 T 以下，但该种设计的 MR 成像设备也经历由低场向中场发展的过程，随着 1.0 T 开放式超导磁体的问世，高场超导磁体也步入开放的轨道。

主磁体的主要性能指标包括磁场强度、均匀度、稳定性及几何结构，高档 MR 成像设备要求高场强、高磁场均匀度和稳定性、大孔径、短磁体。高场强 MR 成像设备的优势在于：①质子磁化率高，增加图像信噪比，提高图像采集的分辨力；②MR 信号采集时间短；③化学位移效应明显，化学位移成像、化学位移饱和法抑脂以及 MRS 的效果均得以提高；④BOLD-fMRI 成像质量明显提高；⑤磁敏感成像更易实现。其缺点为应用成本增加、噪声和伪影增加、射频特殊吸收率(specific absorption rate，SAR)增加。

二、梯度场和梯度线圈

梯度场是 MR 成像设备的核心之一，由梯度线圈产生，一般由三组梯度线圈构成空间上三个互相垂直的轴向，即 X、Y、Z 三个平面，主要用于空间定位和参与某些成像过程。目前设计的磁场梯度有 3 种：层面选择梯度、相位编码梯度和频率编码梯度，上述 3 个梯度线圈中的任何一个均具备这 3 种梯度的功能，每次产生一个组合，3 种梯度的联合使用可获得任意切面的图像。

与主磁场相比，梯度场的场强相对较低，但它却提供被检物体的空间分辨力。梯度典型值为 10~40 mT/m(1~4 Gauss/cm)。现代 MRI 要求有更高的梯度场，以施行一些较特殊的成像序列，1.5 T 的 MR 成像设备至少要有 15 mT/m 以上的梯度磁场强度，如需进行 EPI 或其他快速成像序列时，梯度磁场强度则要达到 >30 mT/m，爬升时间 <0.5 ms，切换率要大于 150 mT/(m·ms)，这才能保证快速成像的图像质量和速度。现代 MR 成像设备常规梯度线圈配置已达 45 mT/m，切换率 200 mT/(m·ms)以上，有些已高达 60 mT/m 的梯度场和 250 mT/(m·ms)切换率。梯度场的性能直接与成像质量相关，不但要求场强高，反应速度快，并对稳定性要求也很高，梯度场的空间非线性成分不能超过 2%。

当然,由于梯度场的剧烈变化可能引起周围神经刺激等不良反应,对人体造成一定的影响,因此对梯度场强和切换率也有一定限制。

三、射频系统:发射和接收线圈

射频系统发射射频脉冲,使处于强磁场中旋进运动的氢质子吸收能量产生共振,射频终止后,后者在弛豫过程中释放能量并产生 MR 信号,可为射频系统的接收线圈所接收。

发射线圈发射基于拉莫频率的电磁波,以激发处于磁场中以拉莫频率旋进运动的相应的氢原子,使磁化的氢原子吸收能量产生共振。在激发射频停止发射后,氢原子发生弛豫(relaxation),释放能量并产生 MR 信号。射频接收线圈即接收此时的 MR 信号。射频发射和接收线圈种类较多,有集发射和接收于一身的容积线圈、正交线圈(QD 线圈),也有仅具有接收功能的表面线圈。

容积线圈包括头线圈、体线圈等。表面线圈的种类则更多,有平板式的、有柔软灵活的带状线圈、有能连接数个表面线圈的相控阵线圈等。表面线圈信噪比很高,信号强,分辨力高,但其穿透力有一定限度,信噪比与信号源到线圈的距离密切相关,距离越远,信号越弱,噪声越大。

相控阵线圈(phased array coil)是射频线圈技术的重要进展,一个相控阵线圈由多个子线圈单元(element)构成,同时需要有多个数据通道(channel)进行采集和传输。目前临床使用的高场 MR 成像设备上,一般以数据通道数量来描述,通常在 8 个以上,部分达到 32 个或更多。利用相控阵线圈可明显提高 MRI 图像的信噪比,有助于完成薄层扫描、高分辨力扫描等,与并行采集技术匹配,可以进一步提高 MR 成像的采集速度。

近年来射频技术的发展已从多通道接收发展到多通道发射,可实现双通道发射和 4 通道并行发射,8 通道甚至更高通道数并行发射这种硬件平台将带动新一轮的扫描序列和扫描技术的推出,为 MRI 技术进步带来新的动力。但随着并行发射通道数增高,成本也会成倍增加。

四、计算机系统:中央处理器数据处理系统和记录设备

近年来,多数 MR 成像设备都以高性能的计算机来执行中央处理器的任务。由于计算机技术的发展,目前,中央处理器和数据处理系统已广泛采用 64 位、1.5 GHz 以上工作频率的中央处理器(central processing unit,CPU),随机存取存储器(random access memory,RAM)都高达 4~8 GB 字节,甚至更高,保证了 MR 成像设备能在更高接收通道采集时快速准确地处理图像。数据处理系统的主要组成部分——阵列处理机也同样广泛采用计算机实施。数据记录设备的硬盘都以大容量(1~2 T)为主,采用 DVD 光盘及大容量移动硬盘等。

现代 MRI 由于速度快、分辨力高,可在短时间内产生大量的图像。为有效地利用这些图像,并扩展二维平面图像的重建功能,需要配备独立的图像工作站(imaging workstation),以便处理大量的图像数据资料。图像工作站一般由大容量、高速度、高性能的计算机组成,以保证快速处理和重建图像。

图像工作站的用途主要是将二维平面图像通过不同的重建方法进行三维重组。可模拟出不同投影的立体图像;可从各种不同的信号强度、不同的角度来切割三维图像;可重建产生 MR 血管造影的图像;可进行模拟内镜的图像重建等。为图像工作站设计的软件名称很多,各厂商的商品名更是名目繁多。但最常用的主要是围绕 MIP、SSD 和 VR 三种重建方法设计的软件。它们各具特点,用途也不尽相同。

五、其他辅助设备

(一)磁屏蔽

由于 MR 成像设备需要强大的磁场,此磁场对周围环境会产生很大的影响,而周围环境中的铁磁性物体也会反过来影响该磁场。最早的 MR 成像设备为了阻止磁场与周围环境的相互影响,特建造一座铜板房来屏蔽磁场。近年来由于技术的进步,MR 成像设备的磁体大多都具有主动屏蔽的功能,以减少建造屏蔽房的费用,保证主磁场不受外界干扰和保障正常工作,达到提高磁体的稳定性,降低扫描机房建设成本的目的。

(二)射频屏蔽

除磁场需屏蔽外,射频系统也需屏蔽。因为强大的射频不仅会对周围环境造成影响,周围其他机器,如车辆、高压电缆和无线电波等也会对 MR 成像设备的射频系统造成干扰。因此必须加以屏蔽。通常用

薄铜板或铜网覆盖在扫描室的四周,包括窗玻璃;如果扫描室的顶上或地下有高压电缆通过或存在其他会产生无线电波的设备,那么在扫描室的房顶或地板下也需要铺设屏蔽的铜材;扫描室的门也是整个屏蔽环路中的一部分,也需特殊设计制造,在关闭时,扫描室将处于完全射频屏蔽状态。整个扫描室的 6 个面均需完全密封,接缝处应叠压以保证无任何缝隙的存在,整个屏蔽还需绝缘,即一点接地,接地导线的电阻应符合要求。

(三) 匀场线圈

任何一种磁体都不可能使静磁场完全均匀一致,为使静磁场趋于均匀,可进行被动或主动调整。被动调整是在磁体孔腔内贴补金属小片,主动调整则采用匀场线圈。匀场线圈是带电的线圈,位于磁体孔腔内,较为常见的是与梯度线圈集成在一起以便于生产和维护。MR 成像所需的磁场均匀度随时间变化而产生漂移,受检者身体也会使其均匀性降低,因此应随时调整匀场线圈使静磁场均匀。MR 成像设备在扫描前先测量静磁场并计算出其不均匀性,控制系统据此在匀场线圈施加适当电流产生小的磁场以部分调节静磁场的不均匀性。磁共振波谱(MRS)、扩散成像等对磁场均匀度要求高,在检查前应常规进行匀场。

(四) 液氦压缩制冷系统

超导 MR 成像设备必须使用液氦作为制冷介质,为超导线圈建立和保持超导环境,但磁体不可能完全阻止热传导,同时在 MR 成像设备运行高强度脉冲序列时,由于梯度交变引起的涡流效应也会导致磁体内部发热,液氦会以蒸发的形式带出导入的热量。为减少液氦的蒸发,超导 MR 成像设备一般都配有制冷系统以减少液氦蒸发。制冷系统包括冷头、压缩机、水冷机组三个部分。冷头是制冷部件,为超导磁体提供两级低温。压缩机主要为冷头提供高压氦气,由冷头返回的低压氦气,经过压缩机压缩提升压力,将高压氦气输送回冷头,建立氦气循环过程。通过冷头和压缩机不停的工作,就达到减少液氦蒸发的目的。目前,技术先进的 MR 成像设备可以有效地控制液氦的蒸发,称之为零液氦挥发技术,以此保证在很长的周期内可不进行液氦的加注。

(曹厚德　詹松华)

第二章
磁共振成像原理

第一节
磁共振成像的物理基础

一、能量跃迁和磁化

能量跃迁是一个基本的物理现象,原子核中的质子在吸收或释放一定能量后会在不同的能级之间发生跃迁。在静磁场中,原子核将被磁化而旋进运动,同时产生磁矩,在接受外加磁场(射频场)的作用后,可产生能量跃迁,磁矩从低能级到高能级,这种高能级状态通常不稳定,随即再次发生跃迁,释放能量。这种能量跃迁现象就是核磁共振,"核"指原子核,"磁"指静磁场和射频场。实际情况下,释放的能量以典型射频信号形式的电磁波释放,这种射频信号具有独特的物理性质,与静磁场中该物质的物理和化学特性密切相关,以此种射频信号重建的图像就是磁共振图像,这一过程即为磁共振成像。

电子、质子、中子等都具有自旋、旋进和磁矩的特性,磁矩的大小与旋进时的自旋角动量(简称自旋)成正比,比例系数 γ 称为磁旋比(gyromagnetic ratio,单位 Hz/Tesla)。原子核整体的自旋和磁矩由其所组成的质子和中子的情况决定,含有双数质子或中子的原子核其自旋和磁矩都成对地相互抵消,所以整体上不呈现磁矩;而含有单数质子、单数中子或两者均为单

数的原子核,如 ^{1}H、^{3}He、^{13}C、^{19}F、^{31}P 等,具有自旋及磁矩的物理特性。

原子核的自旋酷似一个微小的磁棒沿自己的纵轴旋转,在无外加磁场时,每一单数质子或中子的自旋方向是随机的,因而不存在净磁矩(net magnetization)。而当有一个外加磁场存在时,单数质子或中子的原子核自旋轴就会趋于平行或反平行于这个磁场方向,并且以一种特定方式绕磁场方向旋转,这种旋转动作称为旋进运动,简称进动(precession);类似于一个自旋轴不平行于地心引力旋转的陀螺,除自旋之外还以一定的角度围绕地心引力方向旋转(图 4-2-1)。进动的频率取决于外加磁场的强度、特定原子核(如 ^{1}H、^{31}P 等)的性质和磁旋比(γ)。特定原子核的进动频率(ω)称为拉莫频率(larmor frequency)。进动频率与外加磁场即静磁场(B_0)的关系可用方程式表示:

$$\omega = v \times B_0$$

(式 4-2-1)

由公式 4-2-1 可见,同样磁场条件下,不同原子核的拉莫频率不相同。表 4-2-1 列举几种人体内常见的原子核在 B_0 为 1.0 T 时的拉莫频率。

表4-2-1　不同原子核在1.0 T静磁场的拉莫频率
（单位：MHz）

原子核	拉莫频率
^{1}H	42.58
^{13}C	10.71
^{19}F	40.05
^{23}Na	11.26
^{31}P	17.24

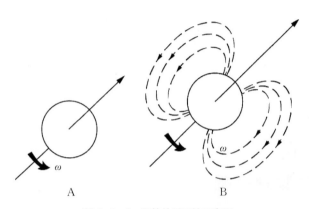

图4-2-1　旋转的原子核示意图
A.原子核旋转并具有方向性；B.旋转的原子核产生磁场。

如上所述，机体置于磁场中，机体内的质子都会像一个个小磁棒，倾向与磁场的方向一致或相反。质子在置于磁场之初，指向南极和北极的约各占一半，此时机体净磁场强度为零；片刻之后，指向北极（与磁场方向一致）的质子略多于指向南极的，于是机体开始带有磁性，数秒钟之后达到平衡，此过程即磁化（magnetization）。磁化的强度以磁矩的大小表示，是

一个可以测量的矢量，达到平衡时的磁化方向是与机体纵轴（Z轴）方向一致的。

用一个频率与进动频率相同的射频脉冲（radio frequence，RF）激发欲检查的原子核，将引起共振，即发生核磁共振现象。90°的RF能使Z轴方向的纵向磁矩旋转90°到X、Y平面变成横向磁化 M_{xy}；相反，一个180°的RF能使纵向磁矩旋转180°达到负Z轴方向，仍然是纵向磁化而不是横向磁化。但已经存在横向磁化的情况下，一个180°的RF却能使X、Y平面的磁化发生一个180°的相位变化，即再产生另一个横向磁化。在RF的作用下产生磁化作用，一些原子核发生相位变化，同时，原子核吸收能量跃迁到高能级状态，即能量跃迁。

二、弛豫

RF激发产生能量跃迁和相位变化，停止RF后，处于高能状态的相关原子核并不稳定，其相位和能级都会逐渐恢复到激发前的状态（图4-2-2），此过程称为弛豫（relaxation）。这些能级变化所产生的信号和附带相位变化产生的信号特征，均能为所测样品或人体邻近的接收器所测得。在当前MRI中，最常采用的原子核是氢原子核——质子（proton）。因其大量存在于人体组织中，而且易被激发，所以产生的信号较强。为便于说明，本书所涉及者除特别注明外，均为氢质子磁共振成像。处于不同物理、化学状态下的质子在RF激发及停止后所发生的相位变化、能量传递与复原时间各不相同，这段时间称为弛豫时间（relaxation time）。弛豫时间有两种：T1和T2。

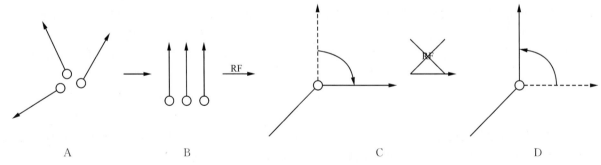

图4-2-2　核磁共振现象示意图
A.自由活动的质子；B.置于磁场中的质子；C.RF激发后的质子；D.停止RF激发后的质子。

T1弛豫时间又称为纵向弛豫时间（longitudinal relaxation time）、热弛豫时间（thermal relaxation time）或自旋-晶格弛豫时间（spin-lattice relaxation time）。T1反映质子置于磁场中产生磁化所需的时

间，即继90°RF后，质子从纵向磁化转为横向磁化之后恢复到纵向磁化平衡状态所需时间。一个单位时间T1约恢复纵向磁化最大值的63%，三个单位时间T1可达95%（图4-2-3）。在此过程中，为RF激发

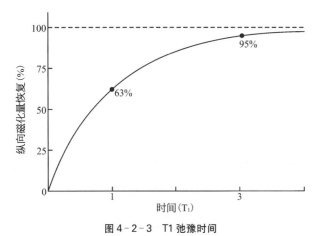

图 4-2-3　T1 弛豫时间

一个单位 T1 时间可恢复纵向弛豫最大值的 63%，三个单位 T1 可恢复达 95%。

跃迁到较高能态的质子会将能量传递到晶格中能级较低的质子或其他磁性原子核。

由于震动、旋转和移动，所有的分子均具有自然活动的性质。如水之类的小分子，一般活动较快，即这类分子的自然活动频率较高；而蛋白质之类的大分子则活动较慢，即这类分子的自然活动频率较低。T1 弛豫时间反映分子自然活动频率和拉莫频率之间的关系。当分子自然活动频率与拉莫频率接近时，则这种分子的 T1 时间较短，相反两种频率差别较大时 T1 时间较长。胆固醇分子的自然活动频率接近目前所用 MR 成像设备的拉莫频率，所以它的 T1 时间很短；水分子和蛋白质分子的自然活动频率与拉莫频率相差较大，所以两者的 T1 时间均较长。当水分子为蛋白质分子亲水基团所吸引，如脓液或脑水肿组织中的水分子，也即水分子进入了水化层，其自然活动频率减慢，随之 T1 时间变短。

T2 弛豫时间又称为横向弛豫时间（transverse relaxation time）或自旋-自旋弛豫时间（spin-spin relaxation time）。T2 表示在完全均匀的静磁场中横向磁化所维持的时间，即继 90°RF 之后，共振质子保持相干性或保持在相位中旋进的时间。T2 衰减为共振质子之间的相互磁作用所引起，这种相互作用与 T1 不同，它不涉及能量的传递，只引起相位的变化，将导致相干性的丧失，横向磁化丧失达其原有水平的 37% 时为一个单位 T2 时间。随着质子的活动频率增加，T2 将变长。如前所述，游离状态下的水 T1 时间较长，水化层中之水的 T1 时间变短，但水化层中水的 T2 时间仍长。

射频停止时，高能态的质子将回到低能态，旋进的磁矩趋向于与 B_0 场的磁场方向一致，即发生纵向

弛豫；各种频率、任意方向作用的磁场不均匀，均可导致旋进运动的质子的相位一致性的丧失，即发生横向弛豫。纵向弛豫和横向弛豫是同时发生的。人体各组织、器官的 T1、T2 值有很大的差别，MRI 就是利用这种差别来鉴别组织和器官并诊断疾病的。T1、T2 值除与组织、器官的物理化学性质有关外，也与 MR 成像设备的磁场强度有关。表 4-2-2 给出各种组织器官在不同场强 MRI 中所测得的 T1、T2 时间。其中 T1 受磁场强度影响较大，而 T2 受影响较小。表 4-2-2 所列举的仅是人体组织器官 T1、T2 时间的平均参考值。平时工作中所测得的 T1、T2 值可能与此表所列数值有 ±20% 的差别，甚至更大。所以，MRI 中 T1、T2 时间的测定，其意义远不及 CT 扫描中的 CT 值，仅作为鉴别诊断依据中的一个参考值。

表 4-2-2　0.3 T(12.8 MHz)条件下测得的不同组织中 ^{1}H 的 T1 和 T2 值

测试区	T1(ms)	T2(ms)
胼胝体	380	80
脑桥	445	75
髓质	475	100
小脑	585	90
大脑	600	100
脑脊液	1 155	145
头皮	235	60
板障	320	80

三、自由感应衰减

在弛豫过程中通过测定横向磁化向量（M_{xy}）可得知生物组织的 MR 信号，横向磁化向量垂直并围绕主磁场（B_0）以拉莫频率旋进，按法拉第定律，只有在磁化向量的变化，才可使人体周围的接收线圈产生感生电流，此感生电流可以被识别、采集、放大，即 MR 信号，附带着频率、强度、相位的特征信息。90°脉冲后由于受 T1 和 T2 的影响，MR 信号以指数曲线形式衰减，称为自由感应衰减（free induction decay, FID）。

实际情况下，各质子群的自由感应衰减 FID 过程由于种种原因而常不一样，所叠加在一起的总信号也不会是一个简单的指数衰减曲线，将这一振幅随时间变化的函数通过 Fourier 变换转变成振幅按频率分布的函数，即为 MR 波谱。

第二节

磁共振成像的基本理论

1950 年 Hahn 首先发现 FID 信号，即用单个 RF 后采集的 MR 信号；接着又发现自旋回波（spin echo，SE）信号，即用两个 RF 后采集的 MR 信号，揭开了磁共振成像的序幕。1958 年 Carr 发现稳态（steady-state）自由进动现象，即用一系列快速 RF 后得到的 FID 和 SE 信号混合的 MR 信号；1960 年 Hahn 证实了磁场的正负反转可产生 MR 信号（梯度回波，gradient echo，GRE）（表 4-2-3）；1976 年英国人 Mansfield 等用梯度反转技术得到快速扫描成像，并因此获得 2003 年的诺贝尔医学奖。在上述成像技术中，SE 因为具有高质量和稳定的图像而成为最主要的方法，直到德国人 Haase 和 Fahm 提出快速小角度激发梯度回波技术以后，梯度回波才逐渐成为主流技术，而今的快速 MRI 技术大多也是建立在梯度回波序列基础上的。1986 年，Hennig 提出了 RARE 序列，也即快速自旋回波（fast spin echo，FSE），使常规临床扫描进一步提速，目前多数临床扫描协议都基于 FSE。

表 4-2-3　射频与 MR 信号

射频	MR 信号	发现者及年份
1 个 RF	FID 信号	Hahn, 1950
2 个 RF	SE 信号	Hahn, 1950
多个 RF（快速）	FID 与 SE 的混合信号（SS）	Carr, 1958
1 个 RF+2 个反梯度场（梯度反转）	GRE	Hahn, 1960

一、梯度磁场和 MR 层面空间定位

从接收线圈获得的信息是杂乱无章的，在将其用于产生 MR 图像之前，必须按拉莫方程进行各种处理，这时必须引入梯度磁场（gradient field，简称梯度场）概念。

梯度场不同于静磁场，它使磁场中某一点的磁场强度不同于另一点的磁场强度，这种差别即所谓梯度，不同梯度场中的质子都有相应的共振频率。由于磁场大小为已知，故磁场中每一点的共振频率都可以预测；用不同频率的射频波去激发磁场中的质子时，即可测得不同位置共振质子所产生的信号。梯度场的目的是提供被检物体的空间信息，因此必须有 3 个互相垂直的梯度场构成，在 X、Y 和 Z 轴都标定其所在空间位置，也即沿每一个轴的方向都应有一梯度场。根据序列设计和相应的扫描协议，通常描述相应的逻辑梯度场，分别为层面选择梯度场、相位编码梯度场和频率编码（或读出）梯度场。在横断面、冠状面和矢状面成像时，沿 X、Y、Z 轴之各梯度场的作用不同，正是由于这 3 个不同梯度场的不断变化，才能在不改变受检者体位的条件下使多平面成像得以实现（图 4-2-4）。在实际工作中，梯度场由快速开关的电磁线圈所产生，在射频脉冲和间歇发生的梯度场的相互作用下，就可产生构成一幅 MR 图像的信号。这种相互作用是十分复杂的，是在计算机控制下进行的。根据所设计的程序不同，可以从整个体积中获取信号，也可从这个体积中的某一层面获取信号，从而可分别实现三维空间或二维空间成像。与 CT 相似，在计算机帮助下，用这些信号可以重建图像。

层面选择梯度决定 MR 成像的层面，梯度与主磁场的相加，决定了该层面所有质子的旋进频率，每次采集 MR 信号需要激发整个层面中的质子，与之配合的射频脉冲具有一定的频率范围即频带宽度（简称带宽），梯度和射频脉冲带宽决定层面的厚度：梯度越大，层面越薄；带宽越窄，层面越薄。选层的方法有两种：①保持梯度场不变，改变射频脉冲的中心频率可以改变扫描层面，逐层平移，频率变化越大，层面平移也越大；②保持脉冲频率不变，则改变梯度场强度可以改变扫描层面。现代 MR 成像设备多采用前者，而且都是设备自主默认设置的，不需要操作者选择。上述 3 个梯度线圈的任何一个或者组合梯度，都可以充当层面选择梯度，换言之，分辨力一致的 MR 图像可以在任意方向上获取。

在决定层面位置后，需在该平面内采集一个二维平面的各体素点的信息才能重建图像，MRI 使用相位

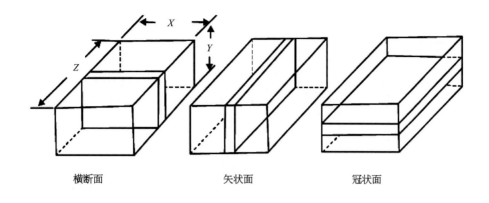

横断面　　　　　　　　矢状面　　　　　　　　冠状面

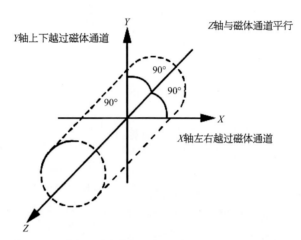

图4-2-4　3种不同平面方向和3个梯度场对不同成像平面作用的示意图

编码（phase-encoding）和频率编码（frequency-encoding）两种方法来获得此二维定位信息。在层面选择梯度场作用后,首先应用一个时间很短的相位编码梯度场,使进动中的质子发生相位上的变化,结果是同一层面上激发频率一样的质子信号,在层面内X、Y某个方向上一排体素点的质子信号,具备了不同相位的特征,上述层面梯度和相位梯度的共同作用,使每个体素具有各自不同的共振频率和相位。最后,在完成激发后,即将采集信号时,开通频率编码梯度(read-out gradient,或称读出梯度),使在相位编码梯度垂直的方向上同一排体素的射频回波,具有不同的共振频率。此 MRI 回波的信号频率,可用来识别一排体素的不同点。层面选择梯度、相位编码梯度和频率编码梯度,可通过3个轴方向上的梯度进行任意方向的再组合,可实现 MR 图像的不同方位采集。

二、K 空间和傅里叶变换

K 空间即傅里叶空间,是指直角坐标空间的傅里叶对偶空间,是一个以空间频率为单位的、空间坐标系所对应的频率空间。K 空间的频率不同于物理学上的频率,是一个矢量,具有空间方向性,指该空间方向上单位距离波动的周期(单位 Hz/cm)。二维 K 空间指空间频率仅位于一平面内,三维 K 空间指以3个相互垂直的矢量空间频率描述。K 空间的每一行代表频率编码(读出梯度)和相应的相位编码(图4-2-5),每一点代表具有相同空间频率的数据(数据大小代表信号强度),点的位置由相位编码确定。因此,K 空间中的点与图像像素点并非点对点的对应关系,K 空间中每个点的数据矩阵都来自整个样本(即整个图像),图像上每个像素信号由所有 K 空间数据点叠加而成。K 空间点的位置决定图像性质,中心部分点的空间频率低,决定图像的对比度和灰度幅度即对比分辨力;外周部分的点的空间频率高,决定图像的细节部分即空间分辨力。

K 空间的数据沿一定轨迹的顺序进行采集充填,这种顺序充填方式称为 K 空间的轨迹(或傅里叶线),其方式可以是直线形或非直线形。前者以直角坐标的形式采集充填数据,后者包括圆形、螺旋状、辐辏状或放射状等,对应坐标为极坐标、球面坐标等。这种

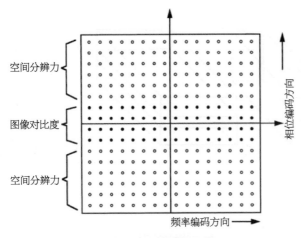

图 4-2-5　K 空间示意图

图中的每一行代表 K 空间的频率编码 Kx（读出梯度）和相应的相位编码 Ky。

非线性轨迹是通过控制相位编码和频率编码脉冲的波形、幅度以及时间而实现。

K 空间数据除上述点对全的特点外，还有对称性、异时性等。基于 K 空间数据的对称性原理（频率编码和相位编码方向数据均为对称，即双对称），仅采集 K 空间的一半数据，另一半通过对称性原理算出，即可获得整个 K 空间数据而形成图像，其成像时间减半，SNR 下降仅约 30%，此种采集充填技术称为半 K 空间或半傅里叶技术；但这种对称并不完全准确，为了保证图像对比，常采集 K 空间一半略多的数据以保证质量，此为部分 K 空间技术。基于异时性原理，在一个时间采集 K 空间的外周数据即决定空间分辨力的数据，在另一个时间采集其余数据即 K 空间中心数据即决定对比度和灰度的数据，称为匙孔（Keyhole）技术，将前者落在平扫时间内，后者落在增强时间内，可用匙孔技术缩短增强扫描时间，用以完成动态增强等快速成像。类似原理，K 空间数据采集和充填的方式较为灵活，由此可形成多种快速成像技术，如 K 空间分段技术（在多个时间段内采集 K 空间数据，然后组合成一幅图像）、K 空间分享技术等。

来自 MR 信号接收器的原始数据实质上即为时域 MR 信号，经过傅里叶变换（Fourier transform，FT）可以得到在频谱上的不同频率和对应强度。这些频率数据一方面可以直接以频谱方式观察，如用于化学物质的分析；另一方面可以通过 K 空间充填的方式经傅里叶变换后形成图像。FT 可看作是一系列不同强度的信号在频率编码（Kx）和相位编码（Ky）方向上对应于傅里叶频率（K）的函数，这是目前最常用的计算方法，通常有二维空间傅里叶变换和三维空间傅里叶变换。在一个层面选择梯度之后，启动相位编码和频率编码梯度，获得一个含有该两种编码成分的混合信号，这种信号难以直接识别，但经过 FT 之后，就可以形成一幅图像，其信号强度就是图像的灰度。

上述过程中，如果 RF 仅加在一个层面改变其相位与频率编码而得到此层面的图像，其 FT 就是二维 FT（2D - FT）。换言之 2D - FT 对应的是每一层图像，2D - FT 采集是逐层采集，通常需要保留一定的层间距，以减小邻近层面激发而引入的层间串扰（cross-talk）。

如果激励射频脉冲的频谱十分宽，RF 加在有一定厚度的容积块上，即为非层面选择性形式，这时被检体有整个节段被激励，而不是某一层面被激励，然后在 G_y 和 G_z 两个方向上进行相位编码，在 G_x 方向上进行频率编码。一段被检体形成一个三维矩阵，如果傅里叶变换连续施加于该矩阵的 3 个方向，被检体整节段可形成三维图像。此时的 FT 就是三维空间傅里叶变换（3D - FT），这种方法叫磁共振 3D 成像。3D - FT 采集的 SNR 较高，无层间距，层厚也较薄，但此时的层数影响扫描时间。

（冯晓源　曹厚德　毕　帆　詹松华）

第三章
磁共振成像序列

第一节
基本成像序列

一般所言的序列可由 5 部分构成：①射频脉冲；②层面选择梯度场；③相位编码梯度场；④频率编码梯度场（即读出梯度场）；⑤MR 信号采集。在 MRI 射频脉冲结构示意图（图 4-3-1）中，这 5 个部分一般顺次从上往下排列，而每一部分在时序上一般是从左往右排列。

MRI 的脉冲序列有多种分类（图 4-3-1），目前常用按信号采集类型分 3 类。①自旋回波信号序列；

②梯度回波信号序列；③反转恢复序列。在此基础上形成的快速序列则为快速自旋回波序列、快速反转恢复序列和快速梯度回波序列。此外，有几种半序列，即可与上述序列结合进行成像但不能单独成像，包括平面回波成像、磁化传递对比等。由于 MRI 的参变量较多且互相影响，因此：①多数情况下使用"加权（weighted）"来突出某一种变量，从而达到显示目的；②针对特殊需要进行加权也演变出一系列特殊的成

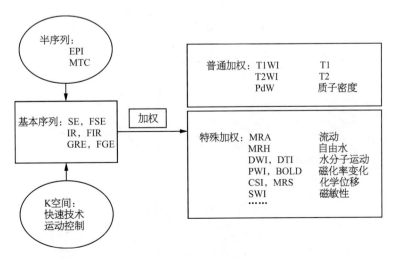

图 4-3-1　脉冲序列的分类

像技术,包括突出流动的 MRA、突出自由水的水成像、突出水分子运动的弥散或扩散张量成像、突出磁化率改变的灌注成像和 BOLD 成像、突出化学位移的化学位移成像和 MRS、突出磁敏感性的磁敏感成像等;③借助于 K 空间采样方式改进及稀疏采样技术可以形成各种快速成像技术和运动控制技术。

一、自旋回波序列

自旋回波序列(spin-echo sequence,SE)是 MRI 中最基本、最常用、解读最简单的脉冲序列。其基本过程为:发射一个 90°RF,间隔一定时间后再发射一个 180°RF,然后在其后的 10～150 ms 中测量回波信号的强度,重建图像。通常,这样的过程反复多次。从 90°RF 到接收回波信号之间的时间称回波时间(echo time,TE),相邻两个 90°RF 之间经历的时间则称重复时间(repetition time,TR)。

第一个 90°RF 所产生的一个 FID 信号,由于磁场的不均匀性导致相干性(相位一致性)丧失,其信号迅速衰减,因此一般这个 MR 信号不作为成像信号收集。180°RF 可使那些质子重新进入相位或获得相干性,即相位重聚(rephasing),重新恢复横向磁化,随之

这些质子又将迅速地丧失其横向磁化;采用多次自旋回波程序时,将在 90°RF 之后多次给予 180°RF,这些质子就会重新进入相位或获得相干性,也即重新恢复横向磁化(图 4-3-2),但由于质子之间的相互作用,重新进入相位的质子共振频率不会完全相同,逐渐减少,所以每次给予 180°RF 之后所产生的信号均弱于前一次脉冲激发后所产生者。在这一系列的信号中,众多信号的波峰之间连线为一呈指数衰减的曲线。此曲线代表弛豫时间 T2(图 4-3-3)。TR 和 TE 可由操作者根据临床需求选择(图 4-3-4)。

由 SE 脉冲方式所获图像信号的强度可由下列公式表达:

$$I = k \cdot N(H) \cdot \left[1 - e^{-\frac{TR}{T_1}}\right] \cdot e^{-\frac{TE}{T_2}}$$

$$(式 4-3-1)$$

式中 k 为常数,与接收线圈的灵敏度和电路形式有关。N(H)为质子密度。从公式 4-3-1 中可看出 T1 短的物质较 T1 长的信号强,而 T2 长的物质较 T2 短的信号强。同样,也可改变 TR 和 TE 的时间来改变质子密度、T1 和 T2 对图像的影响。当 TR 很长时,各种 T1 时间长短不一的物质纵向磁化基本都已恢复,即这时各种物质的 T1 差异在图像上基本上无

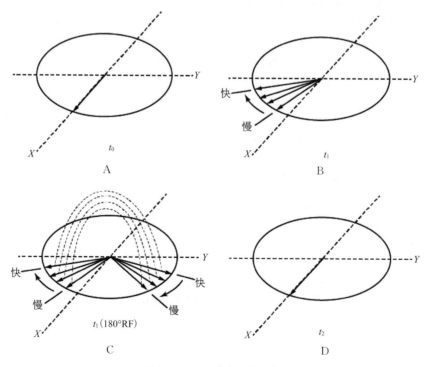

图 4-3-2 RF 激发和重聚过程

A. 90°RF 激发刚结束,纵向磁化转到横向磁化平面;B. 随着时间推移,由于进动频率的轻微差异,净磁场的矢量将会分散,一部分旋转较快,一部分旋转较慢,因此可导致相干性的丧失;C. 此时再给予一个 180°的重聚 RF,使磁化从一个横向磁化转到反方向的横向磁化,结果原来旋转快的质子反而落后,而原来旋转慢的质子处于领先的地位;D. 若干时间后,旋转较快的质子重新赶上旋转较慢者,重新聚焦获得相干性,给出信号。

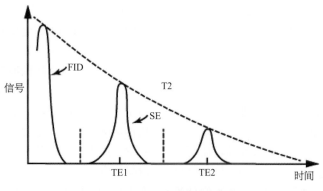

图 4-3-3　T2 衰减曲线示意图

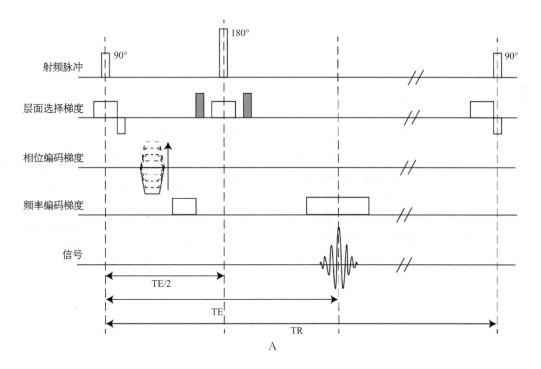

A

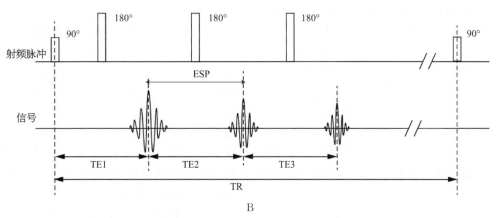

B

图 4-3-4　自旋回波脉冲序列示意图

A. 单次回波脉冲图,TR 重复时间,TE 回波时间;B. 多次回波脉冲图,TE1 第一回波时间,TE2 第二回波时间,TE3 第三回波时间。

法区分,也即 T1 变化与信号强弱关系不大;此时的信号强度反映完全磁化的状态,且只与质子密度有关。在这种情况下,短 T2 物质的 MR 信号比长 T2 物质的衰减快,实际所获信号强度则取决于回波时间 TE。当 TR 很短时,重复激发后,T1 较长的物质纵向磁化恢复量比 T1 较短者为少,于是 T1 和 T2 时间长短不同的物质之间信号差别明显,T1 和 T2 都长的物质和 T1、T2 都短的物质相比,其信号衰减起始于较低水平,但持续时间较长,在 TE 较短时,这两种物质所产生的信号出现差别,T1 短的信号强,而 T1 长的信号弱。随着 TE 的延长,T2 长的物质所产生的信号较 T2 短者为强。

在采用 SE 脉冲序列成像时,所获得的信号强度取决于质子密度、T1 和 T2 时间。而所测得之实际信号,由于 TR 的存在,已从其最高值有所衰减,因此实际信号强度又取决于 TR 和 TE。选择不同的回波时间,可以区别或测出物质的 T1、T2 和质子密度。在 90°RF 之后马上获取回波信号(短 TE),这时信号尚未因时间延长而衰减,T2 对图像之影响甚微。TE 延长时,T2 成像权重随之增加。TR 很长时,不论物质的 T1 长短如何,纵向磁化几乎都恢复。因此,短 TE(减少了 T2 的区别)和长 TR(减少了 T1 的区别)时,图像所反映者为质子密度差别,称之为质子密度加权成像;随着 TR 变短,则 T1 成像权重增加,即短 TR 和短 TE(通常 TR<500 ms, TE<30 ms)产生 T1WI;而采用长 TR 和长 TE(通常 TR>2 000 ms, TE>60 ms)则产生 T2WI。TE 决定图像的 T2 成分,TR 决定图像的 T1 成分。

如图 4-3-4 所示,SE 可以产生多次回波,同时得到质子加权像、轻 T2WI 以及重 T2WI,这也称为多回波成像;随 TE 延长,T2 加权成分趋重,长 T2 组织如水的信号越来越高,但 SNR 信噪比越来越差。

SE 序列结构简单,信号变化容易理解,相比于其他序列,SE 图像拥有更好的信噪比,组织对比度也较好。由于 180°聚焦脉冲剔除了主磁场不均匀造成的横向磁化矢量衰减,因此 SE 序列对磁场不均匀性不敏感,磁化率伪影很少。SE T1WI 采集时间不长,T2WI 则较费时,因为 90°脉冲后需要更多的时间恢复纵向磁化,因此,SE 主要用于 T1WI,临床一般采用 2D 成像。

二、反转恢复序列

与 SE 两次 RF 脉冲不同,反转恢复(inversion recovery sequence,IR)的信号强度取决于 3 个 RF 脉冲,即 180°、90°和 180°。第一个 180°RF 脉冲(可称为反转脉冲)将纵向磁化反转 180°(仍为纵向,但相差 180°),继之以 90°RF 脉冲将纵向磁化转为横向磁化。这两个 RF 激发之间的时间称为翻转时间(inversion time,TI),TI 的长短与图像信号有关。第三个 RF 仍为 180°,其作用与 SE 中的 180°RF 脉冲相似,即使磁化再聚焦,其基本过程可解释为"反转脉冲+SE"。90°RF 脉冲到采集信号之间的时间为回波时间。为增强信噪比而重复 IR 时,相继两次 IR 中的二个第一次 180°RF 脉冲(即两个反转脉冲)之间所间隔的时间为重复时间(图 4-3-5)。IR 的信号强度(S_IR)可用公式 4-3-2 表达。

$$S_{IR} = k \cdot N(H) \cdot e^{-\frac{TE}{T_2}} \cdot [1 - e^{-\frac{TI}{T_1}} + 2e^{-\frac{(TR-TE)}{T_1}} - e^{-\frac{TR}{T_1}}]$$
(式 4-3-2)

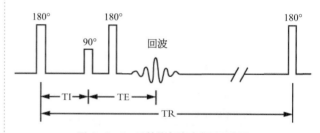

图 4-3-5　反转恢复脉冲序列示意图
TI:翻转时间;TR:重复时间;TE:回波时间。

IR 序列是 SE 序列的延伸(反转脉冲+SE),IR 中选择不同的 TI 可以改变图像的对比。在常规 IR 序列中,如果 TI 值选择在某一类物质的 T1 时间相近,在 180°脉冲之后的 90°脉冲到来之前,纵向磁化已从-90°恢复到 0 的水平,即这一类组织的信号将被抑制(图 4-3-6)。所以,如果某些组织的弛豫曲线,在 180°脉冲之后,经过 TI 时间刚好通过 0 点的这类组织,这时的后续 90°脉冲作用于这类组织,就没有回波信号产生,信号没有或者很弱,也就是说这类组织的信号被抑制了。IR 图像对比度增加,T1 对比要比 SE 更为强烈,但其图像对比的构成仍与 SE 一致。即短 T1 的脂肪为高信号而长 T1 的水为低信号。针对 IR 的上述特点,临床主要用作 T1WI,如 T1-FLAIR 序列,增加脑灰白质 T1 对比,对儿童髓鞘发育、一些等密度的脑膜瘤等显示较好。

通过选择不同的 TI 时间,可以抑制不同类别的组织信号。如果将 TI 时间缩短,在 TI 时间结束而 90°脉冲到来之前,全部组织的纵向磁化就不可能全部弛豫达到或经过 0 点,随之而来的 90°脉冲把位于

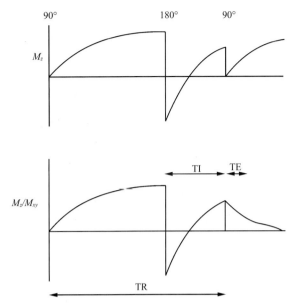

图 4-3-6 反转恢复序列中质子从反纵向磁化恢复过程示意图

纵轴负值上的质子激发到了横向平面,这样,T1 相对短的组织磁化就会小于 T1 相对较长的组织,短 T1 的组织信号就会比长 T1 的组织信号弱。如果 TI 选择在 100 ms 左右(在 1.5 T 磁共振机上为 150～160 ms),那么脂肪组织在 TI 时间结束时可能正好弛豫到 0 点,它就不可能被随之而来的 90°脉冲激发到了横向平面。换言之,此时的脂肪组织无 MR 信号,即脂肪组织的信号受到了抑制,通常称这种技术为短时反转脂肪抑制技术(short TI inversion recovery, STIR)。如果延长 TI 时间,一般组织在此 TI 时间内可全部恢复纵向磁化,但 T1 很长的组织可能并不能全部恢复纵向磁化,与 STIR 一样,当 TI 时间正好为某种长 T1 的组织纵向磁化恢复到 0 点时,这种组织就不可能被随之而来的 90°脉冲激发到横向平面,其信号也就受到抑制。典型例子是水抑制技术(1.5 T 磁共振机上 TI 为 2 000 ms),称为液体衰减反转恢复技术(fluid attenuation inversion recovery, FLAIR),由于较长的 TR 和 TE,它的图像对比构成为 T2WI。此时,长 T1 的自由水由于正好处于纵向弛豫的 0 点,信号受到抑制,无信号产生,出现了 T2WI 的图像对比但长 T1 的游离水为低信号的水抑制成像。这种技术可减少 T2WI 时高信号的自由水掩盖某些病变的可能,也是鉴别水分子处于不同环境的有效手段。

三、梯度回波序列

现行梯度回波(gradient recalled echo sequence, GRE)成像的基本原理是采用小翻转角(flip angle,或

称小角度激发)和翻转梯度,借助于翻转梯度的梯度场切换实现信号采集(图 4-3-7)。

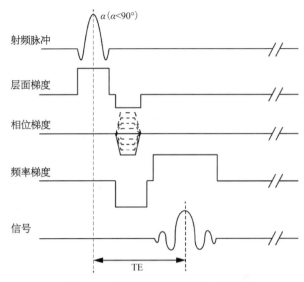

图 4-3-7 标准梯度回波脉冲序列示意图

在 90°脉冲作用下(如 SE,IR 等),全部组织都将失去纵向磁化(全部转为横向磁化),因此需要等待相当长的时间恢复足够的纵向磁化,才有足够的横向磁化产生,才能获取足够的信号。当采用小于 90°的脉冲(即小翻转角),组织只有部分失去纵向磁化,那么只需要较短的时间就可以恢复到原先最大的纵向磁化,但由此产生的横向磁化也变小,产生的 MR 信号较弱,信噪比下降。而当采用很小翻转角时,TR 很短,组织间的纵向弛豫差别较小,缺乏 T1 对比,造成图像 T1 权重小,T2 权重大,使用合适的 TE,可以获得 T2WI;反之,当翻转角接近 90°时,可以得到 T1WI。在小翻转角的使用中,小角度脉冲后不是常规的 180°脉冲,而是使脉冲序列中最后一个梯度磁场方向与前一个相反(即翻转梯度),形成的回波即梯度回波。

GRE 技术结构类似一般的自旋回波程序,只有一个小翻转角的 RF,而没有 180°的再聚焦脉冲。此小翻转角的 RF(α)首先作用于层面选择梯度脉冲同时激发那一层面,随之读出梯度脉冲先向下(负)启动,形成质子在频率编码平面失相位;然后向上(正)启动,使这些散开的质子翻转,造成它们再聚焦,以产生梯度回波信号。相位空间编码在每一 RF 周期中采用不同强度的相位编码梯度脉冲。GRE 和 SE 的根本不同之处为:GRE 的 MR 信号的梯度再聚焦只纠正由梯度本身造成的相位位移。在理想的 SE 中,由于磁场不均匀、稳定组织的磁化率效应和化学位移

所造成回波中心的相位位移是可以设法消除的，但是GRE中的相位位移则是不能消除的。因此，GRE信号的横向衰减取决于有效的自旋-自旋弛像时间（T2*，准T2时间），而此T2*所反映的是"真正的"T2时间与磁场不均匀性的共同效果，可借助小体素和短TE减少由T2*过程带来的相位分散。GRE采用多层面成像时，有足够长的TR可以破坏横向磁化的相干性，从而所谓共振错位伪影可以忽略不计；如果GRE采用单层面成像，TR较短（如小于150 ms），则MRI图像会出现不同信号强度的带状共振错位伪影。为此，需用共振错位平均的方法减少或消除此伪影，即主要用延长读出梯度脉冲时间，或沿层面选择轴再加用第二个去相位梯度脉冲的方法。

GRE采用了小角度激发和梯度场切换采集信号，其成像速度明显快于SE和IR，但基本信号有所减弱，固有信噪比较低，并因此带来了一些不同于SE和IR的特点。由于没有180°聚焦脉冲，GRE对主磁场的不均匀性敏感。一方面磁场不均匀性造成质子失相影响了T2的性质，实际采集到的是T2*而不是单纯的T2；另一方面，容易产生磁化率伪影，但该特点也帮助检出小的出血灶（出血造成局部磁场的不均匀）。

近年GRE发展很快，种类繁多。Elster曾对GRE作过归类："基本"GRE，稳态GRE（steady state gradient echo，简称SS-GRE），扰相梯度GRE（spoiled gradient echo，简称SP-GRE）和磁化准备GRE（magnetic prepared gradient echo，简称MP-GRE，又称为快速准备GRE）。GRE类序列中存在两种稳态，即纵向磁化矢量稳态和横向磁化矢量稳态，纵向磁化矢量稳态存在于任何GRE序列中，横向磁化矢量稳态在多次小角度脉冲后逐渐达到，两种稳态同时达到的GRE序列就是稳态自由进动（steady-state free procession，SSFP）序列，其中的横向磁化矢量稳态产生2种信号，即SSFP-FID和SSFP-Refocused（重聚焦），前者在一次射频脉冲后出现、脉冲结束时最大，后者在二次RF后出现、下次脉冲来临时最大。对这两种信号的采集、去除，构成GRE序列的多种变化。

（一）扰相GRE序列

通过扰相的方法去除SSFP-Refocused信号，只采集SSFP-FID信号的GRE技术，称为扰相GRE或破坏GRE（Spoiled GRE，SPGR），是目前应用最广泛的GRE序列。扰相的方法包括梯度扰相和射频扰相，在SSFP-Refocused信号产生之前施加扰相技术可消除这种横向磁化矢量，保证在每个TR间期只有SSFP-FID信号的读出。各厂家所用破坏梯度脉冲的发生方法可能各不相同，同义词有破坏梯度回波（spoiled gradient echo，SPGR）、快速小角度激发（fast low angle shot，FLASH）、快速梯度回波（fast field echo，FFE）等，但所产生的图像是相似的。

扰相GRE最常用的是T1WI，一方面TE要很短（明显短于SE中的TE），另一方面决定T1权重的是TR和激发角，常用稍短TR（缩短扫描时间）和较大激发角，有时也用很短的TR和相对小的激发角，这两者的使用因情况而已，灵活调节。利用扰相GRE T1WI可以进行2D腹部屏气成像、双回波成像、3D颅脑成像、增强或非增强MRA以及心血管亮血成像等。虽然T2*WI也有其应用价值，但随着FSE T2WI的应用，T2*WI已经很少使用了。利用它对磁场不均匀性敏感可进行磁敏感加权成像，检出小静脉等。

（二）相干稳态自由进动序列

在SSFP中，不去除SSFP-Refocused信号只采集SSFP-FID信号的GRE技术就是相干稳态自由进动序列。由于SSFP-Refocused信号的干扰会在图像上形成条带状伪影，因此，在该序列每个TR间期采集回波信号后，再施加一个与原来相应的相位编码梯度场方向相反的梯度场，即采用重绕相位编码梯度场（rewinded phase-encoding gradient），使SSFP-Refocused达到相位编码方向的稳态而不产生条带状伪影。同义词包括GRE/fast GRE（GE）、FISP（fast imaging with steady-state precession，Siemens）、conventional FFE（conventional fast field echo，Philips）。与扰相GRE相比，也只是在SSFP-FID中利用读出梯度场的切换采集梯度回波信号，但保留了SSFP-Refocused并使其达到稳态，最终参与了图像的信号构成。由于SSFP-Refocused反映的是T2成分，因此，本序列的组织对比取决于组织的T2/T1比值，不易进行单纯的T1WI或T2*WI。

SSFP的特点是信号采集后施加磁场梯度矩相同但极性相反的脉冲，使信号采集时使用的相位编码梯度引起的相位分散重聚，造成每个成像梯度的净效果恒定，纵、横向磁化矢量均达到稳定状态并形成稳态信号；只要TR远小于T2，横向磁化矢量将达到稳定状态。达到稳定状态，需要经过多次准备周期，一旦达到稳定状态，在每次射频脉冲前，纵、横向磁化矢量均非零。SSFP 信号的关键点是 TR 与 T2 的关系，当 TR 小于 T2 时，SSFP 信号强于 spoiled GRE；当 TR 很短时，纵向磁化矢量加强，MR 信号强度明显增加，远超过 spoiled GRE；当 TR 大于 T2 时，其效果接近 spoiled GRE。

（三）平衡式稳态自由进动序列

与上述普通 SSFP 原理类似，平衡式稳态自由进动（balanced-SSFP）不但在相位编码方向上，而且在层面选择和频率编码方向上都施加了一个相应的反向空间编码梯度场，完全消除 SSFP-Refocused 的相位干扰，而 SSFP-Refocused 将得到最大程度的保留，从而达到真正的稳态。同义词包括 true-FISP（Siemens）、FIESTA（fast imaging employing steady-state acquisition，GE）、B-FFE（balanced fast field echo，Philips）。Balanced-SSFP 采用很短 TR、很短 TE 和较大激发角，由于 TR 够短，每个 TR 间期内 SSFP-FID 和 SSFP-Refocused 已经接合，信号强度在同一个 TE（1/2 TR）时达到峰值。

双激发 balanced-SSFP，即 CISS 或 FIESTA-C，成像时间比单激发增加 1 倍，但明显减轻条纹状磁敏感伪影，结合 3D 采集模式可用于内耳区域及颅底脑神经等液体衬托的小结构成像。

（四）刺激回波 GRE 序列

与普通 SSFP 相反，只在 SSFP-Refocused 过程中采集信号（刺激回波）而不采集 SSFP-FID 信号，是一种与 FISP（fast imaging with steady-state precession，SSFP-FID）正好相反的序列，即 PSIF（reverse fast imaging with steady state precession，Siemens）。该序列中获得自旋回波取代梯度回波，由于最后的射频脉冲与前一个脉冲信号相位同聚，对流体和波动性干扰极敏感，产生强液体信号，因此该序列目前主要应用为水成像，其次是大关节的 T2WI。

如果同时采集 FISP 信号和 PSIF 信号，即在 SSFP-FID 中采集梯度回波信号、在 SSFP-Refocused 中采集刺激回波信号，然后将这两种信号融合成像，就获得了高信噪比且重 T2WI 的 DESS（dual echo steady-state）图像，主要用于关节软骨成像。

（五）磁化准备梯度回波序列

磁化准备梯度回波（magnetic prepared gradient echo，MP-GE）的最简单类型与 SS-GE-FID 相似，仅所用 TR 非常短，适用于屏气腹部成像和灌注成像，后者为注射对比剂后作动态观察，以测定组织的灌注情况。虽然 MP-GE 所产生图像的组织对比较差，但在信号收集开始之前使用一个准备脉冲就有可能恢复感兴趣区域的 T1 或 T2 对比。最简单的准备脉冲为一非选择性的 180°脉冲（硬脉冲），它使组织磁化翻转，在此翻转时间延迟之后，继以一快速的 SS-GE-FID 程序，即可获 MP-GE 信号。图像对比取决于翻转时间，一般为 T1 对比。由于在 MP-GE 程序中纵向弛豫随 T1 对比可能发生变化，控制相位编码脉冲阶梯的秩序具有重要意义，改变准备阶段 180°脉冲为 90°/180°/90°，则可以获得 T2 对比。

（六）常用序列

GRE 序列扫描时间较 SE 明显缩短，虽然基本信号有所下降，但单位时间内信噪比较高，图像对比好。磁敏感性明显增加，因此引起的伪影可能较多；如果磁场不均匀，将导致图像质量变差。下面是一些常用的 GRE 序列。

Spoiled GRE 即 FLASH，特点是信号采集后施加不同幅度的扰相梯度（破坏梯度），去除各周期存留的横向磁化矢量。因每次 RF 激励前横向磁化矢量均去相位，仅纵向磁化矢量达到稳定状态，稳定状态信号取决于 T1 而非 T2，当 TR 远小于 T1 时，MR 信号趋零，合适的 TR 时，纵向磁化矢量有一定程度的恢复但未完全，组织的 T1 不同可影响信号的强度，形成图像的组织 T1 对比；固定 TR，随着翻转角增大，T1 权重加强。Spoiled GRE 的 T2 反映的是磁场不均匀性和质子 T2 综合作用导致的去相位，其信号衰减称为 T2*，T2* 显著小于 T2。为获得 T2*，需要去除 T1 影响，延长 TR，使纵向磁化矢量接近完全恢复（受小翻转角影响，此时的 TR 远小于 SE 的 TR），而改变 TE 可以获得 T2* 和质子密度图像。该序列是最常用的 T1WI 序列。

Balanced-GRE 即 true-FISP（true fast imaging with steady-state precession，真稳态进动快速成像）或 FIESTA，为修正的 FISP，有平衡结构，它消除了由运动引起的相位偏移，慢流液体信号很亮。本序列在高场强中一般 TR 为 3～6ms，TE 为 1.5～3ms，激发角 40°～80°，采集图像极快，图像信噪比高，流动和不流动的液体都呈高信号，但软组织对比差，易产生条纹状磁敏感伪影；适合于各种含液体结构的成像，包括各种管腔道和血管等。

第二节

快速成像序列

影响 MR 成像时间的参数主要有 TR、矩阵大小、激励次数、翻转角以及 K 空间采集填充方式等,其中 GRE 序列的小翻转角应用可衍生很多快速序列,而短 TR 的应用也与 K 空间采集充填方式相关,因此,快速成像技术可用 K 空间术语描述。一次激励即可获得 K 空间中多个(数个或全部,而常规方式每次激励仅获一个)剖面曲线(profile),即用一次或几次激励即可填满整个 K 空间而获得完整图像,称为快速成像。这种快速成像建立在 K 空间快速充填基础上,包含多种充填方式,如顺序线充填、折返线充填、螺旋充填、放射状充填等,不但可以提高成像速度,有时还可以提高成像质量。一次激励后,通过调节梯度波形,沿螺旋曲线前进进行数据采样、填充 K 空间的过程,称为螺旋成像,这时 G_X、G_Y 不能是脉冲,而是用连续正弦波的形式旋加。一次激励后,以 K_0 为中心夹角的放射(辐射)形式进行的数据采集称为放射状成像,成像参数 TE 由 K_0 处的 TE 决定,K_0 处的信号极高,图像信噪比很高;但空间分辨力下降,该技术对运动和流动均不敏感,可用很短 TE,但需强大的计算机系统重建图像。一次激发即填满整个 K 空间,产生足够重建一幅完整 MRI 图像的信号,称为平面回波成像(EPI),但图像信噪比低,通常使用多次激励以提高图像信噪比,临床使用有 SE 和 GRE 两种。

一、快速自旋回波序列

快速自旋回波序列(fast spin echo, FSE;或 Turbo-SE, TSE)既有常规 SE 的图像对比,又能明显缩短成像时间。在常规 SE 中,K 空间是一行一行逐步填满的,每填一行间隔的时间就是 TR。所以常规 SE 的成像时间可由公式 T = TR × NEX × Phase Encode 算出。式中 NEX 为激发次数,也称平均次数,Phase Encode 是相位编码数。FSE 的采样方式与常规 SE 有很大的区别,它在每一个 TR 内不只采样一行 K 空间的数据,而是采样一组(几行 K 空间)数据。在常规 SE 多回波成像时,按每次回波都有一个相应的图像数据来安排采样方式,如有四次回波的常规 SE 就有四个不同回波时间与相应不同对比的图像。在 FSE 中,虽然也是以多次回波的方式来采样,但只为一个图像采样,如四次回波的 FSE,可在一个 TR 内采样的数据同时填满四行 K 空间(图 4 - 3 - 8),也就是讲,它要比常规 SE 快四倍。在 FSE 中,一个 TR 内的回波次数称为回波链(echo train)或回波链长度(echo train length, ETL)。ETL 的长短决定了 FSE 的成像时间,公式如下:

$$成像时间 = \frac{TR \times NEX \times 相位编码数}{ETL}$$

(式 4 - 3 - 3)

FSE 的回波时间 TE 与常规 SE 的 TE 有所不同,FSE 中的 TE 一般称为有效回波时间,即 TE_{eff},它是根据操作者设定的 TE,在一系列回波中找出与操作者设定的 TE 最接近的一个位置,将其定为有效回波时间,放在 K 空间的最中央位置,这个位置信号噪声比最高,可决定图像的基本对比构成。

基于其序列构成的变化,FSE 有不同于常规 SE 的特点。由于多个连续回波信号有逐渐减弱的趋势,强弱不同,在充填 K 空间时将有可能发生相位误读,导致图像模糊,这就是 FSE 的模糊效应。为了减少模糊效应,发展了一种裁饰射频技术(tailored RF),以达到 FSE 中多个连续回波信号尽可能相似,从而减少模糊效应。与 SE 相比,FSE 图像的组织对比下降,脂肪信号增加,因为仍然有 $180°$ 聚焦脉冲,因此对磁场不均匀性不敏感,磁化率伪影少。在此基础上,临床发展了多种 FSE 应用序列。

单次激发弛豫增强快速采集(single shot rapid acquisition with relaxation enhancement, SS - RARE 或 SS - FSE)是一种超快的 FSE,使用一次 $90°$ 脉冲后完成全部 K 空间的数据采集和充填,所以没有 TR,只有 T2WI。由于回波链太长,故模糊效应很明显,T2 对比权重很高,但较模糊,脂肪信号也很高。临床上常用于腹部屏气 T2WI(利用其超快特性)、水成像(利用其重 T2 特性),有时也用于配合不佳患者的颅脑 T2WI。

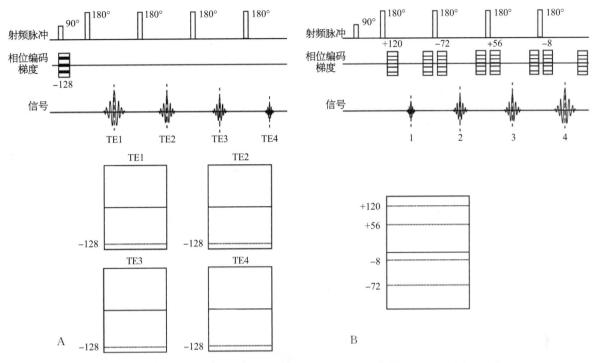

图4-3-8 快速自旋回波脉冲序列示意图

A. 常规四回波 SE 脉冲序列是每一次回波只填满一行相同位置的相位编码，4 个回波可产生 4 幅不同回波时间的图像；B. ETL＝4 的快速自旋回波脉冲序列是 4 次回波产生 4 个不同的相位编码，它们同时填满 K 空间不同位置的相位编码，但只产生一幅图像，成像速度却是常规 SE 脉冲序列的 4 倍。

半傅里叶单次激发快速自旋回波序列（half-Fourier single-shot turbo spin echo，HASTE）是半傅里叶成像与 TSE 相结合的产物，是 SS-FSE 的一种变化，通过连续 180°脉冲产生回波链为 64～188 的自旋回波信号，一次激发完成略大于 1/2 的 K 空间数据，然后利用半傅里叶技术重建出重 T2WI 特性的图像。HASTE 主要反映 T2 对比，具有亮水作用，常用作水成像，特点是扫描时间大大缩短，但由于太长的回波链而造成图像较模糊，信噪比下降。

快速恢复快速自旋回波（fast recovery fast spin-echo，FRFSE）相当于 TSE-Restore，TSE-DRIVE。使用"加快组织纵向宏观磁化矢量恢复的技术"，在最后一个回波采集后再加一个 180°聚焦脉冲，使横向磁化矢量相位重聚（但不采集），然后再加一个−90°脉冲，重聚矢量回到 B₀ 方向（初始方向），从而加快了组织纵向弛豫。常规 FSE 使用中等 TR 时，一些长 T2 物质如 CSF 恢复很慢，此时采集则信号较低；经过上述"重聚-反转"，使得这些长 T2 物质大部分恢复纵向弛豫，而原先恢复较好的物质则再恢复一次，因为本身较快，所以又很快恢复纵向弛豫。上述过程实际达到较短 TR 完成较重 T2WI，临床主要用于脑部的 T2WI。

二、快速反转恢复序列

快速反转恢复序列（fast inversion recovery sequence，FIR）基本构成为"180°反转脉冲＋FSE"，原理为上述 FSE 和 IR 的结合，因此兼有两者特点。FIR 比 IR 的 T1 对比下降，但较 FSE 的 T1 对比要高。STIR FIR 主要用于 T2WI 的脂肪抑制，FIR T1WI 成像即 T1-FLAIR 增强了 T1 对比，常用于颅脑的 T1WI，T2-FLAIR 通常与 FSE 结合形成快速 FLAIR，而结合 SS-FSE 则形成超快的 SS-FSE-IR。

三、快速梯度回波序列

快速梯度回波序列（fast gradient echo sequence，FGRE）包括快速 SS-GRE-FID、快速破坏梯度、快速准备 GRE 等。梯度回波成像速度已经很快，而快速梯度回波可以在一次屏气下完成体部扫描，成像速度进一步提高。为达到快速目的，可使用多种手段，包括部分激励脉冲、部分回波技术、与 EPI 结合等。下面是一些常见的快速梯度回波序列。

Turbo FLASH：加一个预置的 180°脉冲，可增加组织对比反差。将采集分成一组或一段相位编码级，如将 128 条编码级分成 4 段采集,第一段的最后一级跳到第二段的第一级,信号跳跃可产生伪影,因此级间隔越远,相互干扰也越小。若每段级数少,采集时间明显缩短,T1 或 T2 对比好,运动伪影少,但有时 Turbo FLASH 会在病灶周围出现环状伪影,称为"反跳点伪影",诊断中需谨慎。

三维容积内插快速扰相 GRE T1WI,同义词包括 VIBE(volume interpolated body examination,Siemens)、THRIVE (T1 high resolution isotropic volume excitation,Philips)、LAVA (liver acquisition with volume acceleration,GE)等。这些技术采用了超短的 TR 和 TE,以及较小角度的 RF,同时采用多种快速成像方法如并行采集技术、部分 K 空间技术及半回波技术等,并利用 3D 采集,保障有较小的层厚利于三维重建,整体成像时间仅仅十几秒,适用增强多期相成像并三维血管分析成像。

四、平面回波成像序列

平面回波成像序列(echo planar imaging,EPI)是 1977 年 Mansfield 首先提出的,是迄今为止最快的 MR 成像技术,在 MR 成像领域有着非常广阔的应用前景。传统脉冲序列,伴随每一个信号激发,只采集 K 空间的一条数据,与传统脉冲序列不同,EPI 成像时,只一次射频激发后即可显示整个图像行列,故 EPI 可以在不到 100 ms 内完成一幅图像。

EPI 技术是在一个 TR 间期内(即无需 TR),单次激发引起一串快速振荡,读出梯度代替常规梯度,连续多次翻转,每翻转一次可填满一行 K 空间,通过沿头尾相接的轨迹或螺旋的轨迹从上往下或从内向外逐行迅速填满整个 K 空间(图 4-3-9)。一个 TR 间期读出梯度连续翻转次数越多,可填满的 K 空间也越大,成像的时间就越短。在 EPI 技术中,可用发射次数(Shot)来描述成像的速度。Shot=相位编码数(phase encode)/梯度翻转次数。EPI 的成像时间=TR×Shot。如果 EPI 的梯度翻转次数等于相位编码数,例如相位编码数为 128,而梯度翻转次数也达到 128,发射次数就为 1,即通常所说的单次激发 EPI,此时 EPI 的成像时间就是 TR 时间。

EPI 利用梯度翻转的方法快速成像,要比 FSE 利用多次回波的方法更为快速。因为梯度翻转时间比 RF 的回波时间速度更快,单位时间内可产生更多的 MR 信号(图 4-3-10)。同时,在一个 TR 间期内可提供的采样层面也要比 FSE 多,可节省更多的时间。

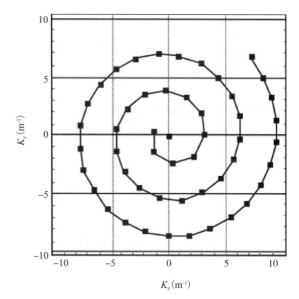

图 4-3-9 平面回波成像技术中以螺旋轨迹方式填满 K 空间示意图

EPI 与 FSE 不同处还在于它可兼容 T2WI 或 T2* WI。当 RF 为 90°和 180°时,它的图像对比为 SE T2WI,而 RF 为<90°的脉冲时,EPI 的图像对比即为梯度回波的 T2* WI。

EPI 的图像有其自身的特点:①对共振偏离效应(off-resonance effect)特别敏感。由于 EPI 在连续的梯度翻转过程中,共振偏离的自旋质子会逐渐开始"累积"相位的偏差,同时 EPI 又没有重聚集的脉冲能纠正这种偏差,在相位编码上就会将这些相位偏差的共振偏离自旋质子按正常编码位置予以组合,在计算机处理 EPI 原始图像数据时,它不可能辨认出哪些相位编码的信号是来自相位偏差的共振偏离自旋质子,结果,图像上会有严重的错误相位编码伪影。最简单的例子就是脂肪的化学位移伪影。在 1.5 T 的 MR 成像设备上,脂肪的共振频率有 220 Hz 的偏离,它可造成严重的图像伪影。因此,在所有 EPI 成像系列中都必须采用脂肪抑制技术。②兼容 T2WI 或 T2* WI。③一次 TR 间期内的成像层面数较其他成像序列多。④实现秒或毫秒级的扫描时间。由于 EPI 极快的扫描速度,使脑功能成像、扩散成像、灌注成像与 CT 一样的胸腹部屏气扫描都能应用于临床实践并取得了成功。

EPI 在带来高速度成像的同时,对 MR 成像设备的性能也有更高的要求。它要求更高的梯度场强(>20 mT/m,常规 MRI<15 mT/m),更高的梯度切换率(slew rate>70 mT/m·s,常规 MRI<20 mT/m·s),更少的梯度爬升时间(rise time<300 μs,常规 MRI>

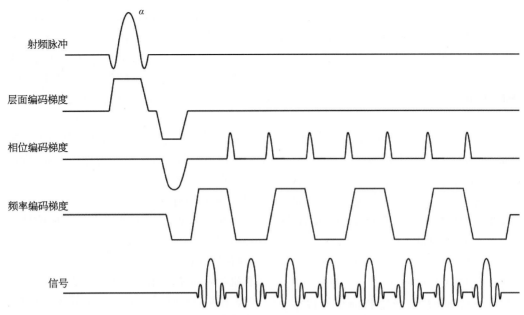

图 4-3-10　梯度回波脉冲方式平面回波技术序列示意图

600 μs），更宽的接收频带（receive bandwidth ＝ ±62.5 kHz）。要获得较大相位编码数的单次激发 EPI 的图像，梯度切换率至少要达到 120 mT/m·s 才能有较高的影像质量。

EPI 亦有其局限性，它比标准采集方式的空间分辨力低，信噪比亦低。长回波链使图像对化学位移和磁敏感性伪影敏感，前者通过选择性射频脉冲做化学位移克服；后者较难克服，可用单次激发 TGSE（turbo gradient spin echo），将采集分成多节段，缩短回波链而解决。总之，越短的梯度波，越高的波幅，才可保证足够的空间分辨力。快速开启的强读出梯度，对人体外周神经有刺激效应，肥胖者尤为明显。

EPI 基本序列与任何预置脉冲序列（SE、IR、GE）或进一步修正脉冲序列相结合可产生不同的对比。例如 EPI-FID 具有相当强的质子密度对比，而采用长 TE 时有很好的磁敏感性对比（T2* W 对比）。

EPI-SE 由于具有无限的 TR，因此长 T_2 组织图像好，短 T2 组织图像变形（T_2 对比）。EPI-IR 具有很好的 T1 对比，短 TI 脑灰白质对比好，长 TI 抑制脑脊液。常规技术中易导致伪影和模糊的运动在 EPI 序列中被超快速成像冻结。

临床主要用于扩散（弥散）成像、功能性成像和特殊成像。全脑扫描 20 层左右在 25 s 内完成；脑梗死超急性期即可有扩散成像上的信号改变，有利于定位及临床溶栓治疗，减少不可逆的后遗症。EPI-FID 序列提供磁敏感性对比图像，做脑功能检查，利用血容量相关的氧化作用，完全无创性地显示相对应的皮质活动区，有利于脑部手术中尽量多地保存脑功能区，提高生命质量。"冻结心跳"显示心脏解剖结构好，能做功能和灌注成像。屏气下可以很好地完成 T2 对比腹部成像，而螺旋 MR 扫描则可在一次屏气下覆盖更大的感兴趣区。

第三节

成像序列的选择

MRI 现已广泛用于全身，甚至研究血管和器官功能，虽然经典的 SE 序列仍可使用，但缺乏可变性来适应上述要求，快速 MR 扫描可增加组织对比，提高空间分辨力，缩短扫描时间，扩大了 MRI 的应用范围。

现代电子技术飞速发展，脉冲序列种类大大增加，在拓展 MRI 适用范围的同时，也对操作者提出了更高要求。众所周知，MR 成像中存在着"兼顾现象"，如何折中协调诸多因素，达到快速与图像质量兼得，脉冲序列的选择是关键之一;脉冲序列选择不当会事倍功半,造成诊断失误,而脉冲序列的名称层出不穷,也从另一个角度增加了操作难度。

一、SE 序列

常规 SE 序列仍然有着较好的成像质量,其 T1WI 仍是最佳选择,FSE 大大提高了成像速度,适用于多数的 T2WI,并可以 3D 扫描,用于薄层检查如鞍区、胰腺等小结构。但 FSE 序列磁敏性较低,对小出血灶、隐匿性 AVM 不易发现,此时可以使用 TGSE 序列改善;因为 FSE - T2WI 上脑脊液信号高,小的多发硬化灶显示不及常规 SE,脑室周围的小病灶显示亦较差,可用 T2 - FLAIR 序列克服。

HASTE 是一种更快的成像技术,通常可以在半分钟内完成扫描,适合上腹部的检查,其他如胸部等多动部位也开始广泛运用;若与 IR 技术合用,发现病灶的敏感性可以更高。但由于该序列分辨力稍低(层厚至少 6 mm),因此常只能作为筛选序列,待发现病灶后再选择其他序列进一步定性。

二、IR 序列

目前认为 STIR 是骨关节病变中显示小病灶最敏感的序列之一,在许多区域如颈部、乳房等脂肪较多的部位也常使用,可以有效抑制脂肪组织,充分显示病变。但该序列特异性较低,定性较困难。FLAIR 可以有效抑制自由水,常用于脑部和脊髓,显示缺血灶、梗死灶、脊髓内的小变性灶等,因脑脊液被抑制,流动伪影减少,被它掩盖的病灶得以显示。其他部位如腹部等也逐渐开始应用。

三、GRE 序列

(一) 常规 GRE 序列

FLASH 包括 2D 和 3D 成像,后者更多用于增强检查。颅脑检查中具有很好的均匀的空间分辨力,着重 T_1WI,极薄的层厚(1 mm 或<1 mm)可重建成其他切面,提高小出血灶的显现率,还可做脑灌注扫描,利用磁敏感性成像方法,快速注入二亚乙基三胺五乙酸钆(gadolinium diethyl ene triamine pentaacetic acid,Gd - DTPA),引起脑内血管和周围组织磁敏感性变化,致组织信号强度下降,可作为脑血容量功能评估。脊

柱检查中通常用 2D 成像、小翻转角与长 TE 做椎管造影,脊髓内亦能显示白质细节,正常髓核呈明显的高信号,脑脊液信号亦亮,但因流动伪影而有所降低。肝检查中主要用于评估肝占位,T1WI 一次屏气下完成,短 TR 短 TE 多层面成像及反相位成像有利于肝内转移灶的鉴别。另外,需注意磁敏伪影的负面作用,由于铁、空气—软组织或骨—软组织界面存在,导致磁场不均匀、扭曲,该区信号丢失和图像变形。心脏检查需要专门设计的 FLASH 序列与心电触发合用,可取得较好的图像。

2D - FISP,除允许做关节动态成像外,心脏动态扫描亦极佳,可达到实时电影的作用,用 ECG 或周围脉搏触发门控,小角度激发,获得整个心动周期图像,心肌及周围静止组织被抑制呈低信号,血流呈白色。电影扫描可评价心功能,如心脏搏出系数和心壁的活动状态,与相位对比像联合应用,可在心动周期内测定流量。3D - FISP 在骨科中使用较多,长 TR(300 ms)结合小 FA(如 40°),透明软骨信号较高,半月板、韧带呈低信号,对显示软骨缺损和撕裂有帮助,对有退行变的肩、膝纤维软骨变化敏感。在脊柱中,可做与椎间隙平行角度下连续多层的薄层扫描或椎管造影,亦可用 MPR 沿任何斜面进行重建。血管成像中亦不少用,结合 MIP 重建技术,头、颈、胸、腹部大血管显示甚佳。

PSIF 多被用作水成像,如 MRCP、MRU、内耳膜迷路成像等。DESS 特别适合于骨科研究,获得滑膜积液和软骨结构间的区别,在骨骼(关节)肌肉中广泛应用。CISS 最适合显示内耳迷路、耳蜗、脑神经、视神经通路、椎管等,细微结构显示清晰。

(二) 快速 GRE 序列

Turbo-FLASH 用很短 TR(<10 ms),采集时间<1 s/层,图像对比较粗糙,常用于定位片;可用亚秒技术,屏气下一次完成多层的腹部脏器扫描;对不合作受检者腹部亦可使用。预置 180°脉冲,利用组织间对比反差强,可使一个组织变亮(脂肪或肝实质),另一个组织变黑(转移灶等),后者可使该组织纵向弛豫恢复时通过"0"点采集,前者其他短 T1 弛豫组织不一定在"0"点上。与 Gd - DTPA 合用,可做肝、肾的灌注,心肌灌注,评估心肌梗死程度,"冻结"心跳,电影显示冠状动脉。

True-FISP 为快速 T2WI,在垂直层面上,如颈部横断面中显示大血管影好(白血),肝内血管如门静脉、肝静脉等显示极佳,可显示门静脉内瘤栓,分辨力

较 HASTE 佳,且扫描速度快,腹腔实质脏器中病灶显示较 HASTE 好。该序列磁敏性高,若肠腔内积气明显时图像质量差;冠状面肝脏近膈顶处因与肺部空气交界,亦有伪影,如适当选择 FOV 可部分避免此现象。

TGSE 采集快,信号与 SE 相仿,特别适用于头部和腹盆部,图像分辨力高。磁敏性较 TSE 高,易发现脑内小出血灶,快速头部成像可同时得 PDWI 和 T2WI,不适用于颈部成像。

四、EPI 序列

EPI 在各种功能成像及其他特殊检查中有着重要作用,如扩散加权或扩散张量成像、脑功能成像以及脑灌注成像等检查中常采用 EPI 技术,随着现代更多应用技术尤其快速成像和功能成像技术的不断开发,EPI 也应用渐广。

（曹厚德　冯晓源　詹松华）

第四章
磁共振成像参数选择及常用技术

第一节
成像参数的选择

MR 图像是一种信号强度差别决定的亮暗图像，信号强度由组织的特性和获取信号的 MR 序列的参数决定的。MR 图像不是组织的 T1 值或者 T2 值不同的图像。主要由组织 T1 值（或 T2 值）决定其信号强度的图像称为 T1（或 T2）加权图像（T1WI 或 T2WI）。而真正由组织 T1 值或 T2 值决定图像亮暗度的图像则被称为 T1 图（mapping）和 T2 图。

MR 图像的信号构成和对比度取决于两个因素：①来源于样本组织和结构的性质对比度（内在的）；②各种不同成像序列参数造成的加权对比（外在的）所组成。样本组织和结构的内在对比取决于质子所处的物理和化学环境，同样的质子与其他不同的原子组合，或同样的分子组合但处于不同的物理化学环境下，其弛豫时间是不同的，这是构成样本组织和结构内在对比的基本因素，这些基本因素有 T1、T2、质子密度和其他影响对比的因素如水分子的运动（流体）、磁化率的改变等，这些因素在外部或内部环境不变的前提下是不可人为改变的。临床所见到不同表现的 MR 图像对比是通过改变不同成像序列的各种参数而获得的，这些参数有重复时间（TR）、回波时间（TE）、翻转时间（TI）、激发角度（α）等。不同的成像序列中可供调节的参数也不相同，MR 图像的构成和对比也有区别，必须按照这些成像序列的特点来分析解释相应的 MR 图像，否则，有可能会混淆对 MR 图像的理解。

一、MR 图像特点

如上所述，MR 图像构成和对比的基础是样本内部的弛豫时间和质子密度的不同，弛豫时间又分为 T1 和 T2 两种，要将多种因素在一个以不同灰阶黑白图像为显示方法的基础上同时呈现是不可能的，目前采用加权的方法来分别显示这几种因素。简言之，加权方法就是对同时出现的两个或两个以上的因素通过技术处理，加强其中某一因素的表达而同时削弱另一因素的表达。在 MRI 中，最常用的是 T1 加权像（简称 T1WI）和 T2 加权像（简称 T2WI）两种加权方法，另外，介于两者之间的为质子密度加权，此时 T1 和 T2 的加权因素都不突出，图像上表达的是质子密度因素。除 T1WI 和 T2WI 外，水分子的扩散（或称弥散）也为图像对比构成的因素，在特殊的扩散加权成像序列中，水分子的自由扩散程度差别可形成特殊的扩散加权图像（diffusion weighted imaging，DWI）。

各种不同加权因素的图像中信号亮暗对比构成

是临床诊断中判断正常或异常的基础。T1WI时,图像上的灰阶与T1时间成反比,即T1时间越短,信号强度越高,在图像上越亮(越白);T1时间越长,信号强度越低,在图像上越黑(图4-4-1)。T2WI时,图像上的灰阶与T2时间成正比,即T2时间越短,信号强度越低,在图像上越黑;T2时间越长,信号强度越高,在图像上越白(图4-4-2)。质子密度加权时,图上的灰阶与质子密度成正比,质子密度越高,信号也就越高。但是,上述表现仅是理论上的阐释,在实际生物体内,影响因素很多,如饱和脂肪酸的T2时间很

短,但它有很长的(—CH₂—)链,质子密度很高,所以,在轻T2WI上,由于高质子密度的影响,它并不表现出短T2的低信号,而是中等甚至高信号。只有加强T2权重,饱和脂肪酸的信号才会下降。无论T1WI还是T2WI,血管内流动的血液都会有比较特殊的表现,这些表现与成像序列和血管内血液的流动速度、流动方式有密切的关系,表现比较复杂。在弥散加权图像上,由于采用的参数不同,图像的构成会有差别,一般地讲,水分子扩散越快的区域,信号越低,而水分子扩散越慢的区域,信号越高。

如何获得各种加权因素的MR图像是由各种MRI序列决定的。举例来讲,在自旋回波成像序列中,短TR和短TE(TR<500 ms,TE<30 ms)可获得T1W图像,长TR和长TE(TR>2 000 ms,TE>60 ms)可获得T2W图像,介于两者之间的(TR500~2 000 ms,TE30~60 ms)是质子密度加权图像。在梯度回波成像序列中,激发角度(α)也是图像权重的重要构成因素,α<30°时为T2*WI,α>60°为T1WI,两者之间则更多地依赖于其他成像参数的表达。

二、MRI 参数的选择原则

(一) 重复时间

重复时间(repetition time,TR)是指相邻两次初始脉冲之间的间隔时间,对SE来说就是两个相邻的90°脉冲之间的间隔时间,对IR来说就是两个相邻反转脉冲之间的间隔时间,对GRE来说就是两个相邻的小激发角脉冲之间的间隔时间。TR控制横向弛豫恢复到纵向弛豫的量,如果不能完全恢复将产生质子的被饱和现象,TR越短,饱和效应越强。TR值的选择范围为30~15 000 ms,每1 ms为一选择单位。在常规SE序列中,长TR值减少T1对比,所以长TR值一般用于T2加权或质子加权成像,经过这一长TR,大部分组织的T1弛豫已接近完成,其完成的时间大约是4倍T1值。如果把TR值范围规定在2 500 ms左右,对于大部分组织是可以完成T1弛豫的,且免除了这部分组织的T1对比,但对于某些极长T1值的组织(如尿液)则仍有T1对比存在。如果希望得到T1加权图像,那么TR就要短,这时T1对比增大。当然,TR越短,其信号强度也越弱,其信噪比也随TR缩短而减小。若希望使某些组织特点重点显示,必须有最佳的对比噪声比(CNR),最好的办法是选择一种TR值,使其接近所要区别组织的T1值,

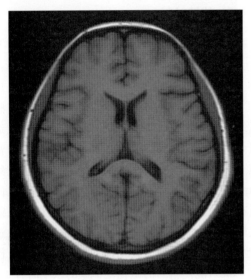

图4-4-1　脑 T1WI 图像

脑室内长T1的脑脊液为低信号而短T1的头皮下脂肪为高信号,脑灰质信号较脑白质信号低。

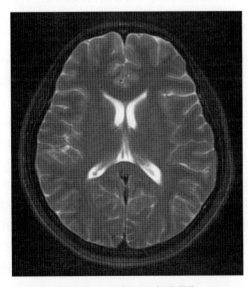

图4-4-2　脑 T2WI 抑脂图像

脑室脑脊液的信号升高,头皮下脂肪信号降低。脑灰质信号较脑白质信号高。

从而获得最大的对比。精确的 T_1 值可能就是那个既要被区分的组织,且又是其中有最长 T1 弛豫组织的 T1 值。一般磁场强度下,对于大多数组织适宜的 TR 值范围是 400~600 ms,这个范围不是绝对的,比这个范围短的或长的 TR 值可能同样有效,因为组织的 T1 值还随磁场场强度而改变。在高场强的情况下,适宜的 TR 值要稍长一些。另外,在心电门控中,TR 决定于受检者的心率。

(二) 回波时间

回波时间(echo time,TE)是射频脉冲与产生回波中心点(K 空间中心数据采集点)之间的时间,通常发生于读出梯度的中心。一般 TE 的选择范围为 8~3 000 ms,每 1 ms 为一选择单位;特殊设备和序列中,TE 可以小于 0.1 ms,主要用以显示超短 T2 的组织结构如骨皮质。没有一种绝对值是"最佳"TE 值,但有某些相当简单的规则可指导作出恰当的选择。TE 越短,T2 对比越不明显,因此如果脉冲序列只着重 T1 对比,TE 应该尽可能地短。最短的 TE 因 MR 设备和成像序列的不同而有差别。在 T1WI 中,TE 的范围约 15~30 ms,使用尽可能短的 TE 可以免除 T2 对比干扰 T1WI,同时也提供了较强的信号,故有较好的 SNR。TE 越长,T2 对比越明显,但这只是在一定范围内才是正确的。如果 TE 太长,所有组织的横向磁化都有了极大的衰减,结果几乎没有了对比,故无法成像。为了产生最佳 T2 对比,选择合适的 TE 值要根据感兴趣区组织的 T2 值来确定,理想的 TE 应该是介于需要鉴别的两种组织 T2 值之间。要精确选择一种最佳 TE 是困难的,对于 T2WI,TE 的选择往往根据自己的经验,TE 的范围在 60~150 ms。TE 的选择还要考虑其他相关因素,如 TE 越长,磁敏感伪影越严重,因此 FSE 能减小这种伪影,而 GRE 增加这种伪影;PC - MRA 中 TE 则是根据相关参数计算、由机器所含软件自动给出的,不能人为选择。

1. 有效回波时间(TE_{eff}) 在快速成像的 SE 或 IR 中,回波链长大于 1,一次 90°脉冲后有多次 180°脉冲,其时间和幅度是不同的,反映组织的对比也不同;若回波放在 K 空间中心就称为有效回波时间(TE_{eff}),主要决定图像的对比。有效回波时间可以人为进行设定。

2. 反相位成像 脂肪和水中的质子进动频率不同,在 T1WI 梯度回波中两者的磁矢量方向随 TE 值的变化呈现周期性变化,即从最初的同相位(in phase),经过失相位过程,到反相位(out of phase),然后经相位重聚回到初始状态。使用恰当的 TE 可使水质子和脂肪质子恰好处于同相位或反相位状态,而两种状态下的其他参数相同。为保证反相位图像的信号下降不是由于 T^* 衰减效应所致,反相位的 TE 应等于 1/2 同相位的 TE。当图像信号主要来源于脂肪和水时,上述过程才有意义。同相位时,脂肪和水的信号相加,表现为较高信号;反相位时相减,表现为低信号。脂肪和水的信号强度相近时,这种改变很明显。临床常用于肝脏、肾上腺、畸胎瘤以及骨髓等的成像。

(三) 翻转时间

翻转时间(inverse time,TI)是指 IR 序列中介于 180°反转脉冲与 90°激励脉冲之间的时间,选择范围应小于 2 500 ms,每 1 ms 为一选择单位。在 IR 序列中,TI 主要用于控制图像对比,足够长的 TI 使感兴趣区组织的磁化弛豫恢复在反转脉冲以后都能通过零点而得到明亮信号,但 TI 过长会使所有组织都恢复完全的弛豫状态。对多数组织,适合的 TI 值约为 400 ms;足够短的 TI 使大多数组织反转的磁化向量仍然在负 Z 轴上弛豫,尚未达到零点,所以其可能获得良好的对比。但 TI 太短时任何组织都来不及进行 T1 弛豫,故缺乏对比。STIR 使用短 TI(1.5 T 机器上 150 ms),能使脂肪的磁化位于零的水平时开始 90°激励脉冲的施放,用以减少相关伪影和抑制背景脂肪。FLAIR 使用较长 TI(1.5 T 机器上 1 500 ms),能抑制自由水的信号,用于区分自由水和结合水。

(四) 翻转角度

对多数脉冲序列来说,翻转角(flip angle,FA)的范围为 1°~180°,每 1°为一选择单位。采用小翻转角,组织的纵向弛豫只有一小部分被翻转到横向平面,只有较少的横向磁化可以用来产生组织的信号。在梯度回波脉冲序列中,采用 10°~40°的翻转角度可获得倾向于 T2 的图像;采用 45°~90°翻转角度可获得倾向于 T1 的图像,若采用小于 10°的翻转角,可在很短的时间内获得一种准 T2WI。但如果在所有其他因素都相同的情况下,一种极小的翻转角度所获得的图像只有很低的信噪比。SE 序列使用足够的 RF 使纵向磁化翻转到横向磁化,激励脉冲常用 90°翻转角;GRE 的翻转角决定了纵向磁化翻转到横向磁化的量,其选择基于 SNR 和 CNR,即翻转角影响图像的信噪比和对比度(表 4 - 4 - 1)。

表4-4-1　梯度回波的对比度加权性质与序列参数的关系

图像性质	TR(ms)	TE(ms)	α(°)
质子密度加权	200～400	12～15	5～20
T1加权	200～400	12～15	45～90
深度T2加权	200～400	30～60	5～20
相对T2加权	20～50	12～15	30～60

(五) 回波次数

回波次数的选择范围为1～128次,每1次为一个选择单位。对于大部分脉冲序列,完成T2弛豫所需的时间比TE长得多。在第一次自旋回波后,再用一个180°脉冲可以产生另一次自旋回波;第二次回波信号的峰值要低于第一次回波信号;同样,第三次回波信号的峰值要低于第二次回波信号,依此类推,利用其峰值点所连成的曲线,即真正的T2衰减曲线。实际上,一次90°脉冲后可跟随多次180°脉冲,每次180°脉冲后产生一个回波信号,每次回波信号都可用于重建一幅图像。自旋回波脉冲序列重建图像,随着回波次数的增多,回波时间也延长;具有长T2组织的相对信号强度越来越高,短T2组织的相对信号强度越来越低。长TE的图像有较多的T2对比,但整体的信号来源下降,造成噪声比下降,图像清晰度差,空间分辨力也可能下降。

(六) 回波链长度

每个TR周期内的回波个数称为回波链长度(echo train length, ETL),一般选择范围为2～16,每1条回波链为一个选择单位,常用于快速自旋回波序列和快速反转恢复序列。ETL增大将成倍地缩短成像时间,但回波链上的各个回波的时间和幅度是不一样的,反映组织的对比也不一样,有的回波放在K空间中心,有的放在周围,前者就称为有效回波时间(TE_{eff}),主要决定图像的对比。当ETL为1时,就成了常规SE序列或常规IR序列。

(七) 激励次数

激励次数(number of excitation, NEX)也称信号平均次数(number of signal average, NSA),选择范围是1～64次,每1次为一个选择单位。增加采集次数可以提高图像信噪比、平滑运动伪影,但增加扫描时间;减少采集次数可缩短扫描时间,但同时又降低了图像信噪比从而降低图像清晰度。因此,需要根据实际情况,合理地选择采集次数。

(八) 矩阵大小

矩阵又分采集矩阵与重建矩阵。采集矩阵的选择范围为64×64～512×512,每8或16为一选择单位,重建矩阵选择范围为256×256～1024×1024,每64为一选择单位。增加矩阵可使每个体素的体积减小,可提高图像空间分辨力,但增加扫描时间,降低图像信噪比;减小矩阵可减少扫描时间并提高图像信噪比,但降低图像空间分辨力。矩阵不一定是正方形,也可以是矩形,矩形矩阵对应于矩形FOV,适应相对矩形的人体躯干,保证成像的有效性,一般矩形的短方向(仰卧位人体的前后方向)是相位编码方向,可以减少相位编码线的采集以缩短成像时间。

(九) 层面数

层面数(number of slice)的选择由操作者根据实际情况设定,每1层为一个选择单位,但受成像序列参数的限制。层面的选择还可分组进行,如要进行横断椎间盘扫描,一次选择多个椎间盘会使层面数太多,有些贯穿椎体的层面并不是观察者所需要的,采用分组选层的方法就可以只扫描椎间盘所需层面的图像,减少层数和节省数据图像储存空间。多组选层的定位线要尽量避免交叉,以防激励层面在交叉点的相互干扰。

(十) 层面厚度与层块厚度

层面厚度(层厚)即最后显示图像的厚度,其选择范围一般为1～40mm,每0.1mm为一个选择单位;高分辨力三维成像序列可选择更小的层厚,特殊检查如MRCP或MRU等可选择很厚的组织块进行2D采集。增加层面厚度可提高图像信噪比,并使成像组织容积增加,但加大部分容积效应的影响,降低空间分辨力,减少流入性增强效应。减小层面厚度可减小部分容积效应的影响,增加流入性增强效应,降低了信噪比,使成像组织容积减少。

层块厚度是指三维采集时整个节段的厚度,其选择范围为10～200mm,应用时需要选择层块内的层面厚度。一些机型的最大层厚不足以覆盖成像范围时,可以采用多层同时采集。

(十一) 层面间距

层面间距(层间距)(gap)是指同序列扫描时相邻两层之间的距离,与CT的重建间隔不同,也非分组选层时的距离;其选择范围为层厚的 0～100%(有些机型可以提供负间距选择),每 1% 为一个选择单位。在 2D 采集中,增加间距可减少交叉对话伪影(crosstalk),增加覆盖与成像平面垂直的解剖区域,但将使两个层面间更多的组织被排除信号采集的来源,等于丢失介于层面之间的组织信息,增加了层间距内病理信息丢失的机会;减小间距不易丢失层面之间的信息,但增加了交叉对话,且减少了与成像平面垂直的解剖区域,一般采用 10% 左右的层间距。3D 采集时无需层间距甚至可以重叠重建,这对于 3D 重建是必须的。

(十二) 成像视野

成像视野(field of view,FOV)的选择范围为 1～50 cm,每 1 cm 为一个选择单位。增大 FOV 可提高图像信噪比,减少卷褶伪影的干扰,增加观测区域,但使图像空间分辨力下降;缩小 FOV 可提高图像空间分辨力,使信噪比降低,卷褶伪影出现的机会加大,减少了观测区域。为了适应相对扁平的人体躯干,发展了矩形 FOV,一般矩形 FOV 的短方向是相位编码方向,可以减少相位编码线的采集以缩短成像时间,或在相同时间内增加采集以提高图像质量。

第二节
磁共振成像常用技术

一、脂肪抑制技术

目前,有多种脂肪抑制技术,但多数是以下列 4 种或其变型为基础。即短时反转恢复法(short TI inversion recovery,STIR)、化学饱和法(chemsat,chemical saturation)、Dixon 和 Chopper 方法及混合法。其中,前两者较为实用,下面分别叙述。

(一) 短时反转恢复法

该方法是一种最简单的脂肪抑制技术,其对脂肪信号的抑制是基于 T1 弛豫时间的长短。反转恢复(IR)序列是先用一个 180° 射频脉冲使磁化向量从正 Z 轴反转到负 Z 轴方向,当中止脉冲时,磁化向量又向着其平衡状态正 Z 轴方向恢复。在某一点上,即从负 Z 轴恢复到正 Z 轴时的一点,两个方向上均无纵向磁化向量,该点称之为零点。利用此点能使不同的组织产生信号缺失。如果选择的 TI 值恰好等于某一组织到达零点的时间,该组织就会出现信号缺失,因为此时即使施加一个 90° 脉冲,也不能产生横向磁化,而无横向磁化是不能产生 MR 信号的。零点值因组织而异,一般来说,相当于组织 T1 时间的 60%。而 T1 同时依赖于场强,场强增高则 T1 延长。此外,零点值还取决于 TR 的长短。脂肪的 T1 非常短(1.5 T 时,大约 250 ms),当场强为 1.5 T 时,其零点值为 160～170 ms;当场强为 0.5 T 时,其零点值为 90～

120 ms。因此,要抑制脂肪信号,TI 值的选择应根据不同场强的机型选用不同的脂肪组织"零点值"。STIR 抑制脂肪信号的效果强,对病变的敏感性高,可达 100%,且受磁场均匀性的影响小,但其有以下缺点:①扫描时间长;②图像信噪比差;③特异性差。它不仅抑制脂肪组织信号,其他组织如果 T1 值等于或近似于脂肪组织,其信号也会被抑制。

(二) 化学饱和法

在无梯度场条件下,以窄频带脉冲优先激发脂肪(优先于水),并用附加的梯度场使脂肪信号相位分散,然后使用所选择的脉冲序列,达到抑制脂肪信号的目的。脂肪组织中氢质子的进动频率比水中质子要低,称之为化学位移,利用这一特性来选择适当的射频优先激发脂肪,进而使其抑制。采用针对脂肪的频率,在 16 ms 内发射一个具有 4 个 0 点交叉的同步脉冲,其有效激发频带的中心频率范围大约为 180 Hz。对于不同场强的磁体来说,发射时间的长短及 0 点交叉的间隔亦不相同。使用该技术时,在激发脉冲前先施加一个针对脂肪频率的预饱和脉冲以消除脂肪的纵向磁化,继之发射激励脉冲,因脂肪尚未弛豫,所以就没有或仅有小量的磁化被倾斜到横向平面上。在常规 SE 序列的每一层面选择脉冲前,可以使用该脉冲,操作者无需改变数据,也不需做任何后处理工作。此脂肪抑制技术与 SE 序列合用比较容易,但有以下缺点:①需要额外的射频脉冲及梯度场,增加了扫描时间,也增加了患者的特殊吸收率;②减少了每个 TR 所允许的扫描层数;③易受磁场的均匀性和患者磁敏感性的影响,磁场越不均匀,脂肪抑制效果越差;④降低了整个图像的信噪比。

(三) 化学位移成像法

Dixon 首次阐述一种简单的化学位移成像技术,其 MR 图像能将水和脂肪的信号加以区分。该方法是先产生两幅相位敏感图像:一幅为常规(同相位)图像,一幅为水和脂肪质子的相位差 $180°$ 的(反相位)图像,然后将两幅图像进行减影,即可得到单一的水或脂肪图像。使用 Dixon 方法必须要获得两套独立的图像数据。Chopser 脂肪抑制技术是对 Dixon 法的软件进行简单的改良,它在获得图像的过程中就可以自动处理数据,用来处理成对的激发脉冲以纠正数据采集过程中的不完善。因此,省去图像数据采集后的重建过程,此方法还可减少因被检者运动所造成的伪影。

(四) 混合法

混合法也称为二项式激发法,使用一组二项式系数为比例的组合射频脉冲进行激发,常用的组合有 1-1、1-2-1 和 1-3-3-1。以 1-3-3-1 组合脉冲为例,按 $1:3:3:1$ 比例发射的射频脉冲,作用于含水和脂肪的样本时,可以选择性地激发水或脂肪。把它用于水激发脉冲时,脂肪信号经过这组射频脉冲激发后又转回到纵向,即没有被激发,而水信号经过这组射频脉冲激发后翻转到指定的翻转角,产生仅有水质子的图像,其特点为脂肪信号呈均匀一致地消失。该技术有极好的脂肪抑制效果并不伴有成像时间的明显延长,也无需增加图像的后处理过程。但此项技术要求观察野内静磁场的不均匀性要小于水和脂肪化学位移的差异,因而对磁场的均匀性要求比较高。

二、饱和技术

包括化学饱和、预饱和等,化学饱和(chemical saturation)技术是使用一种特殊的射频脉冲专门饱和成像容积内的脂肪质子,以去除化学位移伪影和脂肪信号,保证被脂肪所包绕或掩盖组织的对比度。预饱和(pre-saturation)技术是使用一种射频脉冲去饱和感兴趣区以外区域,让目标区域以外的组织和结构完全丧失信号,以保障感兴趣区的成像,可用于各种扫描序列中对非感兴趣区的饱和,以减少这些区域对感兴趣区的负面影响。

三、补偿技术

流动补偿技术是使用一种特定的梯度脉冲去补偿血液或脑脊液中流动的质子,以减轻所产生的伪影或信号丢失。呼吸补偿技术指根据呼吸时相,将相位编码分段对应呼吸周期之呼气末至吸气初阶段,分段集中进行信号采集,以最大限度地抑制呼吸运动所造成的伪影。

四、磁化传递

磁化传递对比(magnetization transfer contrast, MTC)或磁化传递成像(magnetization transfer imaging, MTI)不是一种独立的成像方法,是依附在其他成像序列之上、改变图像对比的一种技术。磁化传递是指在两种不同的分子池间纵向磁化的传递,利用磁化传递原理成像的最常见例子是水分子池中的质子和大分子池中质子的磁化传递对比。这种通过空间的磁化传递可能主要是由偶极子-偶极子相互作用产生的,它们传递的是磁化现象而不是质子本身,在这种传递过程中也有一些化学位移参与其中。与水中质子的 T2 相比,大分子池中质子 T2 极短,故共振频带很宽。由于大分子池中质子极短的 T2 和很低的质子密度,因此在 MR 图像上不容易观察到这些质子的信号,但这不表明它们对成像没有影响。磁化传递的结果是大分子池中的质子通过磁化交换可在水分子池的信号改变中显示出来,当两个池中的质子完全弛豫时(即两者具有同等的纵向磁化时),磁化传递是没有意义的;只有其中一个池(通常是大分子池)中的质子被饱和,磁化传递才会导致水分子池的磁化减低,因而出现 MR 图像信号降低的现象,MTC 所指的对比就是在大分子池中质子被饱和后相应的 MR 图像信号对比改变。不同的组织 MTC 的效果是不一样的,脑白质信号可下降 40%,脑灰质信号下降 35%,肌肉信号下降 50%,血液信号下降 15%,而脑脊液中的水和脂肪的信号没有变化。MTC 受相应质子池大小和浓度的影响,也受 TR、TE、饱和技术和相关参数的影响,质子池内的 T1 和 T2 也对 MTC 有影响。

MTC 技术可附加于其他 MR 成像方法,如 SE、IR 或 GRE 等,其技术原理是使用一个可调节发射功率的偏离质子共振频率的脉冲,预先饱和大分子池中的质子。预饱和脉冲发射功率越大,偏离共振频率越少,MTC 的效果越明显。MTC 最常用的场合是 TOF-MRA 以显示较小的血管和 Gd-DTPA 增强检查。后者主要是缩短 T1 的 MR 对比剂并不受大分子池质子被饱和的影响,相反,由于大分子池中质子被饱和后脑实质的信号有明显下降,因此,在低信号下,高信号的强化病灶显示得更为清晰。

五、增强检查

增强检查的主要目的是通过引入阳性或阴性对比剂来改善组织的固有对比,从而获得更多的诊断信息。如果通过静脉团注对比剂,在不同期相和时间点观察组织的信号变化,可以得到相应组织的血供信息,称为动态增强技术。

目前临床常用对比剂为 Gd-DTPA,它可以缩短局部组织的 T1 弛豫时间,使之在 T1WI 呈高信号。另外,MRI 对比剂根据检查目的和用途的不同有很多类型,其应用主要是增加对比度,提高组织的分辨力以利于检出病灶,或是通过病灶不同的增强方式和类型帮助病灶定性。

六、生理门控

主要有心电门控、呼吸门控和导航回波门控技术,它们可单独或联合使用。

(一)心电门控技术

心电门控是减少心血管与血流伪影最重要的方法,心电门控成像可观察纵隔解剖、心脏结构及大血管结构。其优点是能获得心动周期预定点上的图像,同时也可作为检查时监视患者情况的一种手段;其不足之处为心电图 R-R 间期决定着 TR 间期的长短,大大限制了成像参数可供选择的范围。门控需把成像序列与生理性触发点联系起来,目前常用两种方法:①心电图触发成像,即心电门控;②周围脉冲触发,即脉搏门控。近年的实践表明,心电门控技术比较成熟而可靠。

1. 机制

(1)心电触发:以心电图 R 波作为 MRI 测量的触发点,选择适当的触发延迟时间,即 R 波与触发脉冲之间的时间,可以获得心动周期与任何一个相位上的图像。R 波触发可与多层面多相位扫描技术相结合。

(2)心电门控:只在心电门开放时获取资料。凭借选择层面的稳定状态激发成像,能提供多相位扫描恒定的信号强度。心电门控的宽度与位置可由操作者选择。

心电门控 MR 成像中的 TR 是由计算机自动调节的,例如正常心率为 60~100 次/min,心电门控脉冲序列 TR 则为 500~1 000 ms,如果并用的 TE 在 20 ms 以下,该脉冲序列可同时采集 20~30 幅图像。

2. 序列 心电门控成像序列所采用的多为自旋回波序列,可用单回波或多回波扫描,此为常规心脏 MRI 检查序列。这种扫描序列的 TR 是由心电图 R-R 间期决定的,相当于 R-R 间期的倍数,一般一个 R-R 间期约为 600~1 000 ms,单回波时间通常为 15~30 ms。多层面扫描时,两个相邻解剖层面,时间间隔大约 50~100 ms,所以每一层面采集于心动周期不同的相位上,双回波时间为 30、60 ms;多回波时间为 30、60、90、120 ms。

快速成像序列多数情况下不必使用心电门控。快速梯度回波单层或多层时相序列主要用于心室功能、瓣膜功能检查以及形态学检查,如心室功能检查、瓣膜缺损、反流、主动脉疾病、先心病及肿瘤等。由于信息采集是以快速连续的方式进行,故随血流进入每个层面的质子群是充分弛豫的,因而在每个层面上都增强,产生与血管造影相似的图像。快速采集的连续图像每心动周期可达 20~30 幅,若连续成像,可以电影的形式显示。

3. 心电图导联的放置方法 将黄色导联(RA)置于胸骨左缘第四肋间处,若 R 波不佳,可将导联位置上下移动至满意为止;再将红色导联(LA)置于左侧乳头下,距中线距离约 5~6 cm 处;最后将黑色导联(RL)置于 RA 与 LA 导联左下延长线上,且 RL 距 RA 不超过 12 cm。3 个导联沿心脏长轴呈一条直线放置。注意勿将导联与体线圈接触,否则可引起射频磁场畸变及导线发热而致受检者不适。连接心电图导联与发送器,观察心电图波形,如发现波形倒置应调换 RA 与 LA,直到波形正确为止。

为了减少心电门控对 MR 信号的干扰,应将心电触发的 3 个电极平行于人体长轴排列,不可将导线卷曲似一线圈,因后者在强大的磁场下能产生电流而干扰 MR 信号。要做好心电触发 MRI,需要有一定幅度的 R 波,若 R 波幅度太小,则不能导致有效触发。常见于前间壁心肌梗死或肥胖患者,适当调整电极位置或转动患者体位,可使 R 波幅度增加,并使心电触发成功。

（二）呼吸门控技术

呼吸门控是通过选择性地处理呼气或吸气过程中某一时相所接收的信号来实现的。它常使用一种能测量胸腹部呼吸运动的气压感受器来检测呼吸周期的频度。像心电门控以 R 波作为 MRI 测量的触发点一样，呼吸门控常以其呼气或者吸气（常为吸气）相来获取 MR 信号数据。

由于呼吸周期并不规律，使得受呼吸门控调节的数据采集不易顺利完成，故需耗费较长时间才能获取一组呼吸门控图像。近年来，许多 MR 生产厂家推出了新的抑制呼吸运动伪影的技术与呼吸门控仪匹配，取得了较好效果且对成像时间影响不大。

现代高场强 MR 成像设备的广泛应用和计算机技术的迅速发展，使得快速成像迅速普及，因而实际工作中更多地应用一次屏气成像，无需呼吸控制。

（三）导航回波门控技术

与传统的利用压力传感器（如绑缚呼吸带或放置气囊）来探测腹壁运动不同，导航回波技术可以利用磁共振信号来探测呼吸运动，并利用该信号来触发磁共振成像，达到抑制呼吸运动的目的。常用的导航回波技术分为膈肌导航和相位导航两种。膈肌导航技术通过放置导航条在膈肌位置，通过不断的采集导航条内的磁共振信号来探测膈肌的位置变化，当探测到膈肌位置进入采集窗之内时，脉冲序列由导航数据采集模式自动切换到成像模式。当次采集窗内的成像数据采集结束后，序列再次切换回导航模式，如此循环直到全部成像数据采集完毕。相位导航技术无需

在膈肌处放置导航条，操作更加便利。因为运动以及运动导致的局部磁场的变化在 K 空间中表现为相位变化，利用梯度双回波序列可以探测出这种相位的变化。将这两个回波做一维傅里叶变换到空间坐标下，然后将对应像素进行共轭相乘，得到与呼吸运动周期相关的数据值。通过不断的采集和检测这个数据值是否进入采集窗，来决定是否开始进行成像采集，其后的触发门控方式与膈肌导航相同。导航回波技术可以与心电门控技术结合使用，如心脏冠状动脉成像时可利用导航回波探测膈肌运动同时利用心电触发进行冠状动脉扫描。

七、螺旋桨技术

螺旋桨技术（Propeller，GE）或刀锋技术（Blade，Siemens）是 K 空间旋转放射状充填技术与 FSE 或 FIR 序列相结合的产物，Propeller 与 Blade 细节上略有差异，本质上大致相同。

FSE 或 FIR 采集的 K 空间编码线是一组一组采集的，即具有回波链，每个回波链有多个回波即多条编码线，称为一组编码线；这些编码线平行地充填于 K 空间内，称为螺旋桨的叶片或刀锋。不同组的编码线在 K 空间的充填则不是平行的，而是以 K 空间中心点为圆心旋转充填的（图 4-4-3）。即该技术的 K 空间充填是平行充填（每个回波链内）和旋转充填（回波间）相结合的充填技术，其结果是 K 空间的中心区域由于编码线（信号）的多次重叠，以保障了较高的信噪比并减少运动伪影，而周边区域由于（较长）回波链平行充填，也维持了较高密度的编码线，从而维持了足够的空间分辨力。

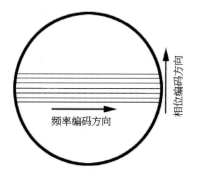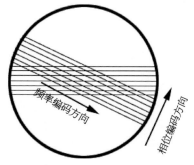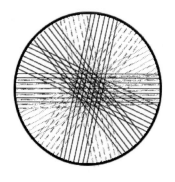

图 4-4-3　以 K 空间中心点为圆心旋转充填

由于 K 空间中心的大量数据重复，为数据校正提供了更多的机会，经过相位校正、旋转校正、平移校正等计算机处理，保证了足够信噪比的 MR 图像，而运

动伪影则沿着放射状方向被抛射到成像视野范围之外，从而显著地减轻了运动伪影。

Propeller 或 Blade 技术最大特点是明显减少运

动伪影,其次是 K 空间数据重叠带来的高信噪比,虽然长回波链会带来模糊效应降低图像对比,但总体对比度良好;该技术使用 FSE 或 FIR,采集的是 SE 信号,因此又具有 SE 信号相关特点,对磁场不均匀性不敏感,不易产生磁敏感伪影。

随着该技术日趋成熟,临床应用也较广泛。Propeller FSE T2WI 常用于颅脑不配合患者的检查(图 4-4-4),后来也用于腹部成像以减少非可控性运动伪影。Propeller T2-FLAIR 以同样的理由应用于颅脑检查且有望替代常规 T2-FLAIR,因为有更好的信噪比和更少的运动伪影。该技术也可以与 T1-FLAIR 结合使用以减少运动伪影。Propeller FSE DWI 可以明显减少以往 DWI 序列的严重磁敏感伪影,在颅底脑结构的显示上明显改善。

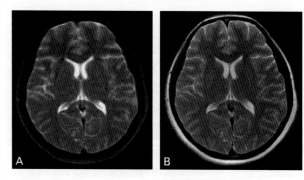

图 4-4-4 颅脑 T2WI
A. 常规 T2WI(运动伪影);B. Propeller T2WI。

(曹厚德 李惠民 詹松华)

第五章
磁共振血管成像

一、流体特征及其成像

流体主要指血流,也包括脑脊液流动。流体的流动形式有多种,常见的是层流和湍流,血管中的血液流动通常是这两种同时存在或交替出现,一般以层流为主,特殊环境下湍流可占优势。

在 SE 序列上,流体的表现形式比较复杂,可以表现为高、等或低多种信号。当血流方向垂直或接近垂直于扫描层面时,血流无信号,呈现流空现象,TE 越长,流空现象越明显;快速流动的流体质子群在 TE/2 时间内虽然还未呈现流空现象,但其位置的改变同样形成质子失相位;而层流流速的差别也会造成失相位;这些现象和过程造成层流的 SE 信号丧失,表现为血流的低信号。湍流容易发生在血管变形处,如分叉、弯折、狭窄或扩张等,造成血流的无序,从而也导致质子群的自旋失相位效应,表现为 SE 信号的丧失。

在 SE 多回波成像即 T2WI 中,因为偶数次线性变化的梯度场使得质子群重聚相位而产生高信号,表现为偶回波上血流呈现高信号,即层流的偶回波聚相位效应。相应地,在奇回波上缺乏这种效应而使血流呈现低信号,称为层流的奇回波失相位效应。

上述的流空效应见于高速流体,即高速流体的流空效应。对于低速流体,情况有些不同。相对较慢流速的血流常有未经激发的质子群进入扫描层,经激发后产生较强的信号,称为流入增强效应,血流表现为高信号即低速流体的流入效应。更慢流速的血流则使上述的各种失相位效应不再明显,而主要取决于血液的 T1 和 T2 值,而血液一般具有长 T1、长 T2 值,

在 T2WI 上就表现为高信号。在特殊情况下,如 True FISP 序列,由于采用了超短的 TR 和 TE,即便是快速血流,相对于该序列来说也是"很慢的血流",所以都表现其长 T2 特性,呈现很高的信号,与水信号相似。

在梯度回波序列上,小角度激发产生宏观横向磁化矢量的血流尽管离开了扫描层面,但只要不超出有效梯度场和采集线圈的范围,还是可以采集到因梯度场的切换而产生的梯度回波信号,所以血流常表现为高信号。由于 TR 较短,上述流入增强效应更容易实现,因此血流容易表现为高信号,鉴于流入增强效应的发生机制,梯度回波中的血流高信号更易发生于两端的层面,或最上层面血流信号最高,或最下层面信号最高。

此外,动脉血流受心动周期的影响,利用心电门控在舒张后期完成 MR 成像时,血流信号主要体现其 T1 值、T2 值的影响;在非门控成像中,如果 TR 恰好与心动周期相吻合,可以达到门控的效果,则血流也表现为高信号,称为舒张期假门控现象。

在更短 TR 和更短 TE 的梯度回波 T1WI 上,血流的信号受流动影响很小,主要取决于其长 T1 特性,表现为血流低信号;同时,周围组织也因饱和而大都呈现低信号。这时引入对比剂明显缩短血液的 T1 值,可以大大提高血液的信号,表现增强效应;在 1.5 T 机型上,脂肪组织的 T1 值约 250 ms,血液的 T1 值约 1 200 ms,注射 Gd - DTPA 后血液的 T1 值缩短至约 100 ms,明显短于脂肪组织。

流动也会带来流动伪影,因为相位偏移错误在 FT 时不能纠正、被当成相位编码方向上的有效位置信息,在相位编码方向上形成伪影。

利用流体与成像序列的各种互动特性,可以进行多种有效成像,尤其是磁共振血管造影(magnetic resonance angiography,MRA)。MRA 是利用 MRI 特殊的流体流动效应成像,而不同于动脉或静脉内注射对比剂再进行的 X 线或 CT 血管造影。目前,MRA 至少可以显示大血管及各主要脏器的一、二级分支血管。MRA 最先用于血管性病变的诊断,如血管的栓塞、血栓形成、动脉硬化的分期等。与 MRI 对比剂如 Gd-DTPA 联合使用即增强 MRA,可显示与肿瘤相关的血管和肿瘤对一些血管的侵犯情况。MRA 的方法很多,最常用的主要是时间飞跃法、相位对比法和对比增强法。

二、时间飞跃法 MRA

除质子密度、T1、T2 时间之外,流动现象对 MR 成像也具有重要作用。SE 序列中,质子需要经历两次射频脉冲的激发,即 90°和 180°射频脉冲的激发才会给出信号。如果质子在接收这两次射频脉冲之前已经移出了正在采集信号的成像层面,具体而言即为移出了某一个体素,那么这些流动中的质子给出的信号强度就大幅度下降,信号强度的下降与流速成正比,这种效应称为流出效应。这一效应随流速的增快而加强。因此,快速流动血液在 SE 序列成像时常表现为低信号或无信号。在 GRE 序列中,情况有所不同,GRE 序列中没有两次射频脉冲的激发,TR 时间又很短,所以在成像时,射频脉冲对一选定层面或体素内的质子短时间内进行反复激发,可使此层面中的静止组织质子饱和,即达到一个稳定状态,在每次 RF 脉冲激发后所产生的横向磁化均相同,在给定 TR 期间内,纵向磁化不能完全恢复。而流动中的质子未受到这种反复激发的射频脉冲影响,处于未完全饱和状态,当它进入成像层面时,即可产生较静止组织强的信号,这种现象称为"流动相关增强现象",用于 MRA 的时间飞跃法(time of flight,TOF,简称时飞法)成像。

在 MRA 中时间飞跃指的是流动中的质子从激发标定到检测的时间,MRA 中最常用的是流动质子的被动标定,在被动标定中这一时间是不确定的。标定的方法有多种,包括纵向磁化翻转、磁化饱和及流动中质子被动标定等,各方法的特点各异,现只介绍常用的磁化饱和法,此法的特点为具有完全纵向磁化的质子流入只具有部分或不完全纵向磁化的区域。标定有时间性,失去标记的时间由 T1 决定,在

血管的远端由于这一效应而使血管与静止组织不能区分。

虽然标定和随后的检测可以了解流动的质子,但仍有必要对静止组织的信号进行处理,使之抑制到最低限度。处理的基本方法有两种:减数法和饱和抑制法。减数法虽然效果优于饱和抑制法,但它耗时太长。减数法需要进行两次激发,一次有成像邻近区域的空间选择反转脉冲,一次没有。两次所得的信号相减即可抑制从静止组织来源的信号。饱和抑制法是利用流动质子和静止质子饱和程度不一致的原理进行成像。

TOF 按数据采集处理模式分类可分为三维(或容积)成像与二维成像,以及其他衍生法。

三维(3D)TOF-MRA 是建立在梯度回波成像脉冲序列上的方法,通常有一个梯度或 RF 的相位破坏方案(spoiling scheme)以避免残余横向磁化重获相干性(图 4-5-1)。3D 的激发和图像数据采集是对一较厚的区域(如 32 或 64 mm)进行层块(slab)处理。它的优点是可获得较小的体素尺寸和短的 TE 以降低体素的失相位作用。3D 薄层切面是通过沿层面选择方向的相位编码实现的。在 3D-TOF-MRA 中给定了 TR、翻转角度和 T1 时间后,静止质子在短时间内反复激发后处于稳定饱和状态,当血流进入成像层块时,由于血流处于未饱和状态,而且血流的 T1 较长,因此,血流表现为高信号,但血流在通过成像层块时,它也受到反复的激发逐渐达到饱和,所以信号逐渐减低直到与静止组织不能区分。这个过程与血流速度有关,血流越快,这一影响越小;反之,一些小血管和静脉受其影响很大。3D-TOF-MRA 序列中的 TR 时间和 RF 角度对 MRA 有很大影响,3D-TOF-MRA 宜选择稍大的 RF 角度和短的 TR。TOF 中 TE 时间越短越好,TE 时间越短,流动中的一些复杂因素如加速度、涡流等造成的质子失相位的影响就越小,信号的损失也越少。TE 时间如能短到几毫秒时将大大改善流动的信号强度,故 3D-TOF-MRA 一般都选择机器所能允许的最短 TE 时间,但选用最短的 TE 并不是绝对的。在富含脂肪与水的组织内,由于相位的轻微差异,可造成在梯度回波序列中出现第二级化学位移效应,但经过选择合适的 TE 可以避免这一效应。

二维(2D)TOF-MRA 是另一种以流动为基础的图像采集方式。它需要一个有破坏方案的梯度回波脉冲序列,与 3D 不同的是 2D 不对整个感兴趣区的层块进行反复激发,而是通过相位编码来分隔每一层

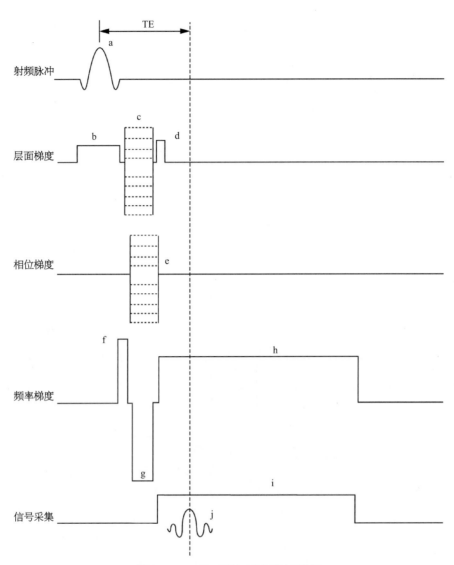

图 4-5-1　3D-TOF-MRA 脉冲程序图

a. RF 一般<90°；b. 与 RF 脉冲相对应的梯度脉冲作用于选定层块；c. 这是一个综合梯度脉冲，其作用为激发层块形成重聚焦相位（实线）以及分隔层面的相位编码（虚线）；d. 流动补偿梯度；e. 常规相位编码，此梯度呈阶梯状从一个激发到下一激发；f. 频率编码方向的第一流动补偿梯度；g. 此梯度使横向磁化失相位，如此则造成反向的读出梯度形成梯度回波；h. 读出梯度；i. 信号采集窗在整个读出梯度期间均打开；j. 采集窗中梯度回波信号是不对称的，意味着为一部分回波采集和需要采用部分傅里叶重建法。

面。2D 是按预定的单一层面进行逐层的激发和图像采集，每次激发只进行一层的信号采集。整个感兴趣层块是以一连续多层面的方式进行图像采集和处理的（图 4-5-2）。

在 3D-TOF-MRA 中，选择合适的 TR 和 RF 角度比较重要，否则血流从流入的最初层面的末尾信号下降太多。但在 2D-TOF-MRA 中，每一层面的流动质子的纵向磁化都是完全恢复的，因此流动和静止组织之间的对比在 90°激发射频脉冲范围内都是最大的。连续的层面信号采集中，每一层面的流动与静止组织对比也是比较一致的。假设流经每一层面中

的流动质子的纵向磁化都是完全恢复的，则静止组织与流动质子的信号对比度是不依赖于 TR 和流动速度的。这样在 2D-TOF-MRA 中各参数的选择容易得多。不过要实现这一条件的前提是无限薄的层厚。在实际应用中，按目前的硬件条件最薄的层厚约为 1.5~3 mm。在层厚和 TR 固定时，流动质子只有达到某一流动速度时，所采集层面内的流动质子的纵向磁化才能完全恢复，以产生最强信号。在 2D-TOF-MRA 中，流动质子与层面垂直时，层厚（D）与 TR 设定后，采集层面内流动质子纵向磁化完全恢复的最低速度（V）可用下式表达：$V=D/TR(cm/s)$。例

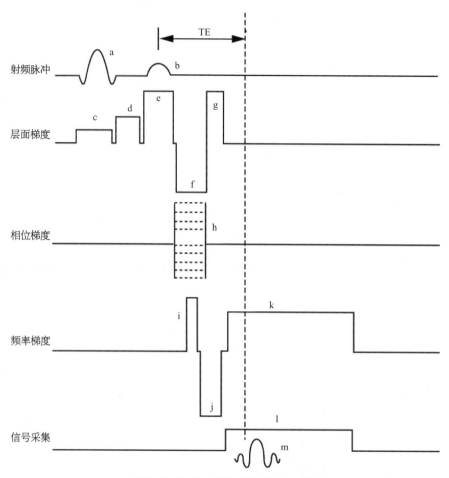

图 4-5-2 2D-TOF-MRA 脉冲序列图

a. 预饱和区的 RF 脉冲为 90°；b. 相匹配的 RF 窄脉冲，用于选择性激发很薄的预定层面，通常角度较大(60°~90°)；c. 与 a 相对应于饱和区选择梯度；d. 在选择性激发预饱和区后，这个波可使这区域的横向磁化失相位；e. 强梯度脉冲与 RF "b"相对应，用于激发很薄的层面；f. 因层面选择激发而导致的部分横向磁化失相位可由此梯度脉冲而重聚焦；g. 沿层面轴上第一次流动补偿；h. 在相继的各次激发中，相继编码梯度为阶梯状，以获得 K 空间中的不同编码线；i. 频率编码轴上的第一次流动补偿梯度；j. 频率失相位梯度，可造成沿此轴的横向磁化失相位，如此则下述读出梯度(k)将使这个磁化重聚焦以产生一个梯度回波；k. 读出梯度；l. 信号采集在自由梯度工作时开放；m. 梯度回波信号，在采集窗的早期形成，为部分回波。

如 D=1.5 mm，TR=50 ms，V=0.15 cm/0.05 s=3.0 cm/s。对流动缓慢的静脉血和动脉硬化的近侧端血流也可以达到这一条件。如果血流与采集层面不垂直甚至平行时，流动中的质子纵向磁化完全恢复的量就减少，信号就会下降。所以，在 2D-TOF MRA 中欲获得流动的最大信号应尽量选用与流动相垂直的成像平面，如以横断面来检查颈动脉等。

对流动高度敏感的 2D-TOF-MRA 可同时显示很多血管，造成图像上纵横交错的血管影，不利于观察。可通过设置一个预饱和的射频脉冲，对不需显示的血管进行预饱和处理，抑制其信号。具体方法是在所采集层面一侧设置一个预饱和脉冲，使与此方向一致的流动质子在进入采集层面前已经饱和，在预定采集层面内这些已预饱和的流动质子就不会给出高

信号，消除了这些流动质子的影响。预饱和脉冲和预定采集层面一起成对按计划移动，使每一层面都得到处理。因为体内的动、静脉中的血流基本上都是以相反的方向流动，因此可通过在采集层面不同的两侧设置预饱和脉冲来达到仅显示动脉或静脉的目的，但对周围小血管这个方法可能效果不佳。

三、相位对比法 MRA

影响 MR 信号的不但有纵向磁化的作用，还与横向磁化的相位有关。TOF 的基础是纵向磁化的作用，而相位对比法(phase contrast，PC)的基础是流动质子的相位效应。MR 成像的基本条件之一就是质子与相应磁场强度成比例的射频脉冲共振。如果施

以一个梯度变化的磁场,则质子也将以一个梯度变化的频率与之共振。如果梯度磁场的宽度有限制,则与之严格对应的质子横向磁化相位位移将可直接定出其空间位置。梯度脉冲产生的位置依赖相位位移可因施以第二个同样宽度但极性相反的梯度脉冲而取消。但如果质子在施以两次梯度脉冲期间移动了一段距离,由第一次梯度脉冲引出的相位位移就不会被第二次极性相反的梯度脉冲所抵消(图4-5-3)。这一剩余的相位位移与质子在第二次梯度脉冲间期的移动距离直接成比例。即与流动的速度成比例。相位的这种变化是PC-MRA的相位敏感性流动成像的关键。

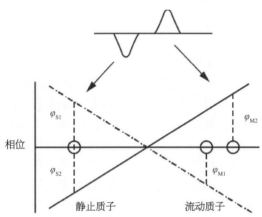

图4-5-3 双向梯度脉冲对静止质子和流动质子作用

虚线为第一次梯度脉冲,实线为第二次梯度脉冲;静止质子经二次梯度脉冲激发相位没有改变,而流动质子有相位位移产生。

PC中流动质子的流动方式与信号强度密切相关。如果流动为匀速前进,则相位位移集中,给出强信号;如果流动有加速度、涡流等现象时,则相位位移分散、信号降低。以相位对比法进行MRA时,需增加一个流动编码的梯度磁场以形成流动质子的相位位移。通过调节梯度场的大小,改变从流动质子来的信号强度,但对静止质子没有作用。PC-MRA一般采集两次不同角度流动编码的图像。因为流动编码梯度对静止组织没有作用,两次图像所得的静止质子信号相同而流动质子信号随流动编码改变而有所不同,将这两个图像进行相减就得到只有血管的影像而背景信号极低的图像。PC-MRA不是单一的成像方法,而是一类原理基本相同的血管成像技术的总称。这些方法的优缺点各有不同,所以不同方法的PC-MRA有其一定的适用范围。

PC-MRA的基本技术是在常规梯度场的基础上同时有流动补偿梯度场的存在。成像的平面方向和视野(FOV)一般不受这个流动补偿梯度场的影响,易得到薄的切面。PC成像方式有效地抑制了从静止组织来的信号,一次成像即可得到全投影血管造影像。如采用动态范围抑制法(dynamic range suppression method)可进一步改善抑制效果,使图像质量更佳。

2D-PC-MRA与2D-TOF-MRA成像原理不一样,但图像的处理方法是一样的,进行一系列连续的或部分互相重叠的切面数据采集。在2D-PC-MRA中,无论采用何种投影技术,成像体素都是高度不均质的,在同一体素范围内可能包括有几条血流方向不同且交叉重叠的血管。在这种情况下,从一个体素来的不同血管的绝对相位是不同的,它们可能互相干扰、抵消,以致信号消失,这是2D-PC-MRA的重要缺点。在活体中,动脉的流动方式是搏动式而不是恒流式的,因而在PC-MRA数据采集过程中,从动脉来的流速引出的相位位移可有较大的差别,这些差别可能引起伪影。克服的方法是增加激发次数,将多次采集的信号平均化。例如TR=33 ms、心率60次/分,激发次数可定为30次,这样可将不同心动周期所引起的流速差异全部平均化,以消除伪影。

正常的肢体血流一般有3个相,即收缩期的快速前进相、舒张早期的缓慢反向流动相和舒张期的停滞或缓慢前进相。如果用非门控MRA技术,约2/3的图像信号采集发生在没有明显流动的期相内;如用门控MRA技术,就可在心动周期的许多不同点上进行信号采集,这样所获得的图像大多数都可保证是在收缩期的快速流动期内获得。因为动态的流动大多发生于动脉,故这种方法也可用于鉴别动脉和静脉。门控MRA常用于头、颈、腹、盆腔和四肢等部位,对搏动明显的血管特别有效。

3D-PC-MRA克服了许多2D-PC-MRA的缺点。3D-PC-MRA与2D的投影血管造影法不同,它是直接的三维空间采集图像,3D中的体素很小,基本可看作为均质的,故在3D成像体素中的相位差异可限制到最小。3D-PC-MRA的最主要优点为其图像资料可用多种方法进行回顾性再处理,可随时进行静态图像和MRA的分析,广泛用于神经系统和腹部血管MRA。

MRA相位对比磁共振成像不仅可以显示血管的解剖结构,还可提供血流方向、血流速率及流量等血流动力学信息。自20世纪70年代Crover等首先推介以来,PC-MRA已成为熟知的血流定量技术。在相位对比法中,血流速度与相位变化形成一对固定的互动关系，即在双极梯度场方向上自旋质子获得的相位移位与自旋质子的流动速度成比例，PC 图像的像素信号强度代表的是相位差或相位移位，故信号强度与血流速度成比例。当双极梯度场应用于血流流动方向上时，自旋质子速度与相位移位的关系是 Φ＝γVTA（Φ 代表相位移位的相位角，γ 代表旋磁比，V 代表双极梯度方向上的速度，T 代表双极梯度的时间间隔，A 代表梯度场面积）。结合心电同步采集技术，在一个心动周期的不同时相采集数据，可获得血流-速度分布曲线，通过该曲线可计算靶血管的血流平均速率，该速率乘以血管兴趣区面积即为通过该层面的总流量。常用的序列有二维相位对比层块法（2D-PC）和相位对比电影法（PC-cine）。早期无门控 2D-PC 测量没有明显搏动的血管如矢状窦，定位层面垂直于靶血管，速度编码方向同血流方向，双极梯度场应用于主要血流方向的主轴上，选择相匹配的速度编码以避免"相位混淆"。目前常用电影法，配合相关技术可以定量测定全身各种血管；EPI 技术的发展，在高场机型中可以实现实时 PC 电影成像，明显缩短成像时间，甚至无需心电门控。

四、对比增强法 MRA

通过静脉注射对比剂缩短血液 T1 值使血流信号增强，利用超快且重 T1WI 序列来显示血管的方法称为对比增强 MRA（contrast enhanced MRA，CE-MRA）。目前使用的对比剂主要是 Gd-DTPA，团注后由于它的半衰期很短，故要求超快速扫描序列成像；对比剂流经不同的血管可造成相应血管内血液 T1 值显著缩短，故一方面要求重 T1WI 序列采集保证血流的高信号，另一方面可以作多期扫描显示不同血流动力学的血管。

对比增强 MRA 分 2D 和 3D 采集，前者空间分辨力差，背景噪声大；后者三维采集数据并相互平均，空间分辨力高，图像质量较好，因此一般多用 3D 采集。目前，一般都采用三维扰相 GRE T1W 序列进行成像，因为速度快且回波时间短。破坏梯度的重要作用是抑制背景信号，强化 T1 缩短作用。最佳 TE 为 2～2.5 ms，TR 应当短到保证一次屏气能够完成扫描。翻转角度在对比剂剂量较小、TR 非常短的情况下最好用小角度；在对比剂剂量大、TR 较长时最好用较大角度，一般 30°～60°。从图像质量角度，理论上对比剂剂量越大越好。注射速率越快，血液中钆浓度越高，一般血液中钆浓度必须在 1 mmol 以上才能达到

MRA 的要求。图像的信噪比与对比剂剂量正相关，但肉眼观察的图像只是在 0.2 mmol/kg 以前呈持续性改善，对比剂剂量再增加就没有统计学意义了。1.5 T 场强中，T1 最短的组织是脂肪，约 270 ms，故血流的 T1 值至少降到 270 ms 以下，当然越低越好。一般在心搏出量 5 L/min 的前提下，要想使动脉血的 T1 值降到 100 ms 以下，对比剂流速必须超过 12 mL/min（即 0.2 mL/s）。事实上，目前高压注射器的注射速率都超过该值。通过缩短采集时间即缩短 TR，可以减少对比剂剂量，为了维持血液中一定的对比剂浓度，在注射速率一定的前提下，扫描时间越长，就越需要更大量的对比剂以维持这一时段。所以，扫描速度越快越好，不仅可以保证血流中有较高的对比剂浓度，还可以减少对比剂用量。缩短扫描时间的方法包括缩短 TR、缩小矩阵、增大带宽、降低分辨力、减小覆盖范围以及减少相位编码线的数量。

由于傅里叶数据与 K 空间呈对应关系，高空间频率的数据对应于 K 空间外围，决定着图像细节；低空间频率的数据对应于 K 空间中央，决定着图像对比度。所以，如果血液中对比剂浓度最高时对应于 K 空间中央的数据采集，就可以获得最大的图像对比度；相反，即使对比剂用得再多，如果错过了这一短暂时间，图像的信噪比和对比噪声比都将不理想。因此，延迟时间某种程度上决定了 CE-MRA 的成败。

$$\text{扫描延迟时间} = \text{对比剂运行时间（CCT）} + \frac{\text{注射时间}}{2} - \frac{\text{扫描时间}}{2} \qquad (式 4-4-1)$$

其中 CTT 指对比剂从注射部位到达兴趣区血管的时间，从上面的公式可以看出，延迟时间估计的关键是 CTT 的判断。最简单的方法是根据患者的具体情况推测，准确的方法是进行试验性注射。

动态对比时间分辨成像技术（time resolved imaging of contrast kinetics，TRICKS）进一步区分血流动力学时间性，该技术采用 K 空间椭圆中心充填技术，其有效时间分辨力进一步提升 4 倍，可达到 2～4 s，无需测定最佳增强延迟时间，只需在一系列扫描图像中挑选出最合适时间的 MRA 图像即可。如果按序排列，可以动态观察血液流入和流出的大体过程。

CE-MRA 与非增强 MRA 相比，最大的优点是对血管腔的显示更为真实可靠，血管狭窄的假象明显减少，尤其在血管弯折、分叉处的显示（图 4-5-4）。

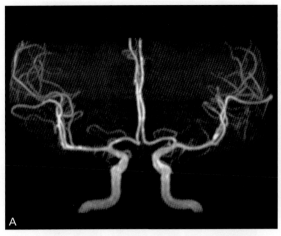
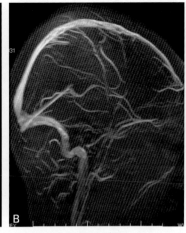
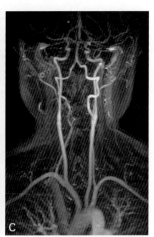

图 4 - 5 - 4　MRA 3 种基本方法的图像
A. 3D - TOF - MRA；B. 3D - PC - MRA；C. 3D - CE - MRA。

五、其他 MRA 技术

除了上述的 TOF、PC 和 CE - MRA 外，MRA 技术还有很多，相对常用的还有黑血法 MRA、平衡稳态自由进动 MRA 和快速准备梯度 MRA 等。黑血法主要基于流空效应，血流呈明显低信号，也可通过其他方法如空间预饱和带、反转脉冲或失相梯度等使血流呈低信号，同时选择合适的参数使周围组织有足够的亮信号。该方法显示的血管并非最佳，其主要目的是显示血管壁，主要用于评价动脉斑块和管腔狭窄。平衡稳态自由进动（Balanced-SSFP）MRA 直接采用 Balanced-SSFP 的血液高信号成像特点，与脂肪抑制技术结合直接显示血管，因为 Balanced-SSFP 采集速度很快，还可与其他快速技术和心电门控技术结合，可用于冠状动脉等血管的非增强成像。快速准备梯度度是血液与周围组织有很好的长 T_2 对比，成像速度极快，采用心电触发的 3D 采集模式，可完成更好的冠状动脉非增强成像，尤其适用于 3 T 及以上的高场强机型。

自由血液成像（free blood imaging，FBI）是一种非增强血管成像技术。其利用 3D 半傅里叶采集技术取得 T2WI，运用反转脉冲抑制背景组织的信号，使得慢速流动的静脉血管充分显示；同时结合心电门控技术，使由于快速流动效应引起去相位导致信号丢失的动脉血信号，在流速相对缓慢的舒张末期进行采集，最终分别得到含有亮的高信号动、静脉血的舒张期图像、含亮的高信号静脉血和黑的低信号动脉血的收缩期图像，再经过简单的剪影处理，得到无静脉污染的纯动脉血影像，即该技术最终可得到三组图像：收缩期静脉影像、舒张期动静脉同时显影的图像和剪影后动脉影像（图 4 - 5 - 5）。

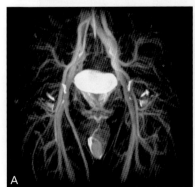
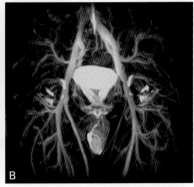
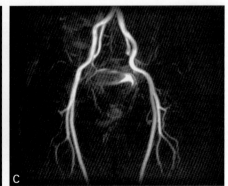

图 4 - 5 - 5　FBI 的血管影像
A. 为舒张期动静脉同时显影；B. 为收缩期静脉显影；C. 为剪影后仅动脉显影。

FBI 最初仅限于静脉成像和脉动式流动显著的大中动脉的成像，如肺动脉、胸主动脉、腹主动脉及髂动脉的成像。流动损毁新鲜血成像技术（flow-spoiled free blood imaging，FSFBI）进一步拓展 FBI 的应用，外周末梢血管的成像也成为可能，如足部肢端和手部指端血管网的显示（图 4-5-6）。对比改善血管造影（contrast improved angiography，CIA），使其成像速度更快、空间分辨力更高，更好地服务于临床（图 4-5-7）。

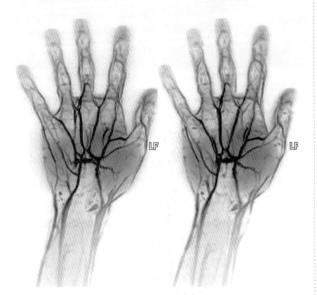

图 4-5-6　健康志愿者 3D FS FBI

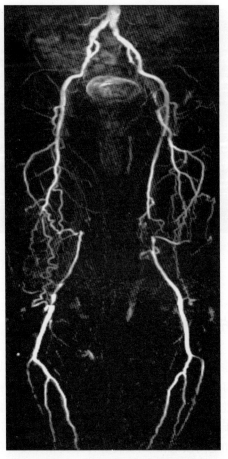

图 4-5-7　下肢动脉 CIA-FBI

时空标记反转预饱和技术（time spatially separated lipid presaturation，Time-SLIP）利用实时的空间标记反转脉冲进一步发展了 FBI：对选定的区域施加一个连续的反转脉冲 TI，被反转脉冲标记的血流呈低信号流出，区域外未标记的血流呈高信号流入。TI 的选择和血流速度有关，而根据不同的部位选择流入或流出成像，根据选择标记从而清晰区分各种血管（图 4-5-8）。

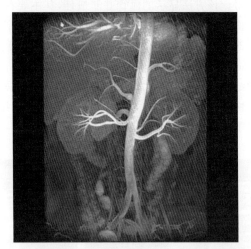

图 4-5-8　腹部血管 Time-SLIP 成像

（曹厚德　李惠民　赵洪波　顾晓丽）

第六章
磁共振其他成像技术

一、自由水和水成像

（一）静态自由水特征

人体内除血液外还有一些基本不流动的液体，即所谓相对静态液，包括脑脊液、胆液、尿液、滑膜液、囊肿液等各种液态结构，以及人为引入用于消除肠蠕动的肠腔内液体。其特点为流动缓慢或间歇流动或基本静止，因此对成像过程影响极小。这些液体的主要成分在 MRI 中称为自由水，其分子较小，处于平移、摆动和旋转运动之中。具有较高的自然运动频率，远离拉莫频率，具有长 T1、长 T2 特征，其 T2 值远远长于其他各种组织，比体内实性软组织的弛豫时间长约 20 倍甚至更多。

（二）磁共振水成像

利用 MR 的重 T2WI，有效地将人体内自由水充分地显像，称为 MR 水成像（MR hydrography，MRH）。其机制为采用很长的 TE，使水以外的组织（其 T2 值明显小于 TE）的横向磁化矢量几乎完全衰减，因而信号很低。而自由水（即相对静态液，其 T2 值明显大于 TE）由于 T2 值很长，仍保持较大的横向磁化矢量，导致图像采集到的信号基本来自于水。其效果是使得自由水呈明显高信号，而周围静止的实性组织呈低信号，两者形成鲜明对比，从而达到"造影"效果。

MR 水成像技术初期是采用梯度回波序列，产生稳态自由进动（SSFP）信号，1986 年 Hennig 报道用快速采集弛豫增强序列（RARE），1991 年 Wallner 等根据 SSFP 原理首先应用快速二维（2D）成像法作胆道

研究，1992 年 Morimoto 等用 SSFP 序列三维（3D）数据处理改善了成像。早年的 RARE 序列采集时间长，有呼吸运动伪影，图像质量差。近年来，快速成像技术迅速发展，用重 T2 快速自旋回波（FSE）序列加脂肪抑制技术 2D 采集，直接获得厚层块的、类似"三维立体"的高信噪比造影图像。其成像角度可以根据需要调整，或可以 3D 采集，薄层、无间隔，然后经过最大强度投影（MIP）进行重建，获得三维图像。并可以进行不同角度、不同方向旋转，多方位观察，可根据需要删除部分与所需器官重叠的结构。上述过程在腹部常采用半傅里叶技术结合单次激发快速自旋回波技术（HASTE），可以在一次屏气内完成相对薄层（3 mm）的扫描。在内耳等部位采用稳态技术（T2WI 3D - CISS 序列，constructive interference in steady-state）可以获得更薄（小于 1 mm）的原始图像，有更高的分辨力。因此，现阶段的 MR 水成像扫描时间更短，图像质量更优，应用范围更广，显示了良好的应用前景。

（三）MRH 应用

MR 水成像在各部位的应用各有名称，包括：①MR 迷路造影（MR labyrinthography）（图 4 - 6 - 1）；②MR 鼻泪管造影（MR dacryocystography）；③MR 涎管造影（MR sialography）；④MR 胰胆管造影（MR cholangio-pacreatograph，MRCP）（图 4 - 6 - 2）；⑤MR 尿路造影（MR urography，MRU）（图 4 - 6 - 3）；⑥MR 输卵管造影（MR salpingography）；⑦MR 脊髓造影（MR myelography，MRM）（图 4 - 6 - 4）等，近年来还开展了磁共振小肠结肠注水后成像等。为了突出水的信号，一般均应采用脂肪抑制技术。

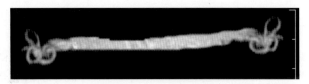

图 4-6-1 MR迷路造影

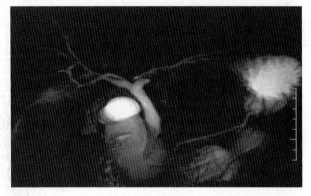

图 4-6-2 MRCP

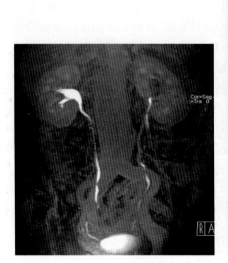

图 4-6-3 MRU

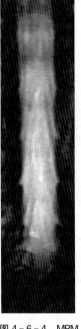

图 4-6-4 MRM

二、扩散与扩散成像

(一) 扩散

扩散(diffusion)指由于分子无规律的热运动[布朗(Brown)运动]而不断随机改变运动方向和位置的现象。在均质的水中,如不设定水分子活动的范围,水分子的流动扩散是一种完全随机的热运动(布朗运动)。但在人体组织中,由于存在各种各样的屏障物,水分子的自由流动扩散活动就会受到影响。这些屏障不单来自组织液本身,也来自各种细胞结构的影响。在此环境下,水分子不能随机活动,而仅能在有限的环境和范围内活动。水分子的活动可能在某一方向上较多而在另一方向上受到限制。例如,在脑白质的髓鞘中,水分子沿着髓鞘的流动扩散明显要多于横跨髓鞘的流动扩散,这种强烈依赖于扩散方向的活动称为各向异性运动,即在水分子活动的各个方向上其扩散规律不是随机均等的,而是有扩散方向上的不均匀性。

(二) 扩散成像

对水分子的扩散运动进行 MR 成像称为扩散成像,目前临床常用的有扩散加权成像(diffusion-weighted imaging,DWI)和扩散张量成像(diffusion tensor imaging,DTI)。扩散成像是建立在 MR 成像要素之一即扩散运动效应基础上的一种成像方法。MRA 观察的是宏观的血液流动现象,而扩散成像观察的是微观的水分子扩散运动现象。磁共振成像能控制活体组织中水分子的磁化状态而不影响其扩散过程,因此成为观察活体水分子扩散运动的最理想方法。

在空间上不均匀的磁场环境中,水分子扩散产生的质子随机活动会造成 MR 信号的下降。因为 MR 成像必须有一个用于空间定位的梯度磁场,它在空间上是不均匀的磁场,所以在 MRI 上由于水分子的扩散可造成 MR 信号的下降,但是在梯度磁场较小时,其作用是很微弱的。当在三维空间(X、Y、Z 轴)任一方向上使用一预先准备的高场强梯度磁场时,水分子的扩散造成的 MR 信号改变就成为"可见的"。MR扩散成像与传统的 MRI 技术不同,它主要依赖于水分子的运动而不依赖于自旋质子密度、T1 或 T2,因而提供了一种新的 MR 影像对比。

1. 扩散加权成像　水分子的扩散是分子热运动引起的随机活动,水分子沿一个方向随机运动的路径已由 Einstein 的公式描述。

$$I = \sqrt{2Dt} \qquad (式 4-6-1)$$

公式中 I 为随机运动的距离,D 为扩散系数即水分子单位时间内自由随机扩散运动的范围,即扩散速度,单位 mm^2/s。水分子在不同组织中的扩散系数不同,它依赖于水分子所处的环境,与 T1、T2 一样,扩散系数也可以用于 MR 成像产生组织对比。室温下,正常脑组织D值为$(0.4 \sim 1.0) \times 10^{-3} \ mm^2/s$,t 为观察时间。如果从三维空间来描述水分子的随机运动，则公式为：

$$I = \sqrt{6Dt} \qquad (式 4-6-2)$$

由于水分子在组织中的弥散不是简单的随机运动，它在活动过程中将遇到许多"屏障"。故 D 的常规定义就会打破。在观察时间非常短时，水分子的弥散活动可看作是在纯水中进行，即是随机的活动。但当观察时间延长到水分子的活动足以遇到屏障时，情况就不完全一样了。为了解决这一问题，可用 D* 表观扩散系数（apparent diffusion coefficient，ADC）来代替 D，ADC 用来描述 DWI 中不同方向上的分子扩散运动的总的速度和范围。

$$ADC = (\ln S_1 / S_2)(b_2 - b_1)$$

$$(式 4-6-3)$$

b_1 和 b_2 分别为施加的扩散敏感因子，S_1 和 S_2 为扩散敏感梯度场施加后同一组织的 2 次信号强度。D* 值依赖于观测水分子活动时间的长短，这一时间称为弥散时间（Td）。D* 的不同取决于 Td 和屏障的空间大小、几何外形和渗透率。一般而言，D* 要小于水分子活动无限制的弥散系数 D(D* < D)，但当 Td 接近于 0 或无限大时，D* 和 D 将很接近。

对水分子扩散活动敏感的 MR 脉冲序列是 1965 年 Stejskal 和 Tanner 提出的脉冲梯度 SE 技术（the pulsed gradient spin echo，PGSE）。PGSE 的特点是在 180°重聚焦脉冲的两侧各对称放置一梯度场（G），这对梯度场具有加速质子失相位的作用，对水分子的扩散特别敏感，称为扩散敏感梯度场（图 4-6-5），两个扩散敏感梯度场构成扩散梯度。扩散敏感因子 b 值（b value）是各种成像序列对扩散运动表现的敏感程度，是对扩散运动能力检测的指标，单位 s/mm^2。b 值与施加的扩散敏感梯度场强、持续时间和间隔有关，目前设备提供的 b 值为 $0\sim10\,000\ s/mm^2$，MRI 中水分子的扩散敏感性随着 b 值的增加而增加，但图像信噪比相应下降。应用不同的 b 值进行成像，通过得出的原始图像即可计算出每个体素内的信号衰减程度。目前临床应用的扩散加权序列大多是 Stejskal-Tanner 提出的 PGSE 序列的扩展，由于信号采集阶段梯度场 G 是开启的，要求 TE 必须很短，采集速度够快，因此，目前通常应用 EPI 序列进行成像。

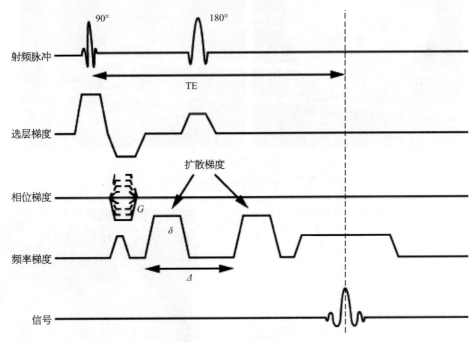

图 4-6-5　扩散加权成像序列示意图

在不考虑较小的层面选择梯度磁场时，扩散衰减因数（R）如下式所示：

$$R = e^{-\left[\gamma^2 \times G^2 \times \delta^2 \times \left(\Delta - \frac{1}{3}\right) \times D^*\right]} \qquad (式 4-6-4)$$

式中，γ 为旋磁比，G 是梯度脉冲的振幅，δ 是振幅宽度，Δ 是梯度脉冲间隔时间。对 PGSE 而言，$Td = \delta - \frac{1}{3}\delta$，设 $b = \gamma^2 \times G^2 \times \delta^2 \times Td$，则 $R = e^{-(bD^*)}$。

扩散加权成像中，不但可以调节 TR 和 TE，还可调节 Td 和 b 值。b 值和 Td 可视为图像对比调节中的窗位和窗宽,选择合适的 Td 和 b 值对最大限度地显示扩散的效果有重要的意义。b 值不同,扩散所造成的信号差别就不同,b 值选得越大,不同扩散状况造成的信号差别就越大。目前常用的 b 值为 500～1 500 s/mm²。

扩散加权成像在临床上已广泛用于全身各系统疾病的诊断和鉴别诊断中,比如 DWI 可检出 3 min 左右的超急性期脑梗死,比常规 SE T₂ 序列敏感得多。在 1.5 T 设备上,颅脑 DWI 参数大致为:SE - EPI 序列,最好采用并行采集技术增加采集速度和减轻伪影,TR 5 000～10 000 ms,TE 为系统默认最小值,b= 0 和 1 000 s/mm²,3 个正交方向上施加扩散敏感梯度场。b 值的选择是成像关键,一般机型只提供单 b 值选择,新型高档 MR 成像设备可选择多种 b 值。b 值

越高,对水分子扩散运动越敏感,对比越强烈,检出异常的敏感性增高;但是伴随之的缺点包括:组织背景信号越来越低,信噪比下降,高梯度脉冲对外周神经的刺激明显增加。b 值也不能太小,500 s/mm² 以下时由于受到血流等的干扰,所测 ADC 值不准确。因此,常用 b 值为 1 000 s/mm²,最低一般不低于 500 s/mm²,高则不超过 2 000 s/mm²。

DWI 产生的图像一般包括 DWI 图和 ADC 图(图 4 - 6 - 6),可行 ADC 值测定,观察分析时需结合 T2WI。DWI 尚可以进行全身的"类 PET"成像,用于恶性肿瘤及其转移灶的检出。DWI 反映的是各向同性的扩散,常为 3 个正交方向的测量,仅用一个标量参数描述,即表观扩散系数(ADC),将扩散程度的测量限制在平面内,常会低估组织内水分子扩散的各向异性。

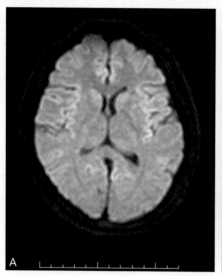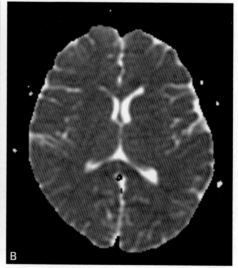

图 4 - 6 - 6　脑部 DWI
A. DWI 图;B. ADC 图。

2. 扩散张量成像　利用表观敏感梯度从多个方向对水分子扩散运动的各向异性进行量化,从而反映活体组织内细微结构的成像技术,称为扩散张量成像(DTI)(图 4 - 6 - 7)。水分子的各向异性运动与其所在介质的特定物理学排列特点或限制分子运动障碍物的存在有关,在非自由的细胞间屏障或不规则的细胞形态存在的情况下,障碍方向上的水分子扩散运动明显减少,大部分生物组织内水分子的扩散运动是各向异性的,获得单位体积内的各向异性信息,即可研究生物体的细微解剖结构及功能改变。

受激励的质子在非均匀磁场中的扩散现象将造成自旋失相位,使磁共振回波信号幅度减小。由扩散敏感性梯度造成的信号损失量随分子运动量的增加

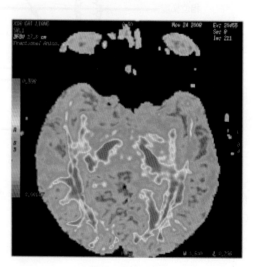

图 4 - 6 - 7　DTI

而增加：扩散速度慢的质子信号损失小，扩散速度快的质子信号损失多，宏观流体的流动远大于扩散，其信号衰减最大。利用扩散的信号损失效应，改变磁场梯度方向，测量不同方向上的信号衰减，即可探测到这种扩散的各向异性。Basser 等首先引入了扩散张量概念，张量用于表示一系列三维矢量实体内的张力，从三维空间角度分解、量化扩散的各向异性信号数据，使组织细微结构更加精准。扩散张量可显示为 3×3 的对称矩阵，可分解为 9 个矢量成分，可用"各向异性椭球体"概念进行解释，椭球体 3 个主轴不等长，由大到小分别为 λ_1、λ_2、λ_3（即为扩散的 3 个本征值，用于描述单个体素中纤维束主要走行方向上的幅度，一般情况下，前两者大小相似，第三者远小于前两者），若三者相等则为各向同性。成像所用的梯度场方向越多，测量越精准，目前可以采用 6~512 个方向。

DTI 相比于 DWI 使用更多的扩散梯度，也需要至少 2 个 b 值。DTI 有更多的参数，除 ADC 图和 ADC 值外，还有：①分数各向异性（fractional anisotropy，FA），即扩散张量的各向异性成分与整个扩散张量之比，是定量测量单个体素内的各向异性值，在各向同性的介质中，FA=0，在圆柱状对称的各向异性介质中 FA≈1，如脑脊液的 FA 为 0.02，锥体束的 FA 为 0.93；②相对各向异性（relative anisotropy，RA）即本征值的变量与其平均值的比值，范围 $0 \sim \sqrt{2}$，对于各向同性介质，RA=0；③容积比（volume ratio，VR）指椭球体体积与半径为平均扩散球体之体积的比值，范围 0~1，对于各向同性介质，VR=1。

在脑部成像中，应用 DTI 数据可以建立纤维束扩散示踪图即白质纤维束示踪成像（tractography，图 4-6-8），用来描述白质纤维束的结构和走行。

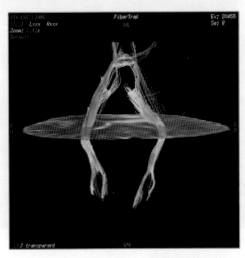

图 4-6-8　白质纤维束示踪成像

三、灌注成像与脑功能成像

灌注成像与脑功能成像均涉及血流以及血流中血液成分磁化率变化（包括磁化转移）。机体组织内的各种物质在磁场中有各自的磁化率，因此形成不同的 T1 值、T2 值等。如果利用某些在磁场中具有一定程度正磁化率的物质（顺磁性物质）进行干扰，那么原来的组织磁化率会发生改变（信号减低或增强）。在磁场中，顺磁性物质的磁进动与组织内质子进动相互作用，产生一个随机变化的局部微小磁场。这个微小磁场的变化频率与拉莫频率接近，从而使 T1 弛豫时间缩短，另一些物质则可能使 T2 延长。

从内源性而言，激活局部脑组织后，产生氧合血红蛋白和脱氧血红蛋白相对增减，从而引起磁化率的改变，利用这一点变化所得到的图像即为血氧水平依赖性脑功能成像。脑功能区被激活时，局部的血流量增加，而耗氧量增加不明显，其结果是局部氧合血红蛋白和脱氧血红蛋白之比例增加，$T2^* WI$ 上局部信号随之增加，使 MRI 观察脑功能活动成为可能。超高场强磁共振对局部磁化率的变化最敏感，超高速成像如 EPI 等可观察较大范围的功能区，而且能观察局部脑血流灌注。高场强（1~3 T）医用 MRI 设备在脑功能成像研究中已取得满意的结果，脑功能成像正逐步应用于临床。

从外源性而言，将外界的顺磁性物质引入机体改变环境的一般做法即为增强成像，仅仅显示血管内过程时为 CE-MRA，借助于这些过程研究血流与流经组织的互动关系，即为灌注成像。

（一）灌注成像

灌注是指血流从动脉到毛细血管网再汇入到静脉的过程。一般仅指涉及细胞外液的液体交换过程，而不涉及细胞内液的液体交换。

灌注加权成像（perfusion weighted imaging，PWI）是用来描述血流通过组织毛细血管网的情况，通过测量一些血流动力学参数，来评价组织的血流灌注状态。根据成像原理，PWI 主要分为对比增强法和动脉自旋标记法两种。

1. 对比增强法 PWI　为了测定血流灌注这一过程，必须有一种媒介来代替血液，并通过外部的仪器设备来跟踪媒介的流动过程。利用团注顺磁性对比剂（通常是 Gd-DTPA），观察对比剂进入、流出目标组织的过程，即为对比增强法 PWI。当对比剂在短时间内高浓度通过某一区域的毛细血管网时,一般认为它基本上可代表血流通过的情况。当对比剂基本位于血管内而未向血管间隙扩散时,符合单室模型。此时血管内的对比剂产生强大的、微观上的磁敏感梯度,引起周围组织局部磁场的短暂变化,利用超快速 MR 成像序列监测这种 MR 信号强度的变化,并以相关参数表达出来,也称为首过法 PWI。由于顺磁性对比剂 Gd - DTPA 的磁化率效应,它不仅大幅度缩短 T1 时间,同时也缩短 $T2^*$ 时间。在一定范围内,组织对比剂浓度与 T2(或 $T2^*$)弛豫率改变大致呈线性相关,应用梯度回波或自旋回波 EPI 序列显示其信号强度与 T2 弛豫率呈指数关系,通过计算可将信号强度-时间曲线转化为组织对比剂浓度-时间曲线,然后用血容量(blood volume, BV)、血流量(blood flow, BF)和平均通过时间(mean transit time, MTT)进行表达。组织的血流首过时间通常均很短,因此 PWI 序列必须非常快,临床通常采用 EPI 的 T2($T2^*$)加权序列(SE - EPI 获得的是 T2WI, GRE - EPI 获得的是 $T2^*$ WI),其中 GRE - EPI 因为对对比剂引起的变化更加敏感而应用更多。

上述 PWI 获得的参数不仅与对比剂注射量、注射速度和对比剂性质相关,还与个体的其他血流动力学参数如心搏出量等有关,因此,这些血流动力学参数难以用于不同个体间的比较,仅为一个相对参照。

首过法 PWI 要求对比剂浓度高、注射速度快、扫描时间短,理论上还要求对比剂不渗出到血管外间隙,因而最适合脑组织的灌注成像,而血池对比剂的

发展有望提高首过法 PWI 的效果和适用范围。体部实质器官 PWI 常用多室模型,采集时间较长,但对注射速度要求有所降低,可以评估毛细血管表面通透性(permeability surface, PS)等参数,这对肿瘤的诊断可能更有帮助。

2. 动脉自旋标记法 PWI 进行动脉自旋标记(arterial spin labeling, ASL)可将内源性血液转化为"对比剂"进行 PWI,水在血液和组织间自由扩散,血液从动脉中以一定速度流入毛细血管床。此时,血液中的一部分水与血管外间隙组织中的水进行交换,剩余水则未经交换而直接流入毛细血管静脉端。进入组织的水会与组织大分子发生磁化矢量的交换或称磁化矢量转移。动脉血液中的质子与组织中质子的磁化矢量交换将引起组织磁化矢量的改变,其改变程度与磁化矢量交换成正比,也就是与血流灌注量成正比。在 ASL 中,通过标记区分动脉血液中的水(质子)和组织中的水(质子),并与标记时基线的信号比较,从而获得定量 BF 数据。ASL 标记分为连续式 ASL 和脉冲式 ASL,对感兴趣区上方层面的动脉进行标记。

ASL 通常标记所有的流入动脉血,但也可以选择性地标记特定血管,以显示其供血区域,如标记一侧颈内动脉研究其供血区域的灌注状态;ASL 还可选择性地标记特定区域,来评价局部结构或组织的灌注状态。

灌注成像最多用于脑血管病的分析,由于 ASL 法时间较长,因此,在卒中评价中一般用对比剂首过法 PWI(图 4 - 6 - 9)。另外,灌注成像在临床上也用

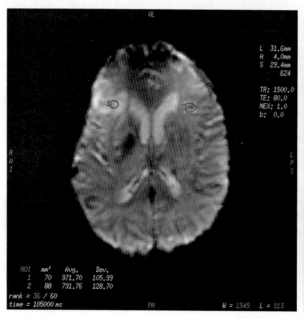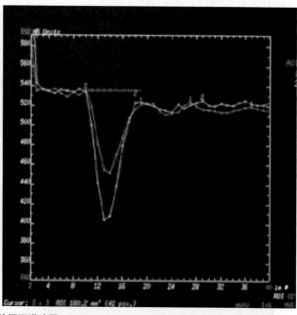

图 4 - 6 - 9 脑梗死灌注图
梗死区的灌注曲线较平坦,而正常区域的灌注曲线有一个深谷。

于脑梗死的预后预测、脑梗死的溶栓疗效评价和脑肿瘤的定性诊断等,现在还常用于肿瘤治疗后的疗效监测。体部实质器官的灌注成像也已经有很多研究,尤其肿瘤的灌注成像。

(二)脑功能成像

磁共振功能成像(functional magnetic resonance imaging,fMRI)是一种新的无创性脑功能检查方法,其优势在于观察到脑功能活动时,还可提供精确的解剖和病理信息。广义上的 fMRI 包括扩散成像、灌注成像和血氧水平依赖性(blood oxygen level dependent,BOLD)成像等,或也包括磁共振波谱分析。狭义而言 fMRI 则仅指 BOLD 成像。

许多年前就有科学家发现在不同的活动刺激后,相应的脑皮质局部血流量会明显增加。他们把这归因于局部脑神经组织新陈代谢增加的缘故。在局部脑神经组织新陈代谢增加时,该区域毛细血管和引流静脉的氧饱和度下降,二氧化碳水平会升高。这将使局部的血流动力学有所反应,通过调节,局部的血流量将增加;1~2 s 后局部有关的区域会产生过度的血供,氧饱和度明显升高。总的结果是:在有局部过度血供发生时,局部区域内的小供血动脉、毛细血管和引流静脉中氧合血红蛋白水平升高而去氧血红蛋白水平下降。血流动力学的反应并不是瞬间的,需要一段时间逐渐形成。这就要求基于血容量改变的 MR 成像必须以每 4~5 s 一次或更快的速度进行,以覆盖整个血流动力学反应期。用于探测局部血流量的 MRI 方法较多,应用较广泛者为 BOLD 技术。1990

年 Belliveau 首次报道血氧饱和度水平检测技术以来,该技术已成为神经病学家探测、认识脑内活动定位的有效方法之一。BOLD 技术是建立在局部去氧血红蛋白水平下降的基础上,去氧血红蛋白是一种强有力的顺磁性物质,而氧合血红蛋白是抗磁性物质,与周围的脑组织相似。因此,去氧血红蛋白就像内源性对比剂一样,在用对 T_2^* 敏感的 MR 成像序列时,因成像体素内失相位的原因,可造成局部信号降低。在刺激活动后,相应的脑皮质局部血流量增加,去氧血红蛋白水平降低。降低的去氧血红蛋白水平也减少了成像体素内失相位的程度,最后出现局部信号升高。

BOLD 采样过程中需设置两种状态:一种是活动,一种是休息("A"和"B")。在两种状态下,收集由于代谢活动的改变而引起的血氧水平改变信息作为原始数据将其标准化。如运动实验中的对指运动,要求受试者闭目放松 30 s 与对指运动 30 s,交替进行。以此类推完成 90 s 的扫描过程。在工作站里将"A"状态和"B"状态中标化的原始数据进行类比,将无代谢活动改变的区域即血氧水平无改变的感兴趣区域脑组织设为 0,而有代谢活动改变的区域即血氧水平增高或减低的感兴趣区域脑组织数字化,并依据血氧水平增高或减低的情况做出伪彩图像(图 4-6-10),同时可做出一个或多个像素的时间-信号强度曲线。典型的功能区时间-信号强度曲线呈"锯齿状"。由于BOLD 技术的精确度要求较高,因此,在操作过程中要求受检者闭目(除视觉中枢定位外)、放松,而且头部应固定良好。所有数据均应修饰,以纠正其可能出现的空间偏差。

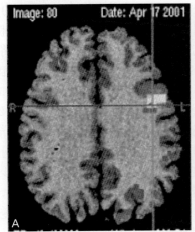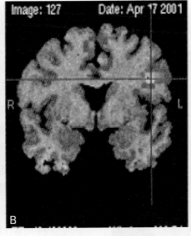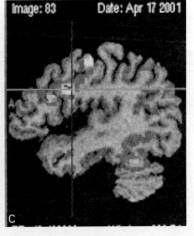

图 4-6-10　BOLD 成像

A. 局部脑血氧改变曲线图,随手指的运动和休息,局部脑血氧呈上升和平息两种状态;B、C. 将局部脑血氧的改变做成伪彩色叠加于定位 MRI 图上。

目前,BOLD 成像技术已日趋成熟,但尚未广泛应用于临床。有文献报道,目前 BOLD 临床应用包括:手术前运动、感觉区定位;语言功能区定位;精神失常的功能区定位等。亦有研究报道涉及针刺麻醉的功能区定位、经络研究和毒品反应相关的中枢功能区定位等。随着临床工作者对 BOLD 的不断研究和开发,该技术将成为中枢功能区定位的有效方法。同时,BOLD 技术也将是非损伤性评价和了解脑功能的重要方法之一。

四、化学位移和化学位移成像

(一)化学位移

同种元素在不同化合物中由于其所处的化学环境不同造成其在 MRI 上的共振频率差异,称为化学位移(chemical shift)。主要是由于不同的化学环境对主磁场产生不同的屏蔽效能,使质子的共振频率不同。

(二)化学位移伪影

化学位移伪影是由于化学位移造成,如脂肪和水分子中的质子共振频率相差约 3.5 ppm,在 1.5 T 磁场中相当于 222 Hz,因此脂肪和水在图像上沿频率编码方向上移位,其移动距离与射频脉冲的带宽成反比。表现为沿含水组织和脂肪组织界面处出现黑色和白色相间的条状或月牙状阴影,如肾脏和肾周脂肪之间(图 4-6-11),沿频率编码方向上造成空间错位,一侧呈条形亮带,另一侧是条形暗带,场强越高,化学位移伪影越明显。该伪影可以通过改变相位、频率编码方向加以识别。

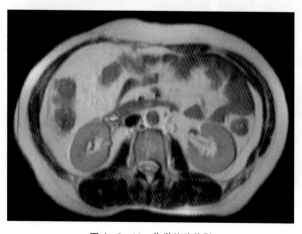

图 4-6-11 化学位移伪影

(三)化学位移脂肪抑制技术

化学饱和(chemsat)技术是一种广泛应用的脂肪抑制方法。它是在无梯度场的条件下,以窄频带脉冲优先激发脂肪(优先于水),并用附加的梯度场使脂肪信号相位分散,然后再开始使用所选择的脉冲序列,从而达到抑制脂肪信号的目的。脂肪组织中氢质子的进动频率比水中质子要低,称之为化学位移。利用这一特性来选择适当的发射频率优先激发脂肪,进而使其抑制。采用针对脂肪的频率,在 16 ms 内发射一个具有 4 个 0 点交叉的同步脉冲,其有效激发频带的中心频率范围大约为 180 Hz。对于不同场强的磁体来说,发射时间的长短及 0 点交叉的间隔亦不相同。使用该技术时,在激发脉冲前,先施加一个针对脂肪频率的预饱和脉冲以消除脂肪的纵向磁化,继之发射激励脉冲,因脂肪尚未弛豫,所以就没有或仅有小量的磁化被倾斜到横向平面上。在常规 SE 序列的每一层面选择脉冲前,可以使用该脉冲,操作者无需改变数据,也不需做任何后处理工作。此脂肪抑制技术与 SE 序列合用比较容易,但有以下缺点:①需要额外的射频脉冲及梯度场,增加了扫描时间,也增加了患者的特殊吸收率;②减少了每个 TR 所允许的扫描层数;③易受磁场的均匀性和受检者磁敏感性的影响,磁场越不均匀,脂肪抑制效果越差;④降低了整个图像的信噪比。

(四)化学位移成像

采用特殊的序列,有意利用和体现化学位移效应的 MR 成像方法称为化学位移成像(chemical shift imaging, CSI)。涉及化学位移信息的成像序列仍在发展中,化学位移成像主要用于产生水脂分离的[1]H 影像,也可以用于其他核子成像。Dixon 首次阐述了一种简单的化学位移成像技术,其 MRI 图像能将水和脂肪的信号区分开来。该方法是先产生两幅相位敏感图像:一幅为常规(同相位)图像,一幅为水和脂肪质子的相位差 180°的(反相位)图像(图 4-6-12),然后把两幅图像进行减影,就可得到单一的水或脂肪图像。迄今为止,已提出各种各样能使水和脂肪分离的成像技术。正反相位成像是一种成熟的检测少量脂肪的技术:脂肪和水中的质子进动频率不同,在 T1WI 梯度回波中两者的磁矢量方向随 TE 值的变化呈现一种周期性变化,即从最初的同相位(in phase),经过失相位过程,到反相位(out of phase),然后又经过相位重聚回到同相位状态。使用恰当的 TE 值可以使水质子和脂肪质子恰好处于同相位或反相位状

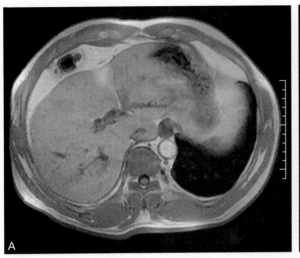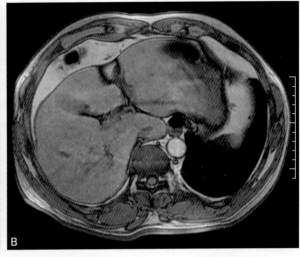

图4-6-12 同相位图像(A)和反相位图像(B)

态,而两种状态下的其他参数相同。为保证反相位图像的信号下降不是由于T2*衰减效应所致,反相位的TE应等于同相位TE的一半。当图像信号主要来源于脂肪和水时,上述过程才有意义。同相位时,一个体素内的脂肪和水的信号相加,表现为较高信号;反相位时相减,表现为低信号。脂肪和水的信号强度相近时,这种改变很明显。临床常用于肝脏、肾上腺、胸腺、骨髓以及畸胎瘤等的检查。

(五)磁共振波谱

磁共振波谱(magnetic resonance spectroscopy,MRS)是另一种特殊类型的化学位移成像技术,其实质上是某种特定原子的化学位移分布图,横轴表示化学位移,纵轴表示各种具有不同化学位移原子的相对含量,通过比较样本与标准物质的化学位移可以鉴定化学物质,并根据线高计算其含量。

1. 概述 MRS是一种非损伤测定人体内化合物的技术,尽管MRI和MRS采用了类似的原理,但两者仍有许多重要差异。对临床医师而言,最大的不同是:MRI得到的是一幅幅解剖图像,而从MRS中所获得的则是定量的化学信息和曲线图形。后者是以化合物化学位移的频率数值来表示的。随着磁共振波谱成像技术(MRSI)的进展,使两者之间的区别变小了,MRSI也能用图像形式来表达机体代谢的信息;对工程技术人员而言,两者间的根本区别在于MRI需要采用梯度磁场才能获得信号,而MRS一定要在均匀的磁场条件下才能采集信号。

一般可以通过下述两个因素测定原子核的MR信号频率。①旋磁比:是原子核的一种固有性质;

②外加在所测物质原子核上的磁场强度:这种加在原子核上的强磁场对所测原子核周围的电子以及相邻原子中的电子都会产生影响,所以外加磁场对电子的作用会引起原子核位置的微小变化,即所谓的"化学位移",后者使原来具有固定空间的共振原子核所产生的频率发生少许变化,在MRS的波谱中将会出现不同的共振峰。这种产生化学位移的特征使MR波谱学家能在蛋白质中鉴别出个别变化的质子。比如从三磷酸腺苷(ATP)中区分出不同的磷原子的信号,还可从代谢中间体中鉴别出碳原子等。与MRS不同的是,在MRI中非但不用化学位移获取信息,而是千方百计来抑制它,防止它对图像造成干扰和伪影。MRS利用化学位移的微小变化来采集信息,因而要求外加磁场非常均匀。外加磁场的微小偏移将造成同一化合物出现不同的共振频率,这将使MRS中的共振峰增宽,从而对不同化合物中的特异性变得难以区别。为了获取MR波谱,需要外加磁场有非常良好的均匀性,相对于应用梯度磁场的MRI技术而言其难度更大。即使不采用梯度磁场,MR成像设备仍可能有涡流存在,将影响外加磁场的均匀性。尽管存在上述问题,专业人士对由MRI提供的空间信息及由MRS提供的化学信息及两者复合而得的MRSI技术仍有很大兴趣。

MRS采用编定顺序的射频(RF)依次激发原子核,该顺序使自由诱导衰减(FID)所获取的信息再通过傅里叶变换产生一个波谱。对溶液中的化合物而言是由一组窄峰组成其波谱,各窄峰面积的大小与所测定原子核的数量成正比。在两次激发之间要求保证整个磁化过程完全恢复,因而这种测定进行较慢,即 TR 很长。波谱的水平轴代表共振频率,用百万分之一(ppm)表示,它代表一个频率的微小改变与用于整个共振频率之间的比率。

MRS 所用仪器设备与 MRI 的设备类似,也有磁体、射频、放大和接收装置以及计算机等,但在仪器设备方面也不尽相同。首先,MRS 对磁场的均匀性要求更高,不致使化学位移的信号遗漏。在典型的 MRS 装置中,其感兴趣区的磁场不均匀性必须小于 0.1 ppm;其次,在 MRS 中不需要梯度场线圈;再者,因为不同的原子核具有不同的共振频率,所以必须具备产生较宽范围频率的能力(即需用宽带波谱仪)。MRS 需要计算机的硬件及软件来实现波谱的显示、化学位移频率的计算、峰面积的测定以及其他数据的处理。

目前能应用于临床的 MRS 主要是 ^{1}H 和 ^{31}P 波谱。^{1}H(质子)在体内含量最多,临床上已经用 ^{1}H MRS 来检测脑组织中神经元的含量和脑梗死后血管再通的可能性。如,N-乙酰天冬氨酸(NAA)主要存在于脑组织的神经元中,如果大量的神经元被破坏,NAA 的峰值就会大大下降或与其他化合物的比值发生变化。而乳酸(Lac)是无氧酵解的产物,在脑梗死时,血供中断的脑组织只能进行无氧酵解,Lac 就会积累,^{1}H MRS 的波谱上,Lac 的含量就会上升。一旦血供恢复,有氧氧化重新建立并逐步代替无氧酵解,Lac 的含量就会下降。^{31}P 磁共振波谱主要反映的是体内能量状况,临床上 ^{31}P 的 MRS 波谱分析和应用不如 ^{1}H MRS 的波谱广泛。它主要用于某些酶缺乏的肌肉代谢性病变的诊断和心肌病变的诊断,随着电子技术的发展和磁场强度的进一步提高,^{31}P MRS 的应用会有明显的增加,如应用于肝脏代谢等的检查。

用于氢质子波谱的 MR 序列有多种:①深度分辨表面线圈波谱(depth-resolved surface coil spectroscopy, DRESS);②点分辨表面线圈波谱(point-resolved surface coil spectroscopy, PRESS);③空间分辨波谱(spatially resolved spectroscopy, SPARS);④激励回波采集方式(stimulated-echo method, STEAM)。目前常用 PRESS 和 STEAM,两者均采用 3 个射频脉冲选择体素分别激励正交的层面,获得正交点(交界部分)的信号。STEAM 采用 3 个 90°RF 脉冲产生一个激励回波,而 PRESS 采用一个 90°和 2 个 180°RF 产生一个自旋回波,因此,两者对 T2 弛豫的敏感性不同,PRESS 对长 T2 物质更敏感。

2. **检查方法**　MRS 检查首先是定阈,从体内指定组织区域采集波谱的技术就是定阈波谱技术,根据选择产生波谱区域的不同方式有 3 种定阈技术:①射频梯度定阈波谱技术,利用表面线圈射频场的非均匀性获得所选择区域的波谱,仅限于体表局部检查;②开关梯度场定阈波谱技术,用射频脉冲选择一个容积进行采集,属单体素技术,包括 DRESS、影像选定活体波谱法(ISIS)、STEAM 和 PRESS,后两种较为常用;③化学位移波谱成像,属多体素技术,利用磁场强度只对信号进行相位编码,在无任何梯度场的条件下采集信号,产生反映特定化学基团的分布影像。

具体检查方法可有 3 种(以 ^{1}H 波谱为例):①单体素 ^{1}H 波谱成像(proton single-voxel spectroscopy imaging)是一种自动检测 MRS 技术,步骤包括兴趣区定位、中央频率调整、体素匀场、水抑制以及资料采集,用于采集的脉冲序列为 STEAM 和 PRESS,前者用短 TE,对运动敏感,SNR 较低,对匀场和水抑制要求高;后者用较长 TE,对运动不太敏感,SNR 较高。水中 ^{1}H 的含量远高于待检组织中的含量,因此通常要求很好的水抑制,方能保证获得高的波谱 SNR。②多体素 ^{1}H 波谱成像(proton multi-voxel spectroscopy imaging)采用化学位移成像波谱技术,可显示代谢物分布图、代谢物比率图及多体素波谱矩阵,能对容积内任一像素进行波谱重建,技术难度较大。③全范围波谱成像(full coverage spectroscopy imaging)采用螺旋波谱成像法可得到较大范围甚至全脑容积范围的波谱图像,并能得到不同代谢物的全脑分布图。

3. **定量分析和常见物质波谱峰**　波谱的特点之一就是定量分析,利用每个波的高度和宽度计算峰下面积,后者与待检物质成正比。定量包括绝对定量、半定量和相对定量。绝对定量需要参照物,实际操作困难;半定量是直接测量峰下面积;而相对定量是产生峰下面积的比值,包括相互之间的比值和与第三者的比值,临床上常用后两者。

常见脑内代谢物波谱峰(图 4-6-13)依次为:①NAA,共振频率 2.02 ppm,在正常人大脑内的浓度接近 12 mmol/L,是正常脑内最高峰,主要位于成熟神经元内,是公认的神经元标志物。②β- 和 γ- Glx(谷氨酰胺):共振频率 2.1~2.5 ppm,为邻近的一簇小峰,其内最高峰仍是 NAA。③肌酸(creatine, Cr):共振频率 3.0 ppm,正常浓度 8 mmol,是第二个高峰,参与体内能量代谢,峰较稳定,常用作内标准,用以计算相对定量,如 NAA/Cr 和 Cho/Cr 等。④胆碱(choline, Cho):共振频率 3.2 ppm,正常浓度脑白质 1.6 mmol/L,脑灰质 1.4 mmol/L,反映细胞膜功能,是重要的探测异常的指标。⑤肌醇(myo-inostotal, MI):

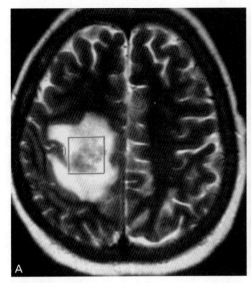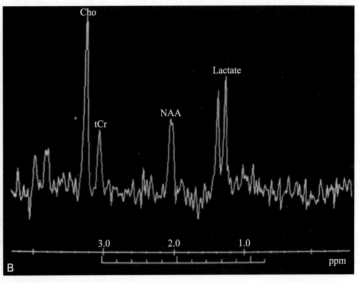

图 4 - 6 - 13 MRS 谱
A. MRS 单体素定位图;B. MRS 谱线图。

共振频率 3.6 ppm,正常浓度 5 mmol,是又一个高峰。⑥乳酸(lactate, Lac):共振频率 1.3 ppm,正常时通常缺乏,波峰出现提示无氧代谢增加。在 PRESS 序列中,改变 TE,该峰会发生翻转,如当 TE=144 ms 时,呈倒置双峰,TE=288 ms 时,呈正置双峰。

4. 临床应用 目前,^{1}HMRS 主要用于脑部,其次为前列腺,其他部位和系统的应用相对较少,但有很多探索性研究。^{1}H MRS 有助于肿瘤性疾病和非肿瘤性疾病的诊断和鉴别,脓肿和梗死的诊断,区别脑内和脑外肿瘤。^{1}H MRS 有助于胶质瘤级别的确定。从理论上讲,脑内肿瘤可见低的 NAA 峰,脑外肿瘤无 NAA 峰。脑肿瘤一般表现为 Cho 峰升高,NAA 峰下降和 Lac 峰的出现。氨基酸(AA)峰的出现可确定耐药性脑脓肿的诊断。Cho、Cr、NAA 明显下降或消失,高耸 Lac 峰的出现是脑梗死的典型波谱。

五、磁敏感性和磁敏感加权成像

(一)磁敏感性

磁敏感性(susceptibility)是物质的基本特性之一,其大小通常可用磁化率 χ 表示。某种物质的磁化率是指这种物质进入外磁场后的磁化强度与外磁场强度的比率。不同组织内的[1]H 所处的分子环境不同,存在磁敏感性差异,其磁化率也就不同。抗磁性物质(diamagnetic materials)具有低磁敏感性,其磁化率为负值;顺磁性物质(paramagnetic materials)具有高磁敏感性,其磁化率为正值;铁磁性物质(ferromagnetic materials)具有高极磁化率或极高磁敏感性。

磁敏感性在 MRI 中有利有弊,弊者主要指磁敏感伪影,应在成像时尽可能避开或消除;利者主要指利用物质之间的磁敏感性不同而对其加以区分,如磁敏感加权成像。对于磁敏感性伪影,参见本篇第七章第三节中相关描述。

(二)磁敏感加权成像

磁敏感加权成像(susceptibility weighted imaging,SWI)是一种利用组织间磁敏感性差异和 BOLD 效应成像的 MRI 新技术。不同于以往的 MRI 技术,SWI 采用完全流动补偿、三维高分辨力的梯度回波序列,产生磁矩图和相位图,通过对相位图和磁矩图的后处理可以获得不同磁敏感性组织的良好对比,对小静脉、出血和铁沉积的显示尤为敏感;并且对中枢神经系统血管性疾病、脑外伤、脑肿瘤、神经退行性疾病、脑血管畸形等疾病具有很高的临床诊断价值。

1. 磁敏感效应原理

(1)血红蛋白及其降解产物:血液的磁敏感性主要与血红蛋白(Hb)相关,血红蛋白的氧合程度不同表现出不同的磁敏感特性。血液中的氧由 Hb 负载,Hb 包含由卟啉环包绕的铁离子(Fe^{2+}),氧合时没有不成对电子,所以氧合血红蛋白为抗磁性;脱氧后形成去氧血红蛋白,其分子构像发生改变,有了 4 个不成对电子,呈顺磁性;如果去氧血红蛋白进一步氧化成 Fe^{3+} 的正铁血红蛋白,则有 5 个不成对电子,其构像进一步改变,具有较强的顺磁性,几乎没有磁敏感效应,主要缩短 T1,在 T1WI 上最容易显示;而 Hb 的降解产物含铁血黄素是一种高顺磁性的物质,其磁敏感性也较强。相比之下,去氧 Hb 和含铁血黄素的磁敏感性较强。

(2) 非 Hb 铁和钙化:机体中除 Hb 铁之外,还有一些铁在不同的代谢过程中以不同的形式存在,其中以铁蛋白的形式较为常见,铁蛋白为高顺磁性物质,随年龄增长在特定的位置逐渐沉积。钙的存在形式也可以多种多样,但以弱抗磁性的钙化形式为多见,因为这些结构很细小,常规 MRI 不易显示。

无论是顺磁性还是抗磁性物质,只要能改变局部磁场,导致周围空间相位的变化,就能产生信号散相加速,造成 T2* 弛豫时间缩短。其变化幅度的公式为:

$$\frac{1}{T2^{*}} = \frac{1}{T2} + \gamma \times \Delta B = \frac{1}{T2} + \gamma \times \delta \times B_{0}$$

（式 4-6-5）

其中,δ 是由于局部磁化率差异引入的磁场均匀度变化。具体而言,取决于跨越一个体素的磁场变异有多大。

(3) SWI 的图像对比:SWI 上小血管与周围组织的对比主要与血液中去氧 Hb 的含量相关。去氧 Hb 越高,血氧水平越低,相位变化越大,影像对比越强,SWI 反映的主要是组织间磁敏感性的差异。静脉血是去氧化的、顺磁性的血液,导致磁场不均匀的原因包括缩短血液的 T2* 和增加血管与周围组织的相位变化,而这也正是 BOLD 成像的基础。因而,可以认为 SWI 的图像对比就是反映小血管中的 BOLD 效应,而受血流变化的影响很小(血流很慢)。这种表现的小血管主要是静脉,因此,SWI 显示的小血管为小静脉。

SWI 分别采集强度数据和相位数据,形成幅度图和相位图,可将两者叠加,更强调组织间的磁敏感性差异,形成最终的 SWI 图。3 种图像结合分析可以有效区分小静脉、小灶出血、小钙化等。静脉在 SWI 图上显示较好,是一种管线结构;小出血灶和钙化在 SWI 上均为灶性低信号。在相位图上,钙的相位与出血或静脉的相位相反,因此,钙化为高信号,而出血灶或小静脉仍是低信号。

2. SWI 技术　SWI 采用基于 GRE 的 3D 采集,空间分辨力明显提高,选择薄层采集明显降低背景 T2* 的噪声影响,并有助于后处理 minIP 观察小静脉;在所有方向上进行了完全的流动补偿去除了小动脉的影响,保障了小静脉的观察。1.5~3.0T 是 SWI 应用比较合适的场强,系统磁场强度越高,扫描时间越短,可以获得更佳 SNR 的 SWI 图像。SWI 序列本质上还是梯度回波序列,其 TR 和 TE 的选择最终会影响图像的 T1 或 T2 权重,通常 TE 在 1.5 T 时为 30~50 ms,在 3.0 T 上为 10~20 ms。图像采集分开采集幅度数据和相位数据,并分别成像,形成幅度图(磁矩图)和相位图两组图像,并在图像重建工作流进行后处理将幅度图和相位图合并最终获得 SWI 图像,包括断面图像(图 4-6-14)和 minIP 图像(图 4-6-15)。

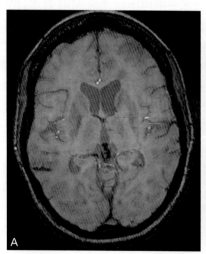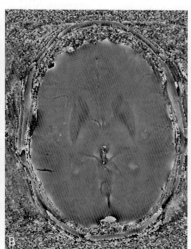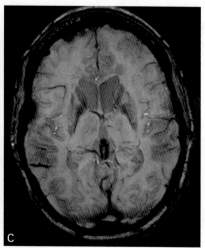

图 4-6-14　SWI 成像

磁矩图(A)与经高频滤过的相位图(B)相乘即得到最终的磁敏感加权图(C)。

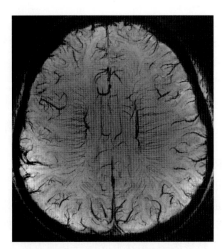

图 4-6-15 超高场脑 SWI
minIP 处理后静脉显示清晰。

3. SWI 的临床应用 迄今为止,SWI 主要用于颅脑的成像,主要针对关联到小静脉(图 4-6-15)、小出血灶(图 4-6-16)、钙铁沉积等的成像。如脑外伤患者的微出血、弥漫性轴索损伤(diffuse axonal injury,DAI)、小动静脉畸形(arterio venous malformations,AVM)、小梗死灶等,区分钙化和小静脉,区别钙化与陈旧性出血。

六、磁共振弹性成像

磁共振弹性成像(magnetic resonance elastography,MRE)通过在 MR 成像设备中附加一套产生机械振动的装置,对人体的检查部位表面施加外力,同时对组织内部组织质点进行 MR 成像,并通过反演重建算法获得组织内部的弹性系数空间分布图。它是传统触诊机器化、定量化的一种手段,能直观显示和量化组织弹性,使"影像触诊"成为可能。

(一)外部激发装置

激发器采用电磁、电压或者声压装置,目前大多采用电磁装置。波形发生器产生低频率的正弦信号,经放大器放大后,驱动激发器产生震荡,并耦合于被检体表面,产生低频率剪切波在介质中传播,剪切波的频率可调。剪切波传播的应力引起介质内周期性微小位移。频率在 50～1 000 Hz 的剪切波适合成像。

(二)MRI 位移成像

目前采用两种方法使用 MR 对组织内部位移成像:

1. 自旋标记法(spin tagging) 在对组织进行 MR 成像之前,用特定的 90°射频脉冲在组织的研究区域中刻上临时的规则纹理(其存在时间大约 1 s),90°射频脉冲结束后立即对组织进行 MR 成像。由这一脉冲激发的感应信号在组织的 MRI 图像中形成纹理,称之为磁共振标记图像(tagging MR images)。根据不同时间采集的相同成像区域的 MRI 标记图像中的纹理变化,可以计算出成像区域各个质点的位移图。这种方法得到的是软组织的二维位移图,空间分辨力受标记网格尺寸的限制。

2. 相位对比法(phase contrast) 可以对准静态外力或动态周期外力引起的组织内部质点位移进行成像,从而获得三维弹性图。

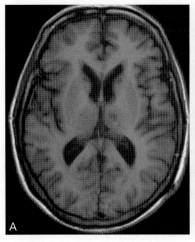
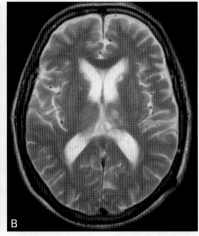
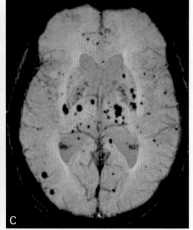

图 4-6-16 出血灶 SWI
常规序列 T1WI(A)和 T2WI(B)仅显示左侧丘脑长 T1 长 T2 的小出血灶,SWI(C)显示的出血灶更多更小,广泛分布于基底节区以及皮质下区。

在周期外力作用下,首先在组织的表面施加一个由 MRI 时钟引发的 50～1 000 Hz 的机械振动,以剪切波的形式在组织内部进行传播,引起组织内部质点的位移。然后在相位编码梯度脉冲和回波之间,在主磁场下叠加某一梯度方向的梯度磁场脉冲,称为运动敏感梯度(motion-sensitizing gradient,MSG)进行 MR 相位对比成像。

在组织表面施加准静态外力时,因为施加外力的时间间隔比较长,使得组织内部的变形有足够的时间达到平衡,从而在弹性图的重建过程中可以忽略如黏弹性效应等复杂化的动态影响。

(三) 图像数据处理

介质的弹性与该介质中所传播的剪切波的波长相关,介质的剪切模量可由以下公式表示:

$$\mu = \rho \times f^2 \times \gamma^2 \qquad (式 4-6-6)$$

μ 为剪切模量,f 为外加激发频率,γ 为波长,ρ 为介质的密度。由于软组织的密度可假定与水的密度等同为 1.0,所以当局部波长作为已知变量时,就可获得剪切模量的量化值。

相位图需通过图像处理后估算出局部剪切波的波长,才能转化为弹性图。图像处理是 MRE 技术的重要方面,但由于机械波在非均质介质中传播的复杂性,使 MRE 的数据处理非常复杂。局部频率估算法(local frequency estimation,LFE)由于其准确性较高且对噪声相对不敏感而最早被采用,目前仍是十分有效的图像处理方法,缺点是分辨力有限。近年来已发展了多种数据处理方法,这些算法各有优缺点,仍需进一步改进。

尽管 MRE 的研究尚处于起步阶段,但其在包括乳腺、脑、前列腺、肝脏和肌肉等组织的研究方面已显示出良好的应用前景。这种全新的无创性反映组织生物力学特性的影像学检查手段所提供的信息是其他检查都无法实现的。

七、分子影像学

分子影像学(molecular imaging,MI)借助现代影像学技术,以分子生物学为基础,从分子水平研究和观察疾病发生、发展中病理生理变化和代谢功能改变,涉及物理、化学、核医学、影像学、计算机学等多门学科。它是在活体状态下,应用影像学对细胞和分子水平生物过程进行定性和定量研究的一门新兴学科。

目前分子影像技术主要有正电子发射断层显像(positron emission tomography,PET)、磁共振成像(MRI)和光学成像(optical imaging)等。MR 分子影像是利用 MRI 的方法,进行无创伤地研究生物细胞内的分子过程的技术。

(一) MR 分子成像与传统 MR 成像的区别

MR 分子成像与传统 MR 成像的主要区别在于将传统的非特异性物理成像(传统 MRI)转变为特异性分子成像,MR 分子影像的主要优点为:①高分辨力(已达到 μm 级);②同时可获得解剖及生理信息,而这些正是核医学、光分子成像等其他方法无法做到的。但是 MR 成像敏感性较低,目前只能达到微克分子水平,与其他技术相比,低几个数量级。MR 分子成像在基因表达成像、肿瘤血管生成以及细胞分子水平成像方面的研究尚处于初始阶段,但随着 MR 工程技术的发展,相信不久的将来,MR 分子影像将成为研究疾病的病理机制、基因治疗、评价治疗效果等方面的一种重要手段。

(二) MR 特异分子探针的研究进展

1. MR 分子影像学基础 当今分子影像学研究的三个关键问题是:①高度特异性的分子显像探针;②合适的扩增方法;③高分辨力的成像设备。高特异分子探针的研究是进行分子影像学研究的先决条件,在分子影像学中,要求探针的分子量要小;与靶目标的亲和力高,而与非靶目标的亲和力低;靶的背景率要大于 1,能迅速穿过细胞膜,半衰期长,不被机体迅速代谢。

MR 分子显像特异性分子探针通常包括转运体与其携带的对比剂,转运体如纳米微粒、脂质体、人造分子、病毒构建体、各种多聚体等。转运体可携带成像物质,如顺磁性或超顺磁性金属,还可携带治疗用的药物或基因。靶向性配体可直接耦联在转运体上,这些配体包括抗体或者抗体片段,多肽、小分子多肽类似物、核酸适体等。由于单克隆技术的发展,可以提供更多的针对宿主抗原决定簇特异性较高的配体。

传统 MRI 对比剂主要有两类:①超顺磁性氧化铁(superparamagnetic iron oxide,SPIO);②顺磁性复合物。前者主要特点是在血液中的半衰期不同和分布于不同脏器的网状内皮组织系统(RES),通常较大的微粒很快被肝、脾的 RES 吞噬吸收,较小的颗粒则停留在血液中的时间较长,最后主要聚集在淋巴结组织中。

后者主要有 Mn 与 Gd 离子的大分子螯合剂,其中 Gd 离子应用最广泛,Gd 有以下特点:①有很高的顺磁性(7 个未配对电子);②有相对较长的电子弛豫时间;③可形成很稳定的螯合剂;④Gd 离子螯合剂具有很高的热动力学稳定性,可以避免释出游离的 Gd 离子,因为 Gd 离子即使浓度很低也具有很强的毒性。

2. Gd 离子类特异性分子探针　由于 Gd 离子具有上述优点,因此 MR 分子影像研究很多集中在以 Gd 离子为基础的特异性分子探针的研发上,其中较直接的方法是采用大分子物质耦联顺磁性复合物。

3. SPIO 类特异分子探针　将单克隆抗体或单克隆抗体片段与超顺磁性氧化铁微粒(SPIO)联接来显像细胞表面表达的特异性分子是另一种较为重要的分子探针技术。自 1992 年起就开始用于在细胞培养基中的 MEI 显像,其他用于体内显像研究的有克隆 IgG 蛋白与超顺磁性单晶氧化铁微粒联接进行体内炎症病灶的 MR 显像;实体肿瘤模型在化疗后的凋亡 MR 显像等。

(三) MR 分子影像信号扩增系统

由于 MR 成像技术的敏感性低,因此在 MR 分子影像中一个重要技术措施是标记分子的 MR 信号能够被扩增系统适度放大,从而得到清晰的 MR 分子影像,目前研究较多的是亲和素/抗生蛋白链菌素——生物素系统,通过采用多步骤标记法或预定位标记法,提高亲和性及 MR 信号扩增作用。此外,预标技术可以将较大的 MR 对比剂分子分割成较小成分,从而提高运输效能,以扩大对比信号。

其他的酶感应 MR 信号扩增系统等的研究可以应用在体内特异性分子的探测上,而且可以将酶附着于不同的抗体上或其他靶分子上。

(四) MR 分子影像用于血管生成的研究

利用免疫组化原理成像是 MRI 在活体评估血管生成方面一种新的研究方法。其原理为:由于人体肿瘤血管生成过程中新生血管上某些特征性标记物水平上调,如将对比剂与一些配体连接后,可与这些标记物特异性结合。这种成像技术的优点是:①可将新生血管与原有宿主血管分开,定量分析新生血管的结构和功能情况;②可以确定血管生成抑制因子及刺激因子在时间及空间上的分布;③对其进行长期、无创的监测;④特异性对比剂经过修饰后可转变成具有治疗性的物质达到诊断与治疗相结合的效果。

(五) MR 显微成像

MRI 虽然具有很高的空间分辨力,但目前 MRI 应用于临床的图像分辨力仅为 1 mm 级别,显然无法用于分子成像技术。这促使 MR 显微镜的发展,其原理同 MRI 一致,但其空间分辨力可达 $10\sim100\ \mu m$,其样本大小从小于 1 mm 到几厘米,也是利用 MR 现象以产生显微镜水平的 MR 信号图像的一种专门技术。MR 显微成像(magnetic resonance microscopy,MRM)分为:①实验小动物活体器官结构水平成像;②组织学水平成像;③细胞水平成像。

为了提高 MR 显微成像的敏感性,可以提高外部磁场的强度,现在一些超高场强被用来研究细胞内低水平的蛋白质,但却受到超导金属磁场饱和的限制;可以提高信号的接收能力,目前已研制出微型线圈,用来研究单个细胞或细胞内蛋白质。

(曹厚德　张贵祥　王　悍　赵洪波)

第七章
磁共振图像质量及伪影

一、组织的磁共振信号特点

由于 MRI 的信号强度是多种组织特征参数的可变函数,它所反映的病理生理基础较 CT 更广泛,具有更大的灵活性。MRI 信号强度与组织的弛豫时间、氢质子密度、血液或脑脊液流动、化学位移及磁化率有关,其中弛豫时间即 T1 和 T2 时间对图像对比发挥了最重要作用,它是区分不同正常组织、区别正常与异常组织的主要参数。

MR 信号强度通用公式为:

$$I = K \times M_0 \times f(T1) \times f(T2) \times f(V)$$

$$(式 4-7-1)$$

式中 I 为 MRI 信号强度,K 为常数,M_0 为磁化率,与质子密度、静磁场等相关,$f(T1)$ 和 $f(T2)$ 是组织 T1、T2 相关函数,$f(V)$ 为流体速度的函数,静态组织为 1。

在 SE 序列中,MR 信号强度表达公式为:

$$I = N(H) \times f(V) \times [1 - e^{-TR/T1}] \times e^{-TE/T2}$$

$$(式 4-7-2)$$

N(H) 为氢质子密度的函数,e 为自然指数,TR 为重复时间,TE 为回波时间,T1 为纵向弛豫时间,T2 为横向弛豫时间。若检查物为同一部位组织,则 N(H) 与 f(V) 为一常量。那么信号强度主要取决于 TR、TE、T1、T2 这些变量。从公式中可以看出 T1 或 TE 增加时,I 值变小;而 T2 或 TR 增大时,I 值增大。不同组织质子密度和 T1、T2 弛豫时间不同,当使用不同的 TR 和 TE 的脉冲序列时,就会产生不同

组织的信号强度,由此获得不同权重的图像,即 T1 加权、T2 加权以及质子密度(PD)加权图像。

在 T1WI 中,低信号通常说明组织的 T1 时间长,质子密度低的组织如钙化、骨皮质以及气体等均呈低信号;高信号常表明组织的 T1 时间短,如皮下脂肪、黏液及含有正铁血红蛋白的亚急性血肿等均呈高信号。注射对比剂后,一些正常组织或异常组织由于 T1 时间缩短亦呈高信号。

在 T2WI 中,T2 时间短的物质(如亚急性血肿周边的含铁血黄素)和顺磁性物质(如黑色素)均表现为低信号,质子密度低的组织如钙化、骨皮质以及含空气者仍呈低信号,高信号表示组织的 T2 时间长(如水肿组织)。

血液或脑脊液运动所造成的信号强度变化十分复杂,大致上可归纳成时飞效应、相位位移效应、涡流及滞留。时飞效应使高流速的血液呈低信号,而低流速的血液由于流动相关增强效应而呈高信号;相位位移效应造成第一回波信号减低(称奇回波失相),但在另一情况下如第二回波或多回波中的偶回波信号增强(称偶回波复相);涡流事实上是一种血液不规则运动,常导致低信号;血液滞留现象与快速流动的血液相比,其信号强度更有赖于血液的 T1、T2 时间以及氢质子密度。

化学位移是由不同分子中的氢原子共振频率的差异所致,也是影响信号强度,造成组织对比的一种因素。

将含有大量氢质子的组织置于相对均匀的静磁场中,可诱导出局部的小磁场。所谓磁化率是指被诱导出的组织局部磁场与静磁场的大小之比,铁磁性、

抗磁性及顺磁性物质均可影响磁化率的大小,从而使 MRI 信号发生明显改变。

(一) 水

在正常人体组织中,水对形成 MR 信号的贡献最大。纯水的 T_1 弛豫、T_2 弛豫时间都很长,它在 MR 图像上具有一定的特征性,表现为 T1WI 上低信号,T2WI 上高信号。局部组织含水量增加可分为自由水和结合水,不管是哪一种,MR 信号均将发生明显的变化,相比之下,结合水更为明显。鉴于 MRI 对于组织水含量的轻微增减有很高的敏感性,了解自由水与结合水的概念有助于认识病变的内部结构和对病变作出定性诊断,研究水与 MR 信号强度的相关性是 MRI 不可缺少的一个课题。

自然状态中水分子较小,它们处于平移、摆动和旋转运动之中,具有较高的自然运动频率,这部分水在 MRI 中称为自由水。如果水分子依附在运动缓慢的较大分子如蛋白质周围而构成水化层,这些水分子的自然运动频率就会有较大幅度的下降即结合水效应,故称为结合水。T1 反映了这些分子运动频率与拉莫共振频率之间的关系,当两者接近时,T1 弛豫有效、快速,当两者差别较大时,T1 弛豫效果差,且速度缓慢。自由水运动频率明显高于拉莫频率,因此,T1 弛豫缓慢,T1 时间较长;较大的分子如蛋白质其运动频率明显低于拉莫频率,故 T1 弛豫同样缓慢,T1 时间也很长。结合水运动频率介于自由水与较大分子之间,比较接近拉莫频率,因此 T1 弛豫颇有成效,T1 时间也较上述两者明显缩短。T2 时间基本不随水的结合状态而改变,无论自由水还是结合水均有较长的 T2 时间。

在 MR 图像上,自由水因为具有较长的 T1 而远离拉莫频率,T1WI 上呈现较低信号即长 T1、长 T2 信号;结合水的 T1 较自由水明显缩短而接近拉莫频率,根据其结合情况在 T1WI 上呈现等、较高甚至高信号(短或等 T1、长 T2 信号)。自由水和结合水在 T2WI 均呈高信号即长 T2 信号,水肿是一种常见的病理状态,可以是自由水的增加,也可以是结合水的增加,更多见的是两种情况均存在。

(二) 脂肪

脂肪组织(包括骨髓脂肪)有较高的质子密度,且这些质子具有非常短的 T1 值,根据信号强度公式,质子密度大和 T1 值小时,其信号强度大,故脂肪组织在 T1WI 上表现为高强度信号,与周围长 T1 组织形成良好对比,尤其在使用短 TR 检查时,脂肪组织呈明显高信号,分界线明显,若延长 TR 时间,或使用 T2 加权,其磁化和信号强度也增加,但长 T1 组织的信号强度增加速度较短 T1 组织快。若为 PDWI,此时脂肪组织仍呈高信号,但周围组织的信号强度增加,使其对比度下降;若为 T2WI,脂肪组织的信号将受到一定程度的限制,虽然仍为高信号,但较 T1WI 上略有下降。

(三) 淋巴结

通常状态下淋巴结组织的质子密度较高,且具有较长的 T1 和较短的 T2 弛豫时间。根据信号强度公式,质子密度高,信号强度也高,但在 T1 加权时,因其长 T1 的特点,使其信号强度不高,两者综合而呈中等信号。在 T2WI 上,因其 T2 不长,使信号强度增加也不多,也只是中等信号。病理状态下的淋巴结组织因其病理改变不同可以导致其 T2 弛豫时间延长,而在 T2WI 上呈现信号增高。

(四) 出血

出血是一个变化的过程,随着血肿形成、血肿内血红蛋白的演变以及血肿的液化与吸收,其 MR 信号也将发生相应的变化。因此,探讨血红蛋白及其衍生物的结构对于认识与解释血肿 MR 信号甚为重要。

人体血液富含氧合血红蛋白,氧合血红蛋白(抗磁性)释放出氧气后转化成去氧血红蛋白(顺磁性),致使血液中去氧血红蛋白的含量增高。氧合血红蛋白与去氧血红蛋白中含有的铁均为二价还原铁(Fe^{2+}),还原铁是血红蛋白携带氧气、释放氧气、行使其功能的物质保证。人体内维持血红蛋白二价铁状态的关键在于红细胞内多种代谢途径,其结果阻止了有功能的亚铁血红蛋白变为无功能的正铁血红蛋白(Fe^{3+})。血液从血管中溢出,血管外红细胞失去了能量来源,细胞内多种代谢途径丧失,同时由于红细胞缺氧,血肿内含氧血红蛋白不可逆地转化为去氧血红蛋白,最终变为正铁血红蛋白,还原铁转化为氧化铁,使血肿的 MR 信号发生根本的变化。上述过程是一个时间和环境依赖性过程。

以脑出血为例,其 MRI 表现取决于出血时间,主要由血红蛋白的不同代谢状态及血肿的周围环境决定。非外伤性脑出血多为动脉血,95% 为含氧血红蛋白,随着出血时间的延长,代谢为去氧血红蛋白、正铁血红蛋白,最后经吞噬后形成含铁血黄素。根据出血时间的长短和 MRI 表现,脑出血常可分为超急性、急性、亚急性和慢性四期(表 4-7-1)。

表 4-7-1　不同时期脑血肿的 MRI 表现

表现	超急性	急性	亚急性早	亚急性晚	慢性	转归
时间	<24 h	1~3 d	3~7 d	8~14 d	>14 d	
生化	细胞内氧合 Hb	细胞内去氧 Hb	细胞内正铁 Hb	细胞外正铁 Hb	含铁血黄素、铁蛋白	含铁血黄素、水
T1WI	等或稍低信号	稍低信号	高信号	高信号	低信号环	低信号
T2WI	稍高信号	低信号	低信号	高信号	低信号环	低信号

1. 超急性期　出血时间不超过 24 h。红细胞内为氧合血红蛋白,氧合血红蛋白内无不成对电子,不具顺磁性,T1WI 上等或稍低信号,反映了出血内较高的水含量;T2WI 上高信号,说明新鲜出血为抗磁性,不引起 T2 弛豫时间缩短。

2. 急性期　出血时间为 1~3 d。红细胞内为去氧血红蛋白,有 4 个不成对电子,具有顺磁性,但它的蛋白构型使水分子与顺磁性中心的距离越过 3 Å,因此并不显示出顺磁效应,T1WI 上仍呈稍低信号。但由于它具有顺磁性,使红细胞内的磁化高于红细胞外,当水分子在红细胞膜内外弥散时,经历局部微小梯度磁场,使 T2 弛豫时间缩短,T2WI 上呈低信号。

3. 亚急性期　出血的 3~14 d。出血后 3~7 d 为亚急性早期,去氧血红蛋白被氧化为正铁血红蛋白,它具有 5 个不成对电子,有很强的顺磁性。脑血肿内正铁血红蛋白首先出现在血肿的周围,并逐渐向血肿内发展。亚急性早期由于正铁血红蛋白形成,T1WI 上呈高信号,T2WI 上因顺磁性物质的磁敏感效应而呈低信号,此时血肿内的红细胞仍然是完整的。上述血肿信号在 T1WI 上由低变高说明血肿由急性转变为亚急性。亚急性晚期红细胞开始溶解,红细胞对正铁血红蛋白的分隔作用消失,水含量增加,在 T1WI 和 T2WI 上均呈高信号。

4. 慢性期　出血时间超过 14 d。含铁血黄素和铁蛋白形成,正铁血红蛋白进一步氧化为氧化铁,同时由于巨噬细胞的吞噬作用使含铁血黄素沉着于血肿周边部,使 T2 弛豫时间缩短,因此,首先在血肿的周边部出现低信号的环带,其余仍为高信号表现。此后上述过程进一步发展,血肿逐渐转变为水样信号。

(五) 脑铁沉积

高场 MRI 仪可以有效检出细胞内的铁沉积,通常 T1WI 上可以发现于苍白球、红核、黑质、壳核、尾状核、丘脑以及小脑齿状核等部位的明显低信号灶,

这是由于高铁物质的沉积所致。

脑铁沉积始于儿童,约 15~20 岁达到成人水平。6 月龄时苍白球中已有铁存在,9~12 月的黑质、1.5~2 岁的红核中出现铁沉着,小脑齿状核要到 3~7 岁才显示铁的存在。上述部位的铁沉着量与年龄增长有一定相关性,但沉积速度不一样,如苍白球的含铁量开始时就高,以后缓慢增加;而纹状体(如壳核)的含铁量开始时不高,以后才有明显的增加,直到 70 岁之后接近苍白球内所含的铁量。大脑与小脑半球的脑灰、白质含铁量最低,其中相对较高的是颞叶皮质下弓状纤维,其次为额叶和枕叶脑白质。在内囊后肢后端以及视放射中几乎没有铁沉积。

MRI 显示脑部铁沉着是高浓度铁蛋白缩短了 T2 弛豫时间而不影响 T1 弛豫时间所致。细胞内的铁具有高磁化率,因此脑部铁沉积过多造成细胞内高磁化率、细胞外低磁化率,局部磁场不均匀,使 T2 弛豫时间明显缩短,在 T2WI 上呈低信号。

(六) 钙化

钙化组织内的质子含量非常少,所以通常情况下其 MR 信号在 T1WI、T2WI 上均表现为黑色低信号。但在特殊条件下钙化表现为 T1WI 上的高信号,目前认为钙化在 T1WI 上的高信号与钙化颗粒的大小及钙与蛋白质结合与否有关。当微小的钙化颗粒结晶具有较大的表面积,且钙的重量百分比浓度不超过 30% 时即可表现出高信号,其中的表面积作用类似于蛋白质大分子对水的结合水效应。最新发展的 SWI 中的相位图与磁矩图可以有效显示小钙化,表现为 SWI 图上低信号、相位图上高信号。

(七) 碘油

碘油是血管性介入治疗的栓塞剂,对于介入治疗后随访的患者,碘油的信号是分析内容之一。T1WI 上碘油呈高信号,质子密度加权像上碘油与脑脊液信号强度相似,T2WI 上碘油为低信号。

（八）顺磁性物质

顺磁性物质是指某些在磁场中具有一定程度的正磁化率的物质。其特点是含有不成对的电子，常见的有铁、铬、钆、锰等金属、稀土元素以及一些自由基。在磁场中，顺磁性物质的磁进动与组织内质子进动相互作用，产生一个随机变化的局部微小磁场，这个微小磁场的变化频率与拉莫频率接近，从而使 T_1 弛豫时间缩短。通常顺磁性物质用作 MR 对比剂。

二、磁共振图像质量控制

控制和评价 MR 图像质量的参数主要有信号噪声比（signal to noise ratio，SNR）、图像对比度及对比噪声比（contrast to noise ratio，CNR）、空间分辨力和图像均匀度。它们既不相同又互相联系，均与设备性能和成像参数的选择密切相关，优化成像参数，平衡它们的关系，才能获得满意的图像质量。

（一）信号噪声比

信号噪声比简称信噪比，是指感兴趣区内组织信号强度与噪声信号强度的比值。是 MR 图像最基本的质量参数，在一定范围内，信噪比越高越好。因此，努力提高组织信号强度和最大限度地降低噪声信号强度是提高信噪比、改善图像质量的关键。信噪比高的图像表现为图像清晰，轮廓鲜明。信噪比受诸多因素的影响，对于某一区域的信噪比常用下式表示：

$$SNR = k \times \rho \times V(\Delta x \Delta y \Delta z) \times M_0 \times (NEX)^{\frac{1}{2}}$$

（式 4-7-3）

其中：①k 是与线圈相关（包括不同线圈的性能和接收带宽等）的敏感常数。②ρ 是被检查区域内的质子密度，ρ 越大，产生的信号越高，信噪比也越高。故 MRI 对软组织区域的检查具有优越性，而对骨、肺等结构的显示有局限性。③V($\Delta x \Delta y \Delta z$)是成像体素的体积，图像信噪比与体素的体积成正比，体素越大所含质子数越多，信噪比越高。任何改变体素体积的参数（FOV、层厚、矩阵）都影响信噪比的大小。④M_0 是磁化矢量，信噪比与 M_0 成正比。M_0 在射频脉冲的作用下，产生横向磁化矢量 M_{XY}。M_{XY} 主要依赖于所使用的脉冲序列和组织的生物特性（如 T1、T2 和流动性）。⑤NEX 是平均次数，信噪比与 NEX 的平方根成正比。多次激发扫描可以进行信号和噪声的平均，减少噪声，提高信噪比。但增加 NEX 将增加扫描时间。

临床上可用两种方法来计算图像信噪比：① SNR = SI/SD，其中 SI 表示感兴趣区内信号强度（像素值）的平均值，SD 为同一感兴趣区内信号强度的标准差。这里的感兴趣区要求包含的是均匀成分，如测试体模中没有其他结构的纯液体区域，否则感兴趣区内像素信号强度的标准差并不能代表随机噪声。这种方法主要在技师和工程师进行设备的日常质量控制和检修时使用。② SNR = SI$_{组织}$ /SD$_{背景}$，其中 SI$_{组织}$表示感兴趣区内组织信号强度（像素值）的平均值，SD$_{背景}$为相同面积的背景信号的标准差，常选择相位编码方向上与 SI 组织同一水平的无组结构的空气区域。临床图像的质量评估常采用这一种方法。

（二）对比度噪声比

在保证一定信噪比的前提下，MR 图像的另一个重要的质量参数是对比度。对比度是指两种组织信号强度的相对差别，差别越大则图像对比越好。在临床上，对比度常用对比度噪声比表示。CNR 是指两种组织信号强度差值与背景噪声的标准差之比。

CNR 的一个应用问题是，对比度的计算需要测量两个物体区域到达人眼的光子流量的大小，它会随显示系统的不同而不同，难以执行。一种简单易行的替代方法是信号差异噪声比（signal difference to noise ratio，SDNR），它使用原始数据的信号差值来取代对显示影像对比度的评估，表达式为：SDNR = (S$_A$ − S$_B$)/SD$_{背景}$，S$_A$ 和 S$_B$ 分别代表组织 A 和组织 B 的兴趣区像素的平均值，SD$_{背景}$为相同面积的背景信号的标准差，常选择相位编码方向上与 S$_A$ 或 S$_B$ 同一水平的无组织结构的空气区域，代表背景的随机噪声。

具有足够信噪比的 MRI 图像，其 CNR 受三个方面的影响：①组织间的固有差别，即两种组织的 T1 值、T2 值、质子密度、运动等的差别，差别大者则 CNR 较大，对比越好。如果组织间的固有差别很小，即便检查技术用得最好，CNR 也很小。②成像技术，包括场强、所用序列、成像参数等，合理的成像技术可提高CNR。③人工对比，有的组织间的固有差别很小，可以利用对比剂增强的方法增加两者间的 CNR，从而提高病变检出率。

对比度噪声比用于评估产生临床有用影像对比度的能力。影像对比度本身不能精确地衡量影像的质量，在一幅噪声程度较大的影像中即使对比度较高也不会清晰。人眼区分两个物体的能力正比于对比度，且随噪声的增加呈线性降低。对比度噪声比包含了这两个因素,给出了有用对比度的客观测量。比如,某种采集技术产生的影像对比度是另一种技术产生对比度的两倍,要获得较好的临床影像,噪声的增加必须小于两倍。

(三) 空间分辨力

空间分辨力是指影像系统对组织细微解剖结构的显示能力,它用可辨的每厘米线对(Lp/cm)或最小圆孔直径(mm)数表示。空间分辨力越高,图像质量越好。

当FOV确定后,矩阵越大,体素越小,空间分辨力越高。当矩阵确定后,FOV越小,空间分辨力越高。因此,体素的大小与层面厚度和FOV成正比,与矩阵成反比。

由于信号强度与每个体素内共振质子的数量成正比,所以增大体素会增加信号强度,使信噪比增大。选择FOV主要由成像部位的大小决定。FOV选择过小,会产生卷褶伪影;FOV选择过大,会降低图像的空间分辨力。FOV大小的选择还受到射频线圈的限制。在实际工作中,经常使用矩形FOV,将图像部位的最小径线放在相位FOV方向,最大径线放在频率FOV方向。因为只有相位方向FOV缩小时才能减少扫描时间,而频率方向FOV缩小,不会减少扫描时间。

体素大小受所选择的层面厚度的影响。在工作中需根据检查部位及解剖特点选择层厚,既要考虑改善图像的空间分辨力,同时考虑图像的信噪比。在其他参数不变的情况下,空间分辨力的提高将损失信噪比,因此应权衡两者的利弊。

(四) 图像均匀度

图像均匀度是指图像上均匀物质信号强度的偏差。偏差越大说明均匀度越低。均匀度包括信号强度的均匀度、SNR均匀度以及CNR均匀度。在实际测量中,可用水模实施,可在视野内取5个以上不同位置的感兴趣区进行测量。

三、磁共振成像的伪影

与其他医学影像技术相比,MRI中的伪影多且成因复杂,与MRI扫描序列以及成像参数多、成像过程复杂有关。伪影的表现也各异,只有正确认识伪影产生的原因以及各种伪影的图像特征,方能有效地抑制或消除伪影,从而提高图像质量。伪影有许多来源,

如硬件与软件、RF与梯度线圈、涡流与梯度脉冲形状、数据采集、滤波、外磁场不均匀性、体内磁场不均匀性、化学位移、血流与身体运动或者心脏血管搏动、金属异物、静电、重建技术等。熟悉MR图像上伪影的常见表现,可以避免临床应用中的影像误判。常见伪影有以下5类:①图像采集伪影或称资料相关伪影(卷褶伪影,截断伪影,部分容积效应,倒置伪影,流体伪影等);②患者相关伪影(运动伪影、搏动伪影);③设备相关伪影,包括梯度场相关伪影(涡流,几何变形)、RF相关伪影(交叉对称伪影,噪声)等;④磁敏感伪影(主要指金属异物伪影以及身体空腔比如鼻窦腔、耳蜗等);⑤化学位移伪影等。

(一) 图像采集相关伪影

1. **卷褶伪影** 卷褶伪影(aliasing artifact)又称包绕伪影,它是被检查解剖部位的大小超出了FOV范围时,视野范围以外部分的解剖部位影像被卷褶到视野内但重建在其相反方向(图4-7-1)。这种伪影没有几何形状的变形和信号强度的失真,并可出现于频率编码和相位编码两种方向。MR成像设备通常在采集时使用2倍以上的过采样,因此在频率编码方向的卷褶伪影不多见。在相位编码方向上,相位移动超出去相位周期,视野外信号频率高于视野内信号频率,由于数据采集的间断性,计算机将视野外较高频率信号误认为低频率信号,而将其置于图像的另一端,从而在相位编码方向出现伪影。消除相位编码方

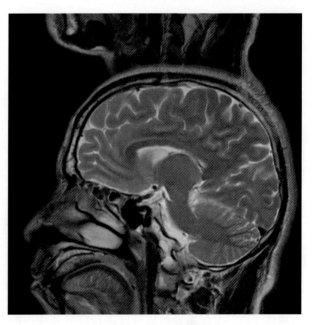

图4-7-1 卷褶伪影

向卷褶伪影的方法有:①将相位编码方向调整被检查部位的最小径上;②增加相位编码过采样;③增加FOV;④对FOV以外的组织进行预饱和。

2. 截断伪影 在高对比界面(两个环境界面信号差别大的组织)如颅骨与脑表面、脂肪与肌肉之间,MR信号突然发生跃迁产生信号振荡,在读出(频率)编码方向上出现的、多个平行的环形黑白条纹即为截断伪影(truncation artifact)。为了抑制或消除截断伪影,可使用全矩阵采集(如用 512×512 或 256×256)或缩小FOV,或在傅里叶变换前对信号滤过,但后者可使空间分辨力下降。

3. 部分容积效应 机制同CT中的部分容积效应(partial volume effect),主要是厚层造成纵向空间分辨力不够,解决办法是采用薄层扫描。

4. 倒置伪影 倒置重叠伪影由相位敏感性机制的误差所致。正常时真实数据与成像数据的两个通道经相位敏感检查系统处理后达到平衡状态。这两个通道失去平衡即可造成倒置重叠伪影,表现为观察视野内出现上下倒置的两个重叠图像,再重建可以消除。这种伪影在早期的模拟解调系统中易出现。在现代数字正交解调系统中,可以采用精确控制的数控振荡器以及数字滤波来避免,因而在现代数字化MR成像设备中,这种伪影已少见。

5. 流体伪影 血流伪影主要有2种形式。一是流动移位伪影,由二次编码的时间差造成,即从¹H受激励到编码(相位和频率编码)的这段时间,血流产生位移,结果在成像层面内斜向流动的血液中的¹H沿相位和频率编码的位置不一致,使得血流信号成像在血管外。二是鬼影(ghost),由搏动性血流引起,较亮或较暗,且与血管形态相似,它是由于血流运动速度超过了扫描序列的相位编码变换速度,鬼影总是出现在相位编码方向,常表现为多个成串有序排列的圆形影或者环形影(图4-7-2),可以通过改变扫描相位编码方向来改变鬼影出现的方向。加入流动补偿技术、黑血技术或者区域预饱和技术可以帮助抑制血流信号从而达到抑制伪影的目的。

流动血液产生的伪影信号强度取决于血流方向与切层平面之间的相互关系,以及血流速度与使用的TR、TE等参数间的关系。血流伪影在相位编码方向上当扫描平面与血管走行方向平行时,产生与血管形状类似的条状伪影。动脉血流伪影多为血管搏动引起,类似运动产生的伪影,预饱和技术可消除来自扫描层上下方的血流伪影。相位/频率方向交换可使伪影方向改变,以使病变区避开伪影干扰。脑脊液流

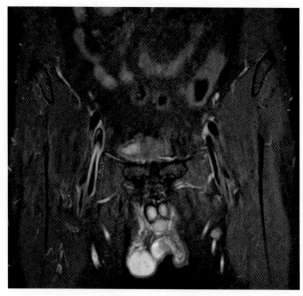

图4-7-2 流动伪影

动伪影与血流伪影的形成机制相同,梯度运动相位重聚(gradient moment rephase, GMR)技术可减少和抑制脑脊液搏动产生的伪影。

(二)受检者相关伪影

主要是运动伪影,包括人体生理性运动和自主性运动的伪影。

生理性运动伪影是生理周期性运动(心脏大血管搏动、呼吸运动、血流及脑脊液流动等)的频率与相位频率一致,叠加信号在傅里叶变换时使数据发生空间错位,从而在相位编码方向上产生间断的条状或半弧形伪影。这种伪影与运动方向无关,而影像模糊程度取决于运动的频率、幅度、TR和采集次数。心脏、大血管搏动伪影可采用心电门控加以控制。

呼吸运动伪影常(图4-7-3)通过呼吸门控控制,包括膈肌导航技术;或采用快速扫描技术一次屏气成像。腹壁运动伪影也可以通过呼吸补偿技术去除。

自主性运动伪影主要指由于患者头部躁动、眼球运动、咀嚼吞咽运动(图4-7-4)等造成的运动伪影,可以通过缩短检查时间、训练患者以及镇静等手段来克服。

(三)设备相关伪影

层间串扰(cross talk)也称交叉对话伪影,通常存在于相邻层面间距很小时。由于射频脉冲轮廓的过渡带延伸到相邻层面内而导致相邻层面图像信号变暗,从而出现信噪比降低或者对比度异常。此时,通

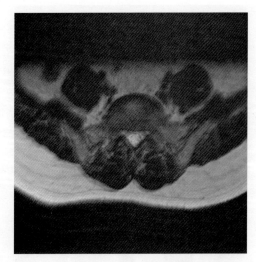

图 4-7-3 呼吸运动伪影

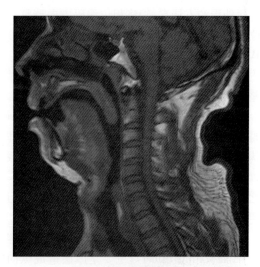

图 4-7-4 吞咽运动伪影

常选择层面奇偶分开采集或者增加层面间距的方式来避免。

干扰通常指射频干扰,射频能量进入到数据采集过程中,作为 MR 信号来源之一被接收,从而形成伪影(图 4-7-5)。常在垂直于频率编码方向上出现一条不均匀的亮噪声带,此伪影通过改变编码方向不能消除,并可有多种其他表现,甚为复杂。此时,通常需要检查屏蔽室是否存在射频泄露,或非 MR 设备引入(例如高压注射器、外部刺激器等)以及其他可能的射频泄露源。

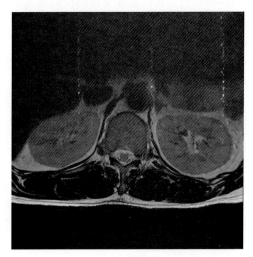

图 4-7-5 射频泄露伪影

(四) 磁敏感伪影

不同组织内的 ^1H 所处的分子环境不同,存在磁敏感性差异,其磁化率也随之不同。这种磁化率的差异可以破坏局部磁场的均匀性,从而导致图像变形而产生伪影,称为磁敏感性伪影。磁敏感性伪影来源于金属异物和人体自身结构两种情况。

金属异物尤其铁磁性物质造成外磁场不均匀,破坏了频率的线性排列,引起空间畸变,这也称为金属异物伪影。快速成像采用短 TR 与短 TE,对磁场不均匀性特别敏感,受 $T2^*$ 的影响也很大,局部磁场不均匀使准 $T2^*$ 值大大缩短以至于无 MR 信号。例如若患者衣服内有金属物质,邻近的皮下就会大片无信号或者局部压脂失败(图 4-7-6)。金属物体不慎进入磁体时,便在 MR 成像过程中产生涡流,在金属异物局部形成强磁场,从而干扰主磁场的均匀性,局部强磁场可使周围的质子很快散相,形成一圈低信号盲区,边缘可见周围组织呈现的高信号环带,图像出现空间错位而严重失真变形。

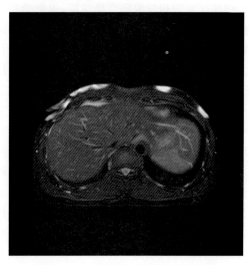

图 4-7-6 患者内衣金属颗粒引入伪影

两种具有不同磁敏感性组织的交界面可形成抗磁性而造成磁场均匀性改变,导致图像变形,如空气与软组织面、骨与软组织界面、液体与软组织界面等均可见到这种伪影。表现为 SE 序列长 TR 像上不同层面上高信号或低信号,在 GRE 序列上多为低信号,在 EPI 信号上出现局部畸变,以及压脂的局部失败,并且在频率编码方向上最明显(图4-7-7)。

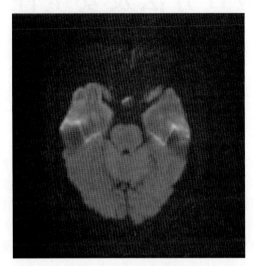

图 4-7-7　磁敏感伪影

消除或减轻磁敏感性伪影的对策包括:①有金属植入物者可考虑尽可能在低场机上完成检查,能去除金属异物者则去除;②做好匀场,场强越均匀,该伪影越轻;③缩短 TE;④用 SE 序列代替 GRE 序列;⑤其他减少伪影的方法,如口服对比剂减轻胃肠气体造成的磁敏感性伪影。

(五) 化学位移伪影

如前所述,化学位移伪影是由于不同人体组织存在化学位移造成共振频率的差异,表现为沿含水组织和脂肪组织界面处出现黑色和白色条状或月牙状阴影,如肾脏和肾周脂肪之间,沿频率编码方向上造成空间错位,一侧呈条形亮带,另一侧是条形暗带。脊柱椎体与椎间盘之间也存在化学位移伪影,临床需予关注(图4-7-8)。场强越高,化学位移伪影越明显。该伪影可以通过改变相位/频率编码方向加以识别。

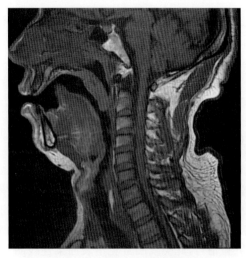

图 4-7-8　化学位移(椎体与椎间盘间)伪影

(曹厚德　赵洪波　詹松华)

第八章
MRI 临床应用的基本检查方法及安全性

一、MRI 临床应用基本方法

(一) MRI 检查基本方法

1. 线圈的选择 进行磁共振成像前,首先要根据成像部位选择相应的线圈,这里的线圈主要指射频线圈中的发射/接收线圈,常用的发射/接收线圈有体线圈、头线圈和膝关节线圈等。接收线圈则只用来接收磁共振信号,此类线圈常见于表面柔性线圈、体部相控阵线圈以及部分四肢线圈。线圈的选用原则是:首选相应部位的专用线圈,如乳腺线圈、踝关节线圈;次用能容纳该受检部位的最小线圈,比如无腕关节线圈时,可用膝关节线圈而非头线圈来成像。另外,表面柔性线圈紧贴成像部位,摆放时具有很高的自由度,可用于多种部位的扫描。

2. 体位 MRI 检查对体位有较高的要求。需要做到"三个中心"一致,即:成像靶区的解剖中心(MRI数据采集范围的几何中心)、线圈中心与静磁场 B_0 中心尽量保持一致。

3. 扫描的定位 多方位成像是 MRI 的优势之一,成像前首先要在短时间内完成三平面定位像采集,包括轴面、矢状面、冠状面各至少 1~3 层。各序列扫描的定位,可根据具体情况有多种选择,通常是一个主层面位置,附加 1~2 个次层面位置。

4. 参数选择 确定层面后需要作序列和参数的选择,主层面一般包括至少 2 个序列,一个是主要体现解剖关系,显示形态学结构的 T1W 序列;另一个是侧重于显示病变的 T2W 序列,不足以解释病理变化时增加其他序列。次层面大多只用 1 个序列,常选择 T2WI,少数用 T1WI,主要解释主层面的空间位置关系。上述序列的选择以最大限度地显示病变、提高成像质量、减少成像时间为原则。视情况从 SE、GRE、IR 等序列中选择合适的 T1W 和 T2W 序列,并应选择恰当的扫描模式,如 2D、3D、单层多相、多层多相等。在相同层面使用不同序列时,应尽可能采用相同的层厚和层间隔(gap)。

5. 其他辅助技术 为提高图像质量及丰富成像内容,常用一些辅助技术,包括门控技术、导航技术、脂肪抑制技术和动态增强技术等。

(二) MRI 检查的适应证

目前临床使用的 MRI 检查技术,多是以 [1]H 作为成像元素,富含 [1]H 的组织可以获得高质量的 MR 图像,但缺乏 [1]H 的组织则难以较好显示。

从检查部位而言,最适于用 MR 检查的是头部,从系统而言,最适于检查的是中枢神经系统(包括脑和脊髓)。其次,对血管以及其他各种含液体的管腔有特殊的成像方法。因为没有骨伪影,因此对关节和较大骨结构旁的软组织成像具有明显的优势。骨结构的成像在现代高端 MRI 系统中已经有了较大提高,而心脏成像也已展现出优势。腹部和盆腔目前已成为 MRI 检查的优势部位。

随着现代高端 MRI 系统的发展,MRI 检查范围也日益拓展,肺已成为 MRI 检查最后攻克的难点,但肺癌等已经取得了良好的检查效果,盲区正在逐渐消失中。由于 MRI 的无害性,胎儿和孕妇是 MRI 检查的又一优势应用群体。

（三）MRI 检查的禁忌证

（1）严重心、肝、肾功能衰竭。

（2）受检部位邻近体内有不能去除的铁磁性金属植入物。

（3）使用带金属的各种抢救用具而不能去除者。

（4）装有非 MR 兼容的心电起搏器患者。

（5）术后体内留有非 MR 兼容的金属夹者或金属植入物者。

（6）MR 对比剂有关的禁忌证。

（四）MRI 检查前准备和注意事项

（1）首先要注意有无上述检查禁忌证。

（2）药物准备：顺磁性、超顺磁性或铁磁性 MR 对比剂。

（3）儿童在检查前可用水合氯醛（5 mL/岁）进行镇静处理（口服或灌肠），少数需要注射地西泮或麻醉药品等帮助控制运动。

（4）受检者在进入 MR 机房前必须除去身上所有的金属物品及磁卡等磁性物品。脱去外衣，换上干净的检查服。

（5）带节育环的妇女须取出节育环后方能进行盆腔区域的检查。

（6）早期妊娠（3 个月内）的妇女应避免 MRI 检查。

（7）向受检者说明在检查时机器会发出较大的响声，不必紧张，不要移动身体，保持安静及平稳的呼吸，以减少幽闭恐惧症的发生，一旦发生幽闭恐惧症应立即停止检查，让受检者尽快脱离现场。

（五）MRI 图像处理

（1）按顺序拍摄定位片和各个成像序列的扫描图像，并调整合适的窗宽、窗位。

（2）增强后图像需标注增强标记。

（3）进行图像重建或特殊处理，一般的三维重建处理包括：最大强度投影（MIP）、表面阴影显示（SSD）、虚拟内镜（VE）等，适用于血管造影成像、水成像等。特殊处理主要包括伪彩技术在各种功能成像如灌注成像、扩散或扩散张量成像、脑功能成像等的应用，一般均由特殊软件进行处理后生成图像及数据，但均需记录以备诊断参考。

二、MRI 临床应用的安全性

自 MRI 应用于临床以来，其安全性一直受到相关领域人士的关注。保证 MRI 的安全性是每一位 MRI 工作人员的重要职责。

（一）磁场的生物学效应

由于医学伦理的原因，无法观察到磁场对人类胚胎发育的影响。为了观察动物和人体受磁场的影响，许多学者利用单细胞生物、培养剂和动物的研究来显示磁场的有害作用是否存在，并对高、低磁场（地球磁场水平）和其大量潜在的生物效应进行研究。一些研究得出的结论为：暴露于一定磁场中与癌症的发生无关。迄今未能观察到磁场对多系统和有机体（包括水、染色体畸变率、DNA 及其姐妹染色单体交换、精子产生、细胞生长、肿瘤存活率、皮肤温和体温、神经传导速度、心脏收缩及其功能、行为和记忆等）产生任何有害作用。Wiskirchen 等将正常人胚肺纤维母细胞重复暴露于场强为 1.5 T 的静磁场中（1h/次，3 次/周，持续 3 周），结果显示对其总体生长无显著影响。次年，又将人胚肺纤维母细胞重复暴露于不同场强 MR 扫描仪中（1.5 T、1.0 T 和 0.2 T，1 h/d，共 5 d），结果显示标准 MR 扫描仪的磁场对于人胚肺纤维母细胞发育不产生任何生长调节作用。

也有学者将鸡胚（卵）暴露于 1.5 T 的磁场中 6 h（同时也暴露于射频磁场和梯度磁场中），发现磁场对鸡运动神经元的出现时间及分化无影响。另一研究证实磁场也不影响交感神经系统轴索的生长作用。由于鸡交感神经系统的基本发育形式同哺乳类动物相似，因此认为这些研究在评估产前暴露于 MRI 安全性方面提供了有价值的信息。

（二）磁场的物理效应

物质依其在外磁场中的磁化特点分为非磁性、顺磁性、抗磁性和铁磁性物质。在 MRI 中不出现伪影，且在磁场中不发生移位，这种物质称为非磁性物质。顺磁性和抗磁性物质仅有微弱磁性，在外磁场中产生的附加磁场极弱，不足以干扰外磁场的均匀性。把暴露于外磁场中能产生强烈内磁场的物质定义为铁磁性物质。室温下，铁、镍、钴是仅有的几种铁磁性物质。将其置于磁场中产生的力是由物体的磁化和外磁场的相互作用产生的。产生力的大小依赖于磁场的形状和铁磁性物体的外形、大小和它在磁场中的位置，两者相互作用力可以产生物体的旋转（力矩）和（或）平行（吸引）运动。体内、体表或远离人体的铁磁性物质进入磁场中都可能会对受检者或工作人员造成危害，甚至危及生命。

投射或导弹效应(projectile or missile effect)是指铁磁性物体靠近强磁场时,受到磁场的吸引获得足够的速度向磁场方向运行,这对受检者和工作人员都可能带来巨大的伤害。这些多为较小物体,如剪刀、铁磁性氧气活塞、小刀等。较大物体如磁性高压注射器、三轮车、检查床、拐杖和抢救设备等也有出现投射效应的报道。

在 MRI 检查中,施加的梯度磁场由于其交变特性,可在人体内部产生涡电流。当涡电流达到一定阈值的情况下,可以引起外周神经刺激,严重时表现为疼痛或者肌肉抽搐。MRI 检查中使用的射频脉冲,由于其载波频率高,对于组织有明显的加热作用。同时,在人体具有明显的增强局部发热效应的物质,如前文提及的金属植入物,以及某些含有金属材料的眼影、文身,在 MRI 检查前筛查时应有告知和说明。对于射频脉冲的安全,需要按照相应的法规进行 SAR 值的控制,不同暴露体位有不同的 SAR 阈值。因而,法规要求 MRI 系统生产商对于梯度产生的神经刺激进行控制,做必要的软硬件预测和在线的监控以保证 SAR 值在安全范围。通常的临床工作序列都在安全(常规)模式下。在扫描时,由于参数的变更,可能导致神经刺激(SAR 值)超出安全模式(限值),需要操作者在扫描时判断是否有必要改变扫描参数进入到一级模式进行工作。法规上也规定了二级模式,但通常为关闭状态,多用于可以明显预期对人体产生较为严重的不良刺激时,仅在医疗利益明显大于理论伤害的情况下可以进入此模式进行检查或者研究实验。

(三) 胎儿 MRI 检查的安全性

自从 1983 年 Smith 等首次报道有关胎儿 MRI 检查的情况以来。随着 MR 成像技术的发展,应用渐广。有观点认为,虽然目前尚无确凿证据表明静态磁场会损害胎儿的发育,但由于磁场可能具有潜在的、尚不明确的效应,所以仅在医疗利益明显大于理论伤害的情况下才考虑进行 MRI 检查。此外,许多研究结果表明,下述因素应作为权衡是否进行胎儿 MRI 检查应考虑的因素。

(1) 在妊娠前 3 个月,发育中的胎儿可能会受到各种物理因素的损害,应避免在此期间使用 MR 检查。

(2) 妊娠第 4~6 个月是胎儿生长发育的关键时期,且胎儿体积小,胎动明显,MR 影像观察欠清晰。

(3) MR 所致的组织热效应对胎儿可能会造成一定的损害。因为胎儿只通过胎盘、羊水的传导及对流来散热,且其调节体温的能力较成人差。因此,虽然射频脉冲所产生的热量在组织内的沉积未见增高,但至少应作为一种物理因素予以考虑,临床上有证据显示将 SAR 的阈值调低到成人阈值的 75% 在胎儿检查可以接受。基于 GRE 序列的单次激发回波平面成像(echo planar imaging, EPI)得到一个图像仅需一个射频脉冲,与传统序列比较,加热效应较低。然而,如果检查时间长,射频能量累积增加,胎儿的组织加热效应就比较明显。

(4) MR 设备在采集图像时产生噪声。成人可以采取各种措施保护听力,而胎儿只能通过母体腹部及充盈在耳内的羊水对声音的衰减来保护听力。此外,检查床的振动通过母体传导至胎儿也值得注意。检查时可在母体与检查床之间放置隔音垫。

(5) 实验证明,MR 检查用的对比剂(如 Gd-DTPA)可轻度延缓动物发育,被认为是妊娠 C 类药,只能在医疗利益明显大于此项负面影响时才选择使用,不能作为常规检查。

(6) 麻醉剂可用来抑制胎儿运动,但麻醉剂被认为会影响胎儿的神经发育,因此只能在医疗利益明显大于此负面影响时才选择使用,不能作为常规检查。

(四) 有金属植入物受检者的磁共振检查

1. 对受检者的影响

(1) 金属植入物在体内运动及位移:铁磁性材料进入磁场后,会产生磁化,并与磁场发生作用。会受到两个力的作用:①旋转力或扭力;②平移力或吸引力。物体所受作用力大小与以下因素有关:主磁场和梯度场的场强大小;物体铁磁性大小;物体的形状和质量;物体与成像平面的相对位置和方向关系;成像时间的长短。如金属植入物是非铁磁性的,或在磁场中所受偏转力或吸引力较小不足以引起物体运动和位移,或磁场作用力小于金属植入物的内固定力时,MR 检查仍然安全可行。口腔材料中有相当一部分能测得偏转力,但其中仅有铁磁性材料是 MR 检查所禁忌的。银汞合金、银尖等不存在偏转力。心脏内置换的瓣膜多数有铁磁性,能测出偏转力,但该偏转力远小于心脏搏动时瓣膜所施加的作用力,因而绝大多数受检者仍能接受 MR 检查,金属瓣不建议 MR 检查,生物瓣可行 MR 检查。血管内过滤器和支架在植入几周后,一旦与血管壁牢固连接,即使有铁磁性,检查时也不会脱落。骨科植入物多为合金材料制成,多数无铁磁性,可以接受 MR 检查。但有铁磁性的动脉瘤夹和止血夹的受检者不能做 MR 检查。另外,还有人造耳蜗或眼内有铁磁性物质的受检者也不能做 MR 检查。由于一部分金属材料确为检查禁忌，所以检查前必须详细询问病史，必要时摄 X 线片确定有无金属物存在，如有，最好先了解该材料的组成成分和出厂说明。

（2）金属植入物在体内产生电流及发热：由于梯度场和射频脉冲会致金属材料产生感应电流而引起发热，使局部温度升高，严重时可能导致灼伤。但在常规 MR 检查时，因金属材料所致的局部体温稍升高也无危害。如一些股骨头和颈部植入的修复材料及内固定材料均无妨碍。纯钛制成的动脉瘤夹在磁场中不产生磁场吸引力，产生的热量很少，伪影也很轻，这种材料可以安全地接受 1.5 T 及以下场强的 MR 检查。

2. 金属对成像质量的影响　金属材料会引起伪影，表现为：①局部信号丢失；②低信号周围有高信号环；③在频率编码和层面选择编码方向出现图像局部畸变。

金属材料形成伪影的原因是：①造成局部磁场不均匀和自旋质子快速失相；②自旋质子的频率和相位异常造成空间定位错误；③金属材料在梯度脉冲下产生涡电流，也会造成局部磁场不均匀，虽然这种作用相对较弱，但却是非铁磁性材料产生伪影的基础。所以，铁磁性材料和非铁磁性材料均能产生伪影，前者的伪影更明显。磁场强度越大，铁磁性材料磁化率越大，质量越大，伪影越重。伪影不仅使图像上局部解剖结构变形，而且会扩大到远处，严重影响图像质量。

减小伪影影响的措施有：由于频率编码梯度和选层梯度比相位编码梯度更易受金属材料的磁化率作用影响，频率编码的方向可控制伪影出现的方向，因而选择频率编码方向时，应尽可能使伪影避开兴趣区。另外，成像平面的选择应尽量避开或减少包含金属材料。短回波时间，低场强，宽读出频带和小体素可以减轻伪影。在 SE、FSE、GRE 等常用序列中，GRE 因无 180°重聚脉冲而最易受局部磁场剧烈变化的影响而出现明显伪影；SE 只有一个 180°重聚脉冲，伪影仍较明显；FSE 有数个 180°重聚脉冲，且 180°重聚脉冲和回波之间隔很短，所以自旋质子不易失相位，伪影最轻。有作者认为 FSE - T_2WI 能减轻骨科金属材料的伪影，与 SE 相比，FSE 能提供较多的图像信息，而且回波链越长、回波间隔越短，伪影就越轻。另外，短恢复时间反转恢复序列伪影也较轻。总之，合理选择成像序列和参数可在一定程度上减轻伪影。

3. 严禁做 MR 检查的患者　带有非 MR 兼容的心脏起搏器及电子刺激仪的患者严禁 MR 检查，主要因为这些仪器的导线是闭合的，会产生电流，引起皮肤灼伤。此外，这些仪器的工作频率因受射频脉冲干扰不能正常运行，会导致严重后果。因此，对于体内有金属植入物的患者必须严格掌握检查指征，检查前进行详细询问和筛查工作，合理选择检查方法。许多专家认为，有相当一部分带有金属植入物的患者仍能做 MR 检查，并可获得较好的图像质量。最后需提及的是，严重肾功能不全的患者禁止进行钆对比剂 MR 增强检查。

（曹厚德　陈克敏　赵洪波）

·参·考·文·献

［1］康晓东. 现代医学影像技术［M］. 天津：天津科技翻译出版公司，2000.

［2］彭振军，主编. 医用磁共振成像技术［M］. 湖北：湖北科学技术出版社，1997.

［3］李坤成，主编. 心血管磁共振诊断学［M］. 北京：人民卫生出版社，1997.

［4］胡军武，冯定义，邹明丽，主编. MRI 应用技术［M］. 湖北：湖北科学技术出版社，2003.

［5］杨正汉，冯逢，王霄英，主编. 磁共振成像技术指南［M］. 北京：人民军医出版社，2007.

［6］徐海波，孔祥泉，刘定西，等. 同相位与反相位梯度回波 T1WI 在肝脏的应用价值［J］. 中华放射学杂志，2000,34(7)：444 - 447.

［7］储岳森. 梯度回波成像技术分析［J］. 生物医学工程学杂志，1996,13(2)：123 - 127.

［8］Berquist TH，主编. 程敬亮，祁吉，史大鹏译. 肌肉骨骼系统磁共振成像［M］. 第 4 版. 郑州：郑州大学出版社，2004：61 - 92.

［9］Purcell EM, Torrey HC, Pound RV. Resonance absorption by nuclear magnetic moments in a solid［J］. Phys Rev, 1946,69：37 - 38.

［10］Kumar A, Welti D, Ernst RR. NMR Dourier zeugmatography［J］. J Magn Reson, 1975,18：69 - 83.

［11］Bradley WG, Waluch V, lai KS, et al. The

appearance of rapidly flowing blood on magnetic resonance images [J]. Am J Roentgenol，1984，143：1167－1174.

[12] Mezrich R. A perspective on K-space [J]. Radiology，1995，195：297－315.

[13] Hennig J. K-space sampling strategies [J]. Eur Radiol，1999，9(6)：1020－1031.

[14] Matt A，Kevin F，Zhou XHJ. Handbook of MRI Pulse Sequences [M]. USA：Elsevier Academic Press，2004.

[15] Lauterbur PC. Image formation by induced local interactions：examples employing NMR [J]. Nature，1973，242：190－191.

[16] Higgins CB，Hricak H，Helms CA. Magnetic resonance imaging of the body [M]. Third edition. USA：Lippincott-Raven publishers，1997.

[17] Turner R，Le Bihan D. Single-shot diffusion imaging at 2.0 tesla [J]. J Magn Reson，1990，86：444－452.

[18] Zhang S，Uecker M，Voit C，et al. Real-time cardiovascular magnetic resonance at high temporal resolution：radial FLASH with nonlinear inverse reconstruction [J]. J Cardiovasc Magn Reson，2010，12：39.

第五篇

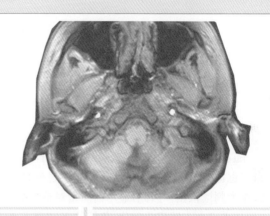

医学图像的显示

庄天戈　王敏杰　陈财忠　审读

　　随着数字化摄影及 PACS 的普及应用,医学影像的诊断模式逐渐由胶片-灯箱转变成医用专业显示器阅读模式,也称为"软读片"。数字化图像通过处理、优化,使图像达到最佳状态。最终,医生读取来自显示器的影像,作为判读依据。因此,显示器质量对整个数字影像系统的显示质量具有非常直接的影响。另外,虽然医学影像技术已进入数字化时代,传统的 X 线曝光胶片已经完全被数字化影像取代,影像学进行专业的阅片诊断已经基本都实现了"软读片"的工作模式。但是,数字医学影像打印的胶片,由于快捷、关键影像选择性呈现等优点,仍在临床实践中有一定的使用价值,相信在相当长的时期内将与数字化的影像介质(如光盘、云胶片、U盘等)共存。传统胶片或数字化打印胶片的阅读方式是将影像照片置于观片灯箱前,凭借均匀的穿透光线进行识读,从而获取诊断信息(也称硬读片),这在临床科室仍然比较普遍。因此,对观片灯的性能及观片环境的要求应给予足够的重视。世界卫生组织(WHO)要求将此内容列入质量保证计划中加以控制。国际电工委员会(IEC)也已要求将此列为法定检查项目之一。

(曹厚德　詹松华)

第一章
视觉系统的生理学特性及对图像认知的影响

医学影像中涉及的图像是视觉信息在某一成像介质上的表达形式。从信息学及认知学角度而言则是医学图像信息的数据集合体经视觉神经通路(包括视网膜、视神经、大脑皮质等)的传递过程,作为视觉信息反映在大脑中,构成整个认知链。据此,人眼的视觉特性在影像诊断中起到至关重要的作用。

一、人眼的视觉特性

(一) 视锥细胞及视杆细胞

人眼在观察景物时,光线通过眼球后,在视网膜的黄斑区成像,黄斑区分布大量的光敏细胞。光敏细胞含视锥细胞及视杆细胞。前者可分辨光的强弱并辨别颜色,白天较高照度下景物的视觉过程主要由视锥细胞完成,所以又称"明视觉";后者不能感知色彩,对夜晚较低照度下景物的感知主要由视杆细胞完成,所以又称"暗视觉"。

由于医学图像以灰阶图像为主,同时周围阅读环境的光亮度控制得较低,因此在阅读灰阶的图像时,多数学者认为以视杆细胞的视觉过程为主。

(二) 常用黑白图像的理论依据

从视觉生理观点而言,分布在视网膜边缘部分的视杆细胞约 1.1 亿~1.25 亿个,视杆细胞对黑白对比极其敏感,能感受非常微弱的光亮。而分布在视网膜中央的视锥细胞仅 650 万~700 万个,对分辨色彩和色调的差别十分敏感。因此人眼对黑白感觉比色彩感觉的视敏度会高得多。经测定,发现红绿并列和黑白并列相比,红绿并列只达到黑白并列的 40%;红蓝并列和黑白并列相比,前者只能达到后者的 23%;蓝绿并列和黑白并列相比,只有 19%。另一试验:将各种不同的画面向观众展示,不论展示的时间久暂,发现人眼注意点主要集中在黑白交界的部分。上述实验证明,黑与白具有优先唤起视觉神经感知的特点。如此,同样显示一幅图像,用黑白表现和彩色表现,视觉感受不同,效果也不一。据此医学影像的精细显示,主要为灰阶图像。

(三) 人眼的相对视敏函数

在光辐射功率相同的情况下,不同波长的光不仅给人眼以不同的色彩感觉,同时也会给人眼以不同(灵敏度的)亮度感觉。或者说,在相同亮度感觉灵敏度的情况下,不同波长的光,其光辐射功率是不同的。描述人眼这一特性的物理量是:人眼的视敏函数或相对视敏函数。①"视敏函数":在相同亮度感觉灵敏度的前提下,测出各种波长的辐射功率 $p(\lambda)$,其倒数 $K(\lambda)=1/p(\lambda)$,K 值愈大,说明所需光功率愈小,即人眼对该波长光的亮度感觉灵敏度愈高,故称 K 为人眼对该波长光的"视敏度"。它是波长的函数,故又称为"视敏函数"。②"相对视敏函数":实验表明:相同环境中,在辐射功率相同的条件下,波长 $=555\,\mathrm{nm}$ 的黄绿光对人眼的亮度感觉灵敏度最大;即 $K(555)=K_{\max}$;其他波长 $\lambda\neq555\,\mathrm{nm}$ 的光,其 $K(\lambda)<K(555)$。通常以 $K(555)=K_{\max}$ 为参照,给出相对值:$V(\lambda)=\dfrac{K(\lambda)}{K_{\max}}=\dfrac{K(\lambda)}{K(555)}$,将其定义为"相对视敏度",或"相对视敏函数"。相应曲线称为相对"视敏度函数曲线"(图 5-1-1)。

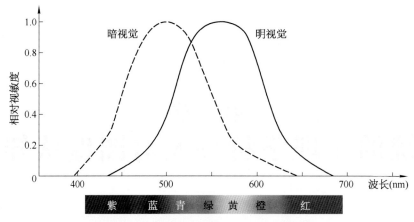

图5-1-1 暗视觉与明视觉的相对视敏度曲线

由于光照条件不同,人眼的视锥细胞和视杆细胞在视觉过程中起的作用也不同,形成人眼的明、暗视敏函数曲线。明视敏函数曲线是在白天正常光照条件下获得,这时视锥细胞在视觉过程中起主导作用,暗视敏函数曲线是在微弱光线条件下获得,视杆细胞起主导作用,对短波长的光敏感,视敏函数曲线左移(图5-1-1)。

(四)医学图像最适的色温

色温是表示光源光谱质量最通用的指标。光源发光时会产生一组光谱;某一绝对黑体产生同样的光谱时需要达到的某一温度(此时两者的辐射功率相同)。这个温度被定义为该光源的色温。色温的单位为K(开尔文)。

色温作为图像显示质量控制指标之一,仅指光源的光谱成分而并不表征发光强度。色温高,表示光线的短波成分多,偏蓝绿色;色温低则表示长波的成分多,偏红黄色。光源色温虽然与明暗度不是一个概念,但色温高低会直接影响明暗度与对比度。此外,色温的高低与人眼对光色的感受关系甚大,合适的色温是获得最佳影像细节的重要因素之一。在影像诊断过程中,所感知的影像是经过人眼并反映到大脑中的各种波长光的综合。为了对细节进行精确的观察,探寻何种波长的光对人类视觉系统具有最佳的敏感性,以有助于提高视觉对诊断信息的感知。

在图像阅读过程中,环境平均亮度一般都控制得较低。根据视敏函数曲线,对暗视觉具有最佳刺激性的可见光波长为500~510 nm,此时的光线颜色为绿色,并略向蓝色偏移。换言之,具有高色温的图像更适合观察,可提高诊断信息的检出,并可减少视觉疲劳。因此,不论观片灯箱或专业显示器都对色温有一定的要求。

医用X线胶片基底大都采用淡蓝色透明的聚酯片基,以使图像透亮区获得高色温(冷色调)。由于医学图像大都是黑白图像(灰阶图像),由中性灰的灰阶组成,因此,淡蓝色透明的聚酯片基具有对各种波长可见光具有等比例吸收的特点,即图像只有黑白深浅的差异而没有色温的差异。

(五)观片灯及显示器屏幕色温

图像阅读过程中,医学图像的色温主要由3种因素确定:①胶片基底颜色(基材色温);②观片灯的发光波长(光源色温);③专业显示器屏幕显示图像的色温。

观片灯要求采用高色温光源。色温高,蓝色(短波长)的成分多,图像感觉偏蓝色调(冷色调);色温低,红色(长波长)的成分多,图像感觉偏红色调(暖色调)。色温的表征参数单位为开尔文(K)。美国放射学院(ACR)建议医用观片灯光源的色温必须＞5 000 K。但是应该指出的是:对色温的要求同时受地域和人种因素的影响。在接近赤道的人种,日常观察景物的平均色温是在11 000 K[8 000(黄昏)~17 000 K(中午)],所以比较习惯高色温;而在纬度较高的地区(平均色温6 000 K)的人种就适应低色温(5 600 K或6 500 K)。同时,由于不同人种眼球虹膜的色彩不同,对色温的敏感性也有差别。黄种人的虹膜多为深棕色,因而习惯于偏蓝的高色温;白种人的虹膜多为蓝色,因而习惯于偏红黄色的低色温。根据我国所处的地域和人种,较合适的色温一般在8 000~9 000 K之间。因此,在欧洲国家的屏幕显示设备(电视机和显示器等)一般将色温设置在6 500 K,但在亚洲则设置在 9 300 K 为宜。

基于上述,ACR 所设定的>5 000 K 的观灯片建议标准是否适合我国的具体情况,还有待进一步的深入研究。同理,专业显示器也有可供设定不同色温的选择。

【注】K 为开尔文温度的符号,是色温的表征单位。色温越高,蓝色(短波长)的成分越多,图像感觉就会偏蓝色调(冷色调)。色温越低,红色(长波长)的成分越多,图像感觉就会偏红(暖色调)。

二、人眼视觉的最小视角与观片距离

根据视觉特性,人眼的平均最小视角分辨力为 1°,对图像的最佳观察角度为 10°。为适应此特性,阅片时应根据所观察影像的不同尺寸,设置最远的观察距离。当观片距离超过此距离,眼睛与图像最小成像单位两侧最短边的夹角>1°,会造成图像信息观察的丢失(图 5-1-2)。

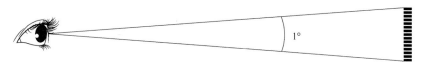

图 5-1-2　在对比度为 100% 时人眼分辨力极限

专业显示器为每度 30 线,专业观片灯箱为每度 60 线对。

目前的干式激光相机可打印出的像素尺寸为 39 μm,通过计算可得出观看此图像的最远距离。

$$D = (39/2)\mu m/tg(0.5°)$$
$$= 19.5/(8.727 \times 10^{-3})\mu m$$
$$= 2 234 \mu m = 2.234 \text{ mm}$$

由上式可知,如观察像素尺寸为 39 μm 的图像时,观片距离必须<13.407 2 cm。如此距离,由于人眼分辨力的极限,则无法清晰地分辨出每一成像单元所呈现的图像。

同理,以 143 μm 像素尺寸的数字化图像为例,其最远的观片距离应为:

$$D = (143/2)\mu m/tg(0.5°)$$
$$= 71.5/(8.727 \times 10^{-3})\mu m$$
$$= 8 192.97 \mu m = 8.193 0 \text{ cm}$$

据此,对于 143 μm 像素大小的数字化图像,观片距离必须<49.16 cm,否则也会造成图像信息的丢失。

在数字化图像中,其空间分辨力远低于传统的银颗粒成像的图像。但由于在实际工作中,150 μm 左右的信息已足够应用于医学诊断工作中,因此只需要将观片距离保持在 50 cm 左右已经足够。但在乳腺图像的诊断工作中,由于需要观察更细微的图像信息,所以应采用更近的观片距离。

三、人眼视觉范围及分辨力与观片亮度

(一)视觉范围与分辨力

人眼所能感受亮度的理论范围非常宽泛。但实际所能感受的度范围要小得多,因为此范围与周围环境的平均亮度密切相关。当平均亮度适中时,能分辨的亮度上下限之比约为 100∶1;平均亮度较低时,上下限之比则为 10∶1。

从光学和人类视觉系统特性的原理分析,当环境为晴朗的白天(平均亮度为 1 000 cd/m²),此时人眼恰能分辨的亮度差(恰辨差,Just Noticeable Difference,JND)为 200~20 000 cd/m²,低于 200 cd/m² 就会引起黑色的感觉。当环境亮度减小到 30 cd/m²,可分辨亮度减小到 1~200 cd/m²,即使观察 100 cd/m²,人眼也会感觉很亮。此时只有<1 cd/m² 的亮度,人眼才会觉得是黑色。据此,人眼的明暗感觉是相对的,但由于人眼能适应的平均亮度范围很宽,所以总的亮度适应范围也很宽。

(二)影像诊断中的环境照度及观片灯亮度

在诊断工作中,为了观察到更多的影像学信息,对观片环境照度及观片灯亮度都有明确的要求。

大部分医学影像呈现的是灰阶图像。灰度大小,与解剖组织/病变的密度相关。对于组织病变密度较大的结构,在胶片上呈现为光学密度较低的影像。其灰度较小,透光度较好,从观片灯箱透过的光线比较强,可以很容易地观察到。但组织病变密度较低的细节,在胶片上呈现为光学密度较高的影像,其灰度较高,透光度较低。在医疗诊断的过程中,这些富含组织细节信息的高灰阶影像是阅读医疗诊断胶片的重点。观片灯作为阅片的发光源,透过这些高灰阶影像的光线会变得非常微弱。根据光学与人眼视觉特性理论,降低观片环境的平均照度可以使人眼的视觉范

围降低。例如,在普通放射学的胸部后前位图像中,因为肺纹理的病理和解剖改变是疾病诊断的重要依据,所以在诊断工作中对微小肺纹理的显示至关重要。微小肺纹理结构的组织密度较低,成像后的灰度与周围肺组织的差别很小。因此,必须降低观片环境的照度以使人眼感知更微弱的光线差别,从而提高对细节的观察效率。

对观片环境平均照度的要求,通常以影响观察面的照度表征,美国 ACR 要求观片室的照明必须保证观察面的照度<50 lx(勒克司,照度单位)。

(三) 遮幅

由于灯箱发光面上未被影像片覆盖区域的光线会降低读片时视觉对影像的分辨能力,因此被视为阅片的负效光。为改善视读效果,必须采用遮幅手段,将负效光屏蔽。

(曹厚德)

第二章
观片灯箱的应用及相关理论

一、观灯片相关的技术概念

（一）光通量(lm)

由于人眼对不同波长的电磁波具有不同的灵敏度，因此不能直接用光源的辐射功率或辐射通量来衡量光能量，必须采用以人眼对光的感觉量为基准的单位——光通量来衡量。光通量用符号 ϕ 表示，单位为流明(lm)。

（二）发光强度(cd)

光通量是说明某一光源向四周空间发射出的总光能量。不同光源发出的光通量在空间的分布是不同的。发光强度的单位为坎德拉，符号为 cd，它表示光源在某单位球面度立体角(该物体表面对点光源形成的角)内发射出的光通量。1 cd＝1 lm/1 sr(sr 为立体角的球面度单位)。

（三）亮度(cd/m²)

亮度是表示眼睛从某一方向所看到的物体发射光的强度。单位为坎德拉/平方米(cd/m²)，符号为 L，表明发光体在特定方向单位立体角单位面积内的光通量，它等于 1 m² 表面上发出 1 cd 的发光强度。

（四）色温(color temperature)

当光源所发出的光的颜色与黑体在某一温度下辐射的颜色相同时，黑体的温度就称为该光源的色温，用绝对温度 K(开尔文，开氏度＝摄氏度＋273.15)表示。色温和亮度没关系，而亮度和流明值

有关。

二、相关理论

（一）人眼恰能分辨的亮度差(恰辨差)与影像细节周围密度的关系

在典型的读片条件下，最低可辨光密度差与影像细部周围密度存在函数关系(见图 5-2-1)。图中横坐标为图像细部周围的光密度值(D_s)；纵坐标为人眼能辨别的该图像密度中细部的最小光密度差(ΔD)。随着图像密度的增大，可辨别程度逐渐下降，在密度接近 3.0 时，能够辨别的最小密度差为 0.2，而在 2.0 密度时，最小密度差可达 0.08。两者相差达 25 倍。换言之，在密度 3.0 处的图像实用对比度仅为 2.0 处的 1/25。由此可见，高亮度的观片灯无异使图像高密度区的图像密度下降，从而扩大了图像的实用对比度，也即提高了图像信息传递的效率。

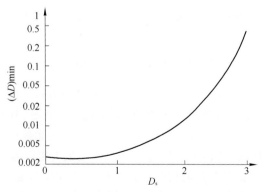

图 5-2-1 典型看片条件下，最低可辨别密度差与影像细部周围密度的函数关系

（二）有关观片灯亮度要求的理论

如从亮度角度而言,在可视最小直径情况下,影像的对比度约 100 cd/m² (影像片使光强减少到 10%)。亮度低于或高于此水平,视觉灵敏度都会显著降低(图 5-2-2),横坐标单位:相对亮度。据此,观片灯亮度较高才能满足观片要求。以放射诊断为例,X 线片的密度值 D 在 0.25~2.0 范围内,称为有用密度,相当于 50%~1% 的透光量变化。有用密度的下限为胶片特性曲线的趾部(基底灰雾);上限则由观片条件决定。因为人眼的可辨密度范围内为 0.25~1.7。在这个范围内不致丢失诊断信息。实际上,绝大多数观片灯对于照片上密度值大于 2 的区域不能提供足够的光强。如果要使这部分密度值的图像细节能有效地观察到,观片灯的亮度需达 10 000 cd/m²(衰减至 1%),一般荧光灯管的观片灯不能达到此水平。这就需要高强度荧光灯管(4 000~6 000 cd/m²)或亮度更高的聚光灯作辅助用。但达到以上亮度水平的观片灯应具有合适的遮幅手段,以保证未被影像片挡住光线的亮区强光进入阅读者的眼睛。对于曝光或冲洗加工不足的照片,其光密度值仅 0.3~0.5。观察此类影像片的最佳观片灯亮度为标准光强的 1/2。据此,理想的观片灯光强应为可调节式的。

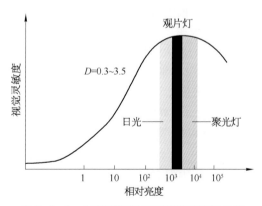

图 5-2-2 人眼视觉灵敏度与视野亮度间的关系

（三）观片灯亮度及新型观片灯

（1）观片灯光源的亮度对观片效果有很大影响,为了看清高密度区的细节,需要观片灯有足够的亮度。例如要看清最大密度(D_{max})为 2.8 的影像,观片灯的亮度不能小于 1 500 cd/m²;看清最大密度为 3.1 的影像,观片灯的亮度不能小于 3 000 cd/m²;要看清最大密度为 3.4 的影像,观片灯的亮度不能小于 7 500 cd/m²,同时观片灯表面的亮度应尽量均匀,最大亮度

与最低亮度的差应 <25%。

（2）高频率、高亮度观片灯:由于影像科医生长期在观片灯前工作,因此极易引起视觉疲劳,随着工龄的增长,会引起视力下降。特别是在 50 Hz 频率下,荧光灯存在的每秒 100 次亮暗交替变化,这种频闪会使视觉条件更恶化。为此,近年来 50 kHz 高频及亮度高达 4 000~6 000 cd/m² 的观片灯已投入使用。

（3）面光源观片灯:面光源观片灯与普通观片灯的不同在于核心部件导光板。导光板是将线光源转变为面光源的关键。面光源观片灯具有超薄、超亮、光照均匀、节能环保等优点。

三、现状及国家标准

观片灯的亮度是一个重要的性能参数。但在实际使用中,因荧光灯管发光性能下降,光亮度减弱及灯箱屏幕老化、泛黄等原因,使亮度严重下降。根据《医学影像照片观察装置通用技术条件(YY/T0610-2007)》,对观片灯的主要性能参数及阅片环境要求予以规定。其主要内容为:

（一）亮度

不同类型的观片装置观察屏亮度(cd/m²):①普通模拟照片装置≥2 000 cd/m²;②数字硬拷贝照片装置≥3 000 cd/m²;③普通模拟乳腺照片装置≥3 500 cd/m²;④亮度可调式观片装置,最低亮度≤300 cd/m²,最大亮度≥4 000 cd/m²。

（二）共同指标

①幕均匀性>0.7;②屏幕稳定性≤2%;③屏幕色温≥6 500 K;④屏幕散射 δ>0.9。

（三）安全要求

符合 GB 4793.1 的要求。

（四）环境条件

要求阅片室的环境照度应≤100 lx。

上述标准中未涉及观片灯光的色温及波长等参数。但一般阅片习惯以较高的色温(6 000~8 000 K)、白色及白色略偏蓝色为佳。

四、新型观片灯

随着电光源技术的进展,以冷阴极荧光灯管(cold

cathode fluorescent lamp，CCFL)及发光二极管(light emitting diode，LED)被应用于观片灯的背光源，使其性能得以大幅度提升。此外，LED还被应用于专业显示器等领域。

(一) 冷阴极荧光灯管观片灯

1. CCFL 的结构及发光原理　冷阴极灯管在一玻璃管内封入惰性混合气体 Ne＋Ar，其中含有微量水银蒸气，并于玻璃内壁涂布荧光体，于两电极间加上一高压高频电场，则汞蒸气在此电场内被激发即产生释能发光效应，辐射出波长 253.7 nm 的紫外线光，而内壁的荧光体原子则因紫外线激发而提升其能阶，当原子返回原低能阶时放射出可见光(此可见光波长由荧光体物质特性决定)。

2. CCFL 观片灯的优点

(1) 高亮度、高功效、低功耗。

(2) 能在低温时快速启动。

(3) 色温控制准确。

(4) 体积小，重量轻。

(5) 发热小。

(6) 有良好的耐震动性。

(二) 发光二极管观片灯

1. LED 的结构及发光原理　LED 是一种固态的半导体器件，它可以直接把电能转化为光能。LED 的核心是一个半导体的晶片，晶片的一端附着 LED 灯珠。

在一个支架上，是负极，另一端连接电源的正极，整个晶片被环氧树脂封装。半导体晶片由两部分组成，一部分是 P 型半导体，这里，空穴占主导地位，另一端为 N 型半导体，在这边主要是电子。但这两种半导体连接起来时，它们之间就形成一个"P－N 结"。当电流通过导线作用于这个晶片的时候，电子就会被推向 P 区，在 P 区里电子跟空穴复合，然后就会以光子的形成发出能量。而由光的波长决定光的颜色，由形成 P－N 结材料决定的。

2. LED 观片灯的优点

(1) 体积小：LED 基本上是一块很小的晶片被封装在环氧树脂里，所以小而轻。

(2) 耗电量低：LED 耗电相当低，直流驱动，超低功耗(单管 0.03～0.06 W)，电光功率转换接近 30%。一般 LED 的工作电压为 2～3.6 V，工作电流为 0.02～0.03 A；其消耗的电能不超过 0.1 W，相同照明效果比传统光源节能近 80%。

(3) 使用寿命长：LED 光源有长寿灯之称。为固体冷光源，由环氧树脂封装，不存在灯丝发光易烧、热沉积、光衰等缺点，在合适的电流和电压下，使用寿命可达 6 万～10 万小时，比传统光源寿命长 10 倍以上。

(4) 高亮度、低热量：LED 使用冷发光技术，发热量比普通照明灯具低很多。

(5) 环保：LED 是由无毒的材料作成，同时 LED 也可以回收再利用。光谱中无紫外线和红外线，既无热量，也无辐射，眩光小，冷光源，可以安全触摸，属典型的绿色照明光源。

(6) 坚固耐用：LED 被完全封装在环氧树脂里面，比灯泡和荧光灯管坚固。灯体内也没有松动的部分，使得 LED 不易损坏。

(曹厚德)

第三章
软阅读医学影像专业显示器

医学影像专业显示器作为数字成像系统与PACS的终端设备,其性能的优劣直接影响诊断信息的传递。由于专业显示器早期进入市场时常以其性能特点命名,如高分辨力显示器或高亮度显示器等。显然这种以单项性能特征作为命名的方式不能完整表述其应用性能。由于近年来医学影像学对专业显示器的性能参数要求已得到相关专业人士的公认,所以医学影像专业显示器(简称专业显示器)的命名较合适。

一、软阅读

传统放射影像学在百年的历史长河中一直沿用以胶片为影像介质的硬拷贝模式,医师也习惯于照片—灯箱的方式进行阅读诊断。近年来由于数字化进程的加速,医师认知影像的载体正在经历由照片—灯箱的阅读模式向显示器屏幕的"软阅读"(软拷贝阅读,soft-copy reading)模式的转化。这种涉及技术方法的革命性改进,必然会带来相关知识、操作习惯,乃至资金投入方面的重大变化。

(一)软阅读的概念

软阅读是指在专业图像显示器的显示屏上观察影像,以显示器为认知载体进行疾病诊断、功能研究的方式。随着影像设备的发展,影像生成的方式及内涵也在发生根本性的变化,因此软阅读是影像学发展的必然,主要体现在下列几方面。

1. 生成影像的数量大幅度增加 以CT技术为例,快速扫描多层CT技术生成的图像数量是原有技术的几十倍甚至上千倍。有的CT检查一次可达到数千幅图像。显然,生成这些图像并不是为了单幅阅读,而是为了通过软件,在工作站上进行各种重组处理。

2. 数字化影像的亮暗动态范围更宽 CT、MRI数字图像具有0~4095个灰度级,例如对CT而言有0~4095个CT值,将这些值对应的灰度直接打印在胶片上(如图5-3-2虚线所示),无法阅读其细节。如将这些值对应的灰度直接显示在显示器上,由于显示器一般只能显示64~256级灰度,人眼的分辨力也不能分辨其细节。数字化图像可以利用窗宽与窗位的调节,使得只对感兴趣的那一小段CT值范围对应于显示器的6~256级灰度。这样,这一段CT值对应的细节可在显示器的有限级灰度内充分展示。此即软阅读的优越性。但在打印成胶片时,必须在设定的窗宽、窗位条件下成像,因此必定会带来图像信息的丢失,即灰度级由0~4095减至0~255,且不能调整窗宽、窗位。换言之,打印的图片是在操作人员指定下"冻结"的图像。

CT成像中,成像系统得到的"CT值"H,是该组织线性衰减系数 μ 的一种数字表达,送到显示器显示时,有对应的显示曲线,反映CT值与灰度(这里的灰度是指显示器的灰阶,如6 bit即为64级或8 bit,256个灰阶;与肉眼的视觉灵敏度相适应)的关系,如图5-3-1所示。值得注意的是,这一显示曲线的斜率是可调节的,在横坐标轴上的截距也可调节(即所谓的窗宽窗位,均由计算机根据需要设置)。这样,胶片无法显示的信息,在CT软阅读得以充分显示。例如,将全部的CT值0~4095与显示器的64阶灰度对应,如直线1所示,由于斜率较小,CT值的变化 ΔH,

对应的灰度差 ΔG_1 相对较小,即对比度小,难以区分组织的细节。在保持感兴趣的 CT 值的范围 ΔH 不变的情况下,调节显示曲线的斜率,得曲线 2。此时同样的 ΔH 变化,得到的灰度差 ΔG_2 远大于 ΔG_1。这相当于调整胶片的反差系数 γ。如果感兴趣的 CT 值范围落在图中 W3 的区间内,可将显示曲线调整为曲线 3。此时可以充分显示在 W3 这一区间内相应组织的密度分辨力和所需的动态范围。调节 W2、W3 的位置(窗位)与宽度(窗宽),就可调节所需的密度分辨力与必要的动态范围,两者可以兼顾,这正是软阅读优于胶片之处。

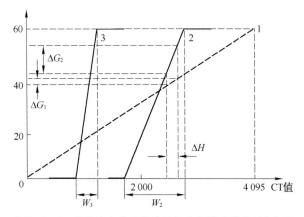

图 5-3-1　CT 值与灰度 G 的映射关系,调节直线的斜率与位置(截距)可以调节密度分辨力与动态范围

以量大面广的胸部摄影为例:由于脏器间的密度差别很大,需要较宽的动态范围才能在同一幅图像中清晰显示肺野、纵隔及脊柱。这在传统方式的 X 线照片上是无法实现的,而在软阅读中则能够解决,这主要归因于数字化图像可以利用窗宽与窗位的调节,对感兴趣的那段灰度范围有足够大的(等效)动态范围(图 5-3-2)。

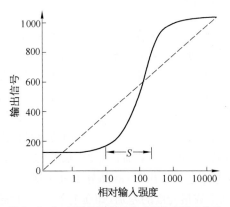

图 5-3-2　两种影像阅读方式的信息输出曲线
----- 传统 X 射线成像曲线
—— 数字化成像曲线

目前的成像设备(如 CT、MRI、DSA 等)都能提供三维乃至四维的动态图像,传统的阅读模式则无法读取这些动态信息。

(二)软阅读与传统读片方式的比较

传统读片方式是以照片-观片灯模式进行阅片诊断。灯箱读片的特点是面积大、亮度高、使用方便。传统读片方式以胶片为介质,图像状态不能改变,动态范围小。

软阅读可充分利用数字图像所包含的丰富信息,能够有效地扩展成像设备的功能,其明显优势体现在图像后处理上。例如:在尿路检查中,通过窗口技术的调整可发现与腰椎横突重叠的输尿管结石;对于组织密度差别很大的胸部影像,由于数字成像较宽的动态范围(达 5 个数量级),可在同一幅图像中清晰显示肺野、纵隔及脊柱,这在传统的模拟像(动态范围仅 2 个数量级)中是无法实现的,在相同性质的病变检出上两者也有区别。

仅就阅读这一环节而言,软阅读花费的时间较长。当对复杂或疑难病例需反复比较新老图像时,用观片灯读胶片会比在显示器上读软拷贝快,原因在于观片灯的操作简单(但这里尚未比较检索和调取图像的效率)。但软阅读提高工作效率的原因主要在于能够快速地调阅和处理大量图片。例如多层 CT 每次检查多达千幅的图像,无法想象用传统方法能读取这些图像中蕴含的信息。此外,软拷贝可以对图像进行一定比例的压缩处理(如 JPEG 压缩 10 倍)并不影响诊断的正确率,但却能大幅度节约储存空间,提高图像的传输速度,实现方便准确的检索等,这是硬拷贝存储方式无法比拟的。

(三)软阅读的临床应用技术

1. **窗口技术的运用**　数字化影像的动态范围远大于传统的模拟影像,但在软阅读中图像的显示主要依靠数字影像中窗口(窗宽及窗位)技术的运用。以胸部正位影像为例,必须将窗口调整至心影内肺纹结构隐约可见。如感兴趣区在肺部,可缩小窗宽,调整窗位使肺纹结构与肺野有良好的对比度,细节显示清晰。此时纵隔结构、心影重叠结构因亮度过高而细节显示不良。反之,如感兴趣区位于肋骨、胸椎,则可适当增大窗宽,连续调整窗位,使感兴趣部位的细节显示良好。

由于在显示屏上可观察到连续调节的效果,所以除了影像显示的动态范围远比单张影像片的动态范围宽外,还可在影像细节显示最佳的窗宽、窗位下实现硬拷贝输出,打印影像片。

2. 充分利用成像设备/工作站的软件功能　除上述应用最广的窗口技术外,图像工作站均有较丰富的软件功能。医师可充分运用这些功能,方便地阅读医学影像。①可测量图像中局部区域的长度与面积,密度值等。②图像中可显示患者的基本资料(姓名、性别、病历号、检查设备等),可接收存储多种设备及同时显示不同种类的 DICOM 影像(CR、DR、CT、MR、US、PET 等)。③可以显示动态影像(超声、血管造影等)。播放速度可以调整,最高可达 200 幅/s。④负像(图像的黑白反转)功能。⑤图像自由缩放功能。⑥多种排列显示方式,最多可支持同时显示 20 幅×20 幅图像。⑦DICOM 打印服务:多种打印排列组合方式,最多可支持 10 幅×10 幅影像分隔打印,在打印预设中可以任意添加或删除某幅图像或附带的文字说明。⑧书签功能,作书签记号的图像可以立刻找出。⑨网络查询与调阅功能:凡是网络上符合 DICOM 标准数据库中的图像信息,都可以通过软件来分类查询调阅,可在分类服务器(计算机)名称、影像种类、病历号、病员姓名、检查日期等多种信息选项中,输入以上任何一种,就能快速检索到所需的影像。⑩可将网络上的图像载入本机数据库。

3. 多种图像的参比　由于软阅读方式下,图像可以在网络上互相调阅,也可同时阅读不同成像设备生成的图像,进行参比或作比较影像学的研究。

4. 对软阅读方式的适应　尽管少数影像专业人员在两种阅读模式的转换过程中,需要一段适应的过程。特别是在 PACS 运行的初期,更为明显。但实践证明,无论影像科医师还是非影像科的临床医师,通过培训,不论专业、年龄及不同层次的医师都能适应并运用自如。软阅读是当今教学、科研、会诊等必不可少的主流方式。

二、专业显示器的分类

(一) 按显示色彩分类

按显示色彩可分为:①灰度(黑白)显示器;②彩色显示器。由于彩色显示器的亮度仅及灰度显示器的 1/8 左右,此外彩色显示器是由红、绿、蓝三个单元组成一个像素,空间分辨力也不及灰度显示器,所以用于影像诊断的专业显示器大多数是灰度显示器。近年由于灌注成像、弥散成像频谱显示图像、三维重组及能量 CT 等伪彩色图像显示的需要,彩色显示器的亮度和分辨力都不断提升,临床应用也日渐增多。

(二) 按分辨力分类

专业显示器的分辨力以百万像素(mega pixel,MP)表征。可分为 1 MP、2 MP、3 MP、5 MP、8 MP等几个档次(详见表 5 - 3 - 1)。

(三) 按技术类型分类

按技术类型可分为阴极射线管(cathode ray tube,CRT)显示器及液晶(liquid crystal display,LCD)显示器。目前 LCD 显示器已基本取代 CRT 显示器成为主流的显示装置。

(四) 按显示屏面,可分为横屏和竖屏显示器

横屏显示器又称风景型(landscape)显示器,主要应用于 CT、MR、DSA 图像;竖屏显示器又称肖像型(portrait)显示器,主要应用于数字化 X 线摄影图像。LCD 液晶显示器通常具有横屏与竖屏转换功能。

(五) 按显示屏数可分为单屏、双屏、多屏显示器

(1) 单屏显示器:占有空间小,投资成本低。适合临床科室的图像浏览用。

(2) 双屏显示器:能提供双屏图像对照使用,适合影像科诊断用。投资成本较高。

(3) 多屏显示器:4～8 屏,主要用于会诊和读片讨论。

三、液晶显示器

(一) 液晶

通常所称的液体系指分子排列方向没有规律性的。但如果分子形态呈长形或扁形的,则此类液体分子的排列就可能有规律性。据此,液体又可细分为多种形态。分子排列方向无规律性的,直接称为液体,而分子排列具有方向性的,则称为"液态晶体",简称"液晶"(liquid crystal)。一般最常用的液晶形态为向列型液晶,分子形态呈细长棒形,长宽约 1～10 nm。在不同电流电场作用下,液晶分子可作规则旋转 90°排列,而形成透光度的差别,如在电源开/关状态控制下,就会产生明暗的区别,依此原理控制每个像素,便可构成所需的图像。

1888 年，Rheinitzer 发现液晶。1963 年，Williams 发现液晶加上电压后光线能穿过的特性。1968 年 Heilmeyer 等制造出第一台具有显示功能的液晶显示器原型机，后来发展成今天的液晶显示器。

液晶显示器具有轻薄短小的优点，目前已基本取代 CRT 显示器而成为主流的显示装置。

（二）液晶面板

液晶面板（液晶屏）是液晶显示器最主要的部件，是由两块无钠玻璃夹着一个由偏光板、排列层、液晶层和彩色滤光片等组成的分层结构。液晶显示器的结构如图 5-3-3 所示，包括：①前偏振滤光片；②玻璃基板；③透明电极；④排列层；⑤液晶层；⑥隔板；⑦彩色滤光片；⑧背光灯管层。其中偏振滤光片、彩色滤光片决定有多少光可以通过以及生成何种颜色的光线。液晶被灌在两个制作精良的排列层之间，构成液晶层，两个排列层各有许多沟槽，单一排列层平面上的沟槽都是平行的，但是两层之间的沟槽却是互相垂直的，即上一层面的沟槽如为纵向排列，则下一层面的沟槽为横向排列。

因为液晶材料并不发光，所以在液晶面板背面或两边设置背光灯，并有一块背光板（或称匀光板）和反光膜，背光板是由荧光物质组成，以提供均匀的背景光源。液晶显示屏的亮度与背光源有关：背光越亮，整个液晶显示屏的亮度随之提高。

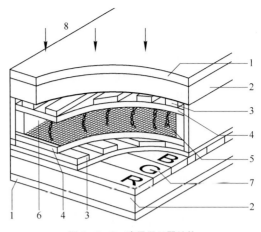

图 5-3-3　液晶显示器结构
①前偏振滤光片；②玻璃基版；③透明电极；④排列层；⑤液晶层；⑥隔板；⑦彩色滤光片；⑧背光灯管层。

液晶显示器的性能与面板及显示电路的优劣密切相关，品质优良的液晶面板和背光源合理配合能获得层次丰富、色彩饱满、明亮清晰的画面。目前市售的液晶显示器大多采用薄膜晶体管（TFT）液晶面板。

（三）液晶显示器的工作原理

在自然状态下，液晶分子呈松散排列（图 5-3-4）。将液晶分子放置于很细的凹槽内，液晶分子会依照凹槽方向排列，当液晶分子被夹在 90°交叉的上下层之间时，液晶分子的排列方向会依照凹槽方向扭转 90°（图 5-3-5）。

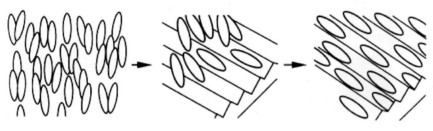

图 5-3-4　液晶分子排列示意图

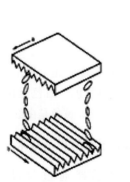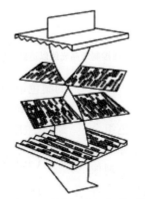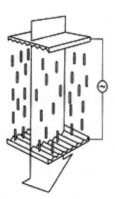

图 5-3-5　液晶分子的排列方向按照凹槽方向扭转 90°

来自背光板的光线在穿过第一层偏振滤光片之后进入包含成千上万液晶颗粒的液晶层。液晶层中的颗粒都被包含在细小的单元格结构中,一个或多个单元格构成屏幕上的一个像素。玻璃板与液晶层之间为透明的电极,电极分为行和列,在行与列的交叉点上,通过改变电压而改变液晶的旋转状态,液晶的作用类似于一个个微光阀。在液晶材料周边是控制电路和驱动电路部分。未加上电压时,光线会沿着液晶的方向扭转90°。当电极产生电场时,液晶分子就会产生扭转呈垂直方向排列,光线可以直接穿过液晶层而不被扭转。将上下排列层与两个呈90°交叉的偏振滤光片组合,便可控制液晶层通过光线

与否。

如图5-3-6A所示,显示光线通过位于上层的前偏振滤光片,只有与偏振滤光片同方向的光线能通过滤光片及加上电压后的液晶。由于液晶加上电压后呈整齐排列,光线不会被扭转,而与位于下层的后偏振滤光片方向呈90°,因此光线无法通过,液晶屏呈现黑色。图5-3-6B示,液晶未加上电压,液晶分子的排列呈90°扭转,光线通过液晶后也呈90°扭转,到达位于下层的后偏振滤光片时,与滤光片方向平行,光线可顺利通过,此时液晶屏呈明亮状态。改变所加电压的高低,可以控制通过液晶层光线的多少,由此达到控制液晶屏呈现不同的明暗。

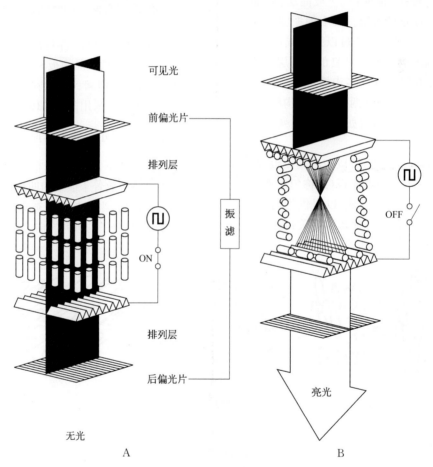

图5-3-6 通过电压控制液晶光线以达到呈现不同的明暗

(四) 彩色液晶显示器的原理

液晶显示器呈现彩色,也由红、绿、蓝三原色组合而成。在液晶前面加上一层彩色滤光片,基本原理是用三个子像素(sub pixel)组合成一个像素。3个副像素经过滤光片后,呈现红、绿、蓝三原色,组合后成为各种不同的颜色。每一个副像素可呈现256个不同亮度

的颜色,3个副像素共可组合成 $256 \times 256 \times 256 = 16\,777\,216$ 个不同的颜色。白色是由同样亮度的红、绿、蓝三原色组合而成。黄色是由红、绿色组合而成。

(五) 液晶显示器的抖动技术

新型液晶显示器通过抖动技术(dithering technique)提高显示效果。抖动技术分为:①时间抖

动(temporal dithering);②空间抖动(spatial dithering)。通过时间抖动和空间抖动技术的结合,使专业显示器具有 11 bit 的显示精度。

　　1. 时间抖动　时间抖动是利用人眼的视觉暂留现象来"制造"出更高的亮度。例如,图 5-3-7 粗线框中,将一个显示周期分为 4 帧的图像,其中 3 帧白色(1 cd/m²)+1 帧黑色(0 cd/m²),通过时间上的叠加及平均效果,最后人眼感知的平均亮度效果为 0.75 cd/m²。

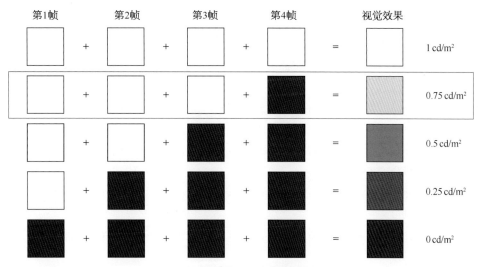

图 5-3-7　时间抖动技术原理示意图

　　2. 空间抖动　空间抖动则是利用若干个单元像素(unit pixel)在空间上的叠加,形成其他的亮度输出效果(图 5-3-8)。但其前提为单位像素必须足够小才能形成良好的混成效果,而不致形成斑块状的伪影。采用空间抖动技术的目的是使图像的密度分辨力得以提高。

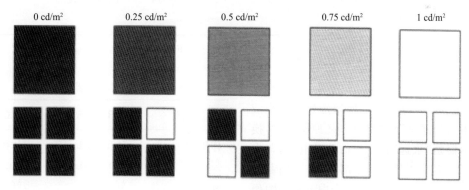

图 5-3-8　空间抖动技术原理示意图

四、不同类型显示器的比较

(一)专业显示器与普通显示器的比较

　　由于医学影像诊断需要精细阅读,因此用于原始诊断(primary diagnosis)必须采用专业显示器。专业显示器与普通显示器性能存在很大差别(表 5-3-1)。

(二)CRT 显像管显示器与 LCD 显示器的比较

　　CRT 的成像是依靠电子束高速撞击屏幕上的荧光粉颗粒形成亮点,并由偏转线圈产生磁场控制电子束在屏幕上的位置,逐个把像素击亮,并进行快速逐行扫描,利用人眼的视觉暂留效应重现图像。各像素单元的荧光粉仅受到电子束撞击的才会发光,在电子束离开后,其亮度便逐渐下降,直到电子束在下一个周期重新撞击才再次发光,因此该像素始终在周而复始地进行亮-暗-亮的闪烁。虽然闪烁过程的周期很短,视觉感受到的是一幅稳定的画面,但实际上长时间凝视屏幕后,易导致眼睛疲劳、干涩、视力下降等不适症状。此现象的形成是由 CRT 的工作原理所致,因其闪烁现象是不可避免的。

表 5-3-1 专业显示器与普通显示器性能参数比较

分类	分辨力(pixel)	亮度(cd/m²)	对比度	灰阶(bit)	校准	认证
普通显示器	1 024×768	200~350	300~400∶1	8		环保、电磁认证
	1 280×1 024	200~350	300~400∶1	8		
专业显示器	1 280×1 024（1 MP 横屏）	300~700	600~4 000∶1	10~12	DICOM 校准	除环保、电磁认证外,还需通过医疗行业技术认证*
	1 200×1 600（2 MP 竖屏）	600~1 000	600~4 000∶1	10~12	DICOM 校准	
	1 600×1 200（2 MP 横屏）	600~1 000	600~4 000∶1	10~12	DICOM 校准	
	1 536×2 048（3 MP 竖屏）	600~1 000	600~4 000∶1	10~12	DICOM 校准	
	2 048×1 536（3 MP 横屏）	600~1 000	600~4 000∶1	10~12	DICOM 校准	
	2 048×2 560（5 MP 竖屏）	600~1 000	600~4 000∶1	10~14	DICOM 校准	
	2 560×2 048（5 MP 横屏）	600~1 000	600~4 000∶1	10~14	DICOM 校准	
	2 160×4 096（8 MP 竖屏）	600~1 000	600~4 000∶1	10~14	DICOM 校准	
	4 096×2 160（8 MP 横屏）	600~1 000	600~4 000∶1	10~14	DICOM 校准	

注:目前的行业认证主要有:①CFDA(中国食品药品监督管理局);②FDA(美国食品药品监督局);③CE(欧盟认证)。

液晶显示器的液晶本身不发光,它属于背光型显示器件。液晶显示器是靠屏幕上均匀排列的细小液晶颗粒通过"阻断""打开"光线来达到还原画面的,换言之,液晶显示器是"永远"在发光的。通电后,背光灯点亮,如果屏幕上的液晶像素全部"打开",则背光毫无遮挡地进入人眼,此时屏幕一片全白。显示图像时,通过对显示信号的模/数转换,计算出各像素的通断状态后,直接以信号驱动该具体像素,控制该液晶像素对光线的"通断",而在屏幕上生成图像。此时,屏幕上的图像就如灯箱发出的灯光透过有图像的 X 线照片,人眼所看到的图像是非常稳定而不会闪烁的图像。由于 LCD 显示器耗能低、不闪烁,适合长时间阅读。两种类型显示器的比较见表 5-3-2。

(三)黑白液晶显示器与彩色液晶显示器的区别

两者就结构而言,最大的区别为黑白显示器无彩色滤光片,每一个像素同样由 3 个子像素组成,但副

表 5-3-2 CRT 显示器与 LCD 显示器的比较

项目	CRT 显示器	LCD 显示器
体积/重量	体积大,重量重	体积小,重量轻
亮度	100~300 cd/m²	600~1 500 cd/m²
对比度	好	好
聚焦	较差	好
几何图形失真	显像管弧形,有失真	纯平面,无失真
闪烁	有	无
视角	无视角问题	178~1780
反射光影响	较大	较小
耗电量	大	小
辐射	大	小
反应时间	无反应时间	6.5~50 ms
地磁影响	有	无
价格	低	低-高
故障率	高	低

像素没有颜色,因此只有亮度的不同而没有颜色显示。所以一般的黑白液晶显示器只能显示 256 个灰阶,若要显示更多的灰阶数,就需要采用特殊技术。

彩色显示器经过遮罩或滤光片的遮挡,亮度会大幅度衰减。不论 CRT 或 LCD,彩色显示器均因上述无法克服的技术问题,而导致最高亮度均低于灰度显示器。而灰度显示器则因无遮罩或滤光片,亮度水平得以大幅度提高。但目前彩色显示器的最大亮度也可达到 700 cd/m^2,足够满足临床应用的需要。另外,由于彩色显示器由红、绿、蓝三个单元组成一个像素,空间分辨力也不及灰度显示器。所以医学影像部门的专业显示器除三维重组、灌注成像及能量 CT 等需用彩色显示器外,一般应用较广的均为灰度显示器。

(曹厚德 何文飞 詹松华)

第四章
专业显示器的性能参数及临床应用的关注要点

专业显示器的主要性能参数有：①亮度；②分辨力；③DICOM 灰阶与映射表(look up table, LUT)；④响应时间等。这些参数都与临床应用密切相关。

一、亮度

(一) 亮度与恰辨差(JND)

亮度(luminance)是用来表征显示器发出的可见光量，以英尺-朗伯(fL)为单位，也可用坎德拉/米^2(cd/m^2)计量(1 英尺朗伯＝3.426 cd/m^2)。人眼进行图像分辨的主要参数为：①人眼检测细节的能力(即视觉灵敏度)；②物体与背景的亮度差。后者可用恰辨差(JND)指"在给定视觉条件下,平均人群对于某一观察目标恰能感知的亮度差"(DICOM part 14)。设 L 为某物体的原有亮度，ΔL 为在原有亮度的基础上亮度的增量，ΔL 很小时，人眼分不出亮度的变化。当 ΔL 增加到某一视觉阈值时，人眼视觉刚好能分辨的亮度差异。这是一个与人眼视觉灵敏度有关的量。Weber 发现，它与原有亮度 L 成正比，即：$\frac{\Delta L}{L}=k$，$k=$ 常数。这个比例关系称 Weber 定律。量度及恰辨差指数(JND index)，"JND 指数是指灰度标准显示函数的输入值，当该指数变化 1 个单位时，该灰度显示函数得出相应于一个 JND 的亮度变化。"表征。

分析表明，当物体亮度低时，用 Rose 模型：$JND = k_1 L_o(L_B)^{1/2}$，当物体亮度高时，用 Weber 模型：$JND = k_2 L_o(L_B)$，其中 L_B 是背景亮度，L_o 是物体亮度。在一定视觉灵敏度下，背景亮度越高，JND 也越大。因此，显示精度应在分辨细节、背景亮度及绝对亮度差这三个参量之间综合考虑。人眼分辨细节的能力对骨小梁结构观察及细小的骨质病变的发现至关重要，而分辨亮度差的能力对检测肺小结节等软组织微小差异。此外，人眼对灰阶的分辨能力随着亮度的不同，呈非线性关系(图 5-4-1)。亮度越高，人眼能分辨的灰阶就越多；反之，低亮度时，人眼对灰阶分辨力较差。为了提高灰阶的分辨力，显示器的高亮度是必须的。

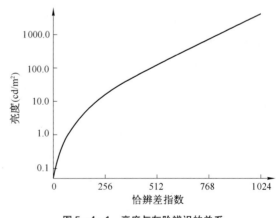

图 5-4-1　亮度与灰阶辨识的关系

显示器的亮度还受环境照度的影响。显示器图像中明亮部分的显示取决于显示器的亮度，但暗的部分除了显示器亮度，还与环境照度和显示屏的折射率有关。假如室内照度为 100 lx，显示屏折射为 2%，则亮度为 2 cd/m^2，当要求对比度为 1：100 时，显示器亮度至少应为 200 cd/m^2。LCD 显示器提高亮度的方法有两种，一是提高 LCD 面板的光通过率；另一是增加背景灯光的亮度。

由于人眼的非线性灰阶辨别能力和环境照度的因素，专业显示器设计制造的最大亮度（亮度峰值）为 $600 \sim 1\,000\,\text{cd/m}^2$，普通显示器最大亮度为 $200 \sim 350\,\text{cd/m}^2$。但仅由此看来，普通显示器的亮度似乎已达到了阅读要求的亮度，许多刚安装的显示器的亮度也颇为满意。但考虑到 CRT 或 LCD 液晶显示器的亮度都会随着时间而衰减，一般至少在 3 年时间内，显示器的亮度能维持在最低要求的亮度以上，所以建议新显示器的最大亮度至少应达 $500\,\text{cd/m}^2$ 以上。

（二）亮度均匀性

与亮度峰值同样重要的是亮度的均匀性，即为保持图像显示的一致性，要求显示器具有整屏均匀的亮度。

亮度不均匀是 CRT 显示器的一个通病，亮度从中间向四周减弱，引起偏差的原因包括电子束飞行长度和降落角度以及面板玻璃转换特性。在 LCD 显示器，亮度的不均匀性是由显示器背光的不均匀性造成。如果背光灯照射的亮度分布不均匀，可产生显示屏中间亮、四周暗，或者上半部分亮、下半部分暗的现象。

（三）亮度稳定性

普通显示器不具备亮度稳定和校正功能，随运行时间的增加和环境光的照射，显示亮度会逐渐降低，直至不能达到阅读的要求。而专业显示器的最高亮度在安装就位后，按照 DICOM 标准进行校正，使之保持在阅读要求的亮度（$400 \sim 500\,\text{cd/m}^2$），并保持 $30\,000 \sim 50\,000\,\text{h}$ 恒定不变，以保证亮度的稳定性和图像的一致性。

专业显示器出厂设定的标准亮度值一般在 $400 \sim 500\,\text{cd/m}^2$，亮度过高，易产生视觉疲劳，同时使用寿命也会降低。此外，显示器开机或从休眠状态唤起时，具有漂移修正功能的显示器可以快速稳定亮度水平，实现即开即用。此外，还可通过传感器来测量液晶显示器的背光亮度，并补偿因周围环境亮度改变以及长时间使用导致的任何亮度波动。

二、空间分辨力及密度分辨力

（一）空间分辨力

显示器的空间分辨力可用显示像素的总数目来度量，例如 1024×1024，或 1280×1024；空间分辨力也常用能区分两点间的最小距离来衡量，用每毫米的线对数 LP/mm 或每厘米的线对 LP/cm 来描述。

显示器的分辨力系指单位面积显示像素的数量。因此是图像细节显示能力的表征。当显示一幅医学图像时，系统必须有充分的空间分辨力，以确保感兴趣的空间细节能够被分辨出来。

以分辨力 1024×768 的显示器为例，表示每一条水平线上包含有 1024 个像素点，垂直方向有 768 条线，像素数为 786 432。像素数越多，分辨力越高。普通显示器标准分辨力为 1024×768 或 1280×1024，可以满足办公文字和影音娱乐之用，但对于高达 200 万～500 万像素的数字化医学图像而言，必须使用更高分辨力的专业显示器。

显示器分辨力与所显示图像的分辨力不匹配时，会影响图像的显示效果。

（1）需要呈现图像的分辨力低于系统设置分辨力时，有两种解决方式。①居中显示：即将图像置于屏幕中央，只使用较低的分辨力所需的像素，如在 1024×768 屏幕上显示 800×600 画面时，只有屏幕中央的 800×600 个像素被呈现出来，其他的像素保持不发光的状态，该方法较少采用。②扩展显示：在显示低于系统设置分辨力的画面时，各像素点通过外插算法扩充到相邻像素点显示，从而使整个画面被充满，而不会产生黑暗的面积。由于图像是被扩展至显示器上的每个发光点，图像会受扭曲，失去原来的清晰度和真实的色彩。

（2）如果以低分辨力模式显示高分辨力图像时，则需要通过软件处理对显示画面的内容做出改动，比如改变部分像素的内容，再通过对该像素周围的像素进行对比后，"生成"新的像素，插入到显示画面中。例如：图像矩阵为 1680×2048，显示器分辨力为 1024×1280，为使图像适应显示器的分辨力，先将这一图像内插变成 2048×2560，再经 2 取 1 抽样至 1024×1280 予以显示。显然这种改变显示内容的方式必然导致画面的失真，背离了医学图像显示的基本要求。所以，单从分辨力而言，不仅要选择专业显示器，还要根据不同的需求选择不同的系统分辨力。

分辨力可通过软件设置和更改。但由于受显示器点阵密度或像素尺寸的限制，其最大分辨力是不可改变的。对于 CRT 显示器而言，只要调整电子束的偏转电压，即可改变不同的分辨力。而 LCD 显示器像素间距已经固定，更改分辨力必须通过运算来模拟出显示效果，实际上的分辨力并未改变，所支持的分辨力模式不如 CRT 那么多，并且只有在标准分辨力下，才能最佳地显示图像。LCD 的标准分辨力，也称最佳分辨力、物理分辨力、真实分辨力。

(二) 点距与像素间距

(1) 点距(dot pitch)是 CRT 显示器的重要硬件指标。所谓点距是指屏幕上相邻两个同色像素单元之间的距离,单位为 mm。点距的计算方式是以面板尺寸除以分辨力解析度所得的数值。这种距离是不能用软件来更改的。

CRT 的点距随遮罩或光栅的设计、视频卡的种类、垂直或水平扫描频率的不同而有所改变,对于普通 CRT 显示器,0.28 mm 点距的孔状遮罩显示器和 0.25 mm 栅距的遮栅式荫罩显示器已经达到要求,高端的显示器点距可达 0.22 mm。

(2) LCD 显示器的像素间距的意义类似于 CRT 的点距。普通 LCD 显示器的像素间距与显示器尺寸有关,分辨力为 1024×768 的 38.1 cm(15 英寸)LCD 显示器,其像素间距均为 0.297 mm(某些产品标示 0.30 mm),而 43.18 cm(17 英寸)的都为 0.264 mm。而专业 LCD 显示器有更小的点距,如 3 MP、5 MP 显示器的像素间距分别达 0.207 mm 和 0.165 mm。

点距与分辨力虽为两个不同的概念,但密切相关。在任何相同分辨力下,点距或像素间距越小,显示器极限分辨力越高,图像细节显示就越清晰。

(三) 密度分辨力与 DICOM 灰阶显示

密度分辨力在专业显示器中的表述通常指 DICOM 灰阶显示。专业显示器必须具备有调整灰阶显示曲线的功能以实现图像显示的专业要求及一致性。亮度映射表(LUT)的主要作用是将从成像设备上获取图像的像素值,以符合 DICOM 灰阶显示函数的规定转换成显示系统屏幕上的光点,从而组合形成最终的可见图像。此过程通常由图像显示卡及显示器或两者共同组合来完成。

显示器显示黑白影像的灰阶数是和显卡相关的,普通显卡更多的关心彩色显示参数,如显存、速度、彩色位数等。Windows 系统是 8 bit 输出显示,反映黑白影像时的灰阶还是 256 个灰阶,由于 Windows 在调色盘上要独占 20 个颜色,影像实际只有 236 个灰阶,此即普通显卡常会出现灰阶显示不连续的现象(图 5 - 4 - 2A)。

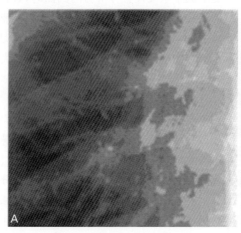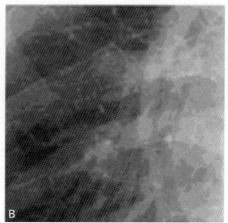

图 5-4-2 灰阶显示情况
A. 不连续;B. 连续。

目前解决灰阶不连续的方法,灰阶转换功能,LUT 设置于显示器内部。DICOM 校正的数据资料储存在显示器内部,因此不论是更换 PC 机或显卡,DICOM 资料仍能保存在显示器内部,不需重新 DICOM 校正。此种方式特别适合液晶显示器(图 5 - 4 - 2B)。

专业显示器在灰阶的显示上更具优势。另外环境照明会造成对比度分辨力的改变,因而在 LUT 的调节中也要将环境照明的因素考虑在内。

由于普通显示器的显示特性不能满足专业图像的显示要求,所以必须强调:用于医学诊断的显示器必须为专业显示器。而灰阶度是专业显示器中十分重要的一个参数。其原因为:

1. 显示的差异在于灰阶色调显示 即使普通显示器同一型号之间的灰阶色调特性也可能存在差异。而在医学领域,显示器必须能够正确而一致地显示医学影像。医疗数字影像和 DICOM 通信标准第 14 部分规范了显示器的灰阶性能,并且目前已经成为用于调节医疗领域显示器灰阶色调的通用标准。

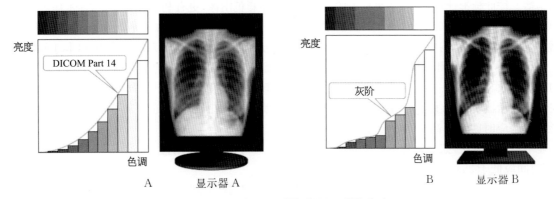

图 5 - 4 - 3　专业显示器与普通显示器的差别

A.专业显示器可以显示连续的灰阶曲线,符合专业使用要求;B.普通显示器未经 DICOM 修正,显示不连续的灰阶曲线,不符合专业使用要求。

2. 不同的灰阶色调设定会引起不同的视觉效果

从图 5 - 4 - 3 显示器 A 与显示器 B 中显示的图像即可看出,不同的灰阶色调设定,会得到完全不同的视觉效果。从视觉物理特性进行诠释,则与图 5 - 4 - 4 所示的灰阶曲线的特性有关。

3. 同时显示 12 bit 准确灰阶　具备 14 bit 映射表(LUT)(16 384 级灰阶度色调),其中 12 bit(4 096 级灰阶度色调)可用于显示高精度的医学影像。

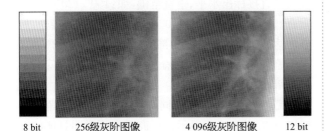

图 5 - 4 - 4　不同灰阶等级的影像效果

三、对比度

对比度是与亮度和灰阶显示有关的参数,是屏幕上同一点最亮时(白色)与最暗时(黑色)亮度的比值。

高对比度意味着相对较高的亮度和呈现丰富色彩或层次的程度。LCD 的背光源是持续亮着的,而液晶面板也不可能完全阻隔光线,因此 LCD 实现全黑的画面非常困难,其最低亮度不可能为 0。而同等亮度下,黑色越深,显示灰阶的层次就越丰富。人眼观察图像时可以接受的对比度一般在 250∶1 左右,低于这个对比度就会感觉模糊或有灰雾的感觉。专业显示器要求更高的对比度,通常应达到 600∶1∼1 000∶1。

较高的空间分辨力保证了对影像细小空间结构的显示能力,而对比度则反映显示系统的密度分辨力,对比度越高,越有利于分辨组织结构细微的密度差异。

四、响应时间

响应时间指液晶显示器对输入信号的反应速度,也即液晶由暗转亮或由亮转暗的反应时间,通常都是以 ms 计算。响应时间越小则使用者在看运动画面时不会出现拖尾的感觉。LCD 显示器的响应时间取决于电子驱动电路和液晶分子旋转的速度,这种旋转是基于加载电压引起的恢复力。CRT 显示器不存在响应时间的问题。

响应时间实质是每个像素点从前一种色彩(灰阶)过渡到后一种色彩(灰阶)的变化过程中,液晶单元从一种分子排列状态转变成另外一种分子排列状态所需的时间。因为每个像素点不同灰阶之间的转换过程是长短不一的,关于液晶响应时间是以液晶分子由全黑到全白之间的转换速度来计算的。但由于液晶分子"由黑到白"与"由白到黑"的转换速度并不是完全一致的,为了能够恰当地定义其反应速度,基本以"黑—白—黑"全程响应时间作为标准。所以响应时间分为两个部分:上升时间(rising)和下降时间(falling),响应时间应为两者之和。

响应时间决定显示器每秒所能显示的画面帧数。按照生理特点,人眼存在"视觉残留"现象,也即运动画面在人脑中会形成短暂滞留的印象,通常当画面显示速度超过 25 帧/s 时,人眼会将快速变换的画面视为连续画面,而不会有类似残影或者停顿的感觉。如果显示速度低于这一标准,视觉就会明显感到画面的停顿和不适。按此标准计算,每幅画面显示的时间需小于 40 ms(对应于 1÷0.04＝25 帧/s),但根据液晶显示器的实际使用情况,响应时间 30 ms(对应于 1÷0.03＝33.3 帧/s)还是会出现拖尾现象,不适合动态影像的实时播放。

在专业显示器的选配上,CR、DR、CT、MRI 等静态影像对响应时间无过高要求。但是在播放动态影像的显示系统配置时,如心血管造影机和数字胃肠机,响应时间应低于 25 ms。

五、显示屏尺寸

显示器屏幕尺寸通常以屏幕对角线的长度来衡量,以英寸为单位(1 英寸＝2.54 cm)。最大可视面积就是显示器可以显示图形的最大范围。专业显示器的尺寸在设计制造时已考虑到和胶片接近一致。CRT 专业显示屏尺寸为 17～21 英寸,CRT 显示器标称尺寸指显像管外边框对角线的长度,实际可视面积小于显像管的面积,一般只有标称值的 93% 左右。LCD 专业显示屏尺寸在 18～22 英寸之间,LCD 显示器的标称尺寸与可视尺寸基本一致。

影像科日常集体读片、专家会诊、医院间的远程医疗、医学影像教学等,这些工作都要求较大的显示面积,通过大画面的高清晰图像,展现影像细节,便于进行技术探讨和学术交流。为了满足这方面的需要,超大屏幕专业显示器开始进入临床应用,目前应用的大尺寸单体液晶屏已经达到 100 英寸以上。

在超大尺寸液晶屏显示器问世之前,医院更多使用医学投影仪,两者比较,前者具有更多优势:

(1) 超大尺寸液晶屏具有 50 000 h 的超长寿命设计。而投影仪一般使用寿命为 5 000 h。

(2) 超大尺寸液晶屏的分辨力达到 8 MP 像素点,而投影仪的分辨力一般都≤1.5 MP。

(3) 液晶特有的点阵排列,避免了一般 CRT 显示器或投影仪使用一段时间后可能出现的几何失真和聚焦不准等问题。

(4) 超大尺寸液晶屏超高亮度、超高对比度保证影像显示的高度清晰,并且无需使用时繁琐的调整和校正。

(5) 超大尺寸液晶屏配置的亮度和温度自动校正系统保证了全屏影像显示亮度的一致性,确保不会因为影像显示亮度的差异对诊断造成影响。

(6) 超大尺寸液晶屏显示界面非常灵活,既可以调出不同图像进行同画面显示,也可以同时显示灰阶和彩色图像,更有利于会诊、演示等工作。

使用更大尺寸的宽屏显示器,可通过工具软件划分窗口,以方便同时观看病历资料和 DICOM 影像。超大尺寸的显示器,可达 100 英寸以上,逐步应用于教学、会诊系统,在分辨力、使用寿命、图像一致性和使用方便性方面,比通常采用的投影仪有较多优势。

六、可视角度

可视角度是指人眼可以从不同的方向清晰地观察屏幕上所有内容的角度范围。当 LCD 显示器的背光源经偏光片、液晶层的折射和反射后,输出的光线便具有一定的方向性,在超出这一范围观看就会产生色彩失真现象。

可视角度包括水平可视角度和垂直可视角度。水平可视角度是以显示屏垂直中轴线为中心,向左和向右移动,可以清楚看到影像的范围。垂直可视角度是以显示屏的水平中轴线为中心,向上和向下移动,可以清楚看到影像的范围。LCD 显示屏的水平可视角度都是对称的,但垂直可视角度则不一定对称,常常是垂直角度小于水平角度。可视角度常用的标注形式是直接标出水平、垂直范围,如:150°/120°(水平/垂直)。可视角度低于 120°/100° 时一般不能接受,最好能达到 150°/120° 以上,部分产品已达到 178°/178° 以上。可视角度越大,观看图像的视角越好,就更具有适用性。

需要说明的是,在不同测量方式下,可视角度的标称值也不同,由于显示器厂商通常不说明具体的测量方式,因此可视角度仅为一个参考值。

七、刷新率

CRT 显示器的刷新率指单位时间(s)内电子枪对整个屏幕进行扫描的次数,通常以赫兹(Hz)表示,其主要是指"垂直扫描频率"。以刷新率 85 Hz 为例,它表示显示的内容每秒钟刷新 85 次。

CRT 显示器上显示的图像是由很多荧光点组成的,每个荧光点都由于受到电子束的击打而发光,荧光点发光的时间很短,所以要不断地有电子束击打荧光粉使之持续发光。电子束不能同时轰击屏幕上的两个点,因此显示器在工作时以极快的速度从视频卡读取数据,同时由电子枪的偏转电路部分控制偏转线圈对电子束射出的方向进行改变,使电子束从屏幕左上角开始,从左至右,从上至下,依次对每个点进行轰击。虽然时间上有先后顺序,但由于电子束把屏幕整个扫描一次只需 10~20 ms 的时间,加上荧光体的辉光残留和人眼的视觉暂留现象,所以只要刷新率够高,人眼就能看到持续、稳定的画面,不会感觉到明显的闪烁和抖动。垂直扫描频率越高,闪烁情况越不明显,图像越稳定,眼睛也就越不容易疲劳。CRT 显示器只有在扫描频率达到一定数值时,一般至少达到 75 Hz,才没有明显的闪烁现象。但实际上 CRT 显示器的闪烁现象是很难避免的,即使工作在 85 Hz 或者更高的刷新频率,长时间使用照样容易产生不适。

LCD 显示器不存在扫描过程,一幅画面几乎是同时形成。LCD 显示器会有小幅度的闪烁,原因在于加载到液晶单元的电压降和液晶单元表面额外电荷的积累所造成的消偏振场。电压降是由于像素晶体的电荷泄漏和 TFT 的光电流。另外,数据线和液晶行之间的寄生电容也会造成闪烁。但和 CRT 显示器相比,LCD 显示器闪烁的幅度是非常小的,即使工作在 60 Hz,也不会有像 CRT 那种干扰视觉的闪烁。对 LCD 显示器而言,刷新率并不是一个重要的性能指标。

八、显卡功能及接口类型

专业显示器的显卡功能如下。

(一) 显示模式

由于诊断工作站需要两台或多台显示器时,显卡应当有灵活的显示模式,便于医生的诊断。显示模式有独立显示、扩展显示、复制显示。

(二) 一卡两显

当一台工作站配有两台显示器时,显卡有两个输出口,接口为数字视频接口(DVI)。

(三) 主副显示互换

当工作站有一台普通显示器,同时有一台或多台专业显示器时,设定普通显示为主显、专用为副显时,普通显示器和专业显示器分别显示彩色和灰阶图像时,彩色不应有缺色,灰阶不应有断层。但是,专用显卡很难两全其美。往往是普通显示器为主显时,专业显示器会有灰阶断层现象;专业显示器为主显示时,彩显会缺彩色,且程序菜单打开时,总出现在高分辨力的专业显示器上,字很小、单色,使用起来很不方便,这是专用显卡普遍存在的一个技术难题。

(四) 彩色—黑白转换

专业显卡(灰阶显卡)配专业显示器,显示彩色图像时,RGB 三原色信号,往往只使用 G 色表现灰阶图像,使彩色图像显示成灰阶图像时,丢失了 R、B 两个原色的信息。应当挑选技术先进,RGB 能够转换全面的显卡,使 RGB 三原色信号完整的显示在灰阶显示器上,不丢失任何颜色信息。

(五) 灰阶

普通显卡技术是建立在 WINDOWS 技术平台上的,所以是 8 bit 输出信号,灰阶应当是 256 灰阶,由于 WINDOWS 系统调色盘独占去了 20 个灰阶,实际显示的灰阶为 236 灰阶,在显示灰阶影像时出现明显的灰阶断层,这也是普通显卡不能替代专用显卡的原因。10 bit 或 12 bit、14 bit 的专业显卡,可以分别达到 1 024 级、4 096 级、16 384 级显示灰阶。

(六) 接口类型

显示器通常分模拟视频接口(D-Sub 等);数字视频接口(DVI, DisplayPort 等);高清多媒体输入接口(HDMI 等)。

1. 模拟信号输入接口　模拟信号输入接口也称 VGA 接口。CRT 显示器由于设计制造上的原因,只能接受模拟信号输入,最基本的包含 R、G、B、H、V(分别为红、绿、蓝、行、场)5 个分量,不管以何种类型的接口接入,其信号中至少包含以上这 5 个分量。大多数 PC 机显卡最普遍的接口为 15 针 D-Sub,即 D 形三排 15 针插口,其中有一些是无用的,连接使用的信号线上也是空缺的。除了这 5 个必不可少的分量外,最重要的是在 1996 年以后的彩显中还增加入 DDC 数据分量,用于读取显示器 EPROM 中记载的有关彩显品牌、型号、生产日期、序列号、指标参数等信息内容,以实现 Windows 所要求的即插即用功能。

2. 数字视频接口　数字视频输入接口(digital visual interface, DVI)是适应数字化显示设备的一种显示接口。普通的模拟 RGB 接口在显示过程中,首先要在计算机的显卡中经过数/模转换,将数字信号转换为模拟信号传输到显示设备中,而在数字化显示设备中,又要经模/数转换将模拟信号转换成数字信号,然后显示。经过 2 次转换后,不可避免地造成了信息的丢失。而 DVI 接口中,计算机直接以数字信号的方式将显示信息传送到显示设备中,避免 2 次转换过程中信息的丢失,图像显示质量更好。另外 DVI 接口实现真正的即插即用和热插拔,免除连接过程中需关闭计算机和显示设备的麻烦。专业液晶显示器一般均采用 DVI 数字输入接口。

DisplayPort(简称 DP)是一个由 PC 及芯片制造商联盟开发,视频电子标准协会(VESA)标准化的数字式视频接口标准。该接口免认证、免授权金,主要用于视频源与显示器等设备的连接,并也支持携带音频、USB 和其他形式的数据。

此接口的设计是为取代传统的 VGA、DVI 接口。通过主动或被动适配器,该接口可与传统接口(如 HDMI 和 DVI)向后兼容连接。

3. 高清晰度多媒体输入接口 高清晰度多媒体输入接口(high definition multimedia Interface, HDMI)是一种数字化视频/音频接口技术,是适合影像传输的专用型数字化接口,可同时传送音频和影像信号。同时无需在信号传送前进行数/模或模/数转换。

九、专业显示器的选用

在无胶片医疗影像环境下,数字化的医疗影像可在医院网络内的任何地点进行显示。医疗图像的信息含量取决于产生图像的模式,使用不同的成像设备(如 CT、MR、DR 等)所生成的图像精度与图像尺寸相关,在专业显示器上进行诊断,则需针对不同的设备生成的图像,使用不同规格的专业显示器。必须强调,显示器的分辨力需要和图像的信息含量匹配。以 DR 为例:DR 的空间分辨力(指图像控件范围内的解像力或解像度)已能够分辨清楚图像中黑白相间线条的能力来表示。黑白相间的线条简称线对,一对黑白相间的线条称之为一个线对,分辨力的线性表达单位是线对/毫米(LP/mm)。在单位宽度范围内能够分辨清楚线对数越多,表示图像空间分辨力越高。图像分辨力可用分辨力测试卡直接测出。但空间分辨力提高不是无限的。其与 DR 探测器对 X 线光子的检测灵敏度、动态范围信噪比等密切相关。厂商在其材料中标注的分辨力大多为根据像素大小计算而得的,而不是临床上真正关心的系统分辨力。但在实际临床 X 线成像过程中影响分辨力的因素有很多:例如:X 线管焦点、焦点-探测器距离、被检体运动情况、曝射时间、探测器灵敏度、像素大小、计算机图像处理、显示器性能等。系统中的每一个子系统发生变化都会影响整个系统的分辨力。换言之,成像链是环环相扣的。

显示器分辨力的选用与需要显示图像的分辨力有密切的关系,用低分辨力的普通显示器显示高分辨力影像会导致画面的失真。显示器的成本与分辨力也成正比,适当的选择显示器的分辨力能有效地减低显示器的购置成本。

根据不同类型的图像和用途,常用的专业显示器的分辨力规格有:CT 单幅图像像素为 512×512 或 1 024×1 024,MRI 单幅图像像素为 256×256 或 512×512,就 DSA、CT、MRI 而言,显示单幅图像只需要 1 280×1 024 分辨力的显示器即可满足需要,但若要观看多幅图像,如 CT 常用的 4×5 多幅图像显示,分辨力可达 1 536×2 048 至 2 048×2 560,此时就需要较高分辨力的显示器,如 3 MP 或 5 MP 的显示器。单幅 DR 及 CR 图像像素通常为 1 760×2 150,使用 3 MP 或 5 MP 显示器进行诊断是必要的。乳腺图像达 1 914×2 294,显示器分辨力不能低于 5 MP(表 5-4-1,图 5-4-5)。

以上配置选择是针对放射科精细诊断使用,一般临床参比可适当减低分辨力要求,如选用 1 MP 或 2 MP 显示器,以节约资金。并且针对接近于胶片大小的常用尺寸(21～22 英寸)显示器而言的,值得注意的是,分辨力的精度还要考虑显示屏面积的因素,尤其是当选用更大尺寸显示器时。如 6 MP/30 英寸显示器的显示精度,实际仅相当于 3 MP/24 英寸屏的精度。据此,应将点距或像素间距作为分辨力精度的表征。

表 5-4-1 灰度显示器分辨力分类

表述	分辨力	适用情况
1 MP	1 200×1 048	适用于 DSA、数字胃肠或超声等分辨力要求不高的图像显示
2 MP	1 600×1 200	适用于显示 CT 和 MR 图像(单幅显示)
3 MP	2 048×1 536	适用于显示 CR、DR 图像
5 MP	2 560×2 048	适用于显示数字化乳腺图像和分辨力要求较高的 DR、CR 图像
8 MP	4 096×2 160	适用于显示数字化乳腺图像和分辨力要求较高的 DR、CR 图像

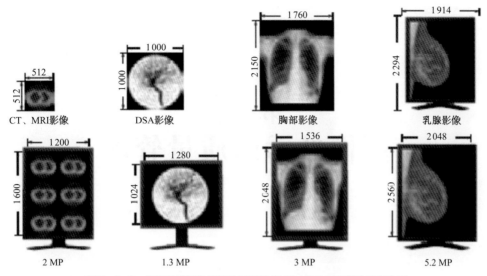

图 5-4-5 各种医学图像适用的显示器 14 英寸专业显示器的像素数目

对于乳腺诊断显示器的特殊要求:一帧数字乳腺 X 线图像的"图像矩阵>500 万像素(5 MP)"。在用像素数目较低的显示器显示此影像时,会导致马赛克现象(图 5-4-6,图 5-4-7)。单位面积的像素密度越高,显示的精度越高。在采用 2 048×2 560 的分辨力或 524 万像素的显示器时,这种不真实的显示效果就会控制到最低程度,在乳腺 X 线图像内,马赛克式的图像会显示成微小的肿块和钙化点而导致误诊。

0.165 mm 的像素尺寸是目前医学影像专业显示器产品中较小的像素尺寸,它提供高清晰度和高亮度的图像,并且不致使阴影显示成颗粒状。

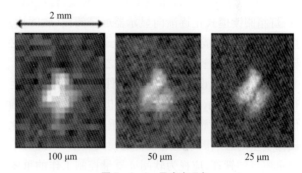

图 5-4-6 马赛克现象

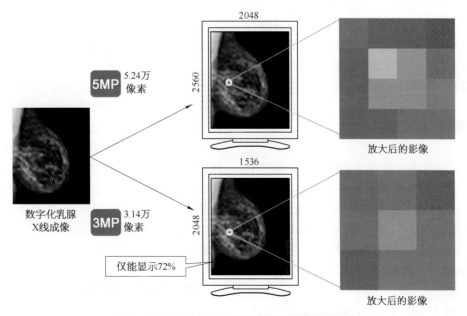

图 5-4-7 5 MP 与 3 MP 显示器用于乳腺摄影的比较

(曹厚德 蔡建凯 詹松华)

第五章
图像显示的质量管理

随着数字化成像设备及 PACS 的普及,传统的胶片-灯箱阅读模式正逐渐向显示器屏幕阅读(软阅读)模式过渡。由于成像方式及阅读方式的重大进展,势必要求在技术质量管理方法上作出与之相适应的改进。

数字化成像设备及 PACS 软件是在计算机下运行,通过专业显示器进行浏览、分析及诊断。因此确保数字化图像的显示质量是至关重要的,由于数字化成像质量的影响因素也远较传统模式复杂,因此对于显示质量的管理,应视为软阅读质量控制工作的重要组成部分。

随着 PACS 及各种数字化成像设备的普及,专业显示器的应用领域不断扩大。根据成像系统及其图像特性,选择适当分辨力的高亮度专业显示器并进行合理配置,同时实施图像显示的质量控制,根本目的是充分发挥数字图像和软阅读的优越性,提高工作效率和诊断正确率。

一、质量管理的思路

传统的胶片成像质量管理的主要依据为胶片中图像的光密度值是否在质控标准所给定的范围内。但是,在数字化成像的显示器屏幕上的图像亮度(相当于胶片图像中的光密度)在很宽泛的范围内可任意调节,因此该参数不能成为软阅读的质量管理的标准。换言之,影像技术的质量管理应转向专业显示器显示质量的管理。

以屏-片系统成像技术方式生成的图像已经在专业人士中形成一种"标准"的概念。进入数字化时代后,虽以显示屏的"软阅读"模式进行影像识读及诊断为主,但是对这种已根深蒂固的"标准"概念应尽量予以延续,以提高专业人士的接受程度。

从显示器质量管理的分级要求而言,一般可分为:①视觉级;②定量级;③专业级。其中,由于条件的限制,在医疗环境下,常用前两个级别。此外,由于我国对"医学物理师"这一职称尚未列入国家的专业系列,且缺乏有关的专业学科进行系统的人才培养,所以目前影像的质控工作由影像技师执行,由于此类别的专业人员多在医疗环境下工作,因此用视觉级及定量级作为质量管理手段是合适的。

图像显示装置作为一项成熟产品,国际质量监管部门及制造厂等已不乏一系列行之有效的标准。因此,在日常应用的医疗环境下,可以参照这些权威机构/标准中的相关内容,作为质量管理的依据。

医学数字化成像设备及 PACS 中涉及显示系统的模块有成像设备采集工作站、后处理工作站、放射科阅读工作站及临床医师阅读工作站。专业显示器是整个影像链的终端,由于其灰度显示实际上是表征人体各组织的解剖或病理信息,诊断医师将这些微小的灰度信息变化作为依据作出诊断,因此专业显示器的显示质量无疑是质量管理的主要内容。其次,在显示器的整个使用寿命周期内,随着使用日久,一些主要性能参数会逐渐下降,因此质量管理也应将显示器的稳定性列入监控内容。

二、质量管理的分级

软阅读的影像质量评价体系完全不同于传统的增感屏—胶片生成的硬拷贝图像。后者以密度、对比度、层次作为评价质量的依据,而这些参数在软阅读中都可通过图像后处理予以调整。所以软阅读的质量管理必须涉及显示装置的显示性能。

专业显示器质量管理主要包括:①验收测试;②质量控制两部分。前者要求在第一次使用显示装置之前,及每次进行维修或更换以后都要进行。后者对专业显示装置的期限、使用期间的再检查等进行规定。质量管理一般应分为如下 3 个等级。

(一)视觉级

视觉级的检测建立在测试模式和目测检查的基础上。方法简易,但不免带有测试者的主观判断,有时会发生几个测试者得出的结果不尽相同的情况。

(二)定量级

应用量化的方法,用光学传感器作为工具,来测试显示亮度的均匀性、对亮度的反应(DICOM GSDF 的一致性)等。

(三)专业级

为最高层次的测试。需采用专业测试设备,由专业工程师或医学物理师在选定的程序中实施。由于测试设备条件的限制,在医疗环境下,可由用户如放射科技师或工程人员采用视觉级和定量级的测试。

三、显示器特性对显示质量的影响

影响显示质量的因素有许多,除显示器内在的性能外,输入到显示器的图像质量和显示软件、阅读环境、医师的目测能力与心理因素等,均与显示质量有密切关系,并最终影响到医学影像软阅读的诊断质量(图 5-5-1)。其中显示器特性对影像显示质量的影响尤为直接。LCD 显示器随时间不断改变的显示特性主要有:①背景亮度;②液晶自身特性;③亮度映射表(LUT)。

(一)背景亮度降低

背景亮度的降低主要是由于背光灯老化造成的,液晶自身也存在极化和像素完整性等特性的改变,导致图像显示质量的降低。另外,LCD 显示器同样存在由于电子漂移造成亮度映射表(LUT)的改变,而使显示器的对比度分辨力降低,最终影响显示质量。需要指出的是,LCD 显示器一个显著的优点就是其空间分辨力不会随时间改变。

(二)亮度映射表

在显示系统的所有显示特性中,起关键作用的是空间分辨力和对比度分辨力,它们对影像显示质量有全局性的影响。其中,空间分辨力因为受显示器点阵密度或像素尺寸的限制,其最大分辨力通常是不可改变的。相反,对比度分辨力是可调节的,这主要通过调节显示器亮度、显示卡的 LUT 以及其他一些参数实现,其中尤以 LUT 的调节最为重要。

(三)噪声

数字图像从生成到显示,过程将会引入下列噪声:①成像设备引入的噪声;②由模/数转换引入的量化噪声;③由显示器亮度涨落引入的噪声,包括 CRT 电子线路噪声、电子束散弹噪声以及电子束偏转电路噪声等。这些噪声常归之于时间噪声。另一类噪声称为空间噪声,这是由于 CRT 荧光材料等的颗粒结构引起的。

(四)失真

几何失真系一种像差,它引起显示的图像与原像在几何形状上的失真。显示在灰度显示器上的图像失真是指某像素偏移其校正位置的距离。通常用一幅失真后栅格的二维图相对于理想的栅格图作对比来表征,以用像素数目表示最大的偏移来定量表述失真的程度。失真主要有两类:①"像散失真";②"场失真"。所谓"像散失真"是指轴向目标线(即穿过 CRT 中心射束线)的焦距和与之垂直的目标线的焦距不同。"场失真"是由电子束偏转场引起,形成枕形(向显示屏中心凹进去)特性与桶形(自显示屏中心凸出)特性。实际应用中失真不是干扰信息的主要因素。

LCD 显示器的液晶点阵排列特点,避免了 CRT 显示器使用一段时间后可能出现的几何失真和聚焦不准等问题。LCD 显示器所显示图像的分辨力与系统设

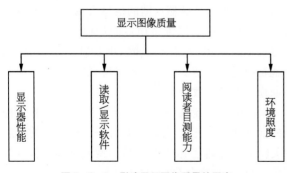

图 5-5-1 影响显示图像质量的因素

置分辨力不相称时,可发生画面像素失真的现象。部分高端显示器,在阅读不同医学图像时,可根据 CT、MR、DR 图像不同的分辨力自动选择分辨力模式。

四、质量管理的内容

专业显示器质量管理的基本内容,即保证图像显示的一致性和整体性。①一致性:即专业显示器在经一段时间的使用后,同一图像的显示质量(亮度、灰度、对比度等)还持续保持一致;②整体性:在不同地点工作站上显示的同一图像,其亮度、灰度、对比度等是完全相同,使不同工作点医生看到的是同样的图像;打印在硬拷贝的图像与显示器上的图像特性应该没有差别。这样,不管在何种媒质上,图像显示质量是一致的。要达到一致性和整体性的要求,专业显示器必须具备如下的两大功能:①DICOM 校准;②稳定亮度控制。

(一)DICOM 校准

在传统的放射影像工作中,一张符合影像诊断标准的胶片质量是通过洗片药水的浓度、温度,洗片的速度等参数实施控制。在专业显示器上进行软阅读时,影像显示的质量控制则依靠 DICOM 修正实施,由于人眼的视觉特性对灰阶的反应并不呈线性关系,对黑暗部分的反应不如明亮部分灵敏。

DICOM Part14 为显示灰阶图像提供了一个标准显示函数(图 5-5-2),使视觉呈现灰阶的递增和显示器亮度之间成一定的对应关系。使用此标准显示函数在不同亮度的显示系统上显示图像,能提供某种程度的相似性。换言之,经过此函数转化的灰阶,人眼的反应呈近似线性关系。因此,专业显示器必须具备调整灰阶显示曲线,以符合 DICOM 中规定的灰阶显示函数的功能,而较高亮度的显示系统则能显示更多可分辨的灰阶数。

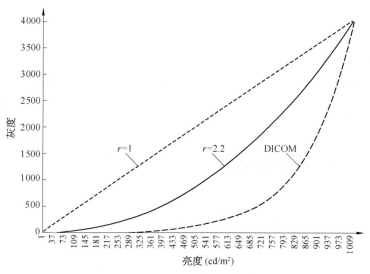

图 5-5-2 灰阶图像的标准显示函数

根据曲线,如图 5-5-2 所示,可以对不同类型的显示器进行校准,保证在不同时间从不同工作站观察的图像保持一致。显示器应校准到 DICOM GSDF(灰度标准显示函数)曲线,这个过程通常在工厂中实施,或者在使用现场采用光学传感器来测量不同的亮度等级。DICOM 校正涉及两个变量:①整个亮度的峰值;②灰阶的分级。

整个亮度的峰值(白色级)是将显示器背灯所提供的光源设置在某个程度作为亮度的峰值。在出厂时,考虑到显示器使用寿命的影响,其本身的最大亮度通常要大于设定的亮度峰值。随着时间的推移,背

灯开始老化而使亮度减弱。将亮度峰值设置为低于显示器初始最大亮度可以保持它的性能范围,并且能确保显示器通过传感器反馈的信息来校正,不断调整背光灯的控制电路以维持稳定的峰值亮度。随着显示器的不断使用,就需要维护 DICOM 曲线,这项工作就是通过调整逆变器电路来保持亮度的峰值,使其长期稳定在某个数值上。

灰阶的分级涉及将通过电压对液晶分子驱动控制的准确性。换言之,分级需要每一像素阀门的开启和关闭都能得到完全的控制,从而使光能够按灰阶级别所需通过,并符合 DICOM 曲线标准。

通常检验显示系统是否符合 DICOM 显示函数的目测模式是采用 SMPTE 测试图。显示系统应能够同清晰地显示其中 5% 和 95% 亮度的小方块。彩色显示器和未经 DICOM 显示函数校准的黑白显示器,无法清晰的显示 5% 及 95% 这两个小方块。若有病灶正好处于该灰阶位置时,会被漏诊。在放射学的诊断中,这种灰度差异(组织密度差异性小),有助于早期病灶的检出。显然,专业显示器必须具备 DICOM 校正功能,通过校正获取符合 DICOM 标准的医学影像,供临床诊断。

专业 LCD 显示器 DICOM 校准的工作原理:质量控制软件驱动显示器,在单位时间内依次显示 1 024 或 2 048 个灰阶的原始亮度值,并与 DICOM 标准值进行误差计算,然后进行灰阶亮度差值补偿校正,并将校正值存入显示灰阶数据库,驱动每一次开机时的灰阶亮度,保证显示器显示的影像符合 DICOM Part14 的要求。

(二) 稳定亮度控制

稳定亮度控制(stable brightness control,SBC)无论 CRT 显示器或 LCD 显示器,亮度都会随着时间而衰减。一般显示器寿命的定义是当亮度衰减到最大亮度 50% 的时间,就液晶显示器而言,此时间大约是 30 000～50 000 h。

在放射影像系统中,显示器不可能同时购买,使用时间各有不同,亮度显然不会相同,在显示灰阶影像时不能达到一致性的效果。即使在使用寿命内,同一显示器的亮度也并不是每天都相同的。所以隔一段时间(大约 3～6 个月),显示器必须要做亮度及灰阶的校正,以保证显示器的一致性。如果显示器数量很多,工作量则是相当大的。较先进的显示器内置有传感器,能侦测显示器的亮度变化而自动调整,使显示器在使用寿命内能随时保持亮度稳定,从而使不同的显示器具有相同的亮度和灰阶表达。稳定亮度控制(SBC)的功能即是通过传感器电路对显示器的亮度进行恒定亮度控制,达到 PACS 网络专业显示器的一致性和整体性。

传感器通过自动探测背光,一直监视背光输出的亮度,并且按照要求自动进行调节。以维持稳定的背光。

实现每次开机都恒定在设定的亮度值,保持显示器在 30 000～50 000 h 内亮度恒定,以每日 10 h 工作时间计算,将近有 10 年的工作时间。其原理是在背光灯亮度最大值 600～700 cd/m²,根据显示器所在诊断室亮度设定,内嵌亮度传感器是亮度控制在 400～500 cd/m² 之间,既符合阅读者诊断的亮度要求,同时又使背光灯有一定的能量空间进行衰减,使恒定亮度保持在要求的时间内。

液晶显示器的亮度并不是很稳定,它的亮度会随温度不同而改变,内嵌传感器亮度传感器,能侦测显示器的亮度变化而自动调整,这样就可以随时保持亮度的稳定。

所有液晶显示器在刚开机时,亮度不会立刻达到设定的亮度,约经过 20～30 min 后才会达到设定的亮度。在此亮度未达设定值的时间内,显示器是不适合作诊断用的。内置亮度传感器侦测开机时的亮度,若亮度未达标准,则提高灯管电源电压,使显示器在 30 s 内达到预设亮度,实现即开即用,保证达到诊断要求。

(三) 质量管理控制软件

各专业显示器厂商均提供基于有关质量标准的质量控制软件,可自动执行测试、校准和质量控制的整套任务,理想的显示器质量控制软件应具有以下特点,从而实现真正的全院显示设备质量以及显示品质的集中管理:

1. **实现局域网内所有显示器的中央管理**　例如从校准到认可,稳定性测试、改变设置和其他质量控制操作。

(1) 通过网络化质控管理软件实施管理。

(2) 性能优良的软件,可以同时管理多达 8 000 台显示器(图 5-5-3),并且具有下列特点:①灵活的兼容性;②遥控功能;③有异常情况时发出警告信息;④实施全院范围的统一管理;⑤对质量管理情况出具报告;⑥安全日志的功能。

(3) 设置在影像显示终端的质控软件,具有下述主要功能:①实施精确校正;②实施认可和稳定性测试质量;③自动生成控制数据记录;④自我校准和自我诊断;⑤兼用于单色/彩色双用传感器。

2. **实施定期校准计划**　通过网络管理的方式,设定分布在网络内的专业显示器进行定期校准计划,以使每一台专业显示器影像符合 DICOM 的要求,确保显示系统的整体性。

3. **显示器状态告警**　安装在网络服务器上的质量管理软件可收集自动执行的测试结果,当测试没有通过时就会向维护工程师发出警示。这是从单纯的校准维护上升到预防性维护的有效方法。

4. **多显示器远程控制及报告**　使用浏览器界面随时在有网络的地点进行远程监控,获取显示器的实

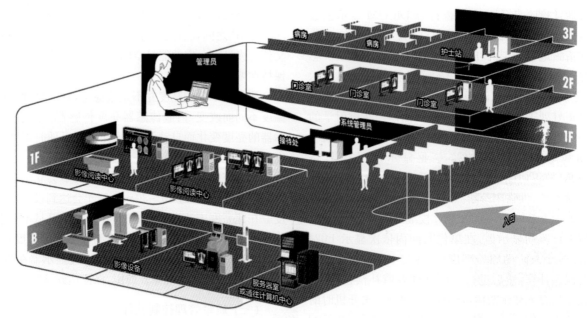

图 5-5-3　通过网络对全院的专业显示器进行质量管理

时状态信息。一台显示器的校准设置、图像检查、亮度检查和其他数据可以通过远程控制传输到其他显示器,从而减轻管理员的工作(图 5-5-3)。

5. 其他　支持足够数量的显示器及支持多种类显示器的管理。

五、专业显示器质量管理的评价标准

对于显示质量标准化的工作,实际上应视为软阅读质量控制工作的重要组成部分。专业显示器的质量管理可概括为将不同品牌、不同使用率、不同时间购买的显示器,维持在同一亮度、同一显示函数,以保证图像显示的整体性。其目的为:检测和评估新安装或使用中的显示系统是否合乎标准,对不符合标准的设备舍弃,或者通过规范的校正方法调整到标准状态。

图像显示装置作为一项成熟产品,国际上质量监管部门及制造厂商等已不乏一系列行之有效的标准。在日常应用的医疗环境下,可以参照这些权威机构/标准中的相关内容,作为质量管理的依据。

(一) 显示亮度、空间分辨力测试标准(SMPTE RP 133-1991)

SMPTE 标准是 20 世纪 90 年代初,由美国电影与电视工程师协会提出的"用于医学影像诊断的监视器和硬拷贝相机测试图规范"(SMPTE RP133-1991)。SMPTE RP133-1991 详细描述了用于评测

模拟和数字显示系统分辨力的测试图和各项要求,包括所需的格式、尺寸和对比度等。

该标准为用户提供了对软拷贝和胶片硬拷贝显示系统的质量检测方法,适用于显示系统初始安装阶段及日常维护阶段。图 5-5-4 为被广泛使用的 SMPTE 测试图,测试图可由系统生成,将其显示在显示器上或通过相机输出打印到胶片上观察,可提供包括显示系统的亮度、对比度、空间分辨力、一致性和失真度等特性的多项检测。

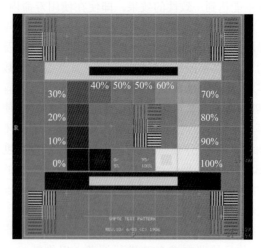

图 5-5-4　SMPTE 标准测试图

在 SMPTE 测试图中央位置,分布有一组亮度不同的方块,由白色块(亮度 100%)渐变到黑色块(亮度 0%),其中有两个小方块,一个是 100% 的白色块中间嵌有 95% 亮度的小方块(白色箭头所示),另一个是

0%的黑色块中嵌有一个5%亮度的小方块(黑色箭头所示)。显示系统若能同时清楚地显示上述95%和5%亮度的小方块,就可认为该显示系统的亮度和对比度是合乎要求的。

在SMPTE测试图四角和中央位置,分布着一些黑白相间、水平和垂直走向、宽度不一的条块。对显示系统检测时,若能够清楚地分辨出所有条块,并且没有重叠、变形,则可认为显示系统的空间分辨力和失真度是合乎要求的。

SMPTE标准为用户提供对软拷贝和胶片硬拷贝显示系统的质量检测方法,该方法适用于显示系统初始安装阶段及日常维护阶段(图5-5-5)。

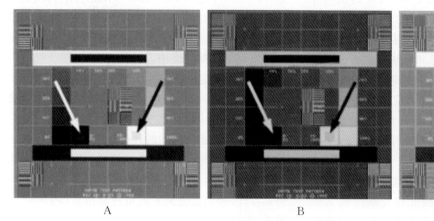
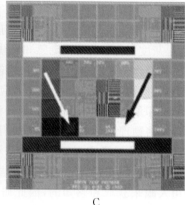

A　　　　　　　　　B　　　　　　　　　C

图5-5-5　SMPTE标准

A.符合SMPTE标准(图中黑色、白色箭头指向两个清晰显示的小方块);B.亮度低于SMPTE标准(图中白色箭头所指处不显示小方块);C.亮度超过SMPTE标准(图中黑色箭头所指处不显示小方块)。

除SMPTE测试外,由BWH(Brigham and Women's Hospital)提出的BWH测试图经常被用于测试显示系统的显示灰阶范围,如图5-5-6A。显示系统所提供的灰阶范围合适时,该测试图出现类似于同心圆环状的显示效果(图5-5-6B)。若不能出现类似于同心圆环状的显示效果,则表明该显示系统所提供的灰阶范围不足(图5-5-6C)。

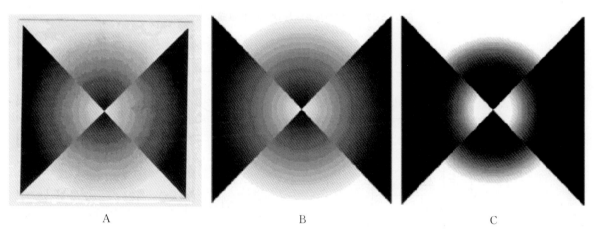

A　　　　　　　　　B　　　　　　　　　C

图5-5-6　BWH测试图

A.BWH测试图;B.符合BWH标准;C.不符合BWH标准。

(二) 显示一致性标准(NEMA-DICOM)

DICOM是由美国放射学会(ACR)和美国电气制造业协会(NEMA)共同制定,用于规范系统间、设备间医学图像通信的标准。自公布后,得到医学成像设备厂商、PACS厂商广泛的支持。DICOM标准已被公认为必须共同遵循的最低标准。DICOM每年都会增加新的内容,涵盖的范围也从图像通信扩展到医学图像信息安全、显示一致性等更为广泛的领域。

2000 年，DICOM 标准 Part 14 推出了关于灰度图像显示标准方面的内容：灰度标准显示函数（GSDF）其目的是规定医学图像传输到任意地点，在任一 DICOM 兼容的显示设备上，图像能够以一致的灰度表达。一致的灰度表达意味着相同的图像灰度变化（如图像中两区域的灰度值差异）对应到相同可感知亮度级别的变化。

GSDF 强调的并不是灰度变化与亮度呈线性关系，而是灰度变化与人眼视觉感知呈线性关系。线性视觉感知的含义是，一幅医学图像无论是在何种显示设备上，在何种显示环境下，阅读者应该获得相同的视觉感知印象，这种感知印象不是一种定性的描述，而是以严格物理光学特性定义来获得的。实际上在 DICOM 标准中已考虑到环境光对显示系统的影响，并定义了纠正环境光影响的技术方法。由于图像信息是由人眼来获取和感知的，因此研究线性视觉感知，需要在图像显示处理中充分考虑人眼的视觉特性。人眼对亮度的敏感度是非线性的，人眼在对明处的对比敏感度较在暗处高，换言之，人眼在亮处能分辨出相对更小的亮度变化。

DICOM 标准根据 Barten 视觉模型，将 $0.05 \sim 4\,000\,\text{cd/m}^2$ 的亮度范围（涵盖显示器、胶片观片灯箱所能产生的亮度范围），划分为 $1\,024$ 个亮度级别恰辨差（just noticeable difference, JND），每个亮度级别间的亮度差刚好对应人眼在该亮度水平下能够辨别的最小亮度变化。DICOM 以表格的方式给出了每个 JND 级别对应的亮度值，其对应关系见图 5-5-7，这就是 DICOM 定义的灰度标准显示函数 GSDF。JND 级别与亮度是一个非线性的函数关系，而 JND 级别与人眼感知是线性关系。

显示器屏面上显示的各种灰度，实际上代表不同的诊断信息。此外，阅读者的眼睛，实际上是图像链的终端。因此，显示器的性能应充分纳入人眼的视觉感知特性，否则就会丢失大量视觉信息（图 5-5-8、图 5-5-9）。

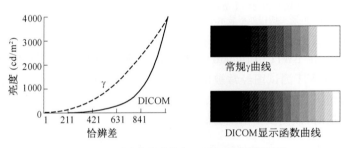

图 5-5-7　常规伽马曲线与 DICOM 标准显示函数

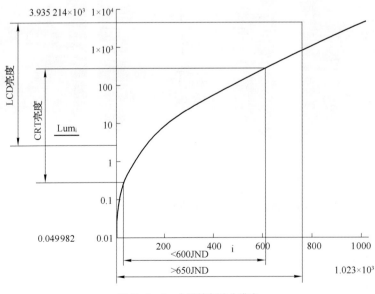

图 5-5-8　人眼的灰阶分辨度

灰度标准显示函数：亮度 *vs.* 恰辨差(JND)指数

	JND	L(cd/m²)	JND	L(cd/m²)	JND	L(cd/m²)	JND	L(cd/m²)
低亮度范围 JND指数1 0.050 0 cd/m² ↓ JND指数1 0.054 7 cd/m²	1	0.0500	2	0.0547	3	0.0594	4	0.0643
	5	0.0696	6	0.0750	7	0.0807	8	0.0866
	9	0.0927	10	0.0991	11	0.1056	12	0.1124
	13	0.1194	14	0.1267	15	0.1342	16	0.1419
	17	0.1498	18	0.1580	19	0.1664	20	0.1750
	21	0.1839	22	0.1931	23	0.2025	24	0.2121
人眼每一级 灰阶的分辨 值为 0.004 7 cd/m²	25	0.2220	26	0.2321	27	0.2425	28	
	29	0.2641	30	0.2752	31	0.28		
	33	0.3104	34	0.3226				
	37	0.3610	3		* snip *		980	3020.2170
	41						984	3099.7260
						987	3160.7260	988	3181.3240
			990	3222.9240	991	3243.9280	992	3265.0680
		3286.3460	994	3307.7620	995	3329.3180	996	3351.0140
	997	3372.8520	998	3394.8310	999	3416.9540	1000	3439.2210
	1001	3461.6330	1002	3484.1910	1003	3506.8970	1004	3529.7500
	1005	3552.7520	1006	3575.9030	1007	3599.2060	1008	3622.6610
	1009	3646.2680	1010	3670.0300	1011	3693.9460	1012	3718.0180
	1013	3742.2480	1014	3766.6350	1015	3791.1810	1016	3815.8880
	1017	3840.7550	1018	3865.7850	1019	3890.9780	1020	3916.3350
	1021	3941.8580	1022	3967.5470	1023	3993.4040		

高亮度范围 JND指数1022 3 967.547 cd/m² ↓ JND指数1023 3 993.404 cd/m²

人眼每一级灰阶的分辨值为 25.9 cd/m²

图 5-5-9 感知度测量

DICOM 还给出显示系统校正到 GSDF 的方法，如图 5-5-8 所示是对一 8 bit 的显示系统的校正过程。首先，通过光学仪器测量出显示系统的输出特性，即针对每一个输入级别，测量显示系统输出的光亮度，得到显示系统的显示特性曲线(图 5-5-8)，注意它与标准显示函数的差别；其次，根据标准显示函数，将显示特性曲线转换为输入级别与 JND 级数间的函数关系；根据标准显示函数及线性视觉原则，在 DICOM P-value 与输入级别之间建立映射表，使 DICOM P-value 与输出 JND 级数之间尽量呈线性关系；应用该映射表。为校正后的显示系统显示特性，可见已近似于标准显示函数。

(三) 医用图像显示质量评测指南(AAPM - TG18)

美国医学物理师协会第 18 工作组 (The American Association of Physicists In Medicine Task Group 18)是由政府机构(如美国食品药品监督管理局 FDA)、医学物理师、放射医师、高校研究机构、医疗设备厂商、专业显示器厂商共同组成的，专注于专业显示器效果评价的机构。

TG18 推荐了一系列标准测试图来评价显示设备的功效，包括对显示设备的反射、几何失真、亮度、分辨力、噪声、闪烁、色度、伪影等特性的测试，提供定量

测试和视觉测试两种方法。测试图集见表 5-5-1。图 5-5-10 是其中的一些常用测试图。测试图包括多用途测试图和单用途测试图。多用途测试图用一个测试图可以对显示设备的多个特性进行测试，单用途测试图仅对显示设备的某个具体特性进行测试。TG18 提供了 1 024×1 024 和 2 048×2 048 两种规格的测试图，图形格式分为 DICOM 16 bit TIFF 和 8 bit TIFF，用户可直接在 TG18 网站上下载使用。TG18 还提供了通过测试软件自行生成测试图的方法。此外，TG18 还详细定义了如何使用测试图评价：①显示质量的方法；②所需测试工具；③不同等级显示器的最低指标。TG18 强调医学图像显示质量控制应该成为医疗影像技术业务的日常工作之一，并详细定义了医用显示设备初始安装、每天、每月、每年医学图像显示质量控制所必须完成的评测内容、方法和必须达到的指标以及针对评测结果建议的操作。

TG18 详细定义了如何使用测试图来评价显示质量的方法、所需测试工具以及不同等级别显示器的最低指标(表 5-5-2)。TG18 强调医学图像显示质量控制应该成为医疗影像技术业务的日常工作之一，并详细定义了医用显示设备初始安装、每天、每月、每年医学图像显示质量控制所必须完成的评测内容、方法和必须达到的指标以及针对评测结果建议的操作。

表 5-5-1　AAPM-TG18 测试图集

分类	测试图	类型	图像数	测试范围
多用途(1k, 2k)	TG18-QC	视觉/定量	1	分辨力,亮度,扭曲,伪影
	TG18-BR	视觉	1	Briggs 测试图,低对比度细节/亮度
	TG18-PQC	视觉/定量	1	分辨力,亮度,打印的对比度转换特性
亮度(1k)	TG18-CT	视觉	1	亮度响应
	TG18-LN	定量	18	DICOM 灰阶校准系列
	TG18-UN	视觉	2	亮度和色彩均匀性,角度响应
	TG18-UNL	定量	2	同上(带有标定线)
	TG18-AD	视觉	1	评价显示器低亮度反射特性的对比度阈值
	TG18-MP	视觉	1	亮度响应(位深度分辨力)
分辨力(1k, 2k)	TG18-RH	定量	3	5 水平线在 3 亮度级的 LSF 评价
	TG18-RV	定量	3	5 垂直线在 3 亮度级的 LSF 评价
	TG18-PX	定量	1	单像素点状阵列
	TG18-CX	视觉	1	Cx 测试图阵列以及分辨力均匀性参考值
	TG18-LPH	视觉	3	1 像素宽度横条,1/16 调制度,3 亮度级
	TG18-LPV	视觉	3	1 像素宽度竖条,1/16 调制度,3 亮度级
噪声(1k)	TG18-AFC	视觉	1	4AFC 细节对比度测试图,4CD 值
	TG18-NS	定量	3	与 RV/RH 相似,5 个评价噪声的标准区域
闪烁(1k)	TG18-GV	视觉	2	具有低对比度物体的暗点测试图
	TG18-GQ	定量	3	测量闪烁比(glare ratio)的暗点测试图
	TG18-GA	定量	8	不同大小的暗点测试图
解剖结构(1k)	TG18-CH	视觉	1	PA 胸部解剖结构参考测试图
	TG18-KN	视觉	1	膝部解剖结构参考测试图
	TG18-MM	视觉	2	乳腺解剖结构参考测试图

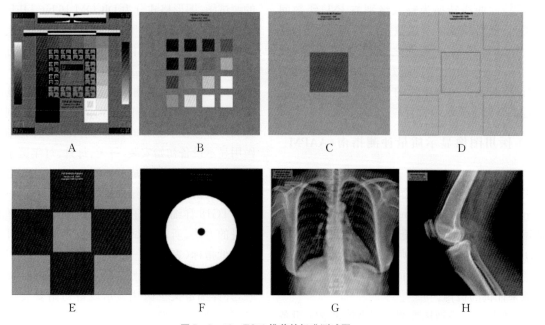

图 5-5-10　TG18 推荐的标准测试图

A. TG18-QC;B. TG18-CT;C. TG18-LN8-08;D. TG18-UNL80;E. TG18-RH50;F. TG18-GV;G. TG18-CH;H. TG18-KN。

表 5-5-2 TG18 测试电子显示系统的测试方法、工具和认同的标准

测试项	主要测试工具		认同的标准（两类显示）		建议操作
	设备	测试图	一级	二级	
几何失真	卷尺或透明板	TG18-QC	‰偏差≤2%	‰偏差≤5%	重新调整，对重复错误替换或修复
反射	测量尺,光源,照明装置,照度和亮度计	TG18-AD	Lmin≥Lamb 最佳	Lmin≥Lamb	重新调整环境光的水平
			Lmin≥Lamb	Lmin≥Lamb 最佳	
亮度相应	照度计和亮度计	TG18-LN	Lmax≥170 cd/m²	Lmax≥100 cd/m²	对重复错误重新调整，重新校准或替换
		TG18-CT	LR≥250	LR≥100	
		TG18-MP	ΔLmax≤10%	ΔLmax≤10%	
			$K\sigma$≤10%	$K\sigma$≤20%	
亮度均匀性	亮度计,亮度角相应测量仪	TG18-UNL	不均匀性≤30%	不均匀性≤30%	同上
		TG18-LN	LR≥175	LR≥70	焦距调整，或对重复的错误重新调整，替换
		TG18-CT	$K\sigma$≤30%	$K\sigma$≤60%	
分辨力*	亮度计放大器	TG18-QC	0≤Cx≤4	0≤Cx≤6	
		TG18-CX	ΔL≤30%	ΔL≤50%	
		TG18-PX	RAR=0.9~1.1		
			AR≤1.5		
噪声	无	TG18-AFC	除最小的所有目标可见	最大的两个可见	重新检查亮度响应，否则替换
散射光	挡板式灯罩,望远镜式				
	光度计	TG18-GV	第三个目标可见	第五个目标可见	同上
		TG18-GVN	GR≥400	GR≥150	
		TG18-GQs			
色度	色度计	TG18-UNL80	Δ(U′, V′)≤0.01	无	替换

（四）几种标准的实际应用

SMPTE、DICOM 及 AAPM-TG18 是由不同机构所提出的对医学图像显示质量评价的标准,各自的应用情况与侧重点有差别。

SMPTE RP 133 是最早提出的,目前已在很多的设备和系统上得到应用,如医用激光相机多提供了采用 SMPTE 测试图来调整相机胶片打印 LUT 曲线的方法。但是,通过了 SMPTE 检测,不能保证所有的灰阶都能得到非常清楚地显示,也不能保证一幅图像在不同的显示系统上得到类似的表达和显示效果,这种显示效果可能因显示系统的亮度范围不同或亮度显示特性差异而不同。同时,SMPTE RP 133 是一种定性测试方法,没有明确地定义显示效果的定量标准。

DICOM GSDF 强调的是对灰度的线性视觉感知和视觉互换性,即对同一幅图像数据,在不同的显示系统上,通过 DICOM GSDF 可以获得基本相同的视觉感知。同时通过 DICOM GSDF 还定量地给出了对显示系统评测的方法,校正到标准显示系统的方法。

DICOM GSDF 只针对显示设备的灰度表现,没有关注几何失真、伪影等其他方面。

TG18 与 SMPTE 相似,是基于测试图的方法,但涵盖面更广,包括对显示设备的反射、几何失真、亮度、分辨力、噪声、闪烁、色度、伪影等特性的测试,提供定量测试和视觉测试两种方法。TG18 在定义显示质量标准的同时,非常强调医学图像的显示质量控制环节,它详细推荐了医用显示设备日常控制的方法指南。

专业显示器可提供基于有关标准的插件程序,自动执行测试、校准和质量保证的整套任务,并在终端工作站可产生一个详细的报告。安装在网络服务器上的质量管理软件可以收集自动执行的测试结果,当测试没有通过时就会向维护工程师发出警示。这是从单纯的校准维护进阶到预防维护的一个有效方法。

六、阅读环境控制

由于读片灯箱的亮度远高于软阅读中专业显示屏面的亮度,因此软阅读对环境的要求也远较传统的读片室严苛。但是,大多数医院软阅片的环境依旧延续传统观片灯读片的状态,影响阅读质量,并且医生长期在此环境下工作眼睛易产生疲劳,甚至出现不同程度的视力下降。此外,体位不合适的长时间工作导致关节、肌肉劳损也较多见。医学影像部门的医生常会连续很长时间进行影像的阅读并作出诊断。一个合适的阅读环境是医生能集中注意力进行快速而精确地阅读的客观因素之一。因此,阅读环境的设计和控制也是图像显示质量控制的一个重要方面。

(一) 环境照度

显示屏对照明灯、窗户等环境光很敏感,对使用者而言产生了额外的亮度。较强的光线直接照在显示屏上可形成"眩光斑",部分影像细节无法显示。环境光导致细节显示效果下降,又称为负效光,其对图像显示的影响主要是对比度的损失。一个控制良好的阅读室,应保持较柔和的环境光,避免环境光照过高及光线直接照射到显示屏上。环境光-量化为亮度-对 CRT 及 LED 显示器的对比度的影响见图 5-5-11。

环境照度(illumination in reading room,IRR)对在观片灯下识读影像有一定的影响,增加环境照度及负效光的存在会降低影像识读的准确性,降低环境照度可提高 X 线胶片的分辨力(表 5-5-3)。国际上已经推出了一些用于观片灯识读 X 线照片影像的 IRR

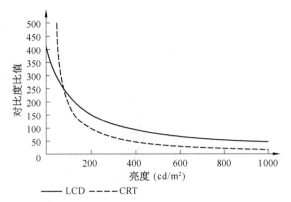

图 5-5-11 环境光对医用显示器的对比度的影响

标准。如 ACRMMQC(美国放射学会乳房摄影质量控制分会)建议乳腺阅片室内的照度应少于 50 lx;DIN6856 标准推荐阅片室 IRR 应在 50~100 lx。此外,环境光还对阅读者的视觉疲劳程度有关(图 5-5-12)。

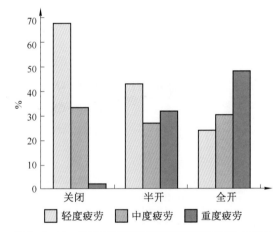

图 5-5-12 图示视疲劳程度随着环境光强度增加而增加
(来自:Siegel E, Reiner B. *Applied Radiology*,2002,4:11-16)

表 5-5-3 医疗工作区的环境照度参考表

环境	照度(lx)
手术室	300~400
急诊室	150~300
临床诊疗室	200~250
工作人员办公室	50~200
读片室	15~80
软阅读工作站	2~10

(二) 多个显示器的排列

考虑邻近显示器发出的光线会照射在正在使用的显示器上,从而降低显示器的对比度,排列成一条直线的目的在于避免互相干扰。同理,如果有观片灯箱可能同时应用,则也必须和显示器放在同一直线上。

此外,桌椅组合和环境噪声等也是影响软阅读质量的外部因素。桌椅组合应符合人体工程学,能使阅读人员的视野达到显示屏幕的顶部水平。显示屏中心宜低于视角成 30°角,长时间观看时不能平视更不能抬头看,因为那样会导致眼睑睁得很大,泪液蒸发也会加速。阅读人员需要频繁的移动头部来靠近显

示屏图像,软拷贝图像高度为 40 cm 或更高,所以需要一把可调高度的椅子为宜。一般的办公环境可能会有 50 dB 的环境噪声,但对于需要高度注意力集中的房间,最好能控制在 45 dB 以下。图 5-5-13 示坐位及站立位时的不同要求。

新型软阅读系统与传统的常规阅片工作站相比,环境更加舒适,工作效率得以提高。图 5-5-14 示软阅读时应注意的细节。

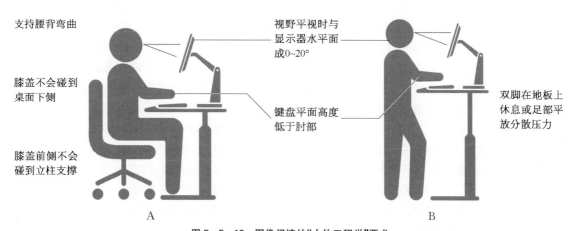

图 5-5-13 图像阅读的"人体工程学"要求
A.坐位阅读图像时的"人体工程学"要求;B.站立位阅读图像时的"人体工程学"要求。

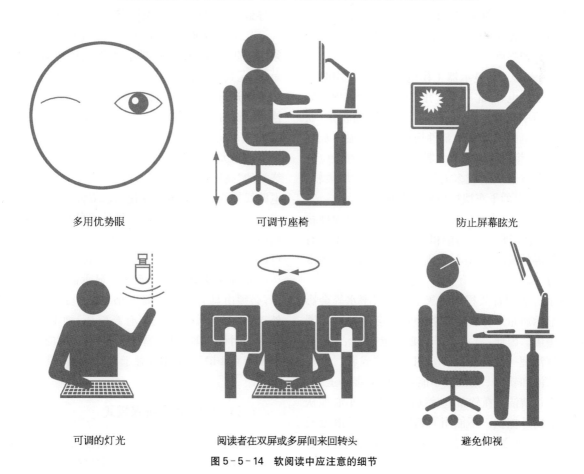

图 5-5-14 软阅读中应注意的细节

七、专业显示器的维护保养

专业显示器价格较普通显示器昂贵，又是影像诊断的主要工具，应加以妥善的维护和保养，以保证图像显示质量及使用寿命。

（一）使用环境

1. 不宜在高温、潮湿环境中使用　显示器长时间运行会引起内部温度的升高，必须注意散热。因显示器的元器件长时间处于高温状态下会导致性能下降，并加速老化。不要将显示器放置在潮湿的环境中。显示器内有许多精密的金属电子元器件，严重的潮气会损害元器件。如果空气湿度偏高，不论使用与否都应该定期开机一定时间，以驱除内部湿气。LCD屏幕由于潮湿环境或温差所致的结露现象以及人为的水分进入，都可能导致液晶分子的永久损坏，结果是产生不发光的"坏点"。所以不仅要避免潮湿的使用环境，也要禁止在显示器旁喝水等行为。

2. 避免强光照射　CRT显示器的显像管荧光粉在强烈光照下会加速老化，降低发光效率。LCD显示屏也会因为强光照射加速老化。为了避免此结果，应将显示器放置在光照较弱的环境下，或挂上深色的窗幕以减小光照强度。

3. 注意防尘　显示器工作电压较高，使用时会产生很强的静电，因此对灰尘有很强的吸附能力。如果使用环境中灰尘较多，不仅会在屏幕表面积聚，而且机壳内的电路板及其他部件周围也会有很多灰尘积聚，严重时将影响电路或元器件的性能，因此，应避免将显示器置于灰尘较多的地方，并经常应用柔软、无纤维、防静电的干布擦拭显示器表面。

4. 显示屏需特别保护　不得用手指或其他硬物触摸、指点显示屏，以免污染和划伤，特别是对于没有硬质保护屏的液晶显示屏，否则会损害屏面甚至内部的液晶分子。

显示屏表面日久积累的灰尘、指印、墨水等会影响图像显示质量。屏幕上的各种污迹会降低显示器的亮度输出。因此，显示器屏幕必须定期清洁，常规为一季度清理一次。清洁时要用专用的或者厂家推荐的清洁液和软布。清洁液不能直接喷在屏幕上，而应先喷少量清洁液在软布上，然后再用软布小心地从屏幕中心向外擦拭。不能用酒精之类的化学溶液或者粗糙的布、纸之类的物品擦拭显示屏，以免损害表面的特殊涂层。

5. 预防磁场和电离干扰　显示器靠近磁性物体和其他大功率电器，可能在屏幕上出现明显的条纹、闪烁、色斑、亮度不均匀或图形几何畸变等，严重者可引起故障。所以显示器（特别是CRT显示器）不应接近大功率电器柜、磁铁、音箱、收录机等。

（二）注意电气安全

1. 不宜频繁开关显示器电源　在开关电源时，会产生很大的冲击电压、电流。CRT显像管显示器内部电压高达20kV，很容易在开关电源时发生故障。液晶显示器的灯管原理与常用的节能灯类似，经常开关电源，对变压器及灯管的寿命有很大的影响。

2. 注意接线的可靠接触　显示器一般有两处接线，即电源线和信号线。电源线接触不良时，会产生瞬时断电现象，严重影响显示器寿命；信号线的接触也很重要，有些用户为了方便，显示器的信号线只插在主机上而不加紧固，因此易发生接触不良，导致信号缺失，使显示器彩色混乱。

3. 避免强烈的冲击和震动　应避免显示器受到强烈的冲击和震动，以免损伤玻璃和灵敏元器件。显示器中含有很多玻璃的和灵敏的电气元件，强烈冲击会导致屏幕或其他元器件损坏。

4. 注意防电涌　LCD显示器日常应用时除了必须注意防静电、防磁、防潮外，对输入电源的要求非常苛刻，尤其是"电涌"的影响。电涌是由多种因素造成的瞬间过电压或过电流现象。例如雷电、电网的切换，邻近用户的负载切换，电磁场变化都会产生电涌。LCD显示器对电涌的承受力很差。这是由于LCD显示器适于大规模集成电路直驱动的特性，位于显示器终端的"高压包"极易被瞬间高压电流击穿，且内部的电路线排线对电压电流变化的适应性较差。

市售内含智能芯电涌防护技术的特别插座，防瞬间高电流能力达到10 000 A，启动时间小于1 μs，不但可以排除电涌，还可以实现室内防雷。

5. 不应尝试拆卸显示器　显示器内部为精密电路，必须由具有专业维修资格的人员进行维修。另外，CRT显像管高压包带有高电压，而LCD显示器即使关闭很长时间后，背景照明组件中的换流器等仍可带有1kV的高压，对于人体而言，具有一定的危险。

（三）运用节能和屏保模式

运用节能模式可延长显示器使用寿命。专业显示器的寿命是PACS或一些数字化成像设备寿命的薄弱环节,而显示器的亮度随着使用时间而下降,这是一个必然规律。

如果显示屏连续长时间的显示一种固定内容时,由于屏幕上某些点长期点亮,会使这些像素点加速老化。建议妥善使用 WINDOWS 的屏幕保护。

1. CRT 显像管显示器的屏保设置 CRT 显像管显示器的衰减,主要是显像管内部磷光涂层受到电子束打击而老化,所以要延长 CRT 显像管显示器的寿命,就要在不用显示器时避免电子束不断地打在 CRT 上,方法是设置不断变化的图案在显像管上,或是设置成黑屏。

2. 液晶显示器的屏保设置 液晶显示器的使用寿命主要是由背光灯管的寿命决定,背光灯管的亮度会随着时间衰减。需要注意的是,LCD 和 CRT 的显示原理不同,在无操作时使用屏幕保护程序是没有作用的,此时背光灯仍然在照明并消耗。所以在长时间不用显示器时,应设置关闭显示器,而不是设置屏保图案。

(曹厚德 詹松华 蔡建凯)

·参·考·文·献

[1] Nawfel RD, Chan KH, Wagenaar DJ, et al. Evaluation of video grayscale display [J]. Medical Physics,1992,19:561-567.

[2] NEMA. Digital Imaging and Communications in Medicine(DICOM) Part 14: Grayscale Standard Display Function [S]. 1999.

[3] Barten PG. Physical model for the contrast sensitivity of the human eye [J]. Proc SPIE ,1992,1666:57-72.

[4] Assessment of display performance for medical imaging systems: Executive summary of AAPM TG18 report [R].

[5] 曹厚德.灰度图像显示器应用的若干技术问题[J].中国医院采购指南,2002(上):13-14.

[6] 陈冠雄.医用显示器的工作原理,选择及维护.//陈克敏.PACS 与数字化影像进展[M].上海:上海科学技术出版社,2005:65-86.

[7] 叶贻刚,曹厚德.专业显示器的临床应用[J].世界医疗器械,2009,15(8):22-24.

[8] 陈宏为,曹厚德."软阅读"及专业显示器[J].中国医学计算成像杂志,2006,12:359-363.

[9] 蔡建凯.医用专业显示器的若干技术进展[J].世界医疗器械,2009,15(8):30-31.

[10] YY/T 0610-2007,医学影像照片观察装置通用技术条件[S].

第六篇

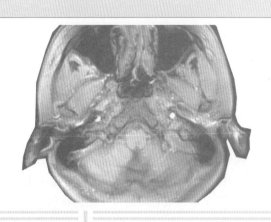

医学图像
的记录

钱建国　陈财忠　李真林　审读

医学影像技术进入数字化时代以来，日益增多的影像图文资料以电子形态生成，并成为隐形的"比特流"运行着。特别是多层螺旋 CT 的发展，可在一次扫描中采集大量数据，经软件重建/重组后可以获取更丰富的诊断信息，乃至重组成直观的可视化伪彩色图像，更具丰富的表现力。为适应各种不同的需求，促使影像学的记录介质必须多元化。换言之，记录介质已进入多媒体时代。

现阶段，胶片、光盘、激光打印纸和云存储作为影像记录介质同时存在。胶片使用已有一百多年的历史，在我国至今仍在临床诊疗中广泛应用，由于胶片作为传统的记录介质存在明显的局限性，在数据量、保存性、便携性及环保性等方面存在很多不足。但是，胶片上的影像，都是由放射专业人员挑选的比较关键的图像，对于日益繁忙的临床医生，特别受欢迎。光盘和云存储，则很大程度上弥补了胶片的不足，应用光盘作为图像记录、显示，无疑是先进的。将成像设备生成的数字化图像直接刻录到 CD/DVD 光盘，并可在任何带有光驱的普通计算机上直接播放，具有独特的优点，尤其是为图像浏览和后处理操作提供了很大便利。如影像显示的放大镜、缩放、移动、旋转等，动态影像回放功能，窗宽/窗位调整，支持长度、角度、面积的测量及感兴趣区域选取等，非常有利于诊断和疾病评价。近年来由于激光打印技术的发展，与此相关的一系列设备及打印介质等也取得相应的发展，使激光打印纸质影像图片逐渐作为图像介质之一进入临床应用。医学影像纸介质具有价格低廉、设备安装和维护简易、可回收以降低污染等优势，尤其在显示三维及彩色图像方便有着传统胶片无法比拟的优势。但因其在灰度图像细节再现能力上的不足，在一定程度上不能满足高精度的影像诊断要求，但是作为临床显示为目的的使用，仍不失为一种环保的替代介质。云存储是当前发展最快的影像介质，图像存储在云端（远程服务器），随时可以调阅，包括手机、iPad、计算机等各种可以上网的电子终端，都可以随时显示，对诊疗过程，非常便捷、环保，彻底消除了胶片、光盘等介质的携带、再现、存储的不便和可能的损坏，是一种非常具有发展前途的方法，代表数字化介质发展的趋势。

（曹厚德）

第一章
概　述

一、与记录介质相关的若干重要历史进程

X线发现后,以卤化银感光材料与增感屏组合而成的增感屏-胶片(屏-片)系统经历多次重大进展。从而使这种记录模式在数字化X线摄影问世前的一百多年中,一直成为主流技术。其发展进程中的若干主要节点可归纳如下。

(一)特性曲线的研究成功

1890年,F. Hurter和V. C. Driffield研究发现卤化银体系的光密度(D)与曝光量对数(logE)之间的定量关系,此即沿用至今的特性曲线,也称H&D曲线。从此奠定了感光科学的基础,也是摄影从技艺上升为科学的转折点。

(二)潜影理论的创立

1938年,R. W. Gurney和N. F. Mott创立第一个潜影形成理论,从微观的水平上阐明卤化银的感光机制。

(三)信息论的应用

20世纪50年代初,信息论应用于感光科学,使感光科学中引入一系列新的概念和新的研究方法,如信噪比、信息容量、维纳频谱、调制传递函数、量子检测效率等,使感光科学进入新的历史阶段。同时,这些技术概念及研究方法在数字化摄影技术中得以沿袭应用。

(四)增感屏的应用及发展

钨酸钙增感屏在伦琴发现X线的翌年就开始作为一种增加记录介质感光度的方式被采用。20世纪80年代起,稀土材料增感屏研发成功后,不论在发光效率、发光光谱等方面均产生重要变化。随之,匹配应用的感光胶片不但在感色性方面形成感蓝、感绿两种不同的体系外,感绿胶片还引入了扁平颗粒等新技术,促进屏-片系统进入新的历史阶段。本书作者曹厚德教授曾参与我国稀土增感屏的研制与临床应用研究,并获1979年国家级科技成果奖。

(五)T颗粒技术的应用

1982年T颗粒胶片开始投入应用。T颗粒胶片是指采用扁平状的卤化银颗粒取代卵石状三维颗粒,其优点在于:①增加表面积,可获得更大的光吸收,显著提高感光速度;②扁平状颗粒能减少荧光散射和反射,降低荧光交叠效应,提高分辨力;③乳剂中添加品红染料可以吸收可能产生的荧光交叠效应的荧光,影像清晰度得以进一步改善;④扁平颗粒提高了与化学加工液的反应效率;⑤由于乳剂中高比值的颗粒尺寸,使胶片可在制造时完全预硬化,更适合超快速的自动洗片机冲洗处理并可有效地防止胶片受药液的污染。

(六)DICOM标准的完善及应用

1993年医学数字影像与通信(digital imaging and communications in medicine,DICOM)标准开始实行以来,在近20年的发展过程中不断完善。其中有涉及记录介质内容及关键图像标注等,有助于多种图像记录介质的规范化应用。

二、多种记录介质并存的现状

进入数字化影像技术时代,数字图像打印及光盘刻录等在世界范围成为图像记录的主流技术。但是由于发展的不平衡,胶片记录介质在全国范围内仍占有一定的份额。在可以预见的相当长的历史时期,多种图像记录介质将同时应用。正如新闻媒介中的报纸、广播、电视、因特网等均为当今新闻传播的主要载体。近年来,随着医疗信息化进程的加速,医学图像及相关的健康档案的电子化储存也成为热点技术之一。另外,一个重要的事实是,传统技术中形成的理论,在数字化成像技术中仍有其重要价值,因此屏-片系统及相关知识作为医学图像的一个记录手段仍有了解的必要。

在数字化放射科中,从影像设备显示器上的图像到临床医生阅片时看到的胶片影像,其中需经过一系列的电子成像环节,如显示的调节、数字信号的转换、打印等,其中每个环节都会影响记录的图像质量。因此,图像记录的质量是多因素过程。此外,无论专业用图像记录光盘,或纸介质,临床作为医疗文档,均具有法律文件的性质。因此相关的技术及材质均应有严格的专业要求。

三、医学影像胶片的种类

自 X 线摄影术发明以来,感光片(早期的基材为玻璃板)沿用的都是以银盐类为主的光敏材料(感光材料),而从干式直接热成像技术开始则出现热敏胶片等新的感光材料及技术。

(一) X 线摄影胶片

1. 感蓝胶片　与发射蓝紫色荧光的增感屏配合使用的胶片,其吸收光谱的峰值在 420 nm 左右。是一种标准感度的通用型胶片,适用于大部分的 X 线摄影,性能适中、低灰雾、高对比,可使骨骼、空气和对比剂之间的反差放大。

2. 感绿胶片　与发射绿色荧光的稀土材料增感屏配合使用的胶片,其吸收光谱的峰值在 550 nm 左右。并在乳剂中加入一层防荧光交叠效应的染料,从而增加图像的清晰度。

3. 乳腺摄影专用片　专用于乳腺 X 线摄影的胶片,具有高分辨力、高对比度、单层乳剂、对绿色光敏感的专用胶片(图 6-1-1)。

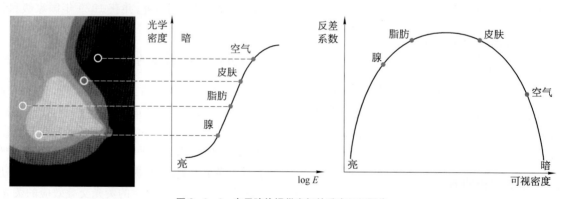

图 6-1-1　专用胶片提供良好的乳房组织图像

(二) 数字成像硬拷贝用胶片

1. 多幅相机成像胶片　多幅相机成像胶片是一种单面乳剂的感光胶片,为保证图像清晰,减少荧光散射导致的模糊,背面涂有防光晕层。随着阴极射线管(cathode ray tube, CRT)型多幅相机的逐渐淘汰,此类胶片也不再应用。

2. 激光相机成像胶片　激光相机成像胶片具有极微细的乳剂颗粒,单层涂布,背底涂有防光晕层,可分为两种类型。①氦氖激光片(HN 型):专用于记录氦氖激光相机图像用的单乳剂层胶片,其吸收光谱峰值为 633 nm、670 nm。②红外激光片(IR 型):专用于记录红外激光相机图像用的单乳剂层胶片,其吸收光谱峰值为 820 nm。

3. 干式打印胶片　干式打印机用的胶片统称为干式打印胶片。不同的干式打印机因成像方式不同,各自配合相应的专用胶片,相互间不能替代,如干式激光银盐胶片、直接热成像(热打印头成像)技术采用热敏胶片(包括直接加热有机银盐胶片、微囊加热成像胶片)。激光诱导成像技术则使用碳基胶片。

(曹厚德)

第二章
医学图像打印

20世纪80年代开始,CT、MRI等多种影像设备广泛应用。日益增多的医学图像需要集中显示于一张或数张影像片上,于是在临床应用需求的促进下,打印技术得以不断的发展。

迄今为止,影像片的打印仍为数字成像设备和影像归档、通信系统需要实现的重要功能之一,很多情况下,打印输出的介质被视为影像信息的最终表达。如同有了电子读物之后,依然有大量的纸质出版物发行一样,在一定时期内影像片打印阅读也会与显示器阅读并存。鉴于此,世界各著名厂商均在不断研发性能更优良、操作更简便的数字影像打印设备。

从技术层面而言,医学影像片打印技术的发展大致可分为三个发展阶段:①20世纪80年代开始的阴极射线管(cathode ray tube,CRT)多幅照相技术;②20世纪90年代初的湿式激光成像技术;③20世纪90年代中期至今的干式激光成像及直接热成像技术,至今,已使胶片打印更为简便,更符合环保的要求。

一、阴极射线管多幅相机打印技术与激光打印技术

(一) CRT 多幅相机

CRT多幅相机打印技术的记录介质采用单层涂布的银盐照相胶片。成像设备生成的图像通过电缆传送到相机。相机荧光屏上再现的图像经变焦光学镜头、快门组合,投影到胶片的指定位置,使胶片局部感光成像。拍完一幅,镜头移动一格位置,再拍一幅,直到整张拍完。经暗室化学处理方式,显影、定影、烘干后成为有图像的胶片。由于成像速度慢,图像分辨力不高,同时排出的废液、废气,严重污染环境,目前此类打印系统已基本淘汰。

(二) 激光相机与 CRT 多幅相机的比较

(1) 激光相机克服了CRT相机光学镜头与荧光屏引起的畸变(如轮廓线、光栅线及图像失真等)和噪声。因此,激光相机有较高的分辨力,图像质量优于CRT多幅相机(图6-2-1)。

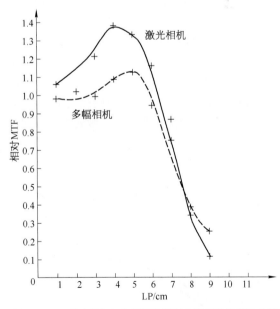

图6-2-1 激光相机与多幅相机调制传递函数(MTF)曲线比较

(2) 激光束有很好的聚焦性、方向性,成像速度快,以毫秒级计算。

（3）采用计算机控制,功能多、操作方便,如设置幻灯照相、进行质量控制程序等。

（4）系统内装有硬盘可连续打印,配合多接口供多机同时在线使用。

（5）可与冲洗机联接,使胶片处理过程全自动化。

二、激光成像打印技术的分类

激光打印机彻底摒弃 CRT 相机的成像方式,而代之以全新的数字化信号处理和激光扫描成像技术。数字化信号处理的原理是将一幅连续的二维图像分解成有许多微小像素组成的离散点阵,同时对每一个像素点的灰度(黑白图像)进行量化,从而得到一个二维数据集(矩阵)。此即模/数转换(A/D)过程。通过 A/D 转换,得到量化的图像分辨力(dots per inch,dpi)和灰度(灰度级),间接地也为图像质量的比较提供了定量指标。

激光相机在接收主机传送的影像数据后,根据设定的分格、亮度、反差以及视觉曲线等要求,对数据矩阵进行不同的卷积和内插运算,其目的是获得最佳的打印效果。然后通过激光扫描的方式,将图像逐行成像在胶片上。

由于采用了数字化图像处理和排版,因此激光相机可以提供更多的打印效果和分格选择。在图像打印方面,激光打印机采用的是直接扫描成像方式。即将运算处理完成后的图像矩阵中的每一个像素数据值,通过数/模(D/A)转换成为一定幅度的电信号,加载在激光器上,对激光的亮度进行调制。再通过偏转系统,激光相机(图 6-2-2)将不同亮度的激光点扫描到胶片上,完成图像打印。由于激光束的直径小、亮度高,因此打印的图像分辨力高(320～600 dpi)、最

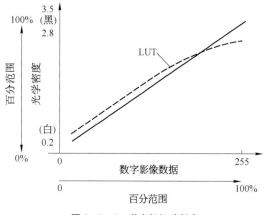

图 6-2-2　激光相机映射表

大密度值($D_{max} > 3.6$)、灰度级多(最多 65 536 级)。在表达图像细节和层次方面,均较理想。

（一）湿式激光打印

湿式激光成像技术的优点为:①图像质量高;尤其输出图像的最小密度值(D_{min})低,因此图像显得透亮;②打印成本略低于干式打印。但湿式激光成像技术具有下列缺点:①设备构造复杂,生产成本高,价格贵;②虽然内置透镜组通过光学手段降低失真程度,但边缘失真仍然存在;③仍使用传统的化学冲洗方式完成胶片显、定影,不仅腐蚀设备,造成故障率高;④高耗能;⑤污染环境。基于这些缺点,随着环保意识的增强,及国家法律、法规对环保方面的要求,湿式激光成像技术已被干式打印技术取代。

（二）干式激光打印

干式激光打印是干式打印技术的一个重要类别。干式激光成像从成像原理方式划分,其中最常用的是两类:①激光热成像;②激光诱导成像。

1. 激光热成像　激光热成像打印机是一种改进型的湿式激光打印机,仍采用影像打印与显/定影分开两步处理的方式。在打印方面,保留传统湿式激光打印机的数字化图像处理和激光扫描成像。但取消高耗能和高污染的洗片机,而代之以一套热处理系统。通过加热的方式实现胶片的显影和定影。由于保留了数字化影像处理和激光扫描成像系统,激光热成像打印机同样具备生成高质量图像的能力。同时,由于取消了洗片机,不再产生废液排放,降低了对环境的污染。主要缺点是:①须加装吸附过滤装置清除热处理显/定影技术产生的气体排放并定期更换;②图像片稳定性较差、胶片易变色。

2. 激光诱导成像　激光诱导成像是激光热成像与单一碳基介质的一种结合,其激光扫描方式和激光热成像技术基本一致,所不同的是该技术使用的是碳基胶片。其分辨力和灰阶数基本能达到热成像打印机的水平,主要缺点是机器结果较复杂,目前采用的已比较少。

三、激光相机工作原理

激光相机彻底摒弃 CRT 相机成像方式,代之以全新的数字化信号处理和激光扫描成像技术。

数字化信号处理过程即数字成像设备输出的图像信号,传入激光相机相应接口,由主控计算机进行

图像数据的排序、校正、格式和存储管理等运算。

当接到打印指令时,图像数据调入高速存储器,将运算处理完成的影像矩阵中的每一个像素值,按原始格式输出。通过数/模转换器成为一定幅度的电信号,加载于激光器。经过调制输出,并通过发散透镜的激光束携带了与图像信号线性一致、有明暗变化的图像信息。激光束沿着精密的光路,由多棱镜向 X 轴方向偏转一定角度,再由聚焦镜投射在胶片上,以不同亮度的激光点对胶片逐行扫描使之感光形成潜影(图 6-2-3)。

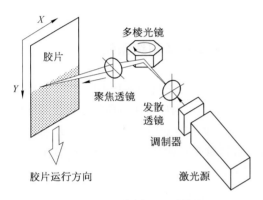

图 6-2-3 激光相机工作原理

胶片的移动由主控计算机、配套电机等精密控制。当一行扫描结束,胶片即向 Y 轴方向移动一像素点的行距。全片扫描完毕,胶片通过联机装置直接输入洗片机完成化学冲洗及干燥等过程。

四、激光相机成像特性

与激光成像有关的重要因素有:①像距;②激光点大小;③激光点形状。像距即像素间隔距离,决定了激光相机的分辨力,通常激光相机的像距为 75～85 μm。激光点的大小由光学组件和调制过程决定,并且受像距的影响,激光点越小分辨力越高。激光束直径一般为 40～80 μm,扫描线的误差超过 3%,人眼就能感觉到,所以激光系统激光束直径的误差必须精确地调节在 ±1.3 μm 范围内。激光点的形状有圆形和椭圆形两种,其形状变异受激光束扫描运动的影响,激光点大小和形状不协调,可使胶片影像产生条状伪影。

激光束传递对光学透镜表面的平整度、控制系统以及其他元器件都有相当高的要求。另外温度变化时空气折射指数的变化,都可导致激光束在透镜系统中的折射异常,因此激光在传送过程中还必须避免激

光束传送通路中空气的对流。

激光束直径小,亮度高,因此打印的影像分辨力高(300～650 dpi),能很好地表现影像的细节和层次。由于采用了数字化图像处理和排版,激光相机可以提供更多的打印效果和分格选择。

激光束的扫描速度根据激光束的能谱、影像所要求的黑化度和数字图像信号读取的时间有所不同,如常用的 35 cm×43 cm 胶片,4 096×5 120 矩阵,完成预定格式全片的扫描约需 20 s。

五、激光胶片

(一) 光胶片的结构

激光胶片和多幅相机胶片一样,也是一种单面乳剂层胶片。激光胶片由 7 部分组成(图 6-2-4)。

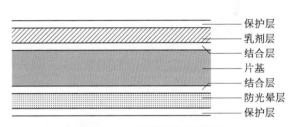

图 6-2-4 激光胶片的基本结构

1. 保护层 保护层是胶片表面涂布的一层透明的胶质材料,用以保护胶片的乳剂,防止操作时的污染,储存时粘结和静电的产生,并且在冲洗过程中可避免卡片。

2. 乳剂层 乳剂层是激光胶片的主要组成部分,由溴化银、碘化银、激光增感染料和明胶等组成,厚 0.006 25 mm,乳剂密度为 0.1～0.2。为提高感光性能和适应自动冲洗机的冲洗要求,其采用了单分散卤化银浓缩乳剂和低胶银比的薄层挤压涂布技术,并且增加了坚膜剂、防灰剂和抗静电剂等。

3. 结合层 结合层是黏结材料,作用是将乳剂和片基牢固地黏合在一起。

4. 片基 激光胶片的片基采用聚酯纤维材料,是乳剂层、防光晕层和保护层等的载体,其厚度约 0.175 mm,密度 0.12～0.16。其基色有透明色和蓝色之分,片基密度、基色的差别和乳剂密度构成了胶片的本底密度,并且与特性曲线足部的斜率相关。

5. 防光晕层 又称防反射层,是片基底层的深色吸光层,可吸收感光作用下产生的光渗现象,防止反射光对乳剂再感光,提高照片的清晰度。

（二）激光胶片的分类和性能

根据所采用的激光光源不同，激光胶片可分为氦氖激光胶片和红外激光胶片两种不同类型。激光胶片采用的是单面药膜。20 世纪 80 年代以前，胶片感光乳剂均采用大小不等的三维颗粒卤化银。三维立方体颗粒的化学性能稳定，对所用光谱有较好的敏感性，胶片的对比度较高，尤其是特性曲线的足部，这一感光特性较适合软组织影像的显示。但立方体颗粒也有缺点，根据立方体颗粒的形状，在制造中预硬化比较困难，从而使在防止药液污染和超快速自动洗片机冲洗处理应用方面有所不足。

激光胶片最低密度为 0.18～0.22，最高密度为 2.8～3.2。在美国国家标准学会（American National Standards Institute，ANSI）推荐的存储条件下可保存 100 年。

（三）激光胶片使用注意事项

应注意激光胶片的类别，氦氖激光胶片和红外激光胶片使用于相应的激光相机，不可混用。

氦氖和红外激光胶片均为全色片，胶片装卸必须在全黑或使用暗绿色专用安全灯的暗室内进行。激光胶片对红色安全灯的透射光谱敏感，所以不能在常规暗室的安全红灯下使用。安全灯的滤光片波长在 550～859 μm 范围内，透射率不能超过 2%。必要时安全灯经测试确认安全后方使用。

在同类激光胶片中，由于型号、生产厂商的不同，其感光性能也会有差别。供明室装片的激光胶片，由于不同厂家的包装方式不一样，互相不能通用，否则有可能引起机器故障。

六、激光打印网络系统

如果能够用计算机网络技术把 2～3 台激光打印机连接的话，则可彻底解决打印机出现故障维修时的停机问题，从而保证影像安全持续的输出，如图 6-2-5 可以看到激光打印相机与成像设备的互联网络之间的联系。

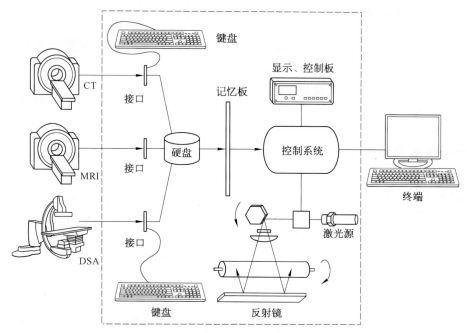

图 6-2-5　激光打印机与成像设备的互联网络

（曹厚德）

第三章
干式打印技术

干式打印技术是指数字化图像经过成像设备处理后,不经过任何化学药液处理,而在完全干燥的环境下,获得高质量影像片的新型成像技术。其设计目的是为了消除洗片机使用的不便和减少污染,同时保留激光打印机的优质图像。

1994年起由多家厂商相继研发出干式打印技术,并投入临床应用。与以前的CRT型多幅相机和湿式激光相机相比,干式打印技术从根本上改变胶片冲洗处理的传统工艺,舍弃了自动洗片机,在质量稳定性、减轻劳动强度、节约水电资源、降低环境污染方面有显著的优势。随着环境立法和废液排放管理的

日益加强,干式打印机作为成熟的技术已经全面取代化学药液冲洗式激光相机而成为主流技术。

一、干式打印机的主要类型及基本原理

干式成像技术根据成像方式分为激光成像和非激光成像两大类,激光成像包括激光热成像和激光诱导成像;非激光成像包括热打印头成像(直热式银盐成像、微囊加热成像)和喷墨成像。其中激光热成像(干式激光打印)和直热式打印(热敏打印)是应用最多的两大技术(图6-3-1)。

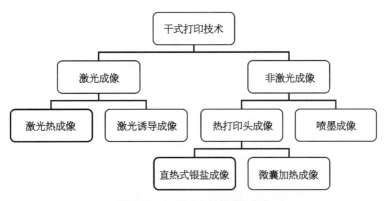

图6-3-1 干式打印技术的分类
粗线框内所示技术为目前常用技术。

(一) 干式激光打印技术

干式激光打印机可以视为一种改进型的激光相机,它继承了湿式激光相机的数字化影像处理和激光扫描成像原理,仍然采用影像打印与显定影两步处理的方式,但取消了高耗能和高污染的洗片机,代之以

一套热处理系统,通过加热的方式实现胶片的显影和定影。

1. 基本结构 激光扫描系统、胶片传输系统、影像控制系统的结构与激光相机基本相同。干式激光打印机以恒温显像热鼓取代自动洗片机,该系统将激光扫描后的胶片加热而使其显影,代替湿式激光相机

中自动洗片机的显影、定影、水洗、烘干等过程(图6-3-2)。

与湿式激光相机不同,干式激光打印机在打印过程中,胶片始终处于静止状态。激光束在胶片 X 轴和 Y 轴方向上的扫描全由激光头上所附带的控制机构完成。同时根据激光打印机型号不同,其扫描方向也有所不同,有 Y 轴方向从上至下扫描和 X 轴方向从左至右扫描两种。

2. 工作原理 数字化信号处理及激光扫描的原理同激光相机。红外激光扫描后,胶片中的卤化银形成潜影,通过一套高温装置(显像热鼓),经120℃高温15s的热处理,特制的银盐在高温下完成还原反应(析出银颗粒)和升华反应(将除银之外的全部其他物质蒸发掉),通过这一催化过程银离子变成金属银,从而显现不同密度的影像(图6-3-3)。金属银的数量与扫描于胶片上的激光光子数成正比,即影像密度与激光的强度成正比。

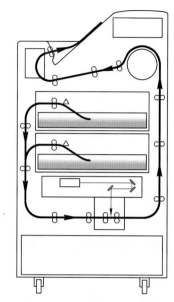

图6-3-2 干式激光相机结构

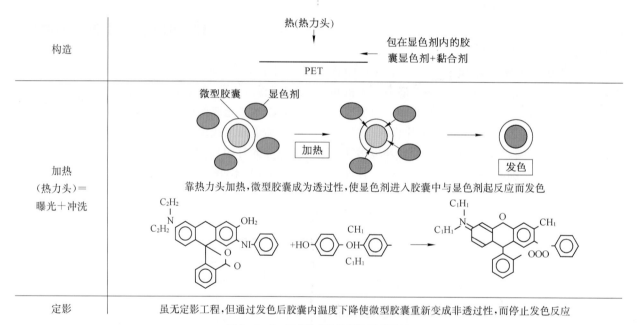

图6-3-3 干式激光胶片图像形成原理

3. 干式激光胶片结构与显像特性 干式激光胶片结构接近传统 X 线胶片,单片基、单层银盐,是一种红外线胶片,具有银盐还原的理化过程。其支持体为 $175\mu m$ 的聚酯片基;感光层是极微细的银盐晶体颗粒和成色剂、催化剂等和高分子聚合体复合成一体的透明膜层,厚度约 $4\mu m$,上述感光材料经一系列工艺,扩散黏附在支持体上,不使用明胶;感光层表面有一层透明保护层;支持体的背面无防光晕层,改为无光泽层。感光光谱特性波峰为810 nm。每盒125张胶片装在底部有芯片的暗盒内,置入供片槽后,即由计算机监控,由抓片机构操纵。

此类胶片属银盐类光化学反应材料,成像原理与传统感光胶片相同,曝光时感光材料吸收光子后就有潜影形成。通过加热,由银盐和成色剂合成的感光材料中,吸收光子的部分经快速反应催化形成银颗粒而显影,未吸收光子的部分遇热不起反应。显像温度恒定在120℃,图像黑化度与照射量呈线性变化。

该过程只有显影而无定影工序。它不似传统的显定影胶片那样把未经曝光的银离子清离胶片,而是仍然残留在照片上。当照片存放环境近似它的成像条件时(如长时间暴露在高温环境),残留在照片上的银离子有可能继续变成银颗粒,称为继续显影。

显像后胶片感光层中的银盐大致存在 3 种形态:①感光充分的金属银颗粒;②感光不足的混合金属银颗粒;③未感光的银离子,这是成像后显示不同灰阶的关键。干式胶片影像最低密度为 0.2~0.22,最高密度为 2.8~3.2。

(二)热敏打印(直热式打印)技术

目前国内常用的热敏打印机主要有两种,一种是银盐加热还原技术,另一种是微囊加热成像技术。

1. 基本结构　热敏打印机是一种物理接触式打印机,是在常规打印机的基础上,对热打印头作重大改进,以适合医学影像高清晰度、高对比度黑白图像的打印要求。

热敏打印机同样保留数字化影像处理系统,但其打印部分与以往的激光打印机完全不同。它不再采用打印、显/定影分开两步处理的传统方式,而是一步直接成像。设备结构简单,成像部分只包括热力头和几组传动滚轴,而没有激光偏转扫描系统和失真光学矫正系统,也不需要洗片机或显/定影热鼓和气体吸附回收装置。图 6-3-4 为热敏打印机成像原理示意图。

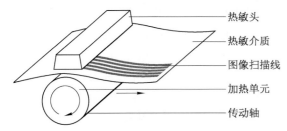

图 6-3-4　直热式成像原理示意图

热头阵列是一组紧密排列的微小的热电阻元件(热力头)。热力头由放热部分、控制电路、散热片组成(图 6-3-5)。放热部分由表面光洁度极高的抛光玻璃组成,在抛光膜水平方向配置数千个放热电阻和

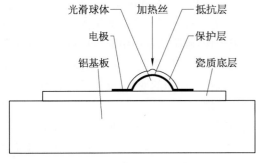

图 6-3-5　热力头结构示意图

电极,呈半圆形锥体,其凸部即打印头。打印头的凸缘大小与激光打印机的激光束直径相仿,根据机器输出分辨力的不同,为 50~80 μm,即 320~508 dpi,如每英寸上分布着 300 个,则对应于机器的输出分辨力为 300 dpi。放热电阻受控于数字图像数据转换成图像灰阶的 IC 控制电路。为保证工作时温度的稳定性,配以散热片进行冷却。热头阵列宽度可达 14 英寸,一行接一行地完成大尺寸胶片的打印。

热头阵列中排列的热打印头大小完全相同,因此在胶片边缘和中心打印的影像像素大小也完全相同,不存在边缘失真的问题,因此不再需要复杂的光学矫正系统。

胶片通过时,热力头与胶片紧密接触,放热电阻进行放热,使胶片热敏层产生反应,形成不同密度的灰阶影像,从而记录影像。胶片上影像形成的速度取决于热打印头元件的温度、响应时间及能力。热打印头元件的响应能力是靠可变电压来控制的,因此在瞬间要让打印头的温度快速升高或降低较为困难,所以,这种打印方式的成像速度略慢。

胶片上每行像素与打印头接触时间极短,因此需要计算机高速运算处理动态校正和打印机本身硬件性能良好才能实现。同时还采用了电阻补正、热比率补正、光学补正、清晰度补正和自动密度检测调节模块等提高成像的质量和稳定性。

2. 工作原理　成像设备所输出图像的每一个像素都被转变为电信号(D/A 转换),逐行顺序加载到热头阵列中相应的发热元件上,热电阻会根据信号的不同幅度产生不同的温度。热敏打印头与胶片直接接触,产生的热量传到与热敏介质(胶片)的表面而使成像层产生不同程度的反应。输出的温度越高,化学反应越强,在热敏胶片产生的输出密度越大,即越黑,反之则越浅,从而形成不同密度的灰阶。

影像形成的原理根据所采用的胶片热敏物质的不同而不同。

(1)银盐加热还原技术是银盐加热还原技术采用有机银盐胶片,加热后产生不同程度的还原反应,将银颗粒从银盐中还原出来。其反应方程式如下:

$$有机银盐＋减化剂 \rightarrow Ag＋氧化减化剂 \quad \Delta 100 \sim 200\,℃$$

其中,有机银盐、减化剂、氧化减化剂都是无色透明的,因此胶片在打印之前是透明的,打印后所显现的只是银的颜色。

(2)微加热成像技术采用的是微囊加热成像技术。这种胶片的成像层由含发色剂的微型胶囊及显

色剂乳合物组成,常温下两种物质呈无色透明。热力头作用于胶片,成像层中的微型胶囊壁变成可通透性,促使显色剂进入胶囊与发色剂起反应,从而显出黑色密度值(图6-3-6)。起始发色温度在100℃左右,工作温度100~130℃。发色后胶囊温度随即冷却,微型胶囊重新变成非通透性而停止发色反应。形成影像后的显色剂被微型胶囊隔离,使得成像后的照片能够长期保存,这种技术被称为微隔离技术。其像素单位为微米以下的微型胶囊,所获得的影像也具有较高的空间分辨力和密度分辨力。

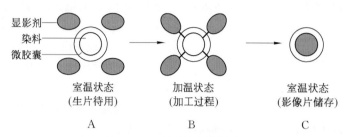

图6-3-6　微囊加热成像原理
A.生片待用;B.热显影时微胶囊破裂,染色剂进入潜影部位形成图像;C.形成图像后的影像片。

3. 热敏胶片的结构和特性　微囊加热成像的热敏胶片从上往下依次分成5层。①保护层:保护层含有微细的无机原料和润滑剂,增加热力头和胶片的润滑性,减少热力头的物理磨损和转矩变动引起的成像不均,并抵抗划伤和潮湿;②热敏层:热敏层中均匀密布有显色剂乳化物和发色剂微型胶囊,发色剂具有良好的理化性质,能保持成像后的稳定性,热敏物质靠黏合剂结合于片基上;③片基:支持体为175μm的聚酯片基层,有透明片基和蓝片基两种。④紫外吸收层:紫外线吸收层含有UV吸收剂微型胶囊,进一步确保影像稳定性;⑤无光层:背层为3~6μm的无光薄膜层。

银盐加热还原成像的热敏胶片主要不同之处在于热敏层含有机银盐,同样不对光敏感,只对高温敏感。

热敏胶片的特点:①双片基。胶片在热敏层上面设一厚度5μm的“保护层”。这个薄薄的耐磨保护层和底层的片基一起,夹裹着热敏的银盐和其他化学物质,使其在反应前、反应中、反应后均不会泄露,以达到环保的目的。因此,此类型的打印机不需附加吸附回收装置,也无泄露污染。②高温打印。银盐加热还原技术打印温度超过170℃,通过提高影像打印温度,即提高反应温度的方法提高打印影像的稳定性,避免胶片变色。为了提高打印影像的稳定性,避免胶片“变色”,选择提高影像打印温度(也就是提高银盐还原反应温度)的方法,以减少负效的附加密度。③干式热敏胶片使用的是热敏物质有机银盐或颜料,对光线不敏感,可以完全在明室条件下操作。对于热敏胶片要求在常温下不能对热敏感,否则无法运输与储存;在打印温度范围内,要对热敏感,能形成灰度。

银盐加热还原打印技术是继CRT打印、激光打印之后,应用比较广泛的一种打印技术。它保留了前两者的多幅打印、高质量打印等特点,又解决了系统复杂、影像失真、存在排放污染环境等问题。甚至,其使用的胶片也不再怕光,可以在全光条件下操作。相反,采用微囊加热成像技术的打印机目前已不多见。

(三)激光诱导成像技术

该技术是热激光成像与单一碳基胶片技术的结合。在每一像素内能够独立产生每个打印像素,图像被打印到胶片上时,产生的激光在一定的范围内将碳素色去除,而使一定比例的光线进入观察者的眼中,而光强的百分比则调节观察到的灰阶。

此种技术使用的是碳基胶片。它设计时对激光能量成二次反应方式,通过高精密的激光束作用于很小并各自独立的区域中热敏附着层而形成图像,被激活区域的碳吸附于覆盖层上然后被剥掉,它包含有负像,而所需的正像保留在聚酯基层上,然后覆盖上一层保护层以便长久保存。胶片由四部分组成:①可剥离的透明薄膜;②激光敏感层;③图像层(即碳基复合聚合体);④片基(0.175mm聚酯片基)。

1. 图像结构　当一个高能量激光照射到胶片上时就形成图像,吸附能量后引起二层被照区域面积内的强吸附。将覆盖层剥掉后就产生图像,激光能量的变化可导致像点面积的变化,反馈系统能使激光器保持能量的稳定。

2. 图像特性　12bit的灰阶等级,300dpi分辨力,像素4345×5104,因为要扫描的像点数量及需要时间保证碳点能够吸附在膜上,所以成像速度较慢,灰阶水平受激光聚焦精度的影响,坚硬的上层被剥掉后,照片需要连续和复杂的维护加工。

二、干式激光打印和热敏打印技术的特点

(一) 结构和成像原理不同

干式激光打印技术用激光束扫描胶片,保证影像在处理过程中的精密性和一致性。在曝光过程中激光头不接触胶片,避免和胶片摩擦产生的损耗及对图像的损伤,激光头为终身寿命。

干式激光打印技术仍然采用图像打印与显定影两步处理的方式。虽然取消了洗片机,不再产生液体排放,但引入了高温升华装置,仍然会产生一些气体排放,升华物质的气体含有重金属化合物—银盐,排放仍具有潜在危险性,并会腐蚀设备,需要吸附过滤装置将被蒸发的物质吸附回收,以免造成新的污染。吸附装置需定期更换,简单清洗会降低吸附效率。当照片贮存环境温度过高和受到一定的光照,会继续产生显影,照片变灰变黑,这是该技术的最大缺点。

干式热敏打印技术的优点是结构比较简单紧凑,运行稳定,维护方便,机器小巧,节省空间,无废液和废气排放,更加符合环保要求。缺点:由于热电阻在对一个点加热打印完毕后,必须要回到初始温度,才能对下一个点进行加热打印,因此会影响打印速度的提高。在加热过程中热头阵列和胶片直接接触,对于成像的精密性较难控制,并有可能会导致肉眼可观察到的沿胶片走行方向的细线或条纹。打印头和胶片直接接触,打印头损耗、变脏难免,需要定期更换。

两大技术分属著名厂商的代表性技术,在影像质量、成像介质、设备联网等方面各具特点。

(二) 极限指标有差别

干式激光打印机技术极限指标为:最大可打印像素 $9\,100 \times 11\,037$,空间分辨力 $320 \sim 650$ dpi,14 bit 灰阶深度,每小时处理 200 张胶片。干式热敏打印机空间分辨力 508 dpi,最新推出的干式热敏打印机空间分辨力已达 600 dpi,12 bit 灰阶深度,每小时处理 100 张胶片。但实际影像观察效果,没有显著差异。

三、干式打印技术临床应用的优势和不足

目前干式打印处理的影像各种参数完全达到诊断要求,图像质量稳定不易受外界因素干扰,干式片最大密度和对比度优于湿式激光片,本底灰雾度略高于湿式激光胶片、但也在允许范围,两者空间分辨力均等。

干式打印其成像质量已达到湿式激光相机的最高指标,能满足 CT、MRI、DSA、CR、DR 等影像设备的打印需要及影像诊断要求。目前最新推出的干式打印机的最小像素达 $25\ \mu m$,最高密度达 3.6,配合专用胶片,能符合高像质的乳腺数字摄影要求。

(一) 干式打印机相对于湿式激光相机的优势

1. 干式打印的图像质量更稳定　干式打印胶片的处理过程都是在干燥和自动化的环境中进行,完全没有人为操作因素的干扰,胶片也没有湿式洗片机传动系统的磨损,同时消除了化学药液性能衰减和不稳定的影响而导致的影像质量的不稳定性。干式打印机普遍应用自动影像控制技术,能进一步保证每批、每张胶片之间成像质量的一致性。

湿式相机由于成像环节多,在显影、定影、水洗、烘干等过程中有许多因素对质量的稳定性和使用的方便性带来不利影响。如药液的温度、浓度及水中的矿物质和化学添加剂的影响,洗片机内残留物,使保养维护工作较困难;由于洗片机滚轴、齿轮的磨损,相机与洗片机连接部分、药液补充电路、胶片运动机械部分、显影加热、烘干加热等部分易出现故障。干式相机主要故障仅出现送片系统卡片、激光头或热敏头老化、软件死机等。

2. 干式打印机顺应环保趋势,节约水资源,降低运行成本　干式打印机集打印和显像为一体,无需冲洗胶片的显、定影液,既节省了经常性的配换药液、清洗维护的人力,节省了排污费用,又免除了酸碱的污染、管道的堵塞、齿轮与辊轴橡胶老化和漏液等问题,减少了故障,降低了维修成本,同时也优化了工作环境。

一台湿式激光相机的水流量约 2 L/h,1 周 60 h,则 1 年耗水近 350 吨。洗片机每年排出的废药液至少在 2 吨以上(不包括水洗后的污水)。干式激光相机系统不存在上述问题,对环境不会造成污染。

每张干式胶片的使用成本较低,主要是因为湿式激光胶片需要药液消耗、维护费用及场地投资等成本。

3. 干式打印系统设计简单,放置方便灵活　湿式激光相机的打印和显像是两个相对独立系统,湿式相机需要进水排水系统,有酸性、碱性异味,必须远离操作室和设备机房,因此使用感光胶片必须设置暗

室。而干式打印机无需洗片机,省却了暗室各种管道的连接和对水源的要求,体积小巧,无异味,节省空间,可灵活安装、移动,可直接放置在控制室、读片室等场所。

4. 提高工作效率 干式打印机具有每小时自动处理 55～200 张胶片的高输出量,输出速度明显快于湿式激光相机,能与多台设备检查保持同步;部分机型设有胶片分拣器,可以按影像 DICOM 属性自动完成胶片的分类输出,改善工作流程。

干式打印机操作的主要内容只是及时更换新片盒,明室化操作,免去配制显定影液和日常清洗维护的繁琐劳动,改善操作者的工作环境,降低劳动强度,节省工作时间。

5. 干式激光相机系统完全符合 DICOM3.0 标准,有强大的接驳能力 可实现点对点的直接连接,或 DICOM 网络连接,为医院的 PACS 发展及网络化管理提供方便的条件。

干式打印机是放射科自动化、信息化、合理化工作流程的终端设备,在保护环境、避免污染、操作维护、网络管理等方面较湿式打印系统有明显的优势,已成为影像设备胶片处理的发展方向。

(二) 干式打印机的缺点

干式胶片本底灰雾稍高,其透明度和图像对比度稍逊于使用化学药液冲洗的湿式激光胶片。湿式处理的胶片影像稳定,是因为冲洗时胶片上的未被显影的银盐全部被冲洗掉,只留下了显影的金属银,而银是不活泼金属。干式打印的胶片,不论是激光热处理显影/定影的两步成像,还是热头阵列的一次成像,实质都是利用温度的变化达到使潜影显像的目的,未经曝光的银离子(或显色剂)仍然残留在照片上,所以均无法达到化学冲洗过程将胶片上未反应的成分以及反应所生成的除显像之外的物质全部清除的程度。因此,当胶片遇到符合反应的温度时,残留的“杂质”会自动继续发生反应,干扰影像质量。

干式胶片有继续显影的可能,也就是胶片变色。变色产生的原因与光照和温度有关。当遇到强光或者高温时,胶片就会变色。在强光、高热同时存在的情况下,变色更严重。目前随着科技的发展,胶片变色问题已得到解决。如提高打印机的显像打印温度,也就是使胶片在自然环境中无法遇到符合反应的条件,从而减少、甚至避免继续反应的发生,相当于提高影像的稳定性。

目前干式激光打印机的缺点:①干式激光打印机

也继承了激光打印机的复杂系统。而且,热处理显/定影技术产生的气体排放,仍然会腐蚀设备。因此,普通干式激光打印机需加装吸附过滤装置加以清除。但是,吸附装置需要定期更换,简单清洗会降低吸附效率。②由于干式激光打印机的耐光、热的稳定性较差,因此对运输仓储乃至已打印图像胶片的保存等环境要求均较高。

四、干式打印机技术运行的关注要点

(一) 符合 DICOM 标准中数字影像的表达

随着 DICOM 标准的逐步完善,其内容也涵盖了 DICOM 网络中图像显示及图像打印的质量控制。此外,另一个十分重要的事实是:影像科往往是多种或多型号成像设备(如 CT、MR、CR、DR 等)在一台或多台 DICOM 相机中打印影像片,这种情况远较“一对一”的连接复杂。为此,需要影像技师与工程技术人员密切配合,探求最合适的打印参数。

(二) 根据所用成像设备设定模式

干式打印机后台设置模式内有多种输出胶片特性曲线类型选项,应该选用厂方推荐选项,以保证获得满意的图像黑化度和对比度等。

(三) 充分利用后处理技术

干式打印机配用于 CR、DR 时除摄影时应选用适合的技术条件外,通过调整图像处理参数,如密度、对比度、调整及边缘增强等后处理技术,提高图像质量。

(四) 标准高亮度读片灯的使用

提高观片灯箱的亮度有助于减低灰雾对像质的影响,较多的国内外文献指出,我国较多医院目前所用的观片灯多不符合规定。

五、干式胶片与影像片的保存

(一) 胶片使用前的保存和处理

为保持有效期内的优良品质,必须注意:①将胶片储存在干燥、阴凉处:温度 5～24 ℃,湿度 30%～50%。如储存室无条件配备空调,可将胶片存放于打印机操作室,并增大操作室空调制冷程度。②防止辐射及化学气体侵蚀。③可支持数小时内的瞬间温度变化(可高达 35 ℃),无不良影响。但运输、储存温度超过 35 ℃将逐步缩短胶片储存期。

（二）影像片的保存

（1）与普通 X 线照片类似,成像后需妥善保管。成像后的热敏照片,仍会受环境温度的影响,温度过高,影像质量下降,图像变黑。

（2）水、潮湿一般不会对胶片产生不良影响,但以干燥环境保存较好。

（3）平时应将胶片存放于适合的片袋中。

（4）避免将胶片暴露于超过 35 ℃高温和强力阳光照射的环境中。

（5）在标准情况下观察影像不会出现任何问题,但不应 24 h 以上持续放置在灯箱上,因为特殊情况下灯箱温度可能过高,因此建议影像片在灯箱上持续放置不可超过 8 h,并应注意改善灯箱通风系统。

（6）鉴于幻灯机和投影仪易产生高温,建议不要直接将胶片使用于这些仪器。

（7）可采用传统复制方式复制胶片,不会对胶片产生任何影响。

（8）在美国国家标准学会(ANSI)建议的 25 ℃保存条件下,可永久保存(预计为 100 年以上)。

（9）影像片也可在略高的温度下保存,但是有可能影响保存质量,如在 37.8 ℃下保存期减为 10 年。

六、医学影像打印技术的发展

医学影像数字化、网络化的发展在将逐步弱化诊断对硬拷贝的依赖,但影像片打印的独特地位在一定的时期内是不可替代的。因此打印技术还在不断的发展中。

在 DICOM 时代,对医学影像打印技术的要求也有了新的变化。以前的重点指标比如明室处理能力、接口数量、排版能力等已不再是考虑的因素。对打印参数不再是简单地追求高指标,对打印设备的需求也已经从追求多功能、多负载能力的一机多用逐步向分立式、单功能、专用化、系列化发展。新一代打印机具备以下特点。

（一）符合 DICOM 打印标准

数字化可以提供更多的信息采集和处理方式,进一步延伸医生的诊断视野,提高诊断质量,而网络化则不仅可以增加信息的传播速度,还提高信息和设备的共享程度。打印技术要求建立在 DICOM 3.0 标准基础上,符合整个 PACS 构架。早期的打印机与成像主机基本是一对一连接,而在 PACS 网络中所有设备和相机连接在同一网络中,无论主机的输出和相机的接收,都必须遵从相关的技术标准。不同品牌、不同类型/型号成像设备的输出数据格式不尽相同,打印参数的设置和调整更为复杂。因此,需要验证打印机在 DICOM 环境中是否进行一致性表达。

（二）打印还原的保真度

打印还原保真度指打印机能够以整数倍的打印像素去还原每一个图像像素。从而避免失真。随着 CR、DR 的出现,其影像不仅尺寸大、分辨力高,而且经常需要 1∶1 尺幅打印,因此在打印时,对打印像素的大小必须考虑。只有在高打印分辨力的基础上,打印像素数与影像像素呈整数倍关系,才能够获得完美的打印影像质量。

（三）个性化与专用化

由于影像检查设备多数已采用数字化信号处理,不同功能的成像设备主机对打印机的不同需求日渐突出。换言之,以往的一机多用正走向专机专用。比如:①CT、MR 用打印机,分辨力要求不高,但要求大尺寸、高速打印;②CR、DR 用打印机,要求高分辨力、多种尺寸、高速打印;③乳腺摄影用打印机,要求高分辨力、高黑化度打印。④CT、MR 工作站三维重建以及超声、ECT 等,要求彩色打印。

（四）简单化

在对打印功能、打印质量的要求日益提高的同时,操作和维护简便也是业界所追求的。从多幅相机、激光相机,到干式打印机,逐步舍弃了洗片机、接口板、专用供片盒甚至激光器,实现了小型化。自动分片系统、公共供片系统、采用非光敏胶片等的设计,使影像片打印操作更便捷。

（五）环保需要

由于干式打印技术摒弃高污染、高耗能的自动洗片机,从根本上避免了废液排放对环境的污染。但干式打印机的进一步研发,必然要求以顺应环保趋势为目标,实现真正的"零排放"。

（曹厚德）

第四章
硬拷贝相机的应用质量检测

国际上，硬拷贝相机应用质量检测依据两个文件：①电影与电视工程师协会（Society of Motion Picture and Television Engineers, SMPTE）于1986年发布的"医学影像电视监视器及硬拷贝相机测试卡"的文件（RP-133号），为影像显示系统和硬拷贝相机的性能检测与评价制定了标准；②1994年国际电工委员会（IEC）发表的"医学影像部门的硬拷贝相机的稳定性检测"文件（61223-2-4:1994）。

中华人民共和国国家标准GB/T17006.6-2003《医用成像部门的评价及例行试验第2-4部分：硬拷贝相机稳定性试验》，等同于IEC（61223-2-4:1994）标准。

一、SMPTE 检测卡

SMPTE测试卡是目前常用的硬拷贝相机质量检测的遵循依据之一。SMPTE测试卡可由CT、DSA、MR等数字成像设备自身提供，或者通过测试卡发生器获得。SMPTE检测卡包括7个部分（图6-4-1）。

1. 背景密度（A）　背景密度被设定为主机显示屏最亮密度的50%。

2. 线性结构卡（B）　用来确认线性状态。

3. 空间分辨力卡（C）　分别位于SMPTE检测卡的四角和中央部，各由3组水平和垂直的等间隔的线对卡组成。卡的各信号调制度全部为100%，最高空间分辨力：1个像素是on，1个像素是off；最低空间分辨力：3个像素是on，3个像素是off。

4. 密度分辨力卡（D）　分别位于SMPTE检测卡的四角空间分辨力卡的内侧和中央部的一侧，各由

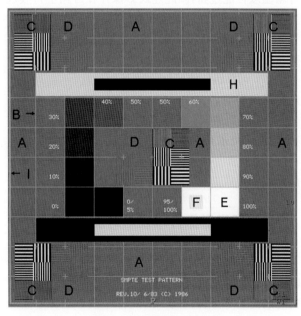

图6-4-1　SMPTE 检测卡

3组水平和垂直的等间隔的线对卡组成。卡的各信号调制度为1%、3%、5%，线对卡频率数均为2个像素是on，2个像素是off。

5. 灰阶（E）　共12级灰阶，输入信息从0%～100%，每一级间隔增加10%。作为显示系统响应特性测定用。

6. 小对比度变化卡（F）　小对比度变化卡由0%和5%信息水平、95%和100%信息水平组成两组灰阶。两者灰阶易识别，在调整图像时用。

7. 外周卡（I）　SMPTE检测卡的四周有一粗线，被定义为测试卡显示的全部区域。此线向内1%作为显示图像的高度。

二、SMPTE 质量检测内容和方法

SMPTE 检测的目的是了解所用硬拷贝相机的以下性能：密度的均一性、灰阶水平、图像周边偏差度、非线性偏差度、密度分辨力、空间分辨力、补偿处理效果和锐利度等。

（一）检测方法

由成像主机调出 SMPTE 测试卡，在显示器显示，调节显示器的亮度、对比度、焦距，使其在最佳状态；用相机打印出显示器上的 SMPTE 测试卡图像；为保证测量的精度，要求测试卡图形尺寸在 50 mm×50 mm 以上，用光学密度计测量其背景密度（A），密度值要求在 1.0 ± 0.3 范围内。

（二）检测内容与评价

1. 密度的一致性 测量中央部和四角处的背景密度，根据最大值与最小值之差进行评价。

2. 灰阶水平 用光学密度计分别测量 SMPTE 测试卡图像的 12 个灰阶（E），绘制出以各灰阶的响应特性为横轴，以对应灰阶的密度为纵轴的坐标图来评价其线性关系。

3. 图像周边偏差度 外周卡（I）四周的粗线全部显示的状态下，使用高精度的计量器具测量各周边的水平或垂直偏移度。

4. 非线性偏差度 利用线性结构卡（B），使用高精度的量具，测量图像中央部附近的水平与垂直线形成的网格线间距。通过图像周边偏差度与非线性偏差度，可以对所用相机硬拷贝影像的空间几何形态加以评价。

5. 密度分辨力（低对比度分辨力） 利用 SMPTE 测试卡中的（D）卡部分。将中央部与四角中的一个，用微密度计进行扫描，扫描尺寸为 $10\,\mu m\times1000\,\mu m$。从扫描获得的密度分布曲线计算出各种频率下的对比度，以频率为横轴、对比度为纵轴，绘制出坐标图。通过密度分辨力的评价，了解是否存在影响性能的噪声因素。

6. 空间分辨力（高对比度分辨力） 利用 SMPTE 测试卡中的（C）卡部分。将中央部与四角中的一个，用微密度计进行扫描，扫描尺寸为 $10\,\mu m\times1000\,\mu m$。从扫描获得的密度分布曲线计算出各种频率下的空间分辨力，以最低频率的对比度为基准，绘出各频率下的坐标图。

由于成像主机输出信号的时钟频率与相机的时钟频率不同，评价是否给空间分辨力和锐利度带来影响。

7. 图像的补偿处理 用微密度计扫描背景密度（A）中的一个（部分）或高对比度分辨力卡（C）中的一条黑线，扫描尺寸 $10\,\mu m\times1000\,\mu m$。从扫描获得的密度分布曲线，计算出各种图像补偿处理的效果。考虑各种补偿处理方法的不同对影像效果带来的影响。

8. 锐利度 用微密度计扫描高对比度分辨力卡（C）中的任一组频率中的一条黑线，扫描尺寸为 $10\,\mu m\times1000\,\mu m$。从扫描获得的密度分布曲线计算出半值幅度。

（三）应用

硬拷贝相机的检测和评价要结合成像主机图像类型、胶片特性、激光相机连接的洗片机及冲洗套液。相机检修和胶片、药液等变动时，必须对其性能进行检测调试，包括最大密度、最小密度、灰阶响应性、图形几何结构、分辨力等检测，其目的是获得硬拷贝影像与成像主机显示图像的一致性。

一般用户由于条件和水平的限制，尚不可能对上述项目一一检测。通常，新安装的硬拷贝相机，应设置好符合诊断需求的参数（打印格式、图像曲线、图像处理方法），记录使用胶片的型号及乳剂号，将验收检测符合标准后打印出来的 SMPTE 测试卡图像，作为此后稳定性检测的基准值。

三、硬拷贝相机稳定性试验的推荐性国家标准

中华人民共和国国家标准 GB/T17006.6-2003《医用成像部门的评价及例行试验第 2～4 部分：硬拷贝相机稳定性试验》，其等同采用 IEC（61223-2-4：1994）标准。

（曹厚德）

第五章
电子胶片、光盘介质储存与纸介质打印技术

随着医学影像学从传统的成像方法向数字化方向发展,图像的储存介质必然会相应发生重大的革新性改进。医学影像学专业用的光盘可以将被检者在成像设备端检查后所产生的数字化图像直接刻录到普通的 CD/DVD 光盘,并可在任何一台带有光驱的普通计算机上(Windows 操作系统)直接播放 DICOM 标准影像,作为浏览。如需精细诊断,则必须在专业显示器的屏幕上判读。此外,专业用光盘与普通光盘不同之处主要在于前者必须遵从 DICOM 等有关的国际标准及符合国际公认的数字化影像集成技术框架。

一、专用光盘的结构及分类

(一)光盘的横断结构(排序自文字标志面向下)

①表面层;②保护层;③反射保护层;④有机色素记录层;⑤信号记录层;⑥光盘基板;⑦数据记录沟。

(二)光盘的分类

1. 按记录材料分类

(1)金属记录材料光盘:金属材料主要由碲、硒、锗等。其特点为:①导热率低;②光吸收率高;③稳定性较差(易氧化)。

(2)分子聚合物记录材料光盘:因分子聚合物材料具有高稳定性,所以耐酸碱腐蚀,保存性能好。

2. 按使用性能分类

(1)一次性可写光盘(compact disk-recordable, CD-R):光盘刻录原理为借助刻录机高功率激光照

射于 CD-R 光盘的染料层,使其产生化学变化。所谓化学变化,系指再也无法恢复到原来的状态,所以 CD-R 光盘片,只能写入一次,而不能重复写入。经激光照射染料层产生的化学变化造成光盘片平面产生凹洞(pit),而在光驱读取这些平面(land)与凹洞所产生的 0 与 1 的信号,经过译码器分析后,组成可供视听的资料。

(2)可重复写入光盘(CD re-writable, CD-RW):CD-RW 比 CD-R 多一层 200~500 Å(1 Å=10^{-8} cm)的薄膜,而此薄膜的材质多为银、铟、硒或碲的结晶层,此结晶层的特点为能呈现出结晶与非结晶的状态。因此,经激光照射后,使这两种状态之间相互转换,而这两种状态也在光盘上呈现出平面与凹洞的效果。同样,在一般光驱读取这些平面与凹洞所产生的 0 与 1 的信号,经过译码器解析后,组织成可供视听的资料。CD-RW 由于镀层材料的特性,此类材质对于激光的反射率较差,约仅为 15%,小于 CD-R 光盘的 65%,所以光驱必须要具有多次读取的功能才能读取 CD-RW 光盘。

(3)数字视频光盘/数字多用途光盘:此类光盘利用 MPEG2 的压缩技术来储存影像,可满足大存储容量、高性能的存储媒体的需求。

(4)蓝盘(blue-ray disc):为了适应大容量存贮的需求,2002 年 9 家国际主流电子产品企业(9C)共同发表有关(high definition DVD, HD-DVD)的蓝盘规格。由于采用蓝色激光技术,因此也称为蓝光光盘,此类光盘可提供更快速、更高容量的储存。

3. 按存储量分类　由于光盘技术的不断进步,采用不同技术,形成不同的存贮量,以 DVD 为例,表

6-5-1、表 6-5-2 为各种不同 DVD 光盘存储量的对照表。

表 6-5-1　各种只读标准 DVD 的储存量

名称	容量
DVD-5	4.7 GB
DVD-9	8.5 GB
DVD-10	9.4 GB
DVD-18	17.0 GB

表 6-5-2　各种只读高密度 DVD 的储存量

名称	容量
Blu-ray(BD-ROM)	25.0 GB
Blu-ray(BD-ROM)(双面)	50.0 GB
HD DVD-ROM	15.0 GB
HD DVD-ROM(双面)	30.0 GB

二、专业光盘数据文件系统

目前常用的光盘文件刻录格式主要有以下几种。

（1）ISO-9660 是由国际标准化组织 ISO 在 1985 年制定的，是当前唯一通用的光盘文件系统，任何类型的计算机及刻录软件都支持它。而且，若想让所有的 CD-ROM 都能读取刻录好的光盘，就必须使用 ISO-9660 或与其兼容的文件系统，其他的文件系统只能在 CD-R 或 CD-RW 上读取（有的还需要相应的刻录软件配合）。

（2）ISO-9660 目前有两个标准：Level 1 和 Level 2。前者与 DOS 兼容，文件名采用传统的 8.3 格式，而且所有字符只能是 26 个大写英文字母、10 个阿拉伯数字及下划线。后者则在前者的基础上加以改进，允许使用长文件名，但不支持 DOS。

（3）DOS：是 ISO-9660 Level 1 的一种扩展，可以使用一些符号字符并支持 DOS 环境。

（4）Rock Ridge：针对 UNIX 系统的 ISO-9660 文件系统，支持文件名字母大小写、符号字符以及长文件名。由于兼容 ISO-9660，所以即使操作系统不支持 Rock Ridge，也可以通过 ISO-9660 查看。

（5）HFS：苹果公司的 MAC 机所使用的光盘文件系统，全称为混合文件系统（hybrid file system, HFS）。

（6）Joliet：微软公司自定义的光盘文件系统，也是 ISO-9660 的一种扩展，支持 Windows 9x/NT 和 DOS，在 Windows 9x/NT 下文件名可显示 64 个字符，并可使用中文。

（7）Romeo：这是由接口厂商 Adaptec 公司自定义的文件系统，支持 Windows 9x/NT，文件名最多可有 128 个字符，并可使用中文，但不支持 DOS。

（8）UDF：它采用标准的封装写入技术（packet writing, PW）将 CD-R 当作硬盘使用，用户可在光盘上修改和删除文件。其基本原理是在进行刻录时先将数据打包，并在内存中临时建立一特殊的文件目录表，同时接管系统对光盘的访问。被删除的文件或文件中被修改的部分实际上仍存在 CD-R 光盘中，修改后的部分则以单独的数据块写入光盘，但在内存的目录表中，通过设定允许和不允许访问以及特殊链接等重定向寻址方法将数据重新组合，让系统找不到"老数据"，或让新数据替换老数据，从而达到删除与修改的目的。当用户结束操作后，便将新的目录表写回光盘并记下操作内容，以便光盘日后的读取和数据的恢复（undo），提高了操作的便捷性。而且在使用 UDF（universal disc format）时，一般都可以使用 Windows 中的资源管理器就能进行刻录，不会像使用 ISO 映像文件进行刻录时，每次刻录完毕后都要进行关闭区段（close session）的操作，从而降低刻录失败的概率。目前使用 UDF 技术的软件也都支持对 CD-RW 盘片的刻录，但在一些细节上有所不同，如删除的文件真的是被删除而不再是"欺骗"操作系统。但在增加便捷性的同时 UDF 也减少了有效存储空间，而且还需事先将 CD-R 与 CD-RW 盘片进行格式化，其中 CD-RW 盘片格式化后的容量要减少近 100 MB，所以应视具体情况使用。另外，它还有一种派生的格式，即 UDF/ISO，用 UDF 的技术制作 ISO 标准的光盘。

（9）CD-RFS：是索尼公司自定义的一种与 UDF 类似的文件系统，也使用 PW 技术，其全称为"可记录光盘文件系统（CD-recordable file system, CD-RFS）"。

在刻录时，对文件系统的支持一般取决于刻录软件，不过有些较为特殊的文件系统也需要硬件的配合（如 UDF 和 CDRFS），这些资料可在产品说明书中查到。

三、专业光盘的国际标准遵从性

DICOM 标准已成为构建医学影像系统的公认的

国际标准。因此,专业用光盘必须严格遵从该标准。DICOM 标准中有关使用光盘介质存储医学影像的一些内容被归到专门的一章:"media formats and physical media for media interchange"。DICOM 标准中限定了使用光盘或者其他介质存储数据的使用目的。

其他相关内容如下。

(一) 光盘介质类型

1. DICOM 2008 被取消的光盘　①1.44 MB Diskette;②90 mm 128 MB Magneto-Optical Disk;③130 mm 650 MB Magneto-Optical Disk;④130 mm 1.2 GB Magneto-Optical Disk;⑤90 mm 230 MB Magneto-Optical Disk;⑥90 mm 540 MB Magneto-Optical Disk;⑦130 mm 2.3 GB Magneto-Optical Disk;⑧640 MB Magneto-Optical Disk;⑨1.3 GB Magneto-Optical Disk。

2. DICOM 2008 推荐的光盘　①120 mm CD-R Medium;②UDF on 120 mm DVD-RAM Medium;③130 mm 4.1 GB Magneto-Optical Disk;④120 mm DVD Medium;⑤90 mm 2.3 GB Magneto-Optical Disk;⑥U 盘、CF 卡、MMC 卡、SD 卡等。

(二) 数据存储方式

数据存储方式系指:数据被如何组织,按照何种规则被记录到光盘中。常见的光盘文件系统 ISO-9660,UDF 均可被用于或有限用于存储医学影像,并用作交换。

在医院信息化另一技术框架下的(portable disk image, PDI)模型中,要求用作交换目的的影像内容光盘必须遵循 ISO-9660,为确保交换时的兼容性,必须进一步符合 ISO-9660 Level 1 的要求。

(三) JPEG 格式和 DICOM Viewer

DICOM 标准的主旨是数据内容的交换,因此光盘(或其他存储介质)中的数据使用 jpeg 格式不在 DICOM 标准的讨论范围。同样,一些厂商推出的医学影像数据光盘中自带一个 DICOM Viewer 也不是 DICOM 标准讨论的范围。在医疗信息集成(IHE)技术框架下,PDI 可以自带一个 DICOM Viewer,但这不是必需的。另外,PDI 也叙述了在光盘中如何同时保存图像之外的其他内容(例如被检者的其他文字类医疗记录)的技术标准。

四、专业光盘的使用功能及优越性

(一) 图像功能

(1) 影像显示的电子放大镜、缩放功能、移动功能、镜像功能、反向功能、旋转、翻转、漫游等影像显示功能。

(2) 窗宽/窗位调整、角度调整,角度测量及距离测量。

(3) 实际大小及最适大小显示方式。

(4) 放大、缩小(zoom in/zoom out)并实施平滑化处理。

(5) 可上下左右移动影像(pan)。

(6) 支持动态影像播放(cine play)并可分别控制系统显示和单幅显示(series 和 images)的显示方式。

(7) 可预设 CT/MRI 各部位的窗宽、窗位预设设值,并以坐标方式显示 CT、MRI 等影像的 ROI 值;ROI 值曲线和区域内平均值测量。

(8) 可转换的检查项目(study)。

(9) 多幅显示方式及多系列显示断层同步(slice synchroization)。

(10) CT、MRI 定位线(scout line)显示,并可在定位线上直接定位到对应的层面;能测量长度、角度、各种封闭区域面积。可在图上增加文字注释、图形、箭头标注,也可手画线。

(11) 伪彩显示及高分辨灰度显示等。

(二) 文档功能

(1) 可加入医院的标志及警告使用范围用语。

(2) 直接检索光盘 DICOM DIR 目录(姓名、病例号、检查时间、设备类别等)。

(3) 诊断报告也可一并录入。

(4) 影像上的被检者资料显示与否可供选择。

(5) DICOM 资料显示。

(6) 主目录清单显示(study list display)。

(三) 专用光盘临床应用的优越性

(1) CD 光盘容量为 700 MB,因此其容量相当于 50 幅 CR 图像或 3 000 层 CT 图像。

(2) 仅借助光盘驱动器即可在普通计算机进行影像浏览,并实现多种后处理功能,携带方便。

(3) 从存储信息的数量而言,胶片能反映的光学密度仅在其 S 形特性曲线的直线部(一般仅 2 个数量级），而数字化影像的信号输出，通过窗宽、窗位调节，观察范围可达 5 个数量级。

（4）相对胶片而言，不论从环境保护或本身的存放要求、时限、占用空间等均有较大的优越性。

（5）作为携带介质可应用于会诊及质量控制督查等。

五、关于专业光盘的技术评估

（1）专业用光盘为目前影像传输手段中最为经济及最易普及的技术方法。其他则分别为放射科影像系统的延伸（DICOM storage & Q/R）及网际网络解决方案（web-solution）。一般大型医院影像装置及 PACS 大都具有光盘刻录功能。一些先进国家多用分发光盘代替胶片。

（2）由于光盘录入的数字化数据其灰阶信息远较胶片涵盖范围宽，因此在阅读时具有"软阅读（softcopy reading）"的所有优越性。

（3）如图像不在高分辨力专业显示器上阅读，需参照原始精细诊断所得的报告一起阅读图像，否则可能造成漏诊或误诊。

（4）专业用光盘除了可做离线备份外，同时还可作为医学影像的携带介质。光盘的普及应用为各医院检查结果互认提供一种技术方法。

（5）远程读片作为远程放射学（teleradiology）的一项重要内容日益受到重视。但是根据我国目前的国情，硬件方面的问题，如 PACS、高速广域网（wide area network，wan）、较高带宽与宽频结点等都未解决。在这种情况下，专业用光盘作为影像携带介质，在一定程度上可作为解决部分问题的一种补充方法。

（6）影像学上胶片作为一种传统载体，为专业人士及广大受众所习惯。用光盘取代胶片肯定还需经历适应的过程。在相当长的时期内，两种方式将会并存。

（7）由于医学影像学资料同时具有法律文档的属性，光盘是否可与沿用的胶片等同，尚有待政府机关的确认。

六、专业光盘的保护

专业用光盘作为图像存档的介质，必须保证其长期的有效性。因此标识加注、存放、取用时应注意下几点。

（1）不应在光盘的标识面上加贴标注材料，以免

光盘在高速旋转时"失稳"。

（2）应按照（图 6-5-1）所示的方法取用。防止划痕等机械损伤。

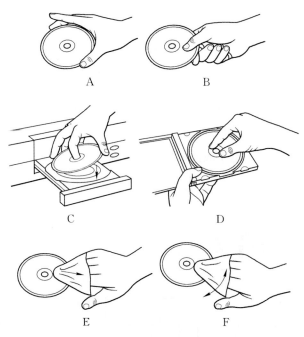

图 6-5-1　光盘的拿取、放回盒内及清洁
A. 正确的拿取应勿触及有效面；B. 错误的拿取方法；C. 正确的放入机器；D. 正确的放回盒内，应将标识面朝上并从中心接下；E. 清洁光盘表面是应从内向外擦拭；F. 错误的清洁方法。

（3）应存放于干燥、防尘及避免强烈直射阳光的场所。

七、医学图像的电子化储存

（一）传统胶片的储存

传统放射学中胶片作为主要的影像记录介质，在影像检查过程中起着重要作用。影像科医生必须依据打印出的胶片进行诊断报告书写，患者也以拿到胶片和诊断报告作为此次影像检查结束的标志。随着 PACS 和 RIS 系统在放射科应用的深入，科室内部工作流程发生较大变化，所有检查影像以数字化的形式，通过网络传输到各终端，医生通过计算机终端进行软读片，并完成诊断报告书写。胶片逐渐在影像诊断报告书写过程中消失。但由于患者对胶片的需求量依然很大，影像科还需提供胶片打印和发放的服务。

传统的胶片管理模式中，必不可少的环节为：将胶片和影像检查报告配对、装袋并存档管理，其中所消耗的人力、时间和空间成本很大，且效率低，易出错。虽然 PACS 应用已较为普及，临床科室可以通过 PACS

终端浏览到放射检查影像,但是随着影像设备技术的不断发展,各种成像技术产生的影像数据量明显上升,呈几何级增长,这也明显增加了网络和存储的负担,导致临床科室获取影像耗时增加,诊治效率降低。

针对上述问题,国内医院陆续引入胶片电子化的概念,将传统的胶片转化为数字化的格式保存在服务器中,待需要时才进行打印,也可供临床科室浏览调阅。该方案既解决因患者不来取片而导致的废片问题,也降低网络和存储的压力,并使影像科的流程得以改善。

(二) 电子胶片的概念及实施

电子胶片实施的具体方法,目前常用的如下。

1. 虚拟胶片 建立一套符合 DICOM 标准的打印服务程序,支持影像设备的灰度和彩色图像打印请求,替代传统激光相机,成为实际意义上的虚拟打印机。接收影像设备打印胶片的指令和数据。①构建生成打印任务,保存到数据库;②构造生成电子胶片,保存到磁盘上;③通过光学字符识别(optical character recognition, OCR)的方式,将电子胶片上的关键字段(如患者的影像号和检查编号)等进行识别出来,并利用识别出来的关键字段,从 RIS 系统接口获取患者的检查信息与打印任务,进行关联,从而实现打印任务的接收、存储、归档和管理。图 6-5-2 为光盘刻录与诊断报告录入流程。

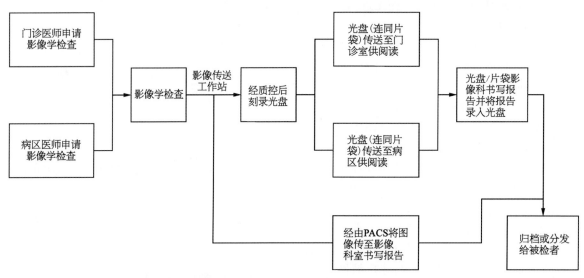

图 6-5-2 光盘刻录/诊断报告录入流程图

2. 关键影像标注 关键影像标注(key image notes, KIN)是 IHE(integrating the health care enterprise, IHE)技术框架的一种内容集成模型。由诊断医师根据需要从影像设备所产生的大量原始影像中,选择有重要意义的一帧或多帧影像,即关键影像,对感兴趣区域进行放大、测量、重建和注释等后处理标记,生成灰度软拷贝显示状态(grayscale softcopy presentation state, GSPS)对象。通过 PACS 影像处理软件,将关键影像与其对应 GSPS 对象进行关联,发送到 PACS 存档服务器进行存档和管理,方便检查医生、诊断医生和临床医生共享关键影像信息。电子胶片关键影像标注法就是在诊断医生标注关键影像的同时,完成对关键影像的打印排版,同时将打印参数和排版信息作为一次打印任务保存到 PACS 数据库中。每次打印时通过读取打印任务信息及相应排版位置的 GSPS 对象还原排版,实施打印,以保证不同时间打印的关联因素一致性。

3. 两种方法的优缺点比较 两种方法由于使用不同的技术途径实施电子胶片,因此存在不同的优缺点,两种方法的比较见表 6-5-3。

(三) 电子化储存的应用

1. 影像科介质按需打印 在完成第一步传统胶片向电子胶片的转换后,电子胶片会以 DICOM 图像或关键影像标注的方式保存在服务器上,待患者前来领取检查结果时,再与影像报告一同进行打印后发放给患者,而且具备重复打印功能,确保每次打印的胶片内容一致。实现按需打印后可以节省胶片和报告配对、装袋所消耗的人力、物力,降低了因为患者未领取而产生废片的可能性,有效地减少患者领取胶片时

表6-5-3 虚拟胶片和传统胶片的优缺点

电子胶片实施方法	优点	缺点
虚拟胶片保存	不改变放射科固有操作模式,即由上机工作人员完成打印排版	①电子胶片需要生成新的图像,耗费存储空间;②OCR 识别的准确率会影响电子胶片的匹配正确率
关键影像标注法	只记录关键影像标准,不生成新的 DICOM 图像,不会耗费存储空间	需要改变放射科固有操作模式,改由诊断医生完成打印排版

的等候时间。

2. 临床科室关键影像浏览　针对两种电子胶片实现方式,重新设计临床科室影像浏览模块,仅对临床科室开放浏览电子胶片或关键影像的权限,减少网络中传输影像的数量,减轻网络和服务器负载压力,使得临床科室可以在最短的时间内获取影像。通过这种方式,临床医生所看到的,以及患者所持胶片中的影像都是经过影像科筛选后的关键影像,且内容一致,更有针对性,有效提高临床诊治效率。同时也为医学影像数据在区域医疗联合体之间共享提供一种有效方式。

3. 电子化放射质量控制　放射质量控制的对象主要是给患者的影像介质和诊断报告。随着无片化和无纸化的推进,许多医院已不再保存普通胶片和纸质报告,这就对如何进行放射质控,保证放射工作质量,提出了问题。通过实现胶片电子化管理,医院具备数字化存储胶片的条件,将电子胶片和电子诊断报告作为质控对象,以 PACS、RIS 中的其他数据作为参考进行质控,实现了质控工作的电子化,保证日常工作质量。

4. 实施的难点　随着电子胶片这一概念在医疗信息领域的关注度不断提高,与之相应的工作流程、操作规程、质量管理和控制方案等也会不断完善,逐渐形成统一标准。届时电子胶片系统将成为继PACS、RIS 系统之后,影像科室又一必备的信息化系统,通过优化科室工作流程,提升服务质量。

八、医学影像纸介质

(一)临床应用的优越性

自从影像的纸介质在欧美从试验性研究发展到逐步推广应用以来。这种新的影像介质在我国也逐步开始推广应用。

(二)临床需求及相应的国际标准

1. 临床需求的变化

(1) PACS 作为医学影像、数字化图像技术、计算机技术和网络通信技术相结合的产物,它将医学影像资料转化为计算机能够识别的数字信息,通过计算机和网络通信设备对医学影像资料(图形和文字)进行采集、存储、处理及传输等,使医学影像资源达到充分共享,使实体图像介质的利用程度相对下降。换言之,去物质化的信息存储方式所占份额上升。

(2) 随着相关技术的发展,影像学中形态学信息的显示进入一个新阶段——医学可视化显示阶段。可视化成像及多模态成像是当今医学影像发展的热点技术,两者均可进行伪彩色"渲染",使之更醒目,更适合视觉认知,因而更为临床医生所接受。而目前胶片仅能显示黑白图像,所以最佳的表达方式应为纸介质。

2. 相应国际标准的支持　纸介质影像打印软件方案,是一个提供 DICOM 存储服务供应类(store service class provider store SCP)的纸介质打印应用程序,运行于 Windows XP 环境,使用专业打印接口,作为中心打印管理服务器,图像从各成像设备传到 DICOM 服务器后依据需要选择编辑并将数据传送到相应打印机,通过集成高分辨力的打印机以接近诊断的图像质量,将放射学及其他医学影像打印在专业用的纸介质上。由于基于 DICOM 标准,使之能与医院的信息网络系统无缝集成。

2004 年第 90 届 RSNA 期间,IHE(Year6)推出了"便携医学影像资料"(portable data for imaging, PDI)集成模式,翌年又对该模式进行完善,并正式发布在 IHE 放射技术框架 V6.0 版本上。此模式的宗旨是规范医学影像和相关信息通过介质交换的应用,目的是提供可靠的影像和诊断报告信息的交换,使用户实现导入、显示和打印功能。

（三）医学影像纸介质的质量标准

纸介质作为医学专业耗材,必须具有稳定的理化性质及对传统表达的合理遵循与传承,对彩色图像则必须有恒定的色彩管理,其物理状态必须与胶片有类似的平挺度、厚度、手感、幅面尺寸。因此并非在任何纸张打上图像都可称为"纸介质"。打印过程必须得到严格的监控。其质量标准应为:①精度 1 200 dpi×1 200 dpi≥140 万像素,10 bit 灰度级;②彩色成像 8～10 位数基色叠加;③介质重量 230 g;平挺度、手感与沿用的胶片相仿;④介质必须具有环保的抗潮防水涂层;⑤幅面尺寸应与沿用的胶片相仿。

（曹厚德　詹松华）

·参·考·文·献

［1］曹厚德.医学影像介质的革新性改进［J］.中国医院采购指南,2006:4-5.

［2］袁聿德,曹厚德.X线摄影化学与暗室技术［M］.北京:人民卫生出版社,1990.

［3］袁聿德,曹厚德,燕树林.X线摄影学［M］.北京:人民卫生出版社,1998.

［4］曹厚德.稀土材料增感屏在X线诊断技术中的应用［J］.中国医疗器械杂志,1978,(3):39-44.

［5］曹厚德.稀土材料增感屏在X线诊断技术中的应用与展望［J］.中华放射学杂志,1978,12:110-114.

［6］曹厚德.第二代稀土材料增感屏在X线诊断技术中的应用［J］.中华放射学杂志,1985,18(1):44-47.

［7］张乃武,曹厚德.稀土增感屏在胃肠道双重对比造影检查中的应用［J］.世界医疗器械,1998,4(3):46-47.

［8］李坤成,彭明辰.CT及激光相机物理性能检测的意义和价值［J］.中华放射学杂志,2004,38:342-343.

［9］余厚军.医学影像打印技术的回顾与展望［J］.中国医院采购指南,2005:39-44.

第七篇

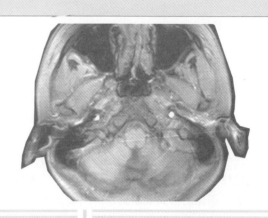

计算机辅助检测
与人工智能应用

许建荣　吕发金　付海鸿　审读

医学图像的渊源可追溯到古代中医的舌像,但由于技术方法及人眼生理功能的限制,使早期的医学图像在疾病的诊断过程中所起的作用极为有限。显微镜的发明在医学图像的发展过程中是一次重大的推动。因为人们开始以图像的形式观察到以前肉眼无法见到的微观世界。X线的发现又使医学图像进入了可在活体上观察人体内部结构的新阶段。随着现代医学成像技术的快速发展,医学影像在临床医学中所起的重要作用达到了不可或缺的程度,医学影像的品种越来越多,而每一类医学影像技术所产生的图像数量和质量均与日俱增,增速不断刷新记录。20 世纪 20 年代 Bartiawe 系统经由海底电缆传送第一幅新闻图片以来,"数字图像"及其处理技术开始进入科学家的研究范围,并日益受到重视。随着计算机及相关科学技术的飞速发展,数字图像处理技术已成为医学影像技术学的重要内容。

随着计算机科学技术的发展及软硬件性能的大幅度提升,图像处理成为一门新兴的学科,医学图像处理作为其中一个重要分支,对学科提出更高的要求。如实时处理、计算机视觉、计算机图形学等在医学影像学中得到广泛的应用。目前已在以下各方面取得显著成果:①从可见光谱扩展到各波段,如脑电地形图的多光谱图像处理等;②从静止图像到运动图像的处理,如心脏搏动序列图像的处理、对运动器官的跟踪等;③从物体外部到物体内部的图像处理,如人体的无损检测设备 CT、MRI 等;④从整体图像到局部处理,有选择地对感兴趣区域(region of interest,ROI)的局部图像进行处理,如空间、灰度、颜色、频域都可以开窗口进行加工处理(如放大、变换、校正等);⑤提取图像特征的处理,即从图像中提取感兴趣的区域、物体以特征的形式表现,便于计算机识别控制,特别是最新的影像组学新概念,可以大大促进计算机辅助检测/诊断的快速发展和进入临床决策辅助的实际使用阶段。

20 世纪 60 年代中期,快速傅里叶算法应用于数字图像处理技术,并且加之超大规模集成电路和计算机技术的发展及硬件设备制造成本的不断下降,促进此项技术得以迅速发展并在医学图像处理中广泛应用。医学图像处理涉及的知识较广,它不仅涵盖医学和计算机科学,同时还包括其他相关学科的专业知识,是一项颇具应用前景的实用知识。本篇旨在使影像学专业人员在熟悉相关的理论知识前提下,能更好地运用成像设备中现有图像处理技术,使之充分发挥其功能。其次,对于图像处理相关的技术、原理保持一定的敏感性,从而与医学工程等专业人员具备相互沟通的条件。

(詹松华　曹厚德)

第一章
数字图像处理的基本概念

一、概述

（一）数字图像的定义及生成

1. 模拟图像及数字图像 图像虽为客观事物的视觉形象，但客观事物的双眼视觉感受为三维影像，而被记录在某种介质上则以二维的形式呈现。观察者根据本人的学识、经验进行形象思维，在脑中建立起"立体"的影像。

如图像元素的空间坐标和明暗强度呈连续变化，则该图像为模拟图像。模拟图像无法用计算机直接加以处理和分析。如图像元素的空间坐标和明暗强度是用离散数字表示的，则该图像为数字图像，数字图像可以用计算机直接进行处理和分析。

2. 数字图像的生成 数字图像一般通过下列两种途径生成。

（1）对模拟图像进行数字化：图像数字化包括采样和量化两个过程。①采样过程是将一幅空间上连续分布的图像变换成由一组空间上不连续的微小区域构成的图像；②量化过程是将这些微小区域连续变化的明暗程度转换成离散的数字形式。图像经过数字化后，在计算机内通常用一个数字矩阵来表示，数字矩阵是个数学概念，连续的一排数字称为数列，连续的数个数列的整体就形成一个数字矩阵，矩阵中每个构成图像的微小区域称为像素（pixel），如一个256×256的数字矩阵由 2^{16} 个像素构成（图7-1-1）。

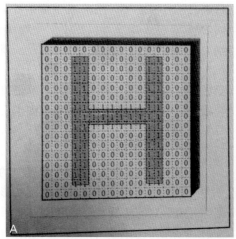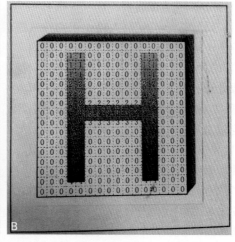

图7-1-1 数字图像的组成元素为像素，其实质为数字矩阵

A. 数字矩阵由 2^n 个像素组成，矩阵大小取决于横向和纵向上像素数目多少；B. 数字矩阵通过模数转换成为肉眼能接受的可视图像，但其本质属性为数字化图像。

（2）直接通过数字化成像设备产生：此类数字图像不经过模拟图像的数字化，由成像设备直接产生。例如 CT 图像是由投影重建而得的，图像本身就是数字形式的。

数字图像中，每个图像元素的空间位置及明暗程度都用离散的数字（一般用正整数）表示，所有元素构成数字矩阵。既然数字图像可以用矩阵表示，换言之，数字图像的处理可以认为是对矩阵进行的操作。

（二）数字图像处理的定义

数字图像处理可定义为运用计算机技术及专用处理设备进行数字信号处理（digital signal processing，DSP），也即以数字的形式对图像信号进行采集、滤波、检测、均衡、变换、调制、降噪等一系列处理，以得到所需的表达形式。在医学影像学范畴内，则指对各种数字化成像设备生成的图像，借助计算机，根据临床特定的需求利用数学方法对医学图像进行相应的处理和分析，以便为临床提供更多的诊断信息或数据。医学影像学的数字图像处理既具有一般数字图像处理的共性知识，又有其特定的专业要求。

（三）数字图像处理的优点

数字图像处理是一门综合光学、电子学、数学、摄影技术、计算机技术等众多学科的交叉学科。用计算机或专用信号处理芯片进行数字图像处理已日益显示其优越性。数字图像处理无论在灵活性、精度、功能、稳定性和再现度方面均较传统的光学处理具有无可比拟的优越性，前者能利用计算机程序自由地进行各种处理，并且能达到较高的精度。

近年来，由于借鉴了人工智能、模式识别和数据挖掘等领域的理论和方法，医学图像处理技术得到飞速发展，很多新的处理方法不断涌现，这就为进一步应用医学图像处理技术深入开展医学研究及临床应用研究奠定基础。此外，医学图像处理也是医学影像学从定性向定量发展的必要手段。在医学影像发展早期，医生主要利用医学影像设备采集的二维图像对患者进行定性诊断，并通过医生的空间想象结合经验知识，大致确定病灶的体积大小和空间位置，并结合病灶的信号变化做出诊断，或进一步指导手术计划或放疗计划。随着医学影像学的发展，对患者的诊断和治疗已经进入到精确化、个性化的时代，所有这些都是以定量医学影像学为基础，而定量医学影像学的技术前提就是医学图像处理。

二、数字图像的基本类型

影像技术中的数字图像在计算机技术范畴内主要可分为：①二值图像；②灰度图像；③三原色图像；④伪彩色图像等四种基本类型。目前，大多医学图像处理软件都支持此四种类型的图像。

（一）二值图像

二值图像的二维矩阵由 0、1 两个值构成，"0"代表黑色，"1"代表白色。由于每一像素取值仅有 0、1 两种可能，所以其数据类型为二进制。二值图像通常用于文字、线条图的扫描识别和掩模图像的储存。

（二）灰度图像

图像灰度矩阵元素的取值范围通常为[0，255]，因此其数据类型为 8 位无符号整数，常称 256 灰度图像。"0"代表纯黑色，"255"代表纯白色，中间的数字从大到小表示由黑到白的过渡色。在有些软件中，灰度图像也可用双精度数据类型表示，像素的值域为[0，1]，"0"代表黑色，"1"代表白色，0 到 1 之间的小数表示不同的灰度等级。二值图像可以视为灰度图像的一个特例。

（三）三原色图像

三原色图像分别用红（R）、绿（G）、蓝（B）三原色的组合来表达每个像素的颜色。三原色图像每个像素的颜色值（由 R、G、B 三原色表示）直接存放于图像矩阵中，由于每个像素的颜色需由 R、G、B 三个分量来表示，因此三原色图像的图像矩阵与其他类型不同，是一个三维矩阵，可用 M×N×3 表示，M、N 分别表示图像的行列数，三个 M×N 的二维矩阵分别表示各个像素的 R、G、B 三个颜色分量。三原色图像的数据类型一般为 7 位无符号整型，通常用于表示和存放真彩色图像，但也可存放灰度图像。

（四）伪彩色图像

由于视觉的局限，人类对于灰度级的分辨能力仅 16～21 级。但对于不同亮度及色调的彩色分辨能力则可有上百倍的扩展。因此利用视觉系统的这一特性，在原来的灰度图像中，依据不同的灰度值区域，赋以不同的色彩，使读者能更明细地区分这些不同灰度值所构成的图像。因其所呈现的彩色在本质上仅为各种灰度的表达，而并非代表真实的彩色结构，所以名为"伪彩色处理"。伪彩色处理属于密度分割技术的一种。

三、数字图像的维度概念

几何学研究空间具有"维度"的概念。由于维度的概念较为抽象,这里以动物的运动为例进行阐释:①钻入洞中的蛇,由于洞壁的限制,运动仅限于前进或后退,其空间为一维;②原野上的奔马,除前进或后退外,还能左转右转,其空间为二维;③空中飞鸟,除前进后退、左转右转外,还能向上飞腾向下滑翔,其运动空间为三维。

常见的数字图像按照信号所在维度的不同可以分为:①一维信号;②二维图像;③三维图像。

(一)一维信号

一维信号本质上是物理量在一维空间/时间上的分布,在形式上经常采用波形图表示,横坐标系代表时空,纵坐标系代表物理量的强弱,例如 CT 数据采集系统的输出是一维探测器阵列在某个角度探测到的 X 线强度,又例如心电图、A 型超声等。

(二)二维图像

二维图像本质上是物理量在二维时空上的分布。在形式上经常采用二维灰度图像,横、纵坐标系代表时空,灰度代表物理量的强弱,例如普通 X 线影像。

二维图像的获取通常有三种途径:①由 CR 或 DR 直接获得二维数字图像;②传统 X 线胶片呈现的二维模拟图像,通过数字化扫描仪,以透射光的方法探测胶片上银盐沉积密度,经计算机处理,转化成数字图像(扫描仪一般将图像量化成 256 级灰度);③通过图像重建获得,如 CT 或 MRI 的断层图像,从多个一维数字信号重建获取二维数字图像。

二维图像的基本构成单元是像素,每个像素可有若干级离散的取值。典型的一幅 CT 断层图像由 512×512 个像素构成,每个像素可以有 4 096 级取值($-1\,024\sim3\,071\,HU$)。

(三)三维图像

三维图像的概念是由一维信号及二维图像延伸而得来的,本质上是物理量在三维时空上的分布。在形式上经常采用三维灰度数据,如螺旋 CT 采集的容积数据。

通常三维图像是通过一系列二维图像的采集获得的。CT 或 MRI 通过采集一系列平行的断层数据,获取一个三维图像容积。如将这些平行的二维数据按其成像时间间隔叠置,即可重组成三维图像。

三维数字图像的基本构成元素是体素(voxel),也即"像素"在三维空间的延伸,每个体素可有若干级离散的取值。一个三维灰度图像又称容积数据(volume data),无法直接显示在二维屏幕上或打印在介质上,但能够完全存储在计算机中。三维图像的信息量远较二维图像大。CT 或 MRI 图像每一个像素的信息量为 12 比特(即 1.5 字节),一个矩阵为 512×512 的二维断面图像的信息量为 0.52 兆字节。一般 CT 或 MRI 三维图像可包含 100 个断层图像,整个三维图像的信息量可达 52 兆字节。

三维图像处理的很多基本方法是基于二维图像处理方法的拓展。但从二维到三维,处理算法运算量的增加倍数一般不仅仅是信息量的增加倍数,原先处理二维图像的实时算法搬到三维图像上经常就达不到实时状态。原图像、中间数据、结果图像经常要求共同容纳于内存中,对计算机的内存容量有很高的要求。

由于三维图像的信息量大,用传统的逐个断层读片的办法去理解其内容难免不便。如果能够让人直观地"看见"三维图像,就能加速理解图像的内容。可是人眼只能接收二维图像,经过大脑处理才会形成三维图像的概念。而三维图像可视化就是这样一个新的研究领域,把不可直接看见的三维图像变成可见的二维图像,具体内容将在本篇第五章进行详细介绍。

四、数字图像处理的层次

数字图像处理根据其抽象的程度不同,可分为:①狭义的图像处理;②图像分析;③图像理解,3 个层次(图 7-1-2)。

从图 7-1-2 中可看出:①随着抽象程度的提高,数据量逐渐减少;②原始图像数据经过一系列的处理逐步转化为更有用的信息;③在此过程中,语义不断引入,操作对象发生变化,数据量得到压缩;④高层操作对低层操作有指导作用,能提高低层操作的效能。

(一)狭义图像处理

狭义的图像处理是对输入图像进行某种变换而得到输出的图像。换言之,是一种由图像到图像的过程,其目的主要通过各种处理以改善图像的视觉效果,

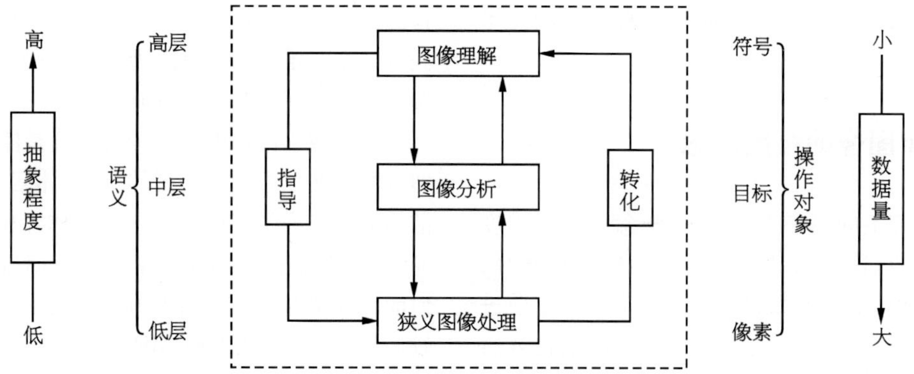

图 7-1-2　图像处理三层次示意图

或对图像进行压缩编码以减少所需存储空间或传输时间。显然,属于图像处理的低层次操作,由于主要在像素级层面上进行处理,因此处理的数据量非常大。

(二) 图像分析

图像分析是针对图像中感兴趣的目标进行检测和测量,从而建立对图像的描述,是一个从图像到数值或符号的过程,属于图像处理的中层次操作,经分割和特征提取,将原来以像素构成的图像转变成比较简洁的非图像形式的描述。

(三) 图像理解

图像理解是在图像分析的基础上,基于人工智能神经网络树和一系列高级认知理论,研究图像中各目标物的性质和其间相互联系。对图像内容的含义加以理解及解析,起到辅助检测的作用。图像理解作为高层操作,对描述中抽象出来的符号进行推理,其处理过程和方法与人类的思维推理有许多类似之处,但迄今为止尚不能取代医生的诊断。

（曹厚德　詹松华）

第二章
图像的运算与变换

一、概述

图像运算是指对图像像素进行运算。图像像素的特征可以用灰度值和空间坐标表示。因此,对像素的运算实际上即为对像素灰度值或坐标值的运算。参与运算的对象既可以是两幅或多幅图像中的相应像素,也可以仅为一幅图像中的像素,按一定规律进行的交换。图像运算是影像学中图像处理技术的基础。

图像的运算是最基本图像处理技术,都是在空间域(spatial domain,简称空域)或空间坐标系中定义和描述的。二维图像用二维坐标值表示(图7-2-1);三维图像则用三维坐标值表示(图7-2-2)。但是,人眼所见的实物却处于一个相对的空间参考系中,而在空间域中的图像即为对物体光反射特性的一种具体表述,接近人眼观察物体时形成的视觉影像。也即与医学影像学中图像的可视化处理效果相一致。正是由于空域中的影像直接反映了物体自身的几何特性和某些物理特性,因而这样定义和描述的图像很直观。但是在某些场合下,为了达到某种目的(通常是从图像中获取一些重要信息),需要将图像从空间域转换到其他域(广义地称它为变换域,transform domain),经过变换后的图像将更为简便、有效、快速地进行处理和操作,这种数学技巧即为图像变换。图像变换在图像处理中有着非常重要的地位,在图像增强、图像复原及特征提取等方面有着广泛的应用。

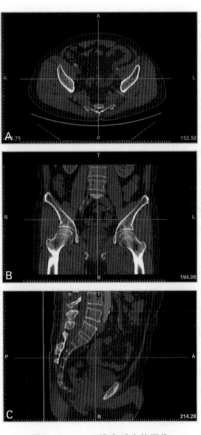

图7-2-1 二维空域中的图像
A. 横断面;B. 冠状面;C. 矢状面。

图像处理中采用的变换方法很多,如傅里叶变换、离散余弦变换、Radon变换、小波变换等,其中应用最广的是傅里叶变换,从某种意义而言,傅里叶变换即为图像的第二种描述语言,提供除空间域外在频率域中思考问题和解决问题的方法。

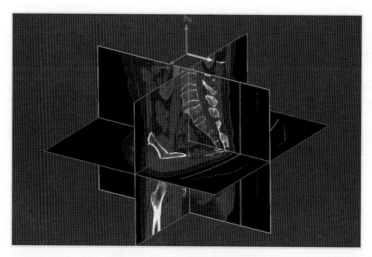

图7-2-2 三维空域中的图像

二、图像的运算

（一）点运算

1. 点运算的定义 点运算是指输出图像每个像素的灰度值仅仅取决于输入图像中相对应像素的灰度值。换言之，点运算仅涉及原图像（称输入图像），运算对象是输入图像像素的灰度值。点运算具有两个特点：①点运算是图像像素的灰度值运算。根据某种预先设置的规则，将输入图像各个像素本身的灰度逐一转换成输出图像中对应像素的灰度值（与该像素邻域内其他像素无关）。②点运算不改变像素的空间位置。因此，点运算也被称为灰度变换。由于点运算的结果是改变了图像像素的灰度值，因此，也就可能改变整幅图像的灰度统计分布。这种改变也反映在图像的灰度直方图上。而在实践中，常为逆向操作。换言之，首先根据需要设计出输出图像的灰度直方图，然后确定由输入图像灰度直方图改变成输出图像灰度直方图所必须遵循的映射关系（灰度转换函数），然后按此转换函数对输入图像的每一像素逐一执行点运算。

$$G_{out}(x,y) = f[G_{in}(x,y)]$$

（式7-2-1）

式中，$G_{out}(x,y)$和$G_{in}(x,y)$分别表示输入图像和输出图像；而函数f表示输入、输出图像像素灰度之间的映射关系，称为灰度转换函数。

2. 点运算的应用 点运算是图像处理中一项既基本而又很重要的操作，一般用于根据特定的要求规划图像的显示。除了应用在灰度直方图增强外，还有以下几种主要的应用。

（1）图像反转：如果输入图像是一幅负像，而希望以正像显示（反之也如此），就可通过图像反转（或称图像求反）完成。假设输入图像的灰度分辨力为8 bit，即灰度范围为0~255，则按以下映射关系进行灰度转换即可完成图像的反转。

$$G_{out}(x,y) = 255 - G_{in}(x,y)$$

（式7-2-2）

图像反转的效果如图7-2-3所示，其中A为输入图像，B为输入图像的灰度直方图，C为灰度转换函数，D为反转运算后的输出图像，E为输出图像的灰度直方图。对比B和E可看出，反转前后的图像灰度直方图互为轴对称。

（2）非线性畸变校正：成像过程中，某些环节可能会引入非线性。例如：有些胶片数字化仪的光-电转换曲线存在拐点，换言之，当超出线性范围后，输出电信号的强度将不再与入射的光强度保持线性增长的关系。在这种情况下，只要已知在某些环节引入非线性的函数关系，就可以设计一个反函数，根据这个反函数对输入图像进行灰度变换，就能校正原来存在的非线性。

（3）直方图匹配：直方图匹配又称直方图规定化，是指将一幅图像进行灰度变换，使其灰度直方图与另一幅图像的灰度直方图相等或近似，从而使前者具有与后者类似的色调和反差。

（二）代数运算

1. 代数运算的定义 代数运算是指对两幅或两幅以上的输入图像中对应像素的灰度值作加、减、乘或除等运算后，将运算结果赋作输出图像相应像素的

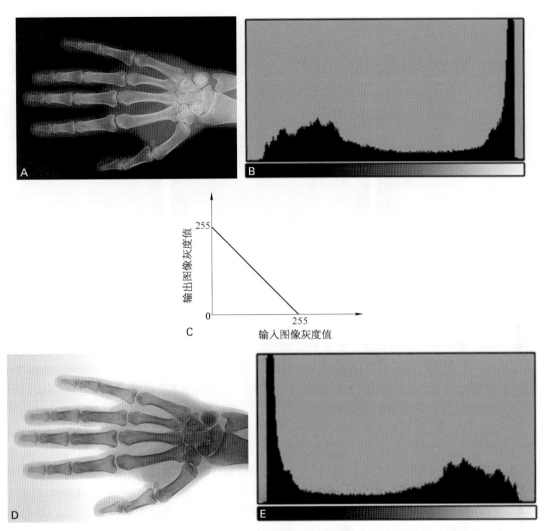

图7-2-3 图像反转的示意图

A.输入图像；B.输入图像的灰度直方图；C.灰度转换函数；D.经反转运算后的输出图像；E.经反转运算后输出图像的灰度直方图。

灰度值。这种运算的特点在于：①与点运算相似，代数运算结果和参与运算像素的邻域内像素的灰度值无关；②代数运算不会改变像素的空间位置。

图像的相加或相乘都可能使某些像素的灰度值超出图像处理系统允许的灰度范围的上限值，而图像的相减又可能使某些像素的灰度值变为负数。在实用中必须考虑这些因素，并根据实际情况采取某些限定来避免发生此类情况。例如，可以预先设定，凡图像相减使灰度值之差为负数时，一律以0（灰度范围的下限）来代替。

2.代数运算的应用 代数运算是图像处理中实用性很强的应用。例如：用多幅图像相加或求平均可以有效地消除或减弱静止图像中随机噪声的影响。此外，还可用图像相加将两幅图像叠加，达到部分信息融合的效果，如图7-2-4所示。图7-2-4中图A是除骨骼外的组织；图B是骨组织；图C是图A和图B合成（即相加）的结果。在本例中，为了防止像素灰度值在相加过程中超出值域的上限（溢出），采用求平均来代替单纯相加。

用图像相减可以检测研究对象的运动状态。间隔一定时间，对研究对象连续摄取几幅图像，如果研究对象处于静止状态，则这几幅图像完全相同，其差为零；如果研究对象处于活动状态（不论是随机运动还是规律性运动），则这几幅图像不可能完全相同，其差不为零。因此，图像之差能反映研究对象的运动状态。此外，用图像相减的方法还可以从原图像中消除背景，以突出表现感兴趣对象。影像医学中已广泛应用的数字减影血管造影术（digital subtraction angiography，DSA）即为临床应用的实例。

（三）几何运算

1.几何运算的定义 几何运算有简单的（如平移、

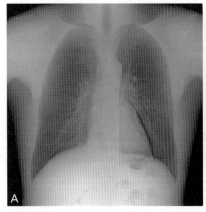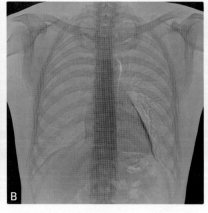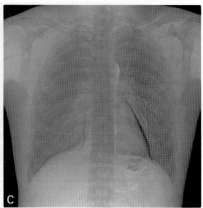

图 7-2-4 图像相加效果示意图
A. 软组织像；B. 骨组织像；C. 合成像。

旋转、放大、缩小等），也有非常复杂的（如变形等）。一般的几何运算都包含空间坐标变换和灰度变换两种运算。空间坐标变换确定运算结果中像素的坐标和原图像中对应图像坐标之间的关系。灰度变换则确定了运算结果中像素的灰度与原图像中对应像素及其相邻像素灰度之间的关系。因此，和点运算及代数运算不同的是：①几何运算的结果都会改变组成运算对象的各像素空间位置；②运算结果中各像素的灰度值可能不仅取决于原图像中对应像素本身的灰度值，有时还取决于其相邻像素的灰度值。

2. 几何运算的应用　在图像配准（registration）处理技术中，会应用到各种几何运算。有时需具备许多其他处理的基础或必不可少的先行步骤。例如：上述的图像相减就必须首先将参与相减的各幅图像配准，否则就不能得到正确的图像差。又如：在用一系列相继排列的二维图像重构成三维图像时，也必须首先将这些二维图像互相配准。再如：在影像医学应用中常需要将不同来源的多模态图像（如 CT 图像和 PET 图像）进行融合，达到同时显示功能区域或解剖结构及它们之间关系的目的，这也需要预先将这些不同来源的图像先行配准。

图像配准可以利用一些基准点，以各幅图像中基准点尽可能重合作为是否达到配准的标准（基准点可以是外加的，也可以利用图像内部的一些特征点）；也可利用图像进行平移、旋转和缩放等几何运算。

三、图像变换

前述图像的运算等基本图像处理都是在空间域（spatial domain，简称空域）或空间坐标系中定义和描述的。换言之，将图像视为由空间坐标系中占有确定位置的像素所构成，其中像素的灰度是其位置的函数。

（一）傅里叶变换的定义

傅里叶变换将被处理的对象从原来的变量域（时间域或空间域）转换到频率域（frequency domain，简称频域）。在频域中，该对象可以被分解成不同频率的组成部分，每个频率成分表达成具有各自频率、相位和振幅的正弦波，相位值和振幅值都是频率的函数。一个信号的所有频率成分，其振幅和相位的变化构成振幅频谱和相位频谱。傅里叶变换将信号分解成不同频率、相位和振幅的正弦波，是有其明确的物理意义的。通常，如果原信号变化率越大（如原信号中的噪声干扰、纹理或边缘都对应着信号幅度的突变），经傅里叶变化后得到振幅频谱的高频成分的相对幅度也越大；反之，如果原信号变化平缓，经傅里叶变换后得到振幅频谱的低频成分的相对幅度就较大；如果原信号变化率为零（如不随时间变化的信号在时域中表现为一条平直的直线，不随空间位置变化的信号在空域中表现为具有同一信号强度的均匀图像），经过傅里叶变换后得到的振幅图像中，除直流分量（频率为零）外，其余频率成分的振幅均为零。

一幅经过等间距采样大小为 n×n 的数字图像 $f(x, y)$，空间坐标 (x, y) 对应的值为灰度值。令 u 和 v 为离散频率变量。则原函数 $f(x, y)$ 及其傅里叶变换 $F(u, v)$（两者互为反函数）之间可以根据如下公式计算及相互转换：

$$F(u, v) = \frac{1}{n} \sum_{x=0}^{n-1} \sum_{y=0}^{n-1} f(x, y) e^{-\frac{2\pi(ux+vy)}{n}j}$$

（式 7-2-3）

$$f(x, y) = \frac{1}{n} \sum_{u=0}^{n-1} \sum_{v=0}^{n-1} F(u, v) e^{\frac{2\pi(ux+vy)}{n}j}$$

$$（式 7-2-4）$$

$F(u, v)$ 可以表达为：$F(u, v) = R(u, v) + jI(u, v)$，其中，

实部为：

$$R(u, v) = \frac{1}{n} \sum_{x=0}^{n-1} \sum_{y=0}^{n-1} f(x, y) \cos \frac{2\pi(ux+vy)}{n}$$

$$（式 7-2-5）$$

虚部为：

$$I(u, v) = -\frac{1}{n} \sum_{x=0}^{n-1} \sum_{y=0}^{n-1} f(x, y) \sin \frac{2\pi(ux+vy)}{n}$$

$$（式 7-2-6）$$

振幅或振幅频谱为：

$$|F(u, v)| = \sqrt{R^2(u, v) + I^2(u, v)}$$

$$（式 7-2-7）$$

相位角或相位频谱为：

$$\phi(u, v) = \arctan \frac{I(u, v)}{R(u, v)}$$

$$（式 7-2-8）$$

能量谱密度或功率谱为：

$$E(u, v) = |F(u, v)|^2 = R^2(u, v) + I^2(u, v)$$

$$（式 7-2-9）$$

图像经傅里叶变换包括振幅谱和相位谱，不论是振幅谱或相位谱，都可用二维"图像"来显示。在这幅"图像"中，"灰度值"代表相应频率成分的振幅或相位的大小，而并非反映原图像像素的光反射特性，但频谱的变化可以反映出原图像灰度值的变化情况，如低频分量反映图像背景区域和慢变部分，高频分量反映图像噪声、边缘和跳变部分，直流分量则正比于图像的平均亮度。如图 7-2-5 所示，A、B 分别是头颅 MR 原始图像和加入高斯噪声处理后的图像，C、D 分

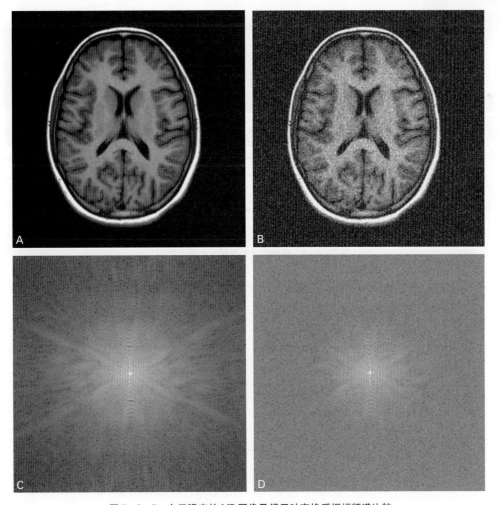

图 7-2-5　有无噪声的 MR 图像及傅里叶变换后振幅频谱比较
A. 头颅 MR 原始图像；B. 加入高斯噪声后的图像；C. 图 A 的傅里叶变换振幅频谱；D. 图 B 的傅里叶变换振幅频谱。

别为两者傅里叶变换的振幅频谱。图 D 中高频成分的幅度比图 C 高。由此看出,图像傅里叶变换可使图像信息在空间域中不明显或难以表征的特点在对应的频率域中表现突出,从而方便识别和处理。

(二)傅里叶变换在图像处理中的应用

傅里叶变换和其他变换技术在图像处理和分析领域有着重要的地位和作用,如图像增强、图像特征提取、图像压缩与编码、图像复原等。

1. 图像增强 在频域中进行图像增强的基础及理论依据为:①图像的频谱可以反映图像的某些内容特点,高频与低频分量分别代表图像不同灰度变化的组成部分;②根据卷积定理,空域中的卷积运算可以转换成频域中的乘法运算,可以简化并减少运算量。图像增强可通过设计不同的转换函数来实现,根据增强效果可分为图像平滑与图像锐化。图像平滑是设计低通滤波器,抑制高频分量而不影响中低频分量,从而削弱图像中的噪声影响或达到模糊边缘的目的。图像锐化是设计高通滤波器,提升高频分量并且衰减或抑制中低频分量,从而加强图像边缘两侧像素的灰度对比度。图 7-2-6 所示将原始图像通过滤波器分解产生一系列不同模糊及锐化程度的图像,再整合分解图像的信息生成与原始图像相当的复原图像。

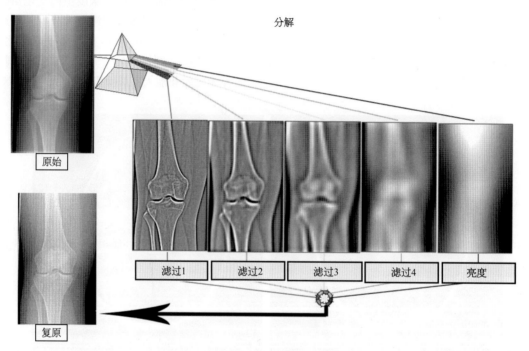

图 7-2-6 频域中图像分解与复原示意图

2. 特征提取 对一幅图像进行傅里叶变换后,就可从频域的角度来观察原图像中的某些特点,从而有利于特征的描绘与提取,除最直接地分析图像的频率组成成分外,还可:①采用傅里叶描述子提取图像的形状特征;②通过傅里叶功率谱来计算图像的纹理特征(粗细、方向及均匀度等)。

(所世腾 曹厚德)

第三章
医学影像设备中常见的图像处理技术

一、概述

图像处理是医学影像设备中的一个重要组成部分,许多影像设备附带的图像处理专业工作站,配备很多图像处理软件,功能越来越强大。近年来,随着CT、MRI、PET等新型成像设备的不断发展与完善,医学图像处理和分析技术在临床实践、教育和科研中所发挥的作用和影响日益扩大。一方面,在计算机软件方面,许多新型图像处理算法不断涌现,在准确性和稳定性等方面快速提升;另一方面,在硬件方面,计算机性能的提升保证了这些先进有效的算法能得以实现,同时兼顾计算效率。随着多学科的交叉和融合,许多医学诊断、治疗和科研仪器都将图像处理的设备和功能与其本身结合为一个整体,针对医学影像的图像处理和分析技术,极大地推进了影像医学乃至整个医学的发展。

图像处理技术种类繁多、方法多样,医学影像设备中常见的图像处理技术主要有以下几类:图像增强、图像分割、图像配准及融合、图像可视化处理。

二、图像增强

(一)图像增强的概念

图像增强是指根据应用的需要,人为地突出输入图像中的某些信息,而抑制或消除另一些信息的处理过程。图像增强的目的为:①使经过处理的输出图像具有更高的图像质量,改善其视觉效果;②更易被读者所感知;③更有利于被仪器分析及识别。

由于至今尚没有一种通用的评价图像增强效果优劣的理论和数学方法,只能根据人的视觉观察或仪器识别结果有无改善来评价增强处理的优劣。这种评价,较易受主观因素影响,缺乏通用性。因此,在评价时应尽可能事先合理地进行实验设计,以确保评价的有效性。

图像增强技术主要包括直方图修改、图像平滑、图像边缘锐化及伪彩色增强等。①处理策略:可以是对整幅图像进行全局处理,也可以对其中的一部分进行局部处理;②处理方法:可以是直接在图像所在的空间域中进行处理,也可以将被处理图像转换到另一个变换域内进行间接处理(如频率域);③在空间域处理方法中,可以对每一像素进行独立的、与其他像素无关的点处理,也可以在像素及其周围某一邻域内进行模板处理;④频率域处理:即先对图像进行傅里叶变换生成图像的频率空间,再通过修改图像的傅里叶频谱实现。

所有图像增强处理都可用一个公式表述:

$$g(x, y) = T[f(x, y)] \quad (式 7-3-1)$$

其中 $f(x, y)$ 是输入图像,$g(x, y)$ 是处理后的图像,T 是对输入图像所进行的图像增强处理,它随着处理方法的不同而各不相同。

(二)图像增强的应用

医学图像增强技术是临床应用最多的图像处理技术之一。通常,临床医生需要对比度好的图像,以有利于图像的判读。因此,一般利用图像增强技术改善图像的视觉效果,使之能显示出更多的细节信息。再则,医学图像增强技术也是对医学图像进行进一步处理与分析的先行步骤。许多文献中采用的所谓图像预处理(preprocessing)技术指的就是图像增强技术,其目的是为了提高图像的信噪比,突出图像的某些特征如边缘等,为后续对图像进一步分析和识别打下基础(图 7-3-1)。

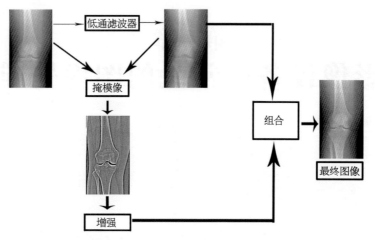

图 7-3-1　图像增强(平滑与锐化)示例

三、图像分割

(一)图像分割的概念

对图像进行增强处理后,常将注意力集中在整幅图像的某个感兴趣区域,即通常称之为目标或物体的某一部分,并对这一部分图像作进一步分析和定量描绘。相对于目标而言,图像的其他部分则称之为背景。将目标和背景相分离并从整个图像中提取出目标的处理过程称为图像的分割。

图像分割的实质是将一幅图像细分为构成它的子区域或子图像,并满足以下条件:①图像中的每一个像素必须被归入某一个子图像,并且只能属于一个子图像;②属于同一个子图像的像素在某种性质上是相近的;③属于不同子图像的像素在某一种性质上相差较大。这里所指的性质可以是灰度、灰度梯度、纹理特征乃至相对空间位置等。例如,若以灰度为特征将图像分割为几个子图像,则在同一子图像内,各像素的灰度相似性较高,其统计特征为灰度平方根很小;而在不同子图像之间,像素灰度差异较大。因此,图像的分割过程就是按某种性质对像素进行识别和分类的过程。比较常见的图像分割方法包括:①基于区域的分割方法(阈值法、区域生长、区域分裂和聚合、分类器和聚类等);②边缘检测(并行微分算子法、基于曲面拟合的方法、基于形变模型的方法等);③结合区域与边缘技术的方法;④基于模糊集理论的方法;⑤基于神经网络的方法等。

图像分割是图像分析中很重要的基础环节。只有准确地将目标从图像中提取出来,才能进一步对该目标作定量的描绘或其他处理。图像分割又是比较困难的环节,因为在许多情况下,目标和背景之间的区分是模糊的。有时,阅读者在分辨图像的目标和背景时,不仅根据图像本身的物理性质,而且还根据其本身积累的学识和经验作出判断,而这些学识和经验尚难以准确地用数学方式表达,这也是造成图像分割困难的原因之一。

(二)图像分割的应用

图像分割在医学影像中的作用日益扩大,图像分割是提取图像数据中特定组织形态结构信息的必要手段,同时也是实现可视化的前提和基础。医学图像分割针对某种解剖结构进行处理,通常需要涉及医学领域的专业知识,如肝脏的大致形状、颅内灰质和白质的含量和密度等。图 7-3-2 显示通过图像分割技术将肝脏及其血管分割、分段的处理结果。Tina Kapur 将可用于分割的医学知识归纳为 4 种:①不同目标的灰度分布;②不同成像设备的特点;③不同目标的形态特征;④不同目标的空间关系。医学图像分割结果的准确性在临床医疗中是至关重要的。为了提高准确性,一方面必须针对不同解剖结构的特点选取个性化的分割方法,甚至将多种分割算法有机组合,取长补短;另一方面,考虑到自动化分割方法在医学图像上的局限性,近年来由用户参与控制、引导的

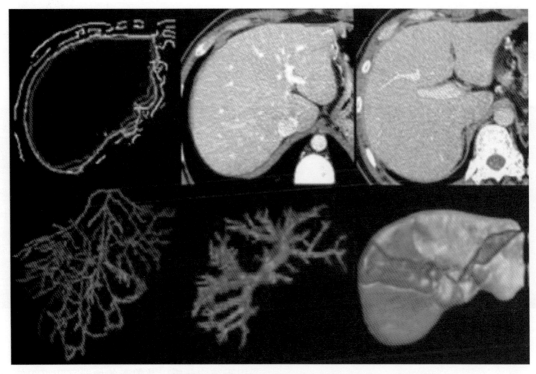

图 7 - 3 - 2 基于肝脏 CT 断层增强图像的肝脏自动分割、分段和体积测量

半自动分割方法在医学图像分割中得到日益广泛的应用。

四、图像配准及融合

(一)图像配准及融合的概念

对于在不同条件下获取的两幅图像进行配准,就是要找到一个合适的相似性测度(similarity measurement)函数,然后通过求解得到一个空间几何坐标变换关系,使之经过求得的空间变换之后,两幅图像之间的相似性达到最大(或者差异性达到最小),换言之,就是寻求两幅图像间一对一映射的关系,将两幅图像中对应于空间同一位置的点联系起来。医学图像配准主要包括空间变换、插值方法、优化算法和相似性测度这四个主要过程(图 7 - 3 - 3)。医学图像配准自 20 世纪 80 年代发展以来,诞生的方法有很多,根据不同的准则也有很多不同的分类。按照输入图像的模态可以分为单模态图像配准和多模态图像配准;按照配准所依据的图像特征可分为基于几何特征的配准方法和基于像素灰度的配准方法;按照空间变换的方法通常可分为线性变换和非线性变换。经图像配准后,多幅图像在空间域中达到几何位置的完全对应,将配准后图像进行信息的整合显示成为图像融合。

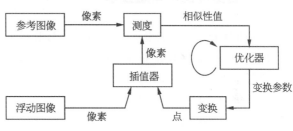

图 7 - 3 - 3 医学图像配准框架

医学图像配准和融合有着密切的关系,特别是对多模态图像而言,配准和融合是密不可分的。待融合的多模态图像提供的信息一般具有互补性,常来自于不同的成像设备,例如解剖结构图像(CT、MR、X 线图像等)和功能图像(SPECT、PET 等),它们的成像方位、角度和分辨力等因子都是不同的,所以这些图像中相应组织的位置、大小等都存在差异,若事先不对待融合图像进行空间上的对准,则图像融合不可能达到预期效果。因此,图像配准是图像融合的先决条件,必须先进行配准变换,才能实现准确地融合。

(二)图像配准及融合的应用

目前医学影像学的一个明显的发展趋势是利用信息融合技术,将多种医学图像结合,充分利用不同医学图像的特点,在一幅图像上同时表达来自人体的多方面信息,使人体内部的结构、功能等多方面的状况通过影像得到反映。从而更直观地提供人体解剖、生理及病理等信息。图 7-3-4 所示以肾脏为目标，MR 图像与超声图像的配准及融合图，两者很好的吻合为一体。医学图像配准和融合具有很重要的临床应用价值。对使用各种不同或相同的成像手段所获得的医学图像进行配准和融合，不仅可以用于医学诊断，还可用于外科手术计划的制定、放射治疗计划的制定、病理变化的跟踪和治疗效果的评价等各个方面。

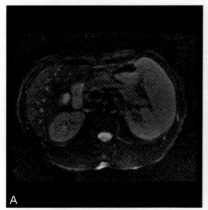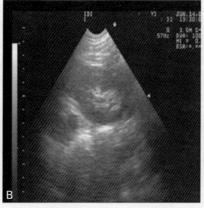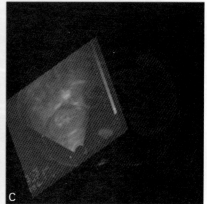

图 7-3-4 肾脏 MR 及超声图像配准融合示例
A. 肾脏 MR 图像；B. 肾脏超声图像；C. 配准融合图像。

五、图像可视化重组技术

随着相关科学技术的发展，一种建立在计算机可视化（volume visualization）技术基础之上的三维医学影像得到广泛应用。计算机可视化技术是从可视化（visualization）技术发展而来的。顾名思义"可视化"，即指原先不能直接反映在人们视觉中的事物或现象成为直观可见的图像，换言之，即把数据变换成易被人类接受和理解的图像形式。迄今为止，医学图像的可视化处理是信息传达的最有效手段之一。

在影像诊断中，观察一组二维断层图像是诊断病情的传统方式。但是，要准确确定病变体的空间位置、大小、几何形状以及与周围组织之间的空间关系，仅凭观察者在头脑中建立印象是十分困难的。而三维显示则可以弥补这一缺点，借助计算机处理技巧，将不同层面的断层平面图像转换成一种可以直观理解的立体形象，尽管这种"三维图像"仍是以二维显示方式表现在一个平面上的，但是由于应用了深度和立体信息，得以产生良好的视觉效果。图像可视化的重要功能有：①提供器官和组织的三维结构信息，使医生对病情作出正确的判断；②进行手术规划和手术过程模拟，提高手术的可靠性和安全性；③根据三维重组所得到的几何描述，用计算机辅助制造系统（CAM）自动加工人体器官（如假肢），也就是 3D 打印技术的实践运用；④可以作为医学研究和教学工作；⑤用于结构分析以及关于各种器官和组织的温度、应力的有限元分析；⑥用于人体血液或体液的动态分析。

当今的医学影像不但可"观看"，还可实现虚拟现实，创造逼真的虚拟环境，让操作者在这个虚拟环境中参与对人体三维影像的操作和改造活动。操作者就像置身于现实世界中一样。该技术可让医生在虚拟手术室对病人的模型实施各种手术方案，模拟手术过程，使之在做真实的手术操作之前就可以进行多次演练，以帮助制定出最佳手术方案和提高手术的安全性。

（一）图像可视化处理的概念

图像可视化处理技术的基本技术方法是基于三维图像重建，在医学上是指将 CT、MR 等设备扫描所获得的原始断层数据经计算机处理，在 X、Y 轴的二维图像基础上，再对 Z 轴进行投影转换，以重建出具有真实感的、直观的三维立体解剖图形，从而提供以传统手段无法获得的结构信息。由于扫描数据 X、Y 轴分辨力通常高于 Z 轴，所以三维重建一般需要在相邻层面插入假想层面，使 Z 轴方向与 X、Y 轴方向等间隔，形成三维立体的体素。插入层面的像素值用插值法计算得出。医学图像可视化是科学计算机可视化中的一个重要领域，也是医学图像处理的难点和热点。由于数据量大、计算复杂，要把三维数据绘制成可交互操作的具有真实感的图像有很大的难度，近年来开展的许多相关研究,取得了不少的成果。

(二) 图像可视化重组处理的常用技术

医学图像三维可视化技术本身则主要包括三维重组绘制预处理技术和重组技术,前者包括改善图像画质、分割标注、匹配融合等,后者则主要包括:①多平面重组(multi-planar reformation, MPR);②曲面重组(curve planar reformation, CPR);③投影技术[包括最大密度投影(maximum intensity projection, MIP),最小密度投影(minimum intensity projection, MinIP)和平均密度投影(average intensity projection, AIP)];④表面遮盖法(surface shaded display, SSD);

⑤仿真内镜重建术[(virtual endoscopy, VE),又称腔内重建术(internal 3D reconstruction)];⑥容积再现技术(volume rendering technique, VRT)。

1. MPR　MPR 是将扫描范围内所有或者部分轴位图像叠加,再对某些标定的重组线所指定的组织进行冠状面、矢状面和其他任意角度斜面图像重组。MPR 完全显示包含在重组平面内的所有像素,可准确显示重组平面内各组织的密度,虽为二维图像,但操作简单;能多方位、多角度地显示复杂解剖结构及病变形态;密度分辨力高,是一种非常实用的技术。如图 7-3-5 所示,在横断面基础上进行矢状面及冠状面重组可以直观地显示主动脉夹层的范围。

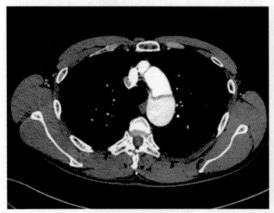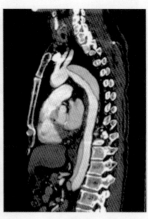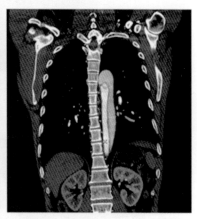

图 7-3-5　多平面重组

MPR 的优点为:①简单快捷的断面显示。由于算法简单,运行速度快,易做到实时显示。由于结果为断面图像,适合显示器官内部结构;②能任意生成新的断层图像,而不用对患者再次扫描;③原图像的密度值被无损保持到最终图像上,这样,在最终图像上能够测量密度或信号值。例如在检查外周血管狭窄时,其他方法在处理过程中容易丢掉低密度的血管边缘,当血管较细时会造成较多伪狭窄,而 MPR 则保持了低密度的血管边缘,以减少假阳性。

MPR 的缺点为:①由于产生的仅为断层图像,显示的结构必须位于同一平面内,实践中需 3D 显示的结构几乎都不在单一平面内,因此一次 MPR 处理不能显示该结构的全部;②在弯曲的结构中,MPR 处理会产生"伪狭窄"现象。

2. CPR　类似于 MPR。CPR 则是一个单体素厚度断层,但它能显示一个连续纵断面,因为此显示平面曲线沿着兴趣结构。在横断面上,根据预览横断面图像观察,在兴趣结构上可以人为地设置若干参考点来创建中心线,通过纵向的断面,在曲面上显示组织

结构。CPR 适用于显示管状内部结构,如血管、气道以及肠腔等,如图 7-3-6 所示。此外,还适用于立即显示管腔的邻近结构或病变,如不用任何数据编辑即能显示附壁血栓、外部或外生性肿瘤等。从 CPR 进一步发展成的中心线重组(medial axis reformation, MAR),在提取血管、气道等的树状中心线后,沿着中心线产生曲面截取容积数据并显示,使之能更准确地反映狭窄等病变或异常。

CPR 除具备 MPR 的优点外,由于能在一幅图像里展开显示弯曲图像的全长,所以能够测量出弯曲物体的真实长度,有助于显示病变的范围。

CPR 的缺点为:①仅产生断层图像,难以表达复杂的空间结构;②高度依赖于曲线的精确度,位置不精确或设置定位点的数目不够,可导致曲线"脱离"兴趣结构,产生"伪狭窄"假象(图 7-3-7);③由于单一曲线不能充分显示偏心结构的病变,因此,操作时应该产生相互垂直的两条曲线以提供更完整的偏心病灶的显示,特别是狭窄。

3. 投影技术　虽然 MPR 或 CPR 可以提供解剖

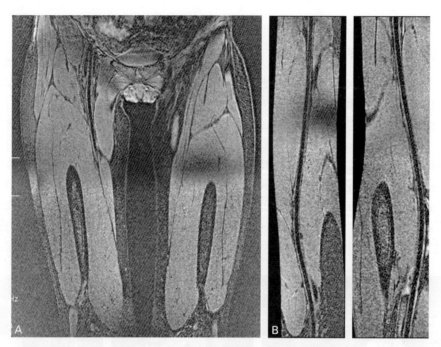

图7-3-6 曲面重组显示股浅动脉全长
A.股浅动脉冠状面图像;B.CPR图像。

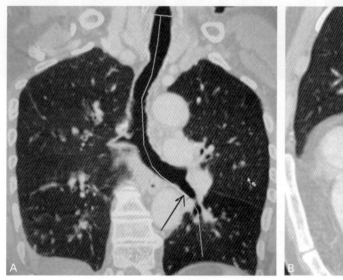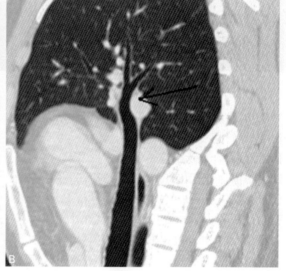

图7-3-7 曲面重建位置与效果
A.定位不精确导致曲线"脱离"兴趣结构;B.产生"伪狭窄"假象。

结构或临床应用的透视截面,如果将 MPR 或 CPR 加厚成两个或更多体素的厚块图像,可能会进一步提高数据的诊断价值。使用厚块成像算法更加复杂,因为应用厚块的"深度"需要推定从观察者的眼睛透过厚块的视线,厚块内的所有体素沿特定路径上相交。如果图像旋转,因入射角度变化视线相交于不同体素组合。因为投射线决定结果图像的表现,这些技术称之为投影技术。

(1)最大密度投影(MIP):三维体素数据,沿预先设定的任意方向进行投影,每条投射线经过的所有体素取其遇到的最大信号强度值,获取投影图像。由于不存在阈值,信息丢失较 SSD 少。所以在 CT 图像中,MIP 能描绘 X 线衰减值的微小变化,反映组织的密度差异,因而图像对比度很高。但 MIP 没有深度关系,可通过围绕一个轴转动,从多视角产生多幅 MIP 图像,从而连续动态显示其深度关系。临床上广

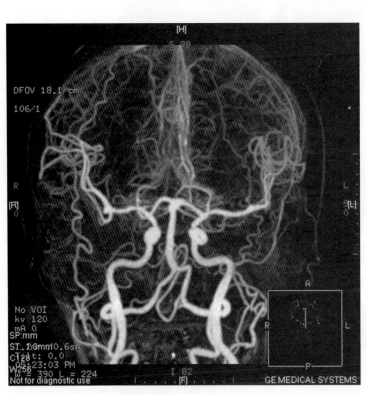

图 7-3-8　脑部血管 MIP

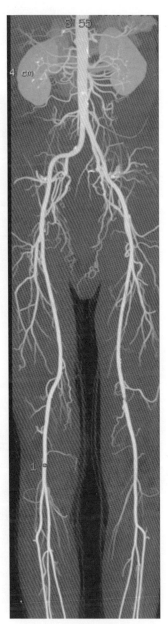

图 7-3-9　下肢血管 MIP

泛应用于具有相对高密度的组织和结构,如显影的血管、骨骼、肺部肿块以及明显强化的软组织占位性病灶等(图 7-3-8、图 7-3-9)。对于密度差异甚小的组织结构以及病灶则显示困难。

　　MIP 的主要优点为:①一幅图像可以概括整体立体空间的灰度信息;②为完全客观的投影,对高密度物体不会遗漏,如钙化灶。

　　MIP 的主要缺点为:①投影线前后物体的影像重叠导致空间关系不明,高密度影(如骨骼、钙化)甚至完全挡住其他组织(血管等);②图像噪声较大。

　　(2) MinIP:MinIP 是在任意的方向上对所选取的三维组织层块中的最小密度进行投影,其原理与 MIP 相似。MinIP 应用于具有相对低密度的组织和结构,主要如气道,可显示 5~6 级的支气管,也适用于肝脏增强后肝内扩张胆管、充气肠道的显示(图 7-3-10)。MinIP 与 MIP 一样均对密度差异大的组织显示较好,缺点为对密度差异小的组织显示差;且原始数据的利用率低;对重叠结构的空间关系的表达不佳。

　　(3) AIP:AIP 采用与 MIP 和 MinIP 不同的计算方法,当 AIP 用于三维组织层块时,采用经过投射线体素的平均值来组成图像(图 7-3-11)。

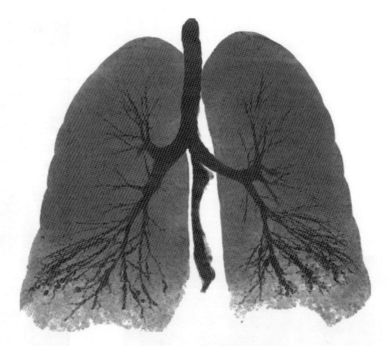

图 7 - 3 - 10 肺部支气管的 MinIP

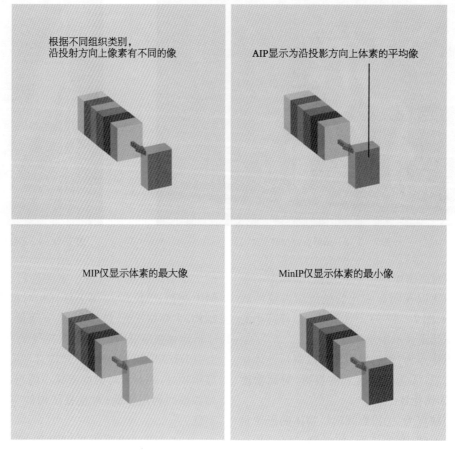

图 7 - 3 - 11 MIP、MinIP 及 AIP 示意图

4. 表面遮盖法(SSD)　SSD是将三维容积数据中蕴含的物体表面加上明暗的阴影进行显示。采用像素阈值的方法对器官组织的表面轮廓进行重建,实质器官的表面和内部结构被视为同等密度重建,重建结果富有立体感、真实感,能很好地显示器官的外表形态,并能在三维空间任意角度观察。广泛应用于骨骼系统及空腔结构,如支气管、血管的显示。在肺部肿瘤应用中,除可整体直观地显示肿块,同时显示:①病灶分叶、毛刺等形态学特征;②胸壁及膈肌累及情况;③与血管和支气管的关系,因此对肿瘤的诊断和鉴别诊断有帮助(图7-3-12)。但SSD对原始数据的利用率低,对组织的分辨力有限,不能清晰显示空腔结构内的情况,并且对所选阈值非常敏感,通过调节阈值等参数可改变病变的形态和大小,因而失真和误差不可避免。

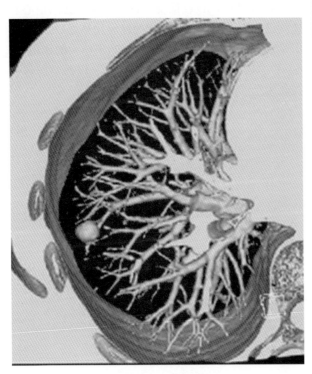

图7-3-12　表面遮盖法

5. 三维容积漫游技术(VRT)　VRT将扫描容积内全部像素总和的投影以不同的灰阶显示,并可对不同组织结构进行伪彩色处理和透明化处理,从而同时显示各种组织。VRT可获得真实的三维显示图像,它将每个层面容积数据中的所有体积元加以利用,假想投影光线以任意的观察方向穿过空间,受到半透明体素的衰减和边界的作用,最终投影在观察平面上得到图像。如图7-3-13通过VRT显示盆腔

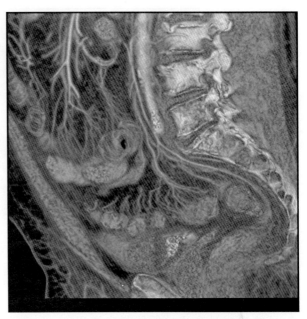

图7-3-13　盆腔血管的容积再现

血管。VRT结合多角度旋转,使VRT图像具有较强烈的立体感。

VRT的优点为:①原始数据的利用率高,并保留了原始数据的空间解剖关系,对解剖结构复杂的部位尤其具有优势;②将三维数据视作半透明,同时显示空间结构和密度信息;③可对图像任意切割,将妨碍观察的部分"切除",以更好地显示病灶。

VRT的最主要缺点为运算量大,显示速度慢,难以进行定量测量。

6. CT仿真内镜(CTVE)　在螺旋CT连续扫描获得的容积数据基础上调整CT阈值及组织透明度,使不需要观察的组织透明度为100%,从而消除其影响;而需要观察的组织透明度为0,从而保留其图像。再调节人工伪彩,即可获得类内镜观察的仿真色彩,并依靠导航方法显示管腔内改变,所以又称腔内重建技术。目前应用较多的脏器为结肠、膀胱、血管管腔、支气管、鼻窦等(图7-3-14)。CTVE对于突向腔内的隆起性病变的检出具有很高的敏感性,且能通过纤维支气管镜不能通过的狭窄处,并可同时显示矢状面、冠状面和横断面等多轴向图像。在部分患者中可代替某些有创检查如血管造影和纤维内镜。

CTVE优于内镜的方面为:①为非侵入性检查,安全、患者无痛苦;②能从不同角度和从狭窄或阻塞远端观察病灶;③能观察到内镜无法到达的管腔;④能帮助引导内镜活检和治疗;⑤可改变透明度和采用4D显示技术,透过管腔观察管外情况。

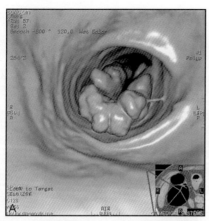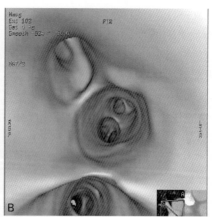

图7-3-14 CT仿真内镜技术
A. 结肠；B. 支气管。

CTVE的缺点为：①对于在管壁浸润生长或向管外生长的病变易遗漏，其CT值的阈值受人为调节影响，可能造成过高或过低估测病变程度；②单凭CTVE难以判断腔道内隆起性病变的性质，如结肠内肿瘤、息肉与残留的粪便；③与纤维内镜检查相比，不能同时进行活检。

医学图像可视化技术发展的最终目的是应用于临床，使诊疗能够更好地开展。可视化技术发展到现在，已不单纯局限于完成一些基本的显示功能。如今，基于CT、MR、核医学等设备影像的高级可视化后处理，对疾病进行形态学和功能学的综合诊断，并充分利用2D和3D影像交互读片来提高诊断信心和速度已经成为未来影像诊断的发展趋势之一。另外，医学图像可视化在临床中发挥着越来越大的作用，医学3D打印、三维适形放射治疗等都是以医学图像可视化为基础的。

（曹厚德　所世腾　沈　纲）

第四章
计算机辅助检测/诊断及人工智能技术

一、概述

疾病的诊断如果从宽泛的意义而言,是在"寻找证据"。今天,由于计算机技术与医学的密切结合,寻找疾病证据的手段已远非仅仅局限于试管、显微镜及听诊器,由各种成像装置获取的数据已经从解剖结构向功能显示发展,从整体、器官、组织、细胞向基因水平延伸。但是,今天影像学中数据的生成远大于其利用,在"数据-信息-经验-知识"这个认知链中,如何从数据、信息中提取知识,并上升为经验,是当前生物医学工程界及医学界人士共同关注的课题。就影像诊断而言,计算机辅助检测/诊断(computer assisted detection/diagnosis,CAD)技术是否能在这方面有所助益,自然成为研究的主攻目标。

近年来,医学影像学从平片/造影的传统技术模式快速地发展成多种模式成像,仅就 CT 而言,常规单纯轴扫 CT 已经被螺旋 CT 完全取代,由单排、双排发展至 256 排或者 320 排,甚至多源超快速静态 CT 已研制成功,即将进入临床应用。但与之不相适应的是,影像学诊断还是凭借以操作者经验为主导的"人工诊断"模式,在计算机技术向各行各业迅猛渗透的今天受到很大制约。因为临床放射学医师读片的过程是一个非常复杂的过程,通过对图片上相应特征进行评估,与已有的先验知识进行对照,并参考手头上的其他诊断数据,综合得出结论。该过程的主观性决定了不同医师对同一幅图像诊断上的差异;而且受检者的增多及对医学影像依赖性的增加,更加重了临床放射科医师的工作量。尤其是"以患者为中心"的个性化、精准化医疗理念的深入,通过辅助诊断为医生提供临床决策支持,弥补有效的个人知识和经验的不足,从而使诊断变得更为精确、科学,就成为 CAD 技术发展的重要前提。

通常意义上,计算机辅助检测/诊断是指将已知的一定数量确诊病例的症状、体征和各种检查数据,按照一定的数学模型,经过计算归纳为一定的数学公式,当有待诊断的新患者就诊时,就可将患者的症状、体征和检查数据代入公式,计算出以概率或数量大小表示的"诊断"结果,从而判定患者属于哪一种征象,甚至何种疾病,提供参考的"诊断"结果或治疗方案的自动测量、分析、诊断的软件系统。最主要的作用在于征象、病变的定量。

影像医学的诊断,是一种复杂的判断过程。影像科诊断医师,首先要发现病例中存在的各种病变征象,然后通过分析获得的征象,结合临床上症状、体征和其他检验、检查结果,进行综合判断。计算机在这个诊断过程中的各个环节中,都可以辅助影像诊断医师,提高判断的准确性。这种辅助诊断作用,不可泛化和片面扩大效果,而是要细化软件的作用,才能充分发挥计算机"辅助诊断"的作用。

二、历史回顾与发展进程

(一) 历史回顾

1954 年,在美国的华人科学家钱家其将计算机应用于放射治疗,主要是用以计算剂量分布和制订治疗计划。1959 年,美国学者 Ledley 等首次将数学模型引入临床医学诊断,并实验性地诊断一组肺癌病例;1966年,他又创新性地提出"计算机辅助诊断"的概念。由此揭开计算机与医学相结合的序幕。但是,在实践中遇到的一系列障碍,导致此项新技术一度陷入低迷状态。究其原因大致可归纳为:①数字化成像技术手段尚较原始。例如X线胶片通过扫描仪(digitalizer)实现模拟图像/数字图像的转换,其精度甚差。换言之,原始图像中本身具有临床意义的灰度信息丢失较多。②相关人士的期望值过高,希望通过CAD实现"计算机自动诊断"(automated diagnosis)。显然这是不适当地夸大了计算机的作用。③CAD技术本身的研究结果并不理想,诸多技术难点尚待攻克。

20世纪80年代,相关的专业人士重新审视对CAD技术的定位。确认计算机辅助诊断是通过计算机对数字医学图像进行处理分析,从而获得对临床诊断决策具有实际参考价值的辅助信息(second opinion)的一种方法。于是CAD这一缩略词逐步引申为计算机辅助检测(computer assisted detection),这样,辅助信息既包括检测到的异常信息,也包括根据某种规则对已有信息综合分析所得到的参考诊断意见。

2001年,北美放射学会(RSNA)学术年会开幕式的大会上安排了主题为CAD的学术报告,无异这是对业界人士发出的一个重要的信号,提示CAD将是影像专业应该关注的热点。2006年的学术会议上,又专门成为影像学的一个分支(与CT、MR同等地位的专题),进行学术讨论。

(二)发展进程

由于CAD逐渐成为研究热点。美国和欧洲等相关公司和大学实验室相继申请了很多与CAD研发技术相关的发明专利。当前的CAD系统的研发主要是面向不同疾病/部位开展的。例如,从乳腺摄影中检查乳腺癌;从胸片中检测肺结节性病灶,以及从胸CT影像中检测肺结节。与这些相关的CAD产品也开始问世,1998年第一个获得美国食品和药物管理局(FDA)认证的CAD产品是检测乳腺肿块和微小钙化点的CAD系统。另一个获得FDA认证的CAD产品是基于胸部X线检查的Rapid Screen RS-2000系统。2008年我国首项自主知识产权的"乳腺计算机辅助检测系统"通过国家认证。

CAD已经成为医学影像和放射诊断领域重要研究课题之一。它不仅可以应用于所有成像形式和身体各部位的各类检查,而且将医学影像诊断产生深远

的影响。由于CAD技术是基于包括数字化X线片、CT、MRI、超声及PET等医学影像设备获取的信息进行图像处理和分析,所以人体任何部位的影像学检查都可以借助CAD而提高诊断的准确性。过去,CAD研究大多局限在乳腺和胸部病变,身体其他部位的CAD则研究较少,而近年来已扩展到结肠、泌尿系统及骨骼系统。

三、计算机辅助检测/诊断的基本技术

CAD基本技术的发展大致可分为下述几个阶段。

(1)已确诊病例的症状、体征、各项流行病学数据及各项检查数据,按照特定的数学模型,经计算机处理归纳为数学公式,进行储存,辅助诊断是通过输入被检者的数据(含图像数据及其他相关资料)由计算机完成代入公式,并从发病概率等要素标示出可疑细节或提示诊断意见。此阶段一度曾用过"计量诊断""数理诊断"等名称。

(2)随着临床医学对CAD需求的提升及相关技术的发展,CAD进入图像处理、分析、检出病灶,鉴别病变性质的阶段,但仅仅基于规则、知识这种借助计算机简单处理数据的CAD技术显然是不够的,因为这种技术方式明显地带有定性和主观的特征,不能定量和客观地提示诊断意见,并且主要是通过一系列领域规则来表示启发式的分类经验。

(3)具有学习功能与能进行大规模并行式分布处理的智能CAD系统,这种方式虽然可以实现知识获取自动化、并行联想和自适应处理。但是还存在着一些无法克服的固有缺点,从而使这类CAD系统不可能具有较高的智能化水平,其主要缺点为:①在很大程度上受训练数据集的限制,因此只能解决一些规模较小的诊断问题;②受限于常识问题的知识获取、知识表示等处理十分繁复、低效,并存在"黑箱"操作情况。

(4)以数据挖掘(data mining)为其核心技术的CAD系统。数据挖掘技术自20世纪末开始研究,它属于人工智能的范畴,主要是可以从数据库中获取相关的正确、新颖、具有潜在应用价值的信息,而这种信息以可理解的模式显示。换言之,从数据库中提取隐含的、事先未知的信息和知识。通常认为数据挖掘是知识发现(knowledge discovery)中的一个环节,其含义是指从数据中发现有用知识的总体过程,因此两者常可交替使用。换言之,前者是后者的核心技术。CAD系统与数据挖掘技术相结合才能充分利用此前

确诊病例和专家经验加上当前病患的信息,使计算机辅助医生快速获取正确的诊断辅助。

(5)CAD与网格(gird)技术、云技术等新的技术相结合,建立超大规模的图像数据库。例如,针对多国家、多中心的海量乳腺X线图像建立相关数据库,可以进行各种流行病学研究;能发现有关理解和诊断乳腺癌的知识,进而开发对乳腺癌自动分类和识别的计算机辅助诊断工具因而能在乳腺疾病的分类中起辅助作用。临床医生在各自医院就能通过网络应用最新的辅助诊断工具。这个乳腺X线图像数据网络提供一种"虚拟机构"的环境,使有关研究人员和临床医生可不受地域限制进行广泛合作。

随着医学影像技术快速发展,各种医学图像数据已成为基础医学、临床医学中应用最为广泛的信息形式之一。医学影像学描述特定个体状态的数据已经从结构到功能;从整体、器官、组织到细胞、基因乃至分子水平。但另一个方面是,虽然应用图像处理技术可以分析和解读从CT、MRI等获取的数据中提取形态、功能方面的信息,并以此来解释相关的生命现象。但是,如何从大量数据中有效地挖掘出规律并形成相关的知识是医学影像学发展面临的一个重要命题。从总体而言,信息的提取总是滞后于数据的产生。相信计算机网络技术、云技术、大数据等一系列新技术的出现及快速发展将为克服"数据-信息-知识-应用"这个因果链中的瓶颈提供崭新的技术手段。

四、计算机辅助检测/诊断的应用进展

(一)传统诊断方法的理论解析

长期以来,影像学医师凭借自身的观察能力,从错综复杂的图像之中提取具有诊断意义的信息。显然医师的观察能力与其本身的知识结构、学术水平及工作经验等密切相关。从信息科学的角度分析,观察能力包括:①选择性编码;②选择性联合;③选择性比较。这三者对信息的加工效率具有重要影响。选择性编码(selective encoding)是指辨别、寻找与特定问题有关/无关的信息,将信息提取出来,协助找寻与疾病诊断相关的条件及进一步提升认知加工的效率。选择性联合(selective combination)是指发现与诊断相关的信息,并进一步在诊断条件与该疾病相关的信息之间建立联系。实际上是将选择性编码中提取的信息与疾病诊断依据的内在认知加工过程。简言之,使信息间相互联系、整合。这种联系常隐藏着对疾病

诊断重要的潜在信息。对于正确诊断是极其重要的。选择性联合进行得越深刻,越能发现更深层次的联系,因此是正确诊断的关键所在。影像学医师将记忆中的相关信息运用到疾病的诊断中,选择性比较(selective comparison)是通过对诊断的编码、联合及相似性比较、类比推理等方式与记忆中的信息进行比较,对知识经验进行组织,这种比较兼有选择性及全面性。比较越透彻对于影像学表现的认识越深刻,对诊断越有利。在观察能力形成的过程中,上述三者相互补充,交叉渗透,形成统一的整体。

从上述解析中不难看出,观察能力在影像学诊断中的重要作用;同时也提示整个诊断过程中影像学医师个人的主观影响有多大。

(二)解读CAD技术

计算机辅助检测是利用先进的计算机软硬件分析和处理数字放射图像,以发现并检出病灶,为诊断医师提供诊断参考意见或治疗方案的自动测量、分析、诊断软件系统,其结果作为"第二意见"供诊断医师参考,辅助放射诊断医师提高病灶检出率,被称为放射科医师的"第二双眼睛",它可以提高诊断准确性并改良诊断的再现性,缩短读片时间,提高工作效率,其与计算机自动诊断是完全不同的概念,其结果最终还需"医师的确认"。

CAD发展至今,方法繁多,计算机参与的程度也不尽相同,有狭义和广义之分,狭义的CAD是指通过影像及其他可能的生理、生化手段,结合计算机的分析计算,辅助发现病灶;广义的CAD是指成像方法结合计算机处理技术,得到包括形态和功能在内的新型定量指标,以期揭示病灶更多的信息,为病灶的检出和分类提供更多有意义的手段,例如近年来发展血流动力学分析、脑fMRI、能谱CT等,更多地依赖成像和计算机处理方法,近年来随着这些新型手段不断涌现,可被CAD利用的有价值的信息也日益增多,引导专业人员从更新的角度认识和诊断疾病。

综上所述,目前医学影像CAD的研究内容主要包括:①在获得高质量数字化图像的基础上,应用计算机图像后处理技术对图像进行去噪和特征增强,并对图像信息进行分割和特征提取,增加医生肉眼观察到的病变,尽可能避免主观因素导致的误诊和漏诊。②通过对目标器官和组织进行概念描述并概括其有关特征,从而获得或验证有关参数的动态范围,以便做出定量、定性诊断或预测、分类疾病,为医生提供辅助诊断意见。③从研究手段角度来看,由于人体成像

部位不同,病变的影像诊断千差万别,成像技术种类繁多,不可能应用单一方法或手段对之进行 CAD 研究,所以,医学影像 CAD 研究通常针对具体技术手段、解剖部位和疾病而展开。④对 CAD 系统诊断效能进行评价,一般采用受试者操作特征曲线(ROC 曲线),着重评价 CAD 系统的有用性、CAD 系统算法改良的效果、不同 CAD 系统间性能的比较。

CAD 系统大致包括输入模块、预处理模块、特征提取模块、学习和分类诊断模块。常用的方法有人工神经网络法、模糊聚类法、线性分类法、阈值法、统计分析法、自主判别法,近年来将模糊技术和神经网络技术结合起来的模糊神经网络技术。这些方法各有长短,每一种方法多同时包含有其他方法的联合使用。以肺 CAD 为例,常用设计方法有特征分析法、时间减影法和双能量减影法。

1. 特征分析法 通过图像后处理提取某种病变的特征,与相应的模式匹配后,输出诊断结果的方法。特征分析法分为选取兴趣区、提取特征、模式匹配和疾病诊断等步骤。兴趣区的选取分手动和自动两种,手动选取兴趣区适用于边界清晰的局限性病灶(如小肿瘤);自动选取兴趣区常用的方法是图像分割,包括像素阈值分析、边缘检测、几何模型和直方图分析等方法。兴趣区选取完毕后,应用傅里叶变换、小波变换和人工神经网络等多种方法对所选取的部分提取特征,最后根据病变特征与相关的疾病表现进行模式匹配与疾病诊断。本方法克服了人工判读、分析影像图像进行诊断时主观因素的干扰,量化诊断指标,是当前最重要的 CAD 设计方法。

2. 时间减影法 将患者发病前后的两幅图像进行相减运算,去除肋骨、纵隔、肺门和膈肌等正常结构,以及长时间未发生变化的慢性病变(如纤维性病灶),保留不同部分,在均匀背景下明显突出异常的病变。本法能够检出隐匿的肺癌并显示病灶的体积变化和判定治疗效果。但由于患者体位、投照时间和投照角度不同,两幅图像还存在一定的差异,因此,在进行时间减影前需通过几何学方法进行校正。试验研究显示该法在肺结节的检出,特别是恶性肿瘤患者肺转移瘤的早期发现及放射治疗的疗效评价等方面是一种有效的工具。

3. 双能量减影法 利用骨与软组织对 X 线光子能量衰减方式的不同,通过单次或 2 次曝光,将得到的不同能量的 2 幅影像进行加权减影,消除骨或软组织影像,从而获得单纯的肺组织像和单纯的肋骨像,而原始图像则包含上述 2 种衰减方式效应的综合信息。其中单次曝光法主要用于 DSA、DDR、CT。由于去除了骨性胸廓的干扰,单纯的肺组织像对正常影像解剖结构如血管、气管、支气管等结构的分辨力明显提高,使肺内病灶暴露更加充分。对位于肋骨或锁骨下结节,大大降低了直径小于肋骨或锁骨横径的孤立结节的漏诊率,提高了 X 射线胸片的诊断敏感性。但其仍存在一定的缺点,如 2 次曝光之间常因呼吸、心跳等运动移位而导致误编码,在减影图像上表现为心缘旁横膈面等处的条状伪影,阅读时需要注意辨别。

(三) 不断发展的 CAD 技术

目前已有的 CAD 产品包括乳腺、心脏、股骨、肺和泌尿 CAD 等。每种 CAD 产品除了具有通用的功能模块,例如患者管理功能模块、报告打印功能模块、可视化模块,具有特征性征象的图像显示和检测流程。

目前,乳腺 CAD 是国际上较成熟的产品,国产的乳腺 CAD 可对乳腺 X 线影像进行自动检测,并标注可疑组织结构,有效提高乳腺癌早期检出率(图 7-4-1)。

肺 CAD 通过对肺的自动分割和病变的自动检测,提供肺结节、弥漫性肺疾病、肺动脉栓塞等多种病变的肺密度、肺容积、病灶容积或局部表现变化的定量参数,对肺癌及其他肺部疾病的早期诊断和功能评估提供参考(图 7-4-2)。实践证明,放射学家应用任何一个 CAD 软件即便在最低剂量下也会明显提高肺结节检出的敏感性,均高于放射学家的主观判断。

新的 CT 灌注及血管自动分析软件,将灌注分析及血管分析从医学科学研究,普及到日常诊断中。由于灌注成像能对中枢神经系统疾患,提供灵敏度更高、特异性更强的早期诊断手段,所以应用日广。主要参数有脑血容量(cerebral blood volume,CBV)、脑血流量(cerebral blood flow,CBF)、平均通过时间(mean transit time,MTT)、时间-密度曲线的定量评估及个性化的色彩渲染功能(图 7-4-3)。

血管自动分析功能,主要是针对头部、颈部、冠状动脉、腹部血管等的狭窄程度、面积最大/最小直径的定量化分析,为诊断及治疗提供定量指标。同时也适用 CTA、MRA 中的血管自动分析(图 7-4-4)。由于适用性广、自动提取率高、速度快等特点。配合独有的多方向多平面重建功能,可以完整地提取各种造影血管进行分析。

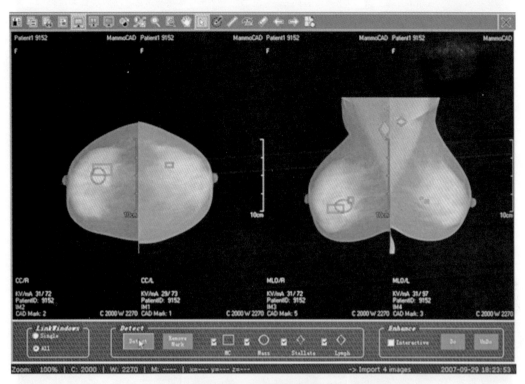

图 7 - 4 - 1　乳腺 CAD

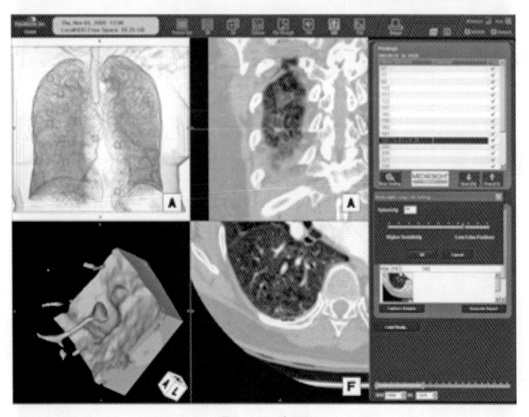

图 7 - 4 - 2　肺 CAD

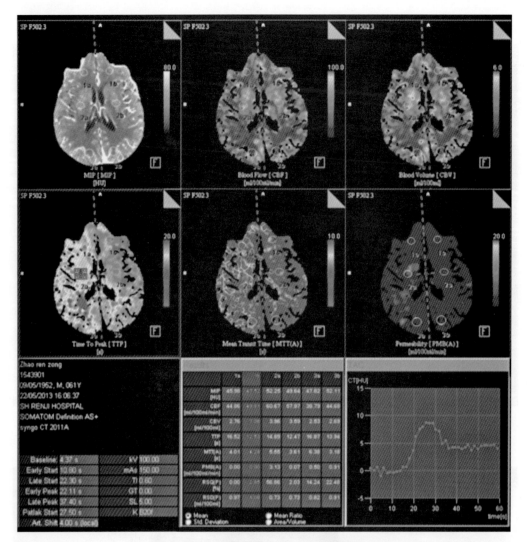

图7-4-3 CT灌注及血管自动分析软件

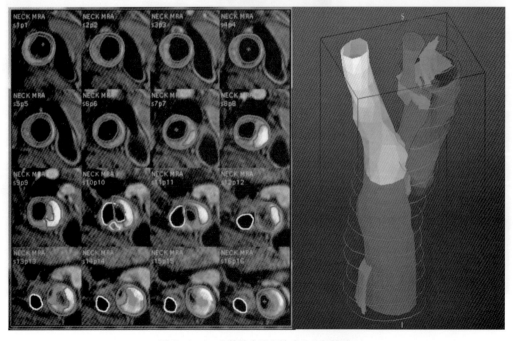

图7-4-4 血管狭窄及斑块成分分析软件

（四）计算机辅助检测/诊断存在的问题

计算机及人工智能技术发展与普及，为 CAD 系统的完善奠定了基础，但国内 CAD 系统在医学影像领域的应用和发展起步晚，应用范围小，仍存在不少问题，主要如下：

（1）目前医学影像虽已普遍采用数字化方式保存，尤其是 PACS 正日益广泛的使用，但是由于成像及数据重建等多种原因，从医学扫描设备上获取的数据仍可能包含大量噪声，而代表解剖结构或功能的分区常是复杂的和不确定的，当处理这些被称为证据的不确定的非精确信息时，很大程度上增加了系统设计的复杂性。

（2）利用特征量识别病灶和假阳性阴影的图像识别技术是非常重要的。选取的病灶特征量越多，假阳性数就会越少。目前尽管 CAD 对病灶阴影的检出敏感度较高，对病灶的筛选有重要意义，但是普遍存在假阳性率过高的缺点，使得系统的可信性下降。

（3）虽然 CAD 方法和软件多种多样，应用的范围也逐渐扩展，但是缺乏客观的、科学的、重复性好的验证系统，所以目前的 CAD 系统在性能上存在较大的差异性。

（4）CAD 研究的样本量仍不够大，对病例的地区差异性因素考虑不足，各特征值权重的设置不够科学，并且多为回顾性分析，缺乏对同一图像数据库的系统比较研究和算法评价。

（5）多数 CAD 研究注重由计算机自动检测并作出诊断，但是图像个体差异较大，影像学专家的诊断标准又无法用数学方法精确表达，而且许多疾病都是依靠临床资料进行综合判断的，导致自动识别病灶困难、诊断准确度下降；而且对所采用的处理和识别算法的速度也缺少有效而深入的研究，图像特征的提取仍占用整个系统的绝大部分时间。

上述问题的解决，需要从事计算机软件、硬件研究专家和医学专家共同努力，开发更先进的数据挖掘方法和快速有效的图像提取方法以及知识发现，使计算机获得更大的运算能力和并行的体系结构，以降低假阳性率提高检测敏感性，扩大应用范围，并加强生物医学工程人员的培养及放射科医师的培训，使医师充分认识 CAD 系统的功能和特征，引入人机交互诊断模式，以便提高医师的诊断水平。

实践证实，CAD 产业不仅是技术问题，其实质是医疗诊断方法和相关技术的深刻融合。影像医学诊断方法是 CAD 的核心所在，而 CAD 技术仅为一载体而已。因此 CAD 产品必须同时面对 CAD 技术和临床诊断方法两方面的挑战。由于 CAD 技术的复杂性和病灶特征的差异性，临床医学与生物医学工程的结合是 CAD 产品成熟的强大推动力。

（曹厚德　所世腾　詹松华）

第五章
影像组学及人工智能影像分析

一、概述

医学影像设备的发展和技术进步为医生提供了更多的影像信息,用于对疾病进行诊断和鉴别。但是对大量图像信息的整合和解读也提高了对医生医学影像知识水平的要求,并且也增加了医生的阅片时间。为此,使用计算机辅助检测/诊断技术对医学影像信息进行进一步的智能化分析挖掘,以辅助医生解读医学影像,成为现代医学影像技术发展的重要需求。

近年来,人工智能成为计算机辅助诊断的研究热点。在过去 10 年时间里,关于人工智能计算机辅助检测/诊断的研究增加了近 10 倍,人工智能在医学图像的分类、检测、分割和配准等任务中均有所体现。相关研究在 X 线、CT、MR 和核医学成像等领域取得了重大突破。

总的来说,人工智能影像分析技术从价值层面有以下几项优势:第一,人工智能可以帮助医生提升工作效率,尤其是影像中微小病变的检出,帮助医生进行初筛,以"人机结合"的模式把医生从超负荷的工作中解放出来;第二,人工智能在临床应用中可大幅提高诊断的精度,医生可能会因为长时间阅片产生疲劳感,影响对病灶的判断,导致漏诊、误诊的风险;第三,人工智能可以辅助临床进行预后分析,从而制订合理化、个性化治疗方案;第四,人工智能技术可以缓解当前医疗资源分布不均衡带来的大量患者涌向医疗资源富集地区的问题,实现各级医院诊断水平的同质化。另外,人工智能辅助阅片相比医生单独阅片更具有一致性,且其标准化的流程可保证诊断结果的客观性与稳定性。

在诸多医学影像和人工智能的结合中,影像组学作为一种新型影像分析手段,在现阶段更是被广泛研究和使用。

二、影像组学的概念

影像组学的概念最早由荷兰学者 Philippe Lambin 在 2012 年提出,从临床 CT、MRI、PET 等影像数据中分析大规模影像学特征,提取高代表性特征并建立模型,旨在为疾病诊断、干预、预后提供精准、无创、可靠的影像学手段。其假说是基于常规和新型医学影像的特征提取和数据分析可以获取有关疾病更多有用的信息,进一步地,影像学特征可以与组织病理学、基因组学、蛋白质组学等特征建立联系。

在传统的放射学实践中,图像仅用作人类视觉解释的图片,而在影像组学中,图像作为数据被进一步挖掘。影像组学的出现主要与两个变化有关。第一个变化是多因素的,涉及图像模态的增加以及图像质量的提高。近年来成像技术的发展出现了新的硬件,例如组合式模态机(PET - CT)和双能 CT(DECT)、成像对比的创新(如动态增强 MRI)以及逐渐引入的标准化成像协议和序列。另一个变化与图像处理和分析有关。CPU 及 GPU 硬件性能的大幅提升以及免费的特征提取软件包的可用性促进了这一改进,这些软件包使得以标准化方式量化特征变得更加容易。

三、影像组学和人工智能分析的流程

影像组学和人工智能分析的主要流程包括图像获取、图像分割、特征提取、特征筛选、模型训练和性能评估 5 个步骤。

（一）图像获取

CT 在肿瘤成像中应用广泛，也是影像组学研究中最常见的模态之一。就影像组学特征的可重复性和鲁棒性而言，CT 影像的研究最多也最为深入。CT 最大优势在于其广泛的应用、快速的采集时间、图像亮度或密度的标准化以及更易达成标准成像协议。MRI 是影像组学研究中另外一种常见的成像方式，其优势在于高软组织对比度（优于 CT）以及以高分辨力功能成像的能力。但是早期研究证实了从 MR 图像中提取的特征与成像序列和参数息息相关，因而使用 MRI 进行影像组学分析必须进行校正。PET 影像组学特征的稳定性也得到了很好的研究，然而，PET 影像组学特征可能容易受重建参数差异以及呼吸运动的影响，这表明需要加大归一化程度。迄今为止，超声可能是影像组学研究中最少用到的成像方法。超声影像组学分析最主要的一个挑战是操作者人员之间的高变异性，从而制约了结果的可靠性。

（二）图像分割

图像分割可以在 2D 或 3D 空间中完成。如果在 2D 中完成，则分割轮廓被称为感兴趣区域（ROI）；如果在 3D 中完成（通过分割覆盖整个肿瘤体积的多个图像切片），它可以被称为感兴趣容积（VOI）。通常以专家的手动分割结果作为标准。然而，需要注意的是，由于专业知识水平和经验的不同，不同专家之间仍可能存在很大的不一致性。此外，手动轮廓绘制非常耗时，因此对于大数据集或在临床环境中实现常规使用是不切实际的。自动或半自动分割方法可以减少人工输入并提高一致性和可重复性。传统应用于医学影像的自动和半自动分割方法（如阈值分割法、边缘检测法、区域生长法、水平集法、模糊集法、活动轮廓模型法、图谱引导法）在实际中分割的精度和速度很难满足要求，近年来使用深度卷积神经网络的分割方法成为研究的热点。

（三）特征提取

特征可以分为两大类：语义特征和数学特征。语义特征是指在放射学词汇中常用的特征或术语（例如大小、形状、位置、坏死的存在等）。这些描述符通常具有实际的诊断和预后价值，所以语义特征有其内在的合理性。通过（半）自动化附属生成语义数据，将获得更高的观察者间一致性和更低的偏倚性。尽管如此，语义特征在影像组学中的应用很少。数学特征产生于计算机视觉领域。一般来说，它们并不是专门为医学领域设计的，因而也就缺少了潜在的生物学基础。因此，任何观察到的相关性都是纯经验的。尽管如此，数学特征仍然提供了生成假设的可能性，并且随后可以在独立的数据集上对假设进行测试（回顾性的或者最好是前瞻性的）。数学特征最大的优点是相对客观性和快速的提取速度。另一个优点是可以通过改变提取参数来获得大量（数百个甚至数千个）特征。与此相关的一个缺点是过拟合，即特征维度过多，模型假设过于复杂，而训练数据过少，导致拟合的函数完美的预测训练集，但对新数据的测试集预测结果差。因而谨慎地减小特征集的大小对于避免这种情况至关重要。

（四）特征筛选

初步提取的图像特征一般是成百上千甚至数以万计的数据。为了选出可重复性好、信息量大、无冗余的特征用于最终模型的建立，一般需要对高通量的特征进行降维处理。可以使用不同的方法来进行降维，如特征可重复性分析、共线性分析、基于算法的特征选择和聚类分析等。其中最广泛使用的降维技术是基于算法的特征选择，有多种不同的算法可以实现，例如最小绝对值收敛和选择算子、基于相关性的特征选择算法、ReliefF 算法和基尼系数等。研究人员应尝试使用这些不同的算法以获得最佳结果。

（五）模型训练和性能评估

依据分析的类型（即有无预测标签）可以将分析方法分为监督学习和无监督学习。聚类是最常用的无监督学习方法，分层聚类是最常用的聚类算法。监督学习常用的方法有感知机、K 最近邻法、决策树、线性回归、支持向量机、随机森林、神经网络和深度学习等。影像组学分析的最终目的是使建立的模型不仅对现有的数据有很好的预测能力，而且对未知的数据也有很好的预测能力，这就要求选择适当的模型使测试误差最小。常用的模型选择方法有正则化和交叉验证。依据分析目的（即标签类型），也可以将监督学习分为分类预测和回归预测。相应的模型性能评价指标一般采用的是分类准确率和损失函数。

影像组学模型建立之后,为了使最终建立的模型可以推广应用,需通过验证的方法评估模型的泛化性能。模型验证可分为内部验证与外部独立队列数据验证,而评估模型潜在临床价值的最佳方法是使用前瞻性收集的独立队列数据进行验证。因此,多影像中心共同建立的具有标准化影像检查与质量控制的共享数据库将发挥巨大作用,可以为组学模型的验证,提供良好的独立队列数据。

四、影像组学的应用

影像组学作为一种新兴的医学影像人工智能分析方法,通过数据挖掘,最大程度的利用图像信息,可以从图像角度无创地提供疾病尤其是肿瘤发生发展、诊断预后、治疗决策等方面的生物标记物,有潜在的临床价值。Aerts 等人于 2014 年回顾分析了 1019 例肺癌和头颈癌患者的 CT 影像,利用影像组学分析方法,非侵入式地分析了影像特征与临床分型、基因表达、患者生存期的关联性,揭示了影像组学的预后价值。Huang 等人研究指出,影像组学特征有可能被用作早期非小细胞肺癌患者无病生存风险分层的生物标志物。影像组学列线图是对传统分期系统和其他临床病理危险因素的有力补充,可作为指导个体化术后护理的一种可行的工具。目前,影像组学被用于多种疾病的良恶性判定、生存期预测、生物分子标志物状态及淋巴结转移风险等,为医生的诊断、治疗决策、预后管理等提供了具有参考价值的预测模型,具有重要的临床价值和应用前景。

(曹厚德 张 莲 詹松华)

·参·考·文·献

[1] 章鲁,顾顺德,陈瑛. 医学图像处理[M]. 上海:上海科学技术出版社,2002.

[2] 曹厚德. 医学影像技术的主要进展及前瞻[J]. 中国医疗器械杂志,2003,27(4):234-237.

[3] 阮秋琦,阮宇智. 数字图像处理[M]. 第3版. 北京:电子工业出版社,2011.

[4] 曹厚德. 解读"数字影像早期肺癌计算机辅助检测"[J]. 现代医学成像,2006,1:36-37.

[5] 曹厚德. 我国自主研发的三项计算机辅助诊断(CAD)软件先后通过国家认证[J]. 中国医疗器械杂志,2008,4:309.

[6] 曹厚德. 我国计算机辅助检测(CAD)技术的进展[J]. 中国医院采购指南,2007:15-17.

[7] 陈旭,庄天戈. 肺部放射影像的定量分析[J]. 中国医疗器械杂志,2002,26(2):115-118.

[8] 徐岩,马大庆. 计算机辅助检测在医学影像领域的应用进展[J]. 中华放射学杂志,2007,41(11):1270-1272.

[9] Sonka M, Hlavac V, Boyle R. Image Processing, Analysis, and Machine Vision [M]. Second Edition. Thomson Asia Pte Ltd, 2002.

第六章
影像医学中的人工智能技术

影像医学是近年来发展迅速的交叉学科。得益于计算机技术、材料科学的发展,影像医学在临床实践中的作用越来越大,从疾病诊断、评价,到治疗、随访,都离不开影像技术。而且,影像技术中的各个分支学科,正在迎来一个更大的发展时期,那就是人工智能(artificial intelligence,AI)技术的加入,在 X 线摄片、CT、MRI 中快速融入和应用于实践,使各项技术在图像获取、分析、诊断评价方面更加快速、便捷、准确。

AI 正在各个影像技术的亚专业领域得到迅猛发展,并影响影像医学的发展方向。患者信息自动获取之后,影像设备自动设置扫描条件,患者平卧检查床之后,设备可以自动移动检查床到合适位置,启动扫描程序。在诸如新冠肺炎患者这样特殊患者的检查中,技师可以隔室不接触患者完成检查全过程,给技师带来极大的便利和安全性。

病灶的自动寻找和病灶特性分析,图像的自动重组显示和立体三维显示,脏器解剖结构详细显示和脏器分叶、病灶分割,都使人工智能技术成为影像医学临床工作的得力助手。当前,许多科学家正在研究某一个特定检查项目的全病种分析和诊断提示的研究,将大大简化放射科医师读片分析的繁琐过程,特别是体检中心这种检查比较单一的应用场景,而且又有多个体检中心的病例集中起来读片书写报告的优势,AI 应用具有特殊的价值。AI 工程师将软件植入检查科室现场的服务器或者工作站,让医院工作人员自主决定是否传输影像资料,在医务人员需要时,执行分析功能,形成 AI 报告,并且打印或者转存、传输,供诊断医师参考。既解决 AI 软件"无形"的问题,又为技师、医师提供有用信息。这些落地措施和融入实际流程做法,大大促进了 AI 快步走向临床第一线。AI 的发展,正在迎来快速发展的黄金时期。

(詹松华)

第一节
人工智能技术的发展历史

人工智能是在计算机科学、经济学、神经科学、控制论、语言学、数学、心理学和哲学等多种学科相互综合、相互渗透的基础上发展起来的一门新兴的具有挑战力的学科,自 1956 年正式问世以来的五十年间已经取得了较大的进展,其应用的广泛性及巨大研究潜力使其成为国家重点发展的内容之一。人工智能技术逐步成为国际公认的当代高科技技术的重要组成部分。

一、人工智能的萌芽

Warren McCulloch 和 Walter Pitts 在 1943 年发表的研究报告被公认为人工智能领域最早的研究成果。Warren McCulloch 的关于中枢神经系统的研究——大脑神经元模型最早为人工智能做出了重要贡献。他和合著者 Walter Pitt 汲取了三种资源，即基础生理学知识和脑神经元的功能、对命题逻辑的形式化分析以及图灵的计算理论，提出了一个人工神经网络模型，其中每一个神经元都被设定处于一个二进制状态，即具有"开"或"关"的特性，以及被足够多的邻近神经元激活时变为"开"状态的开关。神经元的状态被认为"实际等价于引起足够刺激的命题"。他们论证了所提出的神经网络模型事实上与图灵机有共同的特性，证实了任何可计算函数都可以通过相连的神经元网络进行计算，还进一步揭示了简单的网络结构能够学习。例如：他们证明了任何可计算的函数都可以通过某种由神经元连接成的网络进行计算，而且所有逻辑连接符（与、或、非，等）都可以用简单的网络结构实现。Warren McCulloch 和 Walter Pitts 还提出适当的网络能够学习。Donald Hebb 阐述了一种简单的更新规则，用于修改神经元之间的连接强度。他的规则被称为海布学习，到现在仍是一种有影响力的模型。

Marvin Minsky 和 Dean Edmonds 在 1951 年建造了第一台神经元网络计算机。这台被称为 SNARC 的计算机，使用了 3 000 个真空管和 B-24 轰炸机上的备用自动驾驶机构来模拟一个由 40 个神经元构成的网络。Minsky 晚些时候证明了一些有力的定理，从而显示出神经元网络研究的局限性。

还有一些前人早期工作的经验可以被当人工智能，不过 Alan Turing 在 1950 年的论文 *Computing Machinery and Intelligence* 中第一个清晰地描绘出人工智能的完整景象。他提出了图灵测试、遗传算法、机器学习和增量学习等概念。

二、人工智能的诞生

1956 年夏季，John McCarthy 和他的三位朋友 Marvin Minsky、N. Lochester 和 Claude Shannon 共同发起的夏季学术研讨会议邀请了 IBM 公司的 Trendhard More 和 A. Samuel、麻省理工学院的 Oliver Selfridge 和 Ray Solomonff 以及 RAND 公司和卡内基梅隆大学的 Allen Newell、Herbert Simon 等人参加（图 7-6-1）。受邀者主要从事数学、神经生理学、心理学、信息论和计算机科学等领域的研究。在历时 2 个月的研讨会上，他们正式提出了"人工智能"的概念，并确定了人工智能的主要研究领域，由此正式诞生了人工智能这个新的研究领域。此时人工智能的主要研究方向有博弈、翻译、定理的证明等。同年，Allen Newell 和 Herbert Simon 也成功地在定理证明上取得突破，于是开启了通过计算机程序模拟人类思维的道路。

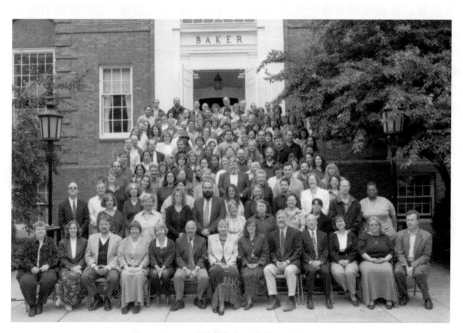

图 7-6-1 达特茅斯会议参会人员的合影

达特茅斯会议并未带来技术上的新突破，但是它把所有主要的人物介绍给了彼此。人工智能领域几乎被这些人以及他们在麻省理工学院、卡内基梅隆大学、斯坦福和 IBM 的学生和同事们接下来主导了近 20 年。可能这次会议带来的最长久的东西是这个领域的新名字：人工智能（artificial intelligence，AI）。

三、人工智能的兴起

这次会议以后，学界初步划分了人工智能研究的 3 个领域，3 大领域的研究者为人工智能的发展做出了贡献。这 3 种主流观点即控制论、图灵测试以及符号推理。人工智能在发展初期可以用热情高涨、设想大胆和成果非常有限来形容。仅在前面几年，计算机才被用来完成常规的数学计算，而此刻人工智能的研究者们却在论证计算机可以做更多的事情。

John McCarthy 定义了最早的高级程序语言之一——LISP，它适用于符号处理、自动推理、硬件描述和超大规模集成电路设计等。特点是使用表结构来表示非数值计算问题，实现技术简单。该语言至今仍在使用。McCarthy 于 1958 年发表了一篇名为 *Programs with Common Sense* 的论文，文中提出了 Advice Taker 的程序，该程序可以用于查找日常生活难题解决方案。他演示了该程序如何根据一些简单的规则制订一个驾车前往机场的行驶计划。他设计的程序无需重新编程就可以接受新的规则，即在不需要重新编程的情况下接收不同专业的新的知识。故 Advice Taker 是第一个融合知识表达和推理的中心法则的完全基于知识的系统。

通用问题求解器（general problem solver，GPS）延续了 Newell 和 Simon 早期的成功。他们开发了一个通用程序来模拟人类解决问题的方法。GPS 可能是第一次尝试把问题的解决方法与数据分开。它基于一种现在称为 means-ends 分析法的技术。他们认为，要解决的问题可以根据不同的状态来定义，然后用 means-ends 分析法来判定一个问题的当前状态和期望状态或目标状态之间的差异，然后通过选择、应用不同的运算符来达到目标状态。如果从当前状态无法直接达到目标状态，可设定一个较为接近目标状态的新的中间状态并重复这样的进程直至达到目标状态为止，而运算符集合则定义了解决方案。它显示出程序决定的子目标以及可能采取的行动的次序，与人类求解同样问题是类似的。因此，GPS 很可能是第一个实现了"像人思考"方法的程序。

尽管如此，GPS 仍然无法解决复杂的问题。由于该程序基于形式逻辑，因此会产生无数个可能的运算符，从而造成效率低下。GPS 在解决实际问题时要花费大量的计算时间并且占用大量计算机内存，致使最终该计划未得实施。

GPS 以及作为认知模型的后续程序的成功引导 Newell 和 Simon 写出了著名的物理符号系统假设，宣称"一个物理符号系统具有必要和足够的方式产生一般智能行为"。他们的意思是任何显示出智能的系统都是通过对由符号组成的数据结构进行处理来发挥功能的。

总的来说，在 20 世纪 60 年代，人工智能的研究者们曾试图通过发明解决广义问题的通用方法来模拟复杂的思考过程，他们采用了通用的搜索机制来寻求问题的解决方案，而这种方法在现在被认为是弱的方法，即运用了问题域中的弱信息，这必然造成开发出的程序性能低下。

但是在这一时期，人工智能领域吸引了许多伟大科学家的参与，他们引入了包括知识表达、学习算法、神经计算和文字计算领域在内的许多新的基础理论。尽管当时由于计算机性能的限制而无法实现这些新思想，但是他们为 20 年之后在实际生活中应用这些思想指明了方向。

四、人工智能的低潮

在人工智能发展的初期，人工智能的研究者们就开始预言未来将会成功，人工智能的研究者们承诺到 20 世纪 80 年代可以创造出与人类智能相当的全能的智能机器，到 2000 年将创造出超越人类的智慧，全能的智能机器，然而到 1970 年，他们意识到这样的宣言太乐观了。尽管有一些人工智能程序在解决个别游戏问题方面实现了某种程度的机器智能，但几乎没有一个人工智能项目能够最终完成更广泛的任务需求或解决更复杂的实际问题。

因为人工智能的研究者们专注于开发解决广义问题的一般方法，所以早期的程序只包含很少甚至没有相关问题域的知识。为了解决问题，程序应用了搜寻策略，尝试每个小步骤的不同组合，直到找到正确的答案。这样的方法对于"游戏"问题很有效，因而被误认为可以经过简单地扩展来解决庞大的问题，而且最终也可以成功，然而这样的想法后来证明是错误的。

大部分早期的 AI 程序求"解"问题的方式是尝试

各步骤的不同组合,直到找到"解"。这种方法在初始的时候是可以实现的,因为微小世界只包含很少的物体并且由此涉及很少的可能行动和很短的"解"序列。在计算复杂性理论发展起来之前,研究者们广泛认为"放大"到大问题仅仅是需要更快的硬件和更大容量的内存的事情。当研究者们在证明涉及超过数十条事实的定理中遭遇失败的时候,他们的乐观主义很快受到打击。即使程序原则上能够找到"解"也不能代表"行程序"实际上已经找到"解"的机制。

早期的机器进化实验建立在一个完全正确的信念上,即通过对一段机器代码程序做出一系列适当的突变,就可以产生针对任何特定的简单任务的性能良好的程序。机器进化的思想就是尝试可能的突变并通过选择过程保留有用的突变。然而尽管花费了上千小时的 CPU 时间,但是几乎没有表现出任何突破性的进展。现代的算法则使用了更好的表示方法,显示了出更好的结果。

人工智能早期研究中的问题求解的方法是一种通用的搜索机制,试图通过串接基本的推理步骤来寻找完全的解。这样的方法被称为弱方法,因为尽管通用,但是它们不能扩展到大规模或者困难问题的场合。弱方法的替代方案是通过制订、使用更强有力的领域相关的知识,扩大更大量的推理步骤并更容易地解决范围狭窄的专门领域里出现的特殊问题。

DENDRAL 程序是这种新兴技术的典型实例。由斯坦福大学开发,用来分析解决根据质谱仪提供的信息推断出分子结构的问题。这项计划得到了美国航天局的资助,因为当时计划发射一艘无人宇宙飞船去火星,并需要设计一个程序以便基于大规模光谱仪提供的大量光谱数据来分析火星表面的土壤结构。Edward Feigenbaum、Bruce Buchanan 和 Joshua Lederberg 组成了解决这一极具挑战性问题的研究团队。解决这一问题的传统方法是利用一种枚举-检测技术,即首先将与大规模光谱图相关的所有可能的分子结构都全部列举出来,再针对每种结构确定或预测这些光谱并与实际光谱测试对比。因为分子结构存在着不计其数可能的结构,这种方法也最终宣告失败。DENDRAL 的意义在于它是第一个成功的知识密集系统:它的专业知识来自大量的专用规则。后来的系统还融合了 McCarthy 的 Advice Taker 方法的主题,即把知识(以规则形式表现)和推理部分清楚地划分开。

Feigenbaum 和斯坦福的其他一些人开始了启发

式程序设计计划(HPP),以调查新的专家系统的方法论可以应用到人类专家知识的其他领域。下一个主要努力的领域是医学诊断。Feigenbaum、Buchanan 和 Edward Shortliffe 研发了 MYCIN 用于检测血液感染。通过制订大约 450 条规则,MYCIN 能够表现得与当时的医学专家水平相近。它还有两项与 DENDRAL 不同的主要差别,首先,不存在一般的理论模型能演绎出 MYCIN 的规则。它们只能从与专家进行的广泛会谈中得到经验,而专家们又是依次从教科书、其他专家以及病例的直接经验中得到这些规则。其次,MYCIN 结合使用了一种被称为确定性因素的不确定性演算,在当时很符合医生如何评估诊断证据的效果的场景。随着人工智能相关项目资助的严重削减,对于专家系统的技术可行性的观点变化甚至使人们开始预测人工智能的"冬季"来临了。

五、人工智能的重生

虽然计算机科学在 20 世纪 70 年代后期基本上放弃了神经元网络领域,但是在其他领域这方面的工作仍在继续。物理学家诸如 John Hopfield 使用统计力学的方法来分析网络的存储和优化特性,把节点集合当作原子集合处理。心理学家包括 David Rumelhart 和 Geoff Hinton 继续进行关于记忆的神经元网络模型研究。真正推动人工智能重生的力量出现在 20 世纪 80 年代,当时有至少 4 个不同的研究小组重新发明了反向传播算法。该算法应用于解决很多计算机科学和心理学中的学习问题,而文集 *Parallel Distributed Processing* 中的结果广泛流传引起了巨大的反响。

这些被称为连接主义的智能系统模型被视为对 Allen Newell 和 Herbert Simo 提出的符号模型以及 John McCarthy 和其他人主张的逻辑方法的主要直接竞争者。在某些层次上人类处理的是符号——事实上,Terrence Deacon 的著作 *The Symbolic Species* 指出这是人类的定义特性,但是大多数激进的连接主义者质疑符号处理在认知类的精细模型中是否真正有解释作用。这个问题还没有答案,目前的观点认为连接主义方法和符号主义方法是互相补充的。

近年来,我们可以看到在人工智能研究的内容和方法论方面发生的革命。现在更普遍的是在已有理论的基础上进行研究,把观点建立在严格的定理或者确定的实验证据的基础上,显示与现实世界的应用的相关性。AI 的建立,部分是出于对类似控制论和统计学等已有理论的局限性推导,但是它现在也开始接受那些领域。在方法论方面,人工智能成为坚实的科学方法。假设必须以严格的经验实验为条件,结果的重要性必须经过严格的分析。通过利用 Internet 和共享测试数据库及代码,现在试验结果是可以被重复的。

神经元网络也符合这个趋势。人们试图划定到底能做什么的范围和了解神经元网络与"传统"技术之间的差别到底有多大。通过改进的方法论和理论框架,对这个领域的理解达到了新的程度,神经元网络可以和统计学、模式识别、机器学习等领域的对应技术相提并论,并且其最有前途的技术可以用在每个应用程序上。

六、人工智能的现状

由于大数据变成了现实,将大数据用于训练,也是解决过拟合的一个重要的途径。一些基于神经网络技术的方法被用来为模糊规则寻找数据。自适应或神经模糊系统可以发现新的模糊规则,或者根据所提供的数据改良并调整现有的规则,换句话说是输入数据—输出规则,或者输入经验—输出一般规律。

也许受到解决人工智能一些子问题的进程的鼓舞,研究者们重新开始研究完整智能体问题。所谓的环境约束运动把目标瞄准了对嵌入真实环境的智能体的工作进行理解,这些智能体能持续得到传感器输入。最重要的智能化人工智能环境之一就是因特网,AI 系统在基于万维网的应用中变得如此普通,以致"-bot"后缀已经进入日常用语。此外,AI 技术成为许多 Internet 工具的基础,诸如搜索引擎、推荐系统,以及网站构建系统。

建造完整的人工智能体的一个成果就是认识到 AI 的目前分离的子领域需要重新组织起来,至少当它们的结果需要联系在一起。一个被普遍接受的事实是感觉系统(视觉、声齐、语音识别等)不能很好地传递关于环境的可靠信息。因此,推理和规划系统必须能处理各种不确定性。人工智能体的第二个主要观点是 AI 与其他涉及人工智能的领域(控制论和经济学)的联系被拉近了。

专家系统、神经系统已经成熟并已经广泛地应用于解决不同的问题。每项技术处理人类知识中不同的不确定性信息,每种技术也已经找到了它们在知识工程中的位置,它们不再竞争,而是实现了互补。将模糊逻辑和神经计算相统一的专家系统提升了基于知识系统的适应性、稳定性、容错性和执行速度。除此之外,利用文字进行计算使系统更"人性化",现在构筑智能系统的通常做法是利用现有的理论,并且应用系统去解决实际问题。

(王　悍　王培军　王　伟)

·参·考·文·献

［1］ Russell S, Norvig P,主编. 姜哲,金奕江,张敏译. 人工智能——一种现代方法［M］. 北京:人民邮电出版社,2010.

［2］ 李德毅,于剑. 中国人工智能学会. 中国科协新一代信息技术系列丛书——人工智能导论［M］. 北京:中国科学技术出版社,2018:73-82.

［3］ 王铁方. 计算机基因学——基于家族基因的网格信任模型［M］. 北京:知识产权出版社,2016:93-94.

［4］ Mcculloch W S, Pitts W. A Logical Calculus of the Ideas Immanent in Nervous Activity［J］. Biol Math Biophys, 1943,5:115-133.

［5］ McCarthy J. Programs with common sense ［C］// Symposium on Mechanization of Thought Processes. National Physical Laboratory, 1958.

［6］ Buchanan, BG, Feigenbaum EA, Lederberg J. Heuristic DENDRAL: A program for generating explanatory hypotheses in organic chemistry ［J］. Machine Intelligence, 1968,1:209-254.

［7］ Mcclelland J L, Kawamoto A H. Parallel Distributed Processing［M］//Parallel distributed processing. The MIT Press, 1986.

第二节
人工智能技术在影像医学中的应用现状

从优化影像工作流程到图像重建处理,从辅助医师诊断到与临床数据结合形成影像组学,人工智能的发展已经进入医学影像的各个方面,甚至在一些领域已经打破了医师和技师的传统工作方式,改变了患者传统的就诊模式。虽然人工智能为医疗行业带来许多便利,但也仍然存在数据标准性、安全性以及一些伦理问题。只有面对这些挑战,建立对应的法律、法规和监管机构,才能让人工智能更好地为建设智慧影像科室、智慧医院而服务。

人工智能凭借强大的算法,在影像识别、分割和分类方面表现突出。与此同时,深度学习也为医学影像拓宽发展的视野,成为解决各种复杂问题最先进的方法,高性能的人工智能也在不断地转化为临床应用。我们相信,人工智能将极大改变医学影像和其他领域的工作方式,并有可能在不久的将来打破对医务工作人员的传统认知。人工智能将提供评估工具,提高诊断准确性,提高成像质量,减少采集时间,同时协助影像教学。因此,医学影像从业人员还需要不断学习跨专业知识,适应行业的改变,与计算机专家合作,共同引领医学影像走向智能化时代。

一、概述

人工智能依托于计算机强大的硬件和大数据算法训练,在一些领域已经超越人类的工作效率。在医学中,人工智能正越来越多地发挥其作用,包括药物发现、患者远程监测、风险管理、可穿戴设备、虚拟助手和医院管理等。而在医学影像领域,AI 也可被用于图像病灶识别,图像质量控制,扫描方式改进以及扫描流程优化等各个方面。

机器学习是人工智能的研究领域之一,也是人工智能的核心。它可分为监督学习和非监督学习。在监督学习中,研发者需给出带注释的数据,来制订算法的规则。在无监督学习中,研发者提供未标记的数据,算法必须对其进行分类。

卷积神经网络(convolutional neural networks, CNN)是近年来最受关注的领域,这是一种使用基于多层神经网络的算法结构,这种技术的强大之处在于它的可扩展性和神经网络架构,能够从数据中提取自身相关特征的能力。此外,Goodfellow 在 2014 年提出了一种无监督学习的生成对抗网络(generative adversarial networks, GAN),它主要由两个部分构成,一个负责得到接近真实数据的生成网络,一个负责检测数据真实性的鉴别网络。生成对抗网络能够实现医学影像的降噪、重建、检测、分类与合成。

医学影像数据资源丰富且容易获得,使得人工智能在影像领域飞速发展。

二、影像辅助诊断

医学影像技术不断发展,影像学检查在临床中也越来越重要,医疗数据中超过 90% 的数据来自于医学影像。目前我国医师数量增长远不及影像数据增长,这对放射科医师的工作能力提出了更高的要求。而放射科医师经验水平不一,缺乏统一的量化的标准,容易造成误诊、漏诊。在计算机飞速发展的时代,人工智能可以为放射科医师提供强有力的辅助,解决影像诊断领域的痛点。

(一)计算机辅助诊断

CAD 系统能够提高检查的准确性和图像解释的一致性,辅助预后评估,并支持治疗决策。其步骤主要包括图像分割、特征提取、特征分析及使用工具进行数据分类。图像分割就是把正常组织和病灶分离开,特征提取通过算法提取纹理、形状和轮廓以及面积和体积估计,在多数情况下,一些特征与诊断的需求无关,多余的数据反而会带来干扰,从而导致结果的不一致性。因此,有必要根据临床的诊断需求对特征进行分析筛选。

利用 CAD 系统诊断乳腺和胸部结节性病变已经得到了广泛应用,在 2016 年,在美国筛查性乳房 X 线检查中,约 92% 的诊断报告使用了 CAD。虽然 CAD 的作用得到了临床的认可,但 CAD 系统通常采用简单的低层图像处理和数学建模方法,难以识别图像中复杂的病灶结构,应用场景相对局限。同时CAD容易出现较高的假阳性率,增加不必要的重复检查。

(二)深度学习辅助诊断

传统的CAD系统开发训练,需要大量人力手动勾画感兴趣区,将特征信息分类,从而训练算法。而深度学习的优势在于,它可以通过自主学习过程提取这些特性,并对特征分析分类,节省了大量的时间和精力。在过去,CAD开发需要数年才能完成,但通过深度学习,在短短几个月就能实现算法的构建。同时,由于深度学习分析处理复杂数据的能力,在变化的环境中(例如诊断医师的经验、数据的完整性不同)也能得到相对稳定的结果,因此可以应用于各种临床条件和参数。基于CNN的CAD系统成为了新的研究热点,神经网络由多层框架共同构成,每一层接收前一层的输出信息,执行一个离散的任务,然后传递给下一层。这种网络框架结构能够处理复杂的特征,并找到它们之间的联系。研究发现,基于CNN的CAD系统在诊断肿瘤的灵敏度上,相较于传统CAD系统更高。

随着人工智能的发展,CAD系统的使用范围得到极大的扩展,几乎可以应用到所有医学影像领域。例如自动检测肺结节、肺炎、气胸和胸腔积液;胸部CT对肺气肿的检测和量化、肺结节恶性肿瘤风险的评估、肺癌局部侵袭概率和心血管风险的评估;心脏MRI自动分析心脏功能等。

最近的研究表明,将影像组学与深度学习提取方法相融合,与单独的两种方法分别相比,对乳腺癌评估有显著的提高。目前,Sasaki等学者研究了一种基于深度学习算法的Transpara系统,该系统提供了交互式决策支持评分和癌症可能性评分,结果表明在数字化乳腺摄影中检测乳腺癌的结果与放射科医师相似。此外,绝大多数基于深度学习的乳腺癌检测结果被放射科医师所接受。Li等人的研究中提出了一种新的深度神经网络,他们将该模型与经典的多分类技术进行了比较。鉴别阿尔茨海默病与正常人时,准确率可达到96.5%,鉴别阿尔茨海默病和轻度认知障碍时,准确率为67%;鉴别轻度认知障碍和正常人时,准确率为62.2%。Sarraf等基于fMRI,利用神经网络深度学习结构来鉴别阿尔茨海默病与健康人,准确率可达96.85%。Krishnan等人通过CNN在超声图像中发现了9种局限性和弥漫性肝病。CNN在不需要人工干预的情况下自动提取特征,进一步提高了特征选择的鲁棒性,总体准确率达到79%。

三、医学影像质控

医学影像是医疗数据中的重要组成部分,其质量好坏直接影响着临床医师的决策。虽然影像学日常工作中,对图像质量、扫描剂量等都建立了相关质控管理办法,但依赖于扫描技师的个人经验,都无法做到全局化精准质控分类、及时反馈、跟踪质量问题、量化质量变化趋势及分析全局医技质量状态等。将人工智能引入医学影像质量控制中,能够自动化地控制扫描范围,检测图像质量,调整扫描辐射剂量。王继元等人研究了一种基于CNN的正位DR胸片质控系统,该系统利用人工智能,实现对图像分割、图像异物识别和判断摆位三个方面的全智能控制,有利于辅助影像技师判断图像是否符合质量控制标准,有利于基层医院技师工作效率的提升和DR图像质量的统一。同时,随着通信网络的飞速发展,5G时代的全面到来,远程医疗已经成为现代医学的领域之一。基层医院将图像上传至人工智能质量控制系统,从体位摆放、成像参数、图像伪影和清晰度等方面进行质量控制,如发现图像质量未达诊断标准,可通过软件系统远程通知技术人员重新或补充检查,并将原因反馈至平台数据库。根据数据库记录,对操作技师进行针对性培训指导,从而提高基层医院技术水平。远程质量控制对于基层医院医学影像的发展有着重大意义,对于在全国范围内建立统一定量的质量控制体系,统一影像标准有着重大意义。

四、影像组学和影像基因组学

(一)影像组学

2012年,Lambin首次提出影像组学的概念,影像组学是从医学影像中提取到大量的数据,并对这些数据进行深层次的分类、挖掘和分析,以发现图像中的关联信息。同时,影像组学能够将临床生物标志、遗传和生化指标与医学影像整合起来,辅助临床医师快速准确做出决策,进一步传递出疾病的严重程度、进展或复发等信息。与传统的CAD不同,影像组学突破了传统的基于解剖形态的医学影像模式,侧重于从更深层次提供有关疾病的信息。

影像组学包括以下几个步骤。①图像采集:主要是CT、MRI、PET等常见设备扫描所得的影像数据;②图像分割:根据研究的需求,对图像中的感兴趣区进行自动或手动勾画、分割；③特征提取：对勾画的感兴趣区进行图像特征的提取和量化；④特征分析：对提取的特征进行分析、分类；⑤模型构建：将影像学特征纳入基于人工智能建立的预测分析模型。

近年来，影像组学已经得到了飞速发展，尤其在肿瘤领域显示出了巨大的临床价值。Song 等人回顾性地研究了 CT 图像中非小细胞肺癌的影像学特征，将其于病理结果和 TNM 临床分期整合，构建预测模型。研究发现该模型能够通过非侵入性的影像，判断非小细胞肺癌侵袭性和预后评估，阐明影像学特征与组织病理、临床 TNM 分期之间的关系，指导临床选择非小细胞肺癌的个性化治疗方案。Zhang 等人研究了基于 MRI 的影像组学在鼻咽癌预后评估的应用，该研究将 T2 加权和增强后 T1 加权成像中提取到的影像学特征与患者临床资料，利用人工智能算法结合起来分析。结果发现，基于多参数 MRI 的影像组学提高了晚期鼻咽癌的预后评估能力，有利于辅助医师做出治疗策略，实现精准医疗。

（二）影像基因组学

随着基因组学的出现，疾病的研究进入了更细微更深层的领域。传统的基因分析需要进行病理活检，通常是有创的。将无侵入性的影像组学与分子层面的基因组学结合起来，构建起新的影像基因组学研究领域。在 Jackson 和 Diehn 的研究中证实了，基因组的不同表达可能会导致肿瘤在影像中形态的差异，最终得到不同的预后结果。他们还发现，某些影像特征可以准确预测肿瘤的病理分类。所以影像基因组学分析可以基于人工智能技术，通过非侵入性影像特征数据和个人临床数据，解码疾病病基因表现。

近年来，影像基因组学在肿瘤和精神疾病等复杂疾病的研究领域不断发展，在脑肿瘤、肺癌、乳腺癌等方面均有所探索。Eran 等人研究了肝脏 CT 影像特征与原发性肝癌基因表达的相关性。该研究结合了 28 种影像学特征，能够重建出 78% 的整体基因表达谱，提供细胞增殖、肝脏综合功能与患者预后情况的相关信息。

随着研究的进一步深入，影像基因组学将在医学领域，尤其是癌症研究工作中发挥更加积极的作用，通过人工智能技术完成基因型特征与影像特征的关联与融合分析，从而更好地实现对疾病的非侵入式诊断、预后预测和疗效评估，是目前生物医学最有前景的研究领域之一，并很有可能改变癌症患者的诊断、治疗和预后。

然而，当前影像组学的发展仍然面临挑战。近年来发表了大量的放射学研究，然而，在报告、分析和执行它们的方式上却缺乏足够的监督。Philippe 等人建议使用影像组学质量评分（RQS）来帮助评估影像组学研究，从而评价影像组学的研究是否符合规范流程。避免过分乐观的主张，影响到临床试验的稳定性和可靠性。尽管影像组学的相关研究信息量庞大且复杂，但它们可以极大地影响结果的准确性，建立严格的评价标准更有利于影像组学的进一步发展。

五、图像融合

多模态医学影像融合（image fusion）是人工智能研究的热点之一。在医学影像中，不同成像设备下的图像，如 CT、MRI、PET 等，呈现出不同特征。不同模态提供了不同的人体组织信息，仅仅只是单一模态的医学影像，很难为临床医生提供足够的病灶细节。在这种情况下，将不同源图像的重要信息集成到一幅复合图像中，通常可以降低精确诊断的难度。图像融合是用特定的算法将两幅或多幅图像综合成一幅新的图像。融合图像能利用两幅或多幅图像在时空上的相关性及信息上的互补性，使得融合后得到的图像对场景有更全面、清晰的描述，从而更有利于人眼的识别和机器的自动探测。图像融合通常分为两类，单模融合是指相同成像方式的图像融合，如 CT 与 CT 图像之间的融合，MR 图像间的融合；多模融合是指不同成像方式之间的图像融合，如 PET 与 CT 之间的图像融合。

深度学习能够处理多种方式的图像融合，它可以从数据中自动提取最有效的特征，克服手动勾画感兴趣区的困难。深度学习模型还可以准确描述输入数据和目标数据之间的复杂关系。深度学习能够为图像融合的研究提供了一些图像的表示方法。提出了一种使用生成对抗网络融合 CT 与 MR 图像的算法，结果发现，相比于常见的离散小波变换算法、基于稀疏表示算法，基于深度学习的图像融合算法所得图像纹理和细节丰富，结构相似性表现良好。

六、工作流程的改进

人工智能也可以用于病人预约检查、指导检查前准备、排序、提前输入人文信息到设备，以及让设备提前做好姿态、成像条件的准备。Curtis 等人提出了一种人工智能模型，该模型可以准确预测 CT、MRI、X

线和超声的等待时间或预约延误,以提高患者的满意度。另外,通过分析等待时间和预约延误时间,可以评估检查的进程,设备的工作效率,实现患者的合理分流。在优化采集速度,减少扫描时间方面,人工智能也发挥着重要作用。特别是在磁共振领域,深度学习算法已经可以通过提高数据采集和重建效率来减少扫描时间,根据患者配合程度对序列动态调整,缩短检查时间,提高设备利用率。

七、展望

(一)影像数据标准化

医学影像数据的质量决定了人工智能预测结果的准确性和可靠性,使用质量不一的数据极有可能得到不理想的结果。但是,由于受到扫描设备、扫描参数、技师水平等因素的影响,通常难以获得标准一致的影像数据。而且,当人工智能模型被应用到其他医院的数据集时,它需要通过迁移学习来保持相似的性能,这也导致临床应用较低的可重复性。人工智能模型训练通常需要大量数据,一些基层医院不具备大数据库,无法实现人工智能的合作研发,仅有少数大型医院才能接触到先进的研发资源。因此,医学影像数据必须尽快建立统一规范的标准,才能得到进一步发展。同时,全国各大医院之间,在实现影像数据标准统一的情况下,可以建立数据共享平台,构建全国范围内的大型影像数据库,让基层医院也能使用人工智能辅助临床工作。

(二)数据安全与伦理问题

使用患者个人信息来训练人工智能模型可能会引发一些伦理问题。首先患者数据的安全性难以保证,在人工智能训练的过程中涉及数据的拷贝或传输到其他存储器。如果管理不当,极有可能被非法窃取。有学者提出了"cryptonet",这是一个基于加密数据训练的深度学习网络,这个网络也可以得到加密的输出结果,而这些结果只有拥有密钥的人才能获得。从而确保整个过程的数据安全。

此外,当人工智能进入到临床,辅助临床医师诊断、治疗,出现漏诊、误诊,错误判断临床治疗方式时,存在责任划分的问题。由人工智能的错误而引发的医疗纠纷,应该由临床医师还是开发商承担最终责任?越来越多尖端算法进入临床,然而,有关的法律还不完善。相关机构亟需建立相应的法制法规和监管机构,及时解决存在的纠纷和问题。

(李真林 刘士远)

·参·考·文·献

[1] Syed AB, Zoga AC. Artificial intelligence in radiology: current technology and future directions [J]. Semin Musculoskelet Radiol, 2018, 22(5):540 - 545.

[2] Kido S, Hirano Y, Mabu S. Deep learning for pulmonary image analysis: classification, detection, and segmentation [J]. Adv Exp Med Biol, 2020, 1213:47 - 58.

[3] Goodfellow IJ, Pouget-Abade J, Mirza M, et al. Generative adversarial networks [J]. Computer Science, 2014, 3:2672 - 2680.

[4] Santos MK, Júnior JRF, Wada DT, et al. Artificial intelligence, machine learning, computer-aided diagnosis, and radiomics: advances in imaging towards to precision medicine [J]. Radiol Bras, 2019, 52(6): 387 - 396.

[5] Doi K. Computer-aided diagnosis in medical imaging: historical review, current status and future potential [J]. Comput Med Imaging Graph, 2007, 31(4 - 5): 198 - 211.

[6] Kooi T, Geert JS, Litjens B, et al. Large scale deep learning for computer aided detection of mammographic lesions [J]. Med Image Anal, 2017, 35:303 - 312.

[7] Sasaki M, Tozaki M, Rodriguez-Ruiz A, et al. Artificial intelligence for breast cancer detection in mammography: experience of use of the ScreenPoint Medical Transpara system in 310 Japanese women [J]. Breast Cancer, 2020, 27(4):642 - 651.

[8] Lehman CD, Yala A, Schusler T, et al. Mammographic breast density assessment using deep learning: clinical implementation [J]. Radiology, 2019, 290 (1):52 - 58.

[9] Li H, Habes M, Yong F. Deep ordinal ranking for multi-category diagnosis of Alzheimer's disease using hippocampal MRI data [J]. Computer Science, 2017.

［10］王继元,李真林,蒲立新,等. 基于人工智能的正位 DR 胸片质控体系研究与应用[J]. 生物医学工程学杂志,2020,37(1):158－168.

［11］李兵,刘州,许泽兵,等. 远程医学影像会诊质量控制[J]. 中国数字医学,2018,13(8):28－29,55.

［12］Lambin P, Rios-velazquez E, Leijenaar R, et al. Radiomics: extracting more information from medical images using advanced feature analysis［J］. Eur J Cancer,2012,48(4):441－446.

［13］Gevaert O, Mitchell AL, Achrol SA, et al. Glioblastoma multiforme: exploratory radiogenomic analysis by using quantitative image features［J］. Radiology, 2015,276(1):313.

［14］Song J, Liu Z, Zhong W, et al. Non-small cell lung cancer: quantitative phenotypic analysis of CT images as a potential marker of prognosis[J]. Sci Rep, 2016, 6:38282.

［15］Zhang B, Tian J, Dong D, et al. Radiomics features of multiparametric MRI as novel prognostic factors in advanced nasopharyngeal carcinoma［J］. Clin Cancer Res, 2017,23(15):4259－4269.

［16］Jackson A, O'Connor JBB, Parker GJM, et al. Imaging tumor vascular heterogeneity and angiogenesis using dynamic contrast-enhanced magnetic resonance imaging[J]. Clin Cancer Res,2007,13(12):3449－3459.

［17］Diehn M, Nardini C, Wang DS, et al. Identification of noninvasive imaging surrogates for brain tumor gene-expression modules［J］. Proc Natl Acad Sci U S A, 2008,105(13):5213－5218.

［18］Aerts HJ, Velazquez ER, Leijenaar RTH, et al. Decoding tumour phenotype by noninvasive imaging using a quantitative radiomics approach［J］. Nat

Commun, 2014,5:4006.

［19］Segal E, Sirlin CB, Ooi C, et al. Decoding global gene expression programs in liver cancer by noninvasive imaging［J］. Nat Biotechnol, 2007,25(6):675－680.

［20］Lambin P, Leienaar RTH, Deist TM, et al. Radiomics: the bridge between medical imaging and personalized medicine［J］. Nat Rev Clin Oncol, 2017, 14(12):749－762.

［21］Goshtasby AA, Nikolov S. Image fusion: Advances in the state of the art［J］. 2007,8(2):114－118.

［22］李伟,朱学峰. 医学图像融合技术及其应用[J]. 中国医学影像技术,2005,7:1126－1129.

［23］Liu Y, Chen X, Wang Z, et al. Deep learning for pixel-level image fusion: Recent advances and future prospects［J］. Information Fusion, 2018,42:158－173.

［24］高媛,吴帆,秦品乐,等. 生成对抗残差网络的医学图像融合算法[J]. 计算机应用,2019,39(12):3528－3534.

［25］Curtis C, Liu C, Bollerman T, et al. Machine learning for predicting patient wait times and appointment delays［J］. J Am Coll Radiol, 2018,15(9):1310－1316.

［26］Muelly M, Vasanawala S. MRI schedule optimization through discrete event simulation and neural networks as a means of increasing scanner productivity. in Radiological Society of North America Annual Meeting 2016［R］. 2016.

［27］Ghafoor A, Muftic S, Schmölzer G. CryptoNET: Design and implementation of the Secure Email System. in International Workshop on Security & Communication Networks［R］. 2009.

第三节
人工智能技术在神经系统中的应用

人工智能在神经系统的使用,目前发展并不均衡,部分领域已有可以商业化运作的软件获批,部分领域尚处于起步阶段。主要涉及神经退行性疾病(如阿尔茨海默病、帕金森病)的早期诊断、癫痫的病因学诊断、脑血管性病变(如脑出血、脑梗死)的诊断与严重程度评估、脑肿瘤诊断及预后判断、脑外伤的早期

诊断等。

一、神经退行性疾病

阿尔茨海默病是一种典型的神经退行性疾病,主要表现为痴呆、语言能力的缺失、自我照顾能力的丧

失等。目前为止,病因不明,但疾病的进展是不可逆的,而且目前无有效治疗方法可以阻止阿尔兹海默病在脑内产生的病理变化。轻度认知障碍是介于阿尔茨海默病与健康人年龄相关认知减退之间的过渡状态,确认轻度认知障碍中具有高风险转化为阿尔茨海默病的人群,早期予以干预,可以延缓其进展为阿尔茨海默病。因此早期准确地筛查出轻度认知障碍人群是干预阿尔茨海默病的研究热点。随着人工智能技术的不断发展,其已经被应用于阿尔茨海默病的早期诊断及预测治疗疗效。

在阿尔茨海默病的研究中,采用人工智能方法进行分析的数据有认知量表、影像学数据以及血液样本数据、脑电图数据等。采用的分类方法有分为两分类

法和三分类法,两分类法主要任务是区分痴呆和非痴呆状态,三分类法的主要任务是区分健康状态、认知受损状态和痴呆状态。采用不同分类方法,获得诊断准确率不同,二分类法的准确率明显高于三分类法,不过三分类法的结果更有助于临床早期干预阿尔茨海默病。采用认知量表的人工智能方法分类中,量表在临床实践中易获得,但如果受试者病情严重,无法完整完成量表的采集,将影响分类的准确性。影像学数据中进行人工智能方法分析的主要数据源为 MRI(包括 fMRI、DTI 等数据)(图 7-6-2)和 PET。常采用的方法包括动态贝叶斯网络、支持向量机模型、人工神经网络、卷积神经网络等。区分 MCI 与健康人的准确率为 71.9%～92.11%。也有研究采用纵向

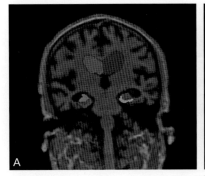
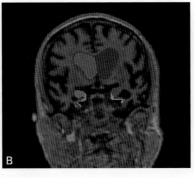
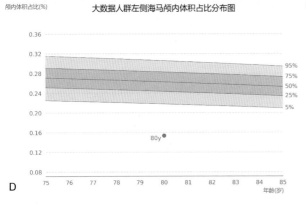

结构名称	体积(cm³)	颅内体积占比		参考范围
左海马体	2.33	0.15%	↓	0.22%-0.31%
右海马体	2.73	0.18%	↓	0.21%-0.31%
左海马旁回	1.71	0.11%		0.11%-0.17%
右海马旁回	1.93	0.13%		0.10%-0.15%
左侧杏仁核	0.90	0.06%	↓	0.09%-0.13%
右侧杏仁核	1.28	0.08%		0.10%-0.14%
左内嗅皮质	1.33	0.09%	↓	0.12%-0.20%
右内嗅皮质	1.44	0.09%	↓	0.11%-0.18%
左侧侧脑室	55.17	3.63%	↑	0.76%-2.57%
右侧侧脑室	42.36	2.78%	↑	0.72%-2.43%

左右海马、左右海马旁回、左右杏仁核、左右内嗅皮质、左右侧脑室的体积以及颅内体积占比
↓表示低于参考范围,↑表示高于参考范围

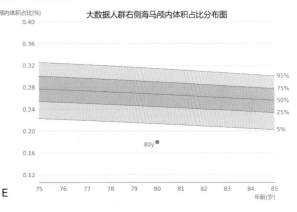
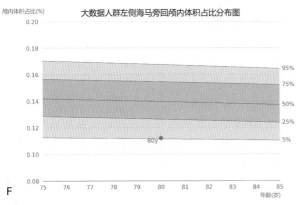
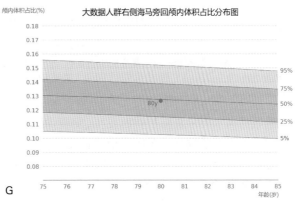

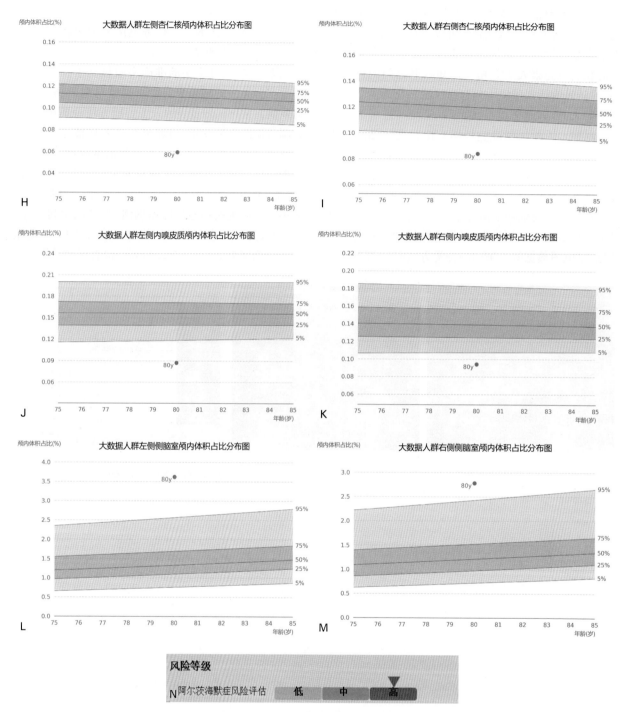

图7-6-2 AI辅助诊断阿尔茨海默病

A、B. 显示 AI 勾勒两侧海马体、海马旁回、杏仁核、内嗅皮质、侧脑室体积;C. 显示所勾勒结构的体积及正常参考值;D~M. 显示受试者两侧海马体、海马旁回、杏仁核、内嗅皮质相对于大数据人群上述结构的比较结果;N. 根据上述结构体积变化情况提示受试者患阿尔兹海默症的风险等级。

追踪的数据揭示阿尔茨海默病的发生、发展,提示不同时间段的影像学数据比单次影像学数据的诊断准确性更高。目前结合 MRI、FDG‐PET 以及纵向追踪的影像数据,诊断这种转归的准确率≤80%。经典的机器学习算法仍然是研究中采用的主流数据处理方法,深度学习算法尽管在其他计算机领域被广泛应用,但其仅被用于多模态影像数据诊断早期阿尔兹海默病以及判断疾病的转归。

随着现代社会人口老龄化的加重,同阿尔茨海默病一样,帕金森病发病率也逐渐增高,其以静止性震颤、僵硬、运动迟缓和姿势不稳为主要特征。由于脑内黑质多巴胺体神经元的缺失达到一定的程度,才会出现上述典型症状,而且早期缺乏特异的影像学表现和临床症状,因此疾病的早期诊断十分困难,而疾病发展到晚期再进行干预,错过最佳的治疗时机,治疗效果不佳。

目前人工智能越来越成熟,各种统计学模型和机器学习算法被用于定量分析影像数据,协助帕金森病的诊断和鉴别诊断,并进一步区分帕金森病的不同亚型。采用的影像学数据有结构 MRI、DTI、fMRI 及 SWI 等。在区分帕金森病与正常对照组的研究中,诊断准确率、敏感性和特异性可以达到 93%、93% 和 92%。不过在临床中,最紧急的和最难的问题不在于区分帕金森病与健康对照者,而是帕金森病与其他表现类似于帕金森病的疾病进行鉴别,如进行性核上麻痹、多系统性萎缩。不同的 MR 数据特征被用于训练分类模型,结构 MRI 数据是最常用的数据类型之一,DTI 和 SWI 也被用于帕金森病的鉴别诊断。有研究将全脑结构相、DTI 数据用于鉴别静止性震颤为主的原发性震颤和震颤为主型的帕金森病,通过分析灰质体积、白质体积、各向异性分数及平均弥散系数,支持向量机模型方法显示出比较好的诊断效能,采用上述 4 个指标,支持向量机模型方法区别两种疾病的准确性可以达到 100%。

因为帕金森病患者的临床表现多种多样,这些临床表现间存在交叉,一些学者认为帕金森病应分为不同的亚型,目前比较接受的是分为:震颤为主型、姿势障碍和步态异常为主型和强直少动型。中国学者 2016 年的一篇研究采用支持向量机模型,分析多模态 MRI 数据从而对帕金森病进行分型,结果显示其在区分姿势障碍和步态异常为主型和非姿势障碍和步态异常为主型帕金森病的诊断准确率为 92.31%。不过人工智能在帕金森病的临床分型中的应用还处在初步研究阶段,尚需要后期多中心数据、多种影像序列的整合进一步予以验证和发展。

二、癫痫

人工智能在癫痫中的应用,包括监控癫痫发作、分析影像学和临床数据确定致痫灶、明确颞叶癫痫的偏侧性、预测药物或手术治疗的疗效。目前应用于其中的人工智能方法有监督学习、随机森林算法、K 最近邻分类算法、支持矢量机分类法、多层人工神经网络、深度学习等。以上算法的选择目前没有统一的标准,主要取决于病例的数量、分类算法使用的便捷程度以及结果的可解读性等。

监控癫痫发作多采用实时脑电图、手足运动录像、四肢肌纤维运动的数据等,有研究显示通过实时监测皮肤电活动或者表面肌电图,在 30 s 内可以监测到癫痫发作,而且敏感性可以达到 90.9%~94.6%,假阳性率仅为 0.20~0.90,可以为临床可靠的提供便携式监控设备。

在发现致痫灶方面,人工智能的应用在于一方面确定致痫灶的位置,首先确定是颞叶内病变还是颞叶外病变,以及颞叶内病变的偏侧性,另一方面在于确定致痫灶的边界,为手术干预提供影像支持。采用的数据包括影像数据如结构相 T1WI、fMRI、DTI、DKI、脑磁图和 PET-CT,非影像学数据包括脑电图、肌电图等。

三、脑血管性疾病

人工智能在脑血管性疾病中的应用在于两方面,首先是自动或准确的诊断,自动病灶确认或分割是精准治疗中一个最重要的因素,因为手工分割病变费时而且不同阅片者间缺乏一致性,通过人工智能的应用,可以便捷、准确地完成这一任务。其次是预测卒中患者以及治疗方案的预后,人工智能能够帮助筛选出接受急性治疗如溶栓术可能产生高风险的人群,并且可以预测 TIA 或小卒中后 1 年内卒中再发的风险,同时在觉醒型卒中中,人工智能还可以预测卒中发生时间,是比 DWI-FLAIR 更好的判断梗死时间的方法。因此,人工智能可以引导临床医生制订更好的治疗方案。在脑出血量化评估方面,AI 也发挥其不可替代的作用,以一定 CT 值作为阈值,勾画出不规则脑出血的容积,从而定量测量脑出血的容积,是目前 AI 在脑血管性疾病应用中的重要领域(图 7-6-3)。

脑白质高信号多见于老年人群,表现为 T2WI 或 FLAIR 上脑室周围、皮质下脑白质的高信号,通常被认为是脑小血管病(cerebral small vessel disease, CSVD)的典型影像学表现,尽管其病理生理机制尚未达成共识,但脑白质高信号区域的体积与整体认知功能障碍成正比,在多项临床研究中获得证实。由于脑白质高信号多弥漫分布,手工勾画异常信号区域十分困难,通过 AI 自动标记异常高信号区域,可以为临床提供有效的定量分析、跟踪技术(图 7-6-4)。

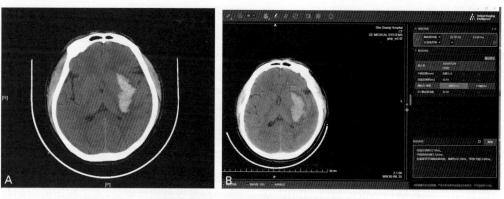

图7-6-3 AI辅助定量测量脑出血容积
A. 显示左侧基底节区出血原始CT图像；B. 显示AI自动勾勒左侧基底节区出血范围。

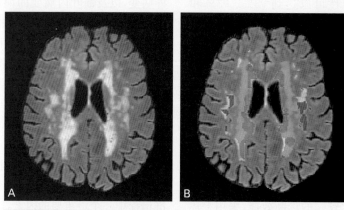

白质高信号评估		
分类	体积(cm³)	体积占比
侧脑室缘白质高信号	17.67	20.47%
侧脑室旁白质高信号	35.55	44.03%
深部白质高信号	3.87	5.22%
近皮层白质高信号	7.17	0.64%

图7-6-4 AI辅助判定脑小血管病导致白质高信号的容积
A. FLAIR序列显示白质多发异常高信号；B. AI根据解剖位置自动勾画白质高
信号区域；C. AI显示不同区域白质高信号的容积及其占全脑容积的百分比。

四、脑肿瘤

如同人工智能在其他部位肿瘤中的应用，在中枢神经系统，人工智能在脑肿瘤的检测及鉴别诊断、显示肿瘤边界、分子类型判断以及肿瘤的疗效监测方面发挥了很好的作用。涉及的脑肿瘤类型包括胶质瘤、室管膜瘤、脑膜瘤、垂体瘤、颅咽管瘤、脊索瘤、髓母细胞瘤以及转移瘤等。人工智能在胶质瘤中的应用是最为广泛的，因此以胶质瘤为例探讨人工智能在其中的具体应用。

人工智能采用影像学数据预测胶质瘤的分级，在未来的临床工作中将发挥非常大的作用。鉴别低级别胶质瘤和高级别胶质瘤对于制订治疗计划和预后非常重要。整体来说，一些研究认为基于影像学特征预测分级在人工智能算法中有非常广阔的前景，相比较于人工阅片分级，机器学习算法能够采用大量的影像学特征提升分级的准确性。但是否自动分级能够改变临床治疗策略仍需要进一步的研究予以阐释。目前，由于前期的研究中对于肿瘤分级没有统一的标准，很难比较哪种算法更准确。胶质瘤的影像组学研究致力于术前无创性预测基因类型，主要涉及的基因包括异柠檬酸盐脱氢酶（isocitrate dehydrogenase IDH）突变、O(6)-甲基鸟嘌呤 DNA 甲基转移酶启动子甲基化[O(6)-methylguanine-DNA methyltransferase (MGMT) promoter methylation]以及 1p/19q 染色体联合缺失（co-deletion of chromosome arms 1p/19q），因为上述基因的异常往往与患者的预后、对药物的治疗反应相关。人工智能在预测基因类型中比影像科医生进行预判具有更高的准确性，能发现更多的细微征象。Wu 等的研究报道在低级别胶质瘤，基于机械学习算法预测 IDH 基因突变的受试者工作特征曲线（receiver operating characteristic curve，ROC）曲线下面积为 0.95。人工智能应用影像学数据预测肿瘤的基因特征是可行的，其优势在于能够发现对于人眼来说太繁多、太细微的影像学特征。大多数研究报道，人工智能能够获得 80%～90% 的准确性，其主要应用于预测基因突变。机器学习算法也被用于从基因数据库提取信息以鉴别胶质母细胞瘤的病理类型，从而预测其预后以及治疗反应。

人工智能还被用于制订胶质瘤的手术计划，为了区分肿瘤区、水肿区以及正常脑区，多种人工智能算法如支持向量机模型、随机森林、卷积神经网络等被用于肿瘤的分割，目前性能最好的是卷积神经网络算法，大大节省了手工分割所花费的时间。在胶质瘤手术中规划切除范围、放射治疗中制订放疗计划、治疗后区别假性进展和复发、预测预后等方面，人工智能都在发挥着自身的效能，为更好地治疗胶质瘤提供帮助。

五、脑外伤

人工智能在颅脑外伤中的应用一方面是区分轻度创伤性脑损伤和正常对照组、颅脑损伤后综合征、创伤后压力综合征，主要采用的影像学成像方法包括 CT、DTI 和 fMRI，不过其更多的应用是评估脑外伤的严重程度。一篇关于儿童创伤性脑损伤的机器学习模型研究显示，机器学习可以预测中重度创伤性脑损伤的预后。研究显示，相比较于逻辑回归分析，机器学习获得的模型将预测敏感性从 82.1% 提升到 94.9%，阳性预测值从 72.7% 提升到 90.2%。不过，人工智能对于脑外伤的影响仍然需要通过前瞻性研究和随机对照研究进行验证，建立通用的标准、获得临床和经济学的高质量证据是人工智能广泛应用于实践的前提。

六、人工智能面临的挑战

人工智能的基于标准数据反复训练获得模型后，将该模型应用于临床数据，从而获得影像诊断，但在实际临床工作中各种数据的不均质性是其所面临的一大挑战之一。临床实际数据往往来自不同设备、不同厂家、不同扫描参数，这对疾病诊断的准确性有一定的影响，通过多数据库、不同参数影像数据的训练，可能可以提升所获得模型的普适性，从而提升真实世界的准确性。

人工智能所面临的另一个难题是少见、罕见疾病的诊断，由于人工智能建立模型时，需要大量已知数据进行训练，但对于少见、罕见疾病，如何获得足够的数据库进行训练，是目前面临的难题，对现有大型数据库进行整合训练，也许是解决方案之一。

（谭文莉　李　克）

·参·考·文·献

［1］ Bratić B, Kurbalija V, Ivanović M, et al. Machine learning for predicting cognitive diseases: methods, data sources and risk factors [J]. J Med Syst, 2018, 42(12):243.

［2］ Meszlényi RJ, Buza K, Vidnyánszky Z. Resting state fMRI functional connectivity-based classification using a convolutional neural network architecture [J]. Front Neuroinform, 2017, 11:61.

［3］ Huang M, Yang W, Feng Q, et al. Alzheimer's disease neuroimaging initiative. Longitudinal measurement and hierarchical classification framework for the prediction of Alzheimer's disease [J]. Sci Rep, 2017, 7:39880.

［4］ Liu X, Chen K, Wu T, et al. Use of multimodality imaging and artificial intelligence for diagnosis and prognosis of early stages of Alzheimer's disease [J]. Transl Res, 2018, 194:56-67.

［5］ Amoroso N, La Rocca M, Monaco A, et al. Complex networks reveal early MRI markers of Parkinson's disease [J]. Med Image Anal, 2018, 48:12-24.

［6］ Cherubini A, Nisticó R, Novellino F, et al. Magnetic

resonance support vector machine discriminates essential tremor with rest tremor from tremor-dominant Parkinson disease [J]. Mov Disord, 2014, 29(9):1216-1219.

[7] Post B, Merkus MP, de Haan RJ, et al. CARPA Study Group. Prognostic factors for the progression of Parkinson's disease: a systematic review [J]. Mov Disord, 2007, 22(13):1839-1988.

[8] Gu Q, Zhang H, Xuan M, et al. Automatic classification on multi-modal MRI data for diagnosis of the postural instability and gait difficulty subtype of Parkinson's disease [J]. J Parkinsons Dis, 2016, 6 (3):545-556.

[9] Onorati F, Regalia G, Caborni C, et al. Multicenter clinical assessment of improved wearable multimodal convulsive seizure detectors [J]. Epilepsia, 2017, 58 (11):1870-1879.

[10] Milosevic M, Van de Vel A, Bonroy B, et al. Automated detection of tonic-clonic seizures using 3-D accelerometry and surface electromyography in pediatric patients [J]. IEEE J Biomed Health Inform, 2016, 20(5):1333-1341.

[11] Bentley P, Ganesalingam J, Carlton Jones AL, et al. Prediction of stroke thrombolysis outcome using CT brain machine learning [J]. Neuroimage Clin, 2014, 4:635-640.

[12] Chan KL, Leng X, Zhang W, et al. Early Identification of High-Risk TIA or Minor Stroke Using Artificial Neural Network [J]. Front Neurol, 2019, 10:171.

[13] Thomalla G, Fiebach JB, Østergaard L, et al. A multicenter, randomized, double-blind, placebo-controlled trial to test efficacy and safety of magnetic resonance imaging-based thrombolysis in wake-up stroke (WAKE-UP) [J]. Int J Stroke, 2014, 9(6): 829-836.

[14] Chen H, Huang L, Yang D, et al. Nodal global efficiency in front-parietal lobe mediated periventricular white matter hyperintensity (PWMH)-related cognitive impairment [J]. Front Aging Neurosci, 2019, 11:347.

[15] Sotoudeh H, Shafaat O, Bernstock JD, et al. Artificial intelligence in the management of glioma: era of personalized medicine [J]. Front Oncol, 2019, 9:768.

[16] Wu S, Meng J, Yu Q, et al. Radiomics-based machine learning methods for isocitrate dehydrogenase genotype prediction of diffuse gliomas [J]. J Cancer Res Clin Oncol, 2019, 145:543-550.

[17] Pereira S, Pinto A, Alves V, et al. Brain tumor segmentation using convolutional neural networks in MRI images [J]. IEEE Trans Med Imaging, 2016, 35 (5):1240-1251.

[18] Chong SL, Liu N, Barbier S, et al. Predictive modeling in pediatric traumatic brain injury using machine learning [J]. BMC Med Res Methodol, 2015, 15:22.

[19] Liu NT, Salinas J. Machine learning for predicting outcomes in trauma [J]. Shock, 2017, 48(5):504-510.

第四节
人工智能技术在胸部疾病中的应用

从 1956 年佛镇的达特茅斯会议上被正式提出至今，人工智能（artificial intelligence，AI）得到了迅速的发展。广义上，它是一种人工实体，可以模拟人类智力去解决问题，同时又能学习新问题的解决方案。它包括了一系列的分支技术，如浅层学习、深度学习、人工神经网络等。近十年来，得益于执行复杂影像智能分析的计算机系统发展，AI 技术正逐步适用于胸部影像诊断。

一、AI 在肺部结节的应用

肺癌目前仍是全世界发病率和病死率最高的癌症，也是我国人群中最常见的恶性肿瘤。早发现、早干预是改善预后的最主要手段。早期肺癌在 CT 影像上多表现为肺结节，后者是指直径≤3 cm 的圆形、类圆形或不规则形病灶。根据其密度的高低分为实性结节和亚实性结节，两者根据其密度的均一性分为纯磨玻璃密度结节与混杂磨玻璃密度结节。其中混杂磨玻璃密度结节的恶性概率最高，而实性恶性结节预后相对较差。CT检查可以发现毫米级的肺结节，它是发现早期肺癌的重要手段之一。但随着病例数的增加及薄层影像的普及使影像科的数据量激增，工作负担加重。疲劳可能导致诊断医师对病灶信息观察不全，从而降低诊断质量。同时医生的诊断还可能受到其他不可控因素的影响，如周围环境的干扰，不适的身体状况以及专业经验的限制。而AI的辅助诊断能帮助医生在更短的时间内作出更准确的判断。

AI辅助诊断首先最重要的一步是肺部结节的提取工作，即将可疑的肺结节与周围正常组织的分离。由于结节的位置、密度、大小等参数的不确定性，提取肺结节可能受到诸多因素的干扰，例如结节周围的血管断面，其密度、形态与结节相近，尤其当肺内小血管与结节附着甚至穿行于结节内时，提取工作难度将明显增大。当实性结节贴近胸膜面时，由于密度可能存在交叉，勾画结节边缘的准确性可能降低。目前可以通过以下三类方案不同程度克服这些困难。①基于密度的分割方法，其中最具代表性的为区域生长法，其优势在于对那些连接菲薄的边缘做出相对准确分割，缺点是该方案非自动进行，需要手动、逐一的修改，操作繁琐、费时。②基于形状的分割法，如3D检测盒、球面增强滤光技术以及图形切割法等。③深度学习技术（deep learning，DL），如卷积神经网络，其通过分层网络学习功能在结节分割中具有较好的表现。相较于传统机器学习方法，深度学习技术可以完全自动地提取影像特征，并直接从原始数据中为任务生成合适的模型，而不需要人工进行特征提取（图7-6-5）。

在过去的15年里，用于肺结节检测的AI技术有了很大的进步。最初基于DL技术的AI，其灵敏度相对较低，敏感性和特异性仅为70%~80%。但最近的国外研究表明，AI能够将CT上的结节检测灵敏度提高到更高的水平（95%）。近年来，国内学者通过对比发现，AI对于肺结节的诊断敏感性已达到了高年资胸部CT诊断医师组的水平，并显著高于低年资医师组。在小于10mm的肺结节中，其敏感性甚至高于高年资医师组。但也有一些研究发现，AI的肺结节检出率仅为70%~80%。这些研究中AI的诊断敏感性差异较大，一种可能是使用了不同的软件程序，进而产生了结果的偏差。另一种可能是，CT成像过程中使用了不同的射线剂量。有研究表明不同的剂量将直接影响CT图像的质量，对AI算法产生较大的影

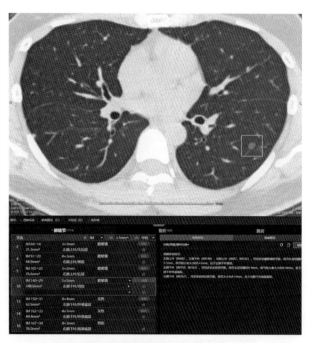

图7-6-5 肺磨玻璃密度小结节的AI分析

响，从而导致敏感性的波动。

传统影像诊断中，放射科医师可以根据经验结合常见的肺癌CT征象如毛刺、深分叶、胸膜凹陷、支气管闭塞、偏心空洞等作出相对正确的诊断，但对于较小的结节，特异性征象常不明显，从而导致诊断难度上升。基于DL的AI系统，可以在短时间内大量学习，并可以探测人眼无法辨识的纹理特征，如容积、质量、平均CT值、标准差、峰度、偏度、熵、百分位数等，而这些特征可能在肺结节的良恶性鉴别中起到重要作用（图7-6-6）。有日本学者通过对115例磨玻璃或混杂磨玻璃结节的纹理分析发现，第90百分位数和熵在鉴别原位癌-微浸润腺癌和浸润性腺癌中具有较高的准确性，工作特征曲线下面积为0.91。国内也有学者报道，能量＋熵＋熵和三个参数联合应用时，对孤立性肺结节的良恶性鉴别诊断具有较好的价值，其诊断敏感性和特异性分别为89.5%、87.3%，工作特征曲线下面积为0.92。目前一些AI软件可以对混杂磨玻璃结节内不同CT值区域做三维定量分析，计算病灶中实性成分容积与占比。关于磨玻璃密度结节的CT影像与病理相关性研究表明，病灶的磨玻璃成分常和浸润前成分相关，而实性成分的大小与肿瘤组织浸润范围存在显著关联，患者的预后更取决于病灶内实性成分的大小，而不是整个病灶的大小。三维定量评估相对于定性分析及二维定量评估能更充分地利用结节的信息，具有更高的准确性，同时重复性也较好，从而为进一步影像诊断准确性提供了基础。

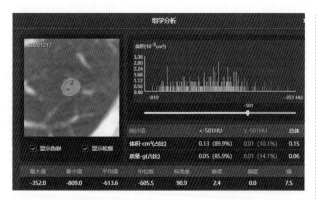

图 7-6-6 肺结节的 AI 分析结果

二、AI 在特发性间质性肺炎分类的应用

特发性间质性肺炎（idiopathic interstitial pneumonia，IIP）是一种不明原因的、慢性、进行性肺泡炎症、肺间质纤维化，最终导致肺功能不可预测的进行性下降、呼吸功能衰竭和死亡。其病理特点主要表现为正常肺组织被细胞外基质取代，肺泡结构被破坏，从而导致肺顺应性降低，气体交换功能减退，最终导致呼吸衰竭和死亡。IIP 组织学分类分别是特发性肺纤维化（idiopathic pulmonary fibrosis，IPF）（usual interstitial pneumonia，UIP）、特发性非特异性间质性肺炎（idiopathic nonspecific interstitial pneumonia，INSIP）、隐源性机化性肺炎（cryptogenic organizing pneumonia，COP）、急性间质性肺炎（acute interstitial pneumonia，AIP）、呼吸性细支气管炎伴间质性肺病（respiratory bronchiolitis-interstitial lung disease，RB-ILD）、脱屑性间质性肺炎（desquamative interstitial pneumonia，DIP）和淋巴细胞性间质性肺炎（lymphocytic interstitial pneumonia，LIP）。2018 年 5 月美国胸科协会（American Thoracic Society，ATS）会议上发布更新了 IPF 诊疗指南，将 HRCT 表现分为 4 类：典型 UIP、很可能 UIP、不确定 UIP 和不符合 UIP。

各种 IIP 亚型间的临床表现、影像及组织学征象有着许多相似之处。临床科室、放射科以及病理科之间的多学科协作可以在更短的时间内做出更准确的诊断，甚至可以避免有创的组织学活检。例如：在正确的临床资料背景下，当高分辨 CT（high-resolution CT，HRCT）征象表现为典型的 UIP 时，即可以诊断 IPF，而无需组织学活检。尽管如此，间质性肺炎的影像学评估仍然具有挑战性，影像诊断的不确定性可能延误患者的准确诊断，使患者遭受更多不必要的检查，甚至是有创的组织学活检。近年来，国内外文献报道，AI 诊断系统（计算机辅助诊断系统，CAD）可以提高 IIP 的诊断能力。2016 年，国外学者运用基于 CNN 的深度学习技术在 14 696 张图像补丁的数据集中对 6 种不同的 ILD 模式进行分类，其准确率为 85%。2017 年，Kim 和他的同事比较了浅层学习方法和深度学习方法在 CT 上对 6 种 ILD 模式的分类；他们发现，深度学习方法显示出明显更好的准确率，并且随着卷积层的增加，准确率进一步提高。2018 年，《柳叶刀·呼吸医学》展示了 Walsh 等的研究结果，团队使用了 1 157 个弥漫性肺纤维化患者的 HRCT 影像对 AI 系统进行训练、验证、试验后，对 75 例肺纤维化病例进行了基于 Fleischner 学会的推荐 UIP 的 HRCT 分类，同时与 4 名放射医师的分类做比较，发现 AI 仅仅使用了 2.3 s 就完成了 150 例 4 层影像剪辑的评估工作，AI 与放射科医生之间具有较好的一致性。该研究结果显示 AI 对于 UIP 的分类具有高效性、较好的可重复性，且与放射诊断医师的水平相当。2019 年，Christe 等学者使用基于深度学习技术的计算辅助诊断系统对 105 例 UIP 和 NSIP 患者进行自动分类，结果发现其准确性和 2 名放射诊断医师相似（10 年年资的放射诊断医师，4 年年资的放射诊断医师）。对于需要进一步检查组（不确定 UIP 和不符合 UIP），CAD 准确性和高年资医师相似，而显著高于低年资医师。研究者同时发现，高年资医师与低年资医师间的一致性较差，CAD 与高年资医师的一致性中等，而与低年资医师的一致性仅为一般。然而，目前的研究仅仅是基于相对较小的样本进行的，要取得更精确、稳定的结果则需要对 AI 进行更大数据集的训练，而由于间质性肺炎的发病率相对较低，可能需要多中心或者国际合作以进一步扩大数据集。同时，AI 在对肺内纤维化病灶分割时有失败的可能，这可能是病变与相邻胸膜、血管间具有相似的放射学结果或解剖学特征而导致计算机无法正确分割，这需要算法的进一步改进。

三、AI 在慢性阻塞性肺疾病中的应用

慢性阻塞性肺疾病（chronic obstructive pulmonary disease，COPD）是一种以持续气流受限为特征的疾病，其气流受限多呈进行性发展，与气道和肺组织对烟草烟雾等有害气体或有害颗粒的慢性炎性反应增强有关，如果不进行及时的干预治疗，COPD 将进一步发展为肺心病和呼吸衰竭等危重程度很高的慢性疾病。CT 可以无创的洞察活体肺结构，是评估肺气

肿及气道疾病的有效影像方法。

密度掩膜分析技术是早期基于 CT 影像用于慢性阻塞性肺疾病评估的一种 AI 应用。该方法主要使用 Hounsfield(阈值)来区分肺气肿和非肺气肿组织(图 7-6-7)。有研究表明,CT 图像中低密度区域占全肺的比值和气道结构的测量与肺功能相关。密度分析的主要局限性在于它不能区分肉眼就能区分的肺气肿的亚型,而视觉分析容易出现观察者内和观察者间的偏差。基于纹理分析的 AI 应用可以有效地解决肺气肿分型的问题。先期的应用通过手工绘制不同区域的感兴趣区域,应用结构模式、统计模式及二进制模式的不同特征提取、分类,从而达到对肺实质中的不同阻塞模式进行分类。这种手工制作特征的方法主要的不足在于其需要积累大量的病变前期纹理特征信息,从而导致过度依赖于应用。目前的趋势主要集中在深度学习的应用,计算机可以自主完成病

变纹理特征提取、学习并对其进行分类。CNN 是当下计算机视觉领域最成功的深度学习结构之一,它可以将 CT 图像中的纹理模式分类为不同类型的肺气肿组织,有研究表明其准确率较先前的手工制作的基于纹理特征的机器学习方法要高 21%。Germán González 发现深度学习技术可以仅使用 CT 影像数据就能识别、分期吸烟者中的 COPD 患者,并可直接预测急性呼吸道疾病的发生及病死率。通过对 7 983 名 COPD 参与者的 CT 图像进行训练,对于 1 000 名非重叠的 COPD 参与者评估,CNN 的 COPD 检测模型的准确率达到了 0.773,Hatt 等的 CNN 模型的准确率为 0.762。CNN 同时还解决了早期气道分离的局限性,通过减少小气道的泄露增加了分段气道的长度,减少了肺气肿范围的测量误差。有国外学者研究表明,CNN 可以明显改善小气道的漏测情况,且具有较高的敏感性及特异性。

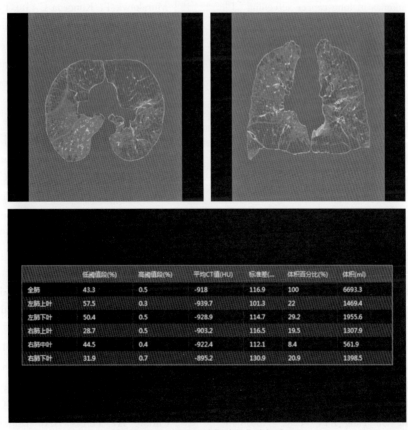

图 7-6-7 AI 分析肺气肿和非肺气肿组织

虽然 CNN 在 CT 诊断梗阻类型中取得了良好的效果,但是早期的 CNN 训练需要大量的数据资源,这很难在一家甚至几家医院中获取。同时由于较大的数据量,对计算资源的要求也相对较大。此外基于

CNN 的肺气肿分析模块较多,标准尚未统一。

(吴 瑜 萧 毅)

·参·考·文·献·

[1] Chartrand G，Cheng PM，Vorontsov E，et al. Deep learning：a primer for radiologists [J]. Radio Graphics，2017,37(7)：21 13e31.

[2] 郑荣寿,孙可欣,张思维,等. 2015 年中国恶性肿瘤流行情况分析[J].中华肿瘤杂志,2019,41(1)：19 - 28.

[3] Hyungjin K，Min P C，Moon K J，et al. Pulmonary subsolid nodules：what radiologists need to know about the imaging features and management strategy [J]. Diagnostic and Interventional Radiology，2013，20：47 - 57.

[4] Scholten ET，Horeweg N，de Koning HJ，et al. Computed tomographic characteristics of interval and post screen carcinomas in lung cancer screening [J]. Eur Radiol，2015,25(1)：81e8.

[5] Matsumoto S，Ohno Y，Aoki T，et al. Computer-aided detection of lung nodules on multidetector CT in concurrent-reader and second-reader modes：a comparative study [J]. Eur J Radiol，2013,82(8)：1332e7.

[6] Kuhnigk J，Dicken V，Bornemann L，et al. Morphological segmentation and partial volume analysis for volumetry of solid pulmonary lesions in thoracic CT scans [J]. IEEE Trans Med Imaging，2006,25(4)：417e34.

[7] de Carvalho AO，Silva AC，de Paiva AC，et al. 3D shape analysis to reduce false positives for lung nodule detection systems [J]. Med Biol Eng Comput，2016，55(8)：1 - 15.

[8] Wang J，Cheng Y，Guo C，et al. A new pulmonary nodules detection scheme utilizing region grow and adaptive fuzzy C-means clustering [J]. J Med Imag Health Inf，2015,5(8)：1941 - 1946.

[9] 戴正行,胡春洪,王希明,等.基于 Dense Net 网络深度学习法 CT 图像人工智能分析技术判断肺结节良恶性[J].放射学实践,2020,35(4)：484 - 488.

[10] Zhang GB，Jiang S，Yang ZY，et al. Automatic nodule detection for lung cancer in CT images：A review [J]. Comput Biol Med，2018,103：287300.

[11] 张超,王浩,孟祥峰,等.CT 成像剂量对人工智能算法性能的影响分析[J].中国医疗设备,2020,35(4)：68 - 70.

[12] Dennie C，Thornhill R，Sethi-Virmani V，et al. Role of quantitative computed tomography texture analysis in the differentiation of primary lung cancer and granulomatous nodules [J]. Quant Imaging Med Surg，2016,6(1)：6 - 15.

[13] Chae HD，Park CM，Park SJ，et al. Computerized texture analysis of persistent part-solid ground-glass nodules：differentiation of preinvasive lesions from invasive pulmonary adenocarcinomas [J]. Radiology，2014,273(1)：285 - 293.

[14] Burt BM，Leung AN，Yanagawa M，et al. Diameter of solid tumor component alone should be used to establish T stage in lung adenocarcinoma [J]. Annals of Surgical Oncology，2015,22(3)：1318 - 1323.

[15] Murakawa T，Konoeda C，Ito T，et al. The ground glass opacity component can be eliminated from the T-factor assessment of lung adenocarcinoma [J]. European journal of cardio-thoracic surgery：official journal of the European Association for Cardio-thoracic Surgery，2012,43(5)：925 - 932.

[16] Raghu G，Remy-Jardin M，Myers JL，et al. Diagnosis of idiopathic pulmonary fibrosis [J]. An Official ATS/ERS/JRS/ALAT Clinical Practice Guideline. Am J Respir Crit Care Med，2018,198(5)：e44 - e68.

[17] Anthimopoulos M，Christodoulidis S，Ebner L，et al. Lung pattern classification for interstitial lung diseases using a deep convolutional neural network [J]. IEEE Trans Med Imaging，2016,35(5)：1207 - 1216.

[18] Kim GB，Jung KH，Lee Y，et al. Comparison of shallow and deep learning methods on classifying the regional pattern of diffuse lung disease [J]. J Digit Imaging，2017,31：415 - 424.

[19] Walsh SLF，Calandriello L，Silva M，et al. Deep learning for classifying fibrotic lung disease on high-resolution computed tomography：a case-cohort study [J]. Lancet Respir Med，2018,6(11)：837 - 845.

[20] Christe A，Peters AA，Drakopoulos D，et al. Computer-Aided Diagnosis of Pulmonary Fibrosis Using Deep Learning and CT Images [J]. Invest Radiol，2019,54(10)：627 - 632.

[21] Muller NL，Staples CA，Miller RR，et al. Density mask：An objective method to quantitate emphysema using computed tomography [J]. Chest，1988,94：782 - 787.

[22] Srinivasan G, Shobha G. Statistical texture analysis [J]. Proc world Acad, 2008, 36 (December): 1264 - 1269.

[23] Chabat F, Yang G-Z, Hansell DM. Obstructive lung diseases: texture classification for differentiation at CT [J]. Radiology, 2003, 228: 871 - 877.

[24] Sørensen L, Shaker SB, De Bruijne M. Quantitative analysis of pulmonary emphysema using local binary patterns [J]. IEEE Trans Med Imaging, 2010, 29: 559 - 569.

[25] Di Cataldo S, Ficarra E. Mining textural knowledge in biological images: applications, methods and trends [J]. Comput Struct Biotechnol J, 2017, 15: 56 - 67.

[26] van Ginneken B. Fifty years of computer analysis in chest imaging: rule-based, machine learning, deep learning [J]. Radiol Phys Technol, 2017, 10: 23 - 32.

[27] Charbonnier JP, Rikxoort EM, Setio AA, et al. Improving airway segmentation in computed tomography using leak detection with convolutional networks [J]. Med Image Anal, 2017, 36: 52 - 60.

第五节
人工智能技术在心血管疾病中的应用

心血管影像包括心脏超声、CT、磁共振、核医学成像是评价心血管疾病不可或缺的方法之一，目前已广泛应用于临床，并发挥巨大的临床价值。近年来，随着心血管影像技术的飞速发展，各类数据呈指数级增长，海量信息的有效利用和整合，以更便捷、精准的方法服务于临床是目前亟待解决的一大难题。另一方面，传统的影像分析方法过度依赖于医师操作和经验，图像后处理较为耗时并且易受影像医师个人主观因素的影响，导致对疾病检出或病情程度判断的结果的不一致。人工智能是基于计算机科学来模拟人类智慧的方法、技术及应用的一门交叉学科，在医学尤其是医学影像领域正显示出强大的生命力，从成像、采集、重建，到图像处理分析，到辅助诊断、预后判断，AI 极大赋能了医学影像的方方面面（图 7-6-8）。在心血管影像方面，随着 AI 技术的不断推进，有望使影像检查更为快捷、安全，还能为患者提供更加经济、精准的医疗解决方案。本部分内容就目前 AI 技术在心血管影像中的应用研究进展进行综述。

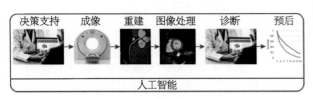

图 7-6-8 人工智能在心血管全影像链中发挥重要作用

一、心脏超声

心脏超声是心脏病学中使用最广泛的成像方式，其优点是便携、速度快和可负担性。但是心脏超声的诊断非常依赖于操作者的手法和经验，需要经过长期深入的培训才能对获取的超声数据进行准确的解读从而作出合理的诊断。AI 可以对心脏超声图像进行更标准化的分析，以减少对用户的依赖性。

（一）采集

在心脏超声采集阶段已经实现了基于 AI 的左心室壁自动识别和测量。该算法的性能可与传统的 3D 超声心动图方法和心脏 MRI 媲美。但是，在少数疾病例如先天性疾病或心室腔较小的疾病中，该算法的表现不尽人意。

（二）图像处理及分析

心脏超声标准视图的分类是全自动分析的前提。Madani 等研究表明深度学习模型在视图分类方面的性能与人工分类的超声心动图相似。AI 在基于心脏超声的心功能参数定量分析中也体现出一定价值，Knackstedt 等多中心研究结果表明，通过 AI 确定左心室射血分数和纵向应变的结果与专家评定结果有较高的一致性。

通过 AI 算法进行左右心室的分割进而自动化测定心功能参数是另一个研究方向。AI 可以在三维超声心动图数据采集中自动分割心动周期的左心室和左心房心内膜边界，从而可以精确测量左心室、左心房的容积和射血分数。Genovese 等对 56 例心脏 MRI 检查提示心功能降低的患者采用基于机器学习的算法在三维超声心动图上自动测量右心室大小、收缩末期及舒张末期体积和射血分数（图 7 - 6 - 9），结果显示通过 AI 可对所有患者的右心室超声数据进行定量分析，在 32％的患者中实现了完全自动数据采集处理，平均处理时间仅为 15 s，另外 68％在自动处理后还需编辑心内膜轮廓来保证数据的精确性，并且 AI 算法的测量结果可重复性也非常高。前面提到的研究多数是针对采集好的超声图像进行图像后处理分析，最近在手持超声设备的软件中引入了动态超声心动图分析，从而可以在采集过程中实时分析，临床适用性大大提高。

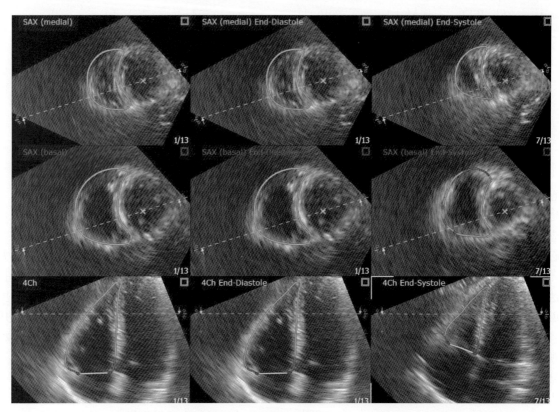

图 7 - 6 - 9　基于机器学习的三维超声心动图上右心室心内膜轮廓自动勾勒

（三）辅助诊断

Moghaddasi 和 Nourian 使用了 3 种不同的分类器来检测二尖瓣反流，结果发现支持向量机评价疾病严重程度的准确性最高，可达 99％。Narula 等基于斑点跟踪数据通过三种不同的分类器来区分运动员的心脏和肥厚型心肌病。与单个特征相比，不同的超声心动图特征组合在一起，模型显示出更高的准确性。尽管一些疾病的临床表现相似，但是引入机器学习模型可以辅助鉴别诊断、优化治疗方案。

二、心脏 CT

心脏 CT 在过去的十年中取得了飞跃式发展，在可视化冠状动脉狭窄、斑块定性及定量评价，冠状动脉钙化和评分以及血流动力学建模等方面发挥巨大作用。其中冠状动脉（简称"冠脉"）CTA 是观察冠脉解剖的重要手段，随着冠脉 CTA 成像技术的迅速发展，时间和空间分辨力大大提高，图像质量也显著提升，是目前诊断冠心病与危险分层非常重要的检查，已经大范围应用在了初期筛查、后期诊断和各类术后复查等领域内。AI 在冠脉 CTA 成像和图像分析中也显示出巨大潜能，主要体现在如下几个方面。

（一）重建

AI 中基于深度学习的图像重建不同于传统的迭代重建，将深度学习算法应用于 CT 重建主要有两种思路：一种是将神经网络融入重建过程中，比如将解析重建中的加权、滤波、反投影等步骤用神经网络实现或者将迭代重建中的正则项用神经网络替代；另一种是图像后处理,先用传统方法将图像重建出来,然后用神经网络的方法对图像进行后期的校正优化以提高图像的质量。Tatsugami 等人设计了一种基于深度学习的冠脉 CTA 图像重建方法,该方法通过深度卷积神经网络降低噪声和伪影。经过训练的神经网络可以从低剂量混合迭代重建图像中提取信号,获得与基于高剂量模型迭代重建图像相媲美的图像质量。

(二) 检测与分析

AI 已经用于自动分析标准冠脉 CTA 图像,以识别具有血流动力学意义的冠状动脉狭窄。Zreik 等通过对 163 例患者的 CTA 数据进行训练,建立循环卷积神经网络模型,发现 AI 对于冠状动脉斑块的检测和表征,其准确度为 0.77;对于狭窄的检测,准确性可达 0.80。AI 也已广泛应用于冠状动脉钙化积分的计算。通过深度学习算法实现自动化冠状动脉钙化评分,其评分结果与手动操作一致性较高,并且不受 CT 扫描方案不同的影响。

机器学习与医学影像大数据的结合促进了影像组学的发展。影像组学是一个新兴的概念,借助计算机软件,从医学图像中挖掘海量的定量影像特征,使用机器学习的方法,筛选最有价值的影像组学特征并建模,用于疾病定性、诊断分级、疗效评估和预后预测等。Kolossváry 等使用了影像组学方法来识别带有餐巾环征(NRS)的冠状动脉斑块,该征象是主要不良心血管事件的独立预后因素。从影像组学中获得的大量纹理特征能够区分有无 NRS 的斑块。另一项研究使用钙化积分 CT 得出的纹理特征建立机器学习模型,以区分急性或慢性心肌梗死患者和对照组,曲线下面积为 0.78。

(三) 血流储备分数的计算

血流储备分数(fractional flow reserve,FFR)是一项从生理功能方面评估冠状动脉狭窄严重程度的技术,通常从有创的经导管冠状动脉造影检查中计算得到。FFR 正常值为 1,目前认为<0.8 提示病变可引起心肌缺血。近年来通过无创冠脉 CTA 计算 FFR 得到广泛关注。CT-FFR 主要有两种计算方法:计算流体动力学和人工智能。人工智能利用多层神经网络等技术对已有的冠状动脉解剖和对应的血流动力学数据库进行深度学习和训练,提取与血流动力学相关的必要形态特征,掌握冠状动脉血管树的形态特征和对应血流动力学参数之间的联系和规律。学习和训练完成后,输入冠脉 CTA 测得的解剖形态数据,人工智能就可以很快地推算出相应的血流动力学参数,得到 FFR 数值。在最近的研究中,通过深度学习方法在合成的冠脉 CTA 大型数据库上进行了训练,以 85 位接受有创 FFR 检查的患者的数据进行测试,基于 AI 的 FFR 等效于基于计算流体动力学的 FFR,而 AI 算法所需的执行时间大大缩短(约 2 s)(图 7-6-10)。最近,该方法已在 5 个中心 351 名患者的 525 根血管数据上得到验证。Dey 等在一项多中心研究中,利用 AI 提取 254 例患者的 CCTA 影像特征预测 FFR,结果发现基于 AI 的 FFR 对病变血管特异性缺血的诊断效能高于单独的冠脉 CTA。国内 Wang 等人单中心研究结果显示,基于 AI 的 CT-FFR 软件诊断心肌缺血的准确度为 89.2%、敏感度为 94%、特异度为 84%、阳性预测值为 87%、阴性预测值为 92%,而每位患者的平均计算时间仅(120±13)s,大大提高了工作效率。

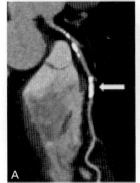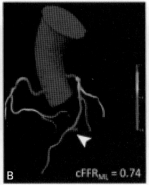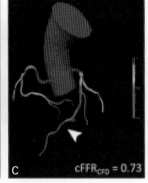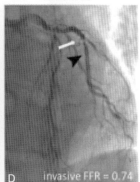

图 7-6-10　冠脉 CTA 的 AI 分析

男性,63 岁,冠脉 CTA 显示钙化斑块引起的左前降支动脉中段狭窄超过 50%(A)。基于 AI 的 FFR 为 0.74(B),基于计算流体动力学的 FFR 为 0.73(C),基于压力导丝测量得到的 FFR 为 0.74(D)。

（四）预后分析

除了自动分析和辅助诊断外，AI 也应用在基于心脏 CT 的预后判断。在具有不同心血管风险的患者组别中进行生存分析，对于可疑冠心病患者的全因死亡风险预测，机器学习建模的准确性要优于单一的临床或冠脉 CTA 指标，如 Framingham 危险评分和节段狭窄积分。另一项基于冠脉 CTA 构建预测模型的研究也得到相似的结论，该研究基于不少于 3 年的随访结果，通过机器学习算法计算全因死亡和非致命性心肌梗死的危险评分，预测效果优于常规的冠脉 CTA 特征。

三、心脏 MRI

心脏磁共振（CMR）作为非侵入性影像学检查手段之一，具有大视野、无辐射、任意平面成像、高组织对比度和空间分辨力等优势，除可提供心脏形态学信息外，还可以获得丰富的功能学信息，较目前临床最常用的心脏彩超、冠脉 CTA 等心血管影像检查技术而言，CMR 是目前临床唯一可以无创性评估坏死心肌、心肌纤维化及瘢痕的影像学检查方法，该成像技术有助于全面、准确地判断疾病的发生发展阶段，从而指导临床进行更加有针对性的治疗。CMR 以其独特的优势近年来得到快速的发展，并且越来越广泛地应用于临床。也正是由于其技术先进性和不断发展

的态势，催生了与 AI 的诸多结合点。

（一）采集及重建

CMR 对图像采集的要求较高，高效、高质量的 CMR 采集需要由经验丰富、熟悉掌握心脏解剖结构的技师进行准确定位、选择合适成像平面来完成。当前大多数磁共振设备上需要手动操作的 CMR 检查流程，往往可以通过自动化、智能化手段实现。多家 CMR 成像硬件供应商正在致力于工作流程的优化，例如心脏的全自动定位以及与心脏各轴位对齐的图像采集平面的规划。也有研究人员应用机器学习来自动进行 3 T CMR 的最佳频率调整，并创建了一个扫描控制框架，该框架可在扫描过程中检测图像伪影并自我校正成像参数，或者预测当前切面有伪影时触发重新扫描。

尽管 CMR 成像在评估心脏结构和功能方面具有一系列优势，但是由于心脏搏动和呼吸运动的影响，CMR 图像的采集速度较慢，这对患者提出了更高的要求（例如扫描时长和屏气）。在过去的十年中，越来越多地采用诸如并行成像、压缩感知以及实时成像之类的方法来加速 CMR 图像的采集。最近出现了使用卷积神经网络的深度学习方法（图 7-6-11），采用从训练数据中学习的模型来替代压缩感知技术中使用的通用稀疏模型，其优点在于不仅保证了优质的重建图像质量，而且重建速度非常快，保证了临床的实用性。

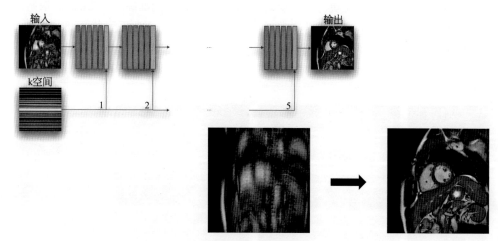

图 7-6-11　深度学习网络用于重建欠采样的 CMR 图像

高维如 3D、4D 成像在 CMR 功能分析中具有重要价值，如 4D flow CMR 通过测量三个方向的流速编码和单向的流动补偿编码来进行四点扫描，可有效识别主动脉血流动力学的改变。但是由于 4D flow 采集

的数据量很大，重建所需时间非常长。最近一项研究采用了深度学习的方法只需很少的计算即可重建新获取的数据，重建速度相对于目前的方法提高了近 30 倍，有利于促进 4D flow CMR 在临床实践中的应用。

（二）图像分割

在 CMR 后处理中需要划定腔室和心肌的边界，但这是一项耗时的工作。虽然经验丰富的医师手动勾勒轮廓的精度较高，但不同专家之间仍存在差异。

大量的研究致力于开发自动 CMR 分割方法，而机器学习算法以其高效率、高准确性和高可重复性显示出巨大的潜能（图 7-6-12）。总体而言，基于深度学习的全自动左心室分割具有很高的精确度，Dice 相似系数可达到 0.95 以上。

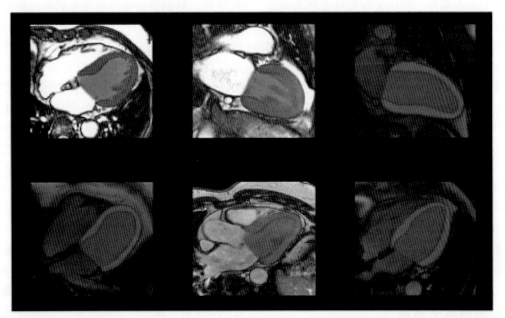

图 7-6-12　基于深度学习的长轴 CMR 图像上的心肌分割。U-Net 网络经过近 5 000 例数据的训练准确地对心肌和心腔进行分类

通常，通过使用基于像素的分类方法，可以将用于一般图像分割的深度学习框架直接应用于 CMR 图像来分割心肌和心腔。许多分割方法基于 U-Net 架构，例如，使用具有 9 个卷积层和单个上采样层的基本 CNN 网络来分割短轴 CMR 图像。Bai 等人提出了一种具有简单上采样路径的完全卷积方法，并在不到 1 分钟的时间内将四腔、两腔和短轴 CMR 图像分割完成。

采用深度学习方法的另一种思路是基于回归而不是像素分类。一项研究训练了一个网络来自动识别心肌并检测腔的中心，然后训练另一个网络估计腔中心的半径，从而产生平滑的心外膜和心内膜轮廓。另一项研究也提出了一种类似的方法，对短轴图像的左心室和右心室进行边界回归来生成边界，而不是对像素进行分类。

（三）组织定性

机器学习已应用于 CMR 图像各种心肌组织表征。例如，LGE CMR 的瘢痕容积是一种具有重要预后指征的定量成像生物标志物，采用机器学习自动勾勒可以替代目前在常规临床实践中使用的主观、耗时和劳动强度大的手动描画。心肌弛豫率已证明可以

进一步定量表征心肌组织。例如，T1 mapping 有利于鉴别弥漫性心肌纤维化以及心肌水肿和脂质沉积。最近的研究表明机器学习也可以用于简化心肌组织表征的数据处理和分析流程。

影像组学在 CMR 中的应用最早报道于心肌梗死中心肌瘢痕组织的定量评估，已经发表了几项研究表明影像组学可以基于电影序列和 LGE 影像的结合或仅基于电影序列来区分急性和慢性梗死。除梗死外，最近文献还报道了 CMR 影像组学的其他应用。几项研究表明，使用纹理分析可以区分几种原因造成的心肌肥大（即肥厚型心肌病、心肌淀粉样变性和主动脉瓣狭窄），检测肥厚型心肌病患者的纤维化，或鉴别高血压性心脏病和肥厚型心肌病。心肌炎症是 CMR 影像组学的另一个应用热点。相对于 T1 和（或）T2 平均值，基于 T1 和（或）T2 mapping 分析炎症引起的组织不均匀性可能使心肌炎症的定量更准确。

（四）预后分析

机器学习非常适合在包含大量变量（数百甚至数千个）的患者表型数据中查找内在关联，然后对其进行回顾性和前瞻性评估以预测结果。通过机器学习

得到新型影像学标志物来预测心血管不良事件,有望对现有的评价标准形成有力补充。在动脉粥样硬化的多种族研究(multi-ethnic study of atherosclerosis, MESA)中,对6 814名入组时无临床心血管疾病的参与者进行了12年以上的随访,收集了700多个变量。Ambale-Venkatesh等使用随机生存森林方法来确定每个心血管终点事件的前20个预测因子,除了颈动脉超声可预测卒中,冠状动脉钙化评分可预测动脉粥样硬化性心血管疾病外,CMR衍生的左心室结构和功能也是发生心力衰竭的主要预测指标。

机器学习也被用于心血管疾病患者的预后分析。Bello等使用CMR派生的特征以及临床信息来训练深度学习分类器,来预测肺动脉高压患者的预后。采用密集运动模型识别与不良结局相关的右心室运动模式,优于基于右心室射血分数或应变的预后价值。Peressutti等研究表明,通过监督学习建立CMR心动异常、心电图数据及临床信息与心脏再同步化治疗6个月随访成功率之间的关系,可以筛选有可能从心脏再同步化治疗中获益的患者。

四、心脏核医学成像

心脏的核医学成像用于评估心肌灌注,包括单光子发射计算机断层扫描(SPECT)和正电子发射断层扫描(PET)。AI在核医学成像中的应用也大多基于心肌灌注的自动检测与分析。有报道显示可以使用基于SPECT AI的模型对冠心病中的正常和异常心肌进行分类,分类结果准确性可与专家主观视觉评价相媲美。AI的价值也体现在心肌灌注异常区域的检测。Nakajima等多中心研究结果表明,训练得到的神经网络模型,在多种临床任务中,包括负荷心肌灌注缺损、负荷下心肌缺血、陈旧性心肌梗死、血运重建的检测,均有相当好的表现,优于传统的负荷灌注总积分、静息灌注总积分及两者差值分。将临床数据与影像数据结合有助于进一步提升AI的辅助诊断效能。Betancur等应用AI处理1 638例患者心脏SPECT灌注图像,发现AI可以基于心肌总灌注不足识别阻塞性冠心病,提高对冠心病患者和病变血管的诊断准确率(图7-6-13),同时,结合患者临床信息和心肌灌注SPECT数据进行风险评估的效能较单一心肌灌注SPECT数据更高,可以提高SPECT的准确性。另一项研究显示了AI在辅助心脏干预决策方面的效用。SPECT数据联合功能和临床特征可用于预测血运重建的必要性。这项研究的结果表明,在预测血运重建的结局方面,机器学习方法与两个经验丰富医师的判断结果相当或更佳。

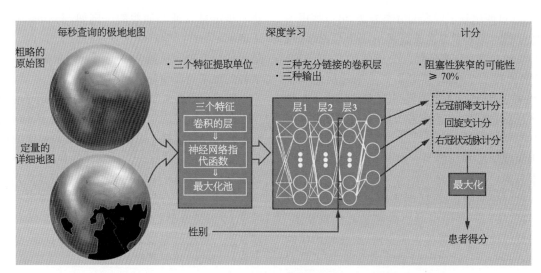

图7-6-13 基于深度学习心肌灌注成像分析对阻塞性冠状动脉疾病进行预测

五、总结与展望

虽然心血管影像领域人工智能研究尚在起步阶段,但据现有的研究结果显示,AI在心血管影像的一系列应用中,包括图像采集重建、图像自动分割、数据定量分析、疾病检测分类、辅助临床干预等方面已表现出巨大的潜能。但现阶段的研究与真正的临床应用尚有一定的距离,AI也存在不少局限性,例如高度依赖数据数量及质量、数据标注成本高、模型可解释程度低、医疗安全和责任划分等。但是我们也同时看到各方正在为解决这些问题而付出努力。随着AI技术的发展演进,未来 AI 在医疗领域尤其是心血管领域将发挥更加举足轻重的作用,AI 临床应用的日趋成熟,心血管影像将会为临床提供更多有价值的信息,也将进一步推进精准医疗的发展。

（路　青　所世腾　许建荣）

·参·考·文·献

［1］ Tamborini G，Piazzese C，Lang RM，et al. Feasibility and accuracy of automated software for transthoracic three-dimensional left ventricular volume and function analysis：comparisons with two-dimensional echocardiography，three-dimensional transthoracic manual method，and cardiac magnetic resonance imaging［J］. J Am Soc Echocardiogr，2017，30：1049－1058.

［2］ Khamis H，Zurakhov G，Azar V，et al. Automatic apical view classification of echocardiograms using a discriminative learning dictionary［J］. Med Image Anal，2017，36：15－21.

［3］ Knackstedt C，Bekkers SC，Schummers G，et al. Fully automated versus standard tracking of left ventricular ejection fraction and longitudinal strain：the fast-efs multicenter study［J］. J Am Coll Cardiol，2015，66：1456－1466.

［4］ 张湘敏，吕梁，刘兴利，等. 人工智能在心脏影像诊断中的研究进展［J］. 国际医学放射学杂志，2020，43：192－196.

［5］ Genovese D，Rashedi N，Weinert L，et al. Machine learning-based three-dimensional echocardiographic quantification of right ventricular size and function：validation against cardiac magnetic resonance［J］. J Am Soc Echocardiogr，2019，32：969－977.

［6］ Moghaddasi H，Nourian S. Automatic assessment of mitral regurgitation severity based on extensive textural features on 2D echocardiography videos［J］. Comput Biol Med，2016，73：47－55.

［7］ Narula S，Shameer K，Salem Omar AM，et al. Machine-learning algorithms to automate morphological and functional assessments in 2D echocardiography［J］. J Am Coll Cardiol，2016，68：2287－2295.

［8］ 方伟，李亮，陈志强. 神经网络在 CT 重建方面应用的最新进展［J］. 中国体视学与图像分析，2019，24：16－18.

［9］ Tatsugami F，Higaki T，Nakamura Y，et al. Deep learning-based image restoration algorithm for coronary CT angiography［J］. Eur Radiol，2019，29：5322－5329.

［10］ van Hamersvelt RW，Zreik M，Voskuil M，et al. Deep learning analysis of left ventricular myocardium in CT angiographic intermediate-degree coronary stenosis improves the diagnostic accuracy for identification of functionally significant stenosis［J］. Eur Radiol，2019，29：2350－2359.

［11］ Zreik M，van Hamersvelt RW，Wolterink JM，et al. A recurrent CNN for automatic detection and classification of coronary artery plaque and stenosis in coronary CT angiography［J］. IEEE Trans Med Imaging，2019，38：1588－1598.

［12］ van Velzen SGM，Lessmann N，Velthuis BK，et al. Deep learning for automatic calcium scoring in CT：validation using multiple cardiac CT and chest CT protocols［J］. Radiology，2020，295：66－79.

［13］ Kolossvary M，Karady J，Szilveszter B，et al. Radiomic features are superior to conventional quantitative computed tomographic metrics to identify coronary plaques with napkin-ring sign［J］. Circ Cardiovasc Imaging，2017，10(12)：e006843.

［14］ Mannil M，von Spiczak J，Manka R，et al. Texture analysis and machine learning for detecting myocardial infarction in noncontrast low-dose computed tomography：unveiling the invisible［J］. Invest Radiol，2018，53：338－343.

［15］ 杨国建，孙福成. 无创 CT 血流储备分数的研究进展［J］. 中国心血管杂志，2019，24：387－391.

［16］ Tesche C，De Cecco CN，Baumann S，et al. Coronary CT angiography-derived fractional flow reserve：machine learning algorithm versus computational fluid dynamics modeling［J］. Radiology，2018，288：64－72.

［17］ Coenen A，Kim YH，Kruk M，et al. Diagnostic accuracy of a machine-learning approach to coronary computed tomographic angiography-based fractional flow reserve：result from the MACHINE consortium［J］. Circ Cardiovasc Imaging，2018，11：e007217.

［18］ Dey D，Gaur S，Ovrehus KA，et al. Integrated prediction of lesion-specific ischaemia from quantitative coronary CT angiography using machine learning：a multicentre study ［J］. Eur Radiol，2018，28：2655 – 2664.

［19］ Wang ZQ，Zhou YJ，Zhao YX，et al. Diagnostic accuracy of a deep learning approach to calculate FFR from coronary CT angiography ［J］. J Geriatr Cardiol，2019，16：42 – 48.

［20］ Motwani M，Dey D，Berman DS，et al. Machine learning for prediction of all-cause mortality in patients with suspected coronary artery disease：a 5-year multicentre prospective registry analysis ［J］. Eur Heart J，2017，38：500 – 507.

［21］ van Rosendael AR，Maliakal G，Kolli KK，et al. Maximization of the usage of coronary CTA derived plaque information using a machine learning based algorithm to improve risk stratification：insights from the CONFIRM registry ［J］. J Cardiovasc Comput Tomogr，2018，12：204 – 209.

［22］ Frick M，Paetsch I，den Harder C，et al. Fully automatic geometry planning for cardiac MR imaging and reproducibility of functional cardiac parameters ［J］. J Magn Reson Imaging，2011，34：457 – 467.

［23］ Blansit K，Retson T，Masutani E，et al. Deep learning-based prescription of cardiac MRI planes ［J］. Radiol Artif Intell，2019，1：e180069.

［24］ Schlemper J，Caballero J，Hajnal JV，et al. A Deep cascade of convolutional neural networks for dynamic MR image reconstruction ［J］. IEEE Trans Med Imaging，2018，37：491 – 503.

［25］ Vishnevskiy V，Walheim J，Kozerke S. Deep variational network for rapid 4D flow MRI reconstruction ［J］. Nature Machine Intelligence，2020，2：228 – 235.

［26］ Bernard O，Lalande A，Zotti C，et al. Deep learning techniques for automatic MRI cardiac multi-structures segmentation and diagnosis：is the problem solved ［J］? IEEE Trans Med Imaging，2018，37：2514 – 2525.

［27］ Romaguera LV，Romero FP，Fernandes Costa Filho CF，et al. Myocardial segmentation in cardiac magnetic resonance images using fully convolutional neural networks ［J］. Biomed Signal Process Control，2018，44：48 – 57.

［28］ Bai W，Sinclair M，Tarroni G，et al. Automated cardiovascular magnetic resonance image analysis with fully convolutional networks ［J］. J Cardiovasc Magn Reson，2018，20：65.

［29］ Tan LK，McLaughlin RA，Lim E，et al. Fully automated segmentation of the left ventricle in cine cardiac MRI using neural network regression ［J］. J Magn Reson Imaging，2018，48：140 – 152.

［30］ Du X，Zhang W，Zhang H，et al. Deep regression segmentation for cardiac bi-ventricle MR images ［J］. IEEE Access，2018，6：3828 – 3838.

［31］ Fahmy AS，Rausch J，Neisius U，et al. Automated cardiac MR scar quantification in hypertrophic cardiomyopathy using deep convolutional neural networks ［J］. JACC Cardiovasc Imaging，2018，11：1917 – 1918.

［32］ Fahmy AS，El-Rewaidy H，Nezafat M，et al. Automated analysis of cardiovascular magnetic resonance myocardial native T1 mapping images using fully convolutional neural networks ［J］. J Cardiovasc Magn Reson，2019，21：7.

［33］ Larroza A，Materka A，Lopez-Lereu MP，et al. Differentiation between acute and chronic myocardial infarction by means of texture analysis of late gadolinium enhancement and cine cardiac magnetic resonance imaging ［J］. Eur J Radiol，2017，92：78 – 83.

［34］ Baessler B，Mannil M，Oebel S，et al. Subacute and chronic left ventricular myocardial scar：accuracy of texture analysis on nonenhanced cine MR images ［J］. Radiology，2018，286：103 – 112.

［35］ Zhang N，Yang G，Gao Z，et al. Deep Learning for diagnosis of chronic myocardial infarction on nonenhanced cardiac cine MRI ［J］. Radiology，2019，291：606 – 617.

［36］ Schofield R，Ganeshan B，Kozor R，et al. CMR myocardial texture analysis tracks different etiologies of left ventricular hypertrophy ［J］. Journal of Cardiovascular Magnetic Resonance，2016，18：82.

［37］ Baessler B，Mannil M，Maintz D，et al. Texture analysis and machine learning of non-contrast T1-weighted MR images in patients with hypertrophic cardiomyopathy-Preliminary results ［J］. Eur J Radiol，2018，102：61 – 67.

［38］ Neisius U，El-Rewaidy H，Nakamori S，et al. Radiomic analysis of myocardial native T1 imaging discriminates between hypertensive heart disease and hypertrophic cardiomyopathy ［J］. JACC Cardiovasc Imaging，2019，12：1946 – 1954.

［39］ Baessler B，Treutlein M，Schaarschmidt F，et al. A novel multiparametric imaging approach to acute myocarditis using T2-mapping and CMR feature tracking [J]. J Cardiovasc Magn Reson, 2017,19:71.

[40] Ambale-Venkatesh B, Yang X, Wu CO, et al. Cardiovascular event prediction by machine learning: the multi-ethnic study of atherosclerosis [J]. Circ Res, 2017,121:1092 - 1101.

[41] Bello GA, Dawes TJW, Duan J, et al. Deep learning cardiac motion analysis for human survival prediction [J]. Nat Mach Intell, 2019,1:95 - 104.

[42] Peressutti D, Sinclair M, Bai W, et al. A framework for combining a motion atlas with non-motion information to learn clinically useful biomarkers: Application to cardiac resynchronisation therapy response prediction [J]. Med Image Anal, 2017,35:669 - 684.

[43] Driessen RS, Raijmakers PG, Danad I, et al. Automated SPECT analysis compared with expert visual scoring for the detection of FFR-defined coronary artery disease [J]. Eur J Nucl Med Mol Imaging, 2018,45:1091 - 1100.

[44] Nakajima K, Kudo T, Nakata T, et al. Diagnostic accuracy of an artificial neural network compared with statistical quantitation of myocardial perfusion images: a Japanese multicenter study [J]. Eur J Nucl Med Mol Imaging, 2017,44:2280 - 2289.

[45] Betancur J, Commandeur F, Motlagh M, et al. Deep learning for prediction of obstructive disease from fast myocardial perfusion SPECT: A Multicenter Study [J]. JACC Cardiovasc Imaging, 2018, 11: 1654 - 1663.

[46] Betancur J, Otaki Y, Motwani M, et al. Prognostic value of combined clinical and myocardial perfusion imaging data using machine learning [J]. JACC Cardiovasc Imaging, 2018,11:1000 - 1009.

[47] Arsanjani R, Dey D, Khachatryan T, et al. Prediction of revascularization after myocardial perfusion SPECT by machine learning in a large population [J]. J Nucl Cardiol, 2015,22:877 - 884.

第六节
人工智能技术在腹部疾病中的应用

人工智能(AI)作为当代科技发展产物,是模拟扩展了人类智能,集理论方法和应用研发为一体的新兴科学技术,代表了科技发展的前沿方向。其融合了多个学科领域对未来的各项产业的发展都产生深远的影响。而 AI 作为新时代智能医学领域发展的核心概念正在被逐步接受和推广。作为 AI 在医学领域的应用,医学影像学是目前应用的主要方向之一。1956年达特茅斯会议首次提出 AI 的概念,医学影像学结合 AI 的理念早在 20 世纪 60 年代就被提出,直到随着计算机技术的迅速发展才逐渐推动了向定量计算方式转化,目前以深度学习为代表的新一代 AI 技术结合大数据为基础在逐渐医学影像领域成熟应用于临床实践。人工智能发展主要经过推理期、知识期、机器学习期及深度学习期(图 7 - 6 - 14)。机器学习(machine learning, ML)是指计算机通过大量数据训练及分析来模拟人类的学习行为从而获得新的知识和技能。传统的 ML 算法如支持向量机、人工神经网络、贝叶斯网络、决策树、K -最近邻、自适应增强、随机森林、模糊逻辑及聚类等,均依靠人工经验浅层提取简单特征如线条、颜色等。深度学习(deep learning, DL)作为机器学习领域的一个分支出现,规避了传统学习算法对人工定义、提取特征的依赖,自动提取立体、抽象的深层特征,实现端到端的特征学习。这是一种使用多层复杂结构或多重非线性变换构成的多个处理层来处理数据的方法,在图像分类、物体检测与识别、语音识别领域取得了突破性进展。卷积神经网络是一种特殊的深度神经网络,由卷积层、池化层、全连接层构成,卷积层稀疏化局部连接和权值共享大幅度减少参数数量,而池化层下调对输入值扰动的敏感性,提升模型的鲁棒性。迁移学习(transfer learning, TL)冲破训练数据量对 ML 的长期禁锢,实现自然图像与医学图像模型间及同成像技术不同疾病或同疾病不同成像技术模型间权重参数的转移。TL 是以前回馈方式修正其他数据训练过的模型低网络层权重,再使用现有数据调整到高网络权重,结合 TL 训练 CNN 可以缩短训练时间,降低数据量和处理器的要求。利用预训练模型进行权重初始化,在医学影像分类任务中有优势,目前多个大型疾病诊断分类模型均采用迁移学习,分类精度达到专科医师水平。

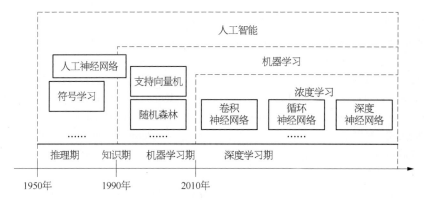

图7-6-14 人工智能的发展图谱

影像组学是 AI 与医学影像大数据结合的一个新技术。利用 AI 技术将医学影像转化为可挖掘的数据,挖掘海量的定量肿瘤影像特征,进而分析不同特征与所关心的问题(如诊断、治疗、预后等)的关系,挑选出具有高度预测性的特征利用人工智能算法训练、建立模型,再验证模型准确性后应用于临床决策。相比于仅仅从视觉层面解读医学影像的传统临床医学,影像组学可挖掘影像背后的高维深层信息,逼近病理和基因信息,进而辅助肿瘤临床诊疗。影像组学流程包括影像数据获取→病灶区域识别与标定→病灶分割与感兴趣区勾画→特征提取与量化→构建数学模型并验证→影像数据库建立→诊断、分类和预测,而借助深度学习等新工具,其中的某些步骤可同时进行。

一、肝脏

由于呼吸运动影响、组织天然对比较差及肝脏影像分割难度较大等原因,ML 在肝脏影像诊断方面的研究相对较少,但随着算法改进和硬件设备的升级,此方面的研究正在逐步增多。

(一)深度学习

1. 肝脏影像分割算法的改进 自动肝脏分割在肝脏疾病的分析诊疗中起到重要的作用,尤其是肿瘤分割在帮助制订外科手术计划中尤为重要。但由于肝脏背景复杂,肝脏形状不规则边界模糊等特点,对肝脏实现自动准确分割存在一定挑战。传统的医学影像器官分割由放射科医师手动勾画进行,不仅工作量大且可重复性较差。多图谱分割法(multi-atlas segmentation,MAS)已经取得一定成果;使用统计模型和多图谱标签融合分割法(multi-atlas label fusion,

MALF)进行图像处理需要对象间的图像匹配,但缺乏腹部脏器间的高准确度配准方法。在将深度学习与 MALF 法相结合后不再进行配准校正,具有较高的多器官分割的准确性。近年来使用深度学习法对影像图形进行精细化分割,可以在 CT 实现自动扫描分割。主要包含使用 3D 卷积神经网络(CNN)进行肝脏检测和概率分割,采用非迭代算法训练的单隐层前馈神经网络对未标记体素进行分类,再利用图形切割和先前学习的概率图对初始分割的精确度进一步细化。对腹部 MRI 体素内不相干运动(intravoxel incoherent motion,IVIM)数据采集后利用机器学习利用无模型法确定组织类型,如无需对生理学进行假设,该技术可以用于腹部器官的分割和对病理组织间进行区分。肝脏血管的分割对肝脏手术计划的制定具有重要价值,一种基于极端学习(extreme learning machine,ELM)的肝血管分割法能对肝脏血管的 CT 图像进行有效分割,并具备良好的准确性和特异度。总之,ML 对肝脏的自动分割法进一步增进了对肝肿瘤的应用研究,为影像学提供更加精准的分割方法,并有助于减轻临床工作量(图 7-6-15~图 7-6-20)。

2. 对肝脏局灶性病变的鉴别和分类 肝脏局灶性病变的影像学鉴别诊断一直是临床的重点和难点,基于 ML 方法应用于肝脏局灶性病变的鉴别诊断取得了较好的效果,神经网络有望进行辅助临床鉴别诊断。通过提取不同病灶性质的主要成分分析,选取关键表象特征作为前馈神经神经网络的一组输入。有研究通过构建 CT 平扫、动脉期、延迟期和动脉-延迟期联合,三期联合 CNN 模型对肝脏肿块进行分类鉴别,证明基于 CNN 的深度学习在动态增强 CT 鉴别肝脏肿瘤方面有着较高的效能,而且深度学习不需要医师自主提取特征,可以较少人为因素的影响,更接近于真实的数据。相关研究使用模型进行自动医学

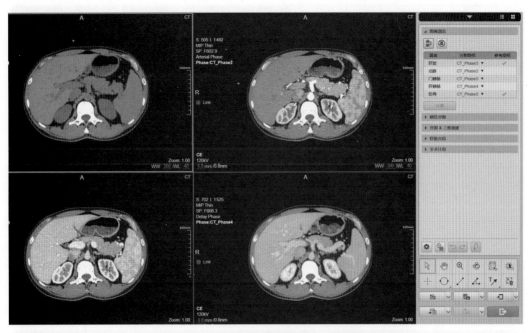

图 7 - 6 - 15　CT 后处理工作站-肝脏评估

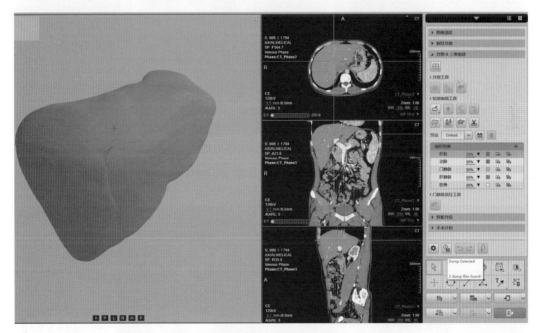

图 7 - 6 - 16　肝脏区域提取

影像分类方法,基于互信息的标准学习每个任务的最相关视觉词的任务驱动字典改进了模型。其可以发现当前任务的相关影像部分而不需要对训练数据进行明确标注,为进行影像分析提供计算机辅助支持。ML 有助于临床医师进行肝脏局灶性病变的鉴别诊断,应用前景广阔。

3. 慢性肝病筛查及严重程度评估　慢性肝病主要包括乙型病毒性肝炎、丙型病毒性肝炎、酒精性肝病、非酒精性脂肪肝肝病,以及引起的肝硬化和肝癌。目前使用的 SVM 法用于慢性肝病的诊断,SVM 属于浅层模型,是针对二分类任务设计,对分类任务要进行专门推广。其对超平面产生的分类具有较好的稳定性和成长性。因为对边界向量问题可以合理、正确的预测,所以在解决小样本、非线性问题上具有独到的优势。通过 ML 算法的计算机辅助诊断系统应用于超声剪切波弹性成像(SWE)提取影像中存在的物

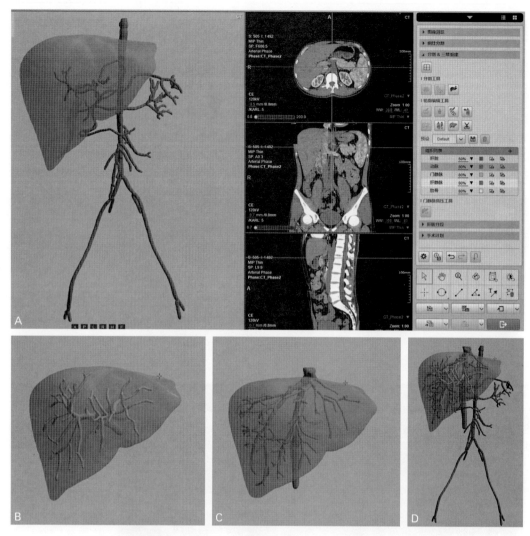

图 7-6-17 肝脏主要血管组织(A),包括肝动脉(B)、肝门静脉(C)和肝静脉(D)的提取

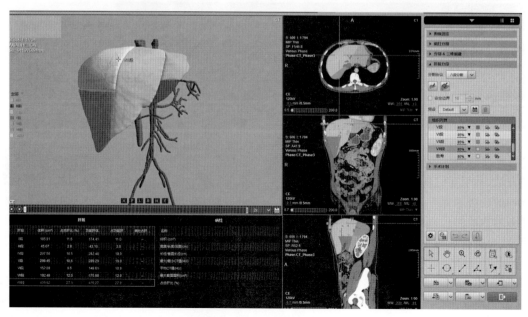

图 7-6-18 肝脏的分段

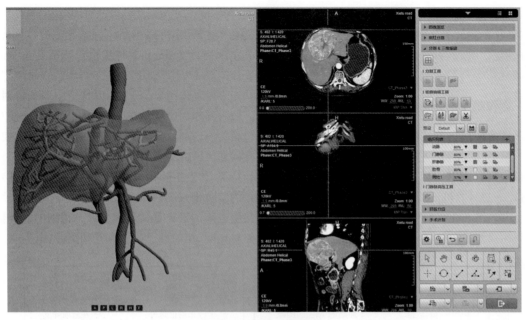

图 7 - 6 - 19　肝脏的血管

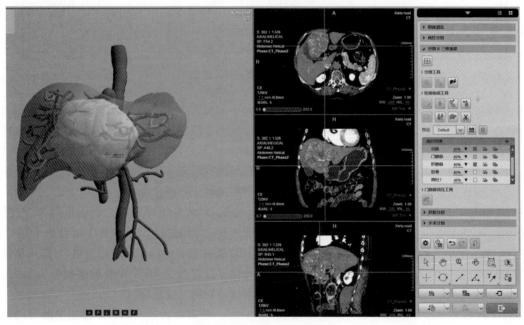

图 7 - 6 - 20　肿瘤的提取和分割

理特征,再采用逐步分析的特征简化方法推导出简化子集,将其输入到 SVM 模型分类算法中,从而把 CLD 分类出来。除了传统的 SVM 模型,也有进一步发展出将神经网络应用于疾病风险分级的模型。提出了一种快速可靠的极端学习机器(extreme learning,ELM)组织特征系统,可用于肝脏超声成像的脂肪肝风险程度分级。EML 用于训练单层前馈神经网络,可以较好地用于对脂肪肝风险程度的分级。超声实时组织弹性成像(real-time tissue elatography,

RTE)可以对肝脏纤维化水平进行实时无创性评估,但临床中通过 RTE 影像确定肝纤维化的程度仍较困难。采用 4 种经典分类算法(SVM、朴素贝叶斯算法、随机森林和 K‐NN)建立起决策支持系统提高肝纤维化的诊断效能。复杂的 ML 方法可成为评估肝纤维化分级的有力工具。另外 CNN 因具有广泛的适用范围可处理数据量更大更复杂的问题,也在肝纤维化的评估中展现出很高的诊断效能。采用钆塞酸二钠增强肝胆期 MRI 影像及二维 SWE 影像作为输入数据建立影像组学模型对肝纤维化分期评估中展现出良好的诊断和预测效能。此外CNN还被应用于正常肝脏和肝硬化的筛查,可有效提取肝脏包膜,识别正常和异常肝脏。

(二)影像组学的运用

1. 肝癌的诊断　临床实际工作中,对于一些难以明确病变性质的肝脏占位,如容易误诊为肝癌的良性占位,仅用肉眼观察,肉眼容易误诊、漏诊,此时影像组学可以通过计算机识别微小病变。CT图像纹理分析(computed tomography texture analysis, CTTA)是影像组学一种具体方法,可以通过病变区域的异质

性(即不同灰度像素或体素的分布特征)判断肝脏病变的良恶性质,还可以判断门静脉栓子的良恶性。联影公司最新的纹理分析软件提供包括灰度(intensity)、梯度(gradient)、共生矩阵(co-occurrence matrix)三类,一共66种特征计算。其中灰度特征主要为针对感兴趣区域内部和周围区域的灰度直方图计算的统计特征,包括均值、方差、峰度和偏度等;梯度特征主要为针对感兴趣区域内部和周围区域的梯度径向偏差计算的统计特征;共生矩阵是根据像素对的灰度(梯度)信息统计的二阶直方图,并定义了像素对的空间关系,基于共生矩阵的特征是从矩阵中计算得到的统计信息,例如对比度、相关性、均值、方差和熵等(图7-6-21)。

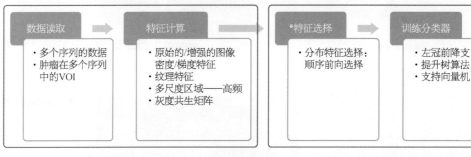

图7-6-21　纹理分析流程

2. 肝癌的分期与分级　肝癌的临床分期与组织病理学分级对于治疗方式的合适选择和预后判断尤为重要。目前细针穿刺活检是术前评估肿瘤恶性程度的方法,不仅存在破裂出血、肿瘤种植转移等并发症,而且无法准确评估肿瘤整体恶性程度。影像组学通过人工智能算法分析相关特征与分期分级的相关性和关联程度,训练模型通过相关特征的输入自动对分期分级进行判断,可以做到无创评估,更能通过全面分析肿瘤及邻近组织的全貌,有望术前预测肝脏肿瘤的组织学分级。

3. 治疗方式的选择与预后评估　传统的影像学检测手段无法帮助选择最优化的治疗方案和进行系统预后评估。例如对于HCC的治疗,目前国内外公认的是以手术切除为主的个体化综合治疗,但具体到每一例患者,很难做到标准化。影像组学建立模型,依据每例患者的实际影像组学参数,可以为临床治疗方式的选择提供定量依据,随着数据库不断扩大,判断准确性也会不断提高。除手术切除外,HCC还存在肝动脉栓塞化疗、射频消融、放疗、化疗等多种治疗方式,具体对应于每例患者该选择何种治疗方式,影像组学通过预测治疗反应可以提供选择依据。目前现有评估体系和临床经验对大多数早期、进展期肝癌

的手术预后无法准确评估,而最近研究表明影像组学可以用于预测预后。影像组学利用所提取特征信息直观、定量地描述肿瘤大小、外形及内部异质性,能实现与现有临床评价指标的有机融合,为肝癌预后生存研究提供了一种定量化手段。

4. 肝癌患者的监测　利用机器学习/深度学习算法建立预测模型,在模型中结合患者治疗前CT/MRI影像组学的特征和临床资料,可应用于预测肝动脉化疗栓塞治疗HCC疗效的准确性以及HCC在手术切除后的复发情况。

5. 肝脏的良性疾病　影像组学既可以观察到很细微的局部改变,又能全面分析整体的病变情况,因此对于精确判断肝脏弥漫性病变如肝脂肪变以及肝纤维化的严重程度和范围具有内在优势。

影像组学也面临诸多挑战,如对于感兴趣区的选择,目前尚无合适算法对肿瘤区域进行标定,多数由放射科医生进行标定,增加前期工作量,而不同人员标定的结果会对之后模型产生影响,导致研究结果的可重复性差以及不同研究间的可比性下降;传统机器学习算法如随机森林,以及近年来出现的深度学习CNN等均可用于影响组学模型的建立,尚无研究证明何种算法最适合;部分肝癌病灶与正常组织边界模

糊、在图像分割时容易导致边界泄露问题;最后,目前多数研究还停留在训练样本阶段,且样本量较小,因此得出的模型预测相关问题的高准确性并不能说明问题。但同时我们也应看到大数据与 AI 结合所带来的重大机遇,势必不断促进医学影像学在数字化今天更深层次的发展。推动影像组学辅助临床医疗的模型产品,最终使得患者和医生的医疗工作受益,才更有意义。

二、胰腺

作为小而柔软且柔韧的腹部器官,胰腺在其形状和体积方面表现出非常高的患者间解剖变异性。这抑制了传统的自动分割方法实现高精度,特别是与其他器官(例如肝脏、心脏或肾脏)相比。近年来有一些研究取得了不错的进展。

(一) 胰腺的分割

首先是对胰腺增强扫描门静脉期图像采用判别学习用于构建胰腺组织分类器,使得自动胰腺分割成为可能。后来有学者使用多级深度卷积网络对胰腺 CT 图像进行分割,以及对胰腺 CT 图像经过随机森林(RF)分类、DCNN 分类,最后采用多图谱标签融合(MALF)方法,获得较好的准确性。最新的方法有基于两阶段的三维 CT 体积自动化系统:胰腺定位和胰腺细化分割。三维 CT 扫描中定位胰腺,为更精细的分割步骤提供可靠的边界框。第二个分割阶段在计算的边界框内运行,并整合深度学习的器官内部和边界图的语义线索,最终的结果明显优于之前的研究。基于图像决策融合过程与 DCNN 相结合的模型,对MRI 扫描的胰腺分割也显出较好的结果。

(二) 影像组学的应用

1. 胰腺肿瘤的诊断 影像组学在胰腺肿瘤研究的诊断方面侧重于胰腺神经内分泌瘤(pancreatic neuroendocrine neo plasms, PNENs)的分级诊断及鉴别诊断,以及胰腺浆液性囊腺癌的鉴别诊断及治疗方案选择。有学者利用 CT 纹理分析发现偏度、均数、百分位数等参数对乏血供 PNENs 与胰腺导管腺癌的鉴别有价值。许多研究证实 CT、MRI 及 PET 对于术前诊断 PNENs 及其分级有一定价值,但上述无创性影像检查方法对其早期诊断、鉴别及分级的准确度仍有待提高。CT 纹理分析中,峰度和熵对于各级别PNENs 的诊断效能有价值。基于 MRI 的纹理分析

对于 PNENs 的分级也有一定意义,基于 T2WI 序列的 MRI 纹理参数有逆差矩、能量、相关和熵差,基于DWI 的 MRI 纹理参数有相关、对比度、逆差矩、最大灰度和熵差。准确诊断胰腺囊性肿瘤(pancreatic cystic neoplasm, PCN)对避免过度治疗(如不必要的手术)具有重要指导意义,尤其是浆液性囊性肿瘤(serous cystic neoplasm, SCN)。有学者基于计算机辅助支持系统(computer — aided diagnosis, CAD)的组学分析 CT 图像,用支持向量机筛选出有意义的纹理指标,能提高 SCNs 与其他种类胰腺囊性瘤的鉴别诊断效能。深度学习、纹理分析和组方分析等方法在胰腺肿瘤的诊断及鉴别诊断中同样发挥着重要作用。深度学习卷积神经网络(deep convolutional neural network, DCNN)对胰腺神经内分泌肿瘤的鉴别,纹理分析用于鉴别胰头部胰腺癌与肿块型胰腺炎,全肿瘤 ADC 组方分析在壶腹部肿瘤、胰腺恶性肿瘤鉴别中都发挥一定作用。

2. 胰腺肿瘤的疗效预测及预后评估 影像组学在胰腺肿瘤的疗效预测、评价及预后评估中的研究主要集中于胰腺导管内乳头状黏液瘤(IPMNs)的风险度分层、恶性程度预测及胰腺癌的预后、放化疗的疗效评估等方面。最近有些研究利用 CT 纹理分析对IPMNs 的高风险组及低风险组进行了纹理分析预测,得出了对分组有意义的纹理参数。影像组学技术可以结合或补充其他已有手段来预测 IPMNs 的恶性程度,并获得更准确的结果。不同胰腺肿瘤的治疗方法往往不同,且患者存在治疗反应的个体差异,利用AI 研究胰腺肿瘤标准化治疗后的生物学行为及疗效具有重要临床意义。CT 图像影像组学特征模型能较好地预测病灶局部控制以及患者总体生存情况,而且越来越多的证据表明,AI 还可以通过影像学特征及模型预测胰腺癌患者治疗后的生存期。

(三) 胰腺 AI 面临的问题

胰腺 AI 的临床研究自身面临许多问题。①病变自身方面:由于肿瘤的类型、大小、形态、解剖位置、涉及器官等方面都存在差异,所以在不同肿瘤中的研究成果进度不一。②图像方面:由于扫描参数、扫描仪器的不统一,图像质量不能保证。图像采集、图像分割、图像感兴趣区勾画分割及纹理参数的提取都采用不同的方法标准,以及图像后处理及统计学建模等采用的标准也无规范。③模型的可解释性及语义方面:影像组学中的纹理特征为描述病变异质性的不可视特征,属于一阶、二阶或高阶的统计学术语,缺乏具体

临床意义。并且,目前大多数肿瘤及非肿瘤性疾病研究得出有意义的纹理参数大多只对应具体的预测模型和诊断效能。如今尚缺乏对影像组学纹理的确切术语描述和标准化语义规范,其在运用于临床报告中可能将遭遇困难。④数据方面:大数据、云数据无法获得,信息壁垒导致深度学习的大规模研究无法开展实施,这是大多数影像组学研究存在的问题。

三、肾

(一) 肾脏的分割

肾快速自动分割方法包括两个主要部分:肾皮质的定位和肾脏成分的分割。在肾皮质相定位中,应用3D 广义霍夫变换(generalized Hough transform, GHT)和 3D 主动外观模型(active appearance models, AAM)完全结合的方法来定位肾皮质。在肾成分阶段的分割中,提出了一种改进的随机森林方法,基于定位阶段的结果将肾分成四份。该方法具有较高的准确性和极短的计算时间。

(二) 肾脏 AI 的应用

1. 肿瘤的诊断 在肾脏病变的应用方面,有研究采用 CNN 全自动检测腹部 CT 扫描中的肾囊肿,可用于肾脏偶发囊性病灶的筛查中。乏脂肪的肾脏血管平滑肌脂肪瘤和肾细胞癌的鉴别一直是临床的难点,有些学者开发出自动深部特征分类(deep feature classification, DFC)方法以及支持向量机递归特征消除(support vector machine with recursive feature elimination, SVM - RFE)和合成少数类过采样技术(synthetic minority oversampling technique, SMOTE)等 AI 方法筛选纹理特征,能提高腹部增强CT 鉴别两者的能力。在临床影像工作中,嗜酸细胞腺瘤常难以与肾细胞癌进行有效鉴别。影像组学(支持向量机等)方法对肾细胞癌和嗜酸细胞腺瘤进行纹理分析,能够在传统影像学的基础上提高诊断效能。

2. 基因、分子是影响恶性肿瘤发生、发展的重要因素 近年来的一些研究表明,肾透明细胞癌的基因突变状态与肿瘤的影像特征存在一定的相关性,提示影像特征能够预测肾透明细胞癌的基因状态。在肾透明细胞癌中,除了 VHL 肿瘤抑制基因的失活突变外,BAP1、PBRM1、SETD2 和 KDM5C 等基因在肿瘤的发生、发展中也起着一定作用,且与肿瘤进展

和预后不良等密切相关。影像基因组学能够通过 AI 提取大量肿瘤影像特征,同时将影像特征与肿瘤的潜在基因突变状态相关联,实现对肿瘤基因突变状态的治疗前预测,同时为临床靶向治疗提供依据。此外,相关研究表明,肿瘤血管生成在肾透明细胞癌的生长、增殖和转移中具有重要的作用。有学者使用 AI 方法在 PET - MRI 上将肾透明细胞癌的影像组学特征与肿瘤血管生成关联起来,发现影像组学特征与肿瘤微血管密度(tumor microvascular density, MVD)具有明显相关性,而从动态增强 MRI 取的时空特征比从 DIXON 序列和 FDG PET 提取的纹理特征与 MVD 更具有相关性,因此,使用 AI 可以在一定程度上通过影像特征预测肾细胞癌的血管生成状态。

3. 肿瘤治疗的评估 对肾细胞癌的治疗评价主要聚焦于晚期肾细胞癌的疗效评估。临床上对癌症患者的疗效评估一般使用基于肿瘤大小的评估标准。实体瘤疗效评价标准(response evaluation criteria in solid tumors, RECIST)是临床上最常用于晚期肾透明细胞癌疗效评估的方法。然而,RECIST 存在一定的缺陷,如缺乏整合评估早期治疗反应的指标等。使用 AI 方法,对接受抗癌药物治疗的晚期肾细胞癌提取特定的特征,能在肿瘤大小发生变化之前较早进行评估,从而在一定程度上可以克服 RECIST 的缺陷。有学者对于晚期肾细胞癌患者的 PET - MRI 影像资料,通过影像组学方法在 MRI T2WI、PET 和 ADC 图像中提取肿瘤特征,发现 ADC energy 和 T2WI different average 这两项特征能够在一定程度上预测接受抗血管生成药物治疗的转移肾细胞癌的早期结构和功能改变。

(三) 肾脏 AI 面临的问题

肾肿瘤 AI 的临床研究自身面临许多问题。首先,目前 AI 影像模型缺乏临床试验验证,临床适用性及可推广性不足;其次,肾肿瘤影像研究的样本量比较少,存在小样本、大维度的数据特点,需要专门开发适合此特点的 AI 算法;再者,目前肾肿瘤 AI 临床研究大多为单中心研究,缺乏交叉测试和验证,模型的鲁棒性和可靠性受到质疑。此外,很多亟待解决的临床问题没有涉及,如 Bosniak 3 级肾囊肿良恶性的影像鉴别和肾细胞癌常见亚型(透明细胞、乳头及嫌色肾细胞癌等)的区分等。未来肾肿瘤影像 AI 研究的范围应得到扩展,充分考虑肾肿瘤的特殊性(如样本量较少等),面向更多的临床需求和临床关注的问题

（如预测患者预后和评估治疗手段等），在 AI 的辅助下解决或部分解决这些问题。

四、胃

影像组学在现有图像分辨力的基础上，通过纹理分析及大数据手段挖掘海量图像信息，利用人工智能深度学习等手段筛选、整合图像及临床特征，建模进行客观、量化评估，利用熵、偏度、异质性等纹理分析指标解决肿瘤临床治疗关注的各个方面，有望进一步提高胃癌分期和疗效水平。

（一）影像组学的应用

影像组学有望在术前无创性评估胃癌的病理分级、浆膜侵犯和淋巴结转移情况，为临床个体化治疗提供参考。对于胃部各种肿瘤导致的人眼难以区分的非特异性胃壁增厚或肿块样病变，图像纹理分析可进一步提取细节特征进行区分。CT 纹理分析相关参数（动脉期最大频率和偏度以及静脉期最大频率、模式、偏度等）和 MR 的 ADC 图相关参数（偏度、峰度、采样数和 s-sDav 等）在预测胃癌组织分期有一定价值。双能 CT 在预测胃癌淋巴结转移中有巨大潜力。胃癌邻近区域淋巴结的双能 CT 参数（动脉期碘浓度和碘图 CT 值）和常规形态学参数（短径和增强 CT 值），上述参数结合有助于鉴别转移性和非转移性淋巴结。能谱 CT 图像参数，可以通过诺模图预测淋巴结转移情况。对比增强 MDCT 诊断的 T 分期、N 分期、壁外血管侵犯和淋巴结转移在评估预后方面发挥作用。M 分期方面，有研究表明熵是预测隐匿性腹膜转移的独立因素。对于胃癌疗效评价，CT 纹理分析相关参数（对比度、方差、熵、偏度、均方根等）有一定价值。

（二）胃影像组学面临的问题

胃癌影像组学研究也存在一些问题，体现在从图像采集、感兴趣区获取到纹理分析和建模方法的各个方面。①图像采集：目前，对胃癌扫描的充盈方式、低张前处置、成像层厚方位及相应窗宽窗位等指标，国内外尚无公认统一的标准；对于增强时相、对比剂浓度、扫描参数剂量、重建方式及噪声指数等，更是各自遵循不同标准，对图像纹理分析提炼时的存在潜在干扰。②图像标注及分割：存在手动、半自动和自动分

割几种方式。胃癌形态不固定，需要人为标注，故往往采用手动或半自动分割方法；而胃癌随胃壁迂曲走行，在常规二维图像上标注时往往难以准确判断边界，标注一致性和稳定性较差而影响模型的效能。③模型可解释性：虽然影像组学方法已经在很多临床问题中展现了其定量表征病变的能力，但尚无法建立多数纹理特征与生物学特性间的关联，及给予合理的病理组织学阐释。影像组学特征在研究中被证明，其与基因或预后具有统计相关性，但并非因果关系。这种隐含的间接关系使临床应用时受到阻碍。④影像组学纹理分析的特征往往多达数百甚至上千，故对数据量的要求相对较大，而符合条件的单中心样本往往数量较少，这也限制了胃癌影像组学阈值标准的设立。

五、总结

从已有的研究来看，腹部影像的人工智能研究主要是最近几年时间快速发展起来的。目前的研究主要是利用 CT 数据，而利用 MRI 数据研究较少。多数研究的样本量也不大，结果的可靠性尚需更多验证。研究的器官主要集中在肝脏，其他器官相对较少。在算法应用方面，深度学习，特别是 CNN 算法将成为腹部影像诊断 ML 研究的主要工具。研究目的以器官分割和病灶分割为主，在病灶的定性诊断、定量分析方面较少。

未来人工智能在腹部影像研究中可以开展的工作还有很多，例如：腹部疾病的早期筛查；病灶的病理亚型判定；多维数据包含影像、临床检查数据的深度挖掘，以寻找与腹部疾病机制相关的影像指标并揭示机制的运行规律；对重大腹部疾病的疗效评估与预测，为早期干预、优化治疗手段提供帮助（图 7-6-22）；此外，人工智能还可以应用在量化成像的图像质量提高、量化参数的准确性提高领域，比如腹部由于受到呼吸的影响，量化参数图准确性经常打了折扣，而基于 CNN 的深度学习技术可以学习呼吸运动的规律，从源头去除因呼吸造成的量化参数计算不准确的影响，从而实现腹部疾病量化分析与评估。我们也期待有更多科学化的方法、模型和成熟的 AI 产品建立起来，投入腹部医学影像改革之中。改善医生的医疗工作条件，推动精准医疗事业的发展，最终造福病人。

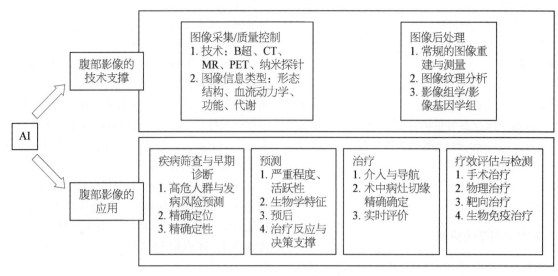

图7-6-22 腹部AI的技术支撑和应用

（陈财忠 刘 锴 孙 伟 张 欢）

·参·考·文·献

［1］卢光明,张志强.人工智能医学影像［J］.医学研究生学
报,2018,31(7):683-686.

［2］潘亚玲,王晗琦,陆勇.人工智能在医学影像CAD中
的应用［J］.国际医学放射学杂志,2019,42(1):3-7.

［3］唐磊.进展期胃癌的影像学评估:从图像到大数据影
像组学［J］.中华胃肠外科杂志,2018,21(10):1106-
1110.

［4］黄子星,宋彬.人工智能在腹部影像的研究现状与愿
望［J］.放射学实践,2018,33(11):1216-1219.

［5］刘文广,谢斯敏,周雅芳,等.机器学习及其在肝脏疾
病影像诊断中的研究进展［J］.国际医学放射学杂志,
2019,42(1):16-21.

［6］胡文墨,杨华瑜,毛一雷.基于人工智能的影像组学在
肝脏疾病中的应用［J］.中华普通外科杂志,2019,34
(7):646-648.

［7］杨采薇,蒋涵羽,刘曦娇.影像组学在胰腺肿瘤病变影
像学评估中的研究进展［J］.放射学实践,2019,34(9):
963-967.

［8］罗彦,孟晓岩,李佳丽,等.RSNA2018腹部影像学［J］.
放射学实践,2019,34(4):357-361.

［9］马超,边云,陆建平.人工智能在胰腺肿瘤成像中的应
用及挑战［J］.中华胰腺病杂志,2019,19(5):343-345.

［10］李健文,卢光明.人工智能在肾肿瘤影像中的应用［J］.
肿瘤影像学,2018,27(4):256-259.

第七节

人工智能技术在骨肌疾病中的应用

人工智能（AI）的概念最早出现在1956年的达特茅斯会议上。AI泛指用于模拟、延伸和扩展人的智能的理论、方法、技术及应用系统。机器学习、智能机器人、图像识别、语音识别、自然语言处理和专家系统等都是AI研究的热点领域。AI近期在医疗领域取得的发展令人瞩目。本章节拟综述AI算法当前在骨肌系统方面的应用,并对AI算法为临床医疗可能带来的改变进行一定探讨。

一、骨骼

（一）骨龄预测

生长和青春期成熟的评估是儿科内分泌学实践的核心。而骨龄（bone age，BA）则是衡量儿童骨骼成熟程度的重要指标。骨龄评估（bone age assessment，BAA）是一种常用的儿科放射学检查。通过骨龄评估能够及时发现生长障碍或异常青春期成熟，有效保护儿童健康。

现有的自动化骨龄检测方法大多数基于临床骨龄评分法（Tanner-Whitehouse，TW）方法，通过从手骨 X 射线图像的特定感兴趣区（ROI）中自动提取特征进行分析。2001 年，Pietka 等提出了一种干骺端感兴趣区提取方法，将模糊分类器用于骨龄分析。2007年 Gertych 等提出了一套儿童骨龄自动评估算法，利用模糊分类器对提取的定量特征进行骨龄评估。2009 年 Thodberg 等提出的 BoneXpert 方法对 TW 和图谱（Greulich and Pyle，G&P）法进行了整合，采用统一模型对骨龄进行预测。2017 年 Spampinato 等提出了一种基于深度学习的骨龄检测方法 Bonet，该算法在一个涵盖 0～18 岁所有年龄范围、种族和性别的公共数据集上进行了性能测试，骨龄评估预测结果的 MAE 值为 0.8 岁。2020 年王嘉庆等提出一种基于深度学习的端到端的手骨 X 射线图像的自动骨龄检测方法，实验结果表示以 Inception Resnet v2 为基础模型的系列网络的骨龄预测效果均优于 Bonet。

医师人工进行骨龄评估需要耗费大量时间，AI 算法可以便捷、快速、精准地完成这一任务，在临床诊断中具有明显优势。目前，国内已有多家医院正式上线 AI 骨龄预测系统，辅助医生进行决策与诊断。目前骨龄预测相关的人工算法对训练数据的数量和标注质量均有较高要求，由于过拟合现象的存在，算法在测试数据上性能通常会低于训练数据。因此，如何有效利用现有数据，减少算法模型对标注数据数量和质量的依赖，以提供更为精准的自动化骨龄预测模型，还需要更加深入的研究。

（二）骨折检测

骨折是骨科最为常见的临床问题之一，也是放射科急诊常见漏诊疾病。实现骨折的快速准确诊断是医学领域的热门研究方向之一，使用 AI 算法准确发现骨折具有重要的临床价值。此外，复杂骨折的临床分类识别对临床手术方式的选择至关重要。AI 算法的引入有望为这一难题提供全新的解决方案。

Olczak 等在 256 000 幅腕、手和踝关节的 X 线片上测试了 5 种开源深度学习网络对骨折以及确定其他特征，骨折检测的准确率最高可达 83%。Wu 等尝试将配准主动形状方法（registered active shape model，RASM）用于分割任务，可以检测骨盆潜在创伤性骨折的轮廓不连续性。Chung 等根据包含 1 891张 X 射线图片的数据集，验证了深度卷积神经网络检测和分类肱骨近端骨折的能力。此外，CNN 在骨折分型任务中也展现了良好的性能。Pranata 等随后采用深度学习算法对跟骨 CT 图像中的骨折位置进行自动分类和检测，准确率达到了 98%。周清清等的研究构建了一种基于 Faster R‑CNN 的自动肋骨骨折检测和分类模型，检测精度达到了与放射科主治医师相当的诊断水平。Tomita 等基于 CNN 模型，研究开发了一种自动化骨质疏松性椎体骨折检测系统，实验结果表明该系统的准确率可达 89.2%。

深度学习系统的开发和集成在日常诊断、骨折检测和骨折分类识别中具有较大的发展潜力。深度学习算法在骨折检测和分类方面应用有望在近年得到推广和普及。

二、软骨与关节

（一）软骨及骨关节炎

在关节 MRI 检查的患者中，识别软骨病变具有重要的临床意义。研究表明，具有形态学软骨成像序列的 MRI 检查对检测膝关节内软骨病变虽然具有较高的特异性，但是敏感度不够理想，诊断性能高度依赖于阅读者的专业水平。在大多数研究中，不同阅片者的判断结果之间只有中等程度的一致性。开发基于 AI 的 MRI 图像标准化软骨病变检测算法有助于提高诊断性能。

Liu 等开发了一套基于深度学习的全自动软骨损伤检测系统，研究证实了采用基于深度学习的全自动软骨损伤检测系统根据 MR 图像评估膝关节软骨病变的可行性（图 7‑6‑23）。Xue 等以髋关节为观察对象，探讨深度学习算法对髋关节骨关节炎的诊断价值。研究使用 CNN 预测准确性与 10 年经验的主治医师相当。Norman 等基于 DenseNet 神经网络提出了一种骨关节炎分级全自动分类的算法，结果表明使用自动分类器可以协助放射科医师作出更准确和精

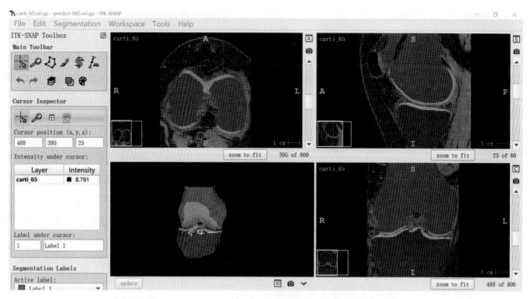

图 7-6-23 基于高分辨 MRI 图像的 AI 软骨自动分割

确的诊断。

如何客观评判算法性能是软骨及骨关节炎相关算法研究的一个重要课题,目前通常将算法的预测结果与放射专家的预测结果进行比较,将放射专家的判断作为标准。考虑到临床放射科医师判断结果的组间一致性较低,且诊断能力中等,将 AI 技术与公认的金标准(如关节镜检查结果)进行比较,对算法性能的进一步提升具有重要意义。

(二) 关节影像配准

在许多骨科应用中,如理解关节的正常功能和关节损伤机制,了解关节炎发展情况、关节假体设计优化、设计术前规划和术后康复计划等,都需要对运动中的关节进行精确测量,关节的运动学测量是肌骨系统的生物力学研究中必不可少的步骤。

双透视成像系统(dual-fluoroscopic imaging system,DFIS)在过去十年中广泛应用于体内关节运动分析,其测量的关键步骤是图像配准,即将三维体数据(如 CT)与荧光镜(连续的 X 线图像)在三维空间中对齐。

为实现自动精确的图像配准,研究人员早期大多采用基于优化算法的配准方法,如 Otake 等在对髌骨运动追踪时,使用 CMA-ES(covariance matrix adaptation evolutionary strategies)优化算法确定 CT 中髌骨和荧光镜图像的对应关系。Miao 等使用 CNN 提取图像特征进行配准可在 0.1 s 实现膝关节假体的配准。基于图像特征的配准方法提升了配准的鲁棒性,但是需要图像有明显特征如医疗植入物,无法解

决天然结构的配准问题。Miao 等提出一种强化学习方法,利用马尔可夫决策过程(Markov decision process,MDP)对脊柱的 CT 和 X 线图像进行配准。Liao 等提出一种感兴趣点追踪网络,根据点集的追踪结果计算配准变换参数,结果表明该方法在鲁棒性、配准速度、精度上都表现出较高性能,但缺陷在于需要大量的训练数据。

AI 算法在进行图像配准时优势明显,鲁棒性高于其他类型方法,其配准速度也远快于人工,其应用场景也可因此扩大如术中实时导航等。而配准精度目前来看距离临床要求还有一定距离,未来如何提升算法的精度应是主要的目标之一。

三、软组织

(一) 韧带

韧带是关节的主要组成部分之一,具有支持关节运动,维持关节稳定等重要作用。受限于目前医疗成像技术,根据 MR 图像对韧带损伤程度的判断往往会受到医生主观因素的影响,从而影响诊断的准确性。AI 算法的发展为韧带损伤的检测依据判定提供了全新解决方案。

Štajduhar 等通过建立决策支持模型,用来检测膝关节矢状面磁共振图像中的轻微前交叉韧带损伤(不需手术治疗)和完全前交叉韧带破裂(需要手术治疗),研究辅助诊断的可能性。结果表明,损伤检测曲线下面积为 0.894,完全断裂检测曲线下面积为 0.943。

Bien 等在 2018 年提出了用于检测膝关节 MR 图像中前交叉韧带(anterior cruciate ligament，ACL)和半月板损伤的深度学习模型 MRNet。模型在保持对 ACL 以及半月板损伤检测的准确度与影像科医生无显著差异的同时，可以大幅减低 ACL 损伤的误诊率。

考虑到目前用于韧带损伤检测的一系列模型依然缺乏对多模态信息的融合和利用，韧带损伤检测模型的性能还有一定的优化空间。随着相关研究的深入，AI 技术在韧带损伤诊断和治疗的应用有望进一步推广。

(二)肌间脂肪组织

肌间脂肪组织在肌骨系统中广泛存在，通过分析肌间脂肪组织，可以在一定程度上判断人体新陈代谢，运动能力，以及肌肉功能等健康状况。通过医学影像，对肌间脂肪组织进行定量测定，对于临床医学具有重要价值。

传统的肌间脂肪组织分析需要大量人工操作，不但效率低下，而且分析结果易受操作人员的影响。针对上述问题，谭朝炜等进行了一系列探索性工作，并取得了很大的进展。谭朝炜提出了若干肌间脂肪组织自动分区算法，并尝试利用机器学习算法对肌间脂肪组织进行定量分析，展现了通过肌间脂肪组织定量分析实现肌骨系统病变诊断的可能性。

四、骨肿瘤

骨肿瘤是发病率较低的一种肿瘤，主要的治疗选择包括新辅助放疗和化疗以及肿瘤的手术切除，其中从骨肿瘤的 CT 和 MR 图像中准确地分割出肿瘤病变至关重要。然而，手动分割肿瘤区域是一项耗时且费力的任务(图 7-6-24)。另外，在医师主观经验和环境等多种因素的影响下，肿瘤分割结果无法保证一致性。因此，临床上迫切需要一种全自动计算机辅助方法实现肿瘤的合理判读，其中以 CNN 为基础的方法应用最为广泛(图 7-6-25)。

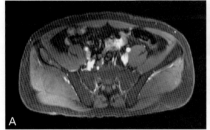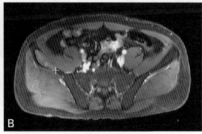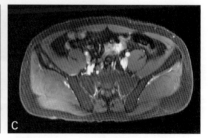

图 7-6-24　MR FS T1WI 增强图像骨盆肿瘤边界判定
A. 医师手工判定肿瘤边界；B. AI 判定肿瘤边界；C. 骨盆肿瘤增强 FS T1WI。

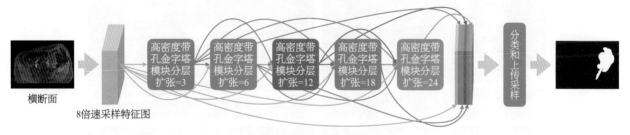

图 7-6-25　全卷积神经网络模型

早在 1980 年，Lodwick 等就使用计算机模型确定骨肿瘤的分类，发表了里程碑式的论文。1994 年，Reinus 等评估了神经网络模型诊断骨肿瘤的性能，该方法对良恶性病灶的鉴别准确率达 85%。2017 年，Do 等开发了一种贝叶斯模型，对 710 幅 X 线片上的骨肿瘤进行诊断和鉴别诊断，其诊断和 3 种鉴别诊断的准确率分别为 62% 和 80%。

在骨肿瘤边界分割应用较多的是基于深度学习方法。黄林等提出了一种在输出层进行多重监督的全卷积网络 MSFCN，用于肿瘤边界自动分割，研究证实 MSFCN 算法有助于快速而准确地划定肿瘤边界。Duan 等提出 SenseCare 平台，基于深度学习网络，融合了 MR 骨盆肿瘤分割(图 7-6-26)、CT 骨盆骨骼多类分割、MR/CT 骨盆区域自动配准(图 7-6-27)等多种技术，利用不同模态图像，自动提取肿瘤及其周围结构并融合，辅助手术规划与患者匹配假体与导板的设计(图 7-6-28)。

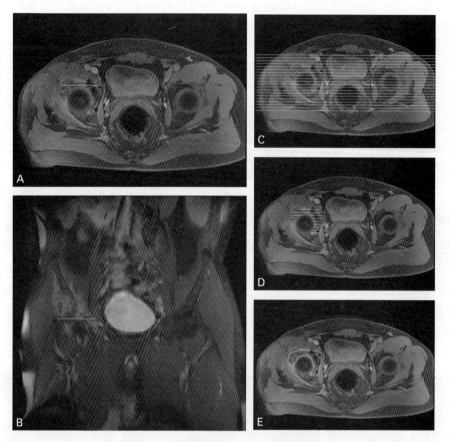

图 7 - 6 - 26　增强 FS T1WI 训练过程图

A、B. 线条代表横断面图像和冠状面图像解剖结构相近,重合的区域;C. 表示实现了 FS T1WI 增强横断面和冠状面图像的配准;D. 表示优先基于重合信息进行肿瘤边界的识别;E. 表示基于重合信息的结果,分割整个肿瘤模型。

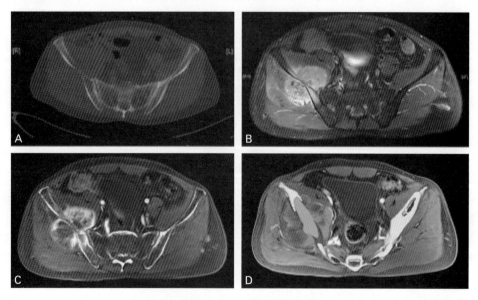

图 7 - 6 - 27　CT、MRI 图像配准融合

A. CT 检查骨窗图像;B. MRI 检查横断面增强 T1WI;C. 融合的 CT/MRI;D. 基于配准融合图像重建骨盆肿瘤模型。

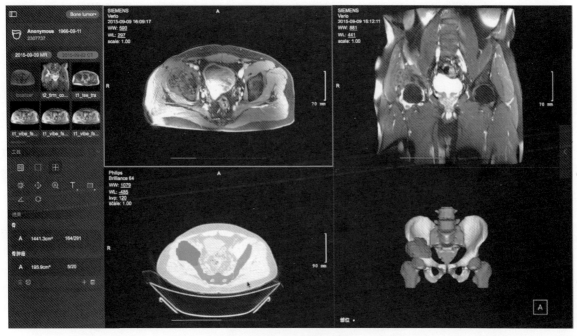

图 7-6-28　SenseCare 平台骨盆肿瘤提取与分割

　　AI 在预测骨肿瘤复发方面的应用相对较晚。He 等研究了 CNN 模型在预测骨巨细胞瘤患者术后局部复发的应用，研究表明 CNN 对刮除后骨巨细胞瘤的复发具有一定的预测价值。

　　AI 的优势在于对骨肿瘤图像的处理效率，然而在对骨肿瘤图像识别的准确性需要进一步提高。例如，对于面积较小的骨肿瘤区域，自动分割方法具有一定的局限性，并且需要大量数据来进行模型优化。

五、其他应用

　　在肌肉骨骼系统的其他方面，例如脊柱畸形、骨质疏松症骨密度测量、类风湿关节炎、下肢力线分析、坐骨神经病等也有相关 AI 的研究。Duan 等提出基于 U-net 的下肢全长片自动关键点检测与骨骼分割技术，辅助进行胫骨高位截骨手术的术前规划。Koichiro 等使用 CNN 在 183 例患者的 1 665 个 CT 图像上进行了深度学习，可从未增强的腹部 CT 图像估计骨密度。Fabian 等开发并评估了一种自动分割大腿周围神经的方法，他们利用全 CNN，将 MR 图像分割为周围神经和背景组织，该过程消耗时间不到 1 s，这远少于手动细分的平均时间（约 19 min）。可以看出，以深度学习为代表的新 AI 技术在肌骨系统中的应用不断扩展其应用领域。

　　总而言之，在 AI 骨肌影像研究中，主要使用经典的 AI 方法（分离和分割，特征提取和分类步骤）。在骨肌系统中，深度学习的应用发展迅速。影像图像是数字化的，在非常具体的任务中，神经网络开始超越人类对图像的解释。类似地，AI 在图像分析中的准确性最终受其输入图像模态准确性的限制。当人类图像解释受某些因素限制时，AI 可以通过从图像中提取其他信息来帮助提高特定评估的敏感性和准确性。如果不能，那么 AI 可以做的最好的事情就是提高可重复性、时间效率和成本效率。

　　AI 不会取代人类，因为很难概括计算机图像的诊断。更有可能的情况是开发一种混合解决方案，该解决方案将从 AI 和人类智能中受益。由于人类分析大量多维数据的能力较弱，而 AI 可以通过大量数据训练系统，这将有助于减少维度数量和识别人眼无法识别的模式。当图像数据与其他临床数据相结合，产生了人类无法处理的更多大数据时尤其如此。骨肌系统拥有最多的同病异影与同影异并的现象，因此骨肌系统的 AI 未来应用非常值得期待。

（艾松涛　王　嵩）

·参·考·文·献

［1］ Pietka E，Gertych A，Pospiech S，et al. Computer-assisted bone age assessment：Image preprocessing and epiphyseal/metaphyseal ROI extraction［J］. IEEE Transactions on Medical Imaging，2001，20(8)：715 – 729.

［2］ Gertych A，Zhang A，Sayre J，et al. Bone age assessment of children using a digtal hand atlas［J］. Computerized Medical Imaging and Graphics，2007，31(4 – 5)：322 – 331.

［3］ Thodberg HH，Kreiborg S，Juul A，et al. The BoneXpert method for automated determination of skeletal maturity［J］. IEEE transactions on medical imaging，2008，28(1)：52 – 66.

［4］ Spampinato C，Palazzo S，Giordano D，et al. Deep learning for automated skeletal bone age assessment in X-ray images［J］. Medical image analysis，2017，36：41 – 51.

［5］ 王嘉庆，梅礼晔，张俊华. 基于深度学习的手骨 X 射线图像骨龄检测［J］. 计算机工程，2021，47(1)：291 – 297.

［6］ Anu T，Raman R. Detection of bone fracture using image processing methods［J］. International Journal of Computer Applications，2015，975：8887.

［7］ Sudana A K O，Kom S，Sudana AAK. Bone fracture detection using open CV［J］. Journal of Theoretical and Applied Information Technology，2014，ID：115110475.

［8］ Olczak J，Fahlberg N，Maki A，et al. Artificial intelligence for analyzing orthopedic trauma radiographs：deep learning algorithms —— are they on par with humans for diagnosing fractures?［J］. Acta orthopaedica，2017，88(6)：581 – 586.

［9］ Wu J，Davuluri P，Ward K R，et al. Fracture detection in traumatic pelvic CT images［J］. International Journal of Biomedical Imaging，2012，2012：327198.

［10］ Chung S W，Han S S，Lee J W，et al. Automated detection and classification of the proximal humerus fracture by using deep learning algorithm［J］. Acta orthopaedica，2018，89(4)：468 – 473.

［11］ Pranata Y D，Wang K-C，Wang J-C，et al. Deep learning and SURF for automated classification and detection of calcaneus fractures in CT images［J］. Computer Methods and Programs in Biomedicine，2019，171：27 – 37.

［12］ 周清清，王佳硕，唐雯，等. 基于卷积神经网络成人肋骨骨折 CT 自动检测和分类的应用研究［J］. 影像诊断与介入放射学，2020，29(1)：27 – 31.

［13］ Tomita N，Cheung Y Y，Hassanpour S. Deep neural networks for automatic detection of osteoporotic vertebral fractures on CT scans［J］. Computers in Biology and Medicine，2018，98：8 – 15.

［14］ Menashe L，Hirko K，Losina E，et al. The diagnostic performance of MRI in osteoarthritis：a systematic review and meta-analysis［J］. Osteoarthritis and Cartilage，2012，20(1)：13 – 21.

［15］ Quatman C E，Hettrich C M，Schmitt L C，et al. The clinical utility and diagnostic performance of magnetic resonance imaging for identification of early and advanced knee osteoarthritis：a systematic review［J］. The American Journal of Sports Medicine，2011，39(7)：1557 – 1568.

［16］ Kijowski R，Blankenbaker D G，Munoz del Rio A，et al. Evaluation of the articular cartilage of the knee joint：value of adding a T2 mapping sequence to a routine MR imaging protocol［J］. Radiology，2013，267(2)：503 – 513.

［17］ Liu F，Zhou Z，Samsonov A，et al. Deep learning approach for evaluating knee MR images：achieving high diagnostic performance for cartilage lesion detection［J］. Radiology，2018，289(1)：160 – 169.

［18］ Xue Y，Zhang R，Deng Y，et al. A preliminary examination of the diagnostic value of deep learning in hip osteoarthritis［J］. PLoS One，2017，12(6)：e0178992.

［19］ Norman B，Pedoia V，Noworolski A，et al. Applying densely connected convolutional neural networks for staging osteoarthritis severity from plain radiographs［J］. Journal of Digital Imaging，2019，32(3)：471 – 477.

［20］ Yin Y，Zhang X，Williams R，et al. LOGISMOS — layered optimal graph image segmentation of multiple objects and surfaces：cartilage segmentation in the knee joint［J］. IEEE Transactions on Medical

Imaging，2010，29(12)：2023 - 2037.

[21] Tan C，Zhao L，Yan Z，et al. Deep multi-task and task-specific feature learning network for robust shape preserved organ segmentation [A]. 2018 IEEE 15th International Symposium on Biomedical Imaging (ISBI 2018) [C]. IEEE，2018：1221 - 1224.

[22] Omoumi P，Michoux N，Larbi A，et al. Multirater agreement for grading the femoral and tibial cartilage surface lesions at CT arthrography and analysis of causes of disagreement [J]. European Journal of Radiology，2017，88：95 - 101.

[23] Omoumi P，Rubini A，Dubuc J-E，et al. Diagnostic performance of CT-arthrography and 1.5 T MR-arthrography for the assessment of glenohumeral joint cartilage：a comparative study with arthroscopic correlation [J]. European Radiology，2015，25(4)：961 - 969.

[24] Otake Y，Esnault M，Grupp R，et al. Robust patella motion tracking using intensity-based 2D - 3D registration on dynamic bi-plane fluoroscopy：towards quantitative assessment in MPFL reconstruction surgery [A]. Medical Imaging 2016：Image-Guided Procedures，Robotic Interventions，and Modeling [C]. International Society for Optics and Photonics，2016，9786：97860B.

[25] Miao S，Wang Z J，Liao R. A CNN regression approach for real-time 2D/3D registration [J]. IEEE Transactions on Medical Imaging，2016，35(5)：1352 - 1363.

[26] Miao S，Piat S，Fischer P，et al. Dilated FCN for multi-agent 2d/3d medical image registration [A]. Thirty-Second AAAI Conference on Artificial Intelligence [C]. 2018.

[27] Liao H，Lin W-A，Zhang J，et al. Multiview 2D/3D rigid registration via a point-of-interest network for tracking and triangulation [A]. Proceedings of the IEEE Conference on Computer Vision and Pattern Recognition [C]. 2019：12638 - 12647.

[28] Bien N，Rajpurkar P，Ball R L，et al. Deep-learning-assisted diagnosis for knee magnetic resonance imaging：development and retrospective validation of MRNet [J]. PLoS Medicine，2018，15(11)：e1002699.

[29] Liu F，Guan B，Zhou Z，et al. Fully automated diagnosis of anterior cruciate ligament tears on knee MR images by using deep learning [J]. Radiology：Artificial Intelligence，2019，1(3)：180091.

[30] Liu F，Zhou Z，Jang H，et al. Deep convolutional neural network and 3D deformable approach for tissue segmentation in musculoskeletal magnetic resonance imaging [J]. Magnetic Resonance in Medicine，2018，79(4)：2379 - 2391.

[31] Tan C，Li K，Yan Z，et al. A detection-driven and sparsity-constrained deformable model for fascia lata labeling and thigh inter-muscular adipose quantification [J]. Computer Vision and Image Understanding，2016，151：80 - 89.

[32] Tan C，Li K，Yan Z，et al. Towards large-scale MR thigh image analysis via an integrated quantification framework [J]. Neurocomputing，2017，229：63 - 76.

[33] Tan C，Yan Z，Yang D，et al. Accurate thigh inter-muscular adipose quantification using a data-driven and sparsity-constrained deformable model [A]. 2015 IEEE 12th International Symposium on Biomedical Imaging (ISBI) [C]. IEEE，2015：1130 - 1134.

[34] Tan C，Yan Z，Zhang S，et al. An automated and robust framework for quantification of muscle and fat in the thigh [A]. 2014 22nd International Conference on Pattern Recognition [C]. IEEE，2014：3173 - 3178.

[35] Lodwick G，Wilson A J，Farrell C，et al. Estimating rate of growth in bone lesions：observer performance and error [J]. Radiology，1980，134(3)：585 - 590.

[36] Reinus W R，Wilson A J，Kalman B，et al. Diagnosis of focal bone lesions using neural networks [J]. Investigative Radiology，1994，29(6)：606 - 611.

[37] Do B H，Langlotz C，Beaulieu C F. Bone tumor diagnosis using a naïve Bayesian model of demographic and radiographic features [J]. Journal of Digital Imaging，2017，30(5)：640 - 647.

[38] Huang L，Xia W，Zhang B，et al. MSFCN-multiple supervised fully convolutional networks for the osteosarcoma segmentation of CT images [J]. Computer Methods and Programs in Biomedicine，2017，143：67 - 74.

[39] Zhang R，Huang L，Xia W，et al. Multiple supervised residual network for osteosarcoma segmentation in CT images [J]. Computerized Medical Imaging and Graphics，2018，63：1 - 8.

[40] He Y，Guo J，Ding X，et al. Convolutional neural network to predict the local recurrence of giant cell tumor of bone after curettage based on pre-surgery magnetic resonance images [J]. European Radiology，2019，29(10)：5441 - 5451.

[41] Balsiger F，Steindel C，Arn M，et al. Segmentation of peripheral nerves from magnetic resonance neurography：a fully-automatic，deep learning-based approach [J].

Frontiers in neurology，2018，9：777.

[42] Lin H. Identification of spinal deformity classification with total curvature analysis and artificial neural network ［J］. IEEE Transactions on Biomedical Engineering，2007，55(1)：376 - 382.

[43] Yasaka K，Akai H，Kunimatsu A，et al. Prediction of bone mineral density from computed tomography：

application of deep learning with a convolutional neural network ［J］. European Radiology，2020，30(6)：3549 - 3557.

[44] Štajduhar I，Mamula M，Miletič D，et al. Semi-automated detection of anterior cruciate ligament injury from MRI ［J］. Computer Methods and Programs in Biomedicine，2017，140：151 - 164.

第八节
人工智能技术在急诊患者中的应用

急诊医学主要是研究外伤和突发医学问题的发生发展规律，包括患者的转运、分诊、初始评估、诊断、治疗和预防决策，以及急诊医学教学和管理等方面。而急诊医学尤其强调时间的紧迫性，无论是在何种场景下的急诊，其救治的对象都是急需医学帮助的患者和伤员，要尽可能缩短发病至确定救治的时间，可以最大程度地降低患者和伤员的病死率，所以说抓住"黄金时段"是抢救成功的关键。此外，急诊医学所涉及的领域极为广泛，远超于其他临床医学专业，因此急诊医师面临更加复杂与大量的临床诊断和治疗问题，需要在医学资料和时间极其有限、病因诊断不明的情况下做出合理的处置，这就体现了急诊医学临床思维和临床决策的特殊性。根据临床数据快速对患者进行分类并预测转归对于急诊科的运转至关重要，这将直接影响医疗成本、诊治效率和护理质量。因此，通过应用 AI 可以处理大量数据，从患者入院分诊到病程监测、再到入院后的风险评估、疾病预测等方面显著改善急诊科的操作。因此，本章节将从以下方面来讲述人工智能技术在急诊科和急诊患者中的应用。

一、智能辅助诊疗系统

20 世纪 90 年代，美国赫尔曼纪念医院针对"创伤性休克的复苏治疗策略"开展了休克复苏计算机辅助临床决策支持系统(CCSD)的研发工作，其后休斯敦卫理公会医院也加入该研发计划，结果形成了一套基于决策树模型，以氧输送(DO_2)达标为核心标准的 ICU 床旁复苏决策支持系统提高了危重休克患者的复苏成功率。

电子病历是我国"十二五"期间医疗信息化建设的重要内容，是区域医疗和居民电子健康档案建设的基础核心系统和重要数据来源。利用自然语言构成的病历信息是智能辅助诊断的重中之重，实现急诊科快速、规范化电子病历对于进一步提升电子病历的核心价值，实现智能化、知识化临床决策具有重大意义。在国内，吴谨准等人应用循环神经网络(RNN)的深度学习方法对儿科门急诊电子病历和常见病的诊断进行模型训练(图 7 - 6 - 29)，应用规范化的电子病历实现儿科人工智能辅助诊疗，帮助基层临床儿科医生规范了临床诊疗行为。葛芳民等在浙江大学医学院附属第二医院利用 5G 和 AI 技术构建院前-院内急诊医疗服务平台，全景实时 VR，人工智能实时监测，急救网络快速响应，完成了全流程的诊疗闭环。该平台能让优质医疗资源下沉铺开，不断提高边远基层医院的急救医疗服务能力，以实现最大程度的医疗公平。

蔡秀军等联合企业自主研发的智能辅助决策支持系统以知识图谱、神经网络算法、本体语义网络、自然语言分析等技术和算法为支撑，使急诊科对胸痛疑似急性冠状动脉综合征(ACS)患者 10 min 内进行心电图检查的比例提高了 8%，在 90 min 内进行 PCI 处理的比例提高了 9.94%(图 7 - 6 - 30)，提升胸痛疑似 ACS 患者急诊诊疗规范性，为患者赢得了足够的救治处理时间。中国人民解放军总医院血管外科联合慧影医疗科技发布了 AORTIST 2.0(主动脉支架个体化置入人工智能研究云平台)，可以对 B 型主动脉夹层的影像进行自动分割，提取相关数据识别"破口"，辅助医生精准选择器材、推荐手术方案、预测术后效果和协助医生或患者对疾病进行长期整体管理。此外，张小亮等人通过院前调度转运监控系统将院内多中心系统和 AI 智能诊断系统、AI 随访平台结合，建立多学科联合诊疗急救管理平台(图 7 - 6 - 31)，以"先诊疗后付费"的模式打通急救中心绿色通道，将患

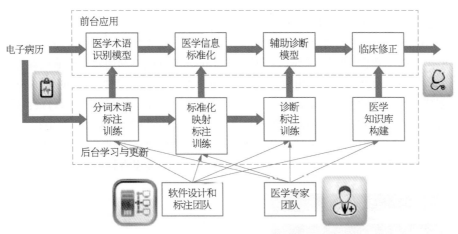

图 7-6-29 儿科辅助诊断系统框架

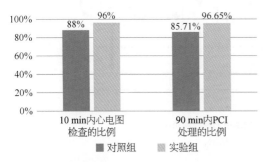

图 7-6-30 智能辅助决策支持系统应用前后胸痛疑似 ASC 患者急诊处理规范性比较

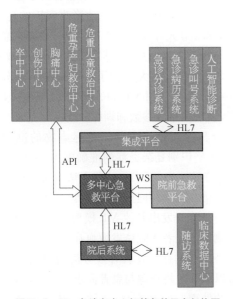

图 7-6-31 急诊多中心智慧急救平台架构图

者在最短时间内送至多中心,将 AI 技术应用于会诊和随访业务,大大减少了人工操作时间,将心电 AI 预警平台应用于胸痛患者的自动诊断,提高了诊断率。

二、预测模型

人工智能在医学中的一种自然应用是预测建模,并且在此方面的应用较为丰富。目前,已经建立了许多 AI 系统来预测疾病和不良后果的风险。尤其是在急诊医学中,许多研究者已经很好地探索了 AI 以创建预测模型。Hu 等运用了多种数据挖掘和机器学习方法开发了一种基于实时网络的工具来评估患者未来进入急诊科的风险。Lee 及其同事提出了一种临床决策工具,可以使急诊科工作人员和管理人员使用患者特定的值来评估急诊室在 72 h 内再次接受其入院的可能性,这为改善护理提供了机会,并为减少急诊再入院提供了额外的指导。

在各种 AI 工具和算法中,人工神经网络(ANN)是最流行的网络之一。Walsh 及其同事使用集成 ANN 来预测患细支气管炎的婴幼儿急诊科处置的可行性,但是在对住院时间的预测上没有达到较好的预期结果。Wu 等开发了人工神经网络(ANN)模型来预测非心源性胸痛引起的脑梗死(NSTEMI)患者,显示出较高的预测准确性,在疾病监测和有 AMI 风险的胸痛预后中具有潜在的应用前景。Harrison 使用 ANN 和临床数据提出了急性冠状动脉综合征的预测模型。此外,Eken 等人采用 ANN 和遗传算法来预测急性肾绞痛,取得了较好的结果。

虽然我们可以利用电子病历中大量、复杂的数据集进行预测建模,但是当自变量多于观测值时,传统的 Logistic 回归就显得略微不足,需要有效和高效地选择变量来解决这一问题。张丽娜等人采用支持向量机模型对比 Logistic 回归模型,能更好地整合各种影响急性出血性脑卒中（ICH）患者早期预后的信息，具有更好的预测能力，为个体化预测 ICH 患者的预后提供了一种新方法。同样伍刚等通过支持向量机模型对 78 例脑出血患者的预测、判别、验证，其预测准确度可达 76.9%，能较好地判断自发脑出血患者早期预后。Liu 等创建了一个排序算法，与全套变量在评估急诊胸痛患者主要不良心脏事件风险方面具有可比性的预测性能。有研究利用逻辑回归（LR）、随机森林（RF）、人工神经网络多层感知机（MLP）建立

多因素预测模型，对大面积脑梗死患者的预后进行预测，结果 RF 模型效果优于其他模型，可用作医学辅助诊断系统来预测脑疝在大面积脑梗死患者的发生。Taylor 及其同事利用建立的随机森林算法，根据计算重要性对变量进行排序，证明了 AI 和机器学习对临床评分的作用，可以预测急诊科败血症患者的住院死亡率。Shinichi 等根据急诊室中记录的 12 导联心电图建立紧急血运重建需求的预测模型（图 7‐6‐32），为急诊科胸痛患者提供预测信息。

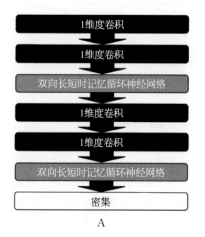

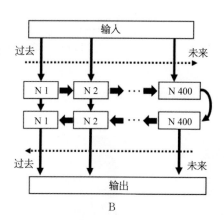

图 7‐6‐32　紧急血运重建需求的 AI 预测模型中的神经网络的结构
A. 神经网络模型；B. 双向长期记忆模型。

三、智能分类诊断

基于 AI 已用于预测医学中的各种因素，包括风险分层、诊断和治疗选择。在急诊科，尤其是患者的分诊中，诊断决策工具对于急诊室筛查和患者分层至关重要。因此，对急诊患者的初步分类、风险分层和评估决定了进一步的资源利用和患者管理情况。尤其是在繁忙的急诊环境中，对患者的分层和评估步骤必须通过有限的信息快速完成。初始分类的主要目的是准确区分重症患者和稳定患者。

例如，e‐triage 能够对紧急情况严重程度指数为 3（ESI‐3）的患者进行分类，特别是通过预测将被上调分级并需要重症监护或急诊处理的患者。Zmiri 等实施了多种数据挖掘方法（朴素贝叶斯和 C 4.5 算法），评估急诊者病情严重程度等级从而对其进行分类。Yadav 及其同事建立了混合 NLP 和 ML 系统，提出了针对急诊成年和小儿患者的 CT 报告结果的自动分类。Shervin 采用混合模型方法（神经网络、决策树等）预测估算紧急情况严重程度指数为 4 的患者，该模型与优化数量的输入变量一起使用，可以快速分流

和分级评估急腹症患者。

从行政数据中招募大量晕厥患者对于正确的风险分层至关重要，但受限于手动修改病历的耗时性。因此，Franca 等人开发一种 NLP 算法，自动从急诊科电子病历中识别晕厥患者，其算法的准确性、敏感性、特异性均较高，且大大减少了急诊科医生的分析时间。Josephine 等使用 ML 和 AI 的现代算法分析 590 例患者，发现信息性参数和训练分类模型在 35% 的患者中进行其诊断阑尾炎的生物标志物的准确度为 90%，而正确识别复杂炎症的准确度为 51%（敏感性为 95%，特异性为 33%）。这些方法有可能改变当今阑尾炎的治疗方法，并且显著改善诊断的能力。

目前已经开发出其他 ML 模型来预测某种转归，例如预测胸痛患者入院诱发败血症死亡率以及急性/延迟性心脏并发症。具有有效分流潜力的集成预测模型可以更好地将资源与患者需求相匹配，从而改善急诊科的处理。AI 研究最广泛的应用之一是急诊放射学。急诊医师需要在放射科医生为患者做检查之前快速识别威胁患者生命的病理状态，并且根据放射科的检查结果采取处理措施。目前已经开发了一些算法来从 CT 平扫上检测出血、水肿、脑积水、急性脑

梗死、颅脑外伤和中线移位等。这类算法的敏感度多数在 94%～100% 范围内，阴性预测值高达 99%，可以快速、准确地检测出需要采取紧急处理的病例。在繁忙的急诊科，在放射技术相对不发达的基层医院中使用高灵敏度算法将大大提高处理效率。此外，其他机器学习模型已用于识别磁共振成像椎骨病变，以及 X 线检查常见的骨损伤（如骨折），其诊断性能可与高级骨科医生相媲美。这将为急诊医师提供可操作的信息，提高诊断率，改善资源分配，减少不必要的咨询，有助于高效、恰当地对患者采取措施。

AI 除了在分类诊断和影像学中的成熟应用之外，一些研究还探究了通过 NLP 从临床笔记中提取常见诊断的潜力。目前已经开发出了 NLP 模型，可以在急诊科查房后数小时内通过笔记获得数据，精准地识别败血症、急性阑尾炎和流感等疾病。

四、智能监测系统

临床上，急诊科医生可以在 ICU 床旁获得重症患者的大量指标，包括生理监测（无创和有创监测）、临床生化指标、血气指标等。这些指标和数据是实时的、离散的并且可表现为文本或图像，都从不同角度刻画着重症患者的病情。但这些指标需要进一步加以整合进行动态分析，最终才能客观评价器官功能变化和指导治疗。然而，医生往往难以全面地整合大量的指标，因此很难对患者的病情作出精准、动态的评估。AI 联合先进的传感器技术，使连续获取和分析大规模患者生理数据已不再是难题。2010 年，Choen 等采用旧金山总医院创伤 ICU 的 17 例危重伤患者的连续生理组学数据，为 14 项指标，每 5 min 采样一次，共 5.2 万个数据点，通过分级聚类算法寻找患者生理状态与临床结局的关系。Curtis 等对可扩展医疗警报响应技术（SMART）系统的原型进行了试验，并进行了小规模部署，提出了无人看管集成无线监测系统。

由于神经重症监护疾病状态的管理极其复杂以及临床评估脑损伤患者存在固有局限性，因此 Fawaz 等运用基于模型和数据驱动方法来分析重症监护数据，体现了其在监视和管理神经重症监护特别是颅内压、癫痫发作、血压和通气等多个方面的监测潜力，以及降低医疗保健成本和医疗管理中的错误或延误的可能。Clifton 等的最新研究开发了一个集成的患者监护系统，并在急诊科进行了大规模验证。该集成系统连接了床旁显示器和手持 PDA，并且比较了集成系统和传统手动系统两个开发的预警系统。AI 几乎

在患者护理过程的每个步骤中都具有巨大的潜力，并以此来改善急诊科操作。从根本上讲，这些改进使资源与患者需求更好地匹配，从而在时间和成本方面提高了效率，同时也可能改善患者的预后。

五、总结

复杂的健康数据（包括图像、文本、视频、基因组序列和结构化的电子健康记录）的数量日益增长，由于传统的生物统计学解决方案无法处理，因此分析这些异类数据的 AI 和机器学习的需求正在增加。就提高医疗保健系统的运营效率而言，人工智能已被证明有效且有用。显然，除了上述领域以外，还有更多的 AI 应用程序未在本文提及。到目前为止，人工智能和急诊医学的交叉领域还不算发达。这两个领域都有着成熟的发展和丰富的个人子领域。急诊科接收了各种各样的患者，因此提供了许多机会来治疗和研究异类患者队列，如创伤、败血症、心血管疾病等。同样，人工智能具有广泛的领域，可研究机器人技术，图像、音频、视频、文本、基因组学和各种应用程序。鉴于越来越多的创新技术可用于患者实时监测和系统集成，因此 AI 在急诊科中作用将日益增强。

尽管 AI 在许多应用程序和研究测试中是有效的，但它们并非通用，亦不能一劳永逸。不同的预期结果需要建立不同的模型，定制特定的 AI 算法以适应特定的临床问题和需求至关重要。这就要求急诊科医师和计算机研究员之间进行密切合作，共同开发各种智能系统以满足临床的特定需求。因此，建立知识共享的文化和平台是迈向在急诊医学中广泛采用 AI 和机器学习的关键一步。

许多人工智能公司已经在多个具有大样本量的中心开发并测试了各种模型，但是人工智能系统仍需要可概括且可靠的数据，并且在广泛应用之前需要进一步验证和改善算法算力。AI 真正运用于临床的预期障碍包括适应和培训成本，不同医院系统之间的技术差异以及医务人员对 AI 的过分依赖或不信任等。因此，院方和医疗人员须对 AI 怀有客观和正确的态度，培养医疗与技术结合型人才尤为重要。在过去的十年中，可应用于临床的 AI 算法的开发取得了巨大进步，医学领域的未来已准备好利用 AI 的潜力来帮助医务人员更好地服务于患者。我们相信，急诊科将因此在提高工作效率、简化就诊流程、改善患者护理等方面受益匪浅。

（吕发金　詹松华）

·参·考·文·献

［1］孙祎,张瑞,陈玉国.人工智能与心脏重症康复[J].中华急诊医学杂志,2018,27(7):711-714.

［2］孔鸣,何前锋,李兰娟.人工智能辅助诊疗发展现状与战略研究[J].中国工程科学,2018,20(2):86-91.

［3］王楠,陈力.人工智能在医疗卫生领域应用的思考[J].中国急救复苏与灾害医学杂志,2019,14(4):305-308.

［4］张雄,胡珺,朱福.智慧医疗框架下的医学人工智能及其应用[J].上海医药,2019,40(3):6-8.

［5］于学忠.急诊医学的发展与发展中的急诊医学[J].实用医院临床杂志,2012,9(1):1-5.

［6］江华.大数据与人工智能背景下的创伤科学研究[C].中华医学会急诊医学分会第十六次全国急诊医学学术年会论文集,2013,98-100.

［7］吴谨准,罗震,徐盛,等.应用深度学习实现儿科临床疾病智能辅助诊断[J].中国数字医学,2018,13(10):14-16.

［8］葛芳民,李强,林高兴,等.基于5G技术院前-院内急诊医疗服务平台建设的研究[J].中华急诊医学杂志,2019,30(10):1223-1227.

［9］蔡秀军,林辉,乔凯,等.智能辅助决策支持系统在临床诊疗决策中的应用研究[J].中国数字医学,2019,14(3):111-113.

［10］张小亮,王忠民,戴作雷,等.基于"绿色医嘱"模式的急诊多中心智慧急救系统建设思考[J].中国数字医学,2020,15(2):42-44.

［11］Hu Z,Jin B,Shin AY,et al. Real-time web-based assessment of total population risk of future emergency department utilization:statewide prospective active case finding study [J]. Interact J Med Res,2015,4:e2.

［12］Lee EK,Yuan F,Hirsh DA,et al. A clinical decision tool for predicting patient care characteristics:patients returning within 72 hours in the emergency department [J]. AMIA Annu Symp Proc,2012,2012:495-504.

［13］Walsh P,Cunningham P,Rothenberg SJ,et al. An artificial neural network ensemble to predict disposition and length of stay in children presenting with bronchiolitis [J]. Eur J Emerg Med,2004,11:259-264.

［14］Wu C,Hsu W,Islam MM,et al. An artificial intelligence approach to early predict non-ST-elevation myocardial infarction patients with chest pain [J]. Comput Meth Prog Bio,2019,173:109-117.

［15］Harrison RF,Kennedy RL. Artificial neural network models for prediction of acute coronary syndromes using clinical data from the time of presentation [J]. Ann Emerg Med,2005,46:431-439.

［16］Eken C,Bilge U,Kartal M,et al. Artificial neural network,genetic algorithm,and logistic regression applications for predicting renal colic in emergency settings [J]. Int J Emerg Med,2009,2:99-105.

［17］张丽娜,李国春,周学平,等.基于支持向量机的急性出血性脑卒中早期预后模型的建立与评价[J].南京医科大学学报(自然科学版),2016,36(1):80-84.

［18］伍刚,刘广韬,周青,等.支持向量机模型在脑出血早期预后判断中的应用[D].山西医科大学学报,2016,47(6):536-538.

［19］Liu N,Lin Z,Cao J,et al. An intelligent scoring system and its application to cardiac arrest prediction [J]. IEEE Trans Inf Technol Biomed,2012,16:1324-1331.

［20］陈茹,邓泽林,刘鼎,等.利用人工智能系统预测大面积脑梗死患者的转归[J].中国卫生统计,2014,31(1):100-103.

［21］Taylor RA,Pare JR,Venkatesh AK,et al. Prediction of In-hospital Mortality in Emergency Department Patients With Sepsis:A Local Big Data-Driven,Machine Learning Approach [J]. Acad Emerg Med,2016,23:269-278.

［22］Goto S,Kimura M,Katsumata Y,et al. Artificial intelligence to predict needs for urgent revascularization from 12-leads electrocardiography in emergency patients [J]. PLoS One,2019,14(1):e210103.

［23］Berlyand Y,Raja AS,Dorner SC,et al. How artificial intelligence could transform emergency department operations [J]. Am J Emerg Med,2018,36(8):1515-1517.

［24］Levin S,Toerper M,Hamrock E,et al. Machine-learning-based electronic triage more accurately differentiates patients with respect to clinical outcomes compared with the emergency severity index [J]. Ann Emerg Med,2017,71(5):565-574.e2.

［25］ Zmiri D, Shahar Y, Taieb-Maimon M. Classification of patients by severity grades during triage in the emergency department using data mining methods ［J］. J Eval Clin Pract, 2012,18:378 - 388.

［26］ Yadav K, Sarioglu E, Choi HA, et al. Automated outcome classification of computed tomography imaging reports for pediatric traumatic brain injury ［J］. Acad Emerg Med, 2016,23:171 - 178.

［27］ Farahmand S, Shabestari O, Pakrah M, et al. Artificial intelligence-based triage for patients with acute abdominal pain in emergency department; a diagnostic accuracy study ［J］. Adv J Emerg Med, 2017,1(1):e5.

［28］ Dipaola F, Gatti M, Pacetti V, et al. Artificial intelligence algorithms and natural language processing for the recognition of syncope patients on emergency department medical records ［J］. J Clin Med, 2019,8 (10):1677.

［29］ Reismann J, Romualdi A, Kiss N, et al. Diagnosis and classification of pediatric acute appendicitis by artificial intelligence methods: An investigator-independent approach ［J］. PLoS One, 2019, 14 (9):e222030.

［30］ Liu N, Koh ZX, Chua ECP, et al. Risk scoring for prediction of acute cardiac complications from imbalanced clinical data ［J］. IEEE J Biomed Health Inform, 2014,18:1894 - 902.

［31］ Scott H, Colborn K. Machine learning for predicting sepsis in-hospital mortality: an important start ［J］. Acad Emerg Med, 2016,23:1307.

［32］ Farzaneh N, Soroushmehr SMR, Williamson CA, et al. Automated subdural hematoma segmentation for traumatic brain injured (TBI) patients ［J］. Conf Proc IEEE Eng Med Biol Soc, 2017:3069 - 3072.

［33］ Liu J, Chen Y, Lan L, et al. Prediction of rupture risk in anterior communicating artery aneurysms with a feed-forward artificial neural network ［J］. Eur Radiol, 2018,28:3268 - 3275.

［34］ Prevedello LM, Little KJ, Qian S, et al. Automated critical test findings identification and online notification system using artificial intelligence in imaging ［J］. Radiology, 2017,118:1 - 9.

［35］ Li YH, Zhang L, Hu QM, et al. Automatic subarachnoid space segmentation and hemorrhage detection in clinical head CT scans ［J］. Int J Comput Assist Radiol Surg, 2012,7:507 - 16.

［36］ Xiao F, Liao CC, Huang KC, et al. Automated assessment of midline shift in head injury patients ［J］. Clin Neurol Neurosurg, 2010,112:785 - 790.

［37］ Olczak J, Fahlberg N, Maki A, et al. Artificial intelligence for analyzing orthopedic trauma radiographs: deep learning algorithms — are they on par with humans for diagnosing fractures? ［J］. Acta Orthop, 2017,3674:1 - 6.

［38］ Jamaludin A, Lootus M, Kadir T, et al. ISSLS Prize in Bioengineering Science 2017: automation of reading of radiological features from magnetic resonance images (MRIs) of the lumbar spine without human intervention is comparable with an expert radiologist ［J］. Eur Spine J, 2017,26:1374 - 1383.

［39］ Deleger L, Brodzinski H, Zhai H, et al. Developing and evaluating an automated appendicitis risk stratification algorithm for pediatric patients in the emergency department ［J］. J Am Med Inform Assoc, 2013,20:e212.

［40］ Lopez-Pineda A, Ye Y, Visweswaran S, et al. Comparison of machine learning classifiers for influenza detection from emergency department freetext reports ［J］. J Biomed Inform, 2015,58:60 - 69.

［41］ Horng S, Sontag DA, Halpern Y, et al. Creating an automated trigger for sepsis clinical decision support at emergency department triage using machine learning ［J］. PLoS One, 2017,12:e0174708.

［42］ 朱志勇,陈一昕,李建功. 大数据技术在医疗急重症领域的应用［J］. 邮电设计技术,2016(8):28 - 32.

［43］ Curtis DW, Pino EJ, Bailey JM, et al. SMART — an integrated wireless system for monitoring unattended patients ［J］. J Am Med Inform Assoc, 2008,15:44 - 53.

［44］ Al-Mufti F, Dodson V, Lee J, et al. Artificial intelligence in neurocritical care ［J］. J Neurol Sci, 2019,404:1 - 4.

［45］ Clifton DA, Wong D, Clifton L, et al. A large-scale clinical validation of an integrated monitoring system in the emergency department ［J］. IEEE J Biomed Health Inform, 2013,17:835 - 842.

［46］ Nan L, Zhongheng Z, Andrew FWH, et al. Artificial intelligence in emergency medicine ［J］. J Emerg Crit Care Med, 2018,2:82.

第八篇

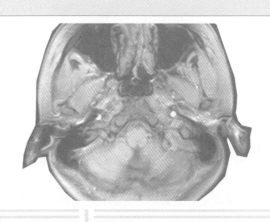

计算机网络技术
和远程医疗

刘士远　梁宗辉　郑建立　赵永国　审读

随着现代医学科技的迅速发展，计算机信息技术日益广泛地渗入到医学领域。在医学影像方面，成像方式已经全面实现了数字化，数字化放射学、数字化影像科室乃至数字化医院已成为现实。

PACS是一整套的硬件和软件系统，专为医学图像管理而设计的，包括图像存储、检索、传输、显示、处理和打印等等多种功能。随着网络技术的快速发展，计算机技术可以帮助我们有效地管理和利用医学图像资源，远程放射学就是计算机网络技术发展并在临床成功应用的范例。

（曹厚德　詹松华）

第一章
医学图像存储与传输系统概述

一、PACS 的产生及发展

PACS 的概念提出于 20 世纪 80 年代初。1982 年 1 月国际光学工程协会（society of photographic instrumentation，SPIE）在美国主办的第一届国际 PACS 研讨会正式提出 PACS 这一术语。建立 PACS 的动因为：①多种影像设备如 CT、MRI 等都直接生成数字化图像；②计算机技术迅猛发展，通信速度不断加快，使得大容量数字信息的存储、传输和显示成为可能。在 20 世纪 80 年代初，欧美等发达国家基于大型计算机的医院管理信息系统已进入实用阶段，研究工作在 80 年代中期就逐步转向为医疗服务的系统，如临床信息系统（HIS）、检验管理系统（LIS）、放射信息管理系统（RIS）、PACS 等方面。在欧洲、日本和美国等相继建立起研究 PACS 的实验室和模拟软硬件系统。随着相关技术的发展，迄 90 年代初期已陆续建立起一些实用的 PACS。

美国最早的 PACS 研究是军方 1983 年主持的远程放射项目，该项目后来发展为美国军方资助的数字成像网络和图像存储及通信系统项目（DIN/PACS），于 1985 年投入使用。1990 年 10 月，在法国的 Evain 召开了一次对于 PACS 发展有重要意义的会议，这次会议由北大西洋公约组织高级研究院（NATO ASI）举办，来自 17 个国家的近百名专家参加会议。会议概述当时国际 PACS 研究和发展的概况，同时促使 PACS 在美国军方中大规模使用。

1990 年 10 月在我国南京召开的"中国电子学会生物医学电子学与中国生物医学工程学会"学术会议上，庄天戈教授以 PACS 为主题进行介绍，并在 1991 年《CT 理论与应用研究》第 2 期上发表题为《图像存档及通信系统与远程放射学》的文章。由此揭开了我国 PACS 建设的序幕。

经过近 20 年的努力，PACS 由第一代进入第二代，在一些先进国家的医院内基本实现无胶片化运行、实用的数字化影像业务网络，并且进一步运用新技术，开始更深层次的研究。第一代 PACS 通常关注某一特定或若干成像设备，使影像科室局部的影像数字化，一般只有部分医师使用。由于当时技术、行业标准规范以及对这一领域的认知深度等因素的制约，第一代 PACS 多采用定制（case by case）的解决方案，建成的系统在可扩展性、开放性、可互连性方面存在先天不足。第二代 PACS 强调系统的标准化、开放性、可连接性、可扩展性，使用工业标准技术、协议和体系结构构建 PACS，并考虑 PACS 与相关的 RIS、HIS 系统间的接口集成。

随着 PACS 系统的概念逐步清晰，应用逐步广泛，PACS 在国内的推广也逐步深入。自 1990 年后，国内众多研究机构和医院从不同角度、层面逐步开始在这一领域的研究和实践。至此，PACS 已逐渐为业界所接受，并显示出其自身的经济、社会价值，得到多数医疗机构管理者、放射医生、临床医生的认同。

从 PACS 的技术发展来看可以分为四个阶段，如表 8-1-1 所示。

表 8-1-1 PACS 各发展阶段的技术特征

年份	发展阶段	技术特征
1982~1985	第一阶段	雏形 生成数据→管理数据(单机→系统) 初步实现共享 数字化影像设备与 IT 技术的简单结合,验证了技术可行性问题,处于探索阶段
1985~1993	第二阶段	制定标准 1985:ACR-NEMA300-85 1988:ACR-NEMA300-88 解决不同影像信息源间的互联通信问题 逐步融合,探索临床医学的可接受性
1993~1997	第三阶段	飞跃 DICOM-3.0 标准问世 由点对点→面向网络环境 由互联→互操作性(多幅图像在胶片上组合显示) 多层面的一致性 可扩充与多部分文件结构 高度集成与深度融合
1997~至今	第四阶段	深入 IHE("保健企业的集成"动议)提出 PACS 效益的绩效评估 解决 PACS 与现有管理模式之间的矛盾 解决多个 PACS 间的互联与信息交换等问题 DICOM 与 HL-7 间的空隙填补 优化流程、提高效率 从单体医院走向集团医院,直到着重于开发区域化 PACS,向地域互连的方向发展

(一) 第一阶段(20 世纪 80 年代中期~90 年代中期)

计算机自身性能有限,且价格昂贵。研究主要集中在如何利用有限的计算机资源处理大容量的数字图像,如用各种算法优化、硬件加速等。而显示技术也不能保证图像显示的一致性。因为没有统一的标准,不同设备的图像交换困难,DICOM 标准尚处于萌芽状态。

这一时期的 PACS 主要是将放射科的一些影像设备进行连接,以胶片的数字化为目标,实现医学影像传输、管理和显示。由于显示质量不高,临床医生都认为不可能用软拷贝代替胶片。因此不能满足临床的需求。

(二) 第二阶段(20 世纪 90 年代中期~90 年代末期)

计算机技术、网络技术的发展,特别是 PC 机性能的大大提高,使 PACS 用户终端的速度和功能加强。

DICOM 标准的形成促进大型 PACS 的发展。而显示技术的发展和显示质量控制软件的出现,图像显示质量基本达到阅片要求,PACS 的诊断价值开始得到临床认可。适应诊断报告和信息保存的要求,RIS 开始出现。临床的应用使人们关注工作流问题,即在检查登记、图像获取、存储、分发、诊断等步骤中 PACS 如何与 RIS 通信,提高工作效率(图 8-1-1)。

(三) 第三阶段(20 世纪末~21 世纪初期)

DICOM 标准被广泛接受,PACS、RIS 开始融合,并与 HIS 全面整合,PACS 被用于远程诊断。质量控制软件技术的进一步发展,新的显示设备的出现。PACS 中引进临床专用软件,以利于辅助诊断和治疗。无胶片化的进程,促使人们开始研究 PACS 的安全性。IHE 技术框架被普遍采用。

(四) 第四阶段(21 世纪初期至今)

云计算、大数据、物联网等新兴信息技术开始登

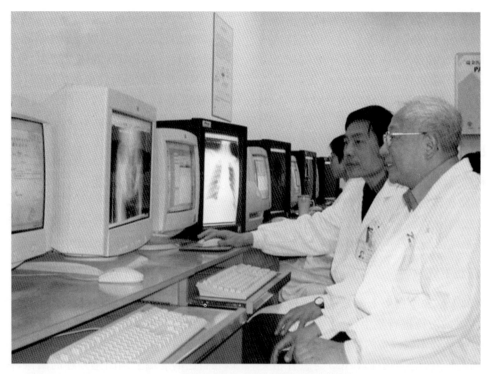

图 8-1-1　20 世纪 90 年代末，上海交通大学医学院附属瑞金医院影像科 PACS 系统的中心读片室

堂入室，使 PACS 趋向集约化、网络化及移动化的方向发展。使区域化影像中心及远程会诊等项目得以普及。随着网络安全和跨区域影像传输、保存等安全问题的解决，基于因特网的 PACS 系统正逐渐成熟，逐步成为大型三甲医院医联体、独立影像中心跨省域联网远程诊断的基础设施。

PACS 各发展阶段的技术特征见表 8-1-1。

早期我国 PACS 建设的历程，大致经过 3 个阶段：①单机应用；②部门级系统应用；③医院级系统应用。上述情况是以各医疗卫生单位为中心独立建设各自的系统，其缺点主要有：①由于投资分散而导致的质量差；②多点维护成本高，建设周期长；③信息的准确性及可靠性等均存在一系列问题。

2000 年后，PACS 的发展开始呈现出一些新的技术特征。例如：更广的覆盖面和更多的信息系统的集成，因此 PACS 已经由以前的狭义 PACS 发展到广义的 PACS，以覆盖多家医疗机构。可以是同构也可以是异构，能实现远距离医疗影像资料的统一管理。以电信专线或互联网为基础，实现医联体、医疗集团、行政区域内规范的医学影像服务（包括存储和调阅）。主要技术方式为远程放射学模式，其具体特点为：对计算机网络依赖程度的降低；高效的异构 PACS 系统间的融合；更广泛的业务流程的共享；要求更高的集中式数据存储管理（分布式和混合式）。

上海市放射诊断质量控制中心早年就密切关注 PACS 和 RIS 的发展，2006 年上海申康医院管理中心开始建设"医联工程"试点单位 PACS/RIS 系统时，就开始起草上海市的"PACS/RIS 系统临床应用质量控制标准"，经过试行、经验总结、再修改，易稿 6 次，于 2011 年《上海市放射诊断质控手册》完成时正式对外公布"标准"和"考核督查评分记录表"，为推动 PACS/RIS 建设的规范化、功能标准化提供了"标准模板"。

PACS 的建立对医学图像的管理、共享和疾病诊断具有重要意义。它实现了无胶片的电子化医学图像的管理，解决了迅速增加的医学影像的存储、传送、检索和使用问题。采用大容量磁盘和光盘存储技术，克服胶片存档时间长、存储空间大等问题；实现了高速检索，避免胶片丢失；可以实现同一患者相关医学图像的整理归档，简化了数据管理；充分利用多模式显示、图像增强和计算机辅助诊断等技术，提高图像诊断能力；电子通信网络支持多用户同时处理，利用计算机对图像进行处理提高诊断能力，并可接入远程医疗系统实现远程会诊；分布式医学图像数据库便于实现医学数据共享，从而提高医院的工作效率和诊断水平。

二、PACS 的分类

作为实现医学影像数字化和工作手段信息化的

产物,PACS 是集影像、通信、网络、计算机及存储等多学科、多领域的技术而成。伴随着相关信息技术的发展,人们对 PACS 的需求、认识也在不断变化。由此,PACS 本身的概念和外延也在发生变化,着眼于不同的系统目标、应用需求和系统结构可对 PACS 做如下分类。

(一) 设备级 PACS

这是一种纯图像的 PACS,实现几台影像设备图像的数字化存储和传输,系统只包含患者的基本信息、设备信息、位图信息等,尚未满足影像科室的数字化工作流程。早年也称之为 mini PACS。

(二) 部门级 PACS

这一层次的 PACS 连接一个影像科室内所有影像设备,对其生成的图像进行集中存储,实现科室内影像数字化诊断,实现不同设备的图像资源及相关信息的共享。为保证系统的实用性,PACS 与患者相关信息管理结合,具有患者信息录入、预约、查询、统计等功能,即 PACS 要与 RIS 融合,换言之,这一层次的 PACS 本身就包含 RIS 的所有功能。科室级 PACS 主要是以放射影像科室为主,兼顾及其他影像科室。

(三) 全院级 PACS

满足以数字化诊断为核心的、医院整个影像工作过程的 PACS,称为"Full PACS"。系统将医院所有影像设备连接互动,实现全院不同设备的图像资源及相关信息的共享,医院各个科室围绕影像数据互相配合协同工作。此阶段的 PACS 是以数字化影像诊断(无纸化、无胶片化)为核心的大型网络系统,它涉及放射科、超声科、内镜室、病理科、导管室、核医学科、放疗科等相关影像科室,将全院影像设备资源和人力资源进行更合理、更有效的配置。系统使影像科室医生可通过 PACS 提高影像诊断水平和工作效率,通过网络为临床医生提供患者图像及诊断报告;临床医生通过网络快速调阅患者图像及诊断报告,在网络中为影像医生提供患者其他病历和病情信息,实现诊治资源的最大化共享。为实现上述功能,系统至少应包括登记预约、影像采集、诊断工作站、影像会诊中心、集中打印管理、影像存储、网络综合布线和数据交换系统等部分,此外系统还必须和医院其他系统融合,尤其是 HIS 系统。

(四) 医疗集团和区域级 PACS

随着医院集团和区域医疗信息化的发展,国家层面也在大力提倡医联体的概念推广,在医疗机构之间共享影像信息资源,并开展异地诊断和远程会诊的需求日益显现。对 PACS 的体系结构、传输、存储以及安全认证、授权等方面提出新的挑战,出现了集中式的区域影像数据中心和以跨区域影像文档共享(XDS-I)为代表的分布式解决方案,并且逐渐和区域电子病历(EHR)结合部署。

三、PACS 的功能

PACS 使得医学影像全面实现数字化存储、传输、检索及处理。具体如下述功能:

(一) 联接不同类别的影像设备

PACS 利用计算机信息技术将不同型号、类别、地点的设备产生的图像,在统一的 DICOM 医学数字图像标准格式下,进行采集和集中存储,使得医生可以在自己的终端上调阅感兴趣的图像,做各种处理、诊断和治疗辅助。

(二) 医学图像的大容量存储与高效管理

图像保存的传统介质采用的是胶片、照片或纸张等,其缺点为:①成本高,效率低;②保存场地需不断增加,保管不易;③需防虫蛀、霉变、丢失;④图像复制、传递不便,历史图像检索困难。PACS 彻底改变传统的图像保存和传递方式,数字图像保存在磁盘、磁带、光盘上,占地小,成本低,保存时间长。

(三) 便捷的图像调用与后处理

利用计算机信息技术可以高速、高效的检索、复制、传递图像,真正实现医学图像信息资源的共享。图像的跨科室、跨医院、跨地区流动,减少等待检查结果的时间,方便医生检索相关图像,有利于迅速诊断和治疗;无损、高效的图像传输,提高远程会诊的质量。

计算机强大的图像处理功能,可以在阅片终端上对图像做各种处理,进行更细致的观察;具有更多的图像显示方式:三维重建、虚拟内镜、图像融合等等,因而提供更多的信息,将人类在利用医学图像诊断和治疗方面的知识积累,转变为计算机软件,使医学图像诊断技术走向更深的层次。

(四) 优化工作流程,提高工作效率

PACS 的优势不仅局限于医学影像的存储与传输,PACS 的建设可以帮助医院优化影像工作流程,

节省医生和技师的时间,提高医疗质量和工作效率,缩短患者的等候时间和住院时间,提高患者满意度。通过 PACS 可以帮助协调科室管理、安排工作,并可对工作的质和量进行在线监控和统计分析。

四、我国 PACS 的现状

随着医疗信息化发展,医疗服务需求的变化,对 PACS 也相应提出更高的要求。在相当长的时期内,我国 PACS 建设将主要面临如下状况。

(1) 医学图像信息的应用不断增长,各类系统日益增多、结构日趋复杂。

(2) 影像设备不断进步,成像速度不断刷新记录,使医疗图像数据呈爆炸式增长。

(3) 医疗范围扩大,各类标准日益增多,规范日趋复杂。

(4) 需要实现信息共享的"图像产生的医疗设备"品类日益增加。

(5) 图像的存储量不断加大,数据分析和统计越来越复杂,数据挖掘程度低。

(6) 系统和数据风险增大。

(7) 对操作人员的知识结构提出更高的要求,系统维护人员需要掌握的技能也呈多样化,工作量和压力激增。

(曹厚德　詹松华)

第二章
PACS 的基本构成

PACS 系统在物理结构上采用各种网络将不同类型的计算机连接起来，包括医学成像设备、图像采集计算机、PACS 控制器（包括数据库和存档管理）以及图像显示工作站，如图 8-2-1 所示。

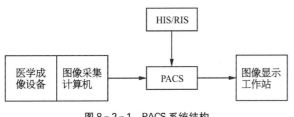

图 8-2-1　PACS 系统结构

PACS 按照功能划分，包括：①图像采集子系统；②PACS 控制器；③PACS 图像存储；④PACS 图像显示工作站。

一、图像数据采集子系统

图像数据采集子系统包括成像设备和图像采集计算机。纳入 PACS 的成像设备包括医疗机构内各种用于诊疗的影像设备，如 CR、DR、CT、MRI、PET-CT、PET-MRI、超声等。由于成像设备的成像原理各异，图像属性亦有较大差异。通过图像采集计算机系统与这些成像设备进行通信，获取图像数据，并同时进行一些必要的预处理和信息格式的转换，最终以 DICOM 标准的格式将图像数据发送给 PACS 控制器。现代的成像设备通常都内置有图像采集和格式转换功能，直接以 DICOM 格式输出。

为支持放射科工作流的电子化，成像设备或图像采集计算机需至少支持 DICOM 标准中的图像存储（store）、成像设备工作清单（modality worklist，MWL）、存储确认和设备执行过程步骤。

二、PACS 控制器

PACS 控制器是系统的核心，它包括数据库服务器和存储管理系统两大部分。采集计算机和显示工作站通过网络与 PACS 控制器连接，将各种成像设备获得的图像送达存储服务器保存，并送达指定的显示工作站显示。PACS 控制器有下列主要组成部分：服务器平台、数据库软件、DICOM 服务器软件、数据管理与数据流软件、储存管理、预取和备份软件及其他辅助软件/硬件。

（一）PACS 控制器的功能

1. 图像接收与存档　各种影像首先在图像采集计算机中转换为 DICOM 格式，然后通过以太网或异步传输模式（ATM）送到存档数据库。PACS 控制器使用客户机/服务器结构，可同时接收多个采集计算机的图像数据。PACS 控制器接收的图像数据暂时保存在服务器硬盘或磁盘阵列上，这样，显示工作站可以直接从服务器硬盘或磁盘阵列中快速检索图像，以降低响应时间。

2. 图像查询与检索　PACS 服务器根据优先级对显示工作站的查询请求进行服务。根据应用需要给显示工作站确定不同优先级，如用于最初诊断、会诊和危重病房的工作站优先级最高。在工作站提出图像提取请求时，及时响应并将所需的图像传送到指定的工作站中。

3. 图像预取　当 PACS 服务器收到来自 RIS/HIS 的入院出院转院消息(admission discharge and transfer message，ADT)得知患者到达时，采用查表方式进行图像预取处理，即从 PACS 数据库和光盘库中选择历史图像、患者统计数据以及相关诊断报告，在患者检查结束前送到指定的显示工作站。预取算法根据预先定义的参数(包括检查类型、断面码、放射科医生、相关医生、显示工作站地点、保存的图像数量和时间)来确定要提取的历史图像。

4. 图像管理　到达 PACS 控制器的图像由暂存硬盘复制到光盘或磁带等离线存储介质上作较长期保存。复制完成后，PACS 服务器将通知相应的采集计算机删除图像文件并释放存储空间。

5. 与 RIS/HIS 接口　PACS 控制器通过 PACS 网关计算机与 RIS/HIS 相连，RIS/HIS 将患者的 ADT 消息及时通知 PACS，这样不仅能及时向 PACS 提供患者统计数据，而且能触发存档服务器进行数据预取、病案分组、盘片管理等处理过程。

6. PACS 数据库更新　PACS 服务器使用 SQL 语言实现数据处理，如数据插入、删除、选择和更新。PACS 数据库使用多种表保存数据，如患者描述表记录患者统计数据，病案表记录每次放射检查过程，存档目录表记录每个图像的存储记录，诊断表记录每次检查的诊断报告。PACS 服务器根据接收图像数据和 RIS/HIS 接口数据对这些表进行及时更新。

(二) PACS 数据库

PACS 数据库服务器为已经存档的图像文件建立索引，将图像文件按照患者、检查、序列、图像的四层信息进行规范化存储，以方便图像的管理和图像的检索。PACS 数据库的各种表在定义 DICOM 标准时都已经考虑。在 DICOM 标准第三章的信息实体(information entity)和模块(module)对应的即为数据库里的信息实体和表，如：①Patient Module(DICOM 标准 3.0 版 PS3.3 C.7.1.1)；② General Study Module(DICOM 标准 3.0 版 PS3.3 C.7.2.1)；③Series Module(DICOM 标准 3.0 版 PS3.3 C.7.3.1)；④ General Image Module(DICOM 标准 3.0 版 PS3.3 C.7.6.1)。每个表里的属性 DICOM 元素(attributes)是数据库表里的列(column)，DICOM UID(unique ID)就是数据库表里的主键(primary key)。一般来说 DICOM 图像的像素数据不直接存在数据库里的，而保留在 DICOM 文件内。

(三) DICOM 服务器软件

DICOM 服务器软件是 PACS 服务器的主要软件与核心部分。其主要功能是用 DICOM 3.0 标准的存储服务(store SCP)和其他相关服务来接收从影像设备、采集工作站、HIS/RIS 和终端送达的图像和其他信息。各种显示工作站可以向服务器索取影像资料，因此 DICOM 服务器软件必须支持相关服务，包括查询/检索图像(query/retrieve)、存储提交(storage commitment)、设备工作列表(modality worklist)、结构化报告(structured reporting)、灰阶图像显示状态(grayscale softcopy presentation state)、挂片协议(hanging protocol)等。

1. 存储服务(store SCP)　DICOM store 是 DICOM 标准中一个最简单且最有用的子协议，其用途是将图像从一台机器传到另一台机器。Store SCU 是发送方，例如成像设备，store SCP 是接收方，也是 DICOM 服务器软件必备的一部分。DICOM 服务器收到一幅图像后还有许多工作，如检验图像的 DICOM 正确性；在数据库表中添加该图像的 patient(患者)、study(检查)、series(系列)、image(图像)几层信息，将图像文档存在数据库指定的处。

2. 查询/检索服务(query/retrieve SCP)　DICOM query/retrieve 是 DICOM 服务器的另一个必备的功能，其作用为利用 PACS 工作站和影像设备查询和检索患者图像资料。

Query/retrieve 是三个不同的 DICOM 子协议的组合：C-find，C-move 和 C-store。这部分软件与数据库的设计紧密联系。当 DICOM 服务器软件收到一个列表查询指令，它必须实时将其翻译成数据库的 SQL 命令，从数据库搜索资料，然后再翻译成 DICOM 发送回去。实现 C-move 时，需要建立另一 DICOM 关联，服务器作为 store SCU 发送图像，工作站作为 Store SCP 来接收。

3. 其他 DICOM 服务　PACS 服务器里常见的其他 DICOM 服务如下。

(1) 存储确认(storage commitment)：让图像发送方告诉 PACS 服务器全权接管所列的图像，发送方可能在本地删除这些图像。

(2) 结构化报告(SR)：通过 DICOM Store 来发送，但是结构化报告本身不是一幅图像，而是文字或图文报告。

(3) 灰阶图像显示状态(GSPS)：描述的是某图像或某序列图像在某工作站上显示时的窗宽窗位等灰

度调节、图像标注和其他一些状态，以便以后显示时用同一套参数。GSPS 也是通过 DICOM store 来传输的。

（4）挂片协议（hanging protocol）：与 GSPS 有类似的地方，描述的也是图像的显示参数。所不同的是挂片协议描述的不是灰度显示参数，而是某个检查或某个患者在不同时期的几个检查的图像在计算机屏幕上的排列格式。挂片协议也是通过 DICOM store 来传输的。

（5）设备工作清单（modality worklist）：设备工作清单与设备执行操作步骤是两个与工作流有关的 DICOM 服务子协议。影像设备从 PACS 服务器获取该影像检查的患者和检查基本资料。这样就省去了重新输入患者基本资料的步骤。实际应用中也有将成像设备工作清单与 RIS 结合在一起，在 RIS 系统进行检查安排时生成成像设备工作清单。

（6）设备执行过程步骤（modality performed procedure step，MPPS）：影像设备或采集工作站用 MPPS 通知 RIS/PACS 服务器检查开始、检查结束和检查中止。当一个检查结束后将该检查从设备工作清单中删除。

（四）数据流管理软件

PACS 工作流程的两个主要部分是影像归档存储（archiving）过程和影像的应用操作过程即所谓的软拷贝诊断执行过程（softcopy interpreting）。前者主要发生在影像设备和 PACS 服务器之间，其对 PACS 服务器的网络带宽和响应速率并不存在特殊的要求，仅对 PACS 服务器执行进程存在较大的数量和时间的压力。而影像软拷贝诊断过程，其主要的要求即为系统的响应速率，通常要求在尽可能短的时间限度内快速地完成一次诊断所需要浏览和操作的全部影像的过程，在不考虑影像软件执行速率的情形下，这一系列任务完成过程的瓶颈主要在影像序列的检索和网络传输环节，这两个环节的速率均取决于 PACS 服务器的性能和网络端口的数据流量，集中式的 PACS 系统管理模式（所有影像工作站直接从中央服务器查询和提取影像）将很难为执行诊断任务的工作站群提供可靠的响应速率。

在引入影像数据流程管理过程后，影像诊断过程需要操作的影像序列的一个拷贝，在诊断过程开始之前，均已通过自动路由等影像自动迁移进程的执行完成了从 PACS 中央服务器存储位置向诊断过程执行位置迁移，当诊断过程开始时，所有影像的通信和操作均被局限于本地存储或局部网络管理范畴，从而保证了在任何情形获取要求的系统响应速率的能力。影像工作流管理过程的引入，也会明显改善 PACS 全局系统网络带宽的使用和效率。可靠而快速的系统响应，是 PACS 执行性能的基本指标，也是影像学软拷贝诊断过程的基本要求。

影像数据流程管理常采用下列技术。

1. 影像预取（pre-fetching）　在患者检查开始前，自动将特定患者的历史影像数据迁移至优化的存储位置。

2. 自动路由（auto-routing）　在患者检查结束后，根据特定的规则和逻辑将影像序列自动地传送到某一指定的位置。

3. 分级调度技术　从调度角度将 PACS 分为影像服务器、分中心服务器和影像工作站。影像服务器在接受患者影像后自动把影像传送到检查科室和患者所在科室影像分中心服务器中，分中心服务器在接受患者影像后自动把影像传送到本科室其他影像工作站中。由于科室医生浏览影像的实时性并不高，影像服务器完全有足够的时间在医生调阅前把患者影像传递到相应的影像工作站中。这样，科室医生可在科室任一影像工作站上从本地调阅所有患者影像。又由于采用分级调度的方法，可大大减轻影像服务器和网络的压力。

（五）其他软件

1. 存储管理和备份软件　PACS 服务器对储存空间和备份要定期进行自动管理。这部分软件的设计也非常重要。如果医院的图像资料是通过几级的储存来管理，软件设计就更为复杂。最基本的，PACS 服务器要定期将较老的图像进行压缩。如果储存空间不够，要自动找下一个本地或网络储存空间。所有资源都检索不到，则要通知网管。如果医院有网络储存或多级 PACS，要能自动将旧的检查归档到网络储存，当工作站需要时可自动或半自动提取。

2. HL7 网关软件　医院管理信息系统（HIS）及放射信息系统（RIS）与 PACS 的接口可以是单向的，也可以是双向的。PACS 与 HIS 相连的主要益处是保证患者和检查基本资料的正确性和一致性，而且患者基本资料只需在 HIS 上输入一次。每当来了一个新患者或患者资料有变更，HIS 可以通过 HL7 自动刷新 RIS、PACS 的数据库；每次预约或更改一个影像检查 RIS 会自动通过 HL7 通知 PACS。在检查开始时影像设备可以用 modality worklist 到 RIS 查询患者和检查基本资料。检查做完后影像设备会用 MPPS 告知 RIS 检查做完毕。放射科医师在得知检查做完毕后立即开始影像诊断,并在 RIS 或 PACS 中生成诊断报告。RIS 可将患者检查的动态及时反映给 HIS,使得整个流程畅通。

三、PACS 图像存储

图像存储是 PACS 的重要组成部分。PACS 不仅需海量的存储,而且对存取数据的能力和安全性也有很高的要求。随着信息技术中存储技术的发展,新的存储技术和理念已经渗入到 PACS 解决方案中。

(一) 存储介质与存储设备

常用的存储介质有硬盘、磁盘阵列、光盘与光盘库、磁带与磁带库等多种。

1. 硬盘和磁盘阵列(RAID)　硬盘和磁盘阵列是常用的在线存储设备。硬盘有多种规格、速度和容量。按照接口的不同主要分为 IDE 硬盘和 SCSI 硬盘,SCSI 硬盘的存取速度优于 IDE 硬盘,但价格相对较贵。磁盘阵列技术将若干个硬盘组合起来作为一个硬盘来使用,可以达到数 T 级的存储容量,满足医学影像大容量在线存储的要求。由于应用数据冗余技术,RAID 增强了数据安全性,在单个硬盘出现故障的情况下不影响数据的使用。磁盘阵列的另一显著优点是提高了数据的存取速度,改善磁盘的性能。

2. 光盘与磁光盘　光盘存储技术在医学影像上应用已有多年。早期使用的是一次写入多次读出的 WORM 技术,记录的信息一旦写入无法更改。磁光盘(MO)的外形与 3.5 英寸软盘大体相同,磁光盘盘片主要是由用于记录信息的磁光薄膜组成。往磁光盘写入数据时,激光束照射加热垂直磁化的记录层,通过外加磁场的作用改变记录层的磁化方向,从而在盘片上写入数据。磁光盘有较大的容量(可达 14G),常用的是每张盘 5.2G,有较高的性价比。CD-R 单张存储容量为 650~700 MB,可一次或多次写入,但是不能擦除;CD-RW 则可多次擦除重复写入。由于容量的限制,CD-R 和 CD-RW 主要作为小型系统的离线存储与备份。DVD 是一个应用电视标准和有多样化商业产品的新技术。DVD 技术增加了存储空间并提高读写能力,单面存储容量达 4.5 GB。蓝光(blue ray)技术达到单面 25G 的容量。光盘库(塔)由一个或多个光盘驱动器(或光盘刻录机)及一组光盘柜组成,可以自动调换、加载柜中光盘的存储设备,适

用于大量光盘数据的共享。

3. 磁带和磁带库　磁带是一种低成本、可移动、顺序读写的存储介质。磁带介质不仅能提供高容量、高可靠性以及可管理性,而且价格比光盘、磁盘媒体低廉。磁带有多种类型,如 4 mm、8 mm、1/4 inch、1/2 inch、travan 等,较先进的技术有数字线性磁带(DLT)、可扩充线性记录磁带(SLR)、开放线性磁带(LTO)、先进智能磁带(AIT)等。单盘磁带容量可达到数百 G,AIT 4 技术甚至可达 TB 级的存储容量。磁带库是由一个或多个磁带驱动器和一组磁带盘柜组成,可自动加载柜中磁带的海量存储设备,容量可达数百 TB。

(二) 三级存储结构

传统存储结构采用两级结构:在线存储和离线海量存储。前者采用高速数据存储设备,满足系统对图像数据访问的速度要求。后者主要用于对在线存储的图像进行备份,以防范可能发生的数据灾难。

随着数据量的急剧增长,传统的两级模式已经不能应对因数据膨胀而带来的诸多问题。为了能够快速可靠地访问数据,就需要增加在线存储的投资,而通过数据备份来解决,就会对图像存储服务器的性能或服务时间产生影响。这就直接导致近线存储的诞生。近线存储就是近似在线的存储,其特点是数据访问的速度接近在线存储,但在价格上接近离线海量存储。

1. 在线存储　又称工作组级的存储,存储设备和所存储的数据时刻保持"在线"状态,可供随意读取,可满足计算平台对数据访问的速度要求。如 PC 机中常用的磁盘基本上均采用这种存储形式的。一般在线存储设备为磁盘和磁盘阵列等磁盘设备,价格相对昂贵,但性能最好。

2. 离线存储　主要是用于在线存储数据的备份,以防范可能发生的数据灾难,因此又称备份级存储。离线海量存储的典型产品就是磁带或磁带库,价格相对低廉。离线存储介质上的数据在读写时是顺序进行的。当需要读取数据时,需要把带子卷到头,再进行定位。当需要对已写入的数据进行修改时,所有的数据都需要全部进行改写。因此,离线海量存储的访问是速度慢、效率低。

3. 近线存储　将访问量并不大的数据存放在性能较低的存储设备上,如存储性能稍低的磁盘(如 IDE 或 SATA 接口磁盘)、网络上的其他存储资源或光盘存储设备。对这些的设备要求是寻址迅速、传输

率高。因此,近线存储对性能要求相对而言并不高,但由于不常用的数据要占总数据量的大多数,这就意味着近线存储设备首先要保证的是容量。

在分级数据存储结构中,磁带库等成本较低的存储资源用来存放访问频率较低的信息,而磁盘或磁盘阵列等成本高、速度快的设备,用来存储经常访问的重要信息。数据分级存储的工作原理是基于数据访问的局部性。通过将不经常访问的数据自动移到存储层次中较低的层次,释放出较高成本的存储空间给更频繁访问的数据,可获得更好的总体性价比。分级存储具有以下优点。

(1) 减少总体存储成本:在传统的在线存储中,所有数据都存储在一线磁盘存储设备上,而由于绝大多数数据的访问率并不高,占据大量磁盘空间,是一种存储资源浪费。如果将这些数据转移到存储性能稍低的磁盘(如 IDE 或 SATA 接口磁盘)或网络上的其他存储设备上,存储成本得以大幅降低。

(2) 提高整体系统性能:由于绝大部分数据转移到下级存储设备上,需要时刻保持在线的数据就少了,系统资源的占用少,整体系统性能得以提高。如采用离线存储方式,对很少使用的数据保存在像磁带这样的离线存储媒体上时,不仅可提高系统性能,还可确保数据的安全性。

但随着近年来存储介质容量和价格的变化,以及 PACS 对存储的要求,PACS 中的存储又重新倾向主要采用在线和离线两种方式,并不断呈现独立化、集群化和网络化的发展趋势。

四、PACS 图像显示工作站

作为用户获取 PACS 图像的主要接口,图像显示工作站是 PACS 数据流中的最后一个组件。图像显示工作站由计算机硬件和工作站软件两部分组成。用户通过与其交互实现图像及其相关信息的查询和显示,以满足诊断、浏览的使用要求。

(一) 显示工作站硬件配置和类型

图像显示工作站硬件由图像缓存和处理、显示、存储等三个部分组成,工作站软件通过通信网络与 PACS 控制器通信。图像缓存和处理器用于实现图像数据到显示器的可视化转换,存储器要满足大容量、高性能的图像显示需要,工作站软件通过通信网络与 PACS 控制器通信,实现图像到显示工作站的数据传送。

显示工作站应具有较高的处理能力和独立显卡。一般显卡只能提供 256 个灰阶,因此作为诊断工作站时,通常配置有 10~12 bit 的专业高分辨力显示器,并相应配置专用显卡,提供更高的灰阶数,满足临床诊断的要求。若仅用于 CT、MR 图像,可使用 2 MP 的显示器;显示 CR、DR 图像需要采用 3 MP 的显示器,而显示乳腺影像,则需要配置 5 MP 的显示器。用于放射科医生或临床医生浏览病案及相关的诊断报告,对图像显示精度要求不高时,可使用 1 MP 显示器。

显示工作站的存储设备不仅要求容量大,而且需要很高的数据输出能力,以满足图像处理和显示速度方面的要求。为加速从存储介质到视频显示的图像传输速度,图像显示工作站常采用大容量随机存储器(RAM)和磁盘阵列。RAM 具有非常高的 I/O 速度,但价格贵,一般作为显示工作站缓存使用。磁盘阵列允许多个磁盘同时进行读写操作,其 I/O 速度大大提高。

(二) 图像显示工作站软件

PACS 的一个突出优点是可以充分利用计算机和图像处理技术,提升图像的诊断价值。图像显示工作站除具备数字图像的基本显示工具外,还提供复杂的图像处理功能。基本显示工具包括图像的缩放、移动、对比度调整、翻转、量比测量和图像标注等高级图像处理能力(见图 8-2-2)。除滤波、勾边、消噪等图像处理工具外,还包括图像三维重构、图像融合、教学文件的生成等专用工具。

1. 影像显示功能

(1) 查询与调阅:可根据患者的影像号、姓名、检查日期、检查部位、设备类型、设备明细、住院号、门诊号;典型诊断片语、检查报告片语、检查资料模式等进行综合查询和模糊查询,进行选择性的图像调阅。可边调图边显示,医生可以在 1~2 s 内进行工作。这项基本功能,需要工作站软件支持 DICOM 标准中的查询/检索(query/retrieve SCU),为了能够接收到所查询的图像,工作站软件还必须支持图像存储(store SCP)。

(2) 显示模式:可以按检查、序列、图像等多种模式显示图像,便于图像的比较;可以拖拽任意检查、序列图像到指定的显示位置,便于对比检查。可设置单幅、2 幅、4 幅、9 幅、16 幅等显示方式,支持 1~4 台显示器。可以定义图像上显示的信息(受检者姓名、影像号、检查时间、缩放比率等)及信息显示的位置。

(3) 缩放与移动:可按一定比例局部放大指定位置的影像或把当前的医疗影像最大化显示,也可平滑地放大、缩小整个影像,也可将感兴趣部位的影像移动到视窗中心,以方便观察。

(4) 窗宽窗位:用于实现图像显示的灰度调节。灰度直方图中 5%～95% 范围内的最大灰度与最小灰度的平均值称为窗位,两者之差称为窗宽。窗位的选择范围分布在显示器整个动态范围内,减小窗宽将增大图像对比度。可预置不同设备、不同部位的经验窗宽、窗位值。

(5) 镜像和旋转:医疗影像左右、上下镜像对调。

可以 ±90°或±180°的旋转医疗影像。

(6) 图像反转:使用映射表(LUT)通过数据求反可以实现图像黑白像素反转。

(7) 电影播放:速度可调、连续、循环播放序列医疗影像,便于观察时间先后不同的影像或者空间上相邻影像间的差异。

(8) 定位线显示:在 CT 等断层扫描影像显示中,可在正交图像窗口上显示定位线(scout line),标示该断层的位置,如图 8-2-2 所示。

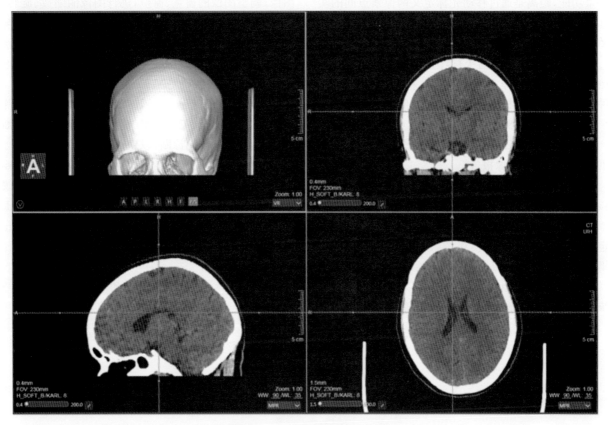

图 8-2-2　PACS 图像显示工作站

2. 图像处理功能　图像处理工具能增强图像效果,显示工作站的图像处理与采集计算机的图像预处理间的差别在于:采集计算机的图像预处理不会改变图像显示效果,而显示工作站的图像处理会加强图像的诊断信息,提高图像的诊断价值,包括以下处理工具。

(1) 直方图修正:是增强图像显示效果的有效方法,首先从原始图像求出灰度直方图,然后调整每个像素灰度以获得较好的显示效果。

(2) 图像勾边:通过显示最大灰度微分值增强图像显示效果。

(3) 边缘检测:在图像浏览过程中,需要对图像

感兴趣区(ROI)的平均灰度、形状和几何参数进行测量,测量前要确定 ROI 边界。边界检测过程分为两步:首先通过直方图或主观定义目标边界的灰度来确定灰度转折点,然后进行边界搜索。

(4) 去噪:放射图像中最常见的是灰度值随机分布的雪花点样的噪声,这种噪声会干扰图像的清晰显示。去除方法有两种:一种方法可对图像进行局部平均处理而消除这种噪声,但会使图像模糊;另一种方法是采用非线性处理过程,除进行局部平均外,还检测与邻近点的显著差别。

(5) 滤波:可采用空间或频域这两种方法进行滤波,实现图像平滑。

（6）各种图像重组软件的嵌入和实时运行：随着PACS工作站硬件水平的提高和软件技术的发展，现在PACS工作站配置高级的重组功能已经逐渐普及。诊断报告医生可以在PACS工作站实现设备工作站相似的MPR、VR、VE等等各种操作。

3. 辅助测量与标注功能

（1）CT、MRI值：测量图像上不同点的CT值或MRI信号值。

（2）距离、面积和平均灰度测量：这是三种基本测量功能，距离是通过移动光标定义两像素点间的实际距离。面积和平均灰度测量要求操作者首先确定ROI，然后计算ROI的面积和平均灰度。

（3）标注功能：有箭头标注、直线测量标注、角度测量标注、文本注释、手画线、矩形、椭圆形、折线等多种标注功能，用来标识病变部位和测量信息。

4. 诊断报告生成

（1）报告书写：医生根据系统赋予的权限，阅读、书写或审核医疗影像报告。

（2）报告审核：用拒签、批注等模式进行报告审核，便于初级医师的训练。

（3）应用报告模板：根据患者的诊断部位调用已定义的典型报告模板，模板调入后可进行简单的编辑，快速生成影像诊断报告，支持ICD10编码。

（4）报告的打印和预览：在打印之前可以选择系统中已定义好的输出报告模板，以确定输出报告的形式。

5. 胶片输出　DICOM打印功能是PACS的重要功能之一，各种数字医疗设备生成的医学图像，最终要保存在系统服务器中，但患者的诊断图像，需要硬拷贝输出。该功能是将各种医学图像文件用DICOM网络打印机输出到医用胶片或医用打印纸上。

其主要功能应包括：选择要打印的图像文件，调入系统中，等待处理及打印输出；删除不需要打印的图像；调整图像的窗宽、窗位，进行图像的缩放、旋转、反向、平移等；可以进行打印效果预览；设置与DICOM打印机网络连接方式；设置输出图像的显示信息，设置打印参数、行数和列数等。

6. 其他功能

（1）计算机辅助诊断与三维重组：峰值时间测量、脑血流量测量、三维重组、虚拟内镜等先进的诊断算法，实现影像辅助诊断，以获得更准确的诊断依据。

（2）对新协议的支持：随着医生对操作方便的要求日益提高，新版本的DICOM标准定义了挂片协议（hanging protocol）、灰阶软拷贝显示状态（grayscale softcopy presentation state）、打印呈现映射表（print presentation LUT）等协议。

（郑建立　曹厚德　詹松华）

第三章
DICOM 标准

一、DICOM 标准概要

DICOM 一词是 digital imaging and communication in medicine 的缩写，是美国放射学会（American College of Radiology，ACR）和美国电器制造商协会（National Electrical Manufacturers Association，NEMA）组织制定的专门用于医学图像的存储和传输的标准名称。经过三十多年的发展，该标准已经被医疗设备生产商和医疗界广泛接受，在医疗设备中得到普及和应用，带有 DICOM 接口的 CT、MRI、DR、DSA 和超声成像设备大量出现，在医疗信息系统数字网络化中起到重要作用。

DICOM 是随着图像化、计算机化图像医疗设备的普及和 PACS 的发展应运而生。当 CT 和 MRI 等设备生成高质量的、形象直观的图像在医疗诊断中广泛使用时，由于不同的生产商不同型号的设备产生的图像各自采用不同的格式，使得不同设备的信息资源难以统一管理，使 PACS 的实施具有很大困难。为此，ACR 和 NEMA 在 1983 年成立专门委员会，制定用于医学图像存储和通信的标准，提供与制造商无关的统一格式，以促进 PACS 的发展。

ACR - NEMA 1.0 版本于 1985 年推出，随后增加新的数据元素并对部分内容进行修改，于 1988 年形成 2.0 版本。由于认识到标准对网络支持的不足和标准本身存在的结构性问题，ACR - NEMA 结合当时的技术条件和方法对标准作彻底的重新制定，在 1993 年正式公布新的版本，命名为 DICOM 3.0。与原版本相比，3.0 版本采用面向对象的分析方法，定义医学图像在存储和传输过程中的各种实体和关系，提供对 ISO - OSI(international standard organization-open system interconnection)和 TCP/IP(transmission control protocol/internet protocol)的支持，使之在医学图像应用层面上可与其他通信协议间直接通信而不需要重新编写程序。考虑到技术的发展，标准采用多个部分的文档结构，对可能变化或扩充的部分以附录的形式提供，这样标准各部分间的耦合度相对宽松，在更新时涉及面可以尽量小。

建立 DICOM 标准的宗旨是要解决不同设备制造商、不同国家等复杂网络环境下的医学图像存储和传输问题。在如此复杂的情况下能够实现准确的无歧义的信息交换，需要解决的问题很多。诸如：信息模型、信息对象定义等均制订出一系列规范；对涉及 DICOM 服务类的内容，DICOM 消息交流及网络通信；DICOM 文件格式；DICOM 图像压缩等内容也作出明确的规定。由于这些内容专业性很强，可参阅相关专业书籍。

二、DICOM 标准的主要组成部分

DICOM 标准经历从简单到复杂的发展过程。在标准的制定过程中不断听取工业界、学术界、医疗界等各方面的意见和建议，注意标准的可扩充性和可扩展性，历经 ACR - NEMA 1.0 和 2.0 的版本两个阶段，发展到目前的 DICOM 3.0 版本，标准的内容也在不断补充和调整，目前在 DICOM 2011 版中由以下 20 个基本部分组成。

第 1 部分：介绍和概述（introduction and overview）

给出了标准的设计原则,定义标准中使用的一些术语,对标准的其他部分给予简要的概述。

第 2 部分:一致性(conformance)

一致性是指符合 DICOM 标准的设备能够互相连接互相操作的能力。标准要求设备制造商必须给出本设备所支持的 DICOM 功能的说明,即一致性声明。包含 3 个主要部分:①本实现中可以识别的信息对象集合;②本实现支持的服务类集合;③本实现支持的通信协议集合。

第 3 部分:信息对象定义(information object definitions)

对医学数字图像存储和传输方面的信息对象提供抽象的定义。每个信息对象定义是由其用途和属性组成。

第 4 部分:服务类规范(service class specifications)

服务类是将信息对象与作用在该对象上的命令联系在一起,并说明命令元素的要求以及作用在信息对象上的结果。服务类可以简单理解为 DICOM 提供的命令或提供给应用程序使用的内部调用函数。

第 5 部分:数据结构和编码(data structures and encoding)

说明 DICOM 应用实体如何构造从信息对象与服务类的用途中导出的数据集信息,给出构成消息中传递的数据流编码规则。

第 6 部分:数据字典(data dictionary)

数据字典是 DICOM 中所有表示信息的数据元素定义的集合。标准中为每一个数据元素指定唯一的标签、名称、数字特征和语义。

第 7 部分:消息交换(message exchange)

消息是由用于交换的一个或多个命令以及完成命令所必需的数据组成,是 DICOM 应用实体之间进行通信的基本单元。这部分说明在医学图像环境中的应用实体用于交换消息的服务和协议。

第 8 部分:消息交换的网络支持(network communication support for message exchange)说明 DICOM 实体之间在网络环境中通信服务和必要的上层协议的支持。这些服务和协议保证应用实体之间有效、正确地通过网络进行通信。

第 9 部分:消息交换的点对点通信支持(point-to-point communication support for message exchange)

说明与 ACR - NEMA2.0 相兼容的点对点通信环境下的服务和协议。在 DICOM 3.0 中,该部分已淘汰。

第 10 部分:数据交换的介质存储和文件格式(media storage and file format for media interchange)

这一部分说明在可移动存储介质上医学图像信息存储的通用模型。提供在各种物理存储介质上不同类型的医学图像和相关信息进行交换的框架,以及支持封装任何信息对象定义的文件格式。

第 11 部分:介质存储应用框架(media storage application profiles)

用于医学图像及相关设备信息交换的遵从性声明。给出心血管造影、超声、CT、磁共振等图像的应用说明和 CD - R 格式文件交换的说明。

第 12 部分:介质格式和用于介质交换的物理介质(media formats and physical media for media interchange)

它提供在医学环境中数字图像计算机系统之间信息交换的功能。这部分说明在描述介质存储模型之间关系的结构以及特定的物理介质特性及其相应的介质格式。具体说明各种规格的磁光盘,PC 机上使用的文件系统和 1.44 M 软盘,及 CD - R 可刻写光盘。

第 13 部分:打印管理点对点通信支持(print management point-to-point communication support)

该部分定义在打印用户和打印提供方之间点对点连接时,支持 DICOM 打印管理应用实体通信的必要服务和协议。在 DICOM 3.0 中,该部分已淘汰。

第 14 部分:灰度标准显示函数(grayscale standard display function)

这部分仅提供用于测量特定显示系统显示特性的方法。这些方法可用于改变显示系统以便与标准的灰度显示功能相匹配,或用于测量显示系统与标准灰度显示功能的兼容程度。

第 15 部分:安全框架(security profiles)

该部分为 DICOM 3.0 标准新增部分。该部分定义安全框架的遵从性声明。安全框架通过引用外部安全标准,使用诸如 PKI、智能卡等安全技术,来确保信息安全。

第 16 部分:内容映射资源(content mapping resource)

该部分为 DICOM 3.0 标准新增部分。定义 DICOM 信息对象结构化文档的模板,信息对象所使用的编码术语集合,DICOM 维护的术语词典,针对不同国家的编码术语的翻译。

第 17 部分:解释性信息(explanatory information)

该部分对 DICOM 中出现的一些概念与使用方法,通过举例的形式给出了详细的解释,便于读者对标准内容的深入理解。

第 18 部分：万维网访问 DICOM 持久化对象（web access DICOM persistent objects）

该部分解释了如何在万维网来访问和呈现 DICOM 持久化对象（如图像、医学成像报告）。该部分提供了一个简单的机制，通过使用 HTTP/HTTPs 从 HTML 页面或者 XML 文档中访问 DICOM 持久化对象。

第 19 部分：应用寄宿（application hosting）

该部分定义了两个软件应用之间的接口。一个应用作为宿主系统（hosting system），提供另一个应用数据，如图像和相关数据。另一个应用作为寄宿应用（hosted application）分析数据，并将分析结果返回。

第 20 部分：DICOM 和 HL7 标准之间的转换（transformation of DICOM and from HL7 standards）

该部分表述如何从 DICOM 数据转换为 HL7 标准的数据，以及如何从 HL7 数据转换为 DICOM 数据。

（郑建立　曹厚德）

第四章
医疗信息集成化架构

一、IHE 技术框架在医学影像质量管理中的应用

(一) 技术框架的作用

医疗信息集成化架构(integrating the healthcare enterprise,IHE)作为一个国际公认的技术框架,虽与"标准"的定义不尽相同,但就其制订和提供规则、指导原则的功能及促进使用环境的最佳有序度而言,其作用并不小于目前实施的"标准"。结合我国医学影像专业的情况来看,虽然 HL7 及 DICOM 标准不断在完善并在实践中起到不可或缺的作用,但是这些标准描述的信息结构较为抽象,缺乏系统设计和操作所要求的具体内容。换言之,对标准的内容可能产生不同的解释,导致在实施时可能有一种以上的选择,因此影响了医疗信息使用环境的最佳有序度。例如:医院内及医院间各信息系统虽同样使用 HL7、DICOM 等标准方式,但由于具体实施方法不同,导致各信息系统之间的通信不畅,有时不得不通过打印纸质文件的传送完成沟通。因此,在数字化放射科的日常工作中完全有必要凭借国际公认的 IHE 技术架构实施影像传输过程的质量管理,使日常工作更为优化及有序。

在 IHE 迄今已公布的集成方案及国际关于成功案例的报道中,使用频率最高的首推预约工作流程(scheduled workflow,SWF)(图 8-4-1)。

SWF 描述了患者进入医院后所经历的典型过程:①挂号就诊;②接受临床医生开具的检者申请单;③前往影像科接受检查。上述流程的集成方案被

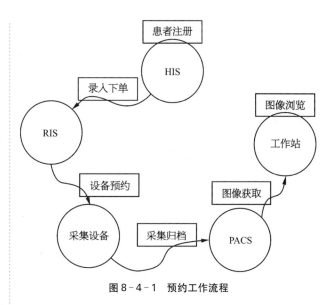

图 8-4-1 预约工作流程

影像科作为工作主线,而其他的集成方案则大多在预约工作流程的基础上进行延伸。预约工作流程的内容主要涉及四个部分:HIS、RIS、采集设备和 PACS。

①患者在进入医院后进行挂号,由工作人员完成该患者在 HIS 中的挂号登录操作;②患者前往诊室,在诊疗过程中医生将该患者的信息及影像学检查申请单提交至 HIS。由 HIS 发送到影像科的 RIS,RIS 收到检查申请,对该患者安排检查;③RIS 发送设备工作列表单(modality worklist)并由检查设备进行调阅,技师从所获得的工作列表中选择检查项目,然后对患者实施检查。设备在采集到患者的图像后,将图像传输并储存,完成图像的管理和存档;④诊断工作站通过 PACS,调阅影像进行放射学诊断,最后在 RIS 中完成诊断报告及审核。

（二）IHE 在应用中的优越性

严格按照 IHE 提供的集成方案及合理的事务处理流程，在影像科室的质量管理中的主要优越性为：①减少工作步骤，提高效率。②优化流程。缩短患者就医时间，使单位时间内影像设备的流通量得以提高。③减少差错。避免了在不同系统中反复手工输入病患信息发生的差错。④确保各类系统信息流的无缝集成。⑤电子病历的使用作为 IHE 的一项重要发展方向，可以在 IHE 框架下实现各类临床信息的集成与融合，建立基于各系统间信息高度共享的一体化电子病历平台。

（三）遵循 IHE 框架实施信息化建设

在医院及影像科室的信息化建设中必须严格遵循 IHE 技术框架。使 HIS、RIS 及 PACS 的集成均纳入 IHE 技术框架。在设备选购时应对各厂商的设备、系统的兼容性进行充分的论证。要求 PACS 的集成商具有总体集成的能力。具有说服力的资质证明是该厂商通过 Connectathon 的证明文件。如信息化建设起步较早的医疗机构，可能有 HIS 未按照 HL7 标准的情况。对于此类情况可采用 HL7 engine 作为过渡性措施，进行数据的转换及传递。

二、对 IHE 软件测试及集成结果检验

技术标准是科学技术发展的永恒课题。国际标准化组织（ISO）将"标准"定义为：标准化是针对现存或潜在的问题，为公共的常用的事物作出某些规定的活动，旨在使该环境达到最佳有序度。国际电工技术委员会（IEC）提出的"标准"定义为：标准是指获得一致同意的，并由负责为公共的和常用事物的活动及其结果制定和提供规则、指导原则或性质的权威机构所认可的文件，其宗旨是使该环境达到最佳有序度。从以上两个国际权威机构对"标准"的定义来看，使用环境的最佳有序度是追求的目标。结合我国影像专业的情况来看，虽然 HL7 及 DICOM 标准不断在完善并在实践中起到不可或缺的作用，但是这些标准描述的信息结构较为抽象，缺乏系统设计和操作所要求的具体内容。换言之，对标准的内容可能产生不同的解释，导致在实施时可能有一种以上的选择，因此影响了医疗信息使用环境的最佳有序度。例如：医院内及医院间各信息系统虽同样使用 HL7、DICOM 等标准方式，但由于具体实施方法不同，导致各信息系统之间的通信不畅，有时不得不通过打印件的传送完成沟通。有鉴于此，北美放射学会（RSNA）会同医疗信息和管理系统学会（HIMSS）发起组织了由有关学会、设备制造商等共同建立的"集成医疗企业（intergrating the healthcare enterprise, IHE）"合作项目。这个项目联合医疗信息系统的用户、制造商共同促进各种系统信息的集成，以使用户在医疗保健过程中为人群提供高效及节约开支的服务。

近年来的实践证实，IHE 作为各医疗卫生系统间基于标准的一种信息交流，虽最初仅限于放射学领域，但现已扩展到 IT 基础设施领域，未来也可能成为一种供电子健康档案（EHR）选择的技术架构。实施 IHE 涉及医疗机构行政主管人员、影像及 IT 专家、医务人员、设备制造商和系统集成商等各个方面。

（一）IHE 的作用及主要内容

IHE 并非新的行业标准体系，IHE 组织也不是 1 个建立标准的组织，它仅是对现有标准的应用、执行过程及实施方式进行规范、合理的定义，IHE 更不是技术及设备的认证。据此，IHE 应被视为解决医疗信息系统集成的指导性文件，抑或是一种协议或共识，使医院在实施信息化环境建设时，对工作流及功能集成目标遵循更为有效的信息共享机制及最大程度地优化工作流程的技术手段。因为医疗信息系统具有多源性及异构性等特点，如何使这些相对独立及多中心运行的系统不致形成"信息孤岛"，是医疗信息化发展进程中所面临的一个亟需解决的重要课题。自 1999 年起，IHE 已完成并发布的集成模式（profiles）及定义的事务处理（transactions）已基本覆盖放射科信息化环境中 PACS、RIS 工作流常规的执行过程及 PACS - RIS 系统间的流程集成及数据通信的主要操作环节。同时也涉及 HIS 管理域中与影像学检查流程相关的工作流及数据流过程。

此外，IHE 每年还为集成商提供软件测试及集成结果检验的机会。其一为软件工具，称为医疗企业模拟和分析，参与厂商在 HIMSS 和 RSNA 的监督下，使用该工具测试产品在 IHE 执行者中的应用。其二是面对面的测试检验，称为通信兼容测试，对参与厂商和已运行的系统作面对面的协调测试，并对厂商在应用 IHE 技术框架的完成情况作出评价。

（二）IHE 在各种标准间实施互补的优越性

1. 就实施标准的角度而言 ①IHE 使用现有标准（DICOM、HL7），但进一步精确定义这些标准中未

定义的内容；②精确定义这些标准如何联接其他协议；③精确定义了使用范围、通用语言、角色和事物；④技术上更精确并便于实施。因此在统一医疗信息化环境方面已见其良好的作用。

2. 就患者角度而言　能得到更快速、有效的诊治。更少的风险，费用支出的合理（Dittrich 用"no more, but no less!"描述，意为不能多收费，但是也不能漏收费）。

3. 就临床医生而言　能更容易地访问本部门及其他部门的患者信息，减少信息错误的概率，更高水平的自动化程度。

4. 就医院信息管理部门而言　①减少奔波，获得更广泛的、更容易实现信息的一致性；②更稳定可靠的信息环境；③更多更新现有系统的机会。

5. 就制造商而言　不必再花大量人力研发不同类型的接口，结束无止境的接口开发，从而降低软件开发的成本，减少现场施工的时间及成本，降低项目管理的成本。

（三）IHE 互联性测试

IHE Connectathon 是一次互操作性测试活动。IHE Connectathon 每年在亚洲、欧洲和北美举行一次。参测的厂商自由选择其他厂商，分别担当 Profile 中的 Actor，执行 Profile 中要求的 Transaction，完成该 Profile 所关注的必需的数据交换与互操作。为时一周的 IHE Connectathon 互操作性实测，给医疗与健康信息系统厂商提供了一个良好的机会，通过现场测试，厂商排除各种障碍，使得在客户真实系统中的集成更有效以及更低的费用消耗。此外，厂商参加 IHE Connectathon 测试还有助于及时调整或者更清晰和有目的性地制定产品开发计划。

IHE Connectathon 活动主办单位现场验证测试结果，并公布最终结果，供公众审查。实测结果有助于医疗单位挑选适合的系统和准确估算系统集成的成本。

（赵永国　曹厚德　詹松华）

第五章
向区域化方向发展的 PACS

一、概述

随着医疗体制的改革,一些大型综合医疗机构开始探索区域医疗卫生信息化,以实现一定区域内医疗机构间医疗信息的交换和共享。医学影像信息也是其中的重要组成部分。与此同时,随着并行计算、虚拟化、面向服务架构(SOA)等技术的发展,以及计算方法、存储方式、服务模式的不断创新,新兴的云计算得到快速推广。云计算的发展为医疗卫生信息化建设带来新的发展机遇,其职能管理算法和整合开发设计为信息资源的综合开发提供了新的技术方法,是大数据时代的一体化信息管理平台。

基于云计算的区域化 PACS 对用户端的硬件设备要求较低,可根据用户的需求来部署相应的资源、计算能力、服务及应用,大幅度降低前期资金投入。此外,区域中,众多用户分享资源,避免单一用户承担较高的费用或者有限的资源无法被充分利用。

鉴于云计算技术的诸多特点,其在区域化 PACS 的发展中将起到难以估量的促进作用。

二、区域 PACS 的主要特点及功能

2000 年后期,PACS 的发展开始呈现出一些新的技术特征。例如:更广的覆盖面和更多的信息系统集成,因此 PACS 已经由以前的狭义 PACS 发展到广义的 PACS,以覆盖多家医疗机构。PACS 可以是同构也可以是异构,能实现区域内规范的医学影像服务(包括存储和调阅)。PACS 主要技术方式为远程放射学模式,其具体特点为:对计算机网络依赖程度的降低;高效的异构 PACS 系统间的融合;更广泛的业务流程共享;要求更高的集中式数据存储管理(分布式和混合式)。

(一) 浏览器/服务器架构

在 PACS 走向区域化的今天,传统的客户端/服务器架构(C/S)受制于其局限性。例如,系统资源消耗大,系统升级不灵活,安装维护困难,已无法适应区域 PACS 的要求,而采用纯 WEB 架构的浏览器/服务器(B/S)架构就显现出其特有的优势,其客户端仅保留表示逻辑,而将业务逻辑和事物逻辑放在服务器端,这样大幅度提高系统稳定性和安全性,同时也提高了系统的可维护性,便于扩容等技术改造。

目前区域化 PACS 采用的全网络浏览器(WEB)架构,它基于最新的网络浏览器技术,提供了基于角色的"虚拟桌面"智能客户端,使得任何一个用户可以在任何一台工作站上按照自己的配置使用所需的任何功能,完成包括影像浏览、诊断报告、三维处理、血管分析等各种任务,无论这台工作站位于哪个位置(在放射科室还是临床科室;在院内还是院外),用户在哪里,他的工作桌面就跟到哪里,真正地做到一次配置,各处使用,此即为带给用户最大方便性的新一代"虚拟桌面"客户端。

(二) 异构系统的融合

在区域 PACS 项目中很可能面临着很多医院都已经构建院内 PACS,这些 PACS 有可能来自不同的厂商,采用不同的技术及架构。在这样复杂的情况

下,要使区域 PACS 统一采集、管理及在区域中共享这些分散在各个医院内的医学影像资料就需要将这些异构的 PACS 系统进行融合。对大多数地区而言后者的情况更为普遍也更节约建设成本,因此异构PACS 间有效沟通成为 PACS 区域化进程中面临的重要技术问题。

目前区域 PACS 中对区域内异构系统的融合主要采用一些区域 PACS 特有的架构,根据影像诊断业务流程特点应用全新的实现异构 PACS 间信息互操作的方法,将区域内、跨机构、跨厂商的 PACS 系统有效整合,为区域内的各医疗机构之间,甚至区域和区域之间医疗影像信息的共享提供统一平台。使用该方案可以减少区域 PACS 的建设资金成本和时间成本,不但可以保留原有的 PACS 资源,而且也让 PACS 间的互操作更为灵活和具有可管理性。

(三) 流媒体技术

随着人口流动性增大的现状,对医生调阅患者的历史影像提出了新的挑战:医生调阅医学影像不再局限于本地,需要通过网络访问存于服务器上的其他科室乃至其他医院的同一患者的影像数据,传统方法总是需要先下载远程数据到本地再浏览,但是医学影像的数据量很大,且在区域中网络条件各不相同的限制,在浏览影像前往往需要等待较长的下载时间。这给应用带来了很多不便。

流媒体技术的引入提高了影像数据的访问速度,实现影像的实时浏览。流媒体技术是一种数据传送技术,它把客户机收到的数据变成一个稳定连续的数据流,源源不断地送出,使用户看到的图像十分稳定,而且用户在整个文件送完之前就可以开始在屏幕上浏览文件("边下载、边阅读"),尤其是可以只看用户感兴趣的内容(而不一定是所有的图像)。这样就可以在不同网络带宽下自动提供高效、高质量的影像访问和调阅。目前先进的区域 PACS 产品中所采用的"流媒体技术"通过智能的影像显示、处理和传输的算法,可以在诊断工作站上实现高速的影像极速调阅。

(四) 对移动设备的支持

随着 3G 网络的使用及院内无线网络的普及,手持移动设备以其特有的便捷性成为即时获取,分享信息的新型网络工具,同时基于 WEB 的 B/S 架构也方便地实现了医疗影像的信息融合和共享。

采用美国 FDA 认证的最新的 HTML5 的 WEB技术,用户可以在任何的移动设备,通过浏览器直接

访问,浏览患者的所有文字信息及影像信息,进行多项 3D 后处理,完成诊断。

在区域 PACS 项目中,让医生跨越时间、空间的约束,进行掌上阅片,诊断成为了可能(图 8-5-1)。

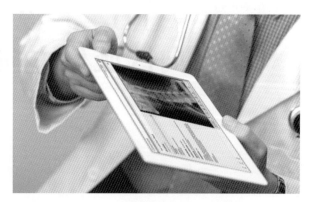

图 8-5-1 移动设备在区域医疗中的应用

(五) 健全的整体协同沟通的工作机制

从区域 PACS 的定义来看,区域 PACS 的一个很重要的特点就是在区域内的不同医疗机构之间建立数据共享和协同工作的平台。

为实现上述特点,需要统一的对区域内不同医疗机构中的患者信息进行相应的管理及显示,这就需要有全局工作列表(包含从整个医疗机构或整个区域内不同医疗机构的由多个供应商提供的 PACS 所创建的影像研究资料列表),来简化信息管理。区域 PACS建立的跨机构的全局工作列表,可以自动完成新的ID 分配,从而使那些同名或同 ID 号码的不同患者区分开来,提高了阅片效率。

协同沟通的工具:区域 PACS 系统中需要提供方便、易用的跨机构沟通工具,让不同机构的用户可以在本系统内高效地进行交流,如通信工具、便笺留言工具、音/视频通信工具、信息发布工具等。

(六) 建立以区域医疗数据为平台的影像特征库

建立符合 HIE 医疗信息交互(health information exchange)标准城市级互联互通医疗信息平台,完成诊疗数据的共享,是先进国家采用较多的技术方式。影像信息学的研究也逐渐转向了大数据的应用。医疗影像设备的发展,以及医院内或区域医疗联合体的大量建成,造就了许多拥有海量影像大数据的平台。

影像大数据的应用和挖掘,无论从短期还是长期来看,势必会提高医疗诊断水平并最终惠及百姓。基

于此,国内一部分有前瞻性的医学专家和区域平台管理者在基于平台技术在区域影像数据的应用方面做出很多尝试。

1. 影像特征库功能　基于Web形式展示的影像特征库系统包括样本资料录入模块和样本资料展示模块,可以在特征库界面上实现查询展示、审核归档等一系列功能。样本资料录入模块主要实现样本素材资料的查询、编辑、存档;样本资料展示模块主要实现基于用户下达的查询条件,进行样本资料的查询、传输、展示。

2. 影像特征库的应用　影像特征库可提高低年资医师影像诊断水平和效率,并有助于教学、科研和辅助诊断:基于医联数据平台的影像样本能结合如患者体征、初步诊断、检验指标等数据与影像描述内容进行大数据分析,找出其中规律,用于常见疾病的诊断,定期统计各家医院影像诊断的阳性率,与临床诊断的阳性率做比较,分析诊断效率。

三、区域PACS的发展趋向

为了应对医疗信息化的可持续性发展及相关数据的可利用性,区域医疗影像系统在设计和规划时需要着重考虑如下问题。

(一) 数据的三级存储

进行大数据存储与安全全面保护的整体解决方案设计,主要包括完整的数据三级存储规划、全面的数据存储和备份机制、实现所有数据的备份和容灾、全面的数据存储解决方案。

(二) 数据挖掘的分层管理

整个区域医学影像系统必须要提高数据应用效能,便于数据挖掘。分层管理机制使各级存储硬件系统更有效快速地运行、策略设定、自动化运行。

(三) 无缝扩容

区域医学影像系统必须可以无缝扩容,具备降低扩容成本,投入性价比高的要求。系统的主存储、近线存储、备份容灾存储、可离线存储扩展性强,便于以后数据增长扩容,节约扩容成本。

(四) 区域医学影像系统的管理更便捷

区域医学影像系统的发展,使医疗集团或医联体的影像集中综合管理成为可能,同时也带来了区域化影像系统的管理问题。主要是设计上的提前规划,合而有序,分有规则,方能便捷地在集中管理与各自不同习惯的矛盾中找到平衡。管理上的电脑网络化一定要让管理者和使用者都获得便利,分类标识、统计、检索、输出等的科学设计,是区域化影像信息系统实现管理和使用更加便捷的保证。

四、云技术在区域化PACS中的应用

(一) 云计算的概念及核心思想

(1) 狭义云计算是指IT基础设施的交付和使用模式,指通过网络以按需、易扩展的方式获得所需的资源。

(2) 广义云计算是指服务的交付和使用模式,通过网络以按需、易扩展的方式获得所需的服务,是网络计算、分布式计算、并行计算、效用计算、网络存储、虚拟化、负载均衡等诸多传统计算机技术和网络技术发展融合的产物,旨在通过网络将多个成本相对较低的计算实体整合成一个具有强大计算能力的较完善系统。此系统借助SaaS、PaaS、IaaS、MSP等先进的商业模式,将此强大的计算能力分布到终端用户中。

(3) 云计算的核心思想是将大量用网络连接的计算资源统一管理和调度,构成一个计算资源池向用户提供按需服务。其基本原理是利用非本地或远程服务器(集群)的分布计算机为互联网用户提供计算、存储、软硬件等服务。用户根据需求访问计算和存储系统。

(二) 云计算的技术特征与传统模式的比较

虚拟化作为云计算的核心特征,是云计算依托的技术基础。虚拟化技术是指计算元件在虚拟的基础上而不是真实的基础上运行,它可以扩大硬件的容量,简化软件的重新配置过程,减少软件虚拟机相关消费及支持更广泛的操作系统。

由于云计算建立在虚拟机(virtual machine,VM)技术基础之上,软件和服务都置于云中,基于各种标准和协议,实现不同的数据与应用共享。因此,云计算模式下,用户数据存储在云端,并由服务商负责维护,在个别计算出现故障时,不会影响该用户对其软件的使用。此外,由于云端计算机具有超大的存储和计算能力。用户可采用任何设备登录云计算系统进行计算服务。云端由成千上万甚至更多服务器组成的集群具有超大存储能力和计算能力。用户数据及应用程序、计算均由服务器端处理。所有的服务分布在不同的服务器上,如节点出问题就终止并启动

另一个节点,保证了应用和计算的正常进行。设备和服务可动态伸缩。因此,具有很高的可靠性、安全性及可扩展性。

建立基于云计算的区域卫生信息平台,能有效地改善前述区域信息化面临的挑战。云计算平台模式与传统模式比较,如表8-5-1所示。

表8-5-1 云计算平台模式与传统模式比较

序号	参比项目		传统模式	云计算模式
1	资金投入	初期投资	初期投资较大,需自建机房,自购服务器等	初期投资小,无需自建机房及自购服务器设备
		经济型及总体成本	经济性较差,总体成本较高	经济性好,总体成本低
2	系统特性	系统维护	系统维护难度大	有服务商专业维护
		系统可靠性	可靠性较差	可靠性好
3	数据特性	数据共享	存在"信息孤岛",共享较难	数据集中,有利共享
		数据安全	安全性较差,受投资所限,数据中心建设标准不可能很高	安全性高,数据中心可高标准建设
		数据汇总	费时费力,易出错	强大的计算资源迅速生成数据,完成各种需要的统计评估
		政策数据调整	层级多,政策落实缓慢	只需修改软件功能模块中的初始化政策数据
4	平台转换的适应性		适应性较差,各单位都需要调整	适应性好,只需在服务端调整

(三) 云计算技术的总体设计及平台类型

当今云计算在区域 PACS 的应用尚处于起步阶段,其总体设计思路见图8-5-2,平台类型见图8-5-3。

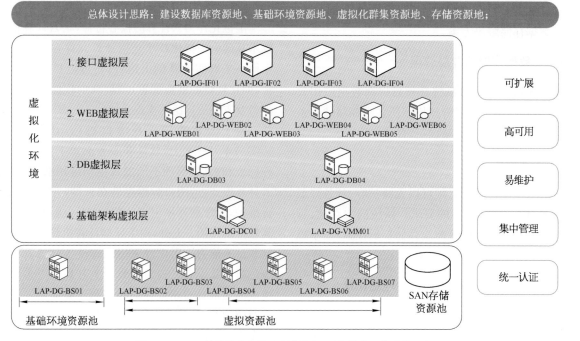

图8-5-2 云计算技术应用于区域医疗卫生机构的总体设计思路

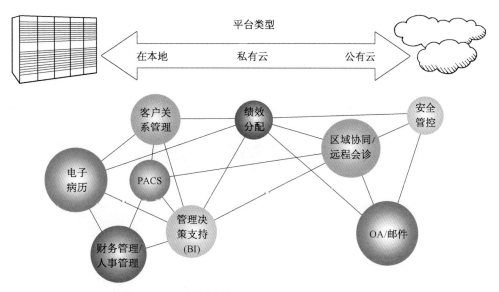

图 8-5-3　云计算技术应用于区域医疗卫生机构的平台类型

（曹厚德　詹松华）

第六章
远程放射学

远程放射学(tele-radiology)是指利用计算机通信网络将放射影像及其他图文会诊资料从一地传往另一地,以供临床诊断和医学教学之用的医用信息技术应用学科。远程放射作为远程医疗的一门分支,为世界各国优化医疗卫生资源配置提供了一种合理、有效和经济的医疗服务手段,可以提高对医学影像诊断资源的利用效率,将优质资源投送到基层或边缘地区。因此,远程放射学在许多先进国家倍受重视,自20世纪90年代以来快速进入临床实践,并得以迅速推广(图8-6-1)。

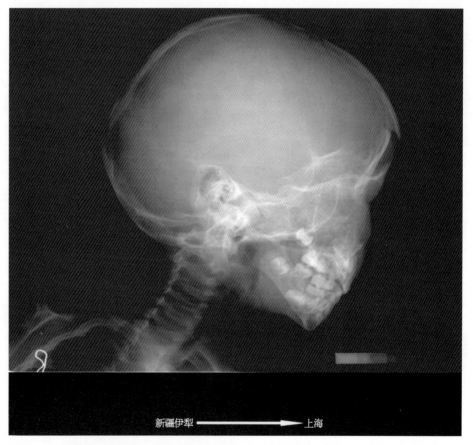

新疆伊犁 ⟶ 上海

图8-6-1　20世纪90年代由新疆伊犁地区通过电话拨号上网传送至上海的头颅侧位 CR 像。显示患者面部凹陷骨折,传送时间≈3.5min

一、发展历程

20世纪50年代末,Jutras在加拿大蒙特利尔开创性地进行了首次远程放射学试验,利用同轴电缆在相距8km的两家医院间传输X线荧光检查影像。

20世纪60年代中期起,美国航空航天管理局(NASA)为监测宇航员在航天飞行器中执行任务时的生命指标,建立了一套远程监测系统。同期,由美国公共卫生服务部门资助的第二个交互式电视环路在美国麻省总医院和波士顿的Logan国际机场建成。该系统是第一个将远程医疗用于临床诊断和治疗的实例。由此证实,利用远程通信手段可进行基于远程放射学、远程听诊、远程语言学习、精神和皮肤状况分析等方面的有效诊治。人们很快认识到远程放射学在临床应用上的巨大潜力。于是一系列试验项目随之展开,大多运用标准电话线、专用同轴电缆、无线电、微波和卫星通信频道将医学影像传输至接收端的电视显示器上。这些早期的尝试对促进电子技术及通信技术与临床医学相结合具有开创性意义。

20世纪60年代末至70年代中期,这一时期主要是以医师通过远程通信方式交换信息和交流经验为主。其研究重点在于远程医疗的组织形式、实施环境、人力需求及非医护人员在其中的作用等方面。

20世纪70年代中后期,一些发达国家开始立项研究其运作模式及可行性。这一阶段的工作基本是在政府资助下进行的,其主要目的是将远程医疗作为医疗方式改革的探索。这期间美国和欧洲建立了多个远程医疗试点网,其应用范围包括急救、教育、边远地区医疗咨询等,并通过这些点的运作探索,积累实践经验。

远程放射学取得飞跃性的发展还是发生在过去二十多年间。在此期间,欧美、日本及一些发展中国家先后涌现出一大批远程医疗项目,其中远程放射学是最常见的应用,其促进因素在于:①在过去二十多年间计算机与通信技术领域内出现的革命性进展;②世界各国都在积极探索以可承受价格的前提下提供高品质医疗卫生服务的途径,以节省开支,提高效率与品质,远程放射学为此提供了技术上的可行性。

二、实用价值

(一)内部管理方面

1. 整合放射科内部资源 由于现代医学影像科室拥有多种不同的影像设备,为完成繁重的医疗、教学科研工作的需要,其组织结构日趋复杂,专业与技术分工日益精细,空间分布上常很分散,因此有必要加强科室内部整合,确保影像科功能上的完整和统一。利用远程放射系统可打破现有的条块分割,便于各部门的协同合作,提高工作效率,为临床医生提供完整的影像学诊断意见;同时通过资源共享,可节省运行成本,提高经济效益。

2. 加强与临床科室的互动 远程放射系统能促进影像科医师与临床医师间的沟通,提高影像医师诊断报告的针对性,避免因沟通不良而出现误诊,并可将图像和文字等合成为形象化的多媒体文档,供临床医师参考;通过远程放射系统可更快地完成影像检查和诊断报告,缩短会诊周转时间。

3. 提供正常工作时间之外的影像诊断服务 影像科医师可在家经由网络传输在显示器上阅读,提供诊断或审核意见;另外,还可进一步利用移动电话和便携式电脑在任何地点接收图像并提供咨询意见,从而改善了夜间及节假日影像科室的服务品质。

(二)对外沟通方面

1. 远程初步诊断 远程放射系统可加强对基层医疗机构,特别是农村和边远地区的技术支援。对于经济条件、技术力量或工作负荷不足以聘用专职放射科医师的单位,可提供日常远程阅片服务,这样既节省开支,又能改善基层医疗卫生机构资源不足地区的影像诊断服务。但必须明确:将远程放射系统用于初步诊断(primary diagnosis),医学影像和相关临床资料通过传输由异地的放射科医师作出诊断,如果需要异地诊断医师对诊断结果承担医疗和法律责任,则这一运作模式对于远程放射系统的图像质量和传输速度都要求较高。

2. 远程审核报告、咨询及业务培训 利用远程放射系统可对疑难病例进行远程会诊,提供咨询或审核报告的第二意见。同时也可通过远程病例讨论加强业务培训,让基层医疗机构能分享大型医学中心及专科医院的影像诊断专长,消除基层医疗机构放射科室的闭塞状态,提高其业务水平。远程咨询与初步诊断的区别在于,应邀会诊的医师仅提供参考意见,采纳与否取决于请求会诊的医师,其间并不存在医疗责任的转移,仍由当地的医师负全责。

3. 放射科室工作量分流 在业务高峰时段可借助远程放射系统实现院际或院内工作量分流,而不必另添专职影像科医师,从而节省医院的营运开支。

4. 继续教育及科研 远程放射系统还可用于继续教育和培训,学员可在异地接受高品质的教育。利用远程放射系统可从不同的地点收集同类病例,供科研之用;也可充分利用异地的设备与软件远距离对图像进行处理,从而节省添置相关设备的开支。

综上所述,远程放射学所代表的远程医疗模式具有从根本上改变传统医疗卫生管理形式。利用远程放射系统可以将分散的影像中心联结成一体,分享各自的专业特长,提升影像设备的使用效率。对于调整并优化医疗卫生资源的分配,从时间和空间两方面扩大其涵盖面,建立合理、高效和经济的区域化卫生保

健网络具有重大意义。远程放射系统与 PACS、RIS 和 HIS 相结合,就能构筑完整的信息化医疗卫生管理体系,使得医学影像的采集、处理、传输、显示乃至储存实现全程数字化,从而彻底改变传统医学影像部门的管理和运作模式,为最终走向完全"无胶片化"和"无纸化"医院奠定基础。

三、系统组成

远程放射系统一般由以下三大部分组成:①影像发送工作站;②传输通信网络;③影像接收工作站(图8-6-2)。

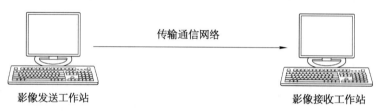

传输通信网络

影像发送工作站   影像接收工作站

图 8-6-2 远程放射系统的组成

通常的运作流程为:①传统上,由数字扫描仪(digitizer)将胶片上的图像转化为高质量的数字影像;②现在绝大多数影像设备都遵循 DICOM 输出,可以直接采集由医用数字影像设备生成的数字图像(如数字 X 线摄影、CT、MRI、超声、核医学扫描以及数字减影血管造影等);③通过电话线、电缆、光纤等有线通信网络,或卫星、微波等无线通信方式与异地的计算机系统相连;④将前述数字影像数据传输至接收与显示工作站,在专业显示器上观察图像,进行诊断;⑤这些影像资料还可储存在计算机的数据库中,予以保存,便于随时调阅;⑥有的远程放射系统还配备激光打印机等硬拷贝设备,可在胶片上打印输出图像。

(一)影像采集与发送工作站

当前,医学影像设备厂商已经普遍采用 DICOM3.0 标准数据形式采集影像数据,一般都可以进行标准接口来传输影像数据至 PACS,或者通过云存储、光盘刻录等等形式,将影像数据传输给患者或者给异地的服务器。目前,乳腺钼靶由于其影像数据量大,而且对图像分辨力要求较高,仍然是远程放射应用中的一大难题。

远程放射系统常用数字扫描仪作为获取影像的来源之一。其原因为:①许多医疗单位(特别是有会诊需求的基层医疗机构)尚未完全实现向数字化成像

技术的转化,仍旧使用传统的 X 线成像设备;②有些旧型号的 CT 和 MRI 设备使用独有的专利技术,产生的数字影像数据与其他厂商的设备不兼容。然而直接从数字成像设备获取影像数据是技术发展的趋势,直接传送的数字图像能减少中间转换环节,减少导致画面质量劣化的因素,并方便诊断科医生直接运用窗口技术,进行按需调节。现在绝大多数影像设备厂商都遵从 DICOM3.0 标准,支持兼容成像设备获取数字影像。随着影像设备的逐步更新,DICOM 兼容影像设备的日益普及,直接从放射成像设备采集数字影像数据已基本取代数字扫描仪,成为远程放射系统数据采集的主要方式。

早期的远程放射系统曾用电视摄像机摄录置于读片箱上的胶片影像,由此获得的图像质量较差;还有一些系统采用电视帧接收器(video frame grabber),虽处理速度较快,且花费较低廉,但所获 $512 \times 512 \times 8$ bits 或 $256 \times 256 \times 8$ bits 影像的分辨力较数字扫描仪仍有较大差距;数字扫描仪大致可分为两大类技术产品:①激光数字扫描仪,其优点在于具有较高的空间与对比分辨力,但费用较为昂贵;②电荷耦合器件(CCD)数字扫描仪,对比度(或灰度分辨力)尚嫌不足,动态范围相对狭窄。

采集的数字医学影像可以 DICOM 格式保存在网络或计算机上,对图像可以根据检查类型或临床需要进行无损或有损压缩处理,以提高数据传输对网络

带宽的要求。

（二）传输通信网络

远程放射系统的重要组成部分之一为传输通信网络，它是将图像及相关资料从采集端传送至接收端的载体。根据不同的应用需求，结合效益因素，可选用电缆、光纤等有线通信或微波、卫星等无线通信形式，其网络结构方式大致可分为以下 3 种。

1. 点对点连接 将分处两地的图像发送和接收系统直接联接，进行一对一的通信。其优点为传输速度快，不受其他信号干扰，传输过程安全，但其涵盖范围有限，仅适用于孤立的两点，未形成真正的网络化；且首期投资大，后续维护昂贵。常用的点对点联接线路有 T-1、T-3 数据专线等。

2. 局域网（LAN） 指多个发送和接收工作站通过局部网络连接，相互进行数据传输，例如联接影像科室内部和不同科室之间的 PACS，涵盖面一般不超过半径数公里的范围。目前最常见的局域网是以太网（ethernet），标准的以太网采用总线拓扑结构，传输速率为 10 Mbits/s；若用光缆，传输速率可提高至 100 Mbits/s。无线 LAN 则充分吸收移动通信技术的最新进展，以其灵活、机动的特性非常适合医疗单位的需要，传输速度可达 4 M～45 Mbits/s。

3. 广域网（WAN） 将不同地域的局域网相互连接，形成一个覆盖范围广泛，拥有大量工作站的网络。由于大多数远程放射系统并不局限于同一所医院内，所以常需要利用广域网连接。广域网可采无线通信方式，也可用缆线。无线型广域网常采用 4G 或 5G 通信技术，可利用移动通信设施将图像传输至便携式电脑，也可借助卫星通信技术，提供跨国乃至跨洲的远程咨询、会诊服务。由于通信费用与传输速率等制约因素，无线型广域网的应用目前尚不普遍，但随着 5G 技术进入移动通信市场，无线 IP（internet protocol）技术代表了未来远程放射系统网络技术的发展方向。

现有的大多数广域网使用电缆或光纤作为传输载体，常用的网络技术包括公共交换电话网（PSTN）、综合业务数据网（ISDN）、数字用户回路（xDSL）、T-1 和 T-3 数据专线与异步传输模式（ATM）网等，各种网络技术的传输速率见表 8-6-1。

现有公共交换电话网的线路需要网络接口设备如调制解调器（modem），进行模拟/数字转换，这样就使得传输速度低于 56 Kbits/s。近年来，数字用户回路（digital subscriber line，DSL）成为家庭和中小企

表 8-6-1 常用的有线广域网传输速率比较

网络技术	速度
调制解调器（即 modem）	9.6，14.4，19.2，28.8，33.6，56 kbits/s
DS-0（数据业务）	64 kbits/s
DS-1 专线（T-1）	1.544 Mbits/s
ISDN	56 k～1.544 Mbits/s
DS-3 专线（T-3）	45 Mbits/s（28×DS-1）
ATM	155 Mbits/s 或以上
HDSL	1.544 Mbits/s
SDSL	160 k～2.3 Mbits/s
ADSL	1.5 M～8.0 Mbits/s
VDSL	2.3 M～51.84 Mbits/s

业单位快速数据传输的新方式，它用现有的普通电话线路快速传送大宗数据，传输速率最高可达 52 Mbits/s，为远程放射系统提供快速、专用、持续和廉价的网络联结。DSL 有不同的服务种类，如①Symmetric DSL（SDSL）；② Asymmetric DSL（ADSL）；③ISDN DSL（IDSL）。传输速率各不相同。

无线通信是通信技术中发展速度最快的一部分，在多数国家，无线通信已经成为重要的工具，是日常生活中必不可少的一部分。无线通信网络包括短波通信、微波中继通信、卫星通信、移动通信等。通过卫星通信系统，专家可以连接有线线路无法到达地区的患者情况，开展远程放射会诊。而通过移动通信终端，医学影像专家可以借助远程放射信息平台深入社区提供影像诊断服务。

（1）短波通信：短波通信使用 3～30 MHz 的短波段，由于频带较窄，传播特性不太稳定，一般不作为公用通信网的传播方式。

（2）微波通信：微波通信是指频率为 300～30 000 MHz 范围内的电磁波。由于微波临近光波，还具有类似光的直线传播特性。微波通信系统是一种容量大、质量高的通信系统。

（3）卫星通信系统：卫星通信系统采用类似于微波中继的方式，地面发射信号，卫星接收到信号放大变频后再发回地面。卫星通信系统主要包含四个组成部分：通信卫星、地面站、卫星测控系统、监控管理系统，是目前远程放射应用中的常见通信方式。

（4）移动通信：移动通信是移动体之间或者移动体与固定体之间的通信。移动通信系统由空间系统和地面系统两部分组成，具有高数据速率、高机动性

和无缝隙漫游等技术优势。数字移动通信的制式主要有时分多址（TDMA）和码分多址（CDMA）两种，国际电信联盟（ITU）确定的 3G 标准有 WCDMA、CDMA2000、TD-CDMA 以及 WiMAX 四种，我国是全球唯一实行这四大标准的国家。4G 有两种制式：TD-LTE 和 FDD-LTE，目前我国已经颁发了 TD-LTE 牌照，FDD-LTE 预计也将马上颁发。

（5）无线局域网：无线数据业务日益成为行业热点，中短程无线数据接入在通信领域得到广泛使用。无线局域网的传输方式主要有两种，即微波与红外线。所采用的主要技术标准有 IEEE802.11、IEEE802.11b、IEEE802.11a、IEEE802.11g、IEEE802.11n、HomeRF（家用射频）、IrDA（红外数据协会）和蓝牙。

三网融合是指电信网、计算机网和有线电视网三大网络通过技术改造，能够提供包括语音、数据、图像等综合多媒体的通信业务。在目前阶段，主要表现为技术上趋向一致，网络层上可以实现互联互通，形成无缝覆盖；业务层上互相渗透和交叉；应用层上趋向使用统一的同一目标逐渐交汇在一起，行业管制和政策方面也逐渐趋向统一。

（三）影像接收工作站

在远程放射系统接收端，主要应配置影像短期存储介质与显示设备。根据不同需要，图像数据储存设备的容量可由数百 MB 到 5～10 GB 不等。一般由于接收到的图像往往已在发送工作站备份存档，因此无需在接收端长期保存。在实际规划中，接收端的储存容量至少应具备存取数个工作日数据的要求，以满足因特殊原因需要留置影像的储存需要。

影像接收工作站的另一重要设备就是显示器（详见第六篇第二章）。

（四）应用软件

远程放射系统除上述硬件设施外，软件的配置十分重要。应用软件主要用于执行各种操作指令，完成对数字影像数据的加工处理与分析，可以从影像采集与发送工作站软件和接收工作站软件两部分来加以讨论。

1. 影像采集和发送工作站软件　影像采集和发送工作站软件用于完成医学影像的数字化转换和采集，并根据操作者指令通过网络加以发送，主要包含三大技术特性。

（1）图像分辨力：分辨力（resolution）是影像系统辨别与区分物体间最小距离的能力，放射影像被转换

为数字化图像后，就以二维像素阵列的形式予以展示，每一个像素根据其信息量被赋予一个数值，代表像素的密度而称之为"灰阶值"，像素的灰度越深，灰阶值就越高。一幅图像的像素越多，图像的空间分辨力越高；图像的灰阶值越大，图像的对比度（密度分辨力）就越清晰。

（2）图像压缩算法：主要用于发送端对影像数据进行压缩处理，以减小影像文件的体积，加快文件传递速度。根据美国放射学院（ACR）的建议，对于 X 线平片数字影像的采集宜至少达到 2 k×2 k×12 bits 的分辨力，这将使单个影像文件的体积达到近似 8 MB。一例 X 线平片检查常需两幅图像进行对比（包括正、侧位像），所以每一病例的图像数据总量将达到 16 MB。对于乳腺 X 线摄影，为了确保诊断质量，其影像需要较高的分辨力，以往的研究显示乳腺 X 线图像的分辨力至少应达 4 k×4 k×12 bits，因此一例乳腺 X 线检查的文件体积可达 32 MB。至于 CT、磁共振、核医学、超声及数字减影血管造影片（DSA）虽属小型（像素）阵列的影像，对于图像的空间分辨力不及 X 线摄影严苛，但由于每一病例常包含数幅乃至数十幅影像，累积数据量也相当可观。在网络设施条件有限的情况下，如此大的影像文件将耗费相当长的传输时间，并占用较大的储存空间，两者均会增加远程系统的营运费用，降低系统的工作效率，甚至影响医师对远程放射技术的接受意愿。

针对现有广域网带宽窄的局限，通信费用相对昂贵，远程放射系统在传输过程中必须考虑图像压缩。图像压缩技术是一种选择性地减少数据冗余度，以压缩文件体积，缩短传输时间，减少占用空间的软件技术。目前有数种图像数据压缩法应用于远程放射实践，其压缩比率为 2：1～15：1 或更高。过高的数据压缩比率会丢失部分信息，从而影响到图像质量，导致像质的劣化，因此如何在图像压缩比率和质量之间求得平衡，仍是有待解决的难题。目前的技术水平能实现 2：1～4：1 的无损图像压缩，而建立在离散余弦变换（discrete cosine transform）基础上的 JPEG 压缩技术，在不明显降低图像质量的前提下，可取得 10：1～20：1 压缩比率的有损压缩图像。虽然 JPEG 技术并非专为医学影像所开发，但它是目前应用最广泛的图像压缩制式，为许多应用程序所支持，并且软硬件配置不太昂贵。较新的图像压缩技术多基于小波变换（wavelet transform），该技术优于余弦变换之处在于它适用更高的压缩比率，而解压后的图像质量却比后者好。2001 年 1 月颁布的新一代静态

图像压缩标准-JPEG2000就是以小波变换为基础，它充分考虑到医学影像压缩的需要，DICOM标准委员会已将JPEG2000纳入DICOM标准的附件之中。

2. 影像接收工作站软件 影像接收工作站软件主要用于接收、浏览和存储会诊影像，在功能上一般应包括：①窗宽、窗位设置；②局部放大功能；③其他。可按具体情况选择色彩及灰度调节、正负变换、加注、缩小、边缘增强、图像翻转或旋转、直方图均衡等处理功能。各种附加功能均旨在改善医师的主观视觉效果，其选用原则取决于具体观察的影像类别及观察者的习惯。

四、远程放射学涉及的标准及质量控制

（一）相关国际标准

随着数字化医学成像设备的广泛使用，对医学图像及相关数据的存档管理及传输共享的要求日益迫切。为了解决不同厂家生产设备的兼容性，美国放射学会（ACR）和美国国家电器制造商协会（NEMA）联合成立委员会，陆续制定了一系列标准，其中1993年修订的医用数字成像与通信标准（the digital imaging and communications in medicine standard，DICOM 3.0），详细定义了医学影像及其相关数据的组成格式和交换方法，涉及信息对象定义、服务类、数据结构与编码、信息交换、网络通信、存储介质等方面的问题。该标准推出后获得世界主要医学影像设备供应商的支持，成为该领域的通用国际标准，大大便利了医学影像信息的交换，为远程放射学的实现打下了基础。其后，美国放射学会（ACR）于1994年颁布了《ACR远程放射学标准》，旨在为从事远程放射应用的医疗卫生工作者订立全面的规范。该项标准内容涵盖远程放射学应用各个环节，包括目的宗旨、人员资格、认证许可、医疗责任、设备参数、网络通信、质量控制、质量改进等项，为远程放射学实际操作的规范化提供了依据。

（二）质量控制

能否再现原有图像的细节，是远程放射诊断的质量的决定因素。换言之，经过传输处理后得到的图像能否真实地再现原有的对比特征。美国放射学会（ACR）制定的远程放射学标准已对影像数据采集与显示的分辨力和对比度作出相应的规范，可供规划远程放射系统时选择不同技术设备、优化系统组合的参考。此外，由于远程放射系统包含图像采集、处理、传输、显示等多个步骤，其中每个环节都可能引入误差，导致像质的劣化，影响诊断准确性。因此，必须建立一套严格的质量控制制度，定期对整个系统及单个组成设备进行质量监控，以确保系统运行始终保持在一定水平。

鉴于远程放射系统涉及诸多复杂的人机互动，操作者的细小误差都可能影响诊断结果，所以有必要加强对操作人员的技术培训和考核，培养在显示器屏幕上进行"软阅读"的习惯与技巧，避免因主观因素而造成误差，以保证远程放射系统的运行质量。总之，随着计算机和数字通信网络建设的迅猛发展，技术手段的日益成熟，及与之配套措施的协同发展，包括远程放射学在内的远程医学在我国具有广阔的发展前景。

五、PACS与远程放射的关系

（一）两者的区别和联系

1. 两者的联系 PACS和远程放射信息系统都是为了解决医学影像的有效管理和及时调用，前者一般用于同一医疗单位内部，后者则多用于医疗机构之间跨院区、跨地域的会诊场景。进行远程会诊时，患者影像资料可直接从本地PACS系统调出或由远程放射影像采集与发送工作站转换成符合DICOM格式的图像，传向位于异地的影像接收工作站，远程放射信息系统既可以是一个独立的系统，通过接口跟医院的PACS进行整合，也可以是医院PACS的一个子系统或模块。远程放射中会诊信息影像资料库的建立及传送都需要遵循DICOM3.0标准，其图像的压缩标准、传输过程中的安全性、完整性及准确性均与PACS系统是一致的。因而从这个角度上看，远程放射会诊是PACS的一个重要功能，是PACS向院外的延伸，而PACS则为更好地开展远程放射学会诊提供了基础。

2. 两者的区别 PACS和远程放射信息系统的区别如下。

（1）图像采集：PACS系统的图像可以直接从符合DICOM的设备中获取或经过DICOM接口转换成DICOM格式图像，而远程放射系统目前多从本地PACS中获得DICOM图像。

（2）传输网络：PACS采用高速局域网，而远程放射系统大多采用广域网。

（3）存储方式：PACS 采用分层存储，短期在线存储和长期存储相结合；而远程放射系统一般采用短期存储方式，并且 PACS 对图像存储的要求比远程放射系统高得多；数据压缩：PACS 一般不太需要压缩图像，而远程放射系统为了缩短图像传输时间、有效利用带宽，经常采用压缩算法。

（二）PACS 与远程放射信息系统的集成

如上所述，就业务而言 PACS 与远程放射需要实现系统整合与业务协同，集成的实现主要有两种建设思路。

利用现有的 PACS 和远程放射系统资源进行整合，以形成一个大的统一的医学影像信息系统，这种方法的优势在于保护已有的投资，投入少、见效快。

建立一个全新的基于 Web 的 PACS 系统，把两者合二为一，比较符合中小型医院放射科普通诊断和远程会诊的需要。Internet 技术的发展为医学影像的远程传输提供了良好的平台，针对 C/S（客户机/服务器）模式的不足，开发基于 Web 的 PACS 系统已成为

趋势。该系统一般采用 B/S（浏览器/服务器）模式，由客户端、Web 服务器和数据库服务器构成三层体系结构，采用 JSP 方式访问数据库，并且支持传统 PACS 的所有标准特征和协议（如 DICOM）。其优点在于：在客户端实现 Web 浏览与处理，无需安装专门的软件，操作简便，可维护性高，可扩展性好，支持跨平台、跨网络的应用场景，为处于异地的放射专家获取患者的资料提供了极大的便利。会诊的放射专家在任何时间、任何地点都可以通过网络获得图像资料，并且会诊双方可以使用同样的平台和界面进行实时、互动的会诊。

综上所述，远程放射系统可以视作 PACS 向医疗单位之外的延伸。通过把远程放射系统和 PACS、电子病历等医院信息系统有机地结合起来，可以给双方会诊医生提供更加完整的患者资料，帮助放射专家在循证的基础上做出更为准确的临床决策，对于提高远程放射医疗质量具有重要意义。

（赵永国　曹厚德　詹松华）

·参·考·文·献

［1］Huang HK, March. PACS and Imaging Informatics: Principles and Applications［M］. Hoboken, New Jersey: John Wiley & Sons, 2004: 704.

［2］陈克敏, 赵永国, 潘自来. PACS 与数字化影像进展［M］. 上海: 上海科学技术出版社, 2005.

［3］丁宝芬. 实用医学信息学［M］. 南京: 东南大学出版社, 2003.

［4］金新政, 陈敏编著. 医院信息系统［M］. 北京: 科学出版社, 2003.

［5］贾克斌. 数字医学图像处理、存档及传输技术［M］. 北京: 科学出版社, 2006.

［6］ACR-NEMA. Digital Imaging and Communications in Medicine (DICOM)［S］.

［7］Bauman RA, Gell G, Dwyer SJ III. Large picture archiving and communication systems of the world- Parts 1 and 2［J］. J. Digital Imaging, 1996, 9: 99 - 103, 172 - 177.

［8］Bauman RA, Large picture archiving and communication systems (PACS)［J］. Proc. Computer Assisted Radiology, 1995, 95: 537 - 541.

［9］Mogel GT. The Role of the department of defense in

PACS and telemedicine research and development［J］. Comp Med Imaging & Graphics, 2003, 27(2 - 3): 129 - 135.

［10］Lemke HU. A network of medical work station for integrated word and picture communication in clinical medical. Technical Report［R］. Technical University Berlin, 1979.

［11］曹厚德. 积极、稳妥、规范-推广应用影像存档与通讯系统过程中若干问题的思考［J］. 中华放射学杂志, 2001, 35(3): 165 - 167.

［12］李坤成, 曹厚德, 高培毅. 全国医学影像存档与通讯系统和计算机在影响学科的应用专题研讨会纪要［J］. 中华放射学杂志, 2002, 36(1): 66.

［13］曹厚德, 吕明忠. 构建 PACS 的决策与实施［J］. 现代医院, 2003, 3(1): 17 - 18.

［14］曹厚德. PACS 的进展及应用展望［J］. 放射学实践, 2003, 18(6): 452 - 453.

［15］陈克敏, 曹厚德, 季翔. PACS 构建过程中若干相关问题的研讨［J］. 中国医学计算机成像杂志, 2002, 8(6): 418 - 422.

［16］曹厚德. 影像科室管理必须与时俱进-兼论放射科信

息系统构建中的若干理念[J]. 中华放射学杂志,2003,37(2):91-92.

[17] 曹厚德. 企业级 PACS 建设过程中若干问题的思考[J]. 中国医学计算机成像杂志,2006,12(5):316-320.

[18] Carr CD, Moore SM. IHE: a model for driving adoption of standards [J]. Comput Med Imaging Graph, 2003,27:137-146.

[19] Siegel EL, Channin DS. Intergrating the Healthcare Enterprise: a primer: Part 1 Introduction [J]. Radiagraphics, 2001,21:1339-1341.

[20] Silva III E, Breslau J, Barr RM, et al. ACR white paper on teleradiology practice: a report from the task force on teleradiology practice [J]. Journal of the American College of Radiology, 2013,10(8):575-585.

[21] 曹厚德. 面向区域化方向发展的 PACS[J]. 世界医疗器械,2014,20(10):11-14.

[22] 曹厚德. 基于云计算的技术概念及其在区域医疗卫生信息化中的应用[J]. 世界医疗器械,2014,20(5):12-13.

下 卷
应用解剖及检查技术

第九篇

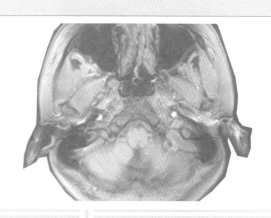

中枢神经系统
（脑、脊髓）

陆建平 李 克 姚振威 谭文莉 审读

　　神经放射学检查始于 20 世纪 50 年代初期的平片检查及血管造影,80 年代后随着 CT、MR 检查的逐步推广,使神经放射学进入现代影像学时代。

　　CT 一直被广泛应用于脑缺血性病变的诊断(包括脑灌注与血管成像)。目前,一次注射对比剂可循序观察脑组织血流灌注和脑血管形态。利用 64 层 MSCT,应用容积穿梭扫描模式,可以得到 80 mm 脑灌注图像,全面显示脑灌注异常范围,还可以得到动态 Willis 环 4D－CTA 图像,而利用 256 排或者 320 排 CT 大范围前瞻性心电门控心脑血管联合成像,行冠状动脉、颈动脉及脑血管一站式扫描,可以全方位评价心脑血管疾患。此外,应用 CT 灌注成像制订临床个性化治疗方案;利用 CT 灌注的表面通透性指标可预测急性缺血性脑卒中的出血性转化;利用灌注原始图像不匹配模型能预测脑缺血半暗带和梗死核心等。

　　应用 MRI 进行脑结构成像,可应用线性、面积或体积测量脑结构,从而定量评价常规图像难以显示的异常改变,并用于多种疾病的早期诊断。由于设备的改进,基于体素的形态学测量更简便易行且测量结果更客观可信。MR 扩散张量成像(diffusion tensor imaging, DTI)能反映大脑结构随年龄增长发生的细微变化。用于脑肿瘤、脑缺血、脑脱髓鞘疾病和阿尔茨海默病等研究均取得了良好成果。此外,DTI 可以清晰显示颅内占位病变与脑白质纤维束之间的关系,结合术中导航技术的应用,对患者术后保留重要神经功能具有显著意义。对于脱髓鞘疾病(多发性硬化和视神经脊髓炎)的研究显示,DTI 能发现大脑灰、白质的隐匿性损伤。此外,DTI 对鉴别脑缺血与脱髓鞘病变也有作用。应用 DTI 研究退行性疾病,将关注点从脑灰质扩大至脑白质微细结构,有助于探讨其发病机制。

　　MR 灌注成像(perfusion weighted imaging, PWI)应用于脑肿瘤诊断和鉴别诊断具有重要意义,尤其对肿瘤术后复发与放射性坏死、单发转移瘤与原发胶质瘤的鉴别诊断取得良好效果,弥补了常规影像学检查的不足。近年来随着磁场强度提高至 3.0 T,以及软件的完善,动脉质子自旋标记(arterial spin labeling, ASL)脑灌注成像用于临床。磁敏感加权成像(susceptibility weighted imaging, SWI)可显示组织磁化特性的对比度,有助于提高脑静脉和能引起磁敏感效应物质的对比度,在临床已经得到广泛应用,对脑部深静脉扩张及早期并发出血、脑梗并发出血等具有常规 MRI 及 MRA 无可比拟的优越性。MR 频谱成像(magnetic resonance spectroscopy, MRS)主要用于脑肿瘤、脑缺血与颞叶癫痫的诊断和鉴别诊断。血氧水平依赖(blood oxygen dependent, BOLD)脑功能成像(functional MRI, fMRI)可用于脑肿瘤术前功能区定位,能指导手术方案的制定。

(曹厚德　詹松华)

第一章
中枢神经系统应用解剖

第一节
大体解剖

神经系统由脑、脊髓以及附于脑和脊髓的周围神经组成。本节主要介绍脑和脊髓组成的中枢神经系统及与其关系密切的被膜和骨、血管等结构。

一、脑及其被膜

（一）脑

脑位于颅腔内，分为大脑、间脑、脑干（包括中脑、脑桥、延髓）和小脑。大脑和间脑位于天幕之上。

1. 大脑 大脑是脑的最高级部位，被大脑纵裂分为左右大脑半球，纵裂的底为连接左右大脑半球的宽厚纤维束板，称胼胝体。

大脑半球在发育过程中，其表面积增加较颅骨快，因此形成起伏不平的外表，凹陷处成沟，沟之间形成长短、大小不一的隆起，即为脑回。每个大脑半球有隆凸的上外侧面、平坦的内侧面和凹凸不平的下面。

左右大脑半球均有 3 条恒定的沟裂（图 9-1-1），将半球分为额叶、顶叶、颞叶、枕叶和岛叶。①大脑外侧裂（又称外侧沟）：起自大脑半球下面，行向后上方，至上外侧面。②中央沟：起于半球上缘中点稍后方，斜向前下方，下端与外侧裂隔一大脑回，上端延伸至半球内侧面。③顶枕沟：位于半球内侧面后部，起自距状沟，自下而上并转至上外侧面。

在大脑外侧裂上方和中央沟以前的部分为额叶；大脑外侧裂以下的部分为颞叶；大脑外侧裂上方，中央沟后方，内侧面顶枕沟以前为顶叶，在上外侧面其与枕叶的界限是顶枕沟至枕前切迹（又称颞枕切迹，位于枕极前方约 4 cm 处）的连线；大脑顶叶以后部分为枕叶；岛叶呈三角形岛状，位于大脑外侧裂深面，被额、顶、颞叶所掩盖。

传统上大脑半球分为四叶：额、顶、颞和枕叶。但是，近来大量的研究对 1878 年法国神经学家和人类学家 Broca 所提出的边缘叶重新认识，将大脑半球分为六叶，即传统的四叶加上岛叶和边缘叶。边缘叶和其有关的皮质下结构组成边缘系统（图 9-1-2），这些皮质下结构包括杏仁核、缰、乳头体、隔区，以及部分丘脑、下丘脑和中脑结构。

大脑半球表层的灰质称大脑皮质，皮质下的白质称髓质。蕴藏在白质深部的灰质团块为基底核，大脑的内腔为侧脑室。

基底核（图 9-1-3）位于白质内，位置靠近脑底，包括纹状体、屏状核和杏仁体。纹状体由尾状核和豆状核组成，其前端相互连接，尾状核是由前向后弯曲

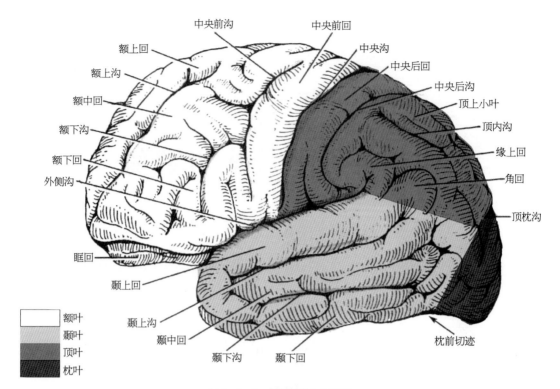

图 9-1-1 大脑半球上外侧面

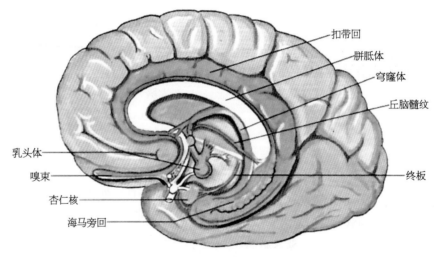

图 9-1-2 大脑内侧面和边缘系统

的圆柱体,分为头、体、尾三部分,位于背侧丘脑背外侧,伸延于侧脑室前角、中央部和下角。豆状核位于岛叶深部,在水平切面上呈三角形,借内囊与内侧的尾状核和丘脑分开。其外侧借外囊与外侧的屏状核相邻,屏状核与更外侧的岛叶之间的白质称最外囊。杏仁体位于侧脑室下角前端的上方,海马旁回钩的深面,与尾状核的末端相连。

侧脑室(图 9-1-4)位于大脑半球内,左右各一,延伸至半球的各个叶内。分为四个部分:中央部位于顶叶内;前角伸向额叶;后角伸入枕叶;下角伸入颞叶

内。侧脑室经左、右室间孔与第三脑室相通。中央部和下角的脑室腔内有脉络丛。

2. 间脑 间脑下接中脑,上方伸入大脑,大部分被大脑半球覆盖,外侧面与大脑半球愈着,只有腹侧面一部分露出脑底,位于蝶鞍上面。间脑分为背侧丘脑、后丘脑、上丘脑、下丘脑和底丘脑五个部分,内含第三脑室。

3. 脑干 脑干(图 9-1-5)上接间脑和大脑,下端于枕骨大孔处移行成脊髓。脑干由三部分组成,上部是中脑,中部是脑桥,下部是延髓。脑干位于颅后

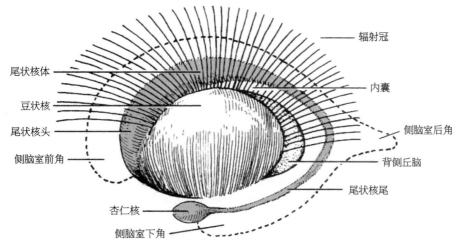

图9-1-3　基底核与背侧丘脑、内囊、侧脑室示意图

图中标注：辐射冠、尾状核体、豆状核、尾状核头、侧脑室前角、杏仁核、侧脑室下角、内囊、侧脑室后角、背侧丘脑、尾状核尾

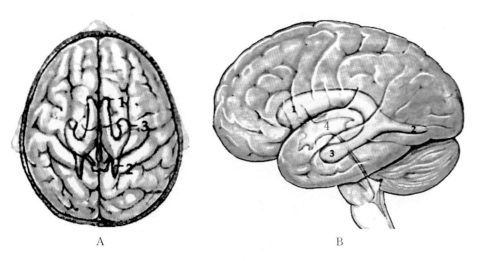

图9-1-4　侧脑室投影形态

A.脑室顶面观；B.侧脑室侧面观。1.前角，2.后角，3.下角，4.第三脑室。

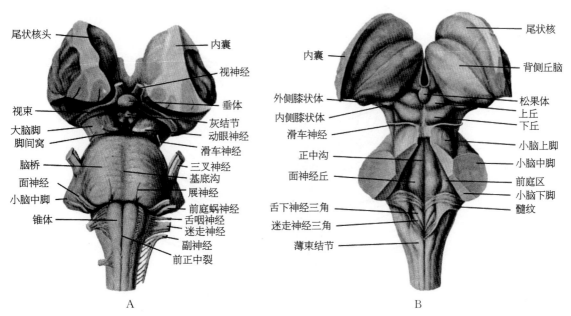

图9-1-5　脑干

A.脑干腹侧面观；B.脑干背侧面观。

A图标注：尾状核头、内囊、视神经、垂体、视束、大脑脚、脚间窝、脑桥、面神经、小脑中脚、锥体、灰结节、动眼神经、滑车神经、三叉神经、基底沟、展神经、前庭蜗神经、舌咽神经、迷走神经、副神经、前正中裂

B图标注：内囊、外侧膝状体、内侧膝状体、滑车神经、正中沟、面神经丘、舌下神经三角、迷走神经三角、薄束结节、尾状核、背侧丘脑、松果体、上丘、下丘、小脑上脚、小脑中脚、前庭区、小脑下脚、髓纹

窝前部,腹侧邻接鞍背和斜坡的后上方,背侧连接小脑,脑桥、延髓和小脑之间围成第四脑室,向上接延续于三脑室的中脑导水管,向下续于延髓和脊髓的中央管,其内充满脑脊液。脑干腹侧面有多处凹陷和膨隆。

(1)中脑:中脑两侧粗大的纵行柱状隆起为大脑脚,其浅部主要由大量自大脑皮质发出的下行纤维组成。两侧之间的凹陷称脚间窝,动眼神经由此穿出。

(2)脑桥:脑桥中部宽阔隆起,称脑桥基底部,其正中线上的纵行浅沟称基底沟,容纳基底动脉。基底部向两侧逐渐缩细的部分,称小脑中脚,又称脑桥臂。脑桥腹侧面与延髓之间为横行较深的延髓脑桥沟,沟内自中线向外依次有展神经、面神经和前庭蜗神经根穿出。沟的外侧端为延髓、脑桥和小脑夹角处,临床上称小脑脑桥三角。

(3)延髓:延髓形似倒置的圆锥体,上端借延髓脑桥沟与脑桥相连,下端平枕骨大孔处与脊髓相接。腹侧面正中为前正中裂,上部两侧的纵行隆起称锥体,由大脑皮质发出的锥体束(主要为皮质脊髓束)纤维构成。锥体下部,大部分皮质脊髓束纤维越过中线左右交叉,形成发辫状的锥体交叉。锥体外侧的卵圆形隆起称橄榄,内有橄榄核,橄榄与锥体之间的纵沟称前外侧沟,舌下神经根由此穿出。橄榄核的背外侧,自上而下依次有舌咽神经、迷走神经和副神经根丝穿出。延髓下部与脊髓外形相似。

4. 小脑　小脑是重要的运动调节中枢,位于颅后窝,大脑的后下方,间隔有小脑幕;背侧隔第四脑室与脑干相邻。

小脑(图9-1-6)两侧部膨大,为小脑半球;中间部狭窄,为小脑蚓部。小脑上面平坦,有天幕覆盖,与

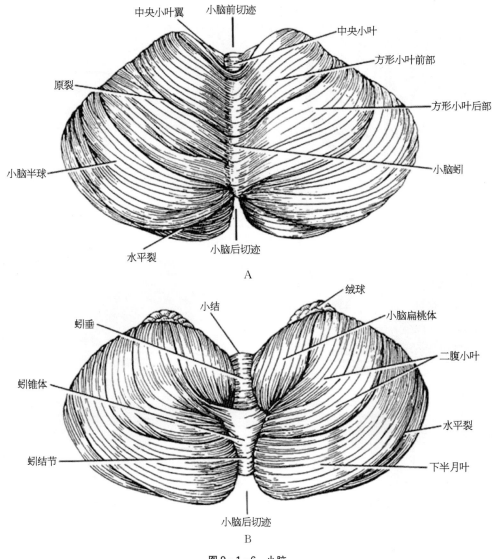

图9-1-6　小脑
A. 小脑上面观;B. 小脑下面观。

大脑的枕叶相邻，前、后缘的中间凹陷，称小脑前、后切迹；下面膨隆，在小脑半球下部前内侧部有一对膨隆部分，称小脑扁桃体。小脑扁桃体靠近枕骨大孔，前为延髓，当颅内压增高时，可被挤嵌入枕骨大孔，形成枕骨大孔疝或称小脑扁桃体疝，压迫延髓，危及生命。

小脑表面有许多相互平行的浅沟，将其分为许多狭窄的小脑叶片。其中小脑上面前、中 1/3 交界处有一略呈 V 字形的深沟称为原裂；小脑下面绒球和小结

的后方有一深沟，为后外侧裂；在小脑半球后缘，有一明显的水平裂。根据原裂和后外侧裂以及小脑的发生，可将小脑分成三个叶：前叶、后叶和绒球小结叶，前叶和后叶又合称小脑体。

（二）脑的被膜

脑有三层被膜（图 9-1-7），由外向里为硬脑膜、蛛网膜和软脑膜。

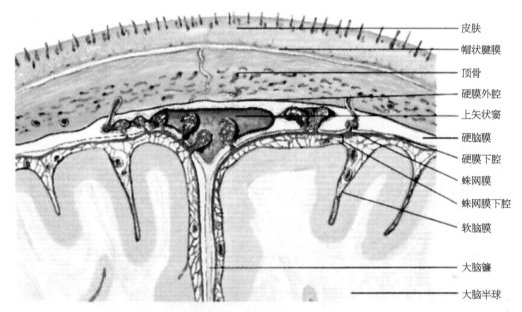

右侧标注（由上至下）：皮肤、帽状腱膜、顶骨、硬膜外腔、上矢状窦、硬脑膜、硬膜下腔、蛛网膜、蛛网膜下腔、软脑膜、大脑镰、大脑半球

图 9-1-7　脑表面被膜示意图

1. **硬脑膜**　硬脑膜坚韧而有光泽。外层衬于颅骨内面，即颅骨内膜，内层较外层坚厚，两层之间有丰富的血管和神经。硬脑膜与颅骨内面的结合，除在颅缝、颅底内面和枕骨大孔处较紧密外，其余部分均较为疏松，易分开。当硬脑膜血管损伤时，可在硬脑膜与颅骨之间形成硬膜外血肿。硬脑膜内层可折叠成隔膜，伸入脑的间隙中，主要有大脑镰、小脑天幕、小脑镰和鞍隔。硬脑膜经枕骨大孔延续为硬脊膜。

硬脑膜在某些部位两层分开，内面衬以内皮细胞，构成硬脑膜窦，主要有上矢状窦、下矢状窦、直窦、横窦、乙状窦、海绵窦、岩上窦和岩下窦。其流向归纳如下。

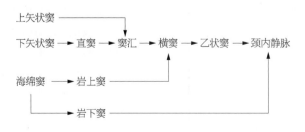

2. **蛛网膜**　脑的蛛网膜薄而透明，位于硬脑膜和软脑膜之间，贴于硬脑膜的内面，与硬脑膜之间有硬膜下腔；与软脑膜之间即为蛛网膜下腔，充满脑脊液，向下与脊髓蛛网膜下腔相通。由于脑蛛网膜跨越而不深入脑沟裂内，而软脑膜伸入沟裂，故蛛网膜下腔在较大的沟裂处扩张加深形成池。其中最大者为在小脑背面和延髓背面之间的小脑延髓池。在脑桥的侧方和腹侧周围形成桥池。桥池向前上通入脚间池。在胼胝体压部下方与小脑前上方和中脑背面之间有四叠体上池，又称四叠体池或大脑大静脉池，内有大脑大静脉和松果体。所谓鞍上池，包括交叉池和脚间池，内有视交叉、下丘脑下部和大脑动脉环。

脑蛛网膜紧贴硬脑膜，在上矢状窦处形成许多绒毛状突起，称为蛛网膜颗粒，突入上矢状窦内。脑脊液经蛛网膜颗粒渗入硬脑膜窦内，回流入静脉。

3. **软脑膜**　软脑膜包绕并贴于脑表面，随脑沟和脑回走行。正常情况下，软脑膜和脑表面之间为无肉眼可见的潜在间隙。位于蛛网膜下腔的血管通入脑组织时，常有软脑膜随之通入并形成血管周围间隙

(Virchow 间隙)。中年以后此间隙随年龄增长可以扩大和含脑脊液。

软脑膜及其血管在脑室的某些部位与该部的室管膜上皮共同构成脉络组织,脉络组织的血管反复分支成丛,连同其表面的软脑膜和室管膜上皮一起突入脑室,形成脉络丛。脉络丛是产生脑脊液的主要结构。

(三) 脑的血管

1. 脑的动脉　脑的动脉(图9-1-8)血供来自颈

内动脉和椎动脉。它们到脑的分支在脑底形成大脑动脉环(Willis 环),并形成两种分支:皮质支和中央支。皮质支主要为大脑前、中、后动脉,营养皮质及其深部的髓质;中央支深入脑实质供应基底核、内囊及间脑等。大脑动脉环位于鞍上池内,环绕着视交叉和下丘脑下部,由以下分支组成:前交通动脉、两侧大脑前动脉起始段、颈内动脉末段、两侧大脑后动脉起始段、两侧后交通动脉。

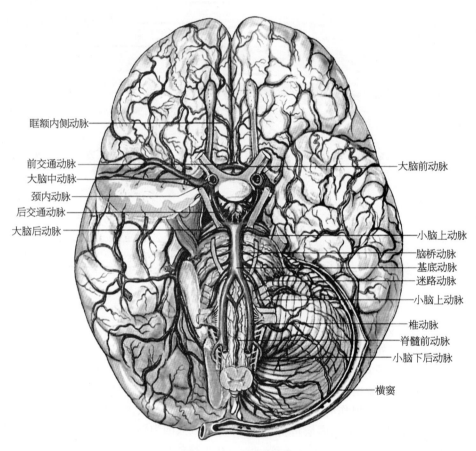

眶额内侧动脉

前交通动脉
大脑中动脉
颈内动脉
后交通动脉
大脑后动脉

大脑前动脉

小脑上动脉
脑桥动脉
基底动脉
迷路动脉
小脑上动脉
椎动脉
脊髓前动脉
小脑下后动脉

横窦

图9-1-8　脑底的动脉

(1) 颈内动脉:颈内动脉起自颈总动脉,自颈部向上至颅底,经颞骨岩部的颈动脉管进入颅内,穿越海绵窦腔行向前上,至前床突的内侧又向上弯转并穿出海绵窦而分支。颈内动脉可分为四部分:颈部、岩部、海绵窦部和前床突上部,其中后两部分合称虹吸部,呈"U"形或"V"形弯曲。颈内动脉供应脑的主要分支如下。

1) 大脑前动脉:在视神经上方向前内行,进入大脑纵裂,与对侧的大脑前动脉借前交通支相连,然后沿胼胝体沟向后行。皮质支分布于顶枕裂以前的包

括中央旁小叶的半球内侧面、嗅沟稍外侧的额叶底面和额、顶叶上外侧面的上部。中央支分布于尾状核头部、豆状核及其之间的内囊前支。

2) 大脑中动脉:可视为颈内动脉的直接延续,向外行进入大脑中动脉分布于大脑外侧面,主要是以外侧沟为中心的背外侧面,其分支与大脑前、后动脉边缘分支的分界线大致沿嗅沟稍外侧、额上沟、中央前回和中央后回的上部、顶内沟,再向前经颞下沟达颞叶前极。在外周边缘区域以顶枕沟上端向背外侧面引短虚线以分隔大脑前、后动脉的供应区。大脑中

动脉在脑岛环沟内分支供应脑岛皮质。大脑中动脉中央支分布于尾状核头部及内囊膝部和后肢前上部。

3）后交通动脉：在视束下面向后，与大脑后动脉吻合，是颈内动脉系与椎-基动脉系的吻合支，正常人可发育细小或缺如。

（2）椎动脉：椎动脉起自锁骨下动脉，穿第六至第一颈椎横突孔，经枕骨大孔入颅后左、右椎动脉逐渐靠拢，在脑桥与延髓交界处合并成基底动脉，后者沿脑桥腹侧的基底沟上行，至脑桥上缘分为左、右大脑后动脉。

（3）大脑后动脉：大脑后动脉是基底动脉的终末分支，绕大脑脚向后，沿海马旁回的沟转至颞叶和枕叶的内侧面。皮质支分布于颞叶的底面和内侧面及枕叶；中央支供应背侧丘脑、内侧膝状体、下丘脑和底丘脑等。而苍白球大部和内囊后肢的后下部为脉络膜前动脉所分布。

2. 脑的静脉 脑的静脉无瓣膜，不与动脉伴行，可分为浅、深两组，相互吻合。

（1）浅组：以大脑外侧裂为界分为 3 组。大脑上静脉在外侧裂以上，有 8～12 支，收集大脑半球上外侧面和内侧面上部的血液，注入上矢状窦；大脑下静脉在外侧沟以下，收集大脑半球上外侧面下部和半球下面的血液，主要注入横窦和海绵窦。大脑中静脉浅组收集半球上外侧面近外侧裂附近的静脉，沿外侧裂向前下，注入海绵窦，大脑中静脉深组收集脑岛的血液，与大脑前静脉和纹状体静脉汇合成基底静脉，注入大脑大静脉。

（2）深组：包括大脑内静脉和大脑大静脉。大脑内静脉由脉络膜静脉和丘脑纹静脉在室间孔后上缘合成，向后至松果体后方，与对侧的同名静脉合成一条大脑大静脉（Galen 静脉）。Galen 静脉很短，收纳大脑半球深部髓质、基底核、间脑和脉络丛等处的静脉血，在胼胝体压部的后下方注入直窦。

二、脊髓、脊神经及被膜

（一）脊髓

脊髓为横断面上横径大于前后径、略扁的圆柱形条状结构，上端较大，与延髓相连，下端变尖成为脊髓圆锥。人为地将锥体束交叉部的最下限定为脊髓与延髓的分界。外部以枕骨大孔平面或第一颈神经根根丝上缘平面作为分界。脊髓下端的位置在 T12～

L3 椎体平面之间，中国成人最常见位于 L1 平面，儿童则多位于 L2 平面。脊髓全长粗细不等，在颈、腰部分别有颈膨大和腰膨大，各与相应的上肢和下肢相联系。

脊髓可分为 31 个节段，脊神经根可作为脊髓节段的标志。颈髓有 8 个节段，胸髓 12 个节段，腰髓 5 个节段，骶髓 5 个节段，尾髓 1 个节段。每个节段前、后根在椎间孔处汇合成脊神经。在汇合前，后根形成膨大，称脊神经节。

脊髓由灰质和白质构成。在新鲜脊髓的横切面上，可见中央部有 H 形灰暗色区域称灰质，灰质外围颜色发白部分称白质。灰质中央有一小孔，称中央管，贯穿脊髓全长。向上通第四脑室，向下达终丝，在圆锥内呈梭形增大，形成终室，中央管内含脑脊液。

脊髓表面有数条平行的纵沟，前面正中的沟较深，为前正中裂，后面正中的沟较浅，为后正中沟，上述 2 条沟将脊髓分成大致对称的左、右两半。前正中裂外侧有脊神经前根纤维附着的前外侧沟，后正中沟外侧有脊神经背根纤维附着的后外侧沟。在后正中沟和后外侧沟之间还有一后中间沟，为脊髓内部薄束和楔束的表面分界。

（二）脊神经

脊神经有 31 对，即颈 8 对、胸 12 对、腰 5 对、骶 5 对和尾 1 对。第 1～7 对颈神经根在相应椎骨椎弓根上缘的切迹处穿出，第 8 对颈神经根在第 7 颈椎椎弓根下缘的切迹处穿出，胸、腰、骶、尾神经根都在相应椎骨椎弓根下缘的切迹处穿出。

脊神经根离开脊髓形成前后根时即有一层软脊膜包裹，依不同平面有不同程度的向下倾斜，至相应节段的椎间孔平面再转向外，进入由硬脊膜和蛛网膜所形成的鞘中。后根神经节及前、后根连合处皆在椎间孔内。在椎间孔处鞘膜紧密地与椎间孔周围相连。

椎间孔的上、下为椎弓根切迹，前方为椎间盘和邻近椎体，后面为椎小关节突关节。椎间孔较长，但孔径较小，仅比脊神经稍粗，当椎间盘侧后方突出、退行性变，椎小关节及椎间孔附近骨赘增生时，可压迫或刺激神经根而产生临床症状。

（三）脊髓被膜和椎管内间隙

脊髓有 3 层被膜，由外向内为硬脊膜、脊髓蛛网膜、软脊膜，起着保护、支持脊髓的作用。

1. 硬脊膜 硬脊膜(图9-1-9)由致密纤维结缔组织构成,呈管状,上方附着于枕骨大孔的周缘,与硬脑膜相连续,其下端为一盲端大致在 S2 平面,再往下为一纤维索,称为硬脊膜终丝,一直延伸至尾骨背面与骨膜相融合。硬脊膜外面与骨性椎管之间的间隙称为硬膜外间隙,硬脊膜外面粗糙,与硬膜外间隙脂肪中的结缔组织相混,在前正中线形成小梁与后纵韧带相连。硬膜外间隙中还有淋巴管、椎内静脉丛及小动脉。硬脊膜内面光滑,与其内的蛛网膜紧密相贴,其间的潜在间隙称为硬膜下间隙或硬膜下腔。

2. 脊髓蛛网膜 脊髓蛛网膜是贴在硬脊膜内面的一层薄而半透明的膜,由松散的胶原纤维、弹性纤维和网状纤维组成,其外面光滑,内面粗糙,发出许多结缔组织小梁,通过蛛网膜与软脑膜之间的蛛网膜下腔与软脑膜相连。蛛网膜下端大约在 S2 平面形成一盲端。蛛网膜下腔充满脑脊液。

3. 软脊膜 软脊膜紧贴在脊髓的表面,不易与脊髓实质分开。在脊髓的两侧,软脊膜增厚形成两条与脊髓基本等长的齿状韧带,发出若干齿状突,通过蛛网膜下腔,穿过蛛网膜而附着于硬脊膜。

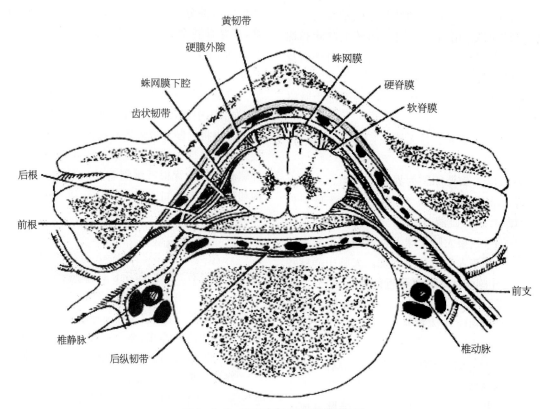

图9-1-9 脊髓被膜和周围结构的关系

(四) 脊髓的血管

1. 脊髓的动脉 脊髓的动脉有两个来源,即椎动脉和节段性动脉。椎动脉发出脊髓前动脉和脊髓后动脉,下行的过程中陆续得到起源于主动脉的节段性动脉(如肋间动脉、腰动脉等)分支的增补。

左右脊髓前动脉在延髓即合成一条,沿正中裂下行至脊髓末端。脊髓后动脉自椎动脉发出后绕延髓两侧后行,沿脊神经后根基底部内侧下行,直至脊髓末端。

2. 脊髓的静脉 脊髓的静脉较动脉多而粗。脊髓前、后静脉通过前、后根静脉注入硬膜外隙的椎内静脉丛。

第二节
关键断面解剖

一、横断面(CT 和 MRI - T2WI)

见图 9 - 1 - 10～图 9 - 1 - 22。

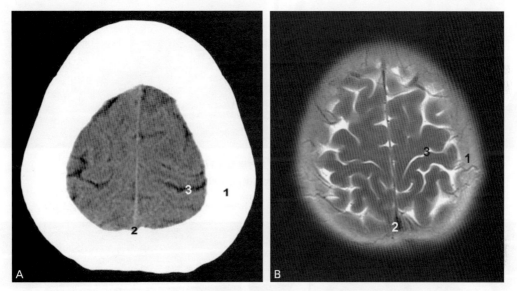

图 9 - 1 - 10　头颅横断面,最上层面,CT(A)和 MRI(T2WI)(B)图像
1.顶骨,2.上矢状窦,3.中央沟。

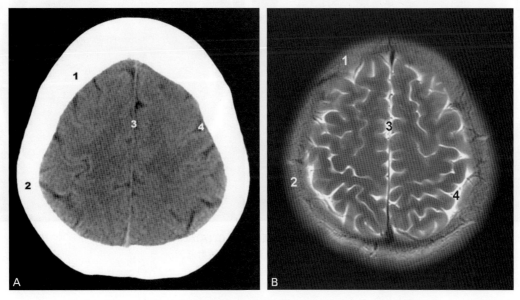

图 9 - 1 - 11　头颅横断面,额叶顶叶层面,CT(A)和 MRI(T2WI)(B)图像
1.额骨,2.顶骨,3.大脑镰,4.蛛网膜下腔。

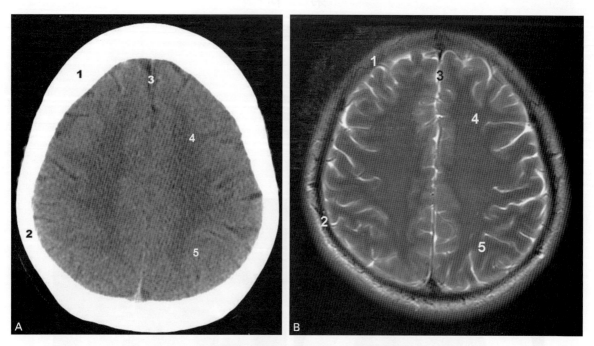

图9-1-12 头颅横断面,脑室体部上方层面,CT(A)和 MRI(T2WI)(B)图像
1.额骨,2.顶骨,3.大脑镰,4.额叶,5.顶叶。

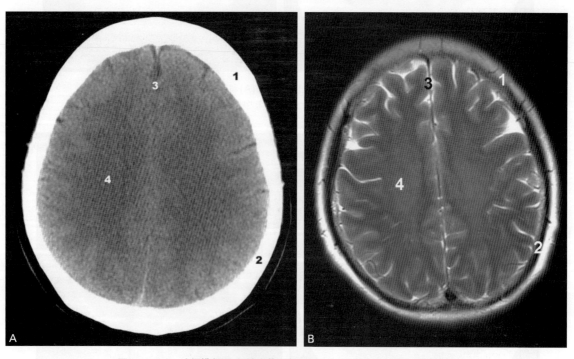

图9-1-13 头颅横断面,近脑室体顶部层面,CT(A)和 MRI(T2WI)(B)图像
1.额骨,2.顶骨,3.大脑镰,4.放射冠。

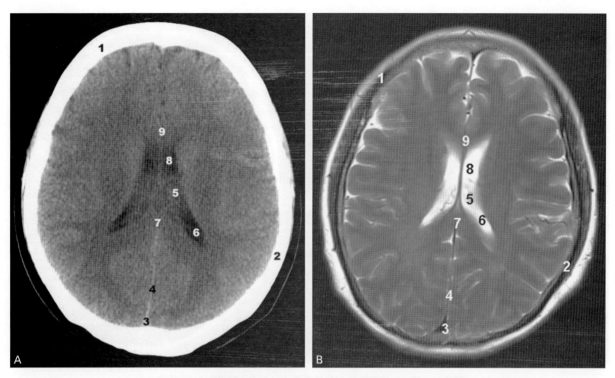

图9-1-14 头颅横断面,经脑室体部层面,CT(A)和MRI(T2WI)(B)图像

1.额骨,2.顶骨,3.上矢状窦,4.大脑镰,5.脉络丛,6.侧脑室后角,7.胼胝体压部,8.侧脑室体部,9.胼胝体膝部。

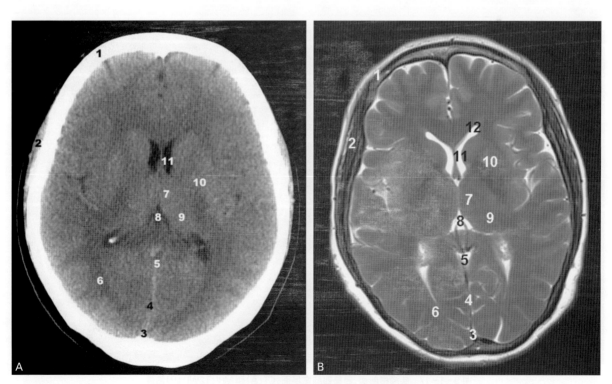

图9-1-15 头颅横断面,经丘脑层面,CT(A)和MRI(T2WI)(B)图像

1.额骨,2.颞肌,3.上矢状窦,4.大脑镰,5.直窦,6.视辐射,7.丘脑内侧核,8.第三脑室,9.丘脑腹后核,10.苍白球,11.侧脑室体部,12.侧脑室前角。

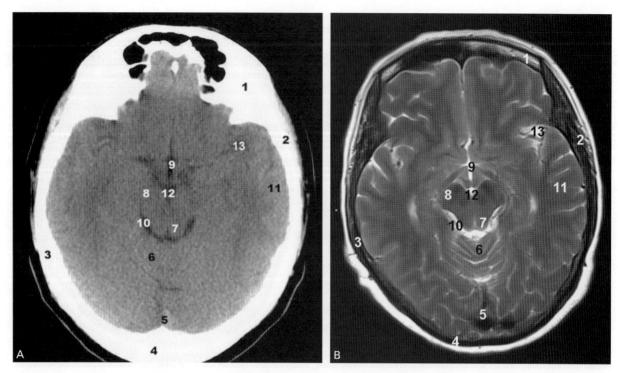

图9-1-16 头颅横断面,经中脑层面,CT(A)和 MRI(T2WI)(B)图像

1.额骨,2.颞骨鳞部,3.顶骨下部,4.枕骨鳞部,5.上矢状窦,6.小脑蚓,7.上丘,8.大脑脚,9.第三脑室,10.环池,11.颞叶,12.脚间池,13.侧裂池。

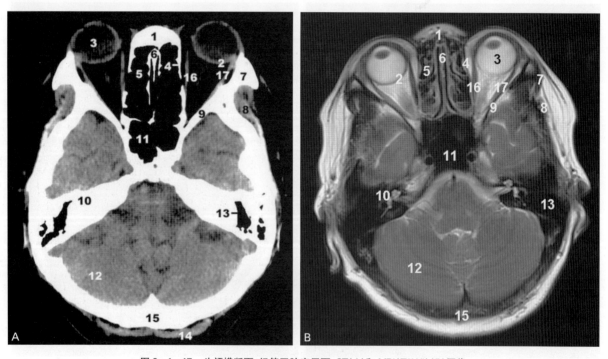

图9-1-17 头颅横断面,经第四脑室层面,CT(A)和 MRI(T2WI)(B)图像

1.鼻骨,2.视网膜,3.玻璃体,4.筛骨眶板,5.筛骨气房,6.筛骨垂直板,7.颧骨额突,8.颞肌,9.蝶骨大翼,10.颞骨岩部,11.蝶窦,12.小脑半球,13.乳突气房,14.斜方肌,15.枕外隆突,16.内直肌,17.外直肌。

二、矢状面和冠状面

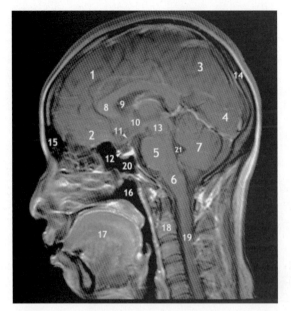

图9-1-18　头颅矢状面,中浅层面,增强 MRI(T1WI)图像

1.额叶,2.额叶直回,3.顶叶,4.枕叶,5.脑桥,6.延髓,7.小脑,8.胼胝体(膝部),9.透明隔,10.第三脑室,11.视神经及视交叉,12.垂体窝及垂体,13.中脑,14.颅骨,15.额窦,16.鼻咽,17.舌,18.枢椎及其齿状突,19.颈髓,20.蝶窦,21.第四脑室。

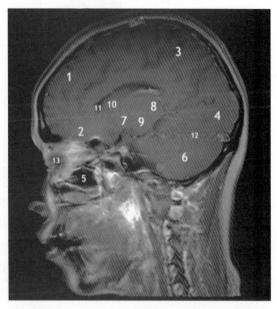

图9-1-19　头颅矢状面,经侧脑室体部层面,增强 MRI(T1WI)图像

1.额叶,2.额叶直回,3.顶叶,4.枕叶,5.上颌窦,6.小脑,7.基底节,8.丘脑,9.大脑脚,10.尾状核,11.侧脑室,12.天幕,13.眼球。

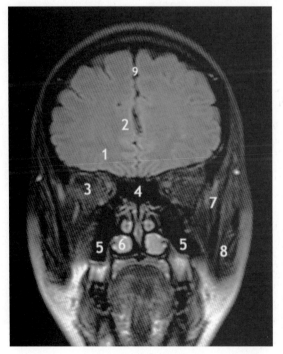

图9-1-20　头颅冠状面,经额叶层面,MRI(FLAR)图像

1.额叶,2.扣带回,3.眼眶,4.蝶窦,5.上颌窦,6.下鼻甲,7.颞肌,8.咬肌,9.正中裂。

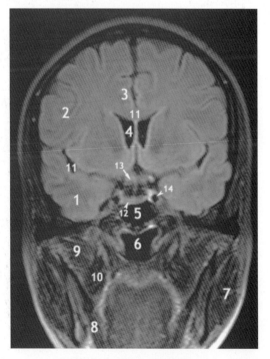

图9-1-21　头颅冠状面,经侧脑室体部层面,MRI(FLAIR)图像

1.颞叶,2.额叶,3.扣带回,4.侧脑室,5.蝶窦,6.鼻咽,7.咬肌,8.下颌支,9.翼外肌,10.翼内肌,11.外侧裂,12.垂体,13.视交叉,14.颈内动脉及其周围海绵窦。

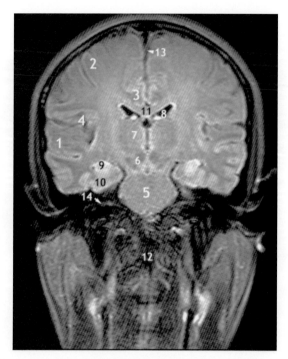

图 9-1-22 头颅冠状面,经侧脑室后部和脑干层面,MRI(FLAIR)图像

1.颞叶,2.额叶,3.扣带回,4.外侧裂,5.脑桥,6.红核及黑质,7.丘脑,
8.侧脑室,9.海马,10.海马旁回,11.胼胝体体部,12.齿状突,13.大脑镰,
14.听神经。

（曹厚德　张闽光　姚秋英　谭文莉）

第二章
中枢神经系统 X 线摄影检查

随着现代影像新技术的发展,X 线摄片在中枢神经系统检查中的作用在不断地下降,临床上已经较少采用摄片来诊断中枢神经系统疾病,更多地利用 CT 或 MRI 检查来观察颅骨及颅内的组织形态和病变特征。但是,在一些特殊情况下,摄片仍然是有效的检查,如颅骨的骨瘤、骨髓瘤、肉芽肿、血管瘤、转移瘤,在 X 线摄片影像上具有一定的特征,有助于诊断。对于外伤后的骨折,X 线摄片常能直观地显示骨折线的走向和形态,对于颅底、蝶鞍区、枕大孔附近、颅颈交界等区域的病变,头颅摄片检查也有一定的辅助诊断价值。

一、头颅摄影技术要点

(1)摄影前应去掉受检者头部的发卡、饰物和活动义齿等物品,并向受检者讲清摄影过程,争取受检者的配合。

(2)头颅解剖结构复杂,进行体位操作时应充分利用头颅的体表定位标志,正确使用摄影工具(例如:角度板,头颅固定装置及附件遮线筒等)以确保摄影体位操作的准确性及改善图像质量。

(3)在特殊情况下,无法使摄影体位符合常规要求时,应通过改变成像件位置和 X 线的投射方向,使摄影效果符合诊断要求。

(4)摄影时要明确 X 线的投射方向(与成像件的关系)以及中心线的入射点。

(5)头颅摄影呼吸方式为平静呼吸下屏气,摄片前应进行呼吸训练。

(6)头颅摄影一般采用滤线器摄影技术,焦-片距取 90～100 cm。摄取某些局部组织如乳突、视神经孔时,可采用附加遮线筒等,因照射野较小,产生的散射线量比较少,可以不用滤线栅技术,焦-片距取 45～50 cm。

(7)摄影时使受检者处于舒适体位,以避免摄影时可能产生位置移动,必要时采用头颅固定装置,危重患者摄影时应在临床医生的监护下进行。

(8)某些对称的结构,需摄双侧影像进行对比时,两侧的摄影参数必须一致。

(9)摄影时必须对受检者进行有效的 X 线防护。由于现代 X 线摄影设备中,立式摄影架已发展成立式摄影系统,与摄影台一样具有滤线器及自动曝光控制系统。因此,很多头部摄影检查可以在立式摄片架上完成,如头颅正侧位,颅底位,鼻旁窦华氏位、柯氏位和侧位,鼻骨侧位等。

二、头颅摄片常用摄影体位的临床选择

X 线摄片在临床上的应用,要依据疾病的种类选择适当的摄片体位,才能有效显示病变,常见疾病的摄片体位一般遵循表 9-2-1 的原则。

表 9 - 2 - 1 头颅摄影体位选择与疾病的关系

病变	首选体位	其他体位
颅骨骨折	头颅前后位、仰卧水平侧位	
颅骨凹陷性骨折	头颅前后位、切线位	
颅骨感染	头颅后前位、侧位	头颅前后位
颅骨肿瘤	头颅后前位、侧位	头颅切线位
多发性骨髓瘤	头颅后前位、侧位	
颅骨陷窝	头颅侧位	
茎突过长	茎突前后位、侧位	
颅内肿瘤	头颅后前位、侧位	汤氏位、颅底位
颅内钙化	头颅后前位、侧位	
脑积水	头颅后前位、侧位	头颅前后位
视网膜母细胞瘤	柯氏位	头颅后前位
黄色素瘤	头颅后前位、侧位	
肢端肥大症	头颅侧位	
侏儒症	头颅侧位	
鞍区肿瘤、垂体瘤	头颅侧位	
库欣综合征	头颅侧位	
耳源性脑脓肿	许氏位	劳氏位
中耳乳突病变	许氏位、梅氏位	伦氏位
内听道病变	斯氏位	颅底位、汤氏位
额窦病变	柯氏位	鼻旁窦侧位
蝶窦病变	鼻旁窦侧位	颅底位
筛窦病变	华氏位、柯氏位	鼻旁窦侧位
上颌窦病变	华氏位	鼻旁窦侧位

三、头颅常用的摄影技术

(一) 头颅后前位

1. 摄影体位　受检者俯卧于摄影台上,两肘弯曲,两手放于胸前或头旁。踝部下方垫以沙袋,将足稍抬高,可使受检者较为舒适。头部正中矢状面垂直于床面,并重合探测器中线。下颌内收,前额和鼻部紧靠台面,使听眦线与台面垂直。成像野上缘超出头顶,下缘包括下颌骨。或将鼻根对准成像野中心(图 9 - 2 - 1,图 9 - 2 - 2)。在现代的胸片架摄片系统中,受检者也可取直立位摄片(图 9 - 2 - 3)。

2. 中心线　①对准枕骨隆凸下方 3 cm 处,与成像件垂直(图 9 - 2 - 4A、B);②向足侧倾斜 15°～20°,通过鼻根射入成像件(图 14 - 2 - 4B、C)。

3. 显示部位/用途　此位置显示颅骨的后前位影像。①中心线与成像件垂直时,颞骨岩部投射于两侧眼眶之内,内耳孔也能显示(图 9 - 2 - 5);②中心线向足侧倾斜时,颞骨岩部则投射于眼眶的下方;额骨、眼眶和前组筛窦均能清晰显示(图 9 - 2 - 6)。若需观察前额和眼眶病变,中心线应向足侧倾斜。解剖示意图见图 9 - 2 - 7。

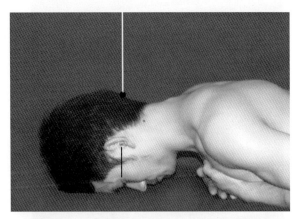

图 9-2-1　头颅后前位摄影体位,中心线垂直于成像件

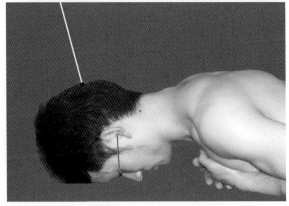

图 9-2-2　头颅后前位摄影体位,中心线向足侧倾斜 15°~20°

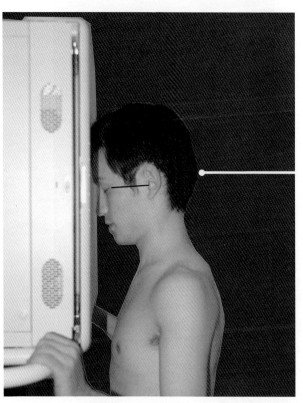

图 9-2-3　直立位拍摄后前位头颅正位的体位图,中心线垂直于成像件

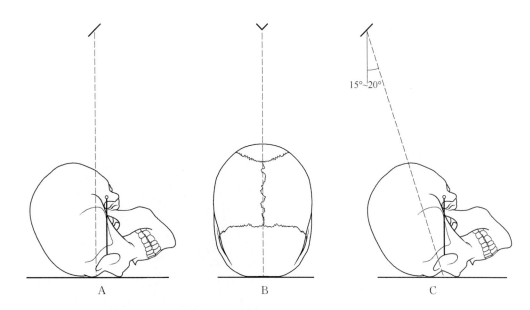

图 9-2-4　头颅后前位中心线示意图

A. 侧面观垂直投照示意图;B. 头颅左右正中投照示意图;C. 侧面观向足侧倾斜 15°投照示意图。

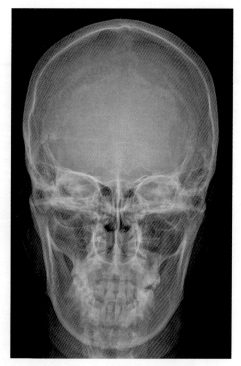

图9-2-5 头颅后前位X线图像(1)

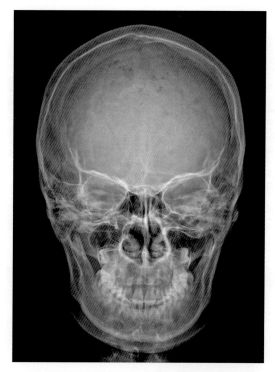

图9-2-6 头颅后前位X线图像(2)

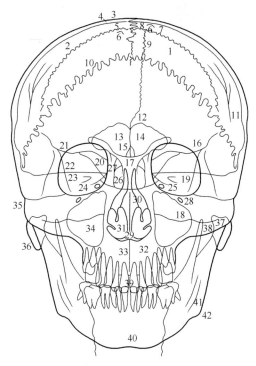

图9-2-7 头颅后前位解剖示意图

1.额骨,2.顶骨,3.外板,4.板障,5.内板,6.蛛网膜粒凹,7.冠状缝,8.矢状缝,9.额缝(在8岁左右愈合,少数也可永久不愈合),10.人字缝,11.脑膜中动脉,12.大脑镰,13.额窦,14.额窦中隔,15.鸡冠,16.颅前窝底,17.颅中窝底,18.颅后窝底,19.眼眶,20.眶上裂,21.蝶骨小翼,22.蝶骨大翼,23.颞骨岩部上缘,24.内耳孔,25.圆孔,26.蝶窦,27.筛窦,28.眶下裂,29.鼻腔,30.鼻中隔,31.鼻甲,32.上颌骨,33.上颌间缝,34.上颌窦,35.颧骨,36.乳突尖部,37.下颌骨髁状突,38.下颌骨喙突,39.牙齿,40.下颌骨,41.下颌管,42.下颌角。

(二) 头颅侧位

1. 摄影体位 受检者俯卧于摄影台上,身体长轴与床面中线平行。头部侧转,被检侧紧靠台面。对侧前胸用沙袋垫高,肘部弯曲,用前臂支撑身体。下颌内收,额鼻线(前额与鼻尖间的连线)与探测器中线平行,瞳间线与台面垂直,头部呈完全侧位。成像件上缘超出头部,下缘包括下颌骨,或将枕外隆凸与眉间的中点放于成像件中心(图9-2-8)。在现代的胸片架摄片系统中,受检者也可取直立位摄片(图9-2-9)。

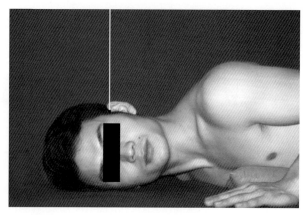

图9-2-8 头颅侧位摄影体位

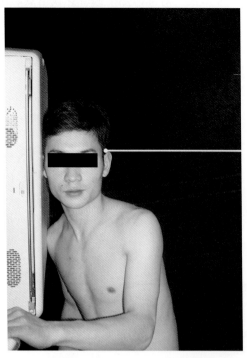

图 9 - 2 - 9　直立位拍摄后前位头颅侧位的体位图，中心线垂直于成像件

2. 中心线　对准外耳孔前方和上方各 2 cm 处，与成像件垂直（图 9 - 2 - 10）。

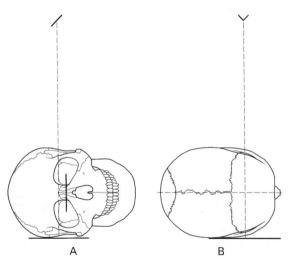

图 9 - 2 - 10　头颅侧位中心线示意图
A. 上下方向上垂直于人体矢状面投照中心线；B. 前后方向上垂直于矢状面投照中心线。

3. 显示部位/用途　此位置显示两侧重叠颅骨的侧位影像，但靠紧成像件侧的颅骨、蝶鞍和鼻旁窦较为清晰（图 9 - 2 - 11），图 9 - 2 - 12 为解剖示意图。

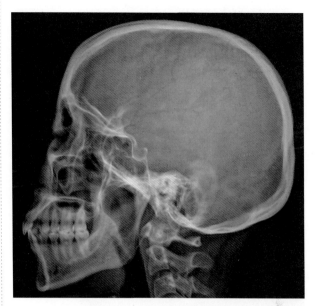

图 9 - 2 - 11　头颅侧位 X 线图像

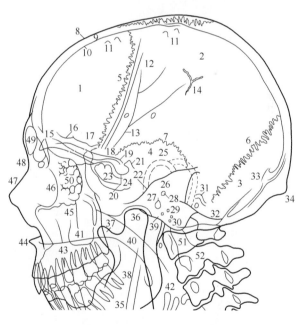

图 9 - 2 - 12　头颅侧位解剖示意图
1. 额骨，2. 顶骨，3. 枕骨，4. 颞骨，5. 冠状缝，6. 人字缝，7. 鳞状缝，8. 额骨外板，9. 额骨板障，10. 额骨内板，11. 蛛网膜粒凹，12. 蝶顶窦，13. 脑膜中动脉，14. 板障静脉，15. 鸡冠，16. 颅前窝底，17. 蝶骨大翼顶角，18. 颅中窝底，19. 前床突，20. 蝶鞍，21. 后床突，22. 斜坡，23. 蝶窦，24. 蝶骨，25. 耳郭，26. 颞骨岩部，27. 外耳孔，28. 内耳孔，29. 乳突小房，30. 乳突尖部，31. 导静脉，32. 颅后窝底，33. 枕内隆突，34. 枕外隆突，35. 下颌骨，36. 下颌骨髁状突，37. 下颌骨喙突，38. 下颌管，39. 茎突，40. 鼻咽，41. 硬腭，42. 舌骨，43. 上颌骨和牙齿，44. 鼻前棘，45. 上颌窦，46. 眼眶（颧骨部），47. 鼻骨，48. 鼻额缝，49. 额窦，50. 筛窦，51. 寰椎，52. 枢椎。

(三)颅底颌顶位

1. 摄影体位 受检者仰卧于摄影台上,头部正中面对准台面中线。背部用沙袋或枕头垫高,髋部和膝部弯曲,使腹部肌肉松弛。头部尽量后仰,使头顶与台面接触。听眦线尽可能与胶片平行。前额用棉垫和沙袋顶住,使头颅保持后仰位置。成像件上缘超出前额部,下缘超出枕外隆凸(图 9-2-13),直立位摄片时的体位请参考图 9-2-14。

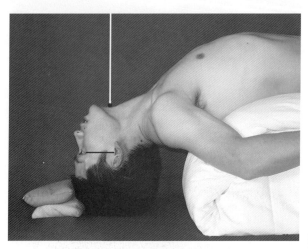

图 9-2-13 颅底颌顶位摄影体位

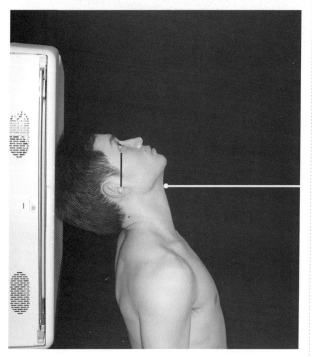

图 9-2-14 立位时的颅底颌顶位摄影体位

2. 中心线 对准两侧下颌骨连线中点,与听眦线垂直或成 105°角,射入成像件中心(图 9-2-15)。

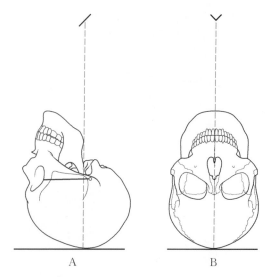

图 9-2-15 颅底颌顶位中心线示意图
A.侧面观投照中心线位置;B.头颅正面观左右正中投照中心线位置。

3. 显示部位/用途 此位置显示颅底影像,颞骨岩部、乳突、卵圆孔、棘孔、颈动脉管、蝶窦、鼻中隔、下颌骨、颧骨弓、枕骨大孔、寰椎和枢椎齿突等都能显示(图 9-2-16),解剖见图 9-2-17。

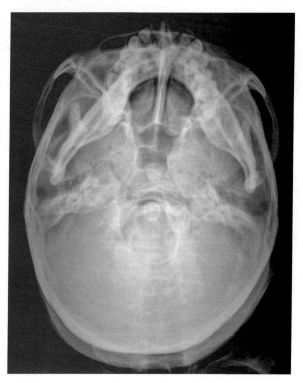

图 9-2-16 颅底颌顶位 X 线图像

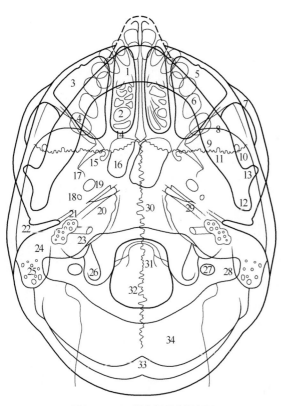

图 9 - 2 - 17 颅底颌顶位解剖图

1. 犁骨,2. 筛窦,3. 上颌窦,4. 眼眶侧缘,5. 眶下孔,6. 牙齿,7. 颧弓,8. 颅中窝前缘,9. 下颌骨体,10. 下颌骨喙突,11. 冠状缝,12. 下颌骨角,13. 下颌骨髁状突,14. 颚骨后缘,15. 鼻沟,16. 蝶窦,17. 卵圆孔,18. 棘孔,19. 破裂孔,20. 颞骨岩部,21. 耳蜗,22. 外耳孔,23. 内耳孔,24. 半规管,25. 乳突小房,26. 枕骨髁,27. 寰椎,28. 寰椎横突,29. 颈动脉管,30. 矢状缝,31. 枢椎齿突,32. 枕骨大孔,33. 枕内隆突,34. 颈椎。

(四)头颅切线位

1. 摄影体位 受检者卧位于摄影床,尽量使受检者舒适,被检部分头颅与中心线相切,成像件完全包括被检部分头颅。病变区可贴放金属标记(图 9 - 2 - 18)。

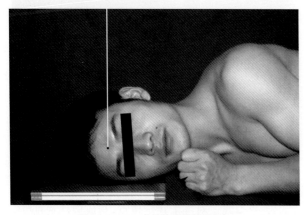

图 9 - 2 - 18 头颅切线位摄影体位

2. 中心线 垂直成像件,与病变区颅骨相切(图 9 - 2 - 19)。

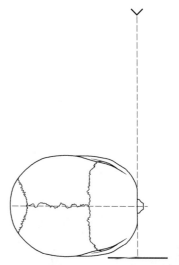

图 9 - 2 - 19 头颅切线位中心线示意图

3. 显示部位/用途 颅骨局部切线像,能清晰显示骨质结构、形态及软组织(图 9 - 2 - 20)。

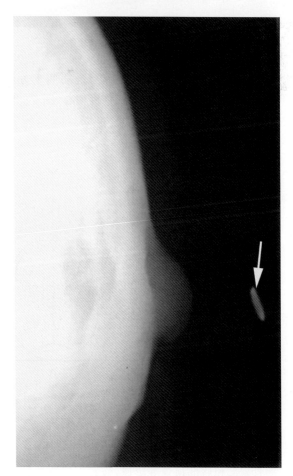

图 9 - 2 - 20 头颅切线位 X 线图像(箭所示为金属标记影)

(五) 头颅汤氏(Towne)位

1. 摄影体位　受检者仰卧于摄影台上,两臂放于身旁。头部正中面对准台面中线,并与之垂直。下颌内收,使听眦线与台面垂直。为使受检者较为舒适,可用棉垫枕于枕骨部。成像件上缘与头顶相齐,下缘低于下颌骨,或将枕外隆凸对准成像件中心上方约5 cm处(图9-2-21)。

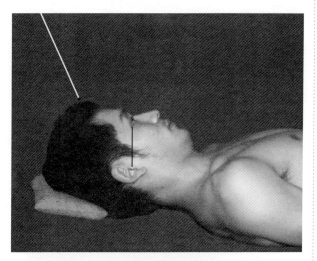

图9-2-21　头颅前后位汤氏位摄影体位

2. 中心线　向足侧倾斜30°,对准眉间上方约10 cm处,从枕外隆凸下方摄入成像件中心(图9-2-22A、B)。

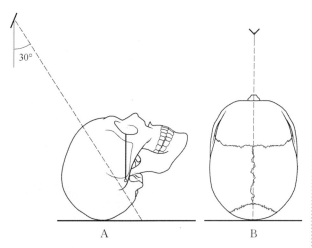

图9-2-22　头颅汤氏位投照示意图
A.头尾方向投照示意图;B.头颅左右正中投照中心线位置。

3. 显示部位/用途　此位置显示枕骨、枕骨大孔、颞骨岩部和后部顶骨等影像,鞍背也能从枕骨大孔内显影(图9-2-23)。对检查枕骨和颞骨岩部等

部位的病变很有价值。

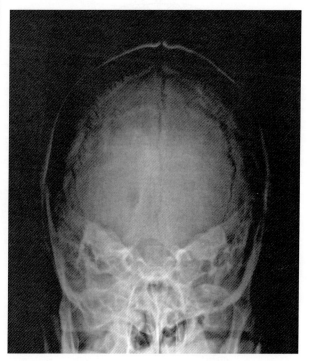

图9-2-23　头颅汤氏位X线图像

(六) 蝶鞍侧位

1. 摄影体位　受检者俯卧于摄影台上,头部转成侧位,对侧前胸可用沙袋垫高。头部矢状面与成像件平行,瞳间线与成像件垂直。对侧肘部弯曲,手握拳支撑下颌部,使头部保持完全侧位。在外耳孔前方2.5 cm处划一假想垂直线,外耳孔上方2.5 cm处划一假想横线,与前者垂直,将两线的交点定位点,放于成像件中心(图9-2-24)。

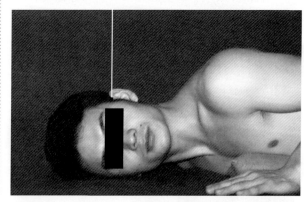

图9-2-24　蝶鞍侧位摄影体位

2. 中心线　对准上述定位点,与成像件垂直(图9-2-25A、B)。

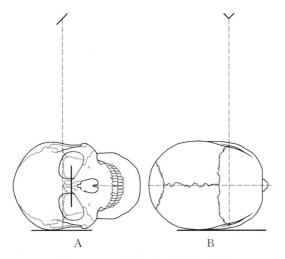

图 9 - 2 - 25　蝶鞍侧位中心线示意图

A. 正面观垂直于人体矢状面投照的中心线位置；B. 前后方向上垂直于矢状面投照中心线位置。

3. 显示部位/用途　此位置显示蝶鞍的侧位影像（图 9 - 2 - 26）。

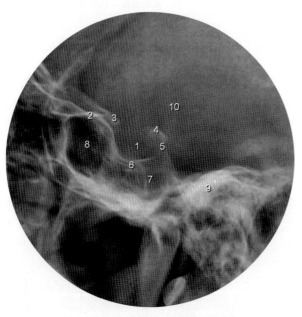

图 9 - 2 - 26　蝶鞍侧位 X 线图像及解剖

1. 蝶鞍，2. 蝶鞍结节，3. 前床突，4. 后床突，5. 鞍背，6. 鞍底，7. 蝶骨，8. 蝶窦，9. 颞骨岩部，10. 颞骨鳞部。

（七）视神经孔位

1. 摄影体位　受检者俯卧于摄影台上，肘部弯曲，两手放于胸旁。踝部下方垫以沙袋，将足稍抬高，可使受检者较为舒适。头部转向对侧，将被检侧眼眶对准成像件中心，颧骨、鼻尖和下颌隆凸部三点紧靠成像件，使头部矢状面与成像件成 53°角，听鼻线与成像件垂直（图 9 - 2 - 27）。视神经孔摄影应摄取左右两侧对比。

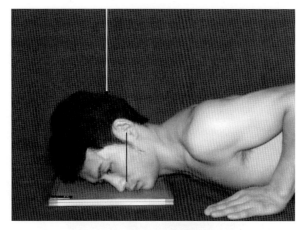

图 9 - 2 - 27　视神经孔后前位摄影体位

2. 中心线　对准被检侧眼眶中心，与成像件垂直（图 9 - 2 - 28A、B）。

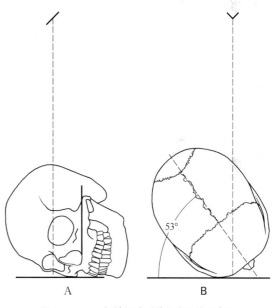

图 9 - 2 - 28　视神经孔后前位中心线示意图

A. 正面观中心线穿过视神经孔投照的示意图；B. 头向尾观察头颅正中矢状面与中心线的角度和相对位置。

3. 显示部位/用途　此位置使视神经孔在眼眶的外下方显示（图 9 - 2 - 29）。前后位适用于眼球突出而不能俯卧的病例。但因视神经孔与成像件距离较远，所以有放大失真现象，可以增加焦-片距矫正。

（八）颈静脉孔位

1. 摄影体位　受检者仰卧于摄影台上，两臂放于身旁，头部正中面对准台面中线，并与之垂直。口尽量张大，将上门切牙-外耳孔连线与台面垂直，两侧外耳孔至台面距离相等。口裂中点对准成像件中心（图 9 - 2 - 30）。

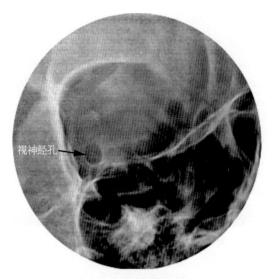

图 9-2-29　视神经孔后前位 X 线图像

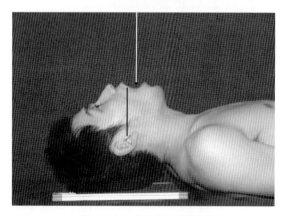

图 9-2-30　颈静脉孔摄影体位

2. 中心线　对准口裂中点,与成像件垂直或向头侧倾斜 5°~10°(图 9-2-31A、B)。

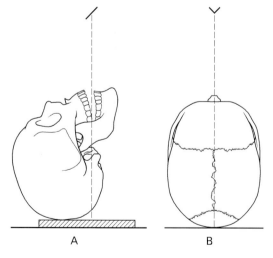

A　　　　　　　B

图 9-2-31　颈静脉孔中心线示意图

A. 侧面观的投照中心线位置和头颅置放体位;B. 头向尾观察投照中心线穿过人体正中矢状面示图。

3. 显示部位/用途　此位置能使两侧颈静脉孔在口内岩骨内侧缘显示(图 9-2-32)。适用于检查颈静脉孔的病变。

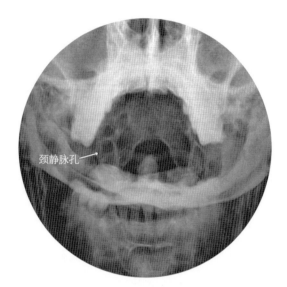

图 9-2-32　颈静脉孔 X 线图像

(九) 舌下神经孔位

1. 摄影体位　受检者仰卧于摄影台上,两臂放于身旁,头部转向健侧,使矢状面与台面成 50°角,健侧鼻翼-外耳孔连线与台面垂直。成像件中心放于患侧听鼻线上,乳突尖部对准成像件中心外 1/3 处(图 9-2-33)。

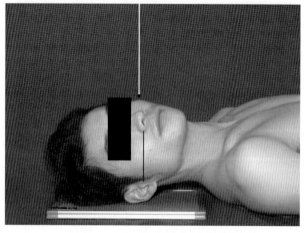

图 9-2-33　舌下神经孔摄影体位

2. 中心线　对准听鼻线外耳孔前方 3 cm 处,与成像件垂直(图 9-2-34)。

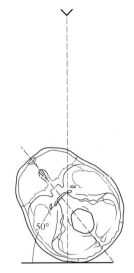

图9-2-34 舌下神经孔中心线示意图

3. 显示部位/用途 此位置使舌下神经孔在同侧下颌骨髁突与喙突间显示（图9-2-35）。有助于检查舌下神经孔周围有无肿瘤所致的破坏。

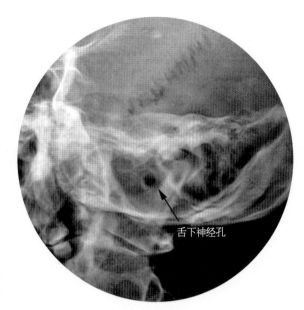

舌下神经孔

图9-2-35 舌下神经孔X线图像

（曹厚德 洪 泳 黄炎文）

第三章
中枢神经系统 X 线造影检查

第一节
脑血管造影

随着 CT、MR 及 PET - CT 等现代影像技术软硬件的飞速发展,脑血管造影单纯作为诊断的手段已经不如以往重要,即使在脑血管性病变的诊断上,CTA 及 MRA 也已大部分取代了脑血管造影,但是脑血管 DSA 目前仍然是脑血管疾病诊断的金标准,并且随着神经介入放射学的不断发展,颅内缺血、出血性疾病的介入治疗及头颈部肿瘤性疾病的姑息性动脉化疗或术前栓塞治疗,都离不开 DSA。因为头颈部介入治疗耗时长,X 线辐射量大,所用对比剂较多,如何适当使用就显得非常重要。

由于血管造影 DSA 的逐渐普及,在 CTA 和 MRA 初步诊断为血管性病变需要进行 DSA 造影明确诊断和介入治疗时,目前普遍采用全脑血管造影以防遗漏较为隐匿的血管性病变。另一方面,椎动脉造影时,虽然任何一侧的椎动脉插管注射对比剂进行造影,都将能够显示基底动脉和两侧的大脑后动脉,但是目前普遍认为应该分别做两侧的椎动脉插管和 DSA 造影,这是因为小脑后下动脉从两侧椎动脉会合成为基底动脉前就已经发出,椎动脉造影时只能显示同侧小脑后下动脉,对侧小脑后下动脉只能由对侧的椎动脉造影才能显示。

一、颈内动脉血管造影

(一)适应证与禁忌证

1. 适应证　①颅内血管性疾病的诊断和鉴别诊断。②脑内和蛛网膜下腔出血的病因检查。③幕上肿瘤进一步明确血供或定性诊断。④颈动脉病变。⑤颅内血管性疾病手术治疗后效果的观察。⑥颈、面、眼部和颅骨、头皮病变待查。⑦上述部位某些可行血管内介入治疗的疾病,即使其他检查,如 CT、MRI 等,已满足诊断要求,本造影可作为介入治疗前提供必要信息的补充检查。

2. 禁忌证　没有绝对禁忌证,相对禁忌证如下:①有严重出血倾向。②穿刺部位有感染。③严重心、肝、肾功能衰竭。④碘对比剂过敏。

(二)造影前准备

1. 器械　①股动脉穿刺包;②改良 Seldinger 穿刺针 1 枚,导管鞘 1 套,三通开关 1 只,5F 造影导管(猎人头、单弯万能导管或西蒙氏导管等)1 根,0.035″导丝 1 根,20 mL 及 5 mL 注射器;③高压注射器;④DSA 机。

2. 药物　①肝素 1 支;②利多卡因 10 mL;③生理盐水 2 000 mL;④非离子型水溶性碘对比剂 100 mL。

3. 受检者准备和注意事项　①术前向受检者、家属交代造影目的和可能出现的意外(包括对比剂反应、造影失败和术后可能的并发症),并向受检者解释造影目的和造影过程,争取受检者充分配合。②术前做凝血酶原时间检查和对比剂过敏试验。③术前 6 h 禁食。④术前半小时肌注地西泮 10~20 mg。⑤穿刺部位(常规在右侧腹股沟)常规备皮。⑥儿童及不合作者给予镇静剂或全麻。

(三) 检查方法和技术

常规消毒铺巾后,局麻下作股动脉穿刺,见血喷出后引入导丝,退出穿刺针,沿导丝送入导管鞘,拔出扩张器及短导丝后送入长导丝及导管,在透视下将导管分别送入左、右颈动脉(颈总动脉或颈内动脉视具体要求而定),经注入少量对比剂证实导管置于相应血管内后即可造影。

将导管连接高压注射器行造影。

造影完毕后,拔出造影导管,穿刺局部压迫 10~15 min 后盖以无菌纱布,并加压包扎。

(四) 摄片要求及影像显示

(1) 注射对比剂后,分别摄正、侧位片,必要时再摄左、右斜位和压迫造影对侧颈动脉摄片。

(2) 每次摄片用对比剂 7~25 mL,速率 3~5 mL/s,曝光 1 s 后延迟注射对比剂。

(3) 每次造影均应包括动脉相、微血管相、静脉相。

(4) 必要时行 3D 旋转 DSA 造影,以做三维后处理成像。每次摄片用对比剂 15~18 mL,速率 3 mL/s,对比剂注射 1 s 后延迟曝光。

(5) 图像显示见图 9-3-1。

(五) 并发症

穿刺和插管可能导致的并发症有:①暂时性动脉痉挛;②局部血肿;③假性动脉瘤和动静脉瘘;④插管器械动脉内折断;⑤动脉切割;⑥动脉粥样硬化斑脱落;⑦血管破裂;⑧体内血肿形成;⑨气栓形成;⑩动脉内血栓形成或栓塞、感染等。脑动脉痉挛、血栓、气栓均可能引起脑梗死、失明等。

对比剂所致并发症:①休克;②惊厥;③喉头水肿;④喉头或(和)支气管痉挛;⑤肺水肿;⑥急性肾功能衰竭;⑦癫痫和脑水肿。

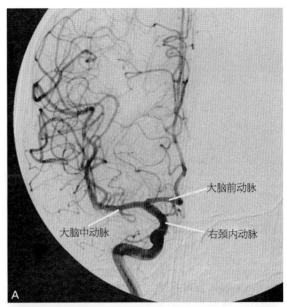

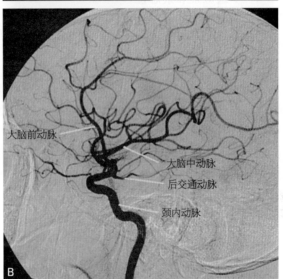

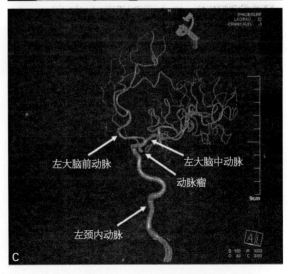

图 9-3-1　颈内动脉 DSA
A. 正位;B. 侧位;C. 3D 旋转造影。

(六)检查后注意事项

(1)穿刺局部充分加压止血,穿刺侧下肢伸直6~8h,以免引起穿刺部位出血和皮下血肿。

(2)注意有无插管和造影引起的并发症。

(3)卧床24h。

(4)观察期内注意穿刺部有无出血或血肿、注意血压、脉搏等生命体征的变化。

(5)必要时可给适量抗生素以预防感染(一般不需要)。

(6)对症处理。

二、椎动脉血管造影

(一)适应证和禁忌证

1. 适应证 ①颅后窝血管性疾病的诊断和鉴别诊断。②脑内和蛛网膜下腔出血的病因检查。③颅后窝肿瘤进一步明确血供或定性诊断。④椎动脉病变。⑤颅后窝血管性疾病手术治疗后效果的观察。⑥颈椎或颈部椎管内肿瘤为减少术中出血而于术前行椎动脉栓塞。⑦颈、面、眼部和颅骨、头皮病变等有时也需要检查。⑧上述部位某些可行血管内介入诊疗的疾病,即使其他检查,如CT、MRI等,已满足诊断要求,本造影可作为介入治疗前提供必要信息的补充检查。

2. 禁忌证 同颈内动脉造影。

(二)造影前准备

同颈内动脉造影。

(三)检查方法和技术

(1)常规消毒铺巾后,局麻下作股动脉穿刺,见血喷出后引入导丝,退出穿刺针,沿导丝送入导管鞘,拔出扩张器及短导丝后送入长导丝及导管,在透视下将导管分别送入左、右椎动脉,注入少量对比剂证实后即可造影。

(2)将导管连接高压注射器行造影。

(3)造影完毕后,拔出造影导管,穿刺局部压迫10~15min后盖以无菌纱布,并加压包扎。

(四)摄片要求及影像显示

(1)注射对比剂后,分别摄正、侧位片,必要时摄汤氏位片。

(2)每次摄片用对比剂4~8mL,速率3~4mL/s,曝光1s后延迟注射对比剂。

(3)每次造影均应包括动脉相、微血管相、静脉相。

(4)必要时行3D旋转DSA,以做三维后处理成像用。每次摄片用对比剂15mL,速率3mL/s,对比剂注射1s后延迟曝光。

(5)图像显示见图9-3-2。

(五)并发症

同颈动脉造影。

(六)检查后注意事项

同颈动脉造影。

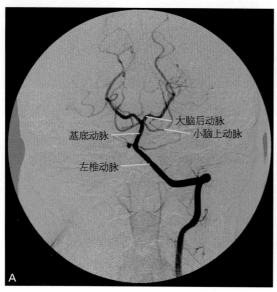

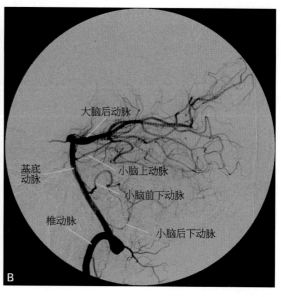

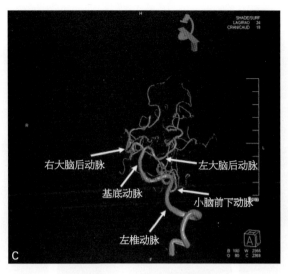

图 9-3-2 椎动脉造影像
A. 正位;B. 侧位;C. 3D 旋转造影。

第二节

椎管造影

随着 CT 及 MRI 的广泛应用,椎管造影已经基本被淘汰,因此本节的内容仅仅作为一种检查方式进行介绍,以便读者有所了解,在特殊场合可能会用到。

一、适应证与禁忌证

(一) 适应证

①椎管内肿瘤(包括髓内肿瘤、髓外硬膜下肿瘤、髓外硬膜外肿瘤);②脊椎椎体与椎间盘病变;③椎管狭窄症;④蛛网膜粘连;⑤术后症状复发;⑥外伤等有时也可考虑检查。

(二) 禁忌证

①椎管内出血(不论继发于何种疾病);②穿刺部位炎症;③含碘对比剂过敏。

二、造影前准备

(一) 器械

①穿刺包 1 只;②床面可倾斜的遥控 X 线机。

(二) 药物

①利多卡因 5 mL;②300 mgI/mL 非离子型碘对比剂 10 mL。

(三) 受检者准备和注意事项

①椎管造影应于一般腰穿检查后 2 周进行。否则可因脑脊液经针孔漏出于硬脊膜下或硬脊膜外腔,可使造影效果不理想或失败;②对比剂过敏试验;③造影前禁食 4 h;④造影前 1 h 服镇静剂。

三、检查方法和技术

椎管造影一般都采用腰椎管穿刺,颈椎椎管造影也可以进行小脑延髓池穿刺进针的方法。局部消毒后行腰椎穿刺。穿刺成功后,固定穿刺针及注射器,并以均匀压力缓慢连续注入对比剂。腰椎穿刺者,首先抬高床之头侧充盈盲端,再使足侧抬高观察对比剂经腰、胸、颈段流动情况。对比剂通过腰段顺利不易分散;通过胸段对比剂易分散;流入目标或病变节段椎管后,注意及时观察和摄片,颈段椎管的对比剂一般居脊髓两侧,而胸段或腰段椎管充盈的对比剂易位

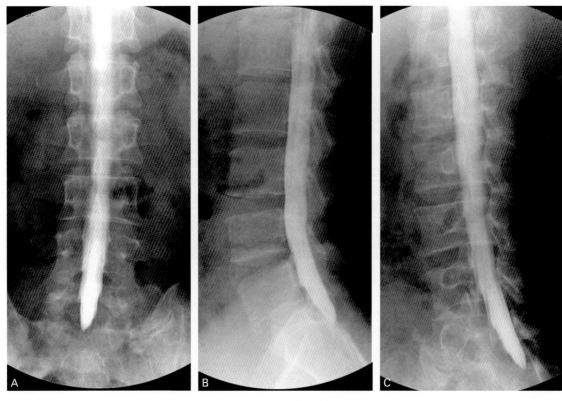

图9-3-3　腰椎椎管造影
A.正位；B.侧位；C.斜位。

于脊髓周围。对比剂集于颈段后，可使检查床头侧抬高，做下行性检查。根据病情可反复进行观察。

四、摄片要求及影像显示

（1）采用头低足高位，检查床角度不要过大，头部应保持后伸位。

（2）观察中发现对比剂积集于梗阻处或病变处，立即拍摄正侧位片或辅以斜位片。

（3）图像显示见图9-3-3。

五、并发症

造影后数小时，有的受检者可加重原有症状；有的可发生头痛、恶心、呕吐、发热、坐骨神经痛、尿潴留、性功能减退等症状。个别受检者可有抽搐或癫痫样大发作。有时可发生过敏反应和肺栓塞。应用离子型碘对比剂在造影晚期可发生脊蛛网膜粘连、神经根炎、胶质瘤和肉芽肿。

六、检查后注意事项

（1）头部抬高卧床24h。如检查中对比剂进入颅腔，可取坐位，头颈部反复屈伸和轻轻摇动，可使对比剂全部或部分流回脊蛛网膜下腔。

（2）多饮水或者补充输液，以促进对比剂排泄，减少腰椎穿刺后的头痛。

（张闽光　陆建平　龚志刚）

第四章
中枢神经系统(颅脑)CT 检查

多排螺旋 CT 的推出、软硬件技术不断发展,使得 CT 扫描的速度越来越快,覆盖的范围越来越宽,显示病变和诊断病变的能力也越来越强,因而 CT 检查的技术规范也在不断更新。目前,间断式的非螺旋 CT 扫描机已经退出临床应用,多数二级以上的医院均已引进了 64 排或更高端的研究型多排螺旋 CT。而且由于技术改进和重建软件发展,在临床应用中,已经不再强调轴扫与螺旋扫描的质量区别,而重建薄层图像及后处理重组图像,已经显得越来越重要。各个 CT 生产商也均有不同种类的颅脑 CT 扫描推荐序列,分类方法是:以疾病种类为根据,以准确及时的诊断和鉴别诊断为目标,选用单纯平扫、平扫+增强、或组合扫描技术。例如,当一患者以突发性一侧肢体无力来就医,快捷的 CT 平扫肯定是最重要的诊断工具。然而,疾病的病程可能仍处于大面积脑梗死的急性早期,CT 平扫很可能是阴性,如果按照 CT 技术常规,这样的检查并没有错误,但按临床诊断的要求和目标来看,这样的 CT 技术运用远远不够,完整的技术组合应包括:CT 平扫+CT 灌注+CT 血管成像+延迟后的 CT 增强,在完成这样的技术组合后,不仅能明确有无脑缺血或梗死,

同时能明确相关的责任血管有无狭窄或栓塞,还能根据影像结果,确定最佳的个体化治疗方案,为及时治疗并获得最佳治疗效果而赢得了最宝贵的时机。再例如:对于外伤后 2 d 出现意识障碍患者的 CT 技术组合,不仅仅是发现有无骨折或脑挫裂伤,同样重要的是了解脑组织的血供、脑水肿和颅内高压程度等,因此对于这样病例的 CT 检查技术也应包括 CT 平扫、增强、薄层高分辨算法和图像后处理重组等。

因此,所谓的颅脑的 CT 常规和非常规检查是相对的,技术的组合也是相对灵活的,其原则概括如下:①要充分发挥所用 CT 机型的最大技术优势,快速准确地解决临床诊断和鉴别诊断问题,为临床治疗方案的选择提供依据;②要以患者为中心,在患者病情的轻重缓急与检查技术的耗时之间取得一定的平衡,在急救过程中时间就是生命,以抢救生命为第一要务,不能强调检查的全面性或高质量而耽误抢救时间;③在各类颅脑 CT 检查中,所有病例只要病情允许,均需要常规进行增强扫描;④在完成诊断目标的基础上,尽量保护受检者,最大程度地减少受检者的 X 线辐射剂量。

第一节

常规 CT

(一) 适应证

1. 横断面扫描

(1) 颅脑外伤:如颅骨骨折、硬膜外血肿、蛛网膜下腔出血、脑挫裂伤和脑内血肿等。CT 是颅脑外伤的首选检查方法。

(2) 颅脑肿瘤和肿瘤样病变:如胶质瘤、脑膜瘤、垂体瘤、脑转移瘤、表皮样囊肿等。

(3) 颅内血管性病变:如血管畸形、颅内动脉瘤、颅内出血、脑梗死等。

(4) 颅内压增高、脑积水、脑萎缩等。

(5) 颅脑先天性疾病:如脑、脑膜、颅骨的发育异常所致的疾病,如脑裂、脑回畸形、颅裂畸形、脑膜或脑膜脑膨出、蛛网膜囊肿、结节性硬化、神经纤维瘤病等。

(6) 脑和脑膜炎性及肉芽肿性疾病:如病毒性脑炎、脑脓肿、脑囊虫病、脑膜炎等。

(7) 遗传性代谢性脑部疾病:如肾上腺脑白质营养不良、肝豆状核变性等。

(8) 获得性、代谢性和变性性脑部疾病:如多发性硬化、Alzheimer 病、海马硬化症等。

(9) 颅骨骨源性疾病等。

2. 冠状面扫描

(1) 鞍内肿瘤。

(2) 颅脑外伤累及鞍区。

(3) 观察鞍区肿瘤侵犯周围结构情况。

(4) 其他鞍区病变:①鞍区先天性发育异常;②鞍区肿瘤术后复查;③鞍区血管性疾病;④鞍区感染;⑤鞍区骨源性疾病等。

(5) 颅脑其他部位病变横断面扫描的补充检查。

(二) 禁忌证

(1) 严重心、肝、肾功能衰竭者不宜做增强 CT 检查。

(2) 碘过敏者禁止做增强 CT 检查。

(3) 妊娠妇女应避免 CT 检查。

(三) 检查前准备

(1) 呼吸准备:扫描时不要求屏气。要求被检查者平静均匀呼吸。

(2) 增强扫描准备:需要确定对比剂注入通道,根据有无腔静脉阻塞以及检查目的等而有所不同,最后确定增强方案。

(3) 为了让被检查者放松情绪,配合检查,检查前须向被检查者说明检查所需要的时间及扫描过程中设备可能发出的声响。

(4) 要求被检查者除去扫描区域内的金属异物,如发夹、耳环等;做冠状面扫描时需去除可脱卸假牙。

(5) 要求被检查者在扫描过程中保持安静和不动,对于不能合作者以及婴幼儿可采用药物镇静,成人可口服或肌注地西泮,婴幼儿可口服水合氯醛。

(6) 注射对比剂前被检查者禁食 4 h。

(7) 尽量做好防护工作,避免对生殖器官的 X 线辐射。

(四) 检查技术

头颅 CT 检查在临床非常常见,快速、敏感、简便是其特点,一般采用横断面扫描为主,目前 16 排 CT 以上各种机型,可以进行各向同性的数据采集为特征的容积扫描方式,已经逐渐代替传统的逐层轴扫方式。容积扫描的数据,可以进行各种后处理图像重组显示,对于疾病诊断非常有利。许多传统上需要冠状面扫描体位操作的情况,现在大多不再需要,但是在显示蝶鞍区骨骼情况、颅底病变的上下关系等特殊情况下,横断面扫描后的冠状面图像重组还不能完全代替冠状面的直接扫描和图像显示。

1. 横断面扫描

(1) 检查体位:仰卧位,将头置于头架内,尽量使被检查者处于较舒适的状态。两侧外耳孔与台面等高,头颅正中矢状面垂直于并对准台面中线。

(2) 定位:根据头颅侧位定位标图设定机架扫描角度、范围、层厚、层距和层数(图 9 - 4 - 1)。

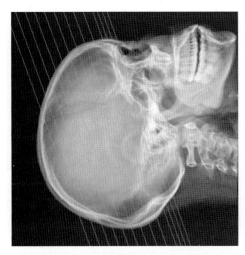

图9-4-1　颅脑横断面CT扫描定位像

以听眦线为扫描基线,颅底部3mm层厚、4层,上方用5mm层厚重建。

（3）扫描范围:下界为听眦线上0～1 cm,上界为听眦线上10 cm,接近颅顶。

（4）扫描方式:步进式扫描或螺旋扫描。

（5）扫描参数:采用轴扫方式时,16排或更多探测器排数,一般采用最窄探测器0.5mm或0.626mm扫描,螺距1,颅底部用1～2 mm重建薄层图像20 mm左右;向上层厚用5 mm重建。如有图像重组需要,应采用螺旋扫描方式,采用1 mm或0.625 mm薄层重建图像,以方便重组。FOV包括皮肤,常规20～25 cm;曝光条件120 kV,≥120 mA;重建矩阵512×512(图9-4-2)。

如采用多层螺旋CT容积扫描,大部分CT设备可以同时重建不同层厚的2套图像,则自颅底至颅顶均采用0.5～1.0 mm层厚重建薄层的原始图像,另一套则为5 mm的厚层图像,图像总数大约在150～

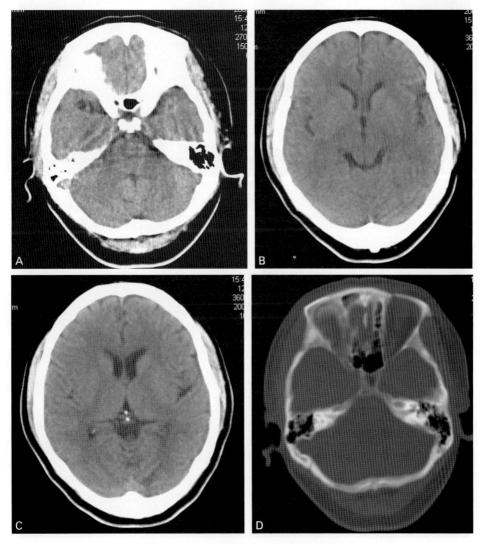

图9-4-2　颅脑横断面CT平扫扫描图像

近颅底层面图像1～2 mm层厚,以减轻部分容积效应(A);向上层面用5 mm层厚(B、C);观察骨骼形态或病变需要采用骨窗显示(D)。

250 层(图 9-4-3、图 9-4-4)。目前大部分二、三级医院都已经配置 16 排以上的多层螺旋 CT 和 PACS 系统,采用数字化图像存储和专业显示器软读片。因此,在扫描时尽可能选择螺旋扫描和薄层图像重建,方便后处理的图像重组,对于冠状面、矢状面重组图像及容积 VR 显示等均较为方便。

(6)增强扫描:使用高压注射器,经四肢浅静脉注射浓度为 300~400 mg I/mL 非离子型水溶性碘对比剂 80~100 mL,速度 2~4 mL/s。开始对比剂注射后,延迟 20~30 s 开始扫描。扫描程序、参数和平扫相同。部分病例可根据需要在增强后 3~5 min 增加延迟扫描。

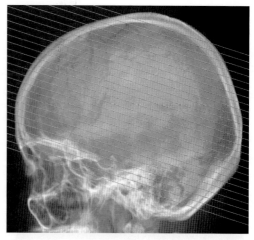

图 9-4-3 颅脑多层螺旋 CT 横断面扫描定位像
以听眦线为扫描基线,从颅底部扫描至颅顶,重建层厚、间距 1 mm,150~250 层图像。

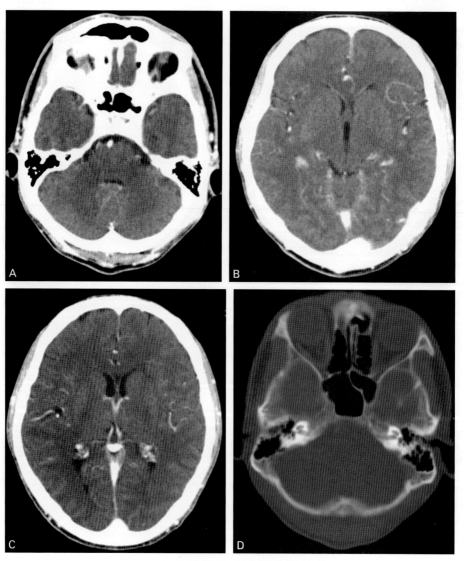

图 9-4-4 颅脑多层螺旋 CT 横断面增强扫描图像
颅脑 CT 增强扫描图像,自颅底至颅顶均采用 5 mm 层厚(A~C);骨窗(D)。

2. 冠状面扫描

(1)检查体位:①仰卧位:受检者仰卧于检查台上,头部下垂、置于冠状面扫描专用头架内,尽量后仰,并能使被检查者处于较舒适的状态。头颅正中矢状面垂直于并对准台面中线,听眦线尽量与台面平行。②俯卧位:受检者俯卧于检查台上,头部正中面对准并垂直台面中线,下颌尽量前伸,头部尽量后仰,两侧外耳孔与台面等高。

(2)定位:根据头颅侧位定位标图设定机架扫描角度、范围、层厚、层距和层面数。①颅脑冠状面扫描线应与颅底垂直(图9-4-5A)。②鞍区垂体的冠状面扫描线应与鞍底垂直,且与鞍背平行(图9-4-5B)。

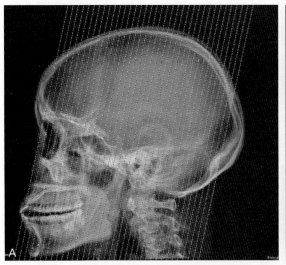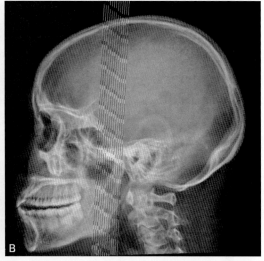

图9-4-5　颅脑冠状面CT扫描定位像
扫描线垂直前颅凹底,层厚、间距5mm(A)。鞍区扫描线垂直鞍底,层厚、间距2mm(B)。

(3)扫描范围:鞍区垂体冠状面扫描前方应包括前床突根部,后方应包括鞍背。全颅脑冠状面扫描应包括前额至后枕部,或包括整个病灶的薄层扫描。

(4)扫描方式:步进式扫描或螺旋扫描。

(5)扫描参数:扫描层厚与间距相同,鞍区垂体冠状面扫描为1.0～2mm。其他冠状面扫描可根据病灶大小和要求,图像层厚、间距为5～10mm;FOV 20cm;曝光条件120kV,100mA;重建矩阵512×512。

(6)增强扫描:使用高压注射器,经四肢浅静脉注射浓度为300～400mg I/mL的非离子型水溶性碘对比剂80～100mL,速度2～4mL/s。对比剂注射后,延迟20～30s开始扫描。扫描程序、参数和平扫相同。部分病例可根据需要在增强后3～5min增加延迟扫描。

(五) 摄片方法

1. 横断面扫描

(1)依次顺序摄取平扫和增强扫描图像。

(2)窗宽窗位:窗宽80～100HU,窗位30～40HU。

(3)病灶部位放大摄片。

(4)测量病灶大小及病灶增强前后的CT值。

(5)必要时可行冠状面、矢状面重组图像。

(6)外伤、骨病以及病灶靠近颅骨者需拍骨窗(窗宽:1800～2200HU,窗位:350～500HU)。

2. 冠状面扫描

(1)依次顺序摄取平扫和增强扫描图像。

(2)窗宽窗位:垂体软组织窗窗宽300～360HU,窗位60～80HU,必要时加摄骨窗(窗宽1800～2200HU,窗位350～500HU),见图9-4-6、图9-4-7。

(3)病灶部位放大摄片。

(4)测量垂体高度,病灶大小及病灶增强前后的CT值。

对于能够达到各向同性的多层螺旋CT设备,可以采取横断面扫描、冠状面重组显示的方法,以提高被检查者的依从性,特别是存在金属假牙导致假牙伪影明显、面颅骨有金属物存在等情况下,其成像质量可以与直接做冠状面扫描相仿或更好(图9-4-8)。在一些特殊情况下,直接冠状面成像显示的图像可能会较好。

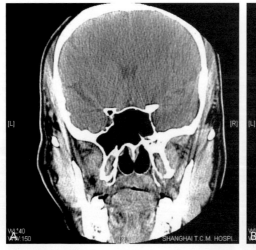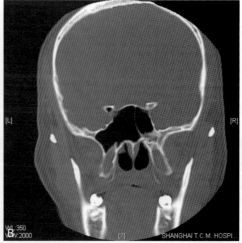

图 9-4-6　颅脑冠状面 CT 扫描图像

颅脑冠状面 CT 扫描层厚、间距 5 mm。脑窗(A)和骨窗(B)图像。

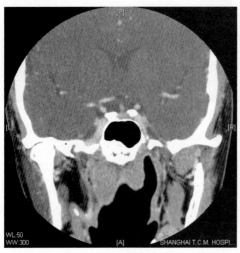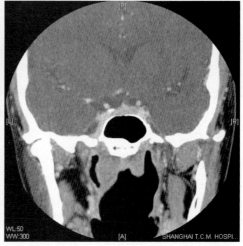

图 9-4-7　鞍区冠状面 CT 扫描图像

鞍区冠状面 CT 增强扫描,层厚 2 mm。

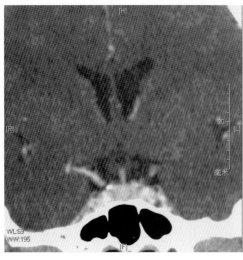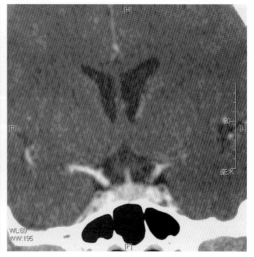

图 9-4-8　鞍区横断面 CT 扫描、冠状面重组图像

鞍区(垂体)CT 横断面增强扫描,层厚、间距 1 mm,冠状面重组图像。

第二节

脑 CT 血管造影

(一) 检查技术

1. 定位　根据侧位定位图设定扫描范围、层厚、层距和层数。

2. 扫描范围　包括颅颈交界、整个颅脑。

3. 扫描方式　螺旋扫描。

4. 扫描参数　层厚、间距 0.625 mm 或 1.0 mm；FOV 25 cm；曝光条件、重建矩阵同颅脑平扫和增强扫描。

5. 静脉注射对比剂参数　浓度为 320～370 mg

I/mL 的非离子型碘对比剂；剂量 100～120 mL；使用高压注射器,速度 4～5 mL/s；延时 15 s 左右或采用对比剂浓度监测触发技术。

(二) 后处理

扫描完成后作多方位三维重组图像,包括 SSD、MIP、MPR、VR 等,根据血管密度设定窗宽、窗位,以显示脑血管影像以及脑血管与周围结构的关系(图 9-4-9～图 9-4-11)。如果采用宽探测器(如 16 cm)

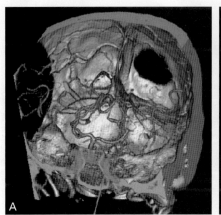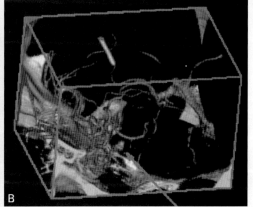

图 9-4-9　颅脑 CTA 成像

颅脑 CTA 成像箭头所指为动脉瘤(A、B)。

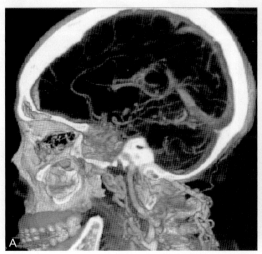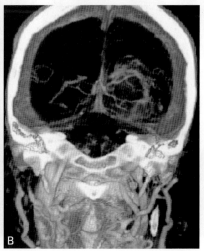

图 9-4-10　颅脑 CTA-MIP 成像

显示肿瘤异常血管(A、B)。

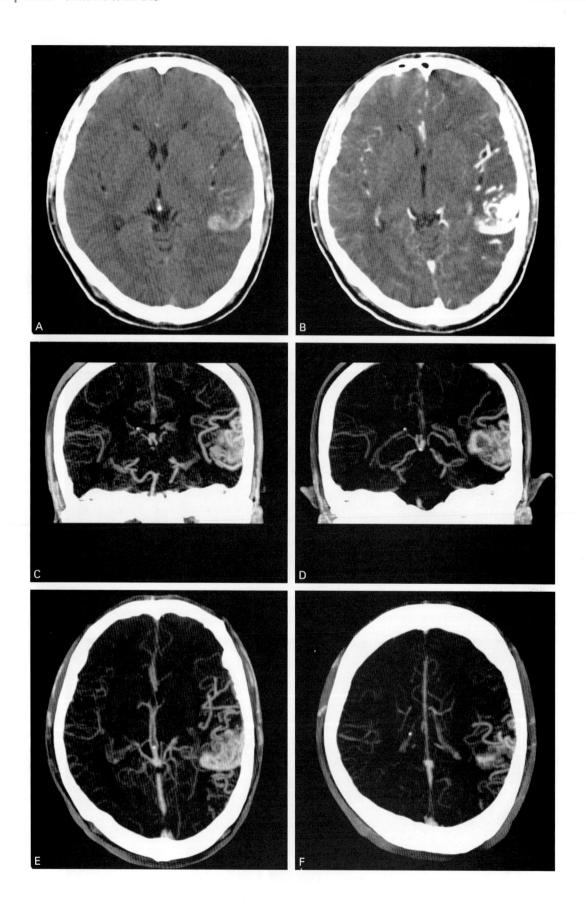

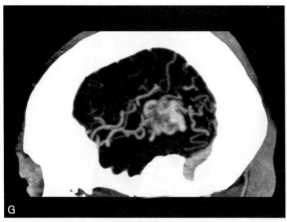
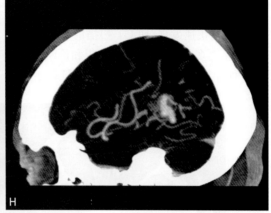

图 9-4-11 左颞顶叶脑动静脉畸形(A~H)

多层 CT 扫描,则可利用配置的软件进行增强图像与蒙片图像的减影处理,可获得更好的血管图像,以及时间相关的各期血管图像和立体动态显示。

(三) 颅脑动态灌注 CT 检查

1. 定位 一般在平扫后进行,根据平扫所见病变所在部位,参考侧位定位图设定灌注扫描的范围、层厚、层距和层面数。

2. 扫描范围 根据设备状况和病灶大小,设定单层动态扫描或包括病灶大部分或整个病灶或全颅脑多层动态扫描。

3. 扫描方式 根据具体设备情况、病变血流灌注情况的估计而决定具体参数。探测器宽度最为重要,如果探测器 40 mm 以上,大多采用多层连续灌注扫描方式。应以尽量包括整个病灶为佳。扫描时间应持续 60～90 s,频率每 1～2 s 1 次。

4. 扫描参数 层厚、间距 2～5 mm,FOV、重建矩阵、曝光条件同颅脑平扫和增强扫描。

5. 静脉注射对比剂参数 浓度为 350～370 mg I/mL 的非离子型碘对比剂;剂量 50～80 mL;使用高压注射器,速度 5～8 mL/s;延时 10 s 左右。

6. 后处理 扫描完成后根据增强强度设定适当的窗宽、窗位,以显示脑组织、血管、病灶影像以及与周围结构的关系。绘制动态灌注曲线,分别获得脑血容量(CBV)、脑血流量(CBF)、平均通过时间(MTT)、达峰时间(TTP)等血流灌注参数图像(图 9-4-12)。

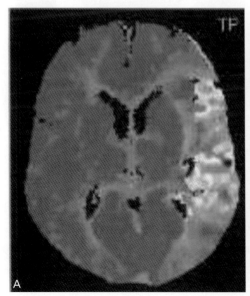
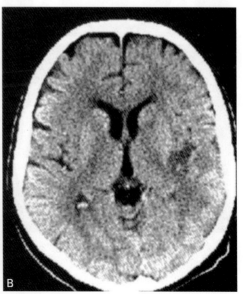

图 9-4-12 颅脑动态灌注成像

显示左侧颞叶超急性期梗死的伪彩图(A)。头颅 CT 平扫缺血区显示不明确(B)。

(四) CT 图像的重组显示技术

当前 CT 的快速发展,使 CT 扫描的原始图像达到数百帧甚至更多的数量,给阅片分析和诊断带来困难,因而各种计算机自动重组的 2D 或 3D 显示方式将成为主要的图像分析对象,将从以前的大部分手控调节向大部分自动控制发展,大部分情况下可以通过一键式的操作达到血管显示、血管狭窄分析、骨骼重组显示等各种成像(图 9-4-13)。

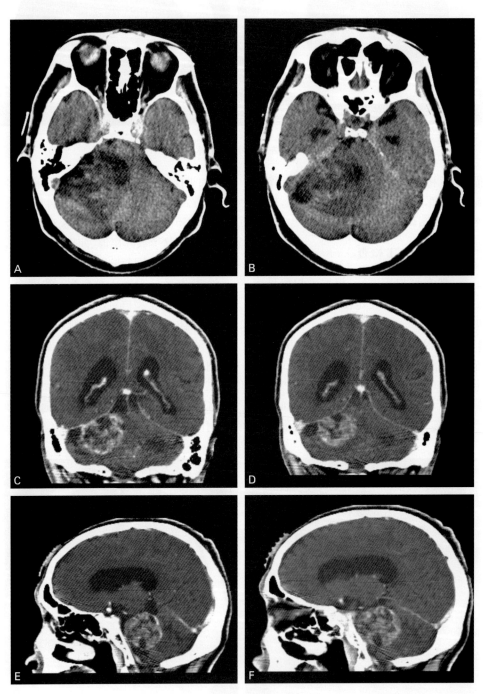

图 9-4-13 右听神经瘤(A~F)

(陆建平 张闽光 沈 纲 杨玉婵)

第五章
中枢神经系统 MRI 检查

磁共振成像（magnetic resonance image，MRI）是静磁场中的氢原子核由射频电磁波激发后发生核磁共振，在射频终止后，氢原子将吸收的能量，以发射回波信号形式传递，发出的回波信号由感应线圈采集，并且利用数学方法重建成像的一种技术。自 20 世纪 80 年代初 MRI 应用于临床以来，由于硬件技术、计算机及软件的改进，MRI 得到了迅猛发展，图像质量也大大提高，新的扫描序列不断推出，包括磁共振血管造影（magnetic resonance angiography，MRA）、磁共振扩散加权成像（diffusion weighted imaging，DWI）、磁共振灌注加权成像（perfusion weighted imaging，PWI）、磁敏感加权成像（susceptibility weighted imaging，SWI）、磁共振波谱成像（magnetic resonance spectroscopy，MRS）、功能磁共振成像（functional MRI，fMRI）等。MRI 不仅可以观察组织形态学的变化，更好地显示病变内部的组织学成分，而且还可以进行功能性成像，明显提高了中枢神经系统疾病的显示和诊断能力，在肿瘤性病变、血管性疾病、先天性疾病、炎症或代谢性疾病的早期检出、诊断和鉴别诊断、功能评估、疗效观察等方面，均具有其他影像技术无可比拟的优越之处，MRI 已成为大多数颅脑病变诊断的首选方法或最重要的方法。同样 MRI 在显示、诊断和评估脊髓和周围神经的病变方面，也均有独到之处。

目前，场强低于 0.5 T 的 MRI 设备已经很少了，越来越多医院购置 1.5 T 或更高场强的 MRI。国产 MRI 已经在成像质量、功能成像新技术方面逐渐赶超国外先进供应商。国产 5.0 T 的 MRI 已经在进行临床试验。不同场强、不同年代的 MRI 设备在功能上有很大差异，在推荐的扫描序列上也有很大差异，因此，技术规范或先进技术均是相对的，本章所述扫描参数均以目前临床使用最为广泛的 1.5 T 的 MRI 设备为基准。需要强调的是，MRI 技术工作者必须不断更新知识，在深刻理解 MRI 硬件和基本原理的基础上，全面掌握不同扫描序列的优势和不足，熟悉理解各种参数变化的意义和结果，才能针对临床的不同需求，灵活应用 MRI 的常规技术或多种新技术，有效地解决相关临床及科研问题。

第一节
颅脑 MRI

MRI 几乎适用所有种类的颅脑病变诊断，而且优势明显，因此临床上产生诊断方法选择的困惑，究竟是选用 CT 还是选用 MRI，或者是两者都选用？很少有非常明确的概念来回答这个问题。影像检查应以全面解决检出、诊断、评估疾病为原则，多数情况下，首选技术优势更明显的 MRI，但 CT 也是十分常用的检查技术,能够起到比较重要的补充作用。但是,在颅脑外伤、急诊或时间非常有限前提下,CT 的快速便捷、能够允许生命监护装置进入检查室等优点,可以成为诊断的首选或唯一影像检查方法。

一、颅脑常规 MRI 检查技术

(一) 全脑 MRI 检查技术

1. 适应证与禁忌证

(1) 适应证:①颅脑外伤,如颅骨骨折、硬膜外血肿、蛛网膜下腔出血、脑挫裂伤和脑内血肿等。②颅内血管性病变,如血管畸形、颅内动脉瘤、颅内出血、脑梗死等。③颅脑肿瘤和肿瘤样病变,如胶质瘤、脑膜瘤、垂体瘤、脑转移瘤、表皮样囊肿等。④颅脑先天性疾病,如脑、脑膜、颅骨的发育异常所致的疾病,如脑裂、脑回畸形、颅裂畸形、脑膜或脑膜脑膨出、蛛网膜囊肿、结节性硬化、神经纤维瘤病等。⑤颅内压增高、脑积水、脑萎缩等。⑥颅内感染,如病毒性脑炎、脑脓肿、脑囊虫病、脑膜炎、脑和脑膜肉芽肿性疾病等。⑦遗传性代谢性脑部疾病,如肾上腺脑白质营养不良、肝豆状核变性等。⑧获得性代谢性和变性类脑部疾病,如多发性硬化、Alzheimer 病、海马硬化症等。⑨颅骨骨源性疾病等。

(2) 禁忌证:①安装不耐 MRI 的心脏起搏器或带铁磁性金属植入物者;②早期妊娠(3 个月内)的妇女应尽可能避免 MRI 检查;③术后体内留有铁磁性金属夹子者慎用 MRI;④不能耐受卧位较长时间或者病情特别危重者;⑤有 MRI 对比剂相关禁忌证者,禁忌做增强 MR 检查。

2. 检查前准备

(1) 呼吸准备:扫描时不要求屏气。要求被检查者平静均匀呼吸。

(2) 受检者在进入 MRI 机房前必须除去身上所有的金属物品,包括可脱卸之假牙及磁卡、手表、眼镜、钱币等物品。脱去外衣,换上干净的检查服。

(3) 为了让被检查者放松情绪,配合检查,减少幽闭恐惧症的发生,须向受检者说明检查时机器发出较大的声音是正常现象,而且不同检查方法的声音会变化,让受检者不必紧张,不要移动身体。一旦发生幽闭恐惧症应立即停止检查,让受检者脱离现场。

(4) 对于必须进行 MRI 检查又不合作者以及婴幼儿,可采用药物镇静,成人可肌注或静脉注射地西泮,婴幼儿可口服水合氯醛,一般要求在小儿科医师或麻醉科医师监护下执行。

(5) 造影准备:需要确定对比剂注入通道,根据有无腔静脉阻塞以及检查目的等而有所不同,一般可在前臂中央预留置静脉通道,以便增强方案的实施。

3. 检查技术

(1) 线圈:头部特制线圈,有正交及相控阵线圈。

(2) 体位、采集中心和范围:仰卧、头先进。头部置于线圈头托内。儿童及颈部较长者背部垫小棉垫;肥胖颈短受检者,两肩尽量向下,使头部伸入线圈,尽量做到听眦线与床面垂直,中心正对眉间或其下方 2 cm。

(3) 常规扫描组合:定位成像在任何序列组合中都是最先的必做序列,常规采用快速扫描序列,采集矢状面定位像(图 9 - 5 - 1)。正常扫描的序列可包括横断面 T1WI、T2WI;矢状面和(或)冠状面 T1WI。推荐组合:横断面 SE - T1WI、TSE - T2WI、水抑制反

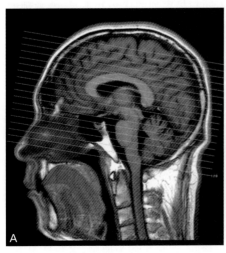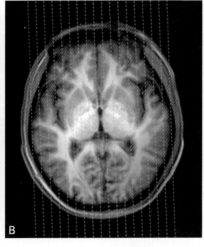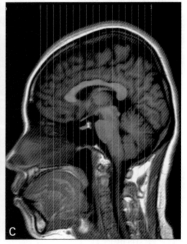

图 9 - 5 - 1　颅脑 MR 扫描定位像

A.横断面扫描采用矢状面 T1WI 定位;B.矢状面扫描采用横断面 T1WI 定位;C.冠状面扫描采用矢状面 T1WI 定位。

转恢复序列（FLAIR）和矢状面 SE－T1WI。对于老年人或怀疑缺血性病变的患者，建议加扫 DWI 序列，以便发现早期梗死病灶。由于磁共振 DWI 对急性脑梗死的诊断准确性高，横断面 DWI 序列目前已成为很多医院常规扫描序列。

（4）横断面成像：是颅脑 MR 检查基本的成像平面。以矢状面图像定位，并设定扫描层数、采集矩阵，

根据横断面图像的大小和位置关系设定 FOV 并校正采集中心，相位编码方向一般采用左右（LR）方向。T1WI 多数采用 SE 序列，T2WI 一般采用 TSE（或称 FSE）序列，另外再扫一个同层面的加或不加脂肪抑制的水抑制 T2WI（FLAIR）（图 9－5－2），在发现 T1WI 上有高信号病灶而需要鉴别是脂肪组织或出血病灶时，则必须进行脂肪抑制序列成像。

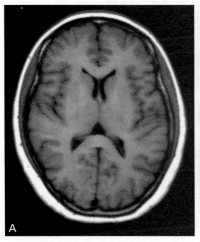
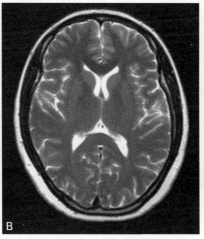
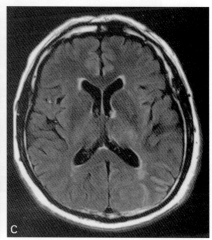

图 9－5－2　颅脑横断面成像
A. 颅脑横断面 T1WI；B. T2WI；C. FLAIR。

（5）矢状面成像：主要用于中线结构（三脑室、脑干、四脑室）、颅后窝病变的检查。以横断面和（或）冠状面图像定位，常规在体轴方向上与颅脑中线平行；相位编码方向一般取前后（AP）方向，层厚 5 mm 或更薄。常规 SE 或快速 GRE 序列完成 T1WI（图 9－5－3）。也有医院常规做 TSE 的 T2WI 序列成像。

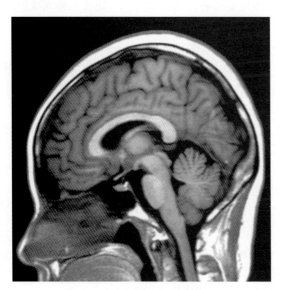

图 9－5－3　头颅正中矢状面 T1WI
可显示中线及颅后窝结构。

（6）冠状面成像：主要用于顶部、颅底、桥小脑角、鞍区及天幕附近病变的检查。以横断面图像定位，并以矢状面图像调整成像角度，常规与前颅凹底垂直；相位编码方向取 LR 方向，采用 SE、TSE 或 GE 序列完成 T1WI 或 T2WI。

（7）增强扫描：采用快速手推方式或高压注射器注射顺磁性对比剂（常用 Gd－DTPA）15～30 mL，注射完后即开始增强扫描，常规横断面扫描，加扫矢状面和（或）冠状面 T1WI（图 9－5－4）。成像序列同增强前 T1W 序列，病变涉及颅底或鞍区，增强的 T1WI 最好采用脂肪抑制的 SE 序列，部分病例可根据需要增强后 5 min 延迟扫描。对一些肿块或结节性病变的鉴别诊断可以采用动态增强扫描。

（8）参数：常规采用多层采集模式。

1）FOV/R－FOV：220～240 mm/85%。

2）采集矩阵/重建矩阵：256×192/512×256。

3）NSA：2～4 次。

4）层厚/层间距（gap）：横断面 5～8 mm、矢状面及冠状面 4～6 mm/（10%～20%）。

5）层数 15～25 层（T1WI/T2WI 保持一致）。

6）相关时间参数：①T1WI　SE，TR＝300～500 ms，TE＝8～15 ms；②T2WI TSE，TR＝2 500～

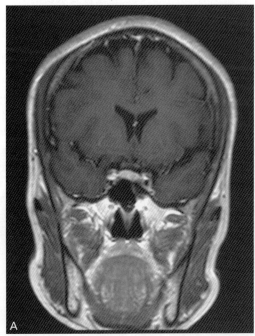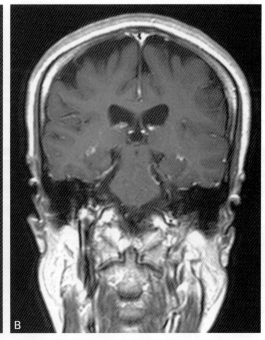

图9-5-4 头颅冠状面T1WI增强扫描
A.脑垂体平面;B.脑干平面。

5 000 ms，TE≈100 ms；ETL，8～32；③DWI SE-EPI：TR=2 800 ms，TE=60～100 ms，b值为700～1 000 mm²/s,扩散敏感梯度方向:25;④TSE FLAIR：TR=6 000～10 000 ms，TE=100～120 ms，TI=2 100～2 500 ms，ETL 10～20。

4. 检查注意事项

(1) 如为顶叶病灶,注意扫描范围应包括全部病灶。

(2) 如怀疑脑干病变,矢状面T1WI改做T2WI。

(3) 如为脑外伤患者,加做FLAIR序列。

(4) 如为脑出血患者,加做梯度回波序列T2WI。

(5) 对于急性脑缺血的诊断,特别是急性脑梗死的早期诊断,应常规加扫DWI。

5. 摄片方法

(1) 按顺序拍摄定位片和各个成像序列的扫描图像。

(2) 为了便于对比,建议对应放置同方位平面、不同成像序列的图像。

(二) 鞍区MRI检查技术

1. 适应证与禁忌证

(1) 适应证:①鞍内肿瘤;②鞍旁、鞍上病变累及垂体;③观察鞍区肿瘤侵犯周围结构情况;④鞍区肿瘤术后复查;⑤颅脑外伤累及鞍区;⑥鞍区血管性疾病;⑦鞍区感染;⑧鞍区先天性发育异常;⑨鞍区骨源性疾病等。

(2) 禁忌证:同全脑MRI检查技术。

2. 检查前准备 同全脑MRI检查技术。

3. 检查技术

(1) 线圈:头部线圈。

(2) 体位、采集中心和范围:仰卧、头先进。头部置于线圈头托内。儿童及颈部较长者背部垫小棉垫;肥胖颈短受检者,两肩尽量向下,使头部伸入线圈,眶耳线与床面垂直,中心对准双眼外眦。

(3) 常规成像方位,相关脉冲序列及其参数:

1) 扫描组合:包括矢状面和冠状面T1WI、冠状面和(或)矢状面T2WI。推荐组合:矢状面SE-T1WI,冠状面SE-T1WI、TSE-T2WI。

2) 定位成像:采用快速扫描序列,取正中矢状面做定位像(图9-5-5)。

3) 矢状面成像:以冠状面图像定位,常规在体轴方向上与颅脑中线平行;相位编码方向取AP方向,多数采用SE序列,少数采用快速GE序列成像(图9-5-6)。

4) 冠状面成像:以正中矢状面图像定位,扫描线与鞍底垂直;相位编码方向取LR方向,常规采用SE及TSE完成T1WI及T2WI(图9-5-7)。

5) 增强扫描:采用高压注射器快速注射顺磁性

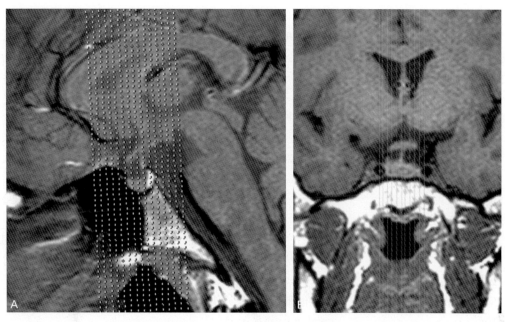

图 9-5-5 鞍区 MRI 扫描定位像
A. 冠状面扫描采用矢状面 T1WI 定位；B. 矢状面扫描采用冠状面 T1WI 定位。

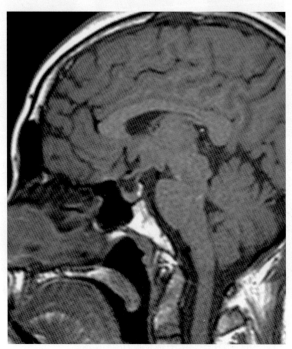

图 9-5-6 鞍区矢状面 T1WI

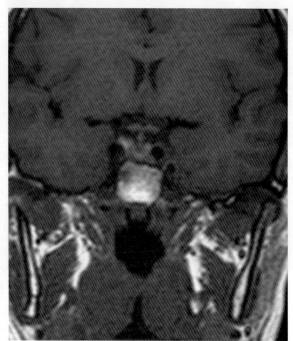

图 9-5-7 鞍区冠状面 T1WI

对比剂 10~20 mL，注射完后即开始增强扫描，常规采用矢状面和冠状面扫描，成像方法同增强前 T1WI 序列。对于病灶不明显或者病灶小于 10 mm 的受检者，建议动态增强扫描，于注射对比剂后 15 s、30 s、60 s、90 s、120 s、3 min 进行多期相扫描。

6）常用参数：①FOV/R - FOV，150~200 mm/90%；②采集矩阵/重建矩阵：256×192/512×256；③NSA：2~4 次；④层厚/层间距：3 mm/0~0.5 mm；⑤层数 8~12 层（T1WI/T2WI 保持一致）；⑥相关时间参数：T1WI - SE，TR=300~500 ms，TE=8~15 ms；T2WI TSE：TR=2 500~3 000 ms，TE≈100 ms；ETL：8~32；动态增强：可选用 TSE T1WI（TR=200~300 ms，TE=10~15 ms，ETL=8~16）或扰相 GRE T1WI（TR=100~150 ms，TE≈4.4 ms，

激发角度 60°～70°)。

(4) 其他注意事项:①垂体区扫描层厚要根据病变大小决定;②必要时加扫脂肪抑制序列;③鞍区病变较大时加做横断面全脑扫描。

4. 摄片方法

(1) 按顺序拍摄定位片和各个成像序列的扫描图像。

(2) 对于同方位平面、不同成像序列图像应对应放置。

(3) 垂体局部放大。

(4) 需拍摄动态增强曲线图。

(三) 桥小脑角 MRI 检查技术

1. 适应证与禁忌证

(1) 适应证:①桥小脑角区(包括桥小脑角、脑干以及颅中、后窝)肿瘤和肿瘤样病变,以及肿瘤侵犯周围结构情况。②颅脑外伤累及桥小脑角区。③桥小脑角区先天性发育异常。④桥小脑角区肿瘤术后复查。⑤桥小脑角区感染。⑥桥小脑角区血管性疾病。⑦内听道骨源性疾病等。

(2) 禁忌证:同全脑 MRI 检查技术。

2. 检查前准备　同全脑 MRI 检查技术。

3. 检查技术

(1) 线圈:头部线圈。

(2) 体位、采集中心和范围:同颅脑 MRI 检查技术。

(3) 常规成像方位,相关脉冲序列及其参数:包括横断面、矢状面和冠状面 T1WI;横断面和(或)冠状面 T2WI。推荐组合:横断面 SE - T1WI、TSE - T2WI,冠状面 SE - PDWI(图 9 - 5 - 8,图 9 - 5 - 9)。

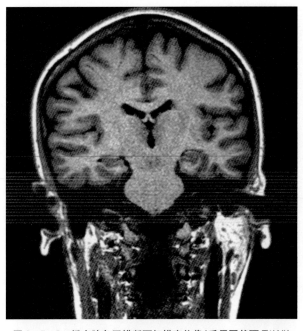

图 9 - 5 - 8　桥小脑角区横断面扫描定位像(采用冠状面 T1WI)

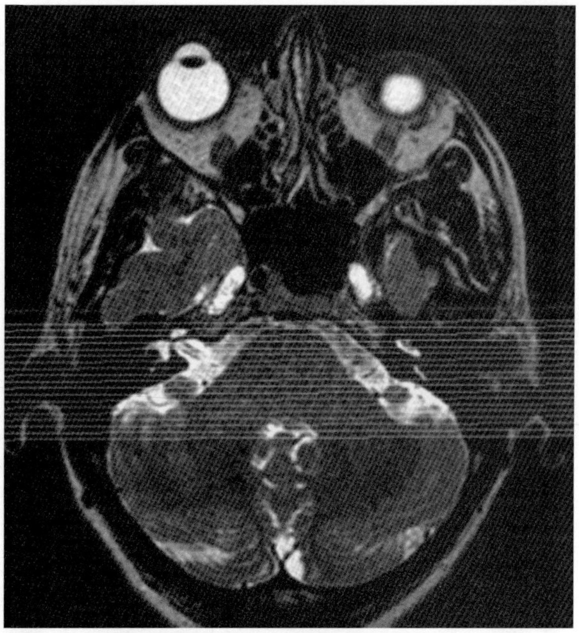

图 9 - 5 - 9　桥小脑角区冠状面扫描定位像(采用横断面 T2WI)

(4) 横断面成像:以矢状面图像定位,设定扫描层数、采集矩阵,设定 FOV 并校正采集中心,相位编码方向取 LR 方向。一般采用 SE 及 TSE 或 GRE 序列完成 T1WI 及 T2WI,T2WI 可联用或不联用脂肪抑制技术(图 9 - 5 - 10)。

(5) 冠状面成像:以正中矢状面图像定位,扫描线与鞍底垂直;相位编码方向取 LR 方向,一般采用 SE 及 TSE 或 GRE 序列,完成 T1WI 及 T2WI(图 9 - 5 - 11)。

(6) 矢状面成像:以冠状面图像定位,常规在体轴方向上与颅脑中线平行;相位编码方向取 AP 方向,一般采用 SE 或快速 SE 序列成像。

(7) 增强扫描:采用快速手推方式或高压注射器注射顺磁性对比剂(常用 Gd - DTPA)15～30 mL,注射完后即开始增强扫描,常规横断位扫描,加扫冠状面和(或)矢状面,成像序列同增强前 T1W 序列,部分病例可根据需要加扫增强后 5 min 的延迟 T1WI。对部分肿块或结节性病变的鉴别诊断可采用动态增强扫描。

(8) 参数:一般采用多层采集模式。

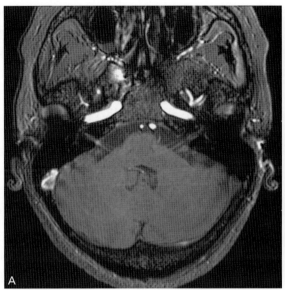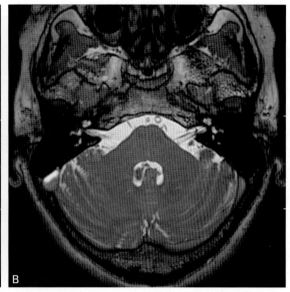

图 9-5-10　桥小脑角区横断面 MRI
A. 增强 T1WI；B. T2WI。

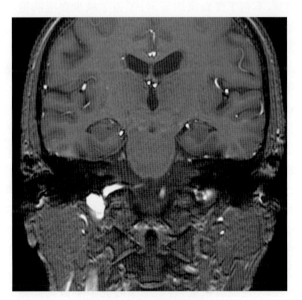

图 9-5-11　桥小脑角区
MR 增强冠状面 T1WI。

1）FOV/R-FOV：220～240 mm/90%。

2）采集矩阵/重建矩阵：256×192/512×256。

3）NSA：2～4 次。

4）层厚/层间距：3～4 mm/0～0.5 mm，或根据病灶大小适当增大层厚、层间距。

5）层数 15～25 层（T1WI/T2WI 保持一致）。

6）相关时间参数：① T1WI SE，TR＝300～500 ms，TE＝8～15 ms；②T2WI TSE：TR＝2 500～5 000 ms，TE≈100 ms，ETL 8～32；③动态增强：可选用 TSE T1WI（TR＝200～300 ms，TE＝10～15 ms，ETL＝8～16）或扰相 GRE T1WI（TR＝100～150 ms，TE≈4.4 ms，激发角度 60°～70°）。

4. 其他注意事项

（1）桥小脑角区扫描层厚要根据病灶大小决定，当病灶较小时，最好采用 1～2 mm 层厚，如采用 TSE 序列的各向同性的三维薄层 T2WI。

（2）联用脂肪抑制技术在桥小脑角区病灶显示中较为重要，根据需要在增强前后中采用。

（3）当桥小脑角区病变较大时，宜加做横断位全脑扫描。

5. 摄片方法

（1）按顺序拍摄定位片和各个成像序列的扫描图像。

（2）对于同方位平面、不同成像序列图像应对应放置。

（3）动态增强需拍摄动态曲线。

二、颅脑特殊 MRI 检查技术

（一）MR 血管造影（MRA）

颅脑 MRA 已普及应用，主要用于血管性疾病包括动脉瘤、动静脉畸形，静脉窦血栓形成等的诊断，也可用于显示肿瘤与血管的关系。目前临床常用的 MR 血管成像方法包括时间飞跃法（time of flight，TOF）、相位对比法（phase contrast，PC）和对比增强 MRA（contrast enhancement MRA，CE-MRA）等 3 种，其中前两种方法不需要对比剂，而采用附加的双极梯度脉冲（正向和反向梯度）用来增强流体的信号强度,并限制流体产生的干扰,采用薄层和三维数据重建方法,可以在一个较长范围内清晰显示血管结构。

1. 适应证与禁忌证

(1) 适应证:①颅内血管性病变,如颅内外血管狭窄、颅内动脉瘤、动静脉畸形、动静脉瘘、静脉窦血栓形成、颅内出血、脑梗死等;②颅脑肿瘤和肿瘤样病变;③颅内血管性病变术后或其他治疗后的随访复查;④颅脑外伤;⑤颅脑先天性发育异常;⑥颅内压增高、脑积水、脑萎缩等;⑦颅内感染;⑧脑白质病变;⑨骨源性疾病等。

(2) 禁忌证:同全脑 MRI 检查技术。

2. 检查前准备　因单一扫描序列的检查时间较普通 MRI 检查长,检查前需做好解释工作,取得受检者合作。其他同全脑 MRI 检查技术。

3. 一般检查技术与硬件选择

(1) 线圈:头部线圈。

(2) 体位、采集中心和范围:仰卧、头先进。头部置于线圈头托内。儿童及颈部较长者背部垫小棉垫;肥胖颈短受检者,两肩尽量向下,使头部伸入线圈,眶耳线与床面垂直,中心正对眉间或其下方 2 cm。

(3) 定位成像:多数采用快速扫描序列,采集矢状面定位像。

(4) FOV:240 mm。

(5) 采集矩阵/重建矩阵:256×192/512×256。

4. TOF 法技术　流动的血流,在某一时间被射频脉冲激发,而其信号在另一时间被检出,在激发和检出之间的血流质子的位置已有改变,故称为时飞法。TOF 法的基础是纵向弛豫的作用。目前在临床上的应用最为广泛,主要用于脑部血管、颈部血管、下肢血管等病变的检出。按其信号采集模式,可分二维成像(2D TOF)及三维成像(3D TOF)。对于脑部动脉的检查一般多采用 3D TOF 技术,颈部动脉的检查可采用 2D TOF 或 3D TOF 技术,下肢病变多采用 2D TOF 技术,上述部位静脉病变的检查多采用 2D TOF 技术。

(1) 2D TOF MRA:2D TOF MRA 技术是指利用 TOF 技术进行连续的薄层采集,层厚一般为 2～3 mm,然后对原始图像进行后处理重建。一般采用扰相 GRE 的 T1W 序列,TR=20～30 ms,选择最短的 TE 以减少流动失相位,选择角度较大的射频脉冲(一般为 60°左右)。

2D TOF MRA 的优点:①由于采用较短的 TR 和较大的反转角,背景组织信号抑制较好;②单层采集,层面内血流饱和现象较轻,有利于静脉慢血流的显示;③扫描速度较快,单层图像 TA 一般为 3～5 s。

2D TOF MRA 的缺点:①体素较大,空间分辨力相对较低;②流动失相位较明显,特别是受湍流的影响较大,容易出现相应的假象;③后处理重建效果不如三维成像。

(2) 3D TOF MRA:3D TOF MRA 技术与 2D TOF MRA 不同,3D TOF MRA 不是针对单个层面进行射频激发和信号采集,而是对整个容积进行激发和采集。3D TOF MRA 一般也采用扰相 GRE 序列,TR=25～35 ms,TE=6.9 ms(相当于反相位图像,以尽量减少脂肪的信号),激发角度=25°～35°。

3D TOF MRA 的优点:①空间分辨力更高,特别是层面方向,由于采用三维采集技术,原始图像的层厚可以小于 1 mm;②由于体素较小,流动失相位相对较轻,受湍流的影响相对较小;③后处理重建的图像质量较好(图 9-5-12,图 9-5-13)。

3D TOF MRA 的缺点:①容积内血流的饱和较明显,不利于慢血流的显示;②为了减少血流的饱和而减小激发角度,背景组织信号抑制效果相对较差;③扫描时间相对较长。

(3) TOF MRA 的其他采集策略:为了更好抑制背景组织信号,可采用磁化转移(magnetic transfer, MT)技术,但势必要延长 TR,因此采集时间增加。为了减少血流饱和,可以使用以下采集策略:①缩小激发角度,但势必造成背景组织抑制不佳;②线性变化激发角度,即在采集容积的血流进入侧信号时,采用较小的角度,以减少饱和,随着采集往容积的血流流出侧移动,逐渐增大激发角度,以增强血流远侧的信号,可以均衡血流近侧和远侧的信号,但将造成背景组织信号抑制的不一致;③多层块采集,把成像容积分成数个层块,每个层块厚度变薄,层块内饱和效应减轻;④逆血流采集,容积采集时先采集血流远侧的信号,然后逐渐向血流的近侧采集,可以有效减少血流的饱和。

(4) TOF MRA 图像分析注意事项

1) 如 TOF 图像显示血管腔光滑、没有狭窄现象,可信度高。

2) 因湍流等原因造成失相位,可能引起血流信号丢失,而出现血管狭窄假象或夸大血管狭窄的程度,常见血管转弯处和分叉处,如颈内动脉虹吸段和颈内外动脉分叉处等。

3) 动脉瘤可能被遗漏,动脉瘤腔内一般都有湍流,造成信号丢失,严重者在重建的 MRA 图像上可导致整个瘤腔不显示而漏诊。

4) 采用 TOF MRA 技术可同时显示动脉和静脉,

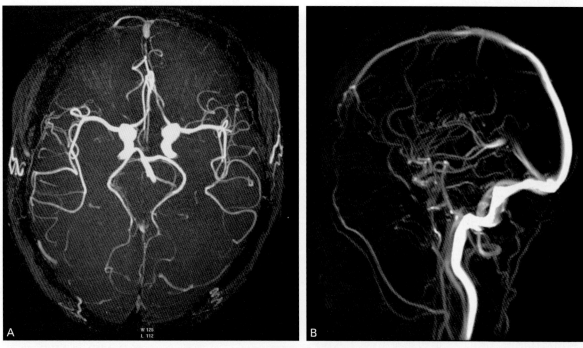

图 9-5-12　TOF 脑 MRA
A. 轴面观；B. 侧面观（动静脉同时显示。如需单独显示动脉或静脉，可采用预饱和带技术）。

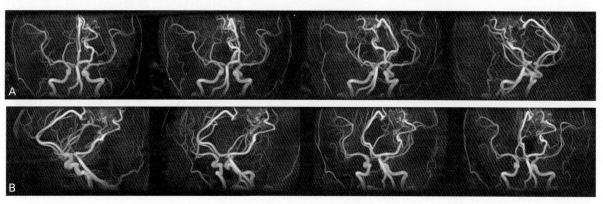

图 9-5-13　3D-TOF 脑 MRA
左顶叶 AVM。A、B 为不同角度观察图。

造成重建图像上动静脉重叠，影响观察。可采用预饱和带技术选择性显示动脉或静脉。

5. PC 法技术　PC 法 MRA 基本原理是：基于沿梯度场流动的血液中质子发生的相位变化。PC 法 MRA 一般需要成像信息的采集、减影和图像的显示这 3 个基本步骤。其中成像信息的采集包括参照物、前后方向施加流速编码后、左右方向施加流速编码后及上下方向施加流速编码后等 4 组。PC 法能够反映最大的相位变化是 180°。在获得参照物成像信息和 3 个方向的流速编码成像信息后，通过减影去除背景静止组织信号，仅仅留下血流造成的相位变化信息，重建出 PC MRA 图像。

PC 法 MRA 是以流速为编码，以相位变化作为图像对比的特殊成像技术。临床上主要用于：①动脉瘤的显示；②血流分析；③静脉病变的检查。

（1）PC 法 MRA 的特点

1）图像可分为速度图像和流动图像：速度图像的信号强弱与流速有关，与血流方向信息无关，血流越快，信号越高；流动图像亦称相位图像，信号强弱不仅与流速有关，同时还与血流方向有关，正向血流表现为高信号，流速越大信号越强，反向血流表现为低信号，流速越大信号越低，静止组织的表现为中等信号。

2）采用减影技术后，由于没有相位变化，背景静止组织信号几乎完全剔除。

3) 由于血流的相位变化只能反映在流速编码梯度场方向上,为了反映血管内血流的真实情况,需要在前后、左右、上下方向施加流速编码梯度场。

4) 常规的 PC MRA 为速度图像,可以显示血流信号,从而显示血管结构;流动图像主要用作血流方向、流速和流量的定量分析。

(2) PC 法 MRA 的优点:①背景组织抑制好,有利于小血管的显示。②有利于慢血流的显示,适用于静脉的检查。③有利于血管狭窄和动脉瘤的显示。④可进行血流的定量分析。

(3) PC 法 MRA 的缺点:①成像时间比 TOF MRA 长。②图像处理相对比较复杂。③需要事先确定编码流速,编码流速过小容易出现反向血流的假象,编码流速过大则血流的相位变化太小,信号明显减弱。

6. CE-MRA 技术 CE-MRA 的原理比较简单,利用对比剂使血液的 T1 值明显缩短,短于人体内其他组织,在人体组织中脂肪的 T1 值最短,约为250 ms,利用团注对比剂(常用 Gd-DTPA)可使血液的 T1 值从1 200 ms 缩短到 100 ms 左右,然后利用超快速 GRE 序列采集 T1WI,获得明亮的血管图像。

团注 Gd-DTPA 后血液 T1 值变化后有如下特点:持续时间比较短,故需利用超快速序列采集;可造成流经不同血管时,相应血管内血液的 T1 值发生变化,多期扫描可显示不同时相的动脉或静脉血管;因为血液的 T1 值明显缩短,因此需要权重很重的 T1WI 序列进行采集,方能获得最佳对比。

(1) 技术参数:目前用于 CE-MRA 的多为三维扰相 GRE T1WI 序列。TR = 3～6 ms, TE = 1～2 ms,激发角度常为 25°～60°,如果 TR 为 5 ms,则激发角度一般为 30°～50° 较为合适,如果 TR 延长,则激发角度应该适当加大以保证一定的 T1 权重。根据所选的 TR、矩阵、层数等参数的不同,采集时间常为15～60 s。容积厚度和 FOV 以保证覆盖目标血管为前提,缩小容积厚度可缩短采集时间(TA)或在保持TA 不变的前提下提高空间分辨力。

(2) 对比剂应用:通常采用细胞外液非特异性离子型对比剂 Gd-DTPA。

1) 对比剂入路:肘前区或手背部浅静脉。

2) 对比剂用量:常用 0.2 mmol/kg,相当于常规浓度对比剂 0.5 mL/kg,或 2 倍剂量。

3) 对比剂注射速率:1.5～3 mL/s。

(3) 扫描序列启动时机

1) 循环时间计算法:用以下方法获得循环时间。①经验估计法:一般成人从肘静脉注射,对比剂到达脑动脉的时间约需 12～25 s,平均 18 s 左右,再结合受检者年龄、心率等参数调整。②对比剂试射法:先推注小剂量(一般 2 mL)对比剂,同时启动二维快速梯度回波序列对目标血管进行单层连续扫描,观察目标血管的信号变化,从而获得循环时间。从开始注射对比剂到触发扫描序列的延时时间(TD)可按下列公式计算:①用 K 空间循序对称填充法,则 TD = 循环时间 - 1/4TA;②用 K 空间中心优先采集,则 TD = 循环时间。

2) 透视触发法:开始注射对比剂同时启动二维快速梯度回波序列对目标血管进行单层连续扫描,当发现对比剂已经进入目标血管时,立刻切换到 CE-MRA 的三维扰相梯度回波序列并开始扫描。本法必须采用 K 空间中心优先采集技术。

3) 智能自动触发技术。

(4) 后处理技术:主要是 MIP 和 MPR,也可用 VR、SSD、仿真内镜等技术。

(5) 脂肪组织信号的抑制或消除:由于脂肪组织的 T1 值也很短,因此虽然注射对比剂后血液的 T1 值明显缩短,且利用权重很重的 T1WI 序列进行采集,但仍不能很好地抑制脂肪组织的信号,而有效地抑制或消除脂肪信号将有利于提高 CE-MRA 图像质量。脂肪组织信号的抑制或消除的方法有:①采用频率选择反转脉冲脂肪抑制技术;②减影技术:在注射对比剂前,先用参数完全相同的 CE-MRA 序列扫描一次,获得减影蒙片,注射对比剂后再扫描一次,前后图像相减,背景组织包括脂肪组织的信号基本去除,留下增强后目标血管中的血液信号。

(6) CE-MRA 技术优点:①对于血管腔的显示比其他 MRA 技术更为可靠。②出现血管狭窄假象明显减少,反映血管狭窄程度比较真实。③不易遗漏动脉瘤。④一次注射对比剂可以完成多时相的动脉和静脉的显示。

(7) CE-MRA 技术缺点:①需要注射对比剂。②不能提供血液流动的信息。③受血液循环时间窗的影响,可能产生伪影或静脉污染干扰。

7. 摄片方法

(1) 按顺序拍摄定位片和血管成像序列图像。

(2) 按顺序拍摄各个角度的血管造影图像。

(3) 对病变部位做局部放大后处理,避免小动脉瘤的漏诊。

（二）MR 扩散加权成像

DWI 是以图像来显示人体组织内水分子微观运动的检查技术。

扩散是分子的任意热运动，即布朗运动（Brown）。如果分子扩散运动不受任何约束即称之为自由扩散。而生物体内，水分子总是或多或少受周围介质的约束，其扩散运动将受一定程度的限制，称为限制性扩散。扩散运动受分子结构和温度的影响，分子越松散，温度越高，扩散运动就越强。自由水就较结合水分子的扩散强。物质的扩散特性是由扩散系数（D）来描述的，即一个水分子单位时间内自由随机扩散运动的平均范围（mm^2/s）。正常脑组织的 D 值为 $0.5\sim1.0\times10^{-3}$ mm^2/s。在人体中，可以把脑脊液、尿液等的水分子扩散运动视为自由扩散，而人体一般组织中水分子的扩散运动属于限制性扩散。

在人体组织中，由于组织结构的不同，限制水分子扩散运动的阻碍物的排列和分布也不同，水分子的扩散运动在各个方向上受到的限制可能是对称的，称之为各向同性扩散（isotropic diffusion），也可能是不对称的，称之为各向异性扩散（anisotropic diffusion）。各向异性扩散在人体组织中普遍存在，其中最典型的是脑白质神经纤维束。由于神经细胞膜和髓鞘沿着神经轴突的长轴分布并包绕轴突，水分子在神经纤维长轴方向上扩散运动相对自由，而在垂直于神经纤维长轴的各方向上，水分子的扩散运动将明显受细胞膜和髓鞘的限制。

在 SE-EPI 序列 180°复时相重聚焦脉冲的两侧各施加一个方向、强度和持续时间完全相同的梯度场，称之为扩散敏感梯度场。如果水分子在敏感梯度场方向上扩散越自由，则在扩散梯度场施加期间（这个时间间隔称为 b 值）扩散距离越大，经历的磁场变化也越大，则组织的信号衰减越明显，也就是说，在 DWI 上组织的信号衰减越明显，则提示其中的水分子在梯度场方向上扩散越自由。DWI 通过测量施加扩散敏感梯度场前后发生的组织信号强度变化，来检测组织中水分子扩散状态，包括自由度和方向，后者可间接反映组织微观结构特点及其变化。

1. 适应证与禁忌证

（1）适应证：①超急性脑梗死的诊断和鉴别诊断。②急性脑梗死的诊断。③利用 DTI 技术可进行脑白质纤维束成像，用于脑科学研究，在临床上也可以提供一些有价值的信息，如脑肿瘤对周围白质束的

影响、术前提示手术时应该避免损伤重要白质纤维束等。④弥散成像还可以对 N-乙酰天冬氨酸（NAA），肌醇（MI），肌酸（Cr）、磷酸肌酸（PCr）等进行成像，即弥散波谱检查。

（2）禁忌证：同全脑 MRI 检查技术。

2. 检查前准备　同全脑 MRI 检查技术。

3. 一般检查技术与硬件选择

（1）线圈：头部线圈。

（2）体位、采集中心和范围：同全脑 MRI 检查技术。

（3）定位成像：常规采用快速扫描序列，采集矢状面定位像。

（4）FOV：240 mm。

（5）采集矩阵/重建矩阵：256×192/512×256。

4. DWI 技术特点

（1）影响 DWI 上组织信号衰减程度因素：DWI 上组织信号衰减程度与扩散敏感梯度场的强度、持续时间、2 个梯度场的间隔时间以及组织中扩散敏感梯度场方向上水分子扩散自由度等因素成正比。

（2）b 值及其对 DWI 的影响：把施加的扩散敏感梯度场的间隔时间参数称之为扩散敏感系数，用 b 值表示。在常用的 SE-EPI DWI 序列中，b 值 $=\gamma^2 G^2\delta^2$ $(\Delta-\delta/3)$，公式中 γ 代表磁旋比；G 代表梯度场强度；δ 代表梯度场持续时间；Δ 代表 2 个梯度场间隔时间。

b 值对 DWI 的影响很大，b 值越高对水分子扩散运动越敏感，组织信号衰减越明显，但得到的 DWI 信噪比（SNR）也越低。梯度脉冲对周围神经的刺激也限制了太高的 b 值。较小的 b 值得到的图像 SNR 较高，但对水分子扩散运动的检测不敏感。实际上 b 值的合理选择较为困难，临床上根据设备条件、所选用的序列以及临床目标的不同，适当调整 b 值，在目前常用的 MRI 仪上，脑组织 DWI 的 b 值一般选择在 $800\sim1\,500\ s/mm^2$（图 9-5-14）。

（3）DWI 的方向性：只有在施加扩散梯度场方向上的运动才有相位的变化，因此 DWI 所反映的水分子扩散运动具有方向性，可以很好地反映组织扩散的各向异性。为了全面反映组织在各个方向上的水分子扩散情况，需要在多个方向上施加扩散敏感梯度场。如果在多个方向（6 个以上方向）分别施加扩散敏感梯度场，则可对每个体素水分子扩散的各向异性作出较为准确的检测，这种技术称为扩散张量成像（DTI）（图 9-5-15）。利用 DTI 技术可很好地显示白质纤维束走向（图 9-5-16）。

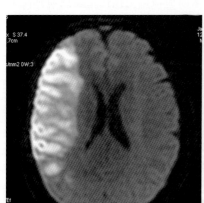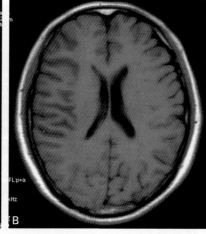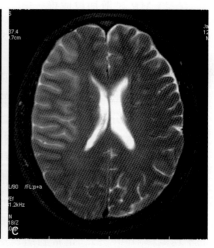

图 9-5-14 MR-DWI

右侧额、颞叶急性脑梗死。b 值 1000 s/mm² 的 DWI 图像(A)较常规 T1WI、T2WI 图像(B、C)更敏感。

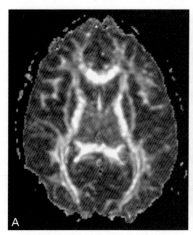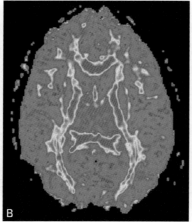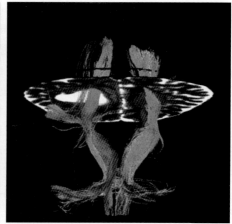

图 9-5-15 MR-DTI

A. MR-DTI;B. 伪彩图像。

图 9-5-16 脑白质纤维束张量成像

　　(4) 扩散系数和表观扩散系数:通过对施加扩散敏感梯度场前后的信号强度检测,在得知 b 值的情况下,可以计算出组织的扩散系数。但是,在 DWI 上不仅仅是水分子的扩散运动,水分子在梯度场方向上各种形式的运动或位置移动都将造成组织信号衰减,如血液灌注中的水分子运动及其他生理运动等。因 SE-EPI 采集速度很快,除血液灌注外,其他多数生理运动对组织信号的影响基本可以忽略。

　　因此,利用 DWI 上组织信号强度变化检测到的不是真正的扩散系数,而是受到其他形式水分子运动影响的结果。故只能把检测到的扩散系数称为表观扩散系数(apparent diffusion coefficient,ADC)。其计算公式如下:$ADC = \ln(SI_{低}/SI_{高})/(b_{高} - b_{低})$。式中 $SI_{低}$ 表示低 b 值 DWI 上组织的信号强度(b 值可以是 0);$SI_{高}$ 表示高 b 值 DWI 上组织的信号强度;$b_{高}$ 表示高 b 值;$b_{低}$ 表示低 b 值;$\ln$ 表示自然对数。从式中可以看出,要计算组织的 ADC 值,至少需要采集 2 个以上不同 b 值的 DWI。

　　5. 常用 DWI 序列　用于 DWI 的序列很多,可以是 GRE、SE、T(F)SE、单次激发的 T(F)SE 等序列,可以是 T1WI、T2WI 或 T2* WI 序列。临床上常用的是:单次激发 SE-EPI DWI 序列和 SE 线扫描 DWI 序列。

　　(1) 单次激发 SE-EPI 序列:目前场强 1.0 T 以上的 MRI 仪多采用该序列完成 DWI。在 T2WI 基础上施加扩散敏感梯度场得到 DWI,b 值一般选择在 1000 s/mm² 左右,根据需要可在层面选择方向上施加扩散敏感梯度场,也可在层面选择、频率编码及相位编码方向上都施加。该序列 TR 无穷大,因此剔除了 T1 弛豫对图像对比的污染。TE=50～100 ms。单层图像的 TA 在数十到 100 ms。

(2) SE 线扫描序列:该序列主要用于低场强 MRI 仪。

采用 SE 序列,在 180°复相脉冲两侧施加扩散敏感梯度场。以颅脑横断面为例,先在上下方向施加层面选择梯度场,在横断面施加 90°脉冲,然后在左右方向施加另一个层面选择梯度场,在矢状面施加 180°脉冲。由于施加 90°激发的横断面和 180°激发的矢状面相互垂直,两者相交的一条线上同时接受了 90°和 180°脉冲,因而回波来自于两平面相交的一条线上的组织。保持 90°激发的层面不变,而改变 180°激发的矢状面的位置,就采集到左右位置不同的许多条前后方向线状组织的信号,相互叠加即成为一个平面。由于每个回波采集到的是一条线,因此称为线扫描,线扫描采集的每个回波是一维的,只有频率编码,由于利用不断变换位置的矢状面激发来代替相位编码,因而线扫描没有相位编码。

6. 摄片方法

(1) 按顺序拍摄定位片、T1WI 和 DWI 图像。

(2) 按顺序拍摄 ADC 图和计算 ADC 值。

(3) 对病变部位作适当标记。

(三) MR 灌注加权成像

PWI 属于广义的 MR 脑功能成像技术,主要反映组织微循环的分布及其血流灌注情况、评估局部组织的活力和功能。

1. 适应证与禁忌证

(1) 适应证:脑缺血性病变的诊断;脑肿瘤的血供研究。

(2) 禁忌证:同全脑 MRI 检查技术。

2. 检查前准备　同全脑 MRI 检查技术。

3. 一般检查技术和硬件选择

(1) 线圈:头部线圈。

(2) 体位、采集中心和范围:同全脑 MRI 检查技术。

(3) 定位成像:一般采用快速扫描序列,采集矢状面作为定位像。

(4) FOV:240 mm。

(5) 采集矩阵/重建矩阵:256×192/512×256。

4. 常用 PWI 技术　PWI 临床上应用尚不普及,技术上也不是很成熟。比较常用的有 2 种方法,即①对比剂首过灌注成像;②动脉血质子自旋标记法。

(1) 对比剂首过灌注法:又称为磁敏感性对比剂动态首过团注示踪法。其基本原理是:当顺磁性对比剂团注瞬间首过毛细血管床时,可导致成像组织的 T1、T2* 值缩短,以 T2* 值缩短明显。通过检测对比剂首次流经组织时引起组织的信号强度变化,计算出其 T1 或 T2* 值的变化,组织 T1 或 T2* 值的变化代表组织中对比剂的浓度变化。通过适当数学模型的计算可得到组织血流灌注的半定量信息,如组织血流量、血容量和平均通过时间等。

Gd-DTPA 是顺磁性非特异性细胞外液对比剂,血液中的 Gd-DTPA 将使血液的 T1 和 T2 值降低,在一定浓度范围内,血液 T1 值和 T2* 值的变化与血液中对比剂的浓度呈线性关系。即:$\Delta(1/T_1)=k[Gd]$;$\Delta(1/T2^*)=k[Gd]$。式中 $\Delta(1/T1)$ 和 $\Delta(1/T2^*)$ 表示 T1 值和 T2* 值的变化率;[Gd]表示对比剂浓度;k 是常数,与对比剂、组织结构、主磁场强度等因素有关。

临床上 PWI 常用高压注射器将 Gd-DTPA 快速注入周围静脉,采用时间分辨力足够高的快速 MR 成像序列,对目标器官进行连续多时相扫描,通过组织随时间变化的信号强度来反映组织的血流动力学信息。

实际上,可以根据 T1 值或 T2* 值的变化率公式,采用 T1WI 序列或 T2*WI 序列进行 PWI。由于 Gd-DTPA 不能通过正常血脑屏障,脑灌注加权成像一般多采用 T2*WI 序列,最常用是 GRE-EPI 序列的 T2*WI。在脑组织外的其他器官,由于对比剂可进入组织间隙,很好地发挥其短 T1 效应,因此可采用快速 T1WI 序列,如多次激发 IR-EPI 序列的 T1WI。利用超快速成像方法,得到信号强度-时间曲线,计算相对脑血容量(relative cerebral blood volume, rCBV)、相对脑血流量图(relative cerebral blood flow, rCBF)、平均通过时间(mean transit time, MTT)等(图 9-5-17)。

(2) 动脉血质子自旋标记法(arterial spin labeling, ASL):该方法利用动脉血中的质子作为内源性对比剂,通过采用反转脉冲进行预先标记,当其进入成像层面时因被标记而得以检测,或者对成像层面施加饱和脉冲,通过检测流入的未饱和质子来获得灌注信息,如血流量图,通过时间及估计饱和程度。该技术上正在逐渐成熟,并在临床上应用逐步展开。

5. 摄片方法

(1) 按顺序拍摄定位片、T1WI 和灌注加权序列图像。

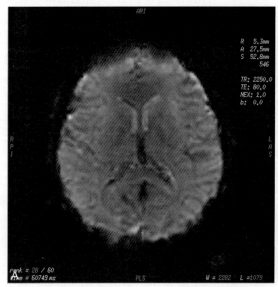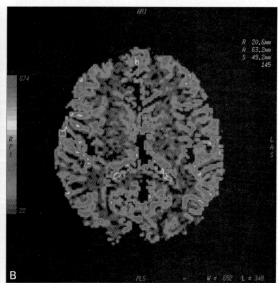

图 9-5-17 MR-PWI
A. 为 MR-PWI;B. 伪彩图像。

（2）拍摄工作站处理显示的正常灰白质、病灶的信号强度-时间变化曲线。

（3）拍摄工作站处理显示的 rCBV、rCBF、MTT 等伪彩图像。

（4）对病变部位做适当标记。

（四）MR 波谱技术

MR 波谱（MR spectroscopy，MRS）是一种利用磁共振现象中的化学位移作用，对一系列特定原子核及其化合物进行分析的方法，是目前唯一能够无创地检测活体组织内化学物质的方法，能提供组织的代谢信息。一般先行 MRI 检查，根据图像所提示的病变部位，对兴趣区进行 MRS 检查。最常用于颅脑[1]H-MRS 的方法有：SE 序列单体素波谱法（single voxel spectroscopy，SVS）和化学位移成像（chemical shifting imaging，CSI），可检测外伤、肿瘤或癫痫患者脑组织的代谢情况。需要特别提出的是：不能单独依靠 MRS 信息进行定性诊断，代谢信息有助于对部分病变的进一步诊断和鉴别诊断。

1. 适应证与禁忌证

（1）适应证：①脑肿瘤的诊断和鉴别诊断。②代谢性疾病的脑改变。③脑肿瘤治疗后复发与肉芽组织的鉴别。④脑缺血疾病的诊断和鉴别诊断。

（2）禁忌证：同全脑 MRI 检查技术。

2. 检查前准备 检查时间较长，应向受检者做好解释，取得受检者的配合。其他同全脑 MRI 检查

技术。

3. 一般检查技术和硬件选择

（1）线圈：头部线圈。

（2）体位、采集中心和范围：同全脑 MRI 检查技术。

（3）定位成像：常规采用快速扫描序列，采集矢状面定位像。

（4）FOV：240 mm。

（5）采集矩阵/重建矩阵：256×192/512×256。

4. MRS 技术特点

（1）得到的是代谢产物的信息，通常用数值或谱线表示，而非解剖图像。

（2）对 MRI 仪的磁场均匀度要求较高。

（3）主磁场强度增高有助于提高 MRS 质量，不仅信噪比提高，代谢产物的进动频率差异增大，可更好区分各种代谢产物。

（4）信号较弱，需要多次采集才能获得足够的信噪比。

（5）得到的代谢产物含量是相对的，因此通常以 2 种或 2 种以上代谢产物含量比值来反映组织的代谢变化。

（6）通过特殊的技术，可以对不同磁性原子核相关的代谢产物进行 MRS 分析，目前可用于医学领域 MR 波谱研究的原子核有[1]H、[31]P、[12]C、[23]Na、[19]F、[7]Li 等，其中以[1]H 和[31]P 应用最为广泛。

（7）需要选择一种比较稳定的化学物质作为某种磁性原子核相关代谢产物的进动频率参照物，

如[1]H MRS 常选用三甲基硅烷（trimethylsilane）作为参照物，^{31}P MRS 采用磷酸肌酸作为参照物。

5. 常用 MRS 技术　MRS 可以采用的定位和信号产生方式很多，目前临床研究较多的[1]H MRS 常采用激励回波采集模式（stimulated echo acquisition mode，STEAM）和点解析波谱（point-resolved spectroscopy，PRESS）技术。

（1）STEAM 技术：采用 3 个 90°脉冲，通过 3 个不同方向的层面梯度场，这 3 个 90°脉冲分别施加在 3 个相互垂直的层面上，3 个平面相交得到点状容积信号。STEAM 技术简单直接，可采用的 TE 相对较短；缺点是信噪比较低。

（2）PRESS 技术：采用 1 个 90°脉冲和 2 个 180°复相脉冲，层面选择梯度场的施加与 STEAM 技术相同，得到自旋回波信号。其优点是信噪比较高，缺点是最短的 TE 相对较长，但目前新型 1.5 T 扫描机上 PRESS 技术的最短 TE 可达 40 ms 以下。

目前临床型 MRI 仪上不仅可以进行单体素 MRS 采集（图 9-5-18），也可进行二维多体素 MRS 和三维 MRS 采集，并可将 MRS 的信号变化标记到 MRI 图像上，直观显示代谢情况，称为 MRS 成像（MRS imaging，MRSI）。

6. 摄片方法

（1）按顺序拍摄定位片、T1WI 及 T2WI。

（2）拍摄工作站处理显示的正常灰白质、病灶的 MRS 谱线图或 MRS 图像。

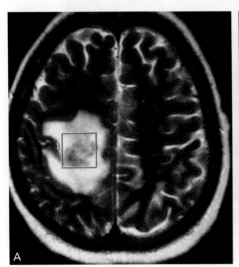
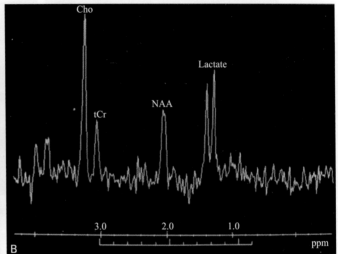

图 9-5-18　MRS
A. MRS 单体素定位图；B. MRS 谱线图。

（五）脑功能成像（fMRI）

脑 fMRI 是一项 20 世纪 90 年代初才开展的，以 MRI 研究活体脑神经细胞活动状态的新颖检查技术。它主要借助快速或超快速 MR 扫描序列，测量人脑在思维、视、听觉，或肢体活动时，相应脑区脑组织的血流量（CBV）、血流速度（CBF）、血氧含量（oxygenation）以及局部灌注状态等的变化，并将这些变化显示于 MRI 图像上，是目前神经学研究最活跃的领域之一。脑 fMRI 检查主要有造影法、血氧水平依赖对比法（blood oxygen level dependent，BOLD）。

BOLD 技术是以脱氧血红蛋白的磁敏感性为基础的成像技术。其基本原理是：当大脑受到某种刺激或执行一项任务时，相应区域大脑皮质活动增加，脑活动的增加伴随局部血流灌注和氧耗的增加，脑功能区皮质微血管的血流量、流速及脑血管容量增加，而细胞耗氧量增加相对并不明显，两者增加的不成比例导致功能活动区氧合血红蛋白增加，脱氧血红蛋白减少。由于人体血液中的氧合血红蛋白是抗磁性物质，脱氧血红蛋白是顺磁性物质，综合效应导致 T2 弛豫时间延长，MR 信号增强（图 9-5-19）。

脑 fMRI 检查目前更多的是用于科学研究，帮助确定脑组织的功能部位。临床已用于脑部手术前计划的制定；如癫痫手术时，通过 fMRI 检查识别并保护功能区；了解卒中偏瘫患者脑的恢复能力的评估，以及精神疾病神经活动的研究等（图 9-5-20）。

摄片时应注意：①按顺序拍摄定位片、T1WI；②拍摄工作站处理显示的二维和（或）三维伪彩图像。

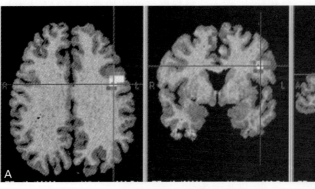
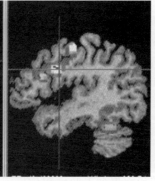
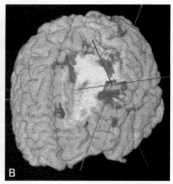

图 9-5-19　fMRI
A. fMRI 二维图像；B. fMRI 三维图像。

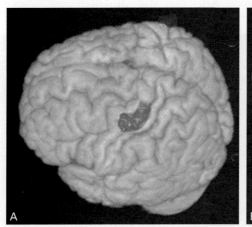
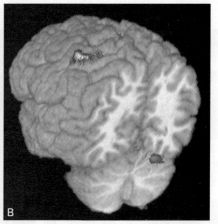

图 9-5-20　活动右手 fMRI（A、B）

第二节

脊髓 MRI

脊髓疾病包括先天性异常、变性及肿瘤等。脊髓疾病平片诊断价值有限，主要依靠 CT 和 MRI，其中 MRI 能比较全面地显示脊髓全程和病变上下平面，可确切显示脊髓大小、脊髓内外的病变及脊髓移位程度。对脊髓病变的定位和定性诊断最为准确可靠，通常是首先的影像学检查方法。

一、常规 MRI 检查

（一）适应证与禁忌证

1. 适应证　①脊髓外伤：尤其是伴有或不伴有脊椎骨折的脊髓损伤；②椎管肿瘤：包括脊髓内、脊髓外、硬膜下、硬膜外肿瘤；③脊髓血管畸形；④脊柱脊髓先天性发育畸形：包括脊柱裂、脊膜膨出、脊髓脊膜膨出等；⑤脊柱脊髓感染性病变：包括脊柱结核、化脓性脊柱炎、脊髓炎等；⑥获得性代谢性和变性脊髓疾病：如多发性硬化等。

2. 禁忌证　①严重心、肝、肾功能衰竭者不宜做 MR 检查。②安装心电起搏器或带金属植入者。③术后体内留有铁磁性金属夹子者。④成像部位有金属固定物植入者。⑤早期妊娠（3 个月内）的妇女应避免 MRI 检查。⑥MRI 对比剂过敏，或肾功能低下禁忌 MRI 增强检查。

（二）检查前准备

同颅脑常规 MRI 检查。

（三）一般检查技术和硬件选择

1. 线圈　颈、胸、腰相控阵线圈或表面线圈；颈部可用马鞍形表面线圈。

2. 体位、采集中心和范围　仰卧、头先进。采集中心和范围根据具体病变位置而定，或分段成像，或全脊柱成像。

（四）常规成像方位、相关脉冲序列及其参数

1. 扫描组合　包括矢状面 T1WI、T2WI；横断面和（或）冠状面 T1WI、T2WI。推荐组合：矢状面 SE‑T1WI、TSE‑T2WI 和横断面 SE‑T1WI 或 TSE‑T2WI。常规采用 SE‑T1WI、TSE 或 GRE‑T2WI 序列成像；联用或不联用脂肪抑制技术。可选用预饱和、外周门控、流动补偿、去相位包裹等功能。

2. 定位成像　一般采用快速扫描序列，采集冠状面定位像（图 9‑5‑21）。

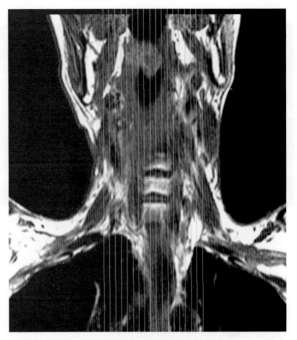

图 9‑5‑21　颈髓矢状面扫描定位像，采用冠状面 T1WI

3. 矢状面成像　以冠状面图像定位，常规在体轴方向上与中线平行；相位编码选择上下方向（图 9‑5‑22）。

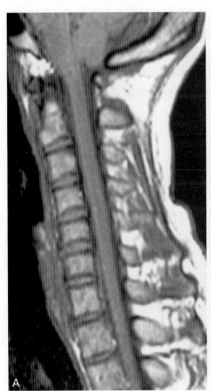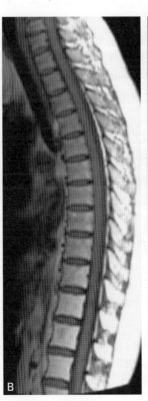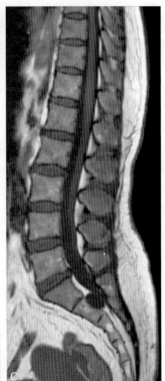

图 9‑5‑22　矢状面 T1WI

A. 颈髓；B. 胸髓；C. 腰椎管。

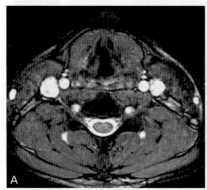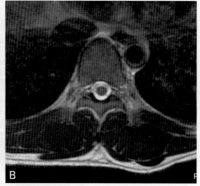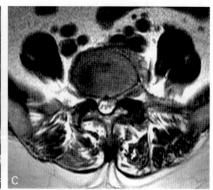

图 9 - 5 - 23 脊髓横断面 T2WI
A. 颈髓;B. 胸髓;C. 腰椎段。

4. 横断面成像 以矢状面图像定位,设定扫描层数、采集矩阵,各段扫描线在矢状面上与脊髓垂直。相位编码方向取前后方向(图 9 - 5 - 23)。

5. 冠状面成像 以矢状面图像定位,设定扫描层数、采集矩阵,各段扫描线在矢状面上与脊髓平行。相位编码方向取左右方向。

6. 增强扫描 采用快速手推方式或高压注射器注射顺磁性对比剂(常用 Gd - DTPA)10~15 mL,注射完后即开始增强扫描,常规加扫矢状面、横断面,成像程序、扫描层面同增强前 T1WI 序列一致,部分病例可根据需要增加增强后 5 min 延迟扫描。对一些肿块或结节性病变的鉴别诊断可以采用动态增强扫描;增强后的 T1WI 可根据需要联用或不联用脂肪抑制技术。

7. 参数 常规采用多层采集模式。

(1) FOV/R - FOV:矢状面、冠状面 250~320 mm/100%,横断面 150~180 mm/100%。

(2) 采集矩阵/重建矩阵:256×192/512×256。

(3) NSA:2~4 次。

(4) 层厚/层间距:矢状面 3~4 mm/0~0.5 mm;横断面 5~8 mm/0~1.5 mm。

(5) 层数:矢状面、冠状面 8~10 层;横断面 15~25 层(T1WI/T2WI 保持一致),包括整个病变及上下数个层面。

(6) 相关时间参数:①SE - T1WI:TR = 440~500 ms,TE = 10~15 ms;②TSE - T2WI:TR = 3 000~4 000 ms,TE=100~120 ms,ETL 16~32;③FLAIR - T1WI:TR 2 000 ms,TE 20 ms,TI 780~

800 ms;④STIR - T2WI:TR3 000 ms,TE42 ms,TI 100~120 ms;⑤FGRE - T2* WI:TR50~60 ms,TE 3.1 ms,TL20°。

(五) 其他注意事项

(1) 颈髓 MRI 采集中心对准下颌联合下缘。

(2) 病变在第 8 胸椎平面以上,胸髓成像时上端要平第七颈椎;病变在第 8 胸椎平面以下,下端要平第 1、2 腰椎。如果需做全胸椎扫描,应在体表做标记,以供定位诊断时使用。采集中心对准胸骨中心。

(3) 腰髓、腰椎管 MRI 以脐为采集中心。

(4) 脊柱骨转移需做矢状面 T2WI 加脂肪抑制序列或梯度回波脉冲序列成像。

(5) 炎性病变 T2WI 要用脂肪抑制序列,并需做增强扫描确诊。

(6) 如病灶 T1WI 表现为高信号,须加做脂肪抑制序列。

(7) 外伤病例须加做脂肪抑制序列。

(8) 遇 T1WI 高信号病灶及肿瘤占位性病例,须于增强前做脂肪抑制序列。

(9) 增强扫描要做矢状面、横断面及冠状面扫描,并且至少有一个方位加脂肪抑制序列。

(六) 摄片方法

(1) 按顺序拍摄定位片和各个成像序列的扫描图像。

(2) 对于同方位平面、不同成像序列图像应对应放置。

二、特殊 MRI 检查

MR 脊髓成像或 MR 椎管造影（即 MR myelography，MRM），又称脊髓水成像，采用重 T2 加权快速自旋回波序列加脂肪抑制技术，获得在暗背景下含液解剖结构呈亮白高信号的特点。MRM 呈现脊髓蛛网膜下腔脑脊液影像成像类似椎管造影效果（图 9-5-24），MRM 有助于显示神经根出硬脊膜囊时的形态、与脊髓圆锥相连接的状态和马尾空间的解剖关系；可以提供椎间盘、骨赘与神经根轴、马尾之间的解剖关系，与 MRI 结合目前已经基本替代脊髓碘造影。主要适应证包括：椎管内肿瘤、椎管畸形、脊神经鞘袖病变、脊柱退行性病变、脊柱外伤等。

目前用于 MRM 的序列有：三维 True FISP 序列、二维或三维 TSE 序列、二维或三维单次激发 TSE 序列。

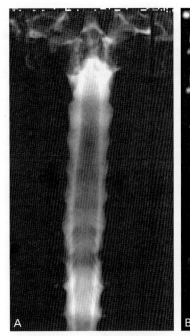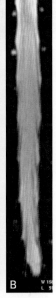

图 9-5-24　MRM
A. 颈段椎管；B. 腰段椎管。

（陆建平　张闽光　王晨光　杨玉婵）

·参·考·文·献

［1］唐竹吾. 中枢神经系统解剖学［M］. 上海：上海科学技术出版社，1986.

［2］荣独山，王快雄. X 线诊断学［M］. 2 版. 上海：上海科学技术出版社，1988.

［3］沈天真，陈星荣. 神经影像学［M］. 上海：上海科学技术出版社，2004.

［4］沈天真，陈星荣. 中枢神经系统计算机体层摄影（CT）和磁共振成像（MRI）［M］. 上海：上海医科大学出版社，1992.

［5］耿道颖. 脊柱和脊髓影像诊断学［M］. 北京：人民军医出版社，2008.

［6］许乙凯，陈建庭. 脊柱和脊髓疾病影像诊断学［M］. 北京：人民卫生出版社，2002.

［7］耿道颖，沈天真，Chi-Shing Zee. 颅脑影像鉴别诊断学［M］. 北京：人民军医出版社，2009.

［8］吴恩惠. 中华影像医学　中枢神经系统卷［M］. 北京：人民卫生出版社，2004.

［9］张晓东，唐秉航，李芳云. 256 层螺旋 CT 低剂量心脑血管联合成像初步研究［J］. 中华放射学杂志，2011，45

（11）：1008-1012.

［10］熊兵，陈伟建，付风丽. CT 灌注表面通透性对预测急性缺血性脑卒中后出血性转化的意义［J］. 中华放射学杂志，2012，46（7）：593-597.

［11］王效春，高培毅，薛静. CT 灌注原始图像不匹配模型评价急性缺血性脑卒中缺血半暗带和梗死核心的价值［J］. 中华放射学杂志，2009，43（3）：231-234.

［12］郝品，李坤成，李可. 基于体素的 MRI 形态分析诊断 Alzheimer 病的价值［J］. 中华放射学杂志，2005，39：1028-1033.

［13］张春燕，张云亭，张敬. 正常成人脑结构年龄相关性变化的扩散张量成像研究［J］. 中华放射学杂志，2006，40（1）：22-28.

［14］谢晟，武鸿坤，肖江喜. 轻度 Alzheimer 患者与正常老年人全脑灰质基于体系的形态学比较［J］. 中华放射学杂志，2006，40（11）：1136-1138.

［15］张冰，张鑫，李茗. 额颞叶变性亚型与阿尔茨海默病的脑灰质萎缩模式的结构 MRI 研究［J］. 中华放射学杂志，2012，46（7）：586-592.

［16］ 李飞,吕粟,黄晓琦.应用优化的基于体素的形态测量学方法显示强迫症患者脑灰质异常［J］.中华放射学杂志,2011,45(4):332-335.

［17］ 李坤成,陈楠.建立中国正常成年人包含结构和功能标准脑的必要性［J］.中华放射学杂志,2007,41(3):325-326.

［18］ 钟进,张云亭.扩散张量成像在急性脑梗死的临床应用［J］.中华放射学杂志,2005,39:677-681.

第十篇

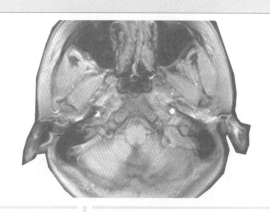

头颈部

陶晓峰　沙　炎　成建明　审读

　　头颈部影像学检查在传统放射学时代的临床实用价值非常有限,进入 CT、MRI 时代后,这两种新的检查手段基本上能解决绝大部分病变的诊断问题。但由于头颈部的解剖结构复杂,神经、血管走行的通道细小,且变异较多,每一个体的发育均不相一致。为此,对于头颈部解剖学基础知识及各种检查方法的适应证均在不断探索中。但目前眼部、颞骨、鼻窦、咽部、喉部的影像学检查已成为临床医学的常规检查方法。

　　与此同时,口腔的影像学检查也由于口腔全景摄影机及锥形束 CT 等新成像设备的发展,在牙齿及颌面外科中的应用逐渐普及。

(詹松华　曹厚德)

第一章
头颈部应用解剖

头颈部介于头与胸、上肢之间。本章主要介绍上自颅底,下至胸廓入口的区域,包括眼眶与眼、耳、鼻与鼻窦、咽与喉、口腔、甲状腺与甲状旁腺等器官以及周围的重要血管、神经等。

第一节
大体解剖

一、眼眶与眼

(一)眼眶

眼眶为底朝前外,尖向内后的一对四棱锥形腔,可分为上、下、内侧、外侧四壁,容纳眼球及附属结构。

1. 眶底　眶底即眼眶的前缘,稍呈椭圆形。眶上缘中内 1/3 交界处有眶上孔或眶上切迹;眶下缘中部有眶下孔。

2. 眶尖　眶尖即眼眶的后方出口,指向后内,尖端有一圆形的视神经管口,与颅中窝相通。

3. 上壁　眶上壁由额骨眶部及蝶骨小翼构成,上为颅前窝。前外侧份有一凹陷,称为泪腺窝,容纳泪腺。

4. 内侧壁　眶内侧壁最薄,由前向后为上颌骨的额突、泪骨、筛骨眶板和蝶骨体,与筛窦和鼻腔相邻。前下份有一长圆形凹陷,称为泪囊窝,容纳泪囊,向下经鼻泪管通鼻腔。

5. 下壁　眶下壁由上颌骨构成,下方为上颌窦。

下壁和外侧壁交界处后份有眶下裂向后通颞下窝和翼腭窝,裂中部眶下沟,向前经眶下管,开口于眶下孔。

6. 外侧壁　眶外侧壁较厚,由颧骨和蝶骨大翼构成。外侧壁与上壁交界处的后份有眶上裂向后通颅中窝。

(二)眼球

眼球(图 10-1-1)是视器的主要部分,近似球形,位于眶内,后部借视神经连于间脑的视交叉。眼球由壁和内容物构成。

1. 眼球壁　眼球壁由外向内依次为眼球纤维膜、眼球血管膜和视网膜 3 层。

(1)眼球纤维膜:眼球纤维膜由纤维结缔组织构成,具有支持和保护作用。前 1/6 为无色透明的角膜,后 5/6 为乳白色不透明的巩膜。

(2)眼球血管膜:眼球血管膜呈棕黑色,有前向后分为虹膜、睫状体和脉络膜 3 部分。

(3)视网膜:视网膜分为外层的色素上皮层和内层的神经层。

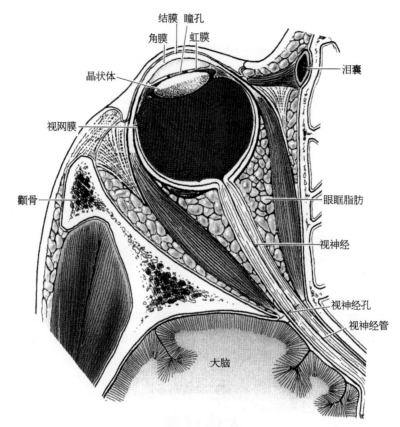

结膜 瞳孔
角膜 虹膜
晶状体
泪囊
视网膜
眼眶脂肪
颧骨
视神经
视神经孔
视神经管
大脑

图 10-1-1 眼眶横断面

2. 眼球内容物

（1）房水：房水为无色透明的液体，充满角膜与晶状体之间的眼房。房水为角膜和晶状体提供营养并维持正常的眼压。

（2）晶状体：晶状体位于虹膜的后方，玻璃体的前方，呈双凸透镜状；无色透明，富有弹性，不含血管和神经。是眼球屈光系统的主要结构。

（3）玻璃体：玻璃体是无色透明的胶状物质，充填于晶状体与视网膜之间，约占眼球内腔的 4/5。对视网膜有支撑作用。

（三）眼附属结构

1. 眼睑 眼睑位于眼球的前方，分上睑和下睑，是保护眼球的屏障。上下睑之间的裂隙称睑裂，睑裂两侧上下睑结合处分别称为内眦和外眦。

2. 结膜 结膜是一层薄而光滑透明、富含血管的黏膜。覆盖于眼球前面的为球结膜；衬覆于上下睑内面的为睑结膜；睑结膜与球结膜互相移行处称结膜穹隆。

3. 泪器 泪腺位于眶上壁前外侧部的泪腺窝内，分泌泪液。泪液具有防止角膜干燥和冲洗微尘、灭菌作用。多余的泪液经内眦附近泪点上的上、下泪小管开口，进入上、下泪小管，流入泪囊，经鼻泪管流

至下鼻道外侧壁前部。

4. 眼球外肌 眼球外肌为骨骼肌，包括上提上眼睑的上睑提肌和运动眼球的 4 块直肌、2 块斜肌。

5. 眶脂体 眶脂体是填充于眼眶内眼球、眼球外肌、视神经等结构之间的脂肪组织。起到固定、保护眶内结构以及缓冲外来振动的作用。

6. 眶筋膜 眶筋膜包括衬于眶壁内面的眶骨膜、眶脂体与眼球之间的眼球筋膜鞘、包绕眼球外肌的眼肌筋膜鞘以及位于睑板与眶上下缘之间、与眶骨膜连续的眶隔。

二、耳

（一）外耳

外耳包括耳郭、外耳道和鼓膜 3 部分。外耳道是从外耳孔至鼓膜的管道，外 1/3 为软骨部，与耳郭的软骨相延续；内 2/3 为骨性部。鼓膜亦为中耳鼓室的外侧壁。

（二）中耳

中耳由鼓室、咽鼓管、乳突窦和乳突小房组成（图10-1-2）。

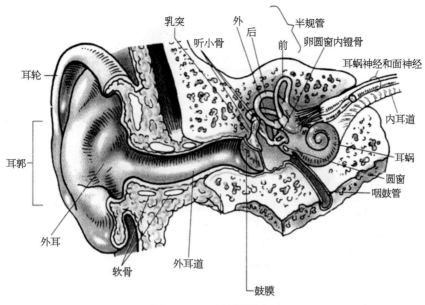

图 10-1-2　耳剖面模式图

1. 鼓室　鼓室是位于颞骨岩部内含气的不规则小腔。鼓室有 6 个壁：①外侧壁大部分为鼓膜,鼓室鼓膜以上的空间为鼓室上隐窝,此部的外侧壁为骨性部；②上壁为颞骨岩部的鼓室盖,分隔鼓室与颅中窝；③下壁称颈静脉壁,仅为一薄层骨板,分隔鼓室和颈静脉窝内的颈静脉球；④前壁称为颈动脉壁,即颈动脉管的后壁,下方有咽鼓管鼓室口；⑤内侧壁称为迷路壁；⑥后壁称为乳突壁,上部有乳突窦入口。鼓室内有听小骨 3 块,即锤骨、砧骨和镫骨,构成听小骨链,起到传导声波的作用。

2. 咽鼓管　咽鼓管连通鼻咽部与鼓室,长约 3.5～4.0 cm。可以保持鼓室内外两面的压力平衡。咽鼓管鼓室口开口于鼓室前壁下方,咽口开口于鼻咽侧壁。

3. 乳突窦和乳突小房　乳突窦鼓室上隐窝的后方；乳突小房为颞骨乳突部内的许多含气小腔隙,互相连通。乳突窦为鼓室和乳突小房之间的通道。

(三) 内耳

内耳又称为迷路。全部位于颞骨岩部的骨质内,在鼓室内侧壁与内耳道底之间,其形状不规则,构造复杂,由骨迷路和膜迷路两部分组成。骨迷路是颞骨岩部骨质所围成的不规则腔隙,膜迷路套于骨迷路内,是密闭的膜性管腔或囊。膜迷路内充满内淋巴,膜迷路与骨迷路之间充满外淋巴,内外淋巴互不相通。

前庭位于迷路的中间部分,其后上方与半规管相通,前方为形似蜗牛壳的耳蜗。

内耳道位于颞骨岩部后面中部,骨迷路的内侧壁邻接内耳道的底部,从底部至内耳门长约 10 mm。内耳道内有前庭蜗神经、面神经和迷路动脉穿行(见图 10-1-2)。

三、鼻与鼻窦

(一) 外鼻

外鼻以鼻骨和鼻软骨为支架,分为骨部和软骨部。

(二) 鼻腔

鼻腔是由外鼻覆盖并向后上延伸的腔隙,被鼻中隔分为左右两半。向前下通外界处称鼻孔,向后通鼻咽处称鼻后孔(图 10-1-3)。

鼻中隔由筛骨、犁骨和鼻中隔软骨构成支架表面覆以黏膜。鼻腔外侧壁自上而下可见上、中、下 3 个鼻甲,上、中鼻甲之间为上鼻道,中、下鼻甲之间为中鼻道,下鼻甲以下为下鼻道。上鼻甲的后上方多数人有最上鼻甲,最上鼻甲或上鼻甲的后上方与蝶骨体之间的凹陷为蝶筛隐窝。

(三) 鼻窦

鼻窦又称为鼻旁窦或副鼻窦(图 10-1-4),是鼻腔周围颅骨的含气腔,开口于鼻腔。有 4 对鼻窦,左右相对分布,包括额窦、筛窦、蝶窦和上颌窦。有温暖、湿润空气及对发音产生共鸣的作用。

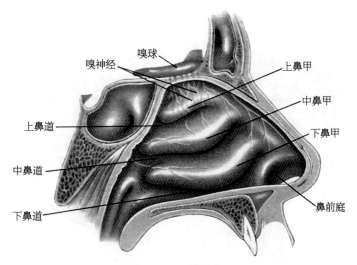

图 10-1-3 鼻腔外侧壁

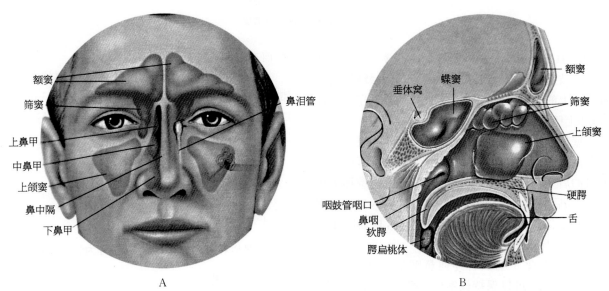

图 10-1-4 鼻旁窦
A. 鼻旁窦正面观；B. 鼻旁窦侧面观。

1. 额窦　额窦位于额骨眉弓的深部，左右各一，底向下，尖向上，边缘可呈分叶状。大小不一，可不对称，多有中隔。开口于中鼻道。

2. 筛窦　筛窦是指位于鼻腔外侧壁上部与两眶之间筛骨迷路内的小气房，每侧有 3~18 个。依部位将筛窦分为前组筛窦和后组筛窦。

3. 蝶窦　蝶窦位于蝶骨体内，由隔分为左右两侧，开口于蝶筛隐窝。

4. 上颌窦　上颌窦位于上颌骨体内，呈三角锥体形，有 5 个壁，前壁为上颌骨体前面的尖牙窝，骨质较薄；后壁与翼腭窝毗邻；内侧壁即鼻腔的外侧壁；上壁为眼眶下壁；底壁即上颌骨的牙槽突。上颌窦开口于中鼻道。

四、咽与喉

（一）咽

咽既是消化道，又是呼吸道，呈上宽下窄，前后略扁的漏斗状，长约 12 cm。人为地将咽腔分为鼻咽、口咽和喉咽 3 部分（图 10-1-5）。

1. 鼻咽　鼻咽为咽腔的上部，鼻腔向后通于此部。后上壁为咽穹隆；侧壁于下鼻甲后端后方 1 cm 处，有一漏斗形小孔，称为咽鼓管口，由此通咽鼓管至鼓室。此后方的隆起称咽鼓管圆枕，圆枕后方为咽隐窝，是鼻咽癌的好发部位。

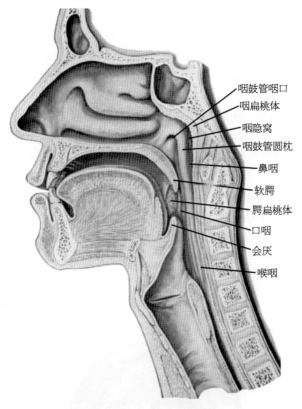

图 10 - 1 - 5 咽喉部正中矢状面

2. 口咽 口咽位于咽峡后方,口腔向后通于此。口咽的前壁主要为舌根后部,此处有一呈矢状面的黏膜皱襞,称舌会厌正中襞,连于舌根后部正中于会厌之间,此襞两侧深窝称会厌谷,为食物和异物易停留处。

3. 喉咽 喉咽为咽腔的下部,相当于喉的后方。喉咽腔上部前方可见喉入口,喉入口的两侧下方有深陷的梨状隐窝,食物和异物易停留此处。喉咽腔下部前壁为喉的后壁。

(二) 喉

喉主要由喉软骨和喉肌构成,既是呼吸的通道,又是发音的器官。上界是会厌上缘,下界为环状软骨下缘(图 10 - 1 - 6)。

1. 喉软骨

(1)甲状软骨:甲状软骨构成喉的前壁和侧壁四边形的左、右软骨板在前缘愈着处称前角,前角上端突出,称为喉结,成年男子尤为明显。

(2)环状软骨:环状软骨位于甲状软骨下方,是喉软骨中唯一完整的软骨环。环状软骨平对第 6 颈椎。环状软骨的完整对支撑呼吸道,保持其通畅具有重要作用,损伤能产生喉狭窄。

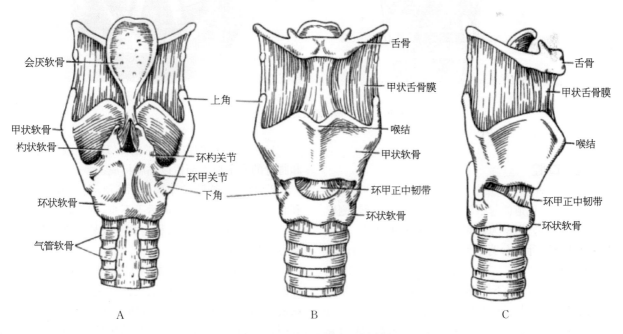

图 10 - 1 - 6 喉软骨及其连接的韧带
A. 后面观;B. 前面观;C. 右侧面观。

(3)会厌软骨:会厌软骨位于舌骨体后方,呈上宽下窄的叶状,下端借甲状会厌韧带连于甲状软骨前角内面上部。会厌软骨被覆黏膜构成会厌,是喉开口处的活瓣,阻止咽下物入喉。

(4)杓状软骨:杓状软骨成对,位于环状软骨后上缘两侧。有声韧带附着于环状软骨底部向前伸出的声带突上。

2. 喉的连接 喉的连接包括软骨间的连接及舌

骨、气管与喉之间的连接。

（1）甲状舌骨膜：甲状舌骨膜位于舌骨与甲状软骨上缘之间。

（2）环甲关节：环甲关节由环状软骨的甲关节面和甲状软骨下角构成。

（3）环杓关节：环杓关节由环状软骨的杓关节面和杓状软骨底的关节面构成。

（4）方形膜：方形膜起始于甲状软骨前角后面和会厌软骨两侧缘，向后附着于杓状软骨前内侧缘。其下缘游离称前庭韧带，构成前庭襞的支架。

（5）弹性圆锥：弹性圆锥又称为环声膜，起自甲状软骨前角后面，扇形向后、向下止于杓状软骨声带突和环状软骨上缘。其上缘游离增厚，形成声韧带，连同声带肌及覆盖于其表面的喉黏膜一起构成声带。

（6）环状软骨气管韧带：环状软骨气管韧带为连接环状软骨下缘和第1气管软骨环的结缔组织膜。

3. 喉肌　喉肌系横纹肌，是发音的动力，具有紧张和松弛声带，缩小或开大声门裂以及缩小喉口的作用，包括环甲肌、环杓后肌、环杓侧肌、甲杓肌和杓肌。

4. 喉腔　喉腔由喉软骨、韧带和纤维膜、喉肌、喉黏膜等围成的管腔。上起自喉口，与咽腔相通；下连气管，与肺相通。喉腔侧壁有上、下各一对黏膜皱襞，上方的称为前庭襞，下方的称为声襞，借此2襞将喉腔分为前庭襞上方的喉前庭，声襞下方的声门下腔，前庭襞和声襞之间的喉中间腔。喉中间腔向两侧经前庭襞和声襞间的裂隙至喉室（图10-1-7）。

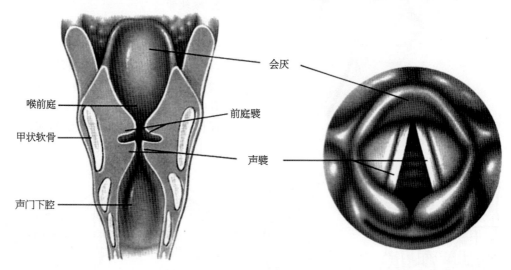

喉前庭　会厌　前庭襞　甲状软骨　声襞　声门下腔

图 10-1-7　喉的冠状面及上下观示意图

五、口腔

口腔是消化道的起始部，其前壁为上、下唇，侧壁为颊，上壁为腭，下壁为口腔底。整个口腔被上、下颌骨的齿槽突和牙齿分为前外侧的口腔前庭和后内侧的固有口腔。

口腔前庭是上、下唇和颊与上、下齿槽突和牙齿围成的空间。唇与颊由黏膜、肌肉和皮肤构成。固有口腔前为上、下齿槽突和牙齿背面，顶为腭，底为黏膜、肌和皮肤，舌在静止时位于固有口腔中。口腔周围有唾液腺。

（一）腭

腭是口腔的上壁，分隔鼻腔与口腔，腭分硬腭和软腭两部分。

1. 硬腭　硬腭位于腭的前2/3，由上颌骨的腭突和腭骨的水平板表面覆以黏膜构成。

2. 软腭　软腭位于腭的后1/3，主要由肌、肌腱和黏膜构成。其后部向后下下垂，称为腭帆。腭帆中部有垂向下方的突起，称为腭垂或悬雍垂。腭帆两侧方有腭扁桃体。

3. 腭扁桃体　腭扁桃体呈卵圆形，位于口咽侧壁的扁桃体窝内。是淋巴上皮器官，它与舌根处的舌扁桃体、咽后的咽扁桃体和咽两侧壁的咽鼓管扁桃体共同组成咽淋巴环，具有防御功能（图10-1-8）。

（二）牙齿

牙齿是人体内最坚硬的组织。具有咀嚼食物和辅助发音等作用。牙齿位于口腔前庭与固有口腔之间，镶嵌于上、下颌骨的牙槽内，分别排列成上牙弓和下牙弓。

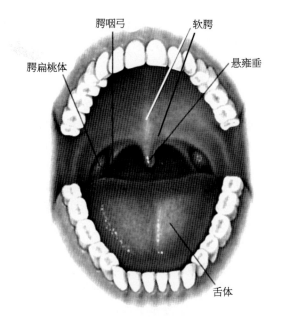

腭咽弓　软腭
腭扁桃体　　　　悬雍垂
舌体

图 10-1-8　口腔与咽峡

1. 牙齿的分类和排列　人类牙齿分为乳牙和恒牙两种。乳牙在出生后 7 个月开始萌出,至 3 岁出齐。3～6 岁为休止期。6～13 岁乳牙逐一脱落,为恒牙所更替,到 13 岁时一般长出 28 个恒牙,第三磨牙(亦称智齿)至 20 余岁开始萌出,少数人智齿终生不萌出。

乳牙(图 10-1-9)计 20 个,上、下列各 10 个,每列左、右侧各 5 个,其名称自前而后为:中切牙、侧切牙、尖牙、第一乳磨牙、第二乳磨牙。恒牙(图 10-1-10)计 32 个,上、下列各 16 个,每列左、右侧各 8 个,其名称自前而后为:中切牙、侧切牙、尖牙、第一前磨牙、第二前磨牙、第一磨牙、第二磨牙、第三磨牙。

2. 牙齿的形态和功能　每个牙齿可分为 3 个部分,外露部分为牙冠,牙龈包裹部分为牙颈,嵌于牙槽骨内者为牙根。牙冠有下列几个面:与唇或颊靠近的称为唇面或颊面,与舌相毗邻的为舌面,牙齿彼此相

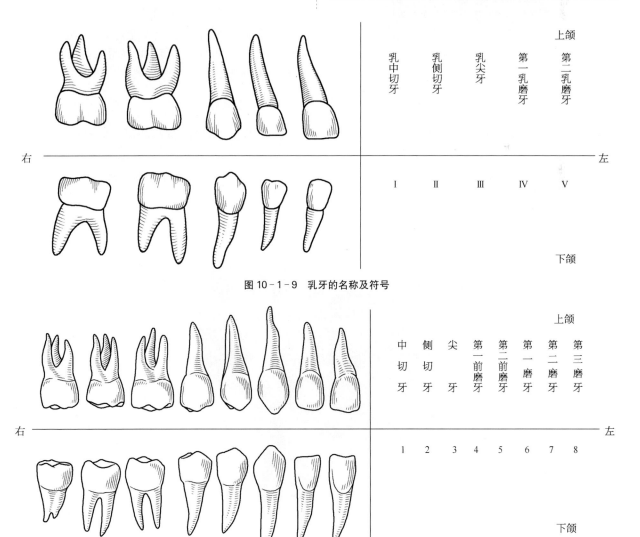

上颌

乳中切牙　乳侧切牙　乳尖牙　第一乳磨牙　第二乳磨牙

右　　　　　　　　　　　　　　　　　　　左

I　　II　　III　　IV　　V

下颌

图 10-1-9　乳牙的名称及符号

上颌

中切牙　侧切牙　尖牙　第一前磨牙　第二前磨牙　第一磨牙　第二磨牙　第三磨牙

右　　　　　　　　　　　　　　　　　　　左

1　　2　　3　　4　　5　　6　　7　　8

下颌

图 10-1-10　恒牙的名称及符号

邻的面称接触区,上、下列牙齿相互咬切的一面为咬合面(图 10-1-11)。

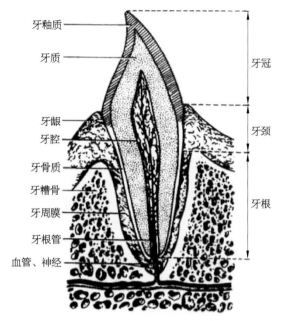

图 10-1-11 切牙矢状切面模式图

切牙颌尖牙只有单一牙根,中切牙牙冠形如凿刀,用于咬切食物。尖牙牙根较长,牙冠较尖,用于撕扯食物。前磨牙牙冠的咬合呈四边形,有颊舌 2 个牙尖,前磨牙根在牙根中部或根尖 1/3 处可分叉为颊舌 2 根。磨牙牙冠的咬合面的颊舌牙尖各有一对,磨牙牙根包括 2 个颊根(近中颊根和远中颊根)和 1 个舌根。前磨牙和磨牙有研磨和粉碎食物的功能。

3. 牙周组织 牙周组织包括牙周膜、牙槽骨和牙龈,起到保护、固定和支持牙的作用。

(三)舌

舌邻近口腔底,由横纹肌和覆在表面的黏膜构成。舌的功能是协助咀嚼和吞咽食物、感受味觉和辅助发音等。

以舌背后部的一条"V"字形的界沟为界,后 1/3 为舌根,以舌肌固定于舌骨和下颌骨等处。前 2/3 为舌体,是可游离活动部分,其前端为舌尖。舌下面正中与口腔底之间相连系的黏膜皱襞,称为舌系带,舌系带两旁各有一突起,为下颌下腺导管和舌下腺导管共同开口的舌下阜。

舌背面表面有许多小突起,统称为舌乳头。舌乳头有 4 种,分别为:①分布于舌背前 2/3、管理一般感觉的丝状乳头;②散在于舌背、舌尖和舌的两侧缘,分布有味觉神经纤维的菌状乳头;③在界沟前方排列成"V"字形的轮廓乳头,有 7~9 个,乳头表面和边缘有味蕾;④位于舌外侧缘后部的叶状乳头,每侧约有 4~8 条,具有味蕾。

(四)唾液腺

唾液腺位于口腔周围,分泌并向口腔内排泄唾液。唾液腺分大、小两类。小唾液腺分布于口腔各部黏膜内,属黏液腺,如唇腺、颊腺、腭腺和舌腺等。大唾液腺包括腮腺、下颌下腺和舌下腺三对(图 10-1-12)。

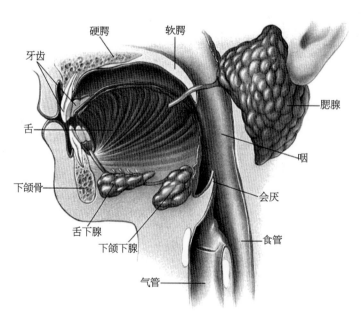

图 10-1-12 大唾液腺

1. 腮腺　腮腺是最大的唾液腺,重约 15~30 g,形状不规则,位于耳郭的前下方。其前部位于咬肌表面,后缘到达胸锁乳突肌,上缘到达外耳道并几乎到达颧弓,下端到达下颌角附近。腮腺以其内走行的面神经为界分为浅、深两叶。腮腺导管开口于平对上颌第 2 磨牙牙冠处的颊黏膜上的腮腺管乳头。副腮腺出现率约为 35%,其组织结构与腮腺相同,分布于腮腺管附近,其导管汇入腮腺管。

2. 下颌下腺　下颌下腺呈扁椭圆形,重约 15 g。位于下颌体下缘及二腹肌前、后腹所围成的下颌下间隙内,其导管起自内侧面,沿口腔底黏膜深面向前,开口于舌下阜。

3. 舌下腺　舌下腺较小,重约 2~3 g。位于口腔底的黏膜深面,下颌骨的内方。舌下腺导管有大、小两种,大管下颌下腺管汇合共同开口于舌下阜,小管约有 5~15 条,细而短,直接开口于口腔底黏膜。

（五）颞下颌关节

颞下颌关节的骨性结构由下颌骨髁状突和颞骨关节面组成,其软组织结构主要由关节盘、关节囊、关节韧带构成。从矢状面观察(图 10 - 1 - 13),髁状突的顶部有横嵴将其分为前后两个斜面,其中前斜面较小,是颞下颌关节的功能面和主要负重区之一。

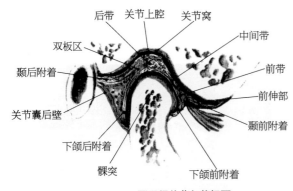

图 10 - 1 - 13　颞下颌关节矢状切面

颞骨关节面包括关节窝的凹面和形成关节结节的突起面两部分。关节结节呈突起状,也由前后两个斜面组成,其中关节结节的后斜面为功能面,也是颞下颌关节的主要负重区之一。关节盘由胶原纤维和弹力纤维组成,位于关节窝和髁状突之间,从前至后大致有四个分区:①关节盘前带;②中间带;③后带;

④双板区。侧面观关节盘厚薄不均,呈双凹形或蝶结状,关节盘后带最厚,中间带最薄,前带厚度介于中间带和后带之间。双板区分上下两层,上层称颞后附着,止于颞骨鳞骨裂;下层称下颌后附着,止于髁状突后斜面,两层之间充满富含神经血管的疏松结缔组织。关节盘前带的前方也有两个附着,即颞前附着和下颌前附着,分别止于关节结节前斜面和髁状突前斜面的前端,两附着之间为翼外肌上头肌腱,三者合称为关节盘的前伸部。关节囊由韧性较强的纤维结缔组织组成。关节盘四周与关节囊相连,并将颞骨关节面和下颌髁状突之间的关节间隙分为两个互不相通的腔隙,即上腔和下腔。上腔大而松,能让关节盘和髁状突做滑动运动;下腔小而紧,仅允许髁状突在盘下做转动运动。在每侧的颞下颌关节各有 3 条关节韧带,即:①颞下颌韧带;②蝶下颌韧带;③茎突下颌韧带。其功能主要是限制下颌运动,以免超出正常范围之外。

下颌有开闭、前后和侧向三种基本功能运动。这些运动都是通过颞下颌关节的滑动和转动这两种方式来进行的,其中开闭运动中的开颌运动又分小开颌运动(下颌下降在 2 cm 以内,仅发生在下腔的转动)、大开颌运动(下颌下降在 2 cm 以上,有滑动和转动)和最大开颌运动(髁状突在下腔内仅有转动)三个阶段。在正中闭颌状态下,髁状突横嵴上方相当于时钟 12 点的位置对应的关节盘结构是其后带,而髁状突前斜面与关节盘的中带相对应。大开颌张口运动后,关节盘随髁状突向前运动,但因盘后双板区的牵制作用,使关节盘前移动的距离小于髁状突,此时髁状突横嵴上方对应的关节盘结构是中带,即盘-髁状突关系发生改变。

六、甲状腺与甲状旁腺

（一）甲状腺

甲状腺位于颈前部,呈"H"形,分为左、右两个侧叶,之间以甲状腺峡相连。侧叶位于喉下部与气管上部的侧面,上至甲状软骨中部,下达第 6 气管软骨环,平对第 5~7 颈椎高度;峡部位于第 2~4 气管软骨环前方;约有半数人自峡部或侧叶向上突起一锥状叶,少数人峡部缺如(图 10 - 1 - 14)。

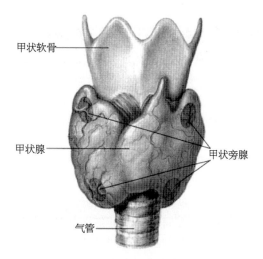

图 10-1-14 甲状腺和甲状旁腺

甲状腺侧叶与甲状软骨和环状软骨之间有韧带相连,故吞咽时甲状腺可随喉上下移动。甲状腺分泌甲状腺素,调节机体基础代谢并影响生长和发育等。

(二) 甲状旁腺

甲状旁腺是上下两对扁圆形小体,似黄豆大小。上甲状旁腺位置比较固定,位于甲状腺侧叶后缘上、中 1/3 交界处;下甲状旁腺位置变异较大,大多位于甲状腺侧叶后缘近下端的甲状腺下动脉处(图 10-1-14)。

甲状旁腺分泌甲状旁腺素,调节钙磷代谢,维持血钙平衡。甲状旁腺功能减退可引起血钙降低、手足抽搐、肢体对称性疼痛与痉挛;如甲状旁腺功能亢进,则引起骨质疏松,易发生骨折。

第二节
关键断面解剖

一、横断面

见图 10-1-15~图 10-1-29。

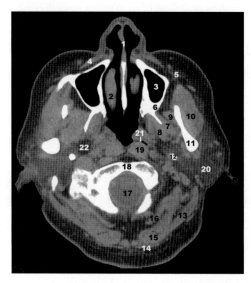

图 10-1-15 颈部横断面,经鼻咽下部层面,CT 平扫图像

1.鼻中隔软骨,2.下鼻甲,3.上颌窦,4.上唇提肌,5.颧大肌,6.上颌骨,7.翼外肌,8.翼内肌,9.颞肌(小头),10.咬肌,11.下颌升支,12.茎突,13.夹肌,14.斜方肌,15.头半棘肌,16.头后大直肌,17.硬膜囊内的脊髓,18.寰椎前弓,19.头长肌,20.腮腺,21.咽隐窝,22.咽旁间隙。

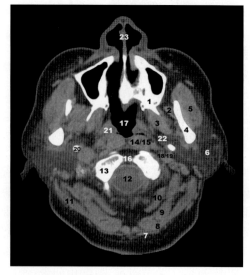

图 10-1-16 颈部横断面,经鼻咽中部层面,CT 平扫图像

1.上颌骨,2.颞肌(小头),3.翼内肌,4.下颌升支,5.咬肌,6.腮腺,7.斜方肌,8.夹肌,9.头半棘肌,10.头下斜肌,11.胸锁乳突肌,12.硬膜囊内的脊髓,13.寰椎外侧块,14.头长肌,15.颈长肌,16.寰椎前弓,17.鼻咽,18.颈内动脉,19.颈内静脉,20.茎突,21.腭帆提肌及腭帆张肌,22.咽旁间隙,23.鼻中隔软骨。

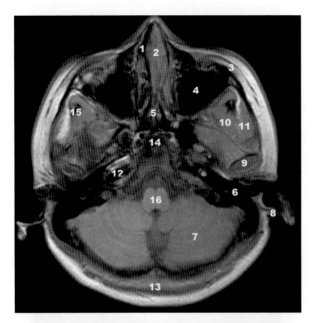

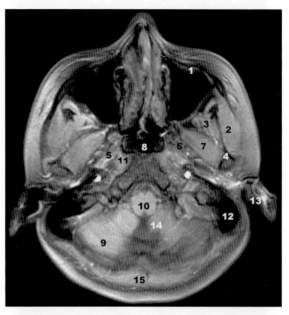

图 10 - 1 - 17 颈上部横断面,经鼻咽顶部层面,FLAIR 图像

1.鼻前庭,2.鼻中隔软骨,3.上颌骨,4.上颌窦,5.犁骨,6.乳突气房(颞骨岩部),7.小脑,8.耳郭,9.下颌髁突,10.颞肌,11.咬肌,12.颈内静脉(起始部),13.枕骨(基底部),14.鼻后间隙,15.下颌骨冠状突,16.延髓。

图 10 - 1 - 18 颈上部横断面,经鼻咽上部层面,FLAIR 图像

1.上颌窦的黏膜,2.咬肌,3.颞肌(小头),4.下颌升支,5.腭帆提肌,6.翼内肌,7.翼外肌,8.鼻咽,9.小脑,10.延髓,11.头长肌,12.颞骨乳突,13.耳郭,14.小脑扁桃体,15.枕骨。

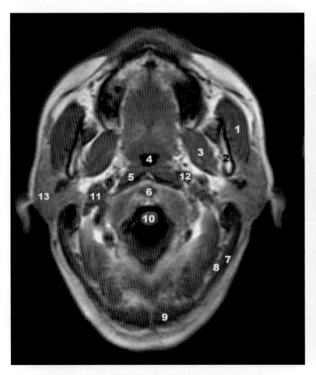

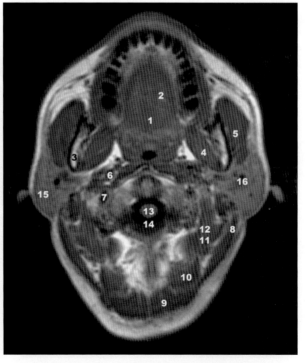

图 10 - 1 - 19 颈上部横断面,经寰椎层面,T2WI

1.咬肌,2.下颌支,3.翼外肌,4.鼻咽,5.头长肌,6.枢椎齿状突,7.胸锁乳突肌,8.头夹肌,9.斜方肌,10.脊髓,11.颈内静脉,12.颈内动脉,13.腮腺。

图 10 - 1 - 20 颈上部横断面,经齿状突根部层面,T2WI

1.舌缝,2.舌横纹肌,3.下颌支,4.翼内肌,5.咬肌,6.颈内动脉,7.颈内静脉,8.胸锁乳突肌,9.斜方肌,10.头半棘肌,11.头后小直肌,12.头后大直肌,13.硬膜囊内的脊髓,14.枢椎体(第二颈椎),15.腮腺,16.下颌后静脉。

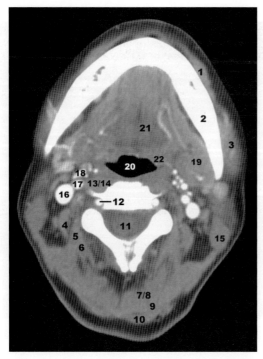

图 10-1-21 颈上部横断面,经口咽中部层面,CT 增强图像

1.颊肌,2.下颌体,3.咬肌,4.肩胛提肌,5.颈夹肌,6.头最长肌,7.颈半棘肌,8.头半棘肌,9.头夹肌,10.斜方肌,11.硬膜囊内的脊髓,12.横突孔内的椎动脉和椎静脉,13.头长肌,14.颈长肌,15.胸锁乳突肌,16.颈内静脉,17.颈内动脉,18.颈外动脉,19.颌下腺,20.口咽,21.颏舌肌,22.咽缩肌。

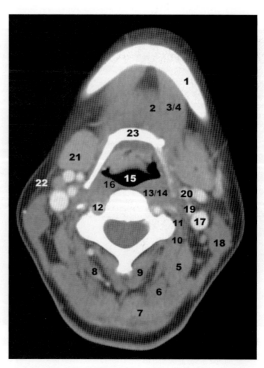

图 10-1-22 颈上部横断面,经口咽下部层面,CT 增强图像

1.下颌体,2.颏舌肌,3.二腹肌前腹,4.下颌舌骨肌,5.肩胛提肌,6.颈夹肌,7.头夹肌,8.头半棘肌,9.颈半棘肌,10.中斜角肌,11.前斜角肌,12.横突孔内的椎动脉和椎静脉,13.头长肌,14.颈长肌,15.喉咽,16.咽缩肌,17.颈内静脉,18.胸锁乳突肌,19.颈内动脉,20.颈外动脉,21.颌下腺,22.颈阔肌,23.舌骨。

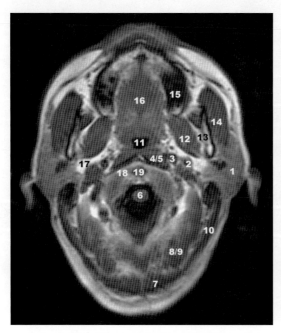

图 10-1-23 颈上部横断面,经口咽中部层面,T2WI

1.腮腺,2.颈内静脉,3.颈内动脉,4.头长肌,5.颈长肌,6.硬膜囊内的脊髓,7.斜方肌,8.夹肌,9.头半棘肌,10.胸锁乳突肌,11.鼻咽,12.翼内肌,13.下颌支,14.咬肌,15.牙槽缘,16.软腭,17.咽旁间隙,18.寰椎前弓,19.枢椎齿。

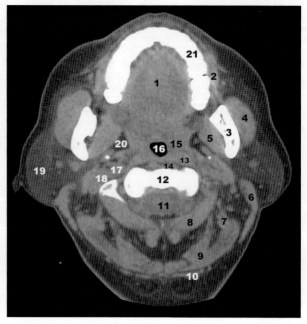

图 10-1-24 颈上部横断面,经口咽中部层面,CT 平扫图像

1.舌,2.颊肌,3.下颌支,4.咬肌,5.翼内肌,6.胸锁乳突肌,7.肩胛提肌,8.头半棘肌,9.夹肌,10.斜方肌,11.硬膜囊内的脊髓,12.枢椎体,13.头长肌,14.颈长肌,15.咽缩肌,16.口咽,17.颈内动脉,18.颈内静脉,19.腮腺,20.咽旁间隙,21.上颌骨牙槽。

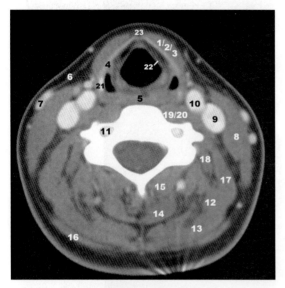

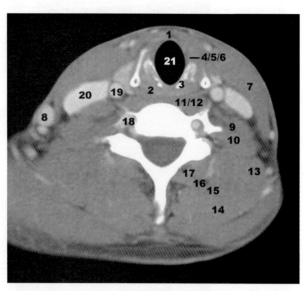

图 10-1-25 颈中部横断面,经咽喉部层面,CT 增强图像

　　1.胸骨舌骨肌,2.肩胛舌骨肌,3.甲状舌骨肌,4.甲状软骨,5.咽下缩肌,6.颈阔肌,7.颈外静脉,8.胸锁乳突肌,9.颈内静脉,10.颈总动脉,11.横突孔内的椎动脉和椎静脉,12.颈夹肌,13.头夹肌,14.头半棘肌,15.竖脊肌,16.斜方肌,17.肩胛提肌,18.中斜角肌,19.颈长肌,20.头长肌,21.甲状软骨下角,22.声带,23.甲状软骨前缘。

图 10-1-26 颈下部横断面,经喉上部勺状软骨层面,CT 增强图像

　　1.甲状软骨前缘,2.咽下缩肌,3.环状软骨,4.肩胛舌骨肌,5.颈前静脉,6.胸骨舌骨肌,7.胸锁乳突肌,8.颈外静脉,9.前斜角肌,10.中斜角肌,11.头长肌,12.颈长肌,13.肩胛提肌,14.斜方肌,15.头夹肌,16.半棘肌,17.竖脊肌,18.横突孔内的椎动脉和椎静脉,19.颈总动脉,20.颈内静脉,21.声门下间隙的轮廓。

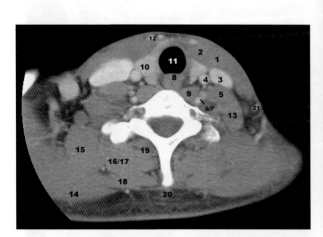

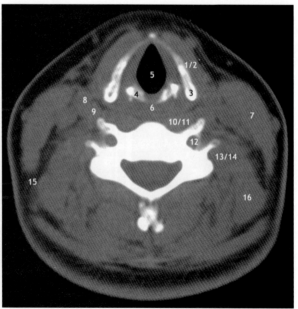

图 10-1-27 颈根部横断面,经喉部下方甲状腺体部层面,CT 增强图像

　　1.胸锁乳突肌,2.肩胛舌骨肌,3.颈内静脉,4.颈总动脉,5.前斜角肌,6.椎静脉,7.椎动脉,8.食管,9.颈长肌,10.甲状腺侧叶,11.气管,12.颈前静脉,13.中斜角肌和后斜角肌,14.斜方肌,15.肩胛提肌,16.夹肌,17.半棘肌,18.小菱形肌,19.竖脊肌,20.项韧带,21.颈外静脉。

图 10-1-28 颈中部横断面,经喉部声门层面,CT 平扫图像

　　1.胸骨舌骨肌,2.肩胛舌骨肌,3.甲状软骨,4.杓状软骨,5.声门裂,6.咽(喉咽部),7.胸锁乳突肌,8.颈内静脉,9.颈总动脉,10.头长肌,11.颈长肌,12.横突孔,13.前斜角肌,14.中斜角肌和后斜角肌,15.颈后三角区内脂肪,16.肩胛提肌。

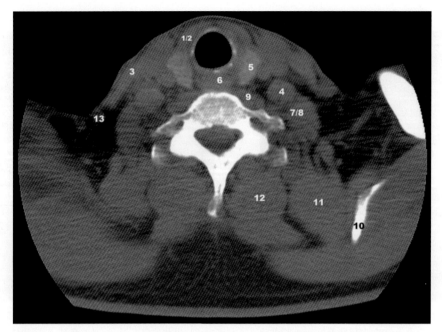

图 10-1-29 颈根部横断面,经喉部下方环状软骨层面,CT 平扫图像

1.胸骨舌骨肌,2.胸骨甲状软骨肌,3.胸锁乳突肌,4.前斜角肌,5.甲状腺,6.食管,7.中斜角肌,8.后斜角肌,9.颈长肌,10.肩胛冈,11.肩胛提肌,12.竖脊肌,13.颈外静脉。

二、矢状面

见图 10-1-30。

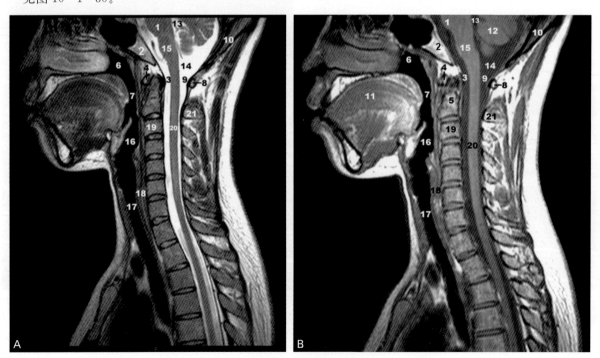

图 10-1-30 经颅矢状面,中线层面,T2WI(A)和 T1WI(B)

1.脑桥,2.斜坡,3.枕骨大孔前缘,4.寰椎前弓(第一颈椎),5.枢椎(第二颈椎),6.鼻咽腔,7.口咽腔,8.寰椎后弓(第一颈椎),9.枕骨大孔后缘,10.枕骨,11.舌,12.小脑,13.第四脑室,14.小脑延髓池,15.延髓,16.喉咽,17.气管,18.食管,19.第三颈椎体,20.脊髓,21.第二颈椎棘突。

（曹厚德　余　强　姚秋英）

第二章
头颈部 X 线摄影检查

第一节
眼眶与眼

一、眼眶后前位

见图 15 - 2 - 9～图 15 - 2 - 11。

二、视神经孔位- Rhees 氏位

见图 10 - 2 - 28、图 10 - 2 - 29。

第二节
耳部摄片

一、劳氏位（Law 氏位）

见图 15 - 2 - 31～图 15 - 2 - 33。

二、伦氏位（RunstrÖm 氏位）

见图 15 - 2 - 34～图 15 - 2 - 37。

三、许氏位（Schüller 氏位）

见图 15 - 2 - 38～图 15 - 2 - 40。

四、梅氏位（Mayer 氏位）

见图 15 - 2 - 41～图 15 - 2 - 44。

五、斯氏位（Stenever 氏位）

见图 15 - 2 - 45～图 15 - 2 - 48。

第三节
面骨

一、面骨

后前位- Waters 氏位见图 15 - 2 - 1～图 15 - 2 - 3。

二、颧弓

顶颌斜位见图 15 - 2 - 4～图 15 - 2 - 6。

第四节
鼻与鼻窦

一、鼻骨

侧位见图 15 - 2 - 15～图 15 - 2 - 18。
轴位见图 15 - 2 - 12～图 15 - 2 - 14。

二、鼻窦

华氏后前闭口位见图 15 - 2 - 53、图 15 - 2 - 54。
华氏张口位见图 15 - 2 - 55～图 15 - 2 - 57。
柯氏位见图 15 - 2 - 58～图 15 - 2 - 60。
侧位见图 15 - 2 - 64～图 15 - 2 - 66。
蝶鞍侧位见图 9 - 2 - 24～图 9 - 2 - 26。

第五节
颅颈交界区

一、颈静脉孔位

见图 9 - 2 - 30～图 9 - 2 - 32。

二、舌下神经孔位

见图 9 - 2 - 33～图 9 - 2 - 35。

三、颞颌关节

见图 15 - 2 - 26～图 14 - 2 - 29。

四、茎突前后位

见图 15 - 2 - 49～图 15 - 2 - 51。

五、寰枕关节

后前位见图 15-2-67、图 15-2-68,侧位见图 15-2-69、图 15-2-70。

第六节
牙与颌骨 X 线平片检查

用于显示牙与颌骨的 X 线平片检查技术可分为:①口内 X 线片检查;②口外 X 线检查。口内 X 线片有 3 种:①根尖片(periapical radiography);②咬翼片(bitewing radiograph);③咬合片(occlusal radiography)。临床上,根尖片和咬合片最为常用;咬翼片相对少用(主要用于显示邻面龋或继发龋)。口外 X 线片种类繁多。常用于显示牙与颌骨病变的口外 X 线片有:①华氏位(Waters projection);②下颌骨后前位;③下颌骨侧斜位;④X 线头影测量(radiographic cephalometric projection);⑤曲面体层摄影(panoramic tomography)(图 10-2-1)。

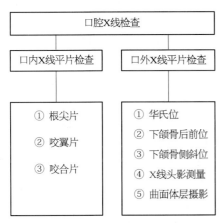

图 10-2-1 口腔 X 线检查方法

近年来,随着数字化摄影技术的发展,牙与颌骨 X 线平片检查正逐渐被数字化放射学所取代。迄今,用于牙与颌骨的数字化放射检查技术包括:①计算机 X 线摄影术(computed radiography,CR);②数字化 X 线摄影术(digital radiography,DR)。③锥形束 CT(cone beam CT,CBCT)。CBCT 是一种采用锥形束和面积探测器,以 360°旋转扫描方式获取容积重建数据并形成各向同性的体层像数据。目前应用于:①种植牙(图 10-2-2);②牙体牙髓病(图 10-2-3);③阻生牙定位(图 10-2-4);④颞下颌关节疾病(图 10-2-5);⑤牙周疾病;⑥颌骨病变的诊断等。与普通螺旋 CT 技术相比,CBCT 具有辐射剂量低和空间分辨力高等优点;目前存在的主要不足为密度分辨力差(尤其是软组织密度分辨力)和扫描视野小(3 cm×4 cm~22 cm×22 cm)。

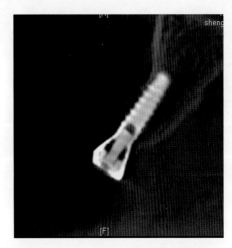

图 10-2-2 CBCT 上颌牙槽骨内种植钉

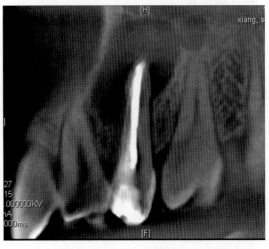

图 10-2-3 CBCT 示上颌牙体牙髓和颌骨病变

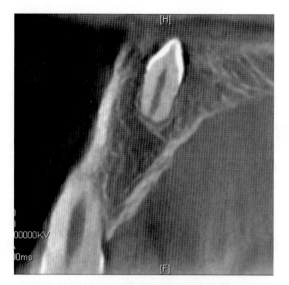

图 10-2-4 CBCT 示上颌腭侧埋伏牙

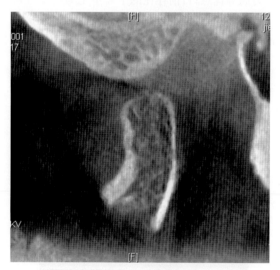

图 10-2-5 CBCT 示左侧颞颌关节张口位状态

一、根尖片

(一)摄影技术要点

1. 牙的体表定位(图 10-2-6) 上、下颌骨的牙槽窝容纳牙根,根尖位于牙槽窝的底部。上颌牙的根尖大约位于听鼻线上;下颌牙的根尖大约位于下颌下缘上 1 cm 与下颌下缘的平行线上。在上述连线上,上下颌各牙的体表标志为:①中切牙为鼻尖;②侧切牙为通过鼻尖与被检侧鼻翼连线的中点;③尖牙为鼻翼;④前磨牙和第一磨牙为通过被检侧自瞳孔向下的垂直线与外耳道口上缘至鼻尖的连线的交点;⑤第二和第三磨牙为通过被检侧自外眦向下的垂直线与外耳道口上缘至鼻尖的连线的交点。

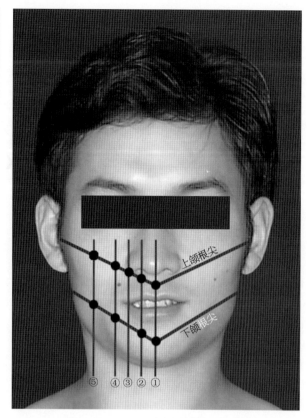

图 10-2-6 根尖体表定位

2. 全口牙齿摄影成像件的分配 成人的全口牙齿检查可采用 14 个成像件(图 10-2-7),也可采用 10 个(图 10-2-9);儿童可采用 10 个成像件(图 10-2-8),也可采用 6 个(图 10-2-10)摄片。

3. 成像件的放置和固定 一个成像件可拍摄相邻的 3~4 颗牙齿(图 10-2-11,图 10-2-12),因为多个根牙不在同一平面上,距离中心线较远的牙齿影像失真度大,一般拍摄 2~3 颗。切牙牙体较长,成像件竖放;尖牙牙体最长,成像件斜放;前磨牙及磨牙,成像件横放。放置成像件时,曝光面应紧贴被照牙的舌侧或腭侧,成像件边缘超出牙面或切缘 0.7 cm。成像件可手指或器械固定。手指固定方法是最常用的方法,摄片时,先将成像件放于适当的位置上,成像件的感光面必须对向牙齿面,然后嘱受检者用拇指或示指轻轻抵住成像件,不可移动但用力不宜过大,以免成像件极度弯曲,致影像变形。如照右侧上颌牙齿时,可用左手拇指或示指固定成像件,照右侧下颌牙齿时,可用左手示指固定成像件,左侧牙齿投照则用右手手指固定。为避免部分受检者对置入成像件产生恶心,尤其是上颌后部磨牙,可对受检者说明,以取得配合。对于过度敏感者可用表面麻醉剂喷涂于咽部黏膜后再行摄片。

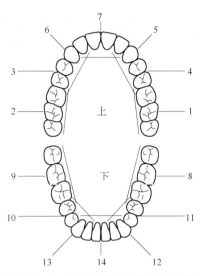

图 10-2-7　恒牙 14 张胶片投照排列位置

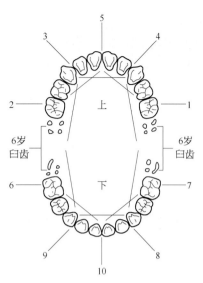

图 10-2-8　乳牙 10 张胶片投照排列位置

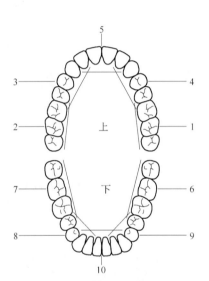

图 10-2-9　恒牙 10 张胶片投照排列位置

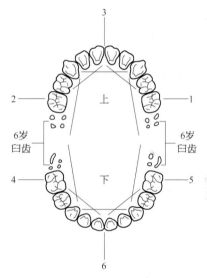

图 10-2-10　乳牙 10 张胶片投照排列位置

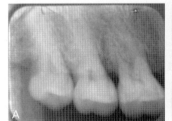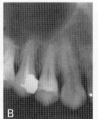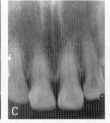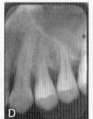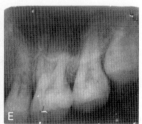

图 10-2-11　上颌牙图像(A～E)

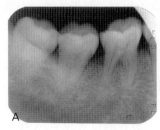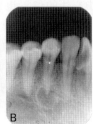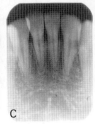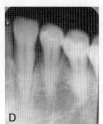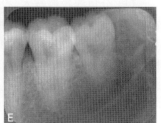

图 10-2-12　下颌牙图像(A～E)

4. 受检者的位置 受检者坐在椅子上,头部靠在头托上,矢状面与地面垂直。投照上颌后牙时,听鼻线与地面平行,即上颌咬合面与地面平行(图 10-2-13)。投照上颌前牙时,头稍低,使前牙的唇侧面与地面垂直。投照下颌后牙时,听口线与地面平行,即下颌咬合面与地面平行(图 10-2-14)。投照下颌前牙时,头稍后仰,使前牙的唇侧面与地面垂直。

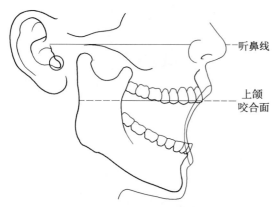

图 10-2-13 上颌牙摄片头颅位置

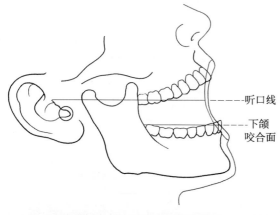

图 10-2-14 下颌牙摄片头颅位置

5. 中心线的投射技术 根尖片的摄影技术包括:①分角线摄影技术(bisecting-angle projection);②平行投照技术(paralleling projection)。后者又称为直角技术(right-angle technique)或长遮线筒技术(long-cone technique)。

(1) 分角线投照技术:投照根尖片时,成像板被置于受检牙的腭侧或舌侧,两者之间为牙槽骨和牙龈。由于牙颈至牙根尖的组织厚度逐渐增厚,当进行根尖片摄影时,成像件并不能与牙长轴平行。根据投影成像原理,此时如 X 线中心线垂直于成像件投照,则牙体影像会被缩小(图 10-2-15);如 X 线中心线垂直于牙体长轴投照,则牙体影像会被放大(图 10-

2-16)。只有当 X 线中心线垂直于牙体长轴和成像件或成像板或影像传感器之间的分角线时,才能使牙的影像与牙的实际长度相等(等腰三角形的两边相等),此即谓分角投照技术(图 10-2-17)。

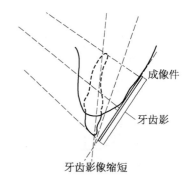

图 10-2-15 中心线与成像件垂直,牙齿影缩短

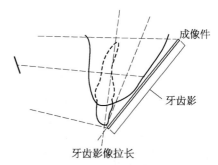

图 10-2-16 中心线与牙齿垂直,牙齿影拉长

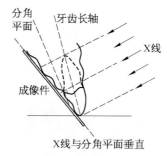

图 10-2-17 中心线与分角平面垂直,牙齿影不变形

实行分角线投照技术时的 X 线中心线位置。通常,X 线中心线必须通过受检牙的牙根中部时方能获得最佳的牙体图像。不同牙齿的体表位置是不同的,其 X 线中心线的位置也各不相同。如果牙排列不整齐、颌骨畸形或口内有较大肿物妨碍将成像件放在正常位置上时,可根据牙的长轴和成像件所处的位置改变 X 线中心线倾斜角度。如遇上腭较高或口底较深的受检者,成像件在门内的位置较为垂直,X 线中心线倾斜的角度应减少;而全口无牙、上腭低平、口底浅的受检者,则成像件在口内放置的位置较平,X 线倾

斜的角度应增加。儿童因牙弓发育尚未完成,上腭低平,X线中心线倾斜的角度应增加 $5°\sim10°$。目前,临床上最常用的各牙的 X 线中心线方向和投照角度见表 10-2-1。

表 10-2-1　上、下颌牙齿数字化摄影中心线投射角度

部位	中心线投射		传统技术中心线角度
	方向	角度	
上颌			
上颌中、侧切牙	足侧	$+40°\sim45°$	$+42°$
上颌尖牙	足侧	$+42°\sim45°$	$+45°$
上颌前磨牙及第一磨牙	足侧	$+30°\sim35°$	$+30°$
上颌第二、三磨牙	足侧	$+25°\sim30°$	$+28°$
下颌			
下颌中、侧切牙	头侧	$-15°\sim20°$	$-50°$
下颌尖牙	头侧	$-10°\sim20°$	$-18°\sim20°$
下颌前磨牙及第一磨牙	头侧	$-10°\sim12°$	$-10°$
下颌第二、三磨牙	头侧	$-0°\sim5°$	$-5°$

(2) 平行投照技术:行投照技术是指成像件平行于受检牙的牙体长轴,X线中心线垂直于成像件或牙体长轴投照。同时,为尽可能使 X 线锥形束呈平行状态投射于受检牙,X线管应尽可能保持足够的焦-片距(可采用长遮线筒),以最大程度地减少受照牙的失真,并清晰显示受照牙及其周围组织的情况(图 10-2-18)。

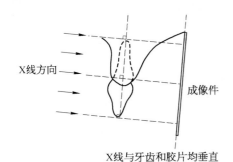

图 10-2-18　X 线与牙齿和成像件均垂直

摄影时,受检者体位和成像件分配原则与分角线技术相同,但成像件必须使用持片夹(采用分角线投照技术时可用手持法),以保证成像件与牙体长轴平行。

6. 防止交叉感染措施　口内片 X 线摄影时,成像件、器械、操作医生和受检者的手部等,所有可能接触受检者口腔内的部分都应具有隔离消毒措施,防止交叉感染。

(二) 摄影技术

1. 上颌切牙位

(1) 摄影体位:受检者坐于牙椅上,头靠于枕托,头部正中矢状面垂直于地面,听鼻线与地面平行。成像件竖放,紧贴于上颌切牙腭侧。成像件下缘超出切缘 0.5 cm,受检者对侧拇指轻压成像件,其余四指伸直并拢,靠于颊部,防止与切牙重叠(图 10-2-19)。

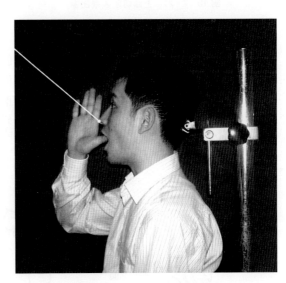

图 10-2-19　上颌切牙摄影体位

(2) 中心线:向足端倾斜 $40°\sim45°$,摄中切牙时对

准鼻尖;摄单侧中切牙及侧切牙时,通过鼻尖与投照侧鼻翼之连线的中点,与切牙长轴和成像件所成角的

角平分线垂直(图10-2-20)。上颚较高者,X线管角度可减少5°;上颚较低者,X线管角度可增加5°。

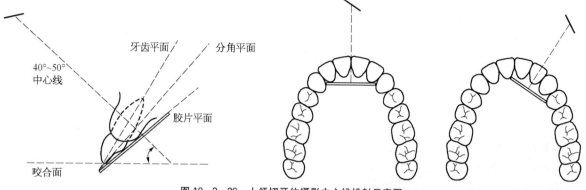

图 10-2-20　上颌切牙位摄影中心线投射示意图

(3) 显示部位、用途:此位置显示上颌切牙及根周影像全部影像(图10-2-21)。

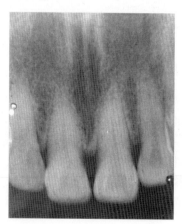

图 10-2-21　上颌切牙 X 线图像

2. 上颌尖牙及上颌前磨牙

(1) 摄影体位:受检者坐于牙椅上,头靠于枕托,头部正中矢状面垂直于地面,听鼻线与地面平行(图10-2-22),成像件对角斜放,紧贴于上颌尖牙、前磨牙腭侧。成像件超出牙尖0.5cm,受检者对侧拇指轻压成像件,其余四指伸直并拢,与拇指尽量分开。

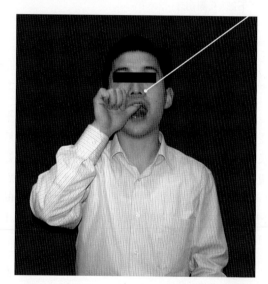

图 10-2-22　上颌尖牙及上颌前磨牙摄影体位

(2) 中心线:拍摄上颌单尖牙时,向足端倾斜42°~45°通过被检侧鼻翼与牙长轴和成像件所成角的角平分线垂直;拍摄上前磨牙及第一磨牙时,向足端倾斜30°~35°通过被检侧自瞳孔向下的垂直线与外单道口上缘和鼻尖连线的交点,与牙长轴和成像件所成角的角平分线垂直(图10-2-23)。

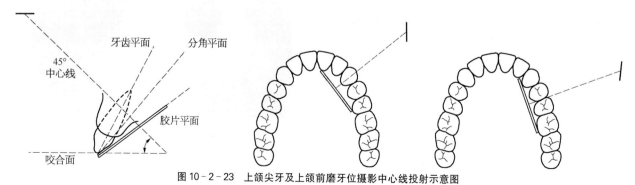

图 10-2-23　上颌尖牙及上颌前磨牙位摄影中心线投射示意图

（3）显示部位、用途：上颌尖牙、前磨牙及根周影像（图 10 - 2 - 24）。

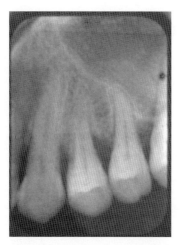

图 10 - 2 - 24　上颌尖牙及上颌前磨牙 X 线图像

3. 上颌磨牙位

（1）摄影体位：受检者坐于牙椅上，头靠于枕托，头部正中矢状面垂直于地面，听鼻线与地面平行（图 10 - 2 - 25）。成像件横放，紧贴于上颌磨牙腭侧。成像件下缘超出拍摄牙咬合面 1 cm，受检者对侧拇指轻压成像件，其余四指伸直并拢，与拇指尽量分开。

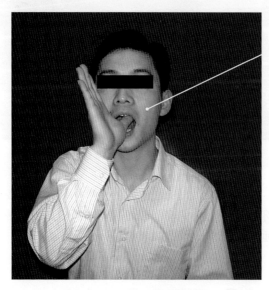

图 10 - 2 - 25　上颌磨牙摄影体位

（2）中心线：拍摄上颌第二磨牙和第三磨牙时，向足端倾斜 25°～30°通过被检侧外眦向下的垂线与听鼻线的交汇点与牙长轴和成像件所成角的角平分线垂直（图 10 - 2 - 26）。

（3）显示部位、用途：上颌磨牙及根周影像（图 10 - 2 - 27）。

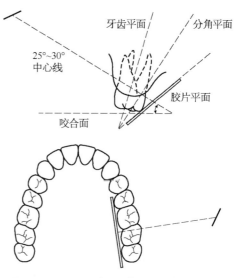

图 10 - 2 - 26　上颌磨牙位摄影中心线投射示意图

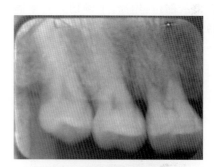

图 10 - 2 - 27　上颌磨牙位 X 线图像

4. 下颌切牙位

（1）摄影体位：受检者坐于牙椅上，头靠于枕托，头部正中矢状面垂直于地面，听口线与地面平行。成像件竖放，紧贴于下颌切牙舌侧。成像件上缘超出切缘 0.5 cm，受检者对侧肘部抬高，示指伸直轻压成像件，其余四指握拳（图 10 - 2 - 28）。

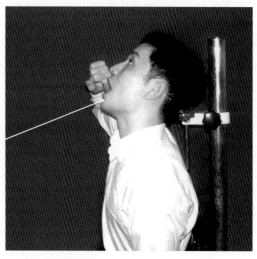

图 10 - 2 - 28　下颌切牙摄影体位

（2）中心线：向头端倾斜 15～20°，对准切牙根尖定位点与切牙长轴和成像件所成角的角平分线垂直 （图 10 - 2 - 29）。

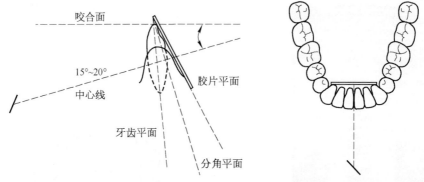

图 10 - 2 - 29 下颌切牙位摄影中心线投射示意图

（3）显示部位、用途：下颌切牙及根周影像（图 10 - 2 - 30）。

磨牙舌侧。成像件超出牙尖 0.5 cm，受检者对侧肘部抬高，示指伸直轻压成像件，其余四指握拳。

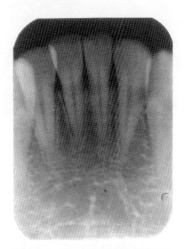

图 10 - 2 - 30 下颌切牙位 X 线图像

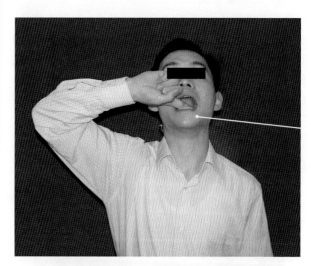

图 10 - 2 - 31 下颌尖牙和前磨牙摄影体位

5. 下颌尖牙及下颌前磨牙位

（1）摄影体位：受检者坐于牙椅上，头靠于枕托，头部正中矢状面垂直于地面，听口线与地面平行（图 10 - 2 - 31）。成像件对角斜放，紧贴于下颌尖牙、前

（2）中心线：向头端倾斜 10°～20°，对准尖牙或前磨牙根尖定位点，与牙长轴和成像件所成角的角平分线垂直（图 10 - 2 - 32）。

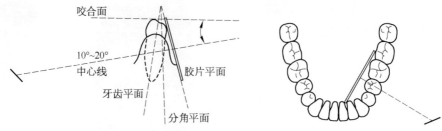

图 10 - 2 - 32 下颌尖牙及前磨牙位摄影中心线投射示意图

（3）显示部位、用途：下颌尖牙、前磨牙及根周影像（图 10 - 2 - 33）。

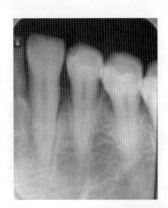

图 10 - 2 - 33 下颌尖牙和前磨牙 X 线图像

6. 下颌磨牙位

（1）摄影体位：受检者坐于牙椅上，头靠于枕托，头部正中矢状面垂直于地面，听口线与地面平行（图 10 - 2 - 34）。成像件横放，紧贴于下颌磨牙舌侧。成像件上缘超出拍摄磨牙咬合面 0.5 cm，受检者对侧肘部抬高，示指伸直轻压成像件，其余四指握拳。

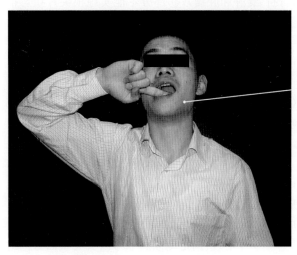

图 10 - 2 - 34 下颌磨牙摄影体位

（2）中心线：向头端倾斜 0～5°，对准拍摄磨牙根尖定位点，与牙长轴和成像件所成角的角平分线垂直（图 10 - 2 - 35）。

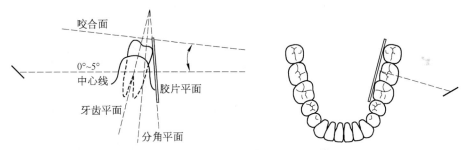

图 10 - 2 - 35 下颌磨牙摄影中心线投射示意图

（3）显示部位、用途：下颌磨牙及根周影像（图 10 - 2 - 36）。

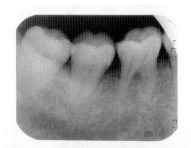

图 10 - 2 - 36 下颌磨牙位 X 线图像

二、咬翼片

咬翼片为普通成像件，中间装一突出的纸板，在拍摄时作咬合之用。在咬翼片缺少时也可将标准成像件改制应用。此片专用于齿冠部摄影，能使上下颌牙齿的齿冠部包含在同一张照片上，但齿根不能包括在内。常用以检查齿冠部有无空洞、牙齿咬合面和邻接面的关系、龋齿与充填物的情况和髓腔内的病变等。咬翼片依尺寸的大小可分为大、中、小号。小号摄取切牙和尖牙，中号及大号作为摄取前磨牙和磨牙之用。

三、咬合片

咬合片是另一种口内 X 线摄片方法，所用成像件尺寸，约为 6 cm×8 cm。摄片时嘱受检者轻咬以固定成像件。咬合片可以显示比根尖片更大的牙颌影像范围，通常可将其分为上颌咬合片和下颌咬合片。因前者可以显示腭骨；后者能显示口底，所以临床上常用于：①多生牙、埋伏牙和阻生牙的定位；②下颌下腺导管结石的定位；③显示上颌窦底；④显示颌骨病变（骨折、囊肿和肿瘤）；⑤部分不能实施根尖片摄影的受检者。

（一）上颌咬合片

上颌咬合片有两种投照方法：①上颌前部咬合片（anterior maxillary occlusal projection）；②上颌后部咬合片（posterior maxillary occlusal projection）。

1. 上颌前部咬合片摄影

（1）摄影体位：受检者坐于牙椅上，头矢状面与地面垂直；听鼻线与地面平行。将成像件置于口内后，嘱受检者咬定，使成像件的长轴与头矢状面平行。成像件的后缘伸至下颌支（图 10-2-37）。

（2）中心线：向足侧倾斜 65°，以头矢状面方向对准鼻骨和鼻软骨交界处射入成像件中心（图 10-2-38）。

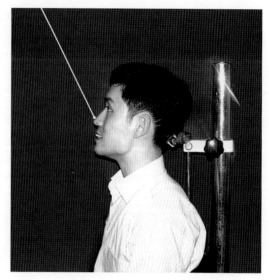

图 10-2-37 上颌前部咬合片摄影体位

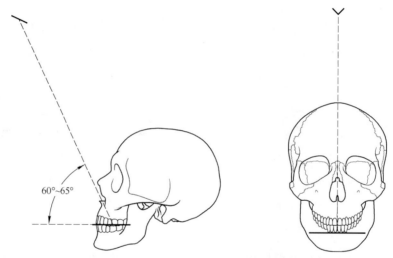

图 10-2-38 上颌前部咬合片摄影中心线投射示意图

（3）显示部位、用途：该片可显示上颌前牙及牙槽骨、腭骨水平板、上颌窦、鼻泪管和鼻中隔影像（图 10-2-39）。

2. 上颌后部咬合片摄影

（1）摄影体位：受检者头矢状面与地面垂直。将成像件置于口内后应尽可能向后并偏向受检侧，成像件边缘距离后牙颊面约 1 cm（图 10-2-40）。

（2）中心线：向足侧倾斜 60°，并与受检侧前磨牙邻面平行，对准外眦角下方 2 cm 处射入成像件中心（图 10-2-41）。

（3）显示部位、用途：上颌后部咬合片能显示受检侧上颌牙列和牙槽骨、上颌窦外下部、颧突等影像（图 10-2-42）。

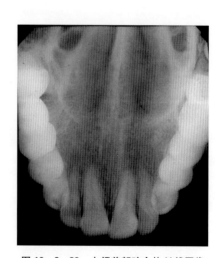

图 10-2-39 上颌前部咬合片 X 线图像

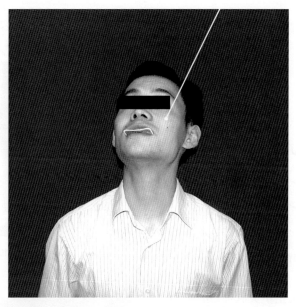

图 10-2-40 上颌后部咬合片摄影体位

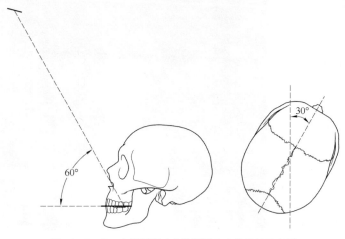

图 10-2-41 上颌后部咬合片摄影中心线投射示意图

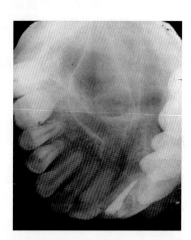

图 10-2-42 上颌后部咬合片X线图像

(二)下颌咬合片

下颌咬合片的摄影方法有两种:①下颌前部咬合片(anterior mandibular occlusal projection);②下颌横断咬合片(cross-sectional mandibular occlusal projection)。

1. 下颌前部咬合片摄影

(1)摄影体位:受检者头部矢状面与地面垂直,咬合平面与地面成55°。将成像件置于口内上下颌牙之间,向后尽可能抵达下颌支。成像件的长轴位于两侧中切牙之间,并与头矢状面平行(图10-2-43)。

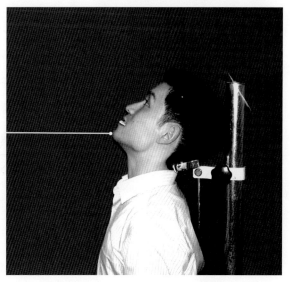

图 10-2-43 下颌前部咬合片摄影体位

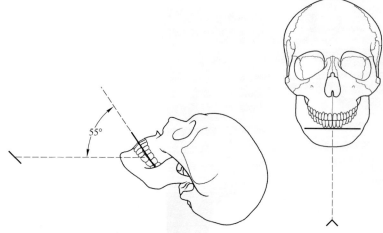

图 10-2-44 下颌前部咬合片摄影中心线投射示意图

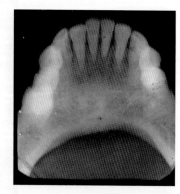

图 10-2-45 下颌前部咬合片 X 线图像

（2）中心线：以 0°对准头正中矢状面，由颏部射入成像件中心（图 10-2-44）。

（3）显示部位、用途：下颌前部咬合片能显示下颌前部牙列和相应的下颌体（图 10-2-45）。

2. 下颌横断咬合片摄影

（1）摄影体位：受检者头部矢状面与地面垂直，听鼻线与地面垂直，成像件的放置与下颌前部咬合片相同（图 10-2-46）。

（2）中心线：中心线对准头正中矢状面，并经两侧下颌第一磨牙连线的中点垂直于成像件射入（图 10-2-47）。

（3）显示部位、用途：该片主要用于显示下颌体（下颌体颊侧和舌侧骨密质影像）和牙弓的横断面影像，并能显示口底区下颌下腺导管结石（图 10-2-48）。

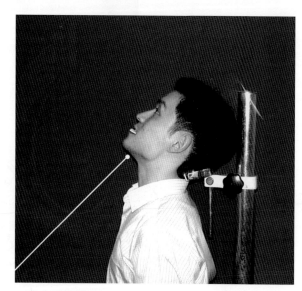

图 10-2-46 下颌横断咬合片摄影体位

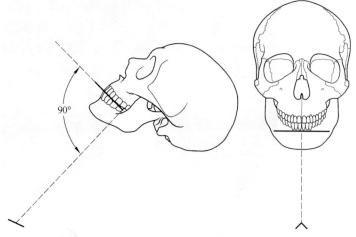

图 10-2-47 下颌横断咬合片摄影中心线投射示意图

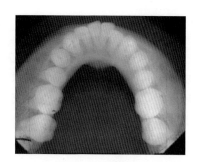

图 10-2-48 下颌横断咬合片 X 线图像

四、下颌骨后前位

见图 15-2-19～图 15-2-21。

五、下颌骨侧位

见图 15-2-22～图 15-2-25。

六、X 线头影测量

与常规的头颅 X 线摄影不同,X 线头影测量片必须按照一定的摄影几何学要求拍摄。包括 X 线头影正侧位测量片。通过 X 线头影测量片,可以对牙、颌骨、颅骨上的各标志点所形成的径线和角度进行测量,并据此分析口腔颌面部软硬组织的结构、形态。拍摄 X 线头影测量片时,须按照一定的要求,如:①头颅固定装置(包括插入双侧外耳道的耳杆、眶点指针);②保持足够的焦-像距(150 cm)以减少影像的放大和失真。

X 线头影测量片摄影

1. 摄影体位 拍摄 X 线头影测量片时,将两侧的耳塞放入受检者的外耳道内,眶点指针指向其眶下缘最低点,受检者的头矢状面与成像件平行。行 X 线头影侧位测量片检查时,受检者的侧面对准成像件,成像件与地面垂直(图 10-2-49A)。X 线头影正位测量片检查时,受检者面向成像件,头部矢状面与成像件垂直(图 10-2-49B)。听眶线与成像件垂直。

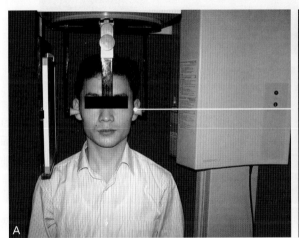
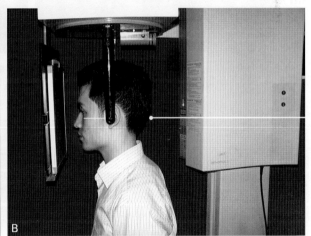

图 10-2-49 X 线头影测量片摄影体位
A. 侧位;B. 正位。

2. 中心线 X 线中心线垂直于成像件。焦-像距离为 150 cm。拍摄时使用滤线器。

3. 显示部位、用途 X 线头影测量片能显示两侧解剖结构重合较好的颅颌面骨结构和浅表的软组织轮廓(图 10-2-50)。

七、曲面体层摄影

曲面体层摄影是一种兼用体层摄影及狭缝摄影原理,使 X 线管和成像件做相对旋转运动,并通过一次曝射获得颌骨、牙列影像的技术。目前,曲面体层 X 线机采用的运动模式为多轴连续移动式。其运动轨迹与人体的颌骨及牙列形态基本一致。曲面体层摄影图像的清晰度取决于:①体层域(X 线像能清晰显示的受检体范围)的厚度;②X 线束的宽度;③旋转轴与受检体的距离;④成像件运动速度等因素,目前市售的曲面体层摄影装置常可预设多种不同的体层域形态和位置,以满足不同的临床需求。与常规 X 线摄影的放大率取决于焦点、被检体与成像件的位置关系不同,曲面体层摄影由于成像件移动可形成特殊的水平放大率。解决水平放大率问题的方法是调整成像件的旋转速度,以使水平放大率和垂直放大率相等。中心线向头侧倾斜 8°。曲面体层摄影(全景片摄影)方法见图 10-2-51。

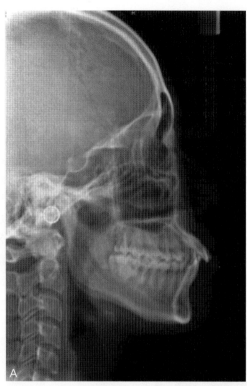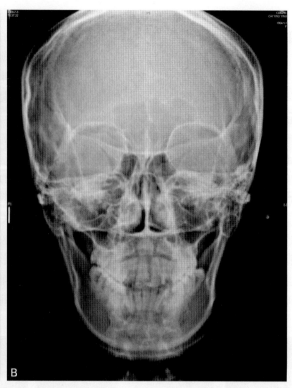

图 10 - 2 - 50　X 线头影测量片 X 线图像
A. 侧位；B. 正位。

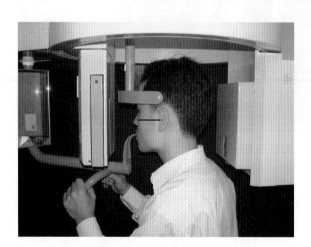

图 10 - 2 - 51　曲面体层摄影体位

1. 摄影体位　曲面体层摄影时，可根据临床需要的不同而采用不同的摄影方法。例如：①拍摄全口时，受检者颈段脊柱呈垂直状态或稍向前倾斜，颏部置于颏托正中，头部矢状面与地面垂直，听眶线和听鼻线的分角线与地面平行，用额托和颞颊将受检者的头部固定，层面选择在额托标尺零位；②下颌骨曲面体层摄影时，受检者头部矢状面与地面垂直，听鼻线

与地面平行，层面选择在额托标尺向前 10 mm 处；③上颌骨曲面体层摄影时，受检者头部矢状面与地面垂直，听眶线与地面平行，层面选择在额托标尺向前 10～15 mm 处。

2. 中心线　中心线向头侧倾斜 8°射向成像件。

3. 显示部位、用途　曲面体层摄影能显示：①两侧上下颌骨；②上下颌牙列；③上颌窦底部；④颞下颌关节影像（图 10 - 2 - 52）。

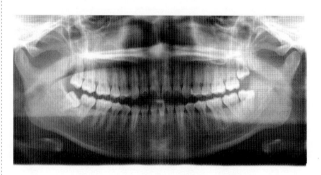

图 10 - 2 - 52　曲面体层摄影 X 线图像

（余　强　曹厚德　赵洪波）

第三章
头颈部 X 线造影检查

第一节
眼眶与眼

·

泪囊系统造影

（一）适应证与禁忌证

1. 适应证　①泪器瘘管等先天性异常；②泪道阻塞和狭窄；③泪囊和泪腺等部位的肿瘤性病变；④泪道的慢性炎症等。

2. 禁忌证　①碘过敏；②泪囊系的急性炎症；③严重的全身性疾病。

（二）造影前准备

1. 器械　16 号钝头注射针头、针筒（2 mL 或 5 mL）。

2. 药物　40％碘化油或浓度为 300～370 mg I/mL 非离子型水溶性碘对比剂。

3. 受检者准备和注意事项

（1）术前向受检者及家属交待造影目的和可能出现的意外（包括对比剂反应、造影失败和术后可能的并发症），并向受检者解释造影过程，争取受检者充分配合。

（2）术前行凝血时间检查和药物过敏试验（包括对比剂和普鲁卡因）。

（3）术前 4 h 禁食。

（4）术前半小时肌注地西泮 10～20 mg。

（5）造影前，应尽量挤压泪囊部位，并充分冲洗，使滞留的分泌物完全排空。

（三）检查方法和技术

受检者先取坐位或仰卧位，用消毒棉签蘸 1‰丁卡因溶液后夹于上、下泪点之间，进行表面麻醉。将 16 号钝头针头连接注射器后抽取 2 mL 对比剂，然后轻轻刺入上泪点或下泪点，注入对比剂 2 mL 后即进行摄片。

（四）摄片要求及影像显示

一般在注入对比剂后即刻摄取泪器区后前位和侧位片各 1 幅，然后在 5 min 或 10 min 后再摄取相同的后前位和侧位片，以观察对比剂排空的情况。图像显示见图 10 - 3 - 1。

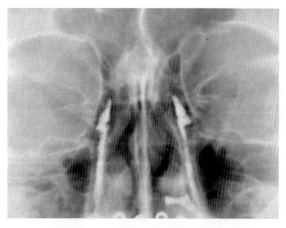

图 10-3-1　泪囊系统造影(充盈像)

（五）并发症

一般无明显的严重并发症。

（六）检查后注意事项

（1）必要时可在造影后挤压泪囊部以促使对比剂排出。

（2）如作滴入法造影,不需特殊准备,采用 300～370 mg I/mL 非离子型水溶性碘对比剂约 0.5 mL 滴入眼内,然后在滴入后 5 min 和 15 min 各摄取后前位和侧位片。

第二节

咽与喉

一、喉咽造影

（一）适应证与禁忌证

1. 适应证　用于喉咽、梨状窝、食管入口和颈段食管病变检查,观察钡剂通过情况、腔壁轮廓、扩张和收缩,以及黏膜情况。

2. 禁忌证　本检查无绝对禁忌证。严重的全身性疾病为相对禁忌证。

（二）造影前准备

1. 药物　硫酸钡。

2. 受检者准备和注意事项　检查前向受检者及家属交待造影目的,并向受检者解释造影过程,争取受检者充分配合。

（三）检查方法和技术

受检者立位或坐位(如受检者不能坐、立,或者需要减慢钡剂通过速度者,可取卧位),口服稠厚的钡剂,透视下观察钡剂通过情况、腔壁轮廓及其扩张和收缩情况,在少量积钡时观察黏膜情况。

（四）摄片要求及影像显示

应用正位、侧位和斜位多方向,反复观察吞咽、屏气等状态下的功能和形态。正位检查时下颌适当抬起,侧位和斜位检查时双臂尽量下垂减少肩部和颈根部重叠。检查中适时摄取正位、侧位和左右斜位点片。图像显示见图 10-3-2。

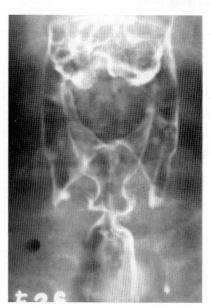

图 10-3-2　喉咽造影

（五）并发症

一般无不良反应和并发症。

（六）检查后注意事项

无特殊注意事项。

二、喉造影

（一）适应证和禁忌证

1. 适应证　用于显示喉和气管腔内情况，对确定病变范围较为可靠，诊断准确率可达 90% 以上。对于肿瘤的下界和声门下区的侵犯，喉造影检查是很好的补充检查。

2. 禁忌证　①碘过敏者；②鼻窦、鼻腔急性炎症；③严重的全身性疾病。

（二）造影前准备

1. 器械　喷雾器、导管（可用消毒导尿管）、针筒（2 mL、5 mL）。

2. 药物　40% 碘化油、10% 可卡因。

3. 受检者准备和注意事项

（1）术前向受检者及家属交待造影目的和可能出现的意外（包括可能的对比剂反应、造影失败），并向受检者解释造影过程，争取受检者充分配合。

（2）术前行药物过敏试验（包括对比剂和普鲁卡因）。

（3）必要时术前半小时肌注地西泮 10～20 mg。

（三）检查方法和技术

先在受检者喉和气管内喷雾或滴注局部麻醉药，然后将导管插入喉部，缓慢滴注入 5～10 mL 对比剂，使其均匀涂布于喉咽、喉及气管腔内。

（四）摄片要求及影像显示

在安静吸气时，发"咿……"声和行屏气动作时，分别摄取正、侧位片。图像显示见图 10-3-3。

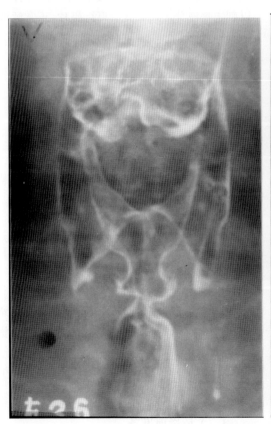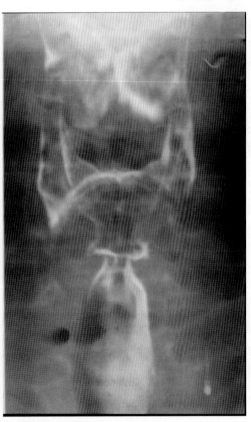

图 10-3-3　喉造影

（五）并发症

一般无不良反应和并发症。

（六）检查后注意事项

无特殊注意事项。

第三节

颌面颈部造影

一、唾液腺造影

（一）适应证与禁忌证

1. 适应证　①唾液腺慢性炎症；②唾液腺sjögren综合征；③唾液腺良性肥大；④涎瘘；⑤唾液腺导管阴性结石。

2. 禁忌证　①碘过敏。②唾液腺区的急性感染和炎症。③严重的全身性疾病。

（二）造影前准备

1. 器械　造影用钝头细长注射针头、针筒（2 mL和 5 mL）。

2. 药物　40％碘化油或浓度为 300～370 mg I/mL 非离子型水溶性碘对比剂；消毒用漱口液（如 1∶5 000 氯己定液、0.1～0.3％利凡诺液等）和黏膜消毒剂适量。

3. 受检者准备和注意事项

（1）术前向受检者及家属交待造影目的和可能出现的意外（包括对比剂反应、造影失败和术后可能的并发症），并向受检者解释造影过程，争取受检者充分配合。

（2）术前行凝血时间检查和药物过敏试验（包括对比剂和普鲁卡因）。

（3）术前 4 h 禁食。

（4）术前半小时肌注地西泮 10～20 mg。

（5）检查前 15 min 口含一片柠檬或少量酸梅等酸性食物，促使腺内分泌物排出。腺内分泌物排出后用消毒用漱口液漱口两遍。

（三）检查方法和技术

（1）造影前先摄取下颌区侧位平片 1 幅，以作对照用。

（2）先在腺管开口处用黏膜消毒剂消毒。

（3）将充满碘化油或碘水之细长钝头针插入腺管开口处，深度约为 1 cm。

（4）然后将对比剂缓慢注入，受检者感有胀痛时即停止注入，一般耳下腺（腮腺）注入的量为 1.0～1.5 mL，颌下腺注入的量为 0.25～1.0 mL。

（5）注射完毕，拔出针头后即可摄片。

（四）摄片要求及影像显示

1. 腮腺　①后前位或前后位；②侧位。

2. 颌下腺　①后前位；②上下位（咬合片）；③侧位。

3. 排空功能显示　如需了解唾液腺的排空功能，可在造影摄片后，再嘱受检者吸柠檬汁 1 min，用以刺激唾液分泌，5 min 后再行摄片，正常唾液腺应在 5 min 内排空。

4. 图像显示　见图 10 - 3 - 4。

（五）并发症

唾液腺炎症。

（六）检查后注意事项

含适量酸性食物促使对比剂排出，并含漱口液漱口数次。

二、颌面五官的瘘管造影

（一）适应证与禁忌证

1. 适应证　①各种颌面五官先天发育异常所致的瘘管。②颌面五官各种后天因素引起的慢性不愈的瘘管。

2. 禁忌证　①碘过敏。②瘘管部位急性感染和炎症。③严重的全身性疾病。

（二）造影前准备

1. 器械　钝头的注射针头、插入瘘道所需的导管、针筒（2 mL 和 5 mL）。

2. 药物　40％碘化油或浓度为 300～370 mg I/mL 非离子型水溶性碘对比剂。

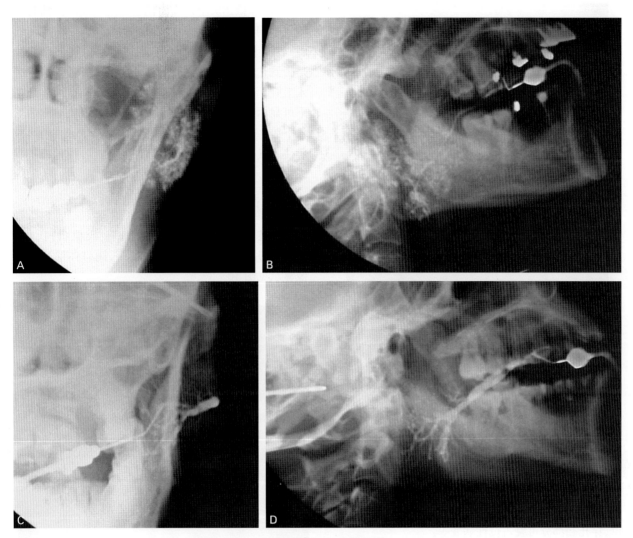

图 10-3-4　腮腺管造影
A、B. 为排泄前正侧位摄片；C、D. 为排泄后正、侧位摄片。

3. 受检者准备和注意事项

（1）术前向受检者及家属交待造影目的和可能出现的意外（包括对比剂反应、造影失败和术后可能的并发症），并向受检者解释造影过程，争取受检者充分配合。

（2）术前行凝血时间检查和药物过敏试验（包括对比剂和普鲁卡因）。

（3）术前 4 h 禁食。

（4）术前半小时肌注地西泮 10～20 mg。

（三）检查方法和技术

先在瘘管口部周围作常规皮肤消毒，然后根据瘘管口部的大小和形状，选用钝头注射针头、导管或直接用注射针筒，吸入对比剂后将注射内空气排出，然后将对比剂注入到瘘管中，瘘管口的周围可用无菌纱布围住，以防止对比剂外溢。对比剂应在透视监控下注入，至瘘管全部充盈为止，然后开始摄片。对特别细小的瘘管，注入的对比剂宜采用碘油，以增加造影显示的清晰度。

（四）摄片要求及影像显示

应分别摄取瘘管区包括周围解剖关系的正位和侧位，必要时加摄斜位和倾斜球管的摄片。摄影位置可在透视下决定。图像显示见图 10-3-5。

（五）并发症

一般无明显并发症。

（六）检查后注意事项

检查后无特别注意事项。

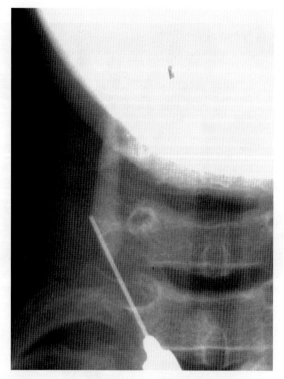

图 10-3-5 鳃裂瘘造影,正位片(此片瘘道显示欠佳)

三、颞下颌关节造影

(一)适应证与禁忌证

1. 适应证 适用于检查颞下颌关节之关节盘移位、穿孔和部分可疑占位性病变等。

2. 禁忌证 ①碘过敏。②颞颌关节部急性炎症。③严重的全身性疾病。

(二)造影前准备

1. 器械 针筒(5 mL 和 50 mL)、7 号针头、穿刺包。

2. 药物 利多卡因、浓度为 300~370 mg I/mL 非离子型水溶性碘对比剂。

3. 受检者准备和注意事项 术前向受检者及家属交待造影目的和可能出现的意外(包括对比剂反应、造影失败和术后可能的并发症),并向受检者解释造影过程,争取受检者充分配合。

(三)检查方法和技术

受检者取坐位,局部消毒,铺巾,于耳屏与外眦连线前、上各 1 cm 处进针,行关节上腔穿刺,针尖斜面向上,进针约 0.5 cm 后偏转向前、上各 45°,继续进针

1~2 cm 即抵达关节凹骨面稍退针约 1 mm,回抽时有的可吸到关节液,进针过程中注入 2%普鲁卡因或 5%利多卡因 0.3~0.5 mL,在透视下可观察穿刺针是否到达关节上腔,注射无阻力且可回吸者证明已进入上腔。注入非离子型碘对比剂 0.3~0.6 mL,透视下可显示关节上腔,如果关节盘穿孔则可见对比剂流入下腔。注完对比剂紧接着注入过滤空气约 1 ml,一般注入气体量以注射器有阻力感为适度,拔针即拍 X 线片。

(四)摄片要求及影像显示

在造影前、后分别摄取 Schüller 氏位(许氏位)开、闭口片。最好同时加摄侧位开、闭口体层片。图像显示见图 10-3-6。

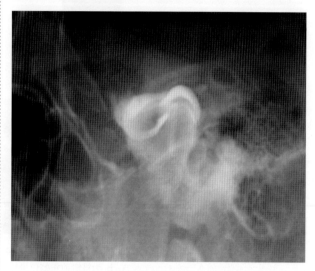

图 10-3-6 颞下颌关节造影(闭口位)上下腔交通

(五)并发症

一般无明显的严重并发症。

(六)检查后注意事项

无特殊注意事项。

四、头颈部血管造影检查

(一)适应证与禁忌证

1. 适应证 ① 颌面、五官、颈部(包括甲状腺和甲状旁腺)的血管性病变,如血管瘤、血管畸形等。②颌面、五官、颈部(包括甲状腺和甲状旁腺)的肿瘤性病变,特别是富血供肿瘤,如鼻咽部纤维血管瘤、副

神经节瘤、神经鞘瘤等。③严重的鼻出血。④颌面五官部位外伤所致的严重出血。⑤其他：颌面、五官、颈部（包括甲状腺和甲状旁腺）的手术前需了解病变部血供及周围血管解剖；某些血供丰富的颌面、五官、颈部慢性炎症性病变，如肉芽肿性病变等也适应该检查。

2. 禁忌证　①碘过敏。②凝血机制功能不全。③严重的心、肝、肾功能不全及其他严重的全身性疾病。④其他不适宜做血管造影检查的受检者。

（二）造影前准备

1. 器械　导管、导丝、导管鞘、穿刺针等及血管造影检查包。

2. 药物　非离子型对比剂 50～100 mL，浓度 300～370 mg I/mL。

3. 受检者准备和注意事项　①术前向受检者及家属交待造影目的和可能出现的意外（包括对比剂反应、造影失败和术后可能的并发症），并向受检者解释造影过程，争取受检者充分配合。②术前行凝血时间

检查和药物过敏试验（包括对比剂和普鲁卡因）。③术前禁食 4 h（急诊例外）。④穿刺部位的常规皮肤准备。⑤术前半小时肌注地西泮 10～20 mg。

（三）检查方法和技术

一般均采用 Seldinger 技术，经皮股动脉穿刺，某些特殊情况下也可经皮腋动脉穿刺和直接经颈总动脉穿刺，插入造影导管，先做颈总动脉或颈内动脉造影，显示面动脉、咽升动脉、颌内动脉等及分支的情况。然后根据需要再做上述动脉及分支的超选择造影。成人颈总动脉造影每次注射的对比剂量约 10～12 mL，每秒注射 5～6 mL，颈内动脉造影每次注射量 7～8 mL，每秒注射 4～5 mL，超选择造影每次注射量约 5 mL，每秒 1～2 mL。

（四）摄片要求及影像显示

一般需同时摄取正位和侧位，必要时加摄汤氏位和 X 线管倾斜角度的体位。一般拍摄（12～15 s），可根据情况适当增减，图像显示见图 10 - 3 - 7。

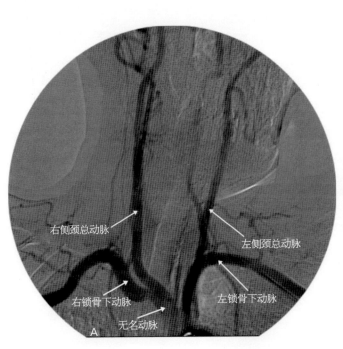
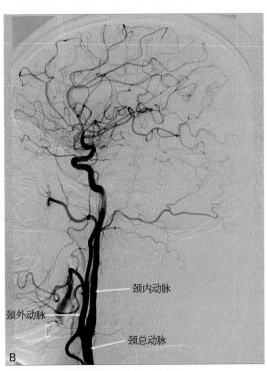

图 10 - 3 - 7　颈总动脉造影
A. 颈总动脉正位；B. 颈总动脉侧位。

（五）并发症

1. 穿刺和插管所致并发症　①暂时性动脉痉挛；②局部血肿；③假性动脉瘤和动静脉瘘；④插管器

械动脉内折断；⑤动脉切割；⑥动脉粥样硬化斑脱落；⑦血管破裂；⑧体内血肿形成；⑨心室纤维颤动；⑩气栓形成；⑪动脉内血栓形成或栓塞、感染等。

2. 对比剂所致并发症　①休克；②惊厥；③喉头

水肿;④喉头和(或)支气管痉挛;⑤肺水肿;⑥急性肾功能衰竭;⑦横断性脊髓炎;⑧癫痫和脑水肿。

(六)检查后注意事项

(1)穿刺局部充分加压止血,穿刺侧下肢伸直8 h,以免引起穿刺部出血和皮下血肿。

(2)注意有无插管和造影引起的并发症。

(3)卧床24 h。

(4)观察期内注意穿刺部有无出血或血肿,注意血压、脉搏等生命体征的变化。

(5)必要时可给适量抗生素以预防感染。

(6)对症处理。

(余 强 张闽光 曹厚德 成建明)

第四章
头颈部 CT 检查

第一节
眼眶与眼

（一）适应证

1. 肿瘤和肿瘤样病变　包括眼内、眼眶及泪腺，眶内各组织来源的肿瘤，其他部位转移到眼及眼眶部的肿瘤。

2. 外伤　①眶骨骨折及眶内软组织损伤的诊断；②眼内和眶内异物的诊断和定位。

3. 血管病变　如血管瘤、颈内动脉海绵窦瘘、静脉曲张等。

4. 其他　眶内各组织炎症，如渗出性视网膜炎、视神经炎、眼外肌炎、内腺炎、眼眶蜂窝织炎、视网膜剥离等也适应检查。

（二）禁忌证

（1）严重心、肝、肾功能衰竭者不宜做 CT 增强检查。

（2）碘过敏者禁忌做 CT 增强检查。

（3）病情严重难以配合者。

（4）妊娠妇女应避免 CT 检查。

（三）检查前准备

（1）呼吸准备：扫描时不要求屏气。要求被检查

者平静均匀呼吸。

（2）造影准备：需要确定对比剂注入通道，根据有无腔静脉阻塞以及检查目的等而有所不同，最后确定增强方案。

（3）为了让被检查者放松情绪，配合检查，检查前须向被检查者说明检查所需要的时间及扫描过程中设备可能发出的声响。

（4）要求被检查者除去扫描区域内的金属异物，如发夹、耳环等；做冠状面扫描时需去除可脱卸义齿。

（5）要求被检查者在扫描过程中保持安静和不动，对于不能合作者以及婴幼儿可采用药物镇静，成人可肌注或静脉注射地西泮，婴幼儿可口服水合氯醛。

（6）注射对比剂前被检查者禁食 4 h。

（四）检查技术

根据需要取轴位（横断面）或冠状面扫描，或同时做横断面和冠状面扫描。

1. 横断面扫描

（1）检查体位：仰卧位，将头置于头架内，尽量使被检查者处于较舒适的状态。两侧外耳孔与台面等高，头颅正中矢状面垂直于并对准台面中线。扫描过

程中嘱咐受检者向前凝视,以保持眼球固定。

(2)定位:以听眦线为扫描基线。根据侧位定位标图设定机架扫描角度、范围、层厚、层距和层面数(图10-4-1)。

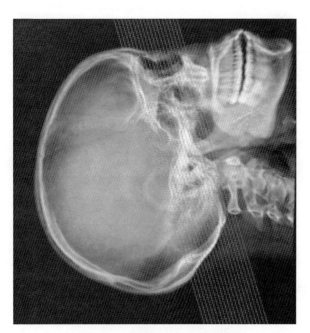

图10-4-1 眼眶横断面 CT 扫描定位像
以听眦线为扫描基线,层厚、间距3 mm。

(3)扫描范围:从眶顶至眶底。

(4)扫描方式:步进式扫描或螺旋扫描。

(5)扫描参数:16 排 CT 以下机型,层厚和间距相同,均为3 mm,或采用间距略小于层厚的重叠扫描。螺旋扫描采集层厚1.25 mm 或以下,螺距1.5或以下;源图像重组层厚等于采集层厚,层间距小于采集层厚的50%;重组图像层厚2 mm 或以下,层间距≤层厚。FOV 14～16 cm;曝光条件120 kV,≥120 mA;重建矩阵512×512。16 排以上 CT 机型,一般应该重建图像层厚0.5～1.0 mm,另再重建3 mm 层厚图像一套,前者为各种角度或切面的图像重组做准备。

(6)增强扫描:使用高压注射器,经四肢浅静脉注射浓度为300～370 mg I/mL 非离子型水溶性碘对比剂80～100 mL,速度2～4 mL/s。对比剂注射后,延迟50～70 s 开始扫描。扫描程序、参数和平扫相同。部分病例可根据需要在增强后5 min 增加延迟扫描。

(7)图像显示:见图10-4-2。

2. 冠状面扫描

(1)检查体位

1)仰卧位:受检者仰卧于检查台上,头部下垂、置于冠状面扫描专用头架内,尽量后仰,并能使被检查者处于较舒适的状态。头颅正中矢状面垂直于并对准台面中线,听眦线尽量与台面平行。

2)俯卧位:受检者俯卧于检查台上,头部正中面对准并垂直台面中线,下颌尽量前伸,头部尽量后仰,两侧外耳孔与台面等高。

(2)定位:以听眶线的垂直线为扫描基线。根据侧位定位标图设定机架扫描角度、范围、层厚、层距和层面数(图10-4-3)。

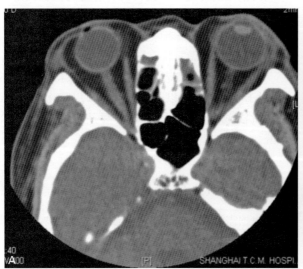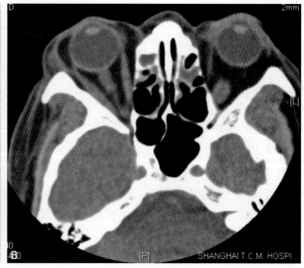

图10-4-2 眼眶横断面 CT 扫描图像
A. 视神经层面;B. 眼球晶状体层面。

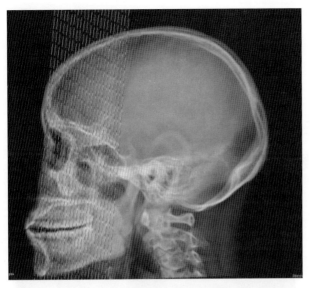

图 10 - 4 - 3　眼眶冠状面 CT 扫描定位像
扫描线垂直于颅前窝底,层厚、间距 3 mm。

（3）扫描范围:从眼球前部至海绵窦。

（4）扫描方式:步进式扫描或螺旋扫描。

（5）扫描参数:层厚和间距相同,均为 5 mm,或采用间距略小于层厚的重叠扫描。FOV 14～16 cm;曝光条件 120 kV,≥120 mA;重建矩阵 512×512。

（6）增强扫描:使用高压注射器,经四肢浅静脉注射浓度为 300～370 mg I/mL 非离子型水溶性碘对比剂 80～100 mL,速度 2～4 mL/s。对比剂注射后,延迟 50～70 s 开始扫描。扫描程序、参数和平扫相同。部分病例可根据需要在增强后 5 min 增加延迟扫描。

（7）图像显示:见图 10 - 4 - 4。

（五）摄片方法

（1）依次顺序摄取平扫和增强扫描图像。

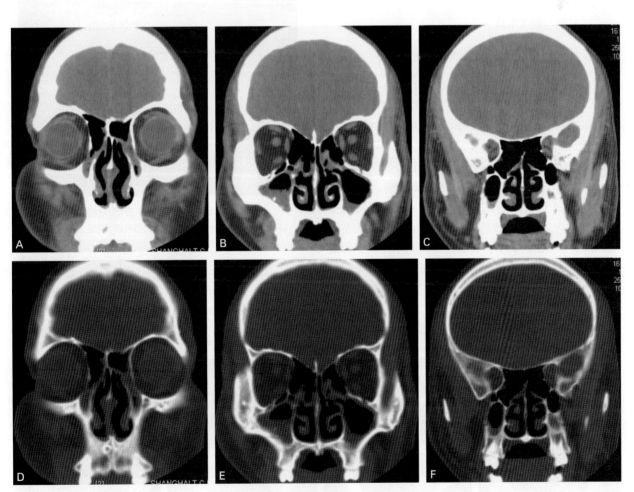

图 10 - 4 - 4　眼眶冠状面 CT 扫描图像
眼球、球后和眶尖层面的软组织窗（A～C）及骨窗（D～F）。

（2）窗宽、窗位：观察软组织选用窗宽 300～400 HU，窗位 40～50 HU。观察骨组织选用窗宽 3 000～4 000 HU，窗位 500～700 HU（图 10 - 4 - 2、图 10 - 4 - 4）。

（3）病灶部位放大摄片。

（4）测量病灶大小及病灶增强前后的 CT 值。

（5）必要时可行图像重建，斜矢状面重组基线平行于视神经。

第二节
视神经管

（一）适应证与禁忌证

1. 适应证 视神经管骨折或视神经肿瘤。
2. 禁忌证 同眼眶与眼 CT 检查。

（二）检查前准备

同眼眶与眼 CT 检查。

（三）检查技术

1. 检查体位 同眼眶与眼 CT 检查。
2. 定位 以鼻骨尖至后床突上缘连线为扫描基线。根据侧位定位标图设定机架扫描角度、范围、层厚、层距和层面数（图 10 - 4 - 5）。
3. 扫描范围 包括整个视神经孔上下。
4. 扫描方式 步进式扫描或螺旋扫描。
5. 扫描参数 层厚、间距均为 1 mm。螺旋扫描采集层厚 0.75 mm 或以下，螺距（pitch 值）1.0 或以下；源图像重组层厚等于采集层厚，层间距小于采集层厚的 50%；重组图像层厚 1 mm 或以下，层间距≤层厚。FOV 10～12 cm。其他技术参数同眼眶与眼 CT 检查。
6. 增强扫描 同眼眶与眼 CT 检查。

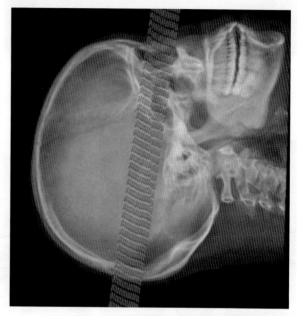

图 10 - 4 - 5 视神经孔横断面 CT 扫描定位像
以鼻骨尖至后床突上缘连线为扫描基线，层厚、间距 1 mm。

7. 图像显示 见图 10 - 4 - 6。

（四）摄片方法

同眼眶与眼 CT 检查（图 10 - 4 - 6）。

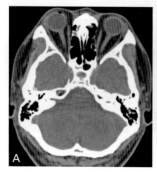 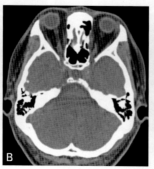 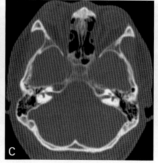 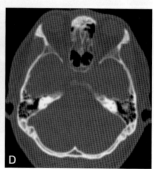

图 10 - 4 - 6 视神经孔横断面 CT 扫描图像
显示视神经孔层面的软组织窗（A、B）及骨窗（C、D）。

第三节

耳、颞骨

（一）适应证与禁忌证

1. 适应证

（1）颞骨部的先天畸形：外耳、内耳、中耳畸形，各种血管畸形（颈内动脉、静脉等畸形）。

（2）颞骨部的炎症性疾病：外耳道炎症，中耳炎及乳突炎、内耳迷路炎等。

（3）中耳胆脂瘤。

（4）颞骨的外伤。

（5）颞骨肿瘤：外耳道癌、中耳癌、中耳鼓室内血管瘤、化学感受器瘤、面神经鞘瘤、听神经瘤等。

（6）耳硬化症。

（7）耳源性脑脓肿。

（8）岩骨尖综合征。

2. 禁忌证　同眼眶与眼 CT 检查。

（二）检查前准备

同眼眶与眼 CT 检查。

（三）检查技术

根据需要取轴面（横断面）或冠状面扫描，或同时做横断面和冠状面扫描。

1. 横断面扫描

（1）检查体位：仰卧位，将头置于头架内，尽量使被检查者处于较舒适的状态。两侧外耳孔与台面等高，头颅正中矢状面垂直并对准台面中线。

（2）定位：以听眉线为扫描基线。根据侧位定位标图设定机架扫描角度、范围、层厚、层距和层面数（图 10 - 4 - 7）。

（3）扫描范围：从颞骨岩样部顶至乳突尖。

（4）扫描方式：步进式扫描或螺旋扫描。

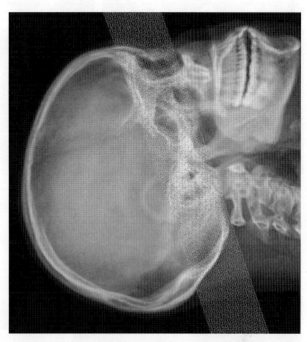

图 10 - 4 - 7　耳、颞骨横断面 CT 扫描定位像
以听眉线为扫描基线，层厚、间距 1.5 mm。

（5）扫描参数：层厚、间距均为 2 mm，或采用间距略小于层厚的重叠扫描。螺旋扫描采集层厚 0.75 mm 或以下，螺距（pitch 值）1.0 或以下；源图像重组层厚等于采集层厚，层间距小于采集层厚的 50%；重组图像层厚 1 mm 或以下，层间距≤层厚。FOV 14～18 cm，单侧分别重组的 FOV 为 8～10 mm。曝光条件：≥120 kV，≥150 mA。重建矩阵 512×512。

（6）增强扫描：同眼眶与眼 CT 检查。

（7）图像显示：扫描图像见图 10 - 4 - 8。重组图像见图 10 - 4 - 9。

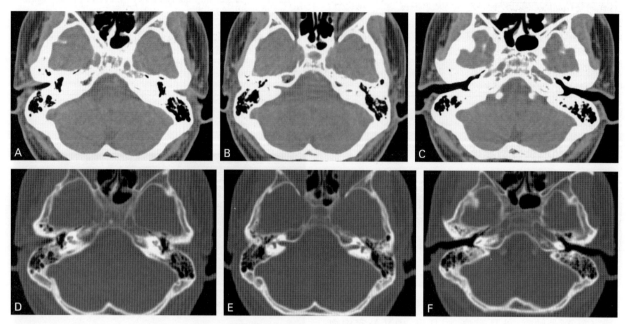

图 10 - 4 - 8 耳、颞骨横断面 CT 扫描图像

显示听小骨、耳蜗和外耳道层面的软组织窗和骨窗(A～F)。

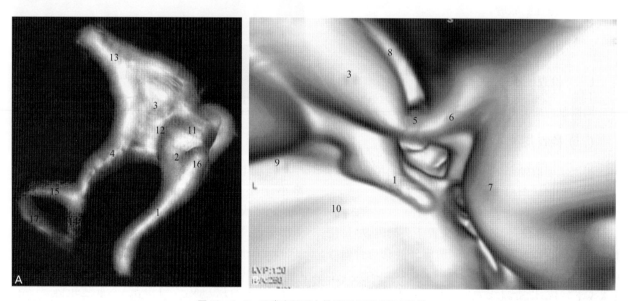

图 10 - 4 - 9 正常左耳听小骨 SSD 三维成像各结构

A. 由后上向前下观看;B. 仿真内镜置于锥隆起向内向前观察。主要显示砧镫关节。1.锤骨柄,2.锤骨颈,3.砧骨体,4.砧骨长脚,5.砧镫关节,6.镫骨脚,7.鼓岬,8.圆窗,9.咽鼓管,10.锥隆起,11.鼓窦,12.锤骨前韧带,13.鼓室上瘾窝,14.外耳道,15.下鼓室,16.鼓膜张肌肉,17.锤骨头。

2. 冠状面扫描

(1) 检查体位

1) 仰卧位:受检者仰卧于检查台上,头部下垂、置于冠状面扫描专用头架内,尽量后仰,并能使被检查者处于较舒适的状态。头颅正中矢状面垂直并对准台面中线,听眦线尽量与台面平行。

2) 俯卧位:受检者俯卧于检查台上,头部正中面对准并垂直台面中线,下颌尽量前伸,头部尽量后仰,两侧外耳孔与台面等高。

(2) 定位:以听眦线的垂直线为扫描基线。根据侧位定位标图设定机架扫描角度、范围、层厚、层距和层面数(图 10 - 4 - 10)。

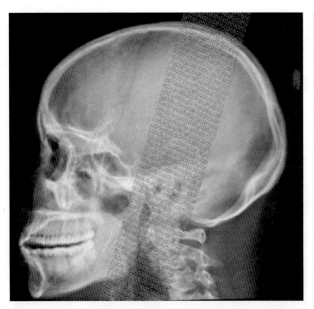

图 10-4-10 耳、颞骨冠状面 CT 扫描定位像
以听眉线垂直线为扫描基线,层厚、间距 1.5 mm。

（3）扫描范围:自颞骨前至颞骨后。

（4）扫描方式:步进式扫描或螺旋扫描。

（5）扫描参数:同横断面扫描。

（6）增强扫描:同眼眶与眼 CT 检查。

（7）图像显示:见图 10-4-11。

（四）摄片方法

（1）依次顺序摄取平扫和增强扫描图像。

（2）窗宽、窗位:观察软组织选用窗宽 300～400 HU,窗位 40～50 HU;观察骨组织选用窗宽 3 000～

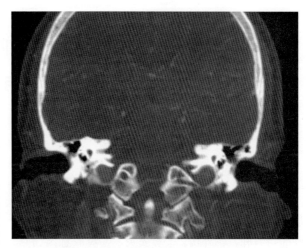

图 10-4-11 耳、颞骨冠状面 CT 扫描图像

4 000 HU,窗位 500～700 HU;观察韧带、肌腱、鼓膜等软组织及镫骨选用窗宽 3 000～4 000 HU,窗位≤200 HU。

（3）病灶部位放大摄片。

（4）测量病灶大小及病灶增强前后的 CT 值。

（5）根据临床需要进行三维图像重组和后处理,包括 MIP、MinIP、SSD 以及仿真内镜（VE）,利用 MIP 进行听骨链、骨迷路重组获得三维叠加图像;利用 MinIP 去除骨迷路周围结构,仅对骨迷路内腔进行重组;利用 SSD 对图像进行切割,去除表面的一部分结构,从不同角度观察所要观察的结构;采用 VE 技术观察迷路腔、内听道底和鼓室腔等（图 10-4-12）。

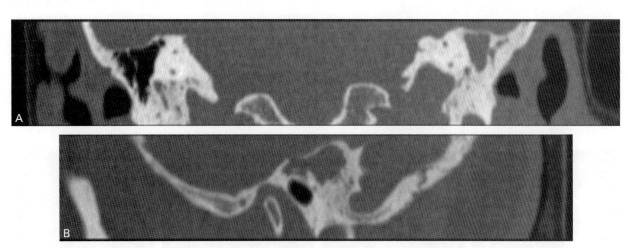

图 10-4-12 耳、颞骨冠状面(A)和矢状面(B)重组图像
显示左侧鼓窦区胆脂瘤。

第四节
鼻与鼻窦

（一）适应证与禁忌证

1. 适应证 ①鼻窦癌及其他恶性肿瘤和转移瘤。②良性肿瘤、鼻窦黏液囊肿。③上颌骨鼻窦区的肿瘤与囊肿。④外伤。⑤鼻窦炎。⑥鼻腔息肉、肿瘤等鼻腔病变。⑦先天性发育异常。⑧配合纤维内镜手术，显示上颌窦开口的位置和形态。

2. 禁忌证 同眼眶与眼 CT 检查。

（二）检查前准备

同眼眶与眼 CT 检查。

（三）检查技术

根据需要取轴位（横断面）或冠状面扫描，或同时做横断面和冠状面扫描。在 16 排以上的先进高质量 CT 机，可以在横断面扫描实现体素各向同性的基础上，利用横断面螺旋容积扫描数据，重组冠状面或任意切面图像，也可以减少受检者的辐射剂量。

1. 横断面扫描

（1）检查体位：仰卧位，将头置于头架内，尽量使被检查者处于较舒适的状态。两侧外耳孔与台面等高，头颅正中矢状面垂直并对准台面中线。

（2）定位：以听眶线（orbitomeatal line，OML）为扫描基线。根据侧位定位标图设定机架扫描角度、范围、层厚、层距和层面数（图 10-4-13）。

（3）扫描范围：从上往下由眶上缘包括额窦上缘至硬腭。

（4）扫描方式：步进式扫描或螺旋扫描。

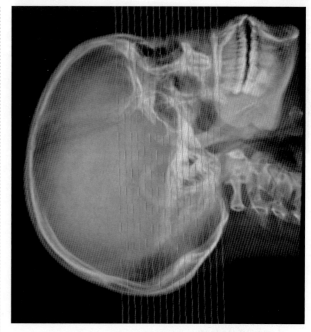

图 10-4-13 鼻旁窦横断面 CT 扫描定位像
以 OML 为扫描基线，层厚、间距 5 mm。

（5）扫描参数：层厚和间距相同，均为 3 mm，或采用间距略小于层厚的重叠扫描。螺旋扫描采集层厚 1.25 mm 或以下，螺距（pitch 值）1.5 或以下；源图像重组层厚等于采集层厚，层间距小于采集层厚的 50%；重组图像层厚 2 mm 或以下，层间距≤层厚。FOV 16~18 cm；曝光条件 120 kV，≥120 mA；重建矩阵 512×512。

（6）增强扫描：同眼眶与眼 CT 检查。

（7）图像显示：见图 10-4-14。

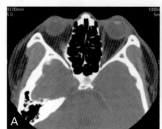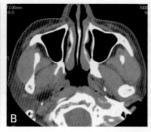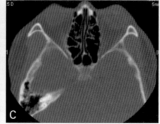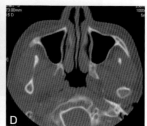

图 10-4-14 鼻旁窦横断面 CT 扫描图像
显示筛窦、上颌窦层面软组织窗（A、B）和骨窗（C、D）。

2. 冠状面扫描

（1）检查体位

1）仰卧位：受检者仰卧于检查台上，头部下垂、置于冠状面扫描专用头架内，尽量后仰，并能使被检查者处于较舒适的状态。头颅正中矢状面垂直并对准台面中线，听眦线尽量与台面平行。

2）俯卧位：受检者俯卧于检查台上，头部正中面对准并垂直台面中线，下颌尽量前伸，头部尽量后仰，两侧外耳孔与台面等高。

（2）定位：以听眦线的垂直线为扫描基线。根据侧位定位标图设定机架扫描角度、范围、层厚、层距和层面数（图 10-4-15）。

（3）扫描范围：自额窦前缘至蝶窦后缘。

（4）扫描方式：步进式扫描或螺旋扫描。

（5）扫描参数：同横断面扫描。

（6）增强扫描：同眼眶与眼 CT 检查。

（7）图像显示：见图 10-4-16。

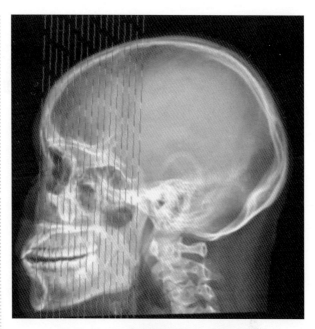

图 10-4-15　鼻旁窦冠状面 CT 扫描定位像
以听眦线的垂直线为扫描基线，层厚、间距 5 mm。

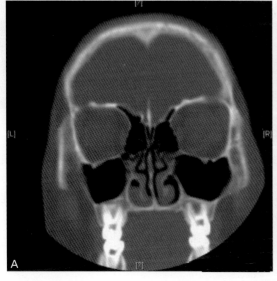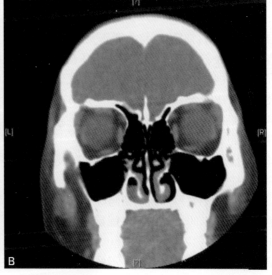

图 10-4-16　鼻旁窦冠状面 CT 扫描图像
显示上颌窦、筛窦骨窗（A）和软组织窗（B）。

（四）摄片方法

（1）依次顺序摄取平扫和增强扫描图像。

（2）窗宽、窗位：观察软组织选用窗宽 300～400 HU，窗位 40～50 HU。观察骨组织选用窗宽 3 000～4 000 HU，窗位 500～700 HU。

（3）病灶部位放大摄片。

（4）测量病灶大小及病灶增强前后的 CT 值。

（5）必要时可行图像重建，矢状面重组基线平行于正矢状面。根据临床需要进行三维图像重组和后处理，包括 MaxIP、SSD 以及 VE，利用 MaxIP 进行图像重组获得三维叠加图像；利用 SSD 对图像进行切割，去除表面的一部分结构，从不同角度观察所要观察的结构；采用 VE 技术观察鼻腔、鼻窦腔和鼻咽腔等。

第五节

鼻咽部

（一）适应证与禁忌证

1. 适应证　①鼻咽部肿瘤，如鼻咽癌、纤维血管瘤、脊索瘤等。②鼻咽部肉芽肿性病变。

2. 禁忌证　同眼眶与眼 CT 检查。

（二）检查前准备

同眼眶与眼 CT 检查。

（三）检查技术

根据需要取轴面（横断面）或冠状面扫描，或同时做横断面和冠状面扫描。

1. 横断面扫描

（1）检查体位：仰卧位，将头置于头架内，尽量使被检查者处于较舒适的状态。两侧外耳孔与台面等高，头颅正中矢状面垂直于并对准台面中线。

（2）定位：以听眶线（orbitomeatal line, OML）为扫描基线。根据侧位定位标图设定机架扫描角度、范围、层厚、层距和层面数（图 10-4-17）。

（3）扫描范围：从上往下由颅中窝底至硬腭。

（4）扫描方式：步进式扫描或螺旋扫描。

（5）扫描参数：层厚和间距相同，均为 3 mm，或采用间距略小于层厚的重叠扫描。螺旋扫描采集层厚 1.25 mm 或以下，螺距（pitch 值）1.5 或以下；源图像重组层厚等于采集层厚，层间距小于采集层厚的 50%；

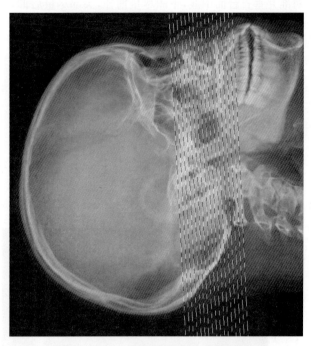

图 10-4-17　鼻咽部横断面 CT 扫描定位像
以 OML 为扫描基线，层厚、间距 3 mm。

重组图像层厚 2 mm 或以下，层间距≤层厚。FOV 16～18 cm；曝光条件 120 kV，≥120 mA；重建矩阵 512×512。

（6）增强扫描：同眼眶与眼 CT 检查。

（7）图像显示：见图 10-4-18。

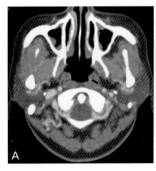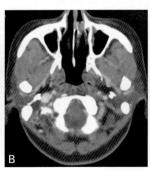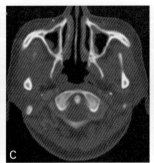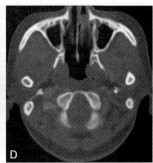

图 10-4-18　鼻咽部横断面 CT 扫描图像
不同层面软组织窗（A、B）和骨窗（C、D）。

2. 冠状面扫描

（1）检查体位

1）仰卧位：受检者仰卧于检查台上，头部下垂、置于冠状面扫描专用头架内，尽量后仰，并能使被检查者处于较舒适的状态。头颅正中矢状面垂直并对准台面中线，听眦线尽量与台面平行。

2）俯卧位：受检者俯卧于检查台上，头部正中面对准并垂直台面中线，下颌尽量前伸，头部尽量后仰，两侧外耳孔与台面等高。

（2）定位：以听眦线的垂直线为扫描基线。根据侧位定位标图设定机架扫描角度、范围、层厚、层距和层面数（图 10-4-19）。

（3）扫描范围：自枕骨斜坡、上颈椎前缘至鼻腔后方。

（4）扫描方式：步进式扫描或螺旋扫描。

（5）扫描参数：同横断面扫描。

（6）增强扫描：同眼眶与眼 CT 检查。

（7）图像显示：见图 10-4-20。

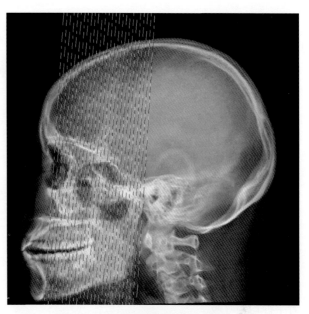

图 10-4-19　鼻咽部冠状面 CT 扫描定位像
以 OML 的垂直线为扫描基线，层厚、间距 3 mm。

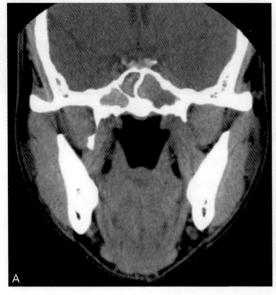 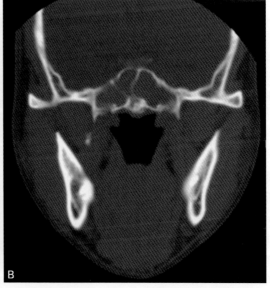

图 10-4-20　鼻咽部冠状面 CT 扫描图像
显示鼻咽部顶部及两侧面的软组织窗（A）和骨窗（B），蝶窦内见软组织密度影。

（四）摄片方法

（1）依次顺序摄取平扫和增强扫描图像。

（2）窗宽、窗位：观察软组织选用窗宽 300～400 HU，窗位 40～50 HU。观察骨组织选用窗宽 3 000～4 000 HU，窗位 500～700 HU。

（3）病灶部位放大摄片。

（4）测量病灶大小及病灶增强前后的 CT 值。

（5）必要时可行图像重建，矢状面重组基线平行于正矢状面。根据临床需要进行三维图像重组和后处理，包括 MaxIP、SSD 以及 VE，利用 MaxIP 进行图像重组获得三维叠加图像；利用 SSD 对图像进行切割，去除表面的一部分结构，从不同角度观察所要观察的结构；采用 VE 技术观察鼻咽腔、鼻腔等。

第六节

鼻骨

（一）适应证与禁忌证

1. 适应证　鼻部外伤。
2. 禁忌证　①严重心、肝、肾功能衰竭。②病情严重难以配合者。③妊娠妇女应避免 CT 检查。

（二）检查前准备

（1）呼吸准备：扫描时不要求屏气。要求被检查者平静均匀呼吸。

（2）为了让被检查者放松情绪，配合检查，检查前须向被检查者说明检查所需要的时间及扫描过程中设备可能发出的声响。

（3）要求被检查者除去扫描区域内的金属异物，如发夹、耳环等；做冠状面扫描时需去除可脱卸义齿。

（4）要求被检查者在扫描过程中保持安静和不动，对于不能合作者以及婴幼儿可采用药物镇静，成人可肌注或静脉注射地西泮，婴幼儿可口服水合氯醛。

（三）检查技术

根据需要取轴面（横断面）或冠状面扫描，或同时做横断面和冠状面扫描。

1. 横断面扫描

（1）检查体位：仰卧位，将头置于头架内，尽量使被检查者处于较舒适的状态。两侧外耳孔与台面等高，头颅正中矢状面垂直并对准台面中线。

（2）定位：以 OML 为扫描基线。根据侧位定位标图设定机架扫描角度、范围、层厚、层距和层面数（图 10 - 4 - 21）。

（3）扫描范围：从鼻根至鼻尖，包括整个鼻骨。

（4）扫描方式：步进式扫描。

（5）扫描参数：层厚、间距均为 2 mm，或采用间距略小于层厚的重叠扫描。FOV 10～12 cm。曝光条件：≥120 kV，≥100 mA。重建矩阵 512×512。

（6）图像显示：见图 10 - 4 - 22。

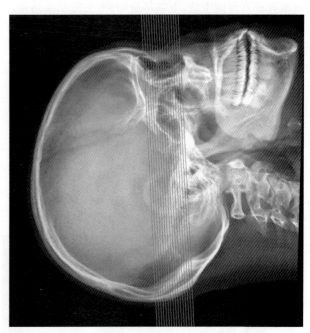

图 10 - 4 - 21　鼻骨横断面 CT 扫描定位像
以 OML 为扫描基线，层厚、间距 2 mm。

2. 冠状面扫描

（1）检查体位

1）仰卧位：受检者仰卧于检查台上，头部下垂，置于冠状面扫描专用头架内，尽量后仰，并能使被检查者处于较舒适的状态。头颅正中矢状面垂直并对准台面中线，听眦线尽量与台面平行。

2）俯卧位：受检者俯卧于检查台上，头部正中面对准并垂直台面中线，下颌尽量前伸，头部尽量后仰，两侧外耳孔与台面等高。

（2）定位：采用鼻骨长轴的平行线（图 10 - 4 - 23）。

（3）扫描范围：包括整个鼻骨。

（4）扫描方式：步进式扫描。

（5）扫描参数：层厚、间距 2 mm；FOV 10～12 cm。曝光条件：≥120 kV，≥100 mA。重建矩阵 512×512。

（6）图像显示：见图 10 - 4 - 24。

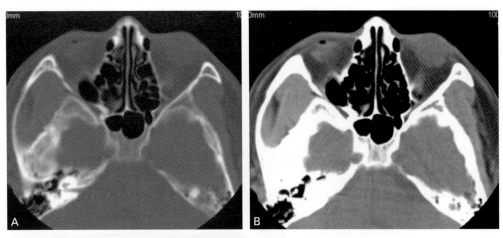

图 10 - 4 - 22　鼻骨横断面 CT 扫描图像

鼻骨横断面 CT 扫描显示鼻骨两翼的骨窗(A)和软组织窗(B)。

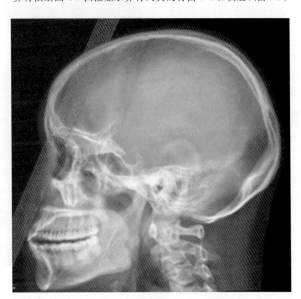

图 10 - 4 - 23　鼻骨冠状面 CT 扫描定位像

扫描线与鼻骨平行,层厚、间距 1mm。

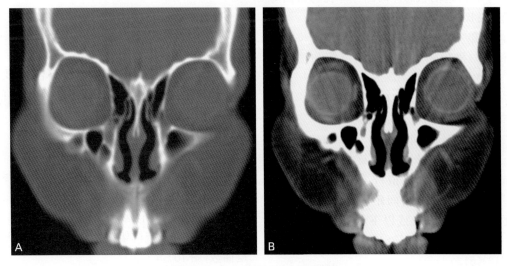

图 10 - 4 - 24　鼻骨冠状面 CT 扫描像

鼻骨冠状面 CT 扫描显示鼻骨的骨窗(A)和软组织窗(B)。

（四）摄片方法

（1）依次顺序摄取平扫图像。

（2）窗宽、窗位：观察软组织选用窗宽 300～

400 HU，窗位 40～50 HU。观察骨组织选用窗宽 3 000～4 000 HU，窗位 500～700 HU。

（3）病灶部位放大摄片。

第七节
口腔颌面部

（一）适应证与禁忌证

1. 适应证　①肿瘤和肿瘤样病变：包括腮腺、舌、口腔、颌面部、颌骨、咽旁间隙、口旁间隙等部位各种组织来源的肿瘤。②外伤：面中部诸骨骨折、颌骨骨折、异物的诊断和定位。③血管病变：如血管瘤、动静脉瘘、静脉曲张、动静脉畸形等。④口腔颌面部感染性疾病，如蜂窝织炎、脓肿等。

2. 禁忌证　同眼眶与眼 CT 检查。

（二）检查前准备

同眼眶与眼 CT 检查。

（三）检查技术

根据需要取轴面（横断面）或冠状面扫描，或同时做横断面和冠状面扫描。

1. 横断面扫描

（1）检查体位：仰卧位，将头置于头架内，尽量使被检查者处于较舒适的状态。两侧外耳孔与台面等高，头颅正中矢状面垂直并对准台面中线。

（2）定位：以 OML 为扫描基线。根据侧位定位标图设定机架扫描角度、范围、层厚、层距和层面数（图 10-4-25）。

（3）扫描范围：从眶底至口底。

（4）扫描方式：步进式扫描或螺旋扫描。

（5）扫描参数：层厚、间距均为 3～5 mm，或采用间距略小于层厚的重叠扫描。螺旋扫描采集层厚 1.25 mm 或以下，螺距（pitch 值）1.5 或以下；源图像重组层厚等于采集层厚，层间距小于采集层厚的 50%；重组图像层厚 3 mm 或以下，层间距≤层厚。FOV 14～16 cm。曝光条件：≥120 kV，≥100 mA。重建矩阵 512×512。

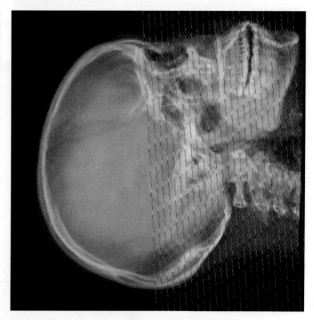

图 10-4-25　口腔颌面部横断面 CT 扫描定位像
以 OML 为扫描基线，层厚、间距 5 mm。

（6）增强扫描：同眼眶与眼 CT 检查。

（7）图像显示：见图 10-4-26～图 10-4-28。

2. 冠状面扫描

（1）检查体位

1）仰卧位：受检者仰卧于检查台上，头部下垂、置于冠状面扫描专用头架内，尽量后仰，并能使被检查者处于较舒适的状态。头颅正中矢状面垂直并对准台面中线，听眦线尽量与台面平行。

2）俯卧位：受检者俯卧于检查台上，头部正中面对准并垂直台面中线，下颌尽量前伸，头部尽量后仰，两侧外耳孔与台面等高。

（2）定位：以听眦线的垂直线为扫描基线。根据侧位定位标图设定机架扫描角度、范围、层厚、层距和层面数（图 10-4-29）。

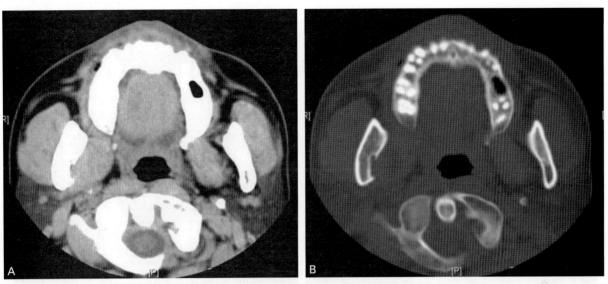

图 10 - 4 - 26 口腔颌面部横断面 CT 扫描图像

口腔颌面部横断面 CT 扫描显示上颌齿槽骨平面软组织窗（A）和骨窗（B）。

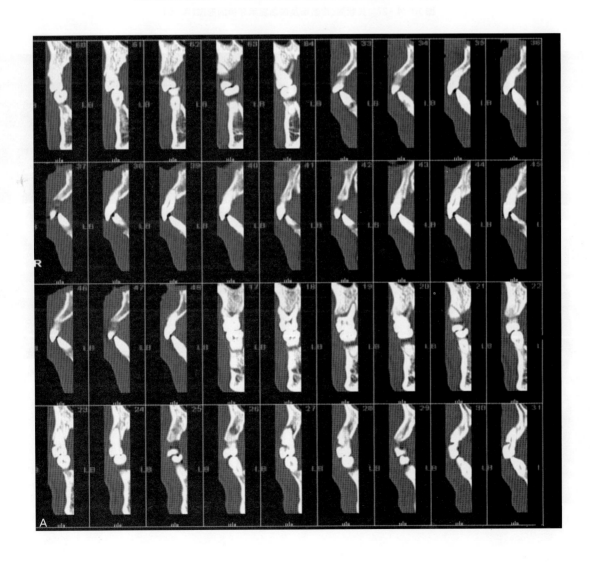

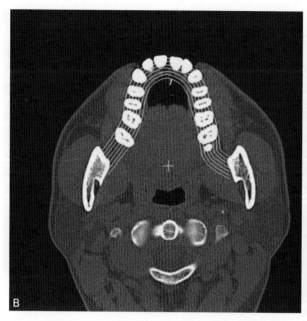

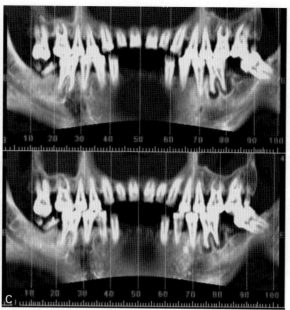

图 10‐4‐27 矢状面、横断面及曲面显示牙齿的形态(A～C)

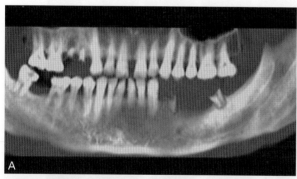

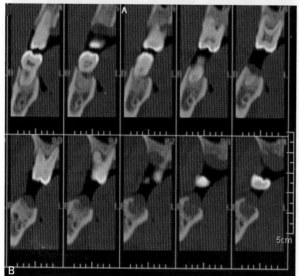

图 10‐4‐28 CBCT 齿科全景图像(A、B),能够为临床植牙提供依据

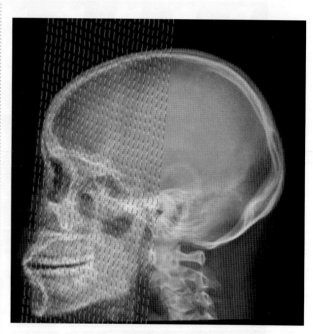

图 10‐4‐29 口腔颌面部冠状面 CT 扫描定位像
以 OML 垂直线为扫描基线,层厚、间距 4mm。

(3)扫描范围:自面部至后颈部。

(4)扫描方式:步进式扫描或螺旋扫描。

(5)扫描参数:同横断面扫描。

(6)增强扫描:同眼眶与眼 CT 检查。

(7)图像显示:见图 10‐4‐30。

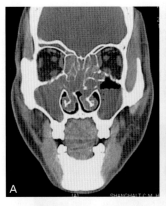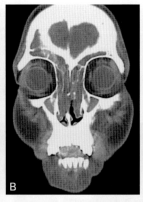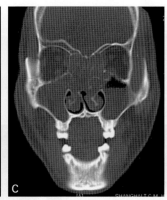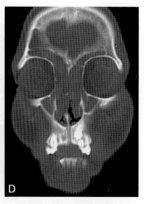

图10-4-30　口腔颌面部冠状面CT扫描图像

口腔颌面部冠状面CT扫描显示眼眶、鼻旁窦和口腔结构的软组织窗(A、B)和骨窗(C、D)。双侧筛窦、上颌窦、额窦及鼻腔可见软组织增厚影。

（四）摄片方法

（1）依次顺序摄取平扫和增强扫描图像。

（2）窗宽、窗位：观察软组织选用窗宽300～400 HU，窗位40～50 HU。观察骨组织选用窗宽3 000～4 000 HU，窗位500～700 HU。

（3）病灶部位放大摄片。

（4）测量病灶大小及病灶增强前后的CT值。

（5）必要时可行图像重建，矢状面重组，包括MaxIP、SSD、VE等。

第八节

颈　部

（一）适应证与禁忌证

1. 适应证　①颈部肿瘤性病变：包括喉咽部、甲状腺、甲状旁腺、颌下腺、舌下腺肿瘤以及颈部软组织肿瘤。②颈部淋巴结肿大的检查。③颈部囊肿及炎症、脓肿等。④颈、喉部外伤性病变及异物。⑤颈部先天性病变等。

2. 禁忌证　①骤发的喉阻塞需及时做气管切开，不宜扫描。②同眼眶与眼CT检查。

（二）检查前准备

同眼眶与眼CT检查。

（三）检查技术

1. 检查体位　仰卧位，将头置于头架内，尽量使被检查者处于较舒适的状态。两侧外耳孔与台面等高，头颅正中矢状面垂直于并对准台面中线。

2. 定位　以听眶线(orbitomeatal line，OML)为扫描基线或与颈椎纵轴垂直。根据侧位定位标图设定机架扫描角度、范围、层厚、层距和层面数（图10-4-31）。

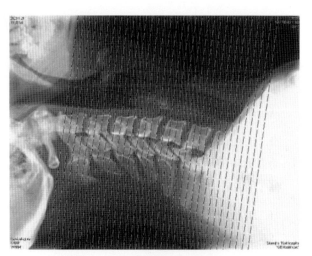

图10-4-31　颈部横断面CT扫描定位像
扫描线与颈椎纵轴垂直，层厚、间距5 mm。

3. 扫描范围　从口底至颈根部或胸腔入口处。

4. 扫描方式　步进式扫描或螺旋扫描。

5. 扫描参数　层厚、间距均为 3~5 mm,或采用间距略小于层厚的重叠扫描。螺旋扫描采集层厚 1.25 mm 或以下,螺距(pitch 值)1.5 或以下;源图像重组层厚等于采集层厚,层间距小于采集层厚的

50%;重组图像层厚 3 mm 或以下,层间距≤层厚。FOV 14~16 cm。曝光条件:≥120 kV,≥100 mA;重建矩阵 512×512。

6. 增强扫描　同眼眶与眼 CT 检查。

7. 图像显示　见图 10-4-32。

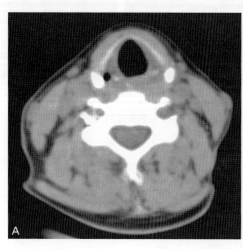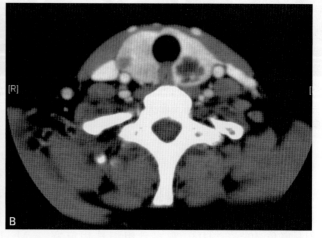

图 10-4-32　颈部横断面 CT 扫描图像

颈部横断面 CT 扫描显示平扫喉室层面(A)、甲状腺增强扫描(B)的软组织窗。双侧甲状腺内可见低密度结节影。

(四) 摄片方法

(1) 依次顺序摄取平扫和增强扫描图像。

(2) 窗宽、窗位:观察软组织选用窗宽 300~400 HU,窗位 40~50 HU。必须观察骨组织时,选用窗宽 3 000~4 000 HU,窗位 500~700 HU。

(3) 病灶部位放大摄片。

(4) 测量病灶大小及病灶增强前后的 CT 值。

(5) 必要时可行图像重建,冠状面和矢状面重组基线平行于颈椎纵轴。重组包括 MIP、SSD 和 VE。

第九节

颈部和颅底动脉

(一) 适应证与禁忌证

1. 适应证　①颈部血管病变:如血管瘤、动静脉瘘、动静脉畸形等。②颈部病变与血管的关系。

2. 禁忌证　同眼眶与眼 CT 检查。

(二) 检查前准备

同眼眶与眼 CT 检查。

(三) 检查技术

1. 检查体位　仰卧位,将头置于头架内,尽量使被检查者处于较舒适的状态。两侧外耳孔与台面等

高,头颅正中矢状面垂直于并对准台面中线。

2. 定位　以 OML 为扫描基线。根据侧位定位标图设定机架扫描角度、范围、层厚、层距和层面数(图 10-4-33)。

3. 扫描范围　从颈根部或胸腔入口至颅底。

4. 扫描方式　螺旋扫描。

5. 扫描参数　图像采集方向由下往上,采集层厚 0.75 mm 或以下,螺距(pitch 值)1.0 或以下;源图像重组层厚等于采集层厚,层间距小于采集层厚的 50%;重组图像层厚 2 mm 或以下,层间距≤层厚。FOV 10~14 cm。曝光条件:≥120 kV,≥200 mA;重建矩阵 512×512。

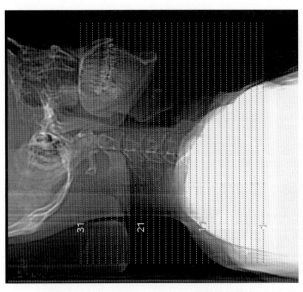

图 10-4-33　颈部和颅底动脉 CTA 检查定位图

6. 增强扫描　使用高压注射器,经四肢浅静脉注射浓度为 300～370 mg I/mL 非离子型水溶性碘对比剂 80～100 mL,速度 3～4 mL/s。对比剂注射后,延迟 12～15 s 开始扫描。上述扫描完成后 60 s 增加延迟扫描。

7. 图像显示　见图 10-4-34～图 10-4-36。

(四) 摄片方法

(1) 窗宽、窗位·观察软组织选用窗宽 400～600 HU,窗位 70～100 HU。观察骨组织选用窗宽 3 000～4 000 HU,窗位 500～700 HU。

(2) 病灶部位放大摄片。

(3) 测量病灶大小及病灶增强前后的 CT 值。

(4) 对源图像采用 MIP 进行重组获得三维动脉或静脉图像。

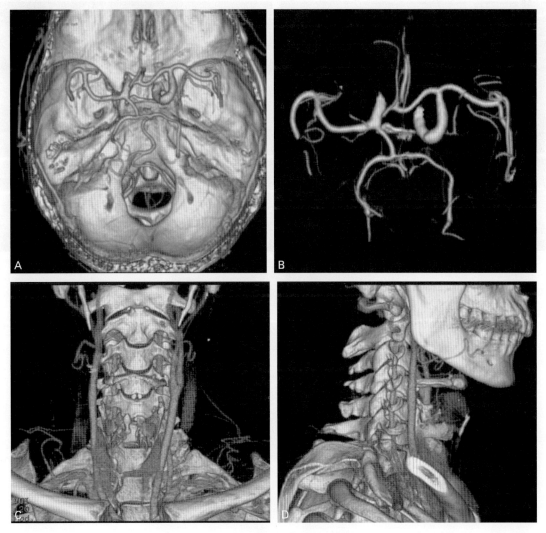

图 10-4-34　颈部和颅底动脉 CTA 图像(A～D)

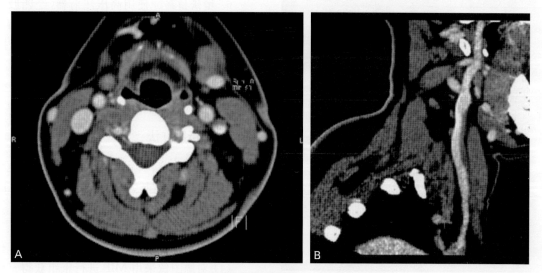

图 10-4-35 横断面及曲面重建(A、B)显示颈动脉

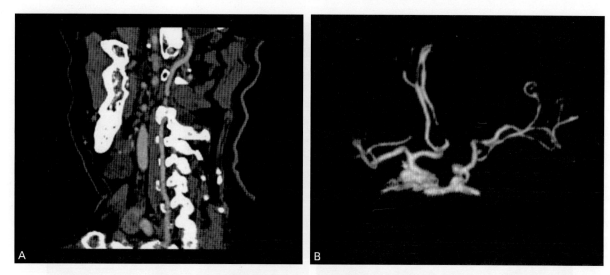

图 10-4-36 曲面重建(A、B)显示椎动脉及 VRT 显示颈内动脉分支

(余 强 张闽光 王晨光 陶晓峰 沈 纲)

第五章
头颈部(口腔)MRI 检查

磁共振具有分辨细微解剖结构和显示组织学特性的能力,适合于眼眶内占位病变、炎症、外伤和视网膜病变的诊断;在耳部主要用于内听道肿瘤的诊断;在鼻咽癌早期诊断和显示癌肿的侵犯范围方面有重要作用,可以鉴别鼻咽放疗后肿瘤复发和纤维瘢痕;对鼻窦病变可作出定性诊断,并可确定肿瘤的范围及与周围结构的关系;对显示较小的甲状旁腺肿瘤较为敏感,对甲状腺肿大可区别实性肿瘤与囊肿、胶样囊肿与出血囊肿,甲状腺肿瘤手术后可鉴别是水肿、纤维化或肿瘤复发等。

第一节
眼与眼眶

(一) 适应证与禁忌证

1. 适应证 ①眼眶部肿瘤:包括眼球、视神经与眶内各组织来源的肿瘤,其他部位转移到眼及眼眶部的肿瘤。②眼肌疾病,如格氏眼病等。③眶内血管性病变:包括眶内静脉曲张、血管畸形、颈内动脉海绵窦瘘等。④眼外伤。⑤眼内和眶内非金属异物。⑥眶内炎症:包括炎性假瘤和眶内感染,如视网膜炎、视神经炎、眼外肌炎、泪腺炎、眼眶蜂窝织炎等。

2. 禁忌证 ①严重心、肝、肾功能衰竭者不宜做MR 检查。②安装心电起搏器或带金属植入者。③术后体内留有金属夹子者。④早期妊娠(3 个月内)的妇女应避免 MRI 检查。⑤眼内金属异物或含金属假体者。⑥有与 MRI 对比剂相关禁忌证者禁忌做 MR 增强检查。

(二) 检查前准备

(1) 呼吸准备:扫描时不要求屏气。要求被检查者平静均匀呼吸。

(2) 受检者在进入 MRI 机房前必须除去身上所有的金属物品,包括可脱卸之义齿及磁卡、录音带等磁性物品。脱去外衣,换上干净的检查服。

(3) 为了让被检查者放松情绪,配合检查,减少幽闭恐惧症的发生,向受检者说明在检查时机器会发出较大的响声,不必紧张,不要移动身体。一旦发生幽闭恐惧症应立即停止检查,让受检者脱离现场。

(4) 对于有必要进行 MRI 检查又不能合作者以及婴幼儿可采用药物镇静,成人可肌注或静脉注射地西泮,婴幼儿可口服水合氯醛。

(5) 造影准备:需要确定对比剂注入通道,根据有无腔静脉阻塞以及检查目的等而有所不同,最后确定增强方案。

（三）检查技术

1. 线圈　颅脑正交线圈、颅脑相控阵线圈或眼眶专用线圈。

2. 体位、采集中心和范围　仰卧位、头先进。儿童及颈部较长者背部垫小棉垫，使眶耳线与床面垂直，嘱受检者闭眼，眼球保持静止。采集中心对准双眼外眦。

3. 常规成像方位、相关脉冲序列及其参数

（1）基本图像：包括横断面 T1W、T2W 序列；斜矢状面、冠状面 T1WI 或 T2WI 加脂肪抑制成像。推荐组合：横断面 SE 或 TSE - T1WI、TSE - T2WI 和斜矢状面和（或）冠状面 TSE - T2WI 加脂肪抑制。

（2）定位成像：常规采用快速扫描序列，采集三平面定位像（图 10 - 5 - 1）。

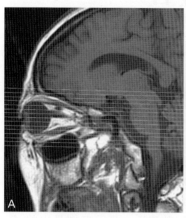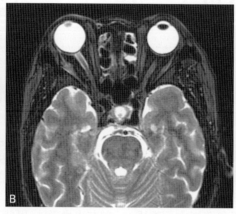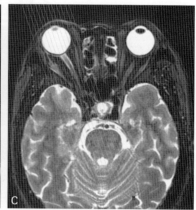

图 10 - 5 - 1　眼眶 MR 扫描定位图
A. 横断面扫描采用矢状面 T1WI 定位；B. 冠状面扫描采用横断面 T2WI 定位；C. 斜矢状面扫描采用横断面 T2WI 定位。

（3）横断面成像：以旁矢状面经视神经的层面为定位图像，使扫描线与视神经平行，设定扫描层数、采集矩阵，根据横断面图像的大小和位置关系设定 FOV 并校正采集中心，相位编码方向取左右方向。常规采用 SE、TSE 或 GE 序列的 T1WI、T2WI，T2WI 加或不加脂肪抑制（图 10 - 5 - 2）。

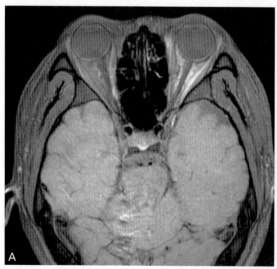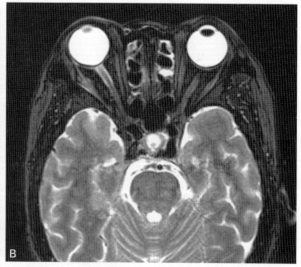

图 10 - 5 - 2　眼眶横断面视神经平面脂肪抑制图像
A. T1WI；B. T2WI。

（4）冠状面成像：以横断面图像定位，并以矢状面图像调整成像角度，常规与颅前窝底垂直；相位编码方向取左右方向，常规 SE、TSE 或 GE 序列 T1WI 或 T2WI（图 10 - 5 - 3）。

（5）斜矢状面成像：以横断面图像定位，扫描线与视神经平行；相位编码方向取前后方向，常规快速 GE 序列成像（图 10 - 5 - 4）。

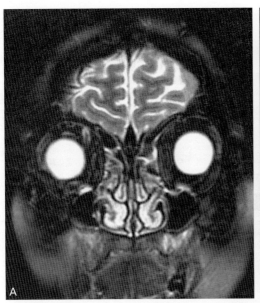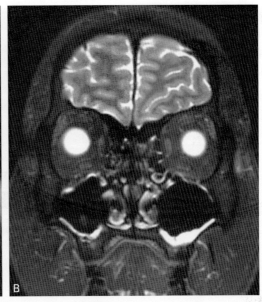

图 10-5-3　眼眶冠状面 T2WI 脂肪抑制图像

A、B. 为眼球前后不同平面。

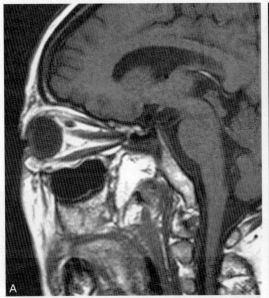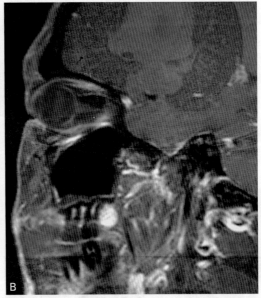

图 10-5-4　眼眶视神经平面斜矢状面图像

A. T1WI;B. T1WI 脂肪抑制增强图像。

　　(6) 增强扫描:采用快速手推方式或高压注射器注射顺磁性对比剂(常用 Gd - DTPA)10～15 mL,注射完后即开始增强扫描,常规横断面扫描,加做斜矢状面和(或)冠状面成像,成像程序同增强前 T1W 成像序列,部分病例可根据需要加脂肪抑制序列成像和增强后 5 min 延迟成像。

　　(7) 参数:常规采用多层采集模式。

　　1) FOV/R - FOV:横断面 180 mm/100%;斜矢状面、冠状面 200 mm/100%。

　　2) 采集矩阵/重建矩阵:256×192/512×256。

　　3) NSA:2～4 次。

　　4) 层厚/gap:3 mm/0～0.5 mm。

　　5) 层数 15～25 层(T1WI/T2WI 保持一致)。

　　6) 相关时间参数。① SE - T1WI:TR = 440～500 ms, TE = 10～15 ms;② TSE - T2WI:TR = 3 000～4 000 ms, TE = 90～120 ms;ETL:16～32;③TSE - FLAIR:TR = 6 000～10 000 ms, TE = 100～120 ms, TI = 2 100～2 500 ms;ETL:10～20。

4. 其他注意事项 ①由于眼眶内富含脂肪组织,T2加权要加脂肪抑制技术;而T1加权一般不做脂肪抑制技术。②如动静脉畸形、海绵窦瘘等,除常规扫描外,还要做俯卧位 T2WI、T1WI 及血管成像。③眼眶内血管性病变,如动静脉畸形、海绵窦瘘等,还要做血管成像。

(四)摄片方法

(1)按顺序拍摄定位片和各个成像序列的扫描图像。

(2)对于同方位平面、不同成像序列图像应对应放置。

第二节
耳、颞骨

(一)适应证与禁忌证

1. 适应证 ①听神经瘤,尤其是局限于内听道的小肿瘤。②颈静脉球体瘤。③耳、颞骨部同时累及颅底和颅内的病变。④中耳胆脂瘤。⑤耳部和颞部的其他良恶性肿瘤,如外耳道癌、中耳癌、中耳鼓室内血管瘤、化学感受器瘤、面神经鞘瘤等。⑥颞骨部的先天畸形:外耳、内耳、中耳畸形,各种血管畸形(颈内动脉、静脉等畸形)。

2. 禁忌证 同眼与眼眶 MRI 检查。

(二)检查前准备

同眼与眼眶 MR 检查。

(三)检查技术

1. 线圈 头部线圈或头颈联合线圈。

2. 体位、采集中心和范围 仰卧位,头先进。头部置于线圈头托内。儿童及颈部较长者背部垫小棉垫;肥胖颈短受检者,两肩尽量向下,使头部伸入线圈,眶耳线与床面垂直。采集中心对准两耳连线中点。

3. 常规成像方位、相关脉冲序列及其参数

(1)基本图像:包括横断面 T1WI、T2WI;冠状面和(或)矢状面 T1WI。推荐组合:横断面 SE-T1WI、TSE-T2WI 和冠状面 TSE-T2WI。

(2)定位成像:常规采用快速扫描序列,采集三平面定位像(图 10-5-5)。

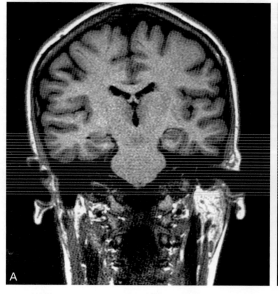
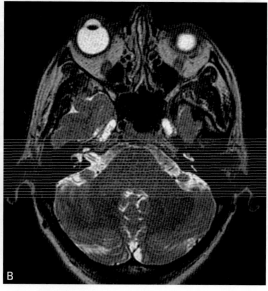

图 10-5-5 耳、颞骨 MR 扫描定位图
A. 横断面扫描采用冠状面 T1WI 定位;B. 冠状面扫描采用横断面 T2WI 定位。

（3）横断面成像：以矢状面图像定位,设定扫描层数、采集矩阵,根据横断面图像的大小和位置关系设定FOV并校正采集中心,相位编码方向取左右方向。常规采用SE、TSE或GE序列的T1WI、T2WI,T2W加或不加脂肪抑制成像(图10-5-6)。

（4）冠状面成像：以横断面图像定位,并以矢状面图像调整成像角度,与听眦线垂直；相位编码方向取左右方向,常规SE、TSE或GE序列T1WI或T2WI(图10-5-7)。

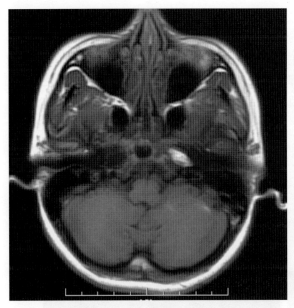

图 10-5-6 耳、颞骨横断面 T1WI

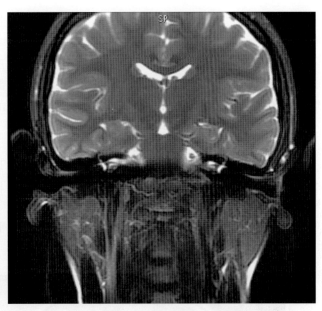

图 10-5-7 耳、颞骨冠状面 T2WI

（5）矢状面成像：为非常规成像平面。以横断面和(或)冠状面图像定位,常规在体轴方向上与颅脑中线平行；相位编码方向取前后方向,常规快速GE序列成像。

（6）增强扫描：采用快速手推方式或高压注射器注射顺磁性对比剂(常用 Gd-DTPA)10~15 mL,注射完后即开始增强扫描,常规横断面扫描,加扫矢状面和(或)冠状面,成像程序同增强前T1W成像序列,部分病例可根据需要加增强后5 min延迟扫描。

（7）参数：常规采用多层采集模式。①FOV/R-FOV:220 mm/85%。②采集矩阵/重建矩阵:256×192/512×256。③NSA:2~4次。④层厚/gap:2~3 mm/(10~20)%。⑤层数:15~25层(T1WI/T2WI保持一致)。⑥相关时间参数。SE-T1WI:TR=300~500 ms, TE=8~15 ms；TSE-T2WI:TR=2 500~5 000 ms, TE≈100 ms；ETL:8~32；3D-FIESTA:TR=5.7 ms, TE=1.6 ms, FL=70°。

4. 其他注意事项

（1）选用冠状面显示听神经束清楚的层面作为定位图像,使定位线与双侧听神经束平行。

（2）冠状面3D成像参数:层厚0.6 mm,每个slab 40层,层间距0~0.5 mm,矩阵/重建矩阵256×224/512×256, NEX 4~6, FOV/R-FOV 140 mm/100%,倾斜角70°,相位编码方向:左右向。

（3）2D TSE T2WI的目的是显示听神经束。

（4）3D梯度回波稳定进动脉冲序列能清楚显示耳蜗、内耳半规管等。

（5）3D要做MIP重建。

（6）耳部占位性病变须做增强扫描,并加脂肪抑制技术。

（7）MR内耳水成像：借助于耳蜗及半规管内的淋巴液与周围骨的天然对比成像,主要用于膜迷路病变的检查。常采用高分辨三维 True FISP 序列或三维 FSE 序列进行。能够测量正常内耳及显示解剖变异,用以诊断各种内耳疾病。

（四）摄片方法

（1）按顺序拍摄定位片和各个成像序列的扫描图像。

（2）对于同方位平面、不同成像序列图像应对应放置。

第三节

鼻咽部

（一）适应证与禁忌证

1. 适应证 ①鼻咽部肿瘤，如鼻咽癌、纤维血管瘤、脊索瘤等。②鼻咽部肉芽肿性病变。

2. 禁忌证 同眼与眼眶 MR 检查。

（二）检查前准备

同眼与眼眶 MR 检查。

（三）检查技术

1. 线圈 头部线圈或头颈联合线圈。

2. 体位、采集中心和范围 仰卧位，头先进。头正中矢状面与线圈中心一致，两肩尽量向下，使鼻咽部置于线圈中心。采集中心对准眼眶下缘之中点。范围上自垂体，下至第 3 颈椎范围。

3. 常规成像方位、相关脉冲序列及其参数

（1）基本图像：包括横断面、矢状面和冠状面 T1WI、T2WI。推荐组合：横断面 SE - T1WI、TSE - T2WI、矢状面 SE - T1WI 和冠状面 T2WI 抑脂像。

（2）定位成像：常规采用快速扫描序列，采集三平面定位像（图 10 - 5 - 8）。

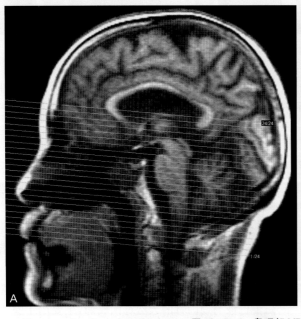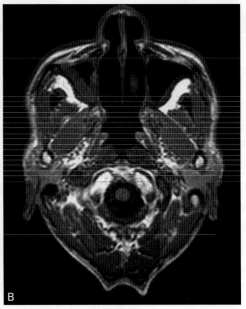

图 10 - 5 - 8 鼻咽部 MR 扫描定位图
A. 横断面扫描采用矢状面 T1WI 定位；B. 冠状面采用横断面 T1WI 定位。

（3）横断面成像：以矢状面图像定位，设定扫描层数、采集矩阵，根据横断面图像的大小和位置关系设定 FOV 并校正采集中心，相位编码方向取左右方向。常规采用 SE、TSE 或 GE 序列的 T1WI、T2WI，T2W 加或不加脂肪抑制（图 10 - 5 - 9）。

（4）矢状面成像：以横断面和（或）冠状面图像定位，常规在体轴方向上与颅脑中线平行；相位编码方向取前后方向，常规快速 GE 序列成像（图 10 - 5 - 10）。

（5）冠状面成像：以横断面图像定位，并以矢状面图像调整成像角度，与听眦线垂直；相位编码方向取左右方向，常规 SE、TSE 或 GE 序列 T1WI 或 T2WI（图 10 - 5 - 11）。

（6）增强扫描：采用快速手推方式或高压注射器注射顺磁性对比剂（常用 Gd - DTPA）10～15 mL，注

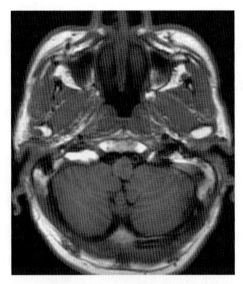

图 10-5-9 鼻咽部横断面 T1WI

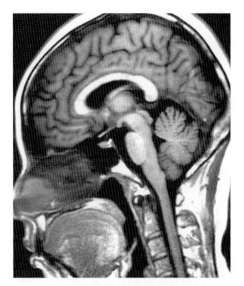

图 10-5-10 鼻咽部矢状面 T1WI

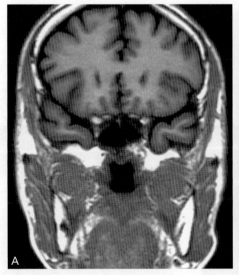

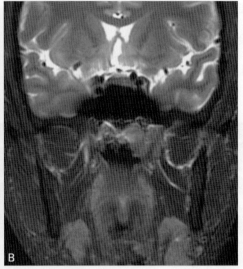

图 10-5-11 鼻咽部冠状面图像

A. T1WI; B. T2WI。

射完后即开始增强扫描,常规横断面扫描,加扫矢状面和(或)冠状面,成像程序同增强前 T1W 成像序列,部分病例可根据需要加增强后 5 min 延迟扫描。

(7) 参数:常规采用多层采集模式。①FOV/R-FOV:220 mm/100%。②采集矩阵/重建矩阵:256×312/512×256。③ NSA:2～4 次。④ 层厚/gap:3 mm/0～0.5 mm。⑤层数 15～25 层(T1WI/T2WI 保持一致)。⑥ 相关时间参数。SE-T1WI:TR=400～550 ms,TE=10～15 ms;TSE-T2WI:TR=3 000～4 000 ms,TE≈100 ms;ETL:8～16;FLAIR-T1WI:TR=2 000 ms,TE=20 ms,TI=780～800 ms。

4. 其他注意事项 ① 选用正中矢状面为定位图像,使定位线覆盖整个鼻咽部,并与喉、气管平行。②鼻咽部病变必须做横断面 T1WI、T2 WI,矢状面 T1 WI 及冠状面 T2 WI。冠状面 T2 WI 要加脂肪抑制技术。③鼻咽部病变必须做增强扫描,要做三个方位的增强扫描,并加脂肪抑制技术。

(四) 摄片方法

(1) 按顺序拍摄定位片和各个成像序列的扫描图像。

(2) 对于同方位平面、不同成像序列图像应对应放置。

第四节

鼻旁窦

（一）适应证与禁忌证

1. 适应证　①鼻窦癌及其他恶性肿瘤和转移瘤。②良性肿瘤、鼻窦黏液囊肿。③上颌骨鼻窦区的肿瘤与囊肿。④鼻窦炎与肿瘤难以鉴别时。⑤鼻腔息肉、肿瘤等鼻腔病变。

2. 禁忌证　同眼与眼眶 MR 检查。

（二）检查前准备

同眼与眼眶 MR 检查。

（三）检查技术

1. 线圈　头部线圈或头颈联合线圈。

2. 体位、采集中心和范围　仰卧位，头先进。头正中矢状面与线圈中心一致，两肩尽量向下，使头部置于线圈中心。采集中心对准眼眶下缘之中点。范围从上往下由眶上缘包括额窦上缘至硬腭。

3. 常规成像方位、相关脉冲序列及其参数

（1）基本图像：包括横断面、冠状面和矢状面 T1WI、T2WI。推荐组合：横断面 SE－T1WI、TSE－T2WI、冠状面 TSE－T2WI 抑脂像。

（2）定位成像：常规采用快速扫描序列，采集三平面定位像（图 10-5-12）。

（3）横断面成像：以矢状面图像定位，设定扫描层数、采集矩阵，根据横断面图像的大小和位置关系设定 FOV 并校正采集中心，相位编码方向取左右方向。常规采用 SE、TSE 或 GE 序列的 T1WI（图 10-5-13）、T2WI，T2W 加或不加脂肪抑制成像。

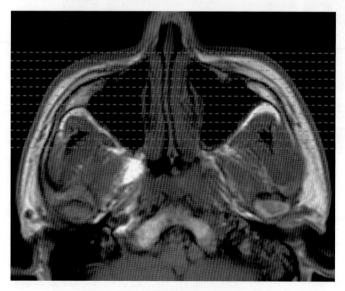
图 10-5-12　鼻旁窦冠状面扫描定位图

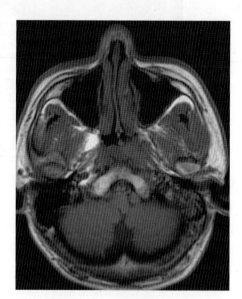
图 10-5-13　鼻旁窦横断面 T1WI

（4）冠状面成像：以横断面图像定位，并以矢状面图像调整成像角度，与听眦线垂直；相位编码方向取左右方向，常规 SE－T1WI 序列（图 10-5-14）。

（5）矢状面成像：为非常规成像平面。以横断面和（或）冠状面图像定位，常规在体轴方向上与颅脑中线平行；相位编码方向取前后方向，常规快速 GE 序列成像。

（6）增强扫描：采用快速手推方式或高压注射器注射顺磁性对比剂（常用 Gd－DTPA）10～15 mL，注射完后即开始增强扫描，常规横断面扫描，加扫冠状面和（或）矢状面，成像程序同增强前 T1W 成像序列，部分病例可根据需要加增强后 5 min 延迟扫描。

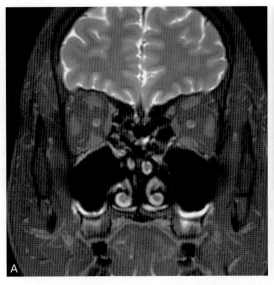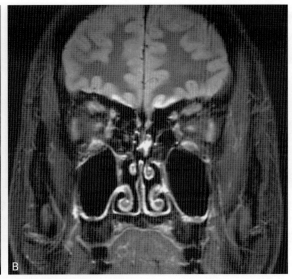

图 10 - 5 - 14　鼻旁窦冠状面图像
A. T2W 脂肪抑制图像；B. 增强 T1W 脂肪抑制图像。

（7）参数：常规采用多层采集模式。①FOV/R-FOV：220 mm/100%。②采集矩阵/重建矩阵：256×312/512×256。③ NSA：2～4 次。④ 层厚/gap：4 mm/0～0.5 mm。⑤层数 15～25 层（T1WI/T2WI保持一致）。⑥相关时间参数。SE - T1WI：TR＝400～550 ms，TE＝10～15 ms；TSE - T2WI：TR＝3 000～4 000 ms，TE≈100 ms；ETL：8～16；FLAIR-T1WI：TR＝2 000 ms，TE＝20 ms，TI＝780～800 ms。

4. 其他注意事项　① 选用旁矢状面为定位图像，使定位线覆盖整个鼻窦。②鼻窦部病变必须做横断面 T1WI、T2WI，冠状面 T1WI。冠状面 T1WI 要加脂肪抑制技术。

（四）摄片方法

（1）按顺序拍摄定位片和各个成像序列的扫描图像。

（2）对于同方位平面、不同成像序列图像应对应放置。

第五节

喉、颈部

（一）适应证与禁忌证

1. 适应证　①喉、颈部肿瘤性病变：包括喉癌、甲状腺、甲状旁腺、颌下腺、舌下腺肿瘤以及颈部软组织肿瘤。②颈部淋巴结肿大的检查。③颈部囊肿及炎症、脓肿等。④颈部先天性病变等。

2. 禁忌证　同眼与眼眶 MR 检查。

（二）检查前准备

同眼与眼眶 MR 检查。

（三）检查技术

1. 线圈　颈部相控阵线圈或头颈联合线圈。

2. 体位、采集中心和范围　仰卧位，头先进。颈部用棉垫垫高，颈部拉直。采集中心对准喉结节。范围上下颌，下至胸廓入口

3. 常规成像方位、相关脉冲序列及其参数

（1）基本图像：包括横断面、冠状面和矢状面T1WI、T2WI。推荐组合：横断面 SE - T1WI、TSE - T2WI、冠状面 SE - T1WI 和矢状面 T2W 抑脂像。

（2）定位成像：常规采用快速扫描序列，采集三平面定位像（图 10 - 5 - 15）。

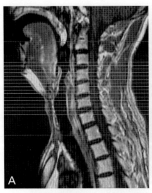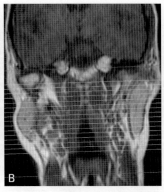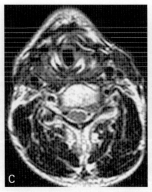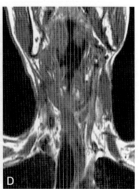

图 10 - 5 - 15 喉、颈部 MR 扫描定位图

A. 横断面扫描采用矢状面 T1WI 定位;B. 横断面扫描采用冠状面 T1WI 定位;C. 冠状面扫描采用横断面 T2WI 定位;D. 矢状面扫描采用冠状面 T1WI 定位。

（3）横断面成像：以矢状面图像定位，设定扫描层数、采集矩阵，根据横断面图像的大小和位置关系设定 FOV 并校正采集中心，相位编码方向取左右方向。常规采用 SE、TSE 或 GE 序列的 T1WI、T2WI，T2W 加或不加脂肪抑制成像。

（4）冠状面成像：以横断面图像定位，并以矢状面图像调整成像角度，与听眦线垂直；相位编码方向取左右方向，常规 SE - T1WI 序列。

（5）矢状面成像：以横断面和（或）冠状面图像定位，常规在体轴方向上与颈部中线平行；相位编码方向取前后方向，常规快速 GE 序列成像。

（6）增强扫描：采用快速手推方式或高压注射器注射顺磁性对比剂（常用 Gd - DTPA）10～15 mL，注射完后即开始增强扫描，常规横断位扫描（图 10 - 5 - 16），加扫冠状面（图 10 - 5 - 17）和（或）矢状面（图

10 - 5 - 18），成像程序同增强前 T1W 成像序列，部分病例可根据需要加增强后 5 min 延迟扫描。

（7）参数：常规采用多层采集模式。①FOV/R-FOV：横断面 180 mm/100%；冠状面、矢状面 220 mm/100%。②采集矩阵/重建矩阵：256×312/512×256。③NSA：2～4 次。④层厚/gap：横断面 4～5 mm/0.5～1.0 mm；冠状面/矢状面 3～4 mm/0～0.5 mm。⑤层数 15～25 层（T1WI/T2WI 保持一致）。⑥相关时间参数。SE - T1WI：TR = 400～550 ms，TE = 10～15 ms；TSE - T2WI：TR = 2 000～3 000 ms，TE≈100 ms，ETL：8～16；FLAIR - T1WI：TR = 2 000 ms，TE = 20 ms，TI = 780～800 ms。FGRE - T2* WI：TR = 50～60 ms，TE = 3.1 ms，TL 15°～20°。⑦头颈部 MRA：同颅脑 MRA（图 10 - 5 - 19）。

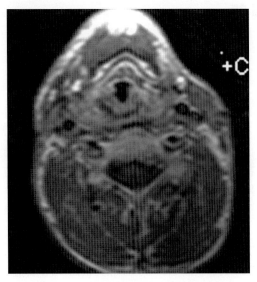

图 10 - 5 - 16 喉部横断面 T1W 增强图像

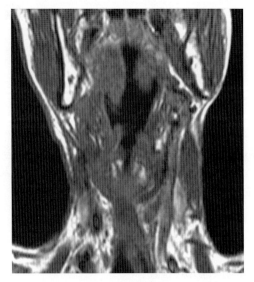

图 10 - 5 - 17 喉部冠状面 T1W 增强图像

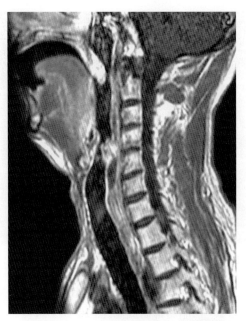

图 10-5-18 喉部矢状面 T1WI 增强图像

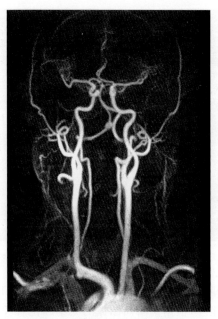

图 10-5-19 头颈部 MRA 图像

4. 其他注意事项 ①喉癌常要了解喉周围的浸润情况、有无颈部淋巴结转移等。在扫描时应在横断位加大层厚,包括所要范围。但矢状面、冠状面要薄层扫描。②T2 加权要加脂肪抑制技术。③颈部肿块做增强扫描,要做三个方位 T1WI,并加脂肪抑制技术。④T1WI 高信号病变,要加脂肪抑制技术。

(四) 摄片方法

(1) 按顺序拍摄定位片和各个成像序列的扫描图像。

(2) 对于同方位平面、不同成像序列图像应对应放置。

第六节
口腔颌面部

一、常规 MRI 检查

(一) 适应证与禁忌证

1. 适应证 ①肿瘤和肿瘤样病变:包括各类起源于颌骨、颌面颈部软组织的肿瘤和肿瘤样病变。②血管病变:如血管瘤、动静脉瘘、静脉曲张、动静脉畸形等。③感染性疾病:如蜂窝织炎和脓肿。④涎腺免疫性疾病(Sjögren 综合征)。

2. 禁忌证 同眼与眼眶 MR 检查。

(二) 检查前准备

同眼与眼眶 MRI 检查。

(三) 检查技术

1. 线圈 头颅线圈或头颈联合线圈。

2. 体位、采集中心和范围 仰卧位,头先进。头部置于线圈头托内。儿童及颈部较长者背部垫小棉垫;肥胖颈短受检者,两肩尽量向下,使头部伸入线圈,眶耳线与床面垂直。采集中心对准两耳连线中点。

3. 常规成像方位、相关脉冲序列及其参数

(1) 基本图像:包括横断面、冠状面 T1WI、T2WI。推荐组合:横断面 SE-T1WI、TSE-T2WI、冠状面 SE-T1WI,加脂肪抑制序列。

(2) 定位成像:常规采用快速扫描序列,采集三平面定位像(图 10-5-20)。

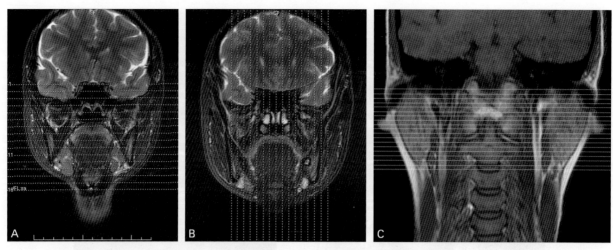

图 10-5-20 口腔颌面部 MR 扫描定位图(A、B),扫描腮腺定位图(C)

(3) 横断面成像:以冠状面图像定位,设定扫描层数、采集矩阵,根据横断面图像的大小和位置关系设定 FOV 并校正采集中心,相位编码方向取左右方向。常规采用 SE、TSE 或 GE 序列的 T1WI、T2WI,T2W 加脂肪抑制成像(图 10-5-21)。

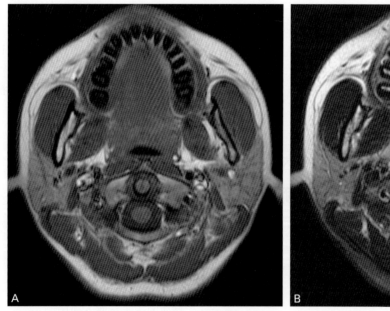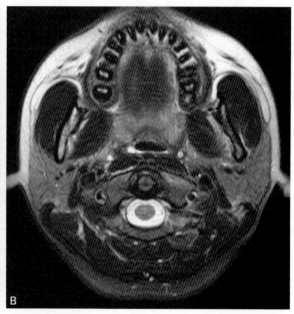

图 10-5-21 口腔颌面部 MR 横断面图
A. T1WI; B. T2WI(脂肪抑制)。

(4) 冠状面成像:以横断面图像定位,与听眦线垂直;相位编码方向取左右方向,常规 SE-T1W 序列(图 10-5-22)。

(5) 增强扫描:采用快速手推方式或高压注射器注射顺磁性对比剂(常用 Gd-DTPA)10~15 mL,注射完后即开始增强扫描,常规横断面扫描,加扫冠状面,成像程序同增强前 T1W 成像序列,加脂肪抑制序列。部分病例可根据需要加增强后 5 min 延迟扫描。

(6) 参数:常规采用多层采集模式。①FOV/R-FOV:200 mm/100%。②采集矩阵/重建矩阵:256×312/512×256。③NSA:2~4 次。④层厚/gap:5~6 mm/0.5~1.0 mm。⑤层数 15~25 层(T1WI/T2WI 保持一致)。⑥相关时间参数。SE-T1WI:TR=440~550 ms, TE=10~20 ms; TSE-T2WI:TR=2 000~3 000 ms, TE≈100~120 ms, ETL 8~16; FLAIR-T1WI: TR=2 000 ms, TE=20 ms, TI=780~800 ms。FGRE-T2*WI:TR=50~60 ms, TE=3.1 ms, TL15°~20°。

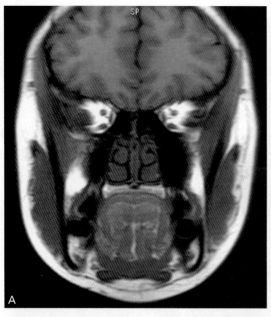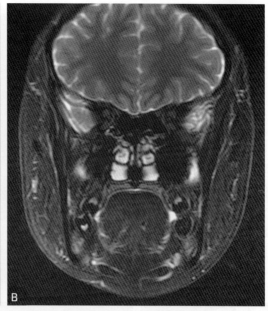

图 10 - 5 - 22　口腔颌面部 MRI 冠状面图像
A. T1WI；B. T2WI。

4. 其他注意事项

(1) 平扫横断面及冠状面 T2 加权均要加脂肪抑制成像。

(2) 口腔颌面部增强扫描时，可加扫脂肪抑制成像。

(四) 摄片方法

(1) 按顺序拍摄定位片和各个成像序列的扫描图像。

(2) 对于同方位平面、不同成像序列图像应对应放置。

二、特殊 MRI 检查

(一) MR 涎腺造影

1. 适应证与禁忌证

(1) 适应证：腮腺和下颌下腺慢性炎症、Sjögren综合征等疾病的检查。

(2) 禁忌证：同眼与眼眶 MRI 检查。

2. 检查前准备　同眼与眼眶 MRI 检查。

3. 检查技术

(1) 线圈选择：头颈联合线圈。

(2) 体位及采集中心：受检者仰卧位，头先进。头部置于头颈联合线圈中，体位摆法同颅脑 MRI 技术，并使头颈部正中矢状面与床面正中线一致并垂直于床面。将线圈中心定位线对准受检者口部，线圈平

面与磁场平行，锁定位置并送至磁场中心。

(3) 成像方位、相关脉冲序列及其参数

1) 成像方位：MR 涎腺造影采用斜矢状面成像(图 10 - 5 - 23)。在腮腺或下颌下腺最大横断显示层面上使扫描线与腮腺或下颌下腺长轴平行。

2) 扫描脉冲序列：翻转恢复序列(IR)，相关参数：TR 6 000 ms，TE 500～600 ms，TI 150 ms；扫描视野范围(FOV) 18×18；层厚/gap 2～2.5 mm/0 mm；矩阵 256×192；NSA 2 次。

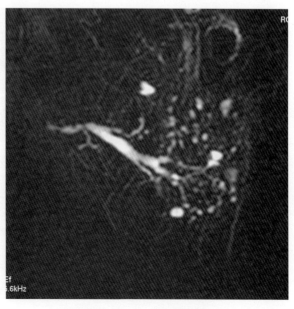

图 10 - 5 - 23　MRI 腮腺造影
显示腮腺主导管及部分末端分支导管扩张。

（二）颞下颌关节 MRI 检查

1. 适应证与禁忌证

（1）适应证：颞下颌关节紊乱病（包括骨关节病）、颞下颌关节肿瘤性病变、外伤性病变。

（2）禁忌证：同眼与眼眶 MRI 检查。

2. 检查前准备　同眼与眼眶 MRI 检查。

3. 检查技术

（1）线圈选择：常规选用环形 3 英寸颞下颌关节表面线圈一对，一次固定，左右对比成像。

（2）体位及采集中心：受检者仰卧，头先进。头部置于颞下颌关节专用头架上，将环形 3 英寸线圈固定于专用颞下颌关节头架上，线圈中心对准外耳孔前 1~2 cm 处之颞下颌关节，并尽量使线圈平面与主磁场平行。线圈尽可能贴近颞下颌关节表面皮肤。对受检者讲解辅助开口器的用法，嘱受检者在扫张口位时根据自己张口的最大限度来决定开口器大小。

（3）成像方位、相关脉冲序列及其参数：颞下颌关节成像方位包括斜矢状面（必须包括开闭口位）和斜冠状面。

1）定位成像：斜矢状面扫描时，首先在横断面定位像上将采集中心移至一侧颞下颌关节，使扫描线与该侧翼外肌肌腱方向平行；或垂直于下颌髁突内外径的连线（图 10-5-24）。斜冠状面扫描时，首先根据定位片和斜矢状面图像校正。斜冠状面的扫描线应平行于下颌髁突内外径的连线（图 10-5-25）。无论是斜矢状面或斜冠状面，颞下颌关节（TMJ）的扫描范围应涵盖整个下颌髁突。

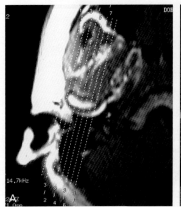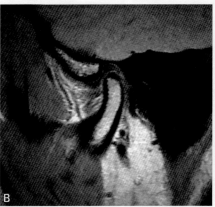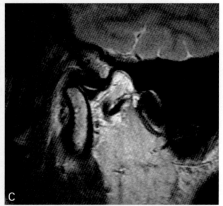

图 10-5-24　颞下颌关节斜矢状面图像
A. 斜矢状面定位图；B. 斜矢状面闭口位 PDWI；C. 斜矢状面开口位 T2WI。

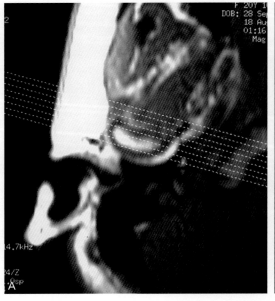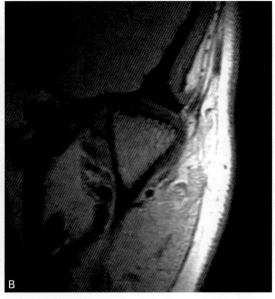

图 10-5-25　颞下颌关节斜冠状面图像
A. 斜冠状面定位图像；B. 斜冠状面 PDWI。

2）相关脉冲序列及其参数：因自旋回波 T1 加权像在显示关节内诸结构的信号对比上逊于质子密度加权像，故目前大多数颞下颌关节 MRI 检查序列包括质子密度加权像和 T2 加权像。

3）质子密度加权像的扫描参数：TR1 500～2 000 ms；TE20～30 ms。T2 加权像通常采用快速自旋回波序列（FSE 或 TSE），扫描参数为 TR2 000～

4 000 ms；TE80～100 ms。

4）扫描视野范围（FOV）：10～12 cm。斜矢状面的扫描层厚/gap：2～3 mm/0.5～1 mm；斜冠状面的扫描层厚/gap：1.5～2 mm/0.5～1 mm。矩阵：256×512、256×256 或 256×192。NSA：2～4 次。

（余 强 张闽光 王晨光 沈 纲）

·参·考·文·献

［1］隋昕，卢浩，李坤成.容积穿梭 80 mm CT 脑灌注成像及动态四维 CT 血管成像诊断颈内动脉系统血管狭窄和闭塞［J］.中华放射学杂志，2010，44(3)：249-254.

［2］吴恩惠.医学影像诊断学［M］.北京：人民卫生出版社，2001.

［3］陈星荣，沈天真，段承祥，等.全身 CT 和 MRI［M］.上海：上海医科大学出版社，1994.

［4］周康荣.胸部颈面部 CT［M］.上海：上海医科大学出版社，1996.

［5］王振常.中华影像医学·头颈部卷［M］.北京：人民卫生出版社，2011.

［6］王鸣鹏.医学影像技术学.CT 检查技术卷［M］.北京：人民卫生出版社，2012.

［7］闵祥强.影像检查技术与诊断·五官及颈部［M］.北京：国际文化出版公司，2008.

［8］高鹤舫.耳鼻咽喉放射诊断学［M］.石家庄：河北科学技术出版社，1992.

［9］施增儒，王晨光.颈椎退行性变髓内异常 MR 信号的分析［J］.中华放射学杂志，1991，25(6)：339-341.

［10］李铭，郑向鹏，李剑颖.甲状腺结节的能谱 CT 研究［J］.中华放射学杂志，2011，45(8)：780-781.

［11］刘国瑞，黄其鎏，陈龙华.鼻咽癌的 MRI 评价［J］.中华放射学杂志，1992，26(3)：385-387.

［12］汪东，张虹，宋国祥，等.眼眶淋巴瘤临床及影像学分析［J］.中国实用眼科杂志，2010，28(6)：619-621.

［13］蒯新平，王胜裕，刘士远，等.MR 扩散加权成像在眼眶淋巴瘤诊断中的应用价值［J］.中华放射学杂志，2013，47(6)：490-494.

［14］杨瑞，代立梅，李剑颖，等.多层螺旋 CT 低剂量扫描在眼眶部外伤检查中的应用［J］.中华放射学杂志，2010，44(7)：731-734.

［15］李慧，王奕娟.CBCT 技术在正畸头影测量分析中的研究进展［J］.中国社区医师(医学专业)，2012，14(3)：234-235.

［16］郭林，刘玉婷，金刚，等.口腔颌面部肿瘤的影像学进展［J］.现代肿瘤医学，2014，22(8)：1955-1957.

［17］闫军，管丽华，张学军，等.拍摄口腔颌面部肿瘤的影像信息初探［J］.信息记录材料，2008，9(6)：58-60.

［18］李艳，赵今.锥形束 CT 在口腔颌面部疾病诊治中的临床应用［J］.中华老年口腔医学杂志，2009，7(4)：253-255.

第十一篇

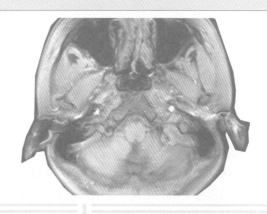

胸部

叶剑定　史景云　伍建林　施裕新　审读

胸部 X 线摄片检查至今仍为影像学检查的重要手段,其心肺兼顾的特点是任何影像检查都无法取代的。特别因肺部具有良好的天然对比,使 X 线摄影的效果尤佳。此外,胸部摄片因为价廉、操作简便等优点,至今仍为胸部影像学检查的优选方法。进入数字化时代以来,结合各种计算机图像后处理技术,使胸部摄片的剂量大为下降,图像质量更有长足的进步。一张质量优良的胸片还可以作为 CT、MRI 检查的参考。

进入 21 世纪后,随着影像技术,特别是低剂量 CT 的推广和 CT 机的不断进步,软硬件系统的不断改进,扫描速度不断加快,数秒的一次屏气完成全胸部 CT 扫描成为常规。因此,胸部 CT 检查,已经成为所有影像学检查的首选,为早期发现肺部疾患,起到决定性的作用。

在肺部的影像学检查中,低剂量螺旋 CT 筛查肺癌是近年来呼吸系统影像诊断的重点发展主题之一,对于肺磨玻璃密度结节的早期检出,发挥了独一无二的良好效果。胸部的 MRI 检查虽然较少应用,但是对于胸壁、肺尖和颈根部、横膈附近、纵隔等处的病变评价,也有很重要的作用。

(曹厚德)

第一章
胸部应用解剖

第一节
大体解剖

胸部由肺、胸膜、纵隔、横膈和胸廓构成(图11-1-1)。肺、纵隔以及相关的血管、淋巴系统是呼吸系统生理和病理的主要部分。

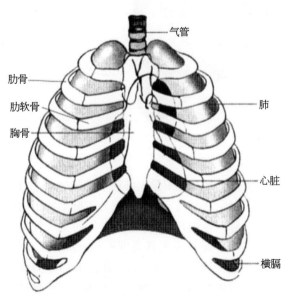

图11-1-1 肺、纵隔与胸廓

胸壁由骨性胸廓支架和软组织组成,构成呼吸动力之一,其骨性支架由脊柱胸段、肋骨、肋软骨、胸骨和肩胛骨组成。胸膜是由三种不同组织构成的多层浆膜结构,分为脏层和壁层。脏层覆于肺表面,紧密而不能分离,并伸入肺裂内,两层脏层胸膜组成肺裂;壁层覆于胸壁内面、纵隔表面;两层胸膜于肺门处和下肺韧带处移行相接。上述两层胸膜围成封闭的胸膜腔,内含少量液体,通常不足5 mL。壁层胸膜按所在部位可分为:①肋胸膜;②膈胸膜;③纵隔胸膜;④胸膜顶(肺尖上方)。在壁层胸膜各部互相转折处形成胸膜隐窝(即胸膜窦):奇静脉弓下纵隔胸膜向右后折返形成凸向左的隐窝称为奇静脉食管隐窝,简称奇食窝。在正位X线胸片上表现为右下叶和邻近纵隔之间呈垂直方向的界面,该界面的上部表现为凸向左的光滑弧形。界面的部分消失或扭曲提示有病变(如隆突下淋巴结肿大)。在CT上应高度注意该隐窝,因为该隐窝的小病变在X线胸片上常看不到。肋膈角处肋胸膜和膈胸膜形成半圆形的肋膈隐窝。下肺韧带沿肺的纵隔面向下止于横膈。横膈为肌-腱性结构,上为胸膜,下为腹膜;中央马蹄形腱膜为中央腱,四周为放射状的肌性部。正常横膈呈穹隆状向胸腔突出,横膈面上有三大孔:腔静脉孔、食管裂孔、主动脉裂孔,分别通过对应结构。

一、支气管肺及血管解剖

（一）支气管与肺

如图 11-1-2 所示，气管（0级）自 C6、7 椎体等高处开始，垂直下行，通过颈部进入上纵隔内，至 T5 或 T6 等高处为止，气管长度成人约 10～12 cm，婴儿约为成人的 1/3，初生儿约 4 cm。从气管到肺段支气管，气道分支不规则；从肺段支气管开始，气道呈非对称性两分法分支，最终到达肺泡。左主支气管长平均约 5 cm（4～7 cm），平均直径约 1.3 cm，与气管中线夹角约 40°～55°，右主支气管长平均约 2.5 cm（1～4 cm），平均直径约 1.5 cm，与气管中线夹角约 20°～30°。2、3 级支气管分别为叶、段支气管，约第 12 级支气管为小叶性细支气管，直径约 1 mm，第 14～15 级为终末细支气管，有纤毛，纯传导性的最后一级，第 16～18 级支气管为呼吸性细支气管，无纤毛、部分已有肺泡。细支气管内无腺体和软骨。

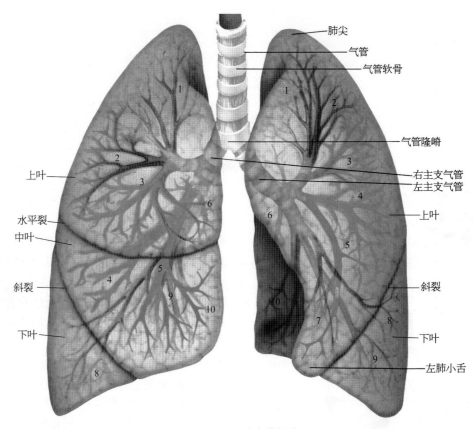

图 11-1-2 支气管与肺

肺门是由内侧脏、壁两层胸膜围绕肺根反褶而形成的孔道。肺根系由肺动静脉、支气管、淋巴组织、支气管动静脉、神经与围绕上述结构周围的结缔组织组成。这些结构均经肺门出入肺部。但 X 线上的肺门，实际是肺根的投影。具体而言，肺门是指肺动脉穿出纵隔后至肺段动脉分叉处的整个行径，以及与其伴行的支气管和上肺静脉干的投影，其中肺动脉是其主要成分。两侧肺门均可分为上下两部分。右肺门上部由上肺动、静脉和后回归动脉构成，约占肺门 1/3 范围。其外缘多数情况下是上肺的下后静脉干，少数是后回归动脉。右肺门下部主要是右下肺动脉干构成，约占 2/3 肺门范围，其内侧因有含气的支气管衬托，故轮廓清楚。正常成人其宽度≤15 mm。上下两部分相交形成一钝角，即肺门角。顶点为称肺门点，是确定肺门位置的标记。左肺门上部为左肺动脉弓，为边缘较光滑的半球形阴影，直径 2～2.5 cm。下部为左下肺动脉及分支构成，由于左心缘的掩盖，通常仅见其一部分。

与支气管相对应，左肺可分上下两叶，右肺可分上中下三叶，肺叶是肺的主要分区，除在肺根（肺门）处及叶间裂隙不完整外，每个叶都被脏层胸膜包裹着。肺段（图 11-1-3）继于肺叶，通常情况下，右肺10段：上叶的尖、后、前段，中叶的内、外侧段，下叶的背段及内、前、外、后基底段；左肺8段：上叶的尖后、前段，中叶的内、外侧段，下叶的背段及内前、外、后基底段。

20世纪50年代，国内外学者通过大样本支气管造影描述肺亚段支气管的命名。王云钊及刘玉清通过大量支气管图片的分析观察，对段支气管的分支作了细致的研究。继之，螺旋CT薄层扫描等现代影像技术也被用于观察支气管分支的解剖学研究中。

Lee 等将左肺上叶上干支气管分为尖后段支气管和前段支气管，尖后段支气管又分为尖、后、侧三个亚段，前段支气管分为侧、前、后三个亚段（表 11-1-1）。此外，解剖学家与影像学专家合作，将离体标本采用螺旋CT采集，采集数据，得出其横、矢、冠状面的影像学图像，然后将标本进行横、矢、冠状面切片的观察，描述了各个段支气管在断层切片及断层影像上的表现，并总结出断层影像上观察支气管走形的一般规律。此外，多次螺旋CT可运用多种后处理重组支气管三维图像，使活体气管树的形态更真实直观。

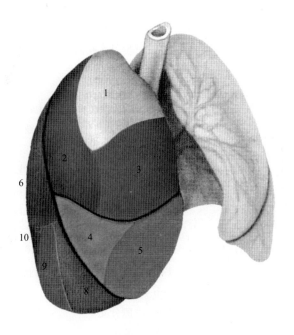

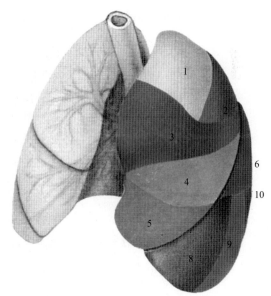

支气管肺段

右肺		左肺	
上叶		上叶	
	尖段-1		尖后段-1、2
	后段-2		前段-3
	前段-3		
中叶		（舌叶）	
	外侧段-4		上舌段-4
	内侧段-5		下舌段-5
下叶		下叶	
	上段-6		上段-6
	内侧底段-7		内前底段-7、8
	前底段-8		外侧底段-9
	外侧底段-9		后底段-10
	后底段-10		

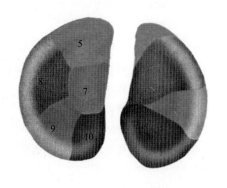

图 11-1-3　支气管肺段

表 11-1-1　支气管、肺分类系统

右					左				
支气管(肺)					支气管(肺)				
叶	段	亚段	支气管名	肺段名	叶	段	亚段	支气管名	肺叶段名
上叶					上叶	固有部			
						B1+B2		尖后支	尖后段
	B1		尖支	尖段		B1		尖支	尖段
		B1a	尖分支	尖亚段			B1a	尖分支	尖亚段
		B1b	前分支	前亚段			B1b	前分支	前亚段
	B2		后支	后段		B2		后支	后段
		B2a	尖分支	尖亚段			B2a	尖分支	尖亚段
		B2b	后分支	后亚段			B2b	后分支	后亚段
	B3		前支	前段		B3		前支	前段
		B3a	后分支	后亚段			B3a	后分支	后亚段
		B3b	前分支	前亚段			B3b	前分支	前亚段
中叶					上叶	舌段			
	B4		侧支	外侧段		B4		上舌支	上舌段
		B4a	后分支	后亚段			B4a	后分支	后亚段
		B4b	前分支	前亚段			B4b	前分支	前亚段
	B5		内支	内侧段		B5		下舌支	下舌段
		B5a	上分支	上亚段			B5a	上分支	上亚段
		B5b	下分支	下亚段			B5b	下分支	下亚段
下叶					下叶				
	B6		尖支	背段		B6		尖支	背段
		B6a	内分支	内亚段			B6a	内分支	内亚段
		B6b	上分支	上亚段			B6b	上分支	上亚段
		B6c	侧分支	外亚段			B6c	侧分支	外亚段
		B6X	亚尖支	亚背段			B6X	亚尖支	亚背段
						B7+B8		内前底支	内前基底段
	B7		内底支(心支)	内基底段		B7		内底支(心支)	内基底段
		B7a	后分支	后亚段			B7a	侧分支	后亚段
		B7b	前分支	前亚段			B7b	内分支	前亚段
	B8		前底支	前基底段		B8		前底支	前基底段
		B8a	侧分支	外亚段			B8a	侧分支	外亚段
		B8b	底分支	底亚段			B8b	底分支	底亚段
	B9		侧底支	外基底段		B9		侧底支	外基底段
		B9a	侧分支	外亚段			B9a	侧分支	外亚段
		B9b	底分支	底亚段			B9b	底分支	底亚段
	B10		后底支	后基底段		B10		后底支	后基底段
		B10a	后分支	后亚段			B10a	后分支	后亚段
		B10b	内分支	内亚段			B10b	内分支	内亚段

（二）肺基本结构

1. 腺泡　腺泡为终末细支气管以远、Ⅰ级呼吸性细支气管所属的呼吸性细支气管、肺泡管、肺泡囊和肺泡的总称（图 11-1-4），1 支Ⅰ级呼吸性细支气管及其所属为 1 个腺泡。腺泡是最大的全部气道参与呼吸功能（气体交换）的肺单位，大小约 6～10 mm。正常 X 线胸片和 CT 表现见不到个别腺泡，但在薄层 CT 上偶可见腺泡动脉。腺泡内积聚病理物质时，X 线胸片和薄层 CT 上可见边缘模糊的结节。

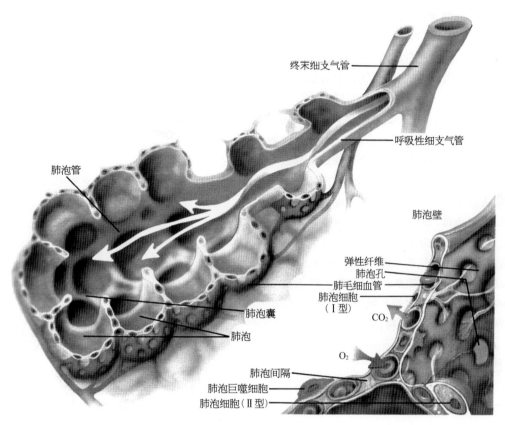

图 11-1-4　肺微细结构

Miller 提出的初级肺小叶定义为最后一级呼吸性细支气管以远的全部肺泡管、肺泡囊和肺泡的总称，大致呈圆形或椭圆形，最大直径可达 8.5 mm。该概念目前使用很少。

2. 次级肺小叶　指 Miller 小叶，定义为小叶细支气管（终末细支气管前 1 级）及其所属的数个终末细支气管及其所属的腺泡构成的肺结构单位，有结缔组织将各个次级肺小叶相间隔。小叶呈圆锥状，大小约 10～25 mm，小叶之间的结缔组织分隔称为小叶间隔，其中有小叶静脉和淋巴管。一个完整的肺小叶可包括小叶核心结构、小叶实质及小叶间隔。次级肺小叶也简称为肺小叶，既是肺结构和功能的基本解剖单位，又是形成 X 线影像的基本单位。

Reid 小叶不同于 Miller 小叶，它是从细支气管分支类型上划分的，对应于终末细支气管级别，大小一致，约 10 mm，但不是以小叶间隔划分，因此，解剖学和病理学上难以对应，目前很少应用。

3. 肺间质　指的是包绕气道（包括肺泡）、血管及淋巴管的疏松结缔组织，但通常也包括小血管和淋巴管。一般可分为三部分，各部分自由相通：①周边部结缔组织，包括胸膜和肺小叶间隔。②中轴结缔组织，为包绕支气管血管束的鞘状结构，源于肺门并向周围延伸，以纤维网的形式终止于腺泡的中心，形成肺泡管和肺泡囊的壁。肺泡位于纤维网中，在肺泡开口处有较多的弹性纤维和胶原纤维，形成环状，有利于肺泡扩张、回缩；中轴结缔组织支撑了大部分的通道，如血管、淋巴管、气道等。③肺泡壁，相邻两层肺泡上皮之间的结构为肺泡壁，也称实质性结缔组织。

（三）血管

肺具有双重血供，即肺动、静脉系统和支气管动、静脉系统，前者是肺的功能血管，后者是肺的营养血管。

肺动脉由右心室发出，分为左右两支；右肺动脉于肺门部分为上下两支，上支进入上叶，下支发出分支进入中叶，主干进入下叶；右下肺动脉直径超过左下肺动脉约 1～2 mm，与右肺占心搏量的 55% 相一致。左肺动脉位置稍高，经左主支气管上方后分为两支，分别进入上下叶。肺动脉入肺后与同名支气管伴行。肺静脉起于肺泡、胸膜、支气管壁，经小叶间静脉、段间静脉等，最后汇聚成四条肺静脉干，左右肺静脉上支位于肺动脉的前下方，下支位置较低且靠近背侧。动静脉间的毛细血管网是气体交换的基础。

支气管动脉从胸主动脉发出（部分也起自其他体循环动脉如肋间动脉、锁骨下动脉、膈动脉等），变异很多，以左 2 右 1 支较为常见，90% 起自 T5～T6 水平。发出后沿左右主支气管经肺门进入肺内，围绕支气管周围，是支气管肺的营养血管，分布于终末细支气管以上的肺间质内。支气管静脉分浅深两组，浅组汇入上腔静脉，深组汇入肺静脉。

二、纵隔

（一）纵隔定义

纵隔是两侧纵隔胸膜之间的所有组织、器官的总称，为胸部的重要组成部分。纵隔位于两肺之间，上方起于胸腔入口，下方终于横膈，与腹腔分界，前方为胸骨，后方为胸椎。纵隔主要含有气管、主支气管、食管、血管、心脏和淋巴结等结构。另外还有胸导管和膈神经。

（二）纵隔分区

为便于病变的定位、定性，常将纵隔划分成若干区域。划分的方法有：①4 分区法；②5 分区法；③6 分区法；④7 分区法；⑤9 分区法。其中以 4 分区法（图 11-1-5）及 9 分区法（图 11-1-6）在传统放射学中应用较广。但在长期的应用实践中，逐渐感到这两种分区法均有一定的不足之处。近年来，由于 CT、MRI 技术的发展，在活体影像上观察到的解剖结构细节，与真实情况十分一致，促使影像学家对纵隔影像解剖的认识更趋深化，从而导致纵隔分区方法也取得

相应的改进。

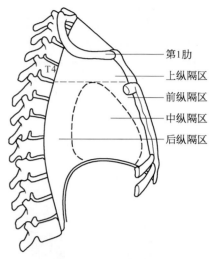

图 11-1-5 纵隔四分法

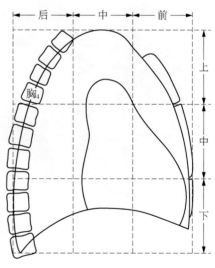

图 11-1-6 纵隔九分区法

以侧位胸片为准：①以胸骨柄体关节至 T4 间隙连线为界，将纵隔分为上下两部，其上方称上纵隔，下方为下纵隔。上纵隔内具有上部胸腺、大血管、气管、食管、神经、胸导管和部分的气管淋巴结等。②下纵隔分为前、中、后三部分。前纵隔为胸骨与心包间的间隙，其中具有下部胸腺，横行胸肌和包有数个淋巴结的蜂窝组织。中纵隔位于前后纵隔之间，其中有心脏和心包及部分淋巴结。后纵隔为一不规则的间隙，其前方以心包为界，后方以下部胸椎，下方为横膈。其中有食管、大血管、神经和胸导管等。

以侧位胸片为准，分别画出两纵两横线，形成九区。前纵线为心脏大血管前缘，后纵线为食管前缘；上横线为胸骨角（柄、体交界处）与 T4 椎体下缘的连线，下横线为胸骨体下部第四前肋端下缘与 T8 椎体

下缘的连线。按上述分区法,前纵隔内主要有胸腺组织和前纵隔淋巴结,中纵隔包括心脏、升主动脉、主动脉弓横部、主动脉的三大分支(头臂动脉、左颈总动脉及左锁骨下动脉)、气管、主支气管、气管旁淋巴结、气管支气管组淋巴结、隆突下淋巴结、肺动脉和肺静脉的近心端、上下腔静脉、奇静脉近端、膈神经、迷走神经上段;后纵隔包括食管、迷走神经中下段、降主动脉、胸导管、奇静脉、半奇静脉、交感神经链和后纵隔淋巴结。

上纵隔大体上相当于主动脉弓横行部管径的中点以上的区域,老年人主动脉弓舒展延长,位置较高,主动脉弓横行部的下线可位于上纵隔。中纵隔包括升主动脉与心脏的交接部、肺门、隆突下区、食管中段和降主动脉的上半段。

1973 年 Felson 提出简单实用的 3 分区法:在侧位胸片上从纵向走行,分成前、中、后 3 个区域。2001 年滑炎卿等报道另一种 3 分区法(图 11-1-7),进行纵隔占位性病变的诊断。其方法为:①先沿气管、主支气管前缘、心包后缘,将纵隔分为前、后两部;②再以胸骨角与 T4 下缘的连线将前纵隔分为前上纵隔及前下纵隔。

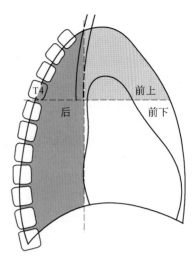

图 11-1-7　纵隔三分法(2001,滑炎卿)

三、淋巴系统

肺淋巴管网可分成三组:①即胸膜淋巴管网;②血管周围淋巴管网;③支气管周围淋巴管网,各淋巴管网最终均进入肺门淋巴结。1997 年 WHO 公布的淋巴结分组解剖见表 11-1-2。

表 11-1-2　淋巴结分组表(1997,Mountain CF)

结站	淋巴结名	解剖位置	
N2	(所有淋巴结均在纵隔胸膜外)		
1	最上纵隔组	左侧头臂静脉(跨中线处)上缘水平线以上	上纵隔淋巴结包括 1~4 组
2	上气管旁组	主动脉弓上缘水平切线以上	
3	血管前气管后组	血管前称为 3A,气管后称为 3P,中线定为同侧	有研究者将 4 组分为 4s 和 4i,以奇静脉弓上缘切线为界
4	下气管旁组	右:气管右、主支和上叶支上缘以上 左:气管左、主支和上叶支上缘以上	
5	主动脉组	动脉韧带或 A 或 PA 外侧、左 PA 一级分支以内	主动脉淋巴结包括 5~6 组
6	主动脉旁组(升主动脉或膈神经)	升动脉和弓或无名动脉的前外侧、弓上缘切线以下	
7	隆突下组	隆突下,与肺内动脉和支气管无关	下纵隔淋巴结包括 7~9 组
8	食管旁组(隆突下)	中线两侧、食管附近,不包括隆突下	
9	肺韧带组	肺韧带内,包括下肺静脉后壁和下部	
N1	(所有淋巴结均在脏层胸膜内)		
10	肺门组	胸膜反折以远的较近肺叶淋巴结,右侧邻近中间支气管	肺门组和肺间组的淋巴结增大形成摄片的肺门阴影
11	肺叶间组	叶支气管间	
12	肺叶内组	远端叶支气管附近	
13	肺段内组	段支气管附近	
14	肺亚段内组	亚段支气管周围	

肺淋巴解剖基础。

(1) 肺内淋巴管的分布：肺内淋巴管分布于肺胸膜、小叶间隔、肺静脉周围、肺动脉周围和支气管周围。在肺小叶内的淋巴管伴随在支气管和动静脉的周围，而肺泡隔内不存在淋巴管。

(2) 胸腔内所属淋巴结的分组：1～9组为纵隔淋巴结，10～12组为肺门淋巴结，13、14组为肺内淋巴结。

(3) 肺淋巴回流的规律：①右肺上中下肺叶经右侧气管旁组淋巴结引流到右侧颈深淋巴结并最终注入右侧静脉角(右-右)。②左肺上叶经左气管旁组淋巴结引流到左颈深淋巴结，并最终注入左侧静脉角(左-左)。③左肺下叶经隆突组淋巴结引流到对侧的右侧气管旁组淋巴结，继而到右侧颈深淋巴结，并最终注入右侧静脉角(左-右)。④下肺韧带周围引流至下肺韧带组淋巴结，进而经食管和主动脉裂孔及膈肌到达腹腔(下-下)。

第二节
关键断面解剖

一、胸部横断面解剖

见图 11-1-8～图 11-1-15。

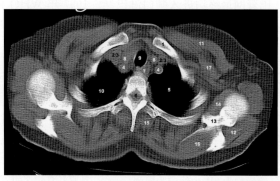
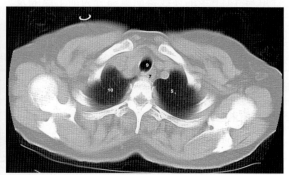

图 11-1-8　胸部横断面，经肺尖层面，CT 平扫，纵隔窗和肺窗图像
1. 锁骨，2. 颈内静脉(锁骨下静脉交界处)，3. 左锁骨下静脉，4. 锁骨下动脉，5. 肺尖，6. 硬膜囊内的脊髓，7. 食管，8. 颈总动脉，9. 气管，10. 右肺，11. 胸大肌，12. 冈下肌，13. 肩胛骨，14. 肩胛下肌，15. 竖脊肌，16. 冈上肌，17. 胸小肌。

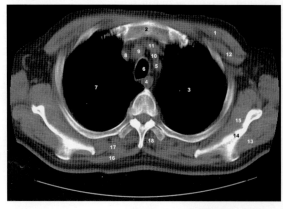
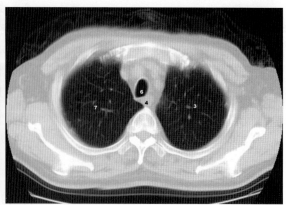

图 11-1-9　胸部横断面，经胸上部层面，CT 平扫，纵隔窗和肺窗图像
1. 胸大肌，2. 胸骨柄，3. 左肺上叶，4. 食管，5. 左锁骨下动脉，6. 气管，7. 右肺上叶，8. 右头臂静脉，9. 头臂干，10. 左颈总动脉，11. 左头臂静脉，12. 胸小肌，13. 冈下肌，14. 肩胛骨，15. 肩胛下肌，16. 斜方肌，17. 大菱形肌，18. 竖脊肌。

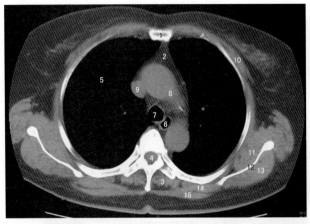
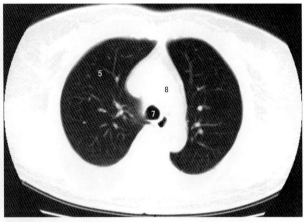

图 11-1-10　胸部横断面,经主动脉弓层面,CT 平扫,纵隔窗和肺窗图像

1.胸骨柄关节(角),2.纵隔前方脂肪内的胸腺残留,3.竖脊肌,4.硬膜囊内的脊髓,5.肺上叶,6.食管,7.气管分叉,8.主动脉弓,9.上腔静脉,10.胸大肌,11.肩胛下肌,12.肩胛骨体部,13.冈下肌,14.菱形肌,15.斜方肌。

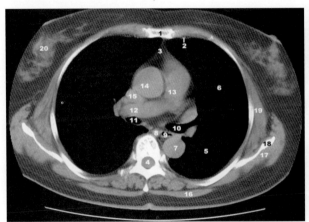
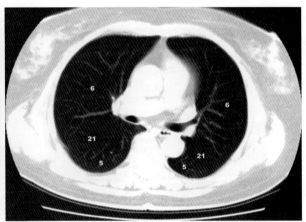

图 11-1-11　胸部横断面,经肺动脉主干层面,CT 平扫,纵隔窗和肺窗图像

1.胸骨体,2.胸廓内动脉和静脉,3.纵隔前方脂肪内的胸腺残留,4.硬膜囊内的脊髓,5.肺下叶,6.肺上叶,7.降主动脉,8.奇静脉,9.食管,10.左主支气管,11.右中间支气管,12.右肺动脉,13.肺动脉干,14.升主动脉,15.上腔静脉,16.斜方肌,17.冈下肌,18.肩胛骨,19.前锯肌,20.乳腺,21.斜裂。

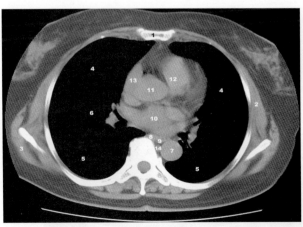
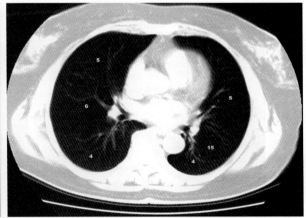

图 11-1-12　胸部横断面,经主动脉根层面,CT 平扫,纵隔窗和肺窗图像

1.胸骨体,2.前锯肌,3.背阔肌,4.肺下叶,5.肺上叶,6.右肺中叶,7.降主动脉,8.奇静脉,9.食管,10.左心房,11.左冠状动脉开口处的升主动脉,12.右心室肺动脉圆锥和肺动脉瓣,13.右心耳,14.半奇静脉,15.斜裂。

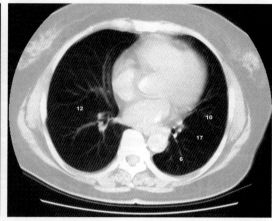

图 11-1-13 胸部横断面,经左心房层面,CT 平扫,纵隔窗和肺窗图像

1.胸骨体,2.前锯肌,3.背阔肌,4.斜方肌,5.竖脊肌,6.肺下叶,7.奇静脉,8.降主动脉,9.食管,10.左肺上叶,11.左心房,12.右肺中叶,13.左心室壁,14.左心室前庭(流出道)至主动脉根部,15.右心房,16.右心室,17.斜裂。

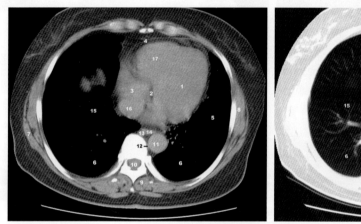
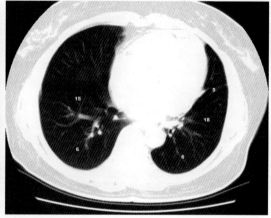

图 11-1-14 胸部横断面,经心室层面,CT 平扫,纵隔窗和肺窗图像

1.左心室,2.冠状窦,3.右心房,4.纤维心包,5.左肺上叶(舌叶),6.肺下叶,7.背阔肌,8.前锯肌,9.竖脊肌,10.硬膜囊内的脊髓,11.主动脉,12.半奇静脉,13.奇静脉,14.食管,15.右肺中叶,16.下腔静脉,17.右心室,18.斜裂。

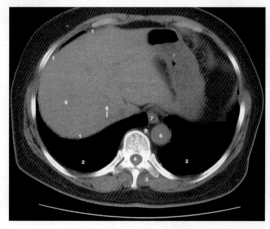
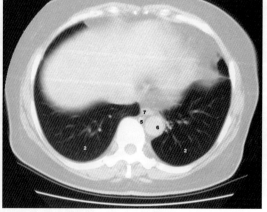

图 11-1-15 胸部横断面,经心脏下方肋膈角层面,CT 平扫,纵隔窗和肺窗图像

1.横膈,2.肺下叶,3.竖脊肌,4.硬膜囊内的脊髓,5.奇静脉,6.主动脉,7.食管,8.肝右静脉,9.肝右叶。

二、胸部冠状面和矢状面解剖

见图 11-1-16～图 11-1-18。

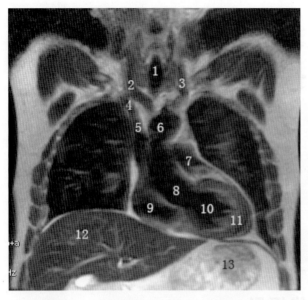

图 11-1-16 胸部冠状面,经左心室层面,T2WI

1.气管,2.右颈总静脉,3.左头臂静脉,4.右头臂静脉,5.上腔静脉,6.升主动脉,7.肺动脉干,8.左心房,9.右心房,10.左心室,11.左心室肌,12.肝脏,13.胃。

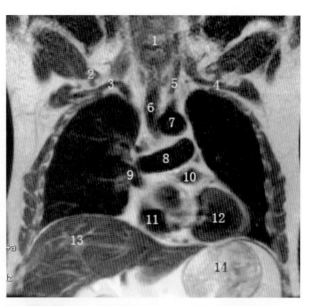

图 11-1-17 胸部冠状面,经左心房脊柱前层面,T2WI

1.颈椎椎体,2.锁骨,3.右锁骨下静脉,4.左锁骨下静脉,5.左颈总动脉,6.气管,7.主动脉弓,8.右肺动脉干,9.右上肺静脉,10.左心房,11.右心房,12.左心室,13.肝脏,14.胃。

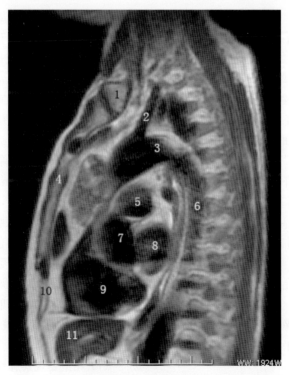

图 11-1-18 胸部矢状面,略偏左侧经左心室层面,T2WI

1.胸骨柄,2.头臂干,3.主动脉弓,4.胸骨体,5.肺动脉干,6.降主动脉,7.右心室,8.右心房,9.左心室,10.剑突,11.肝脏。

(李惠民 曹厚德 张 莲)

第二章
胸部 X 线摄影检查

第一节
胸部 X 线摄影

一、胸部 X 线摄影液平面的显示

如果受检者的情况允许站立或端坐，如图 11-2-1A 的方式摄影。即：①受检者与成像件平行；②中心线与地平面平行投射，垂直于成像件。摄影效果：①保持解剖学形态；②液平面显示清晰（图 11-2-1B）。

如果受检者的情况不允许站立或端坐（受检者身体不能与成像件平行），如图 11-2-2A 的方式摄影。即：①受检者与成像件成角；②中心线与地平面平行投射。摄影效果：①解剖学形态变异；②液平面显示清晰（图 11-2-2B）。

如果受检者的情况不允许站立或端坐，如图 11-2-3A 的方式摄影。即：①成像件斜放，与受检者身体平行；②中心线与成像件垂直投射。摄影效果：①保持解剖学形态；②液平面显示不清晰，无法确诊有无积液（图 11-2-3B）。

二、胸部摄影技术要点

（1）摄影前认真阅读摄影申请单，明确摄影目的，正确选择摄影体位及摄影方法，胸部摄影的常规体位为站立后前位，对于外伤或病情严重的患者，可根据情况采用半坐位或仰卧位进行摄影。

（2）胸部侧位也为常规摄影体位，主要检查肺时常规取右侧位，主要检查心脏时常规取左侧位。

（3）检查肺脏时，中心线经 T5 平面垂直射入成像件；检查心脏时，中心线经 T6 平面垂直射入成像件。

（4）胸部摄影焦-像距：①成人肺脏摄影 150～180 cm，心脏摄影 200 cm；②儿童一般均用 100 cm。

（5）除非特殊情况，一般应强调屏气后摄影。肺部及膈上肋骨应摄取深吸气后屏气像；心脏应摄取平静呼吸下屏气像。对不能配合的婴幼儿、老人或病重者，摄影时须注意观察受检者的呼吸动作，在吸气末期的瞬间进行曝光，以获得肺充气像。

（6）胸部摄影的曝射时间，要求使用尽可能短的曝射时间，以避免心脏搏动所致的肺组织运动性模糊。

（7）在主要观察肺纹理和肺实质影像时，因肺泡内充气，吸收 X 线量少，所以常规肺部摄片所需摄影条件较低。心血管照片主要观察心脏与大血管形态，因这些器官组织密度较高，心脏摄影较肺脏摄影需增加管电压 5～10 kV。

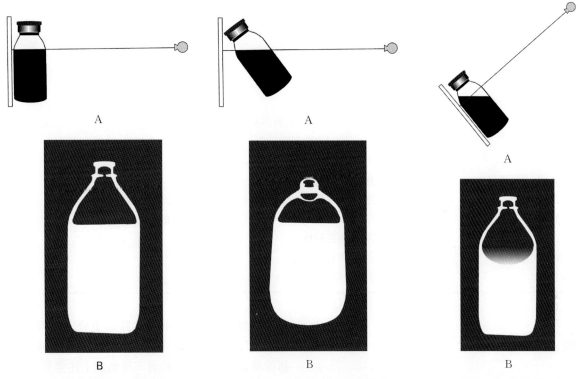

图 11-2-1 中心线与液平面平行、与患者垂直(A、B)

图 11-2-2 中心线与液平面平行、与患者成角度(A、B)

图 11-2-3 中心线与液平面成角度、与患者垂直(A、B)

（8）膈上肋骨与肺组织重叠，膈下肋骨与腹腔脏器重叠，两者对 X 线的吸收差异很大，摄影时应根据膈上肋骨深吸气、膈下肋骨深呼气的技术，选择不同的曝射参数分别进行摄影。

（9）若两侧肺部密度相差较大或观察被肋骨、心脏、锁骨等遮盖的肺组织以及纵隔肿瘤和硅沉着病等影像，应采用高千伏技术摄影，并选用高栅比的滤线栅。心脏摄影时，为观察左心房与食管的关系，须口服医用硫酸钡。

（10）胸骨正位摄影时应采用低千伏、小毫安、长时间、近距离并倾斜中心线的摄影技术，并在均匀浅呼吸的方式下摄影，以获得自体断层的效果。

（11）肋骨为弓形骨，二维平面的 X 线像不能使其全部展开，应根据病变部位采取尽可能使病变贴近成像件的体位进行摄影，肋骨左右成对，常规用正位和斜位显示，不摄侧位片，必要时摄斜位片、切线位片。肋骨摄片时，较一般胸片的摄影条件，电压应适当低一些。

（12）对需要显示液平的病例，必须注意中心线须与地面平行投射，否则液平无法清晰显示。

三、胸部体位选择

见表 11-2-1。

表 11-2-1 胸部摄片常用体位

病变	首选体位	其他体位
肺及支气管病变	胸部后前位、胸部侧位	
胸腔游离积液	胸部后前位、胸部侧位	胸部侧卧后前位、胸部仰卧侧位
包裹性积液	胸部后前位	胸部切线位
肺下积液	胸部后前位、胸部仰卧前后位	胸部侧卧后前位
气胸	胸部后前位、胸部侧位	胸部侧卧后前位、胸部半坐前后位
肺不张、中叶综合征	胸部后前位、胸部侧位	胸部前凸前后位、胸部后仰后前位
咯血	胸部后前位、胸部侧位	

（续表）

病变	首选体位	其他体位
纵隔病变	胸部后前位、胸部侧位	
左心房增大	胸部后前位、胸部左侧位、胸部右前斜位	
右心房增大	胸部后前位、胸部左前斜位	胸部右前斜位、胸部左侧位
左心室增大	胸部后前位、胸部左侧位、胸部左前斜位	
右心室增大	胸部后前位、胸部右前斜位	胸部左侧位、胸部左前斜位
膈膨出	胸部后前位、胸部侧位	
横膈麻痹、支气管异物	胸部后前位（摄呼气相和吸气相）	
膈下脓肿	胸部后前位、胸部侧位	高千伏摄影
胸部外伤	胸部后前位	（依病变而定）
肋骨骨折	胸部后前位、胸部斜位	
胸骨病变	胸骨后前位、胸骨侧位	
胸锁关节病变	胸锁关节后前位	

四、胸部摄影技术

（一）胸部后前位

1. 摄影体位（图 11-2-4）　受检者面向摄片架直立，前胸紧贴成像件，两足分开，使身体站稳。身体正中面或脊柱对准成像件中线，头部稍向后仰，将下颌搁于成像件上缘，成像件上缘须超出两肩。肘部弯曲，手背放于髋部，两肩尽量内转靠近成像件，如此可使两侧肩胛骨分开，不致被肺部重叠。两肩尽量放平，不可高耸，使锁骨成水平位，肺尖部就不致被锁骨影像所遮盖。如果受检者不能做到上述姿势，可嘱其抱住摄片架，也能得到同样效果。女性受检者如有辫子，应结于头上，以免将辫子阴影投射于胶片上而引起误诊。

2. 中心线　对准第四胸椎，与成像件垂直。

3. 屏气情况　曝光时嘱受检者深吸气后屏住。这样使肺内空气量增加，可增强病灶的对比度，同时在深吸气后横膈下降，肺野显示更大。但对略有小量气胸的受检者，在深吸气时投照反而不易发现，而在深呼气时却易显示，因此，对这类病例的投照必须注意此点。

4. 显示部位、用途　此位置显示胸部的后前位影像（图 11-2-5）。

5. 说明　①胸部摄影曝光时间宜尽量缩短，以防心脏搏动传导于肺，或因呼吸产生模糊影而降低影像的清晰度。②肥胖受检者应使用滤线栅技术投照，将散射线吸收，而增加照片的清晰度。③如受检者一般情况不佳，或病重不能站立，可取坐位投照。④如病变部位密度过高，或病变在心脏后方，致普通照片上不能显示时，可用滤线栅技术投照。

（二）胸部前后位

1. 摄影体位（图 11-2-6）　受检者背向摄片架直立，背部紧贴成像件，两足分开，使身体站稳。身体正中面或脊柱对准成像件中线，头部稍向后仰，肘部弯曲，手背放于髋部，两肩尽量下垂并内转，使锁骨放

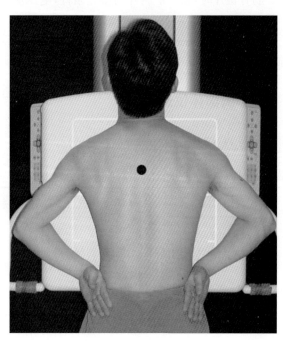

图 11-2-4　后前位摄影体位

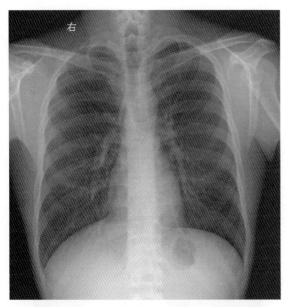

图 11-2-5　后前位 X 线图像

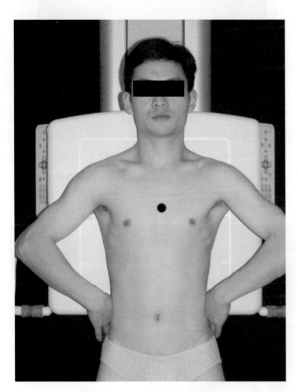

图 11-2-6　前后位摄影体位

平,不致遮蔽肺尖,肩胛骨分开,不致与肺部重叠。成像件上缘超过两肩,约与下颌相齐。

2. 中心线　对准第五胸椎,与成像件垂直。

3. 屏气情况　曝光时嘱受检者深吸气后屏住。

4. 显示部位/用途　此位置显示胸部的前后位投照(图 11-2-7)。如病灶靠近背部时,可用此位置投照。

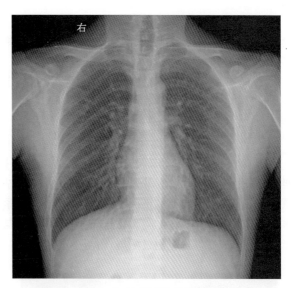

图 11-2-7　前后位 X 线图像

5. 说明　①用此位置投照,心脏影像稍放大,肺野相对缩小,肩胛骨阴影也不易与肺野分开,所以不作常规摄影之用。②如受检者病重或情况不佳,不能站立,可取卧位或坐位投照。③肥胖受检者应使用滤线栅技术投照,以增加照片的清晰度。

(三) 胸部仰卧前后位

1. 摄影体位(图 11-2-8)　先将成像件放于摄影台上,受检者仰卧,背部紧贴成像件,身体正中面或脊柱对准成像件中线,头部稍向后仰,肘部弯曲,手背放于髋部,两肩尽量内转并下垂,使两侧肩胛骨分开,不致与肺野重叠。锁骨放平,不致遮盖肺尖。成像件上缘超过两肩,约与下颌相齐。

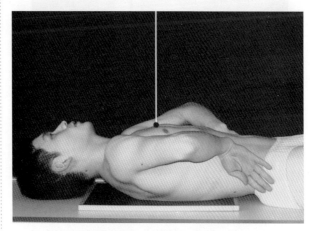

图 11-2-8　仰卧前后位摄影体位

2. 中心线　对准胸骨中点,与成像件垂直。

3. 屏气情况　曝光时嘱受检者深吸气后屏住。

4. 显示部位、用途 此位置显示胸部的前后位投影。适用于一般情况不佳、病重或不能站立者的胸部摄影。

5. 说明 用此位置摄影，因腹压增高、横膈上升，所以曝光条件须较立位增加。

(四) 胸部侧位

1. 摄影体位(图 11-2-9) 受检者侧立于摄片架前，被检侧胸部紧贴成像件，两足分开，使身体站稳。胸部腋中线对准成像件中心，头部低下，下颌紧靠前胸。两臂高举，交叉放于头上，使两肩尽量不与肺部重叠。成像件上缘超过两肩，约与下颌相齐。

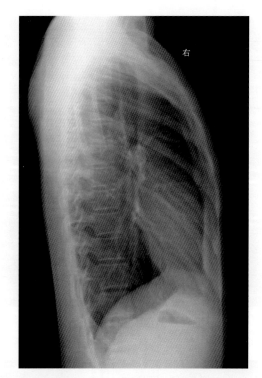

图 11-2-10 肺部侧位 X 线图像

(五) 胸部侧卧后前位

1. 摄影体位(图 11-2-11) 受检者侧卧于摄影台上，病侧靠近台面，成像件横放竖立，紧靠前胸，并以上方手臂抱住，使成像件固定。靠台面侧的手臂前伸或高举过头，胸部与台面中间可用棉垫垫起，以抬高胸部，使整个胸部能包括在胶片内。

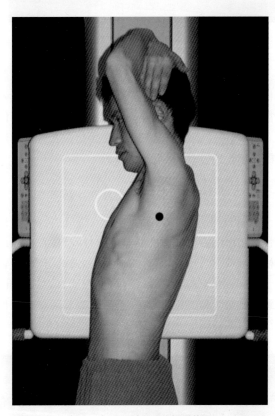

图 11-2-9 肺部侧位摄影体位

2. 中心线 对准第五胸椎平面的侧胸壁中点，与成像件垂直。

3. 屏气情况 曝光时嘱受检者深吸气后屏住。

4. 显示部位、用途 此位置显示胸部的侧位投影(图 11-2-10)。①能观察纵隔、心脏后方和后部横膈上方的肺部情况，藉此可发现在后前位照片中不能显示的病变。②能了解肺分叶、分段和确定病灶的位置。③能观察胸膜(包括叶间胸膜)的病变。

5. 说明 可应用滤线栅技术投照，以增加照片的清晰度。

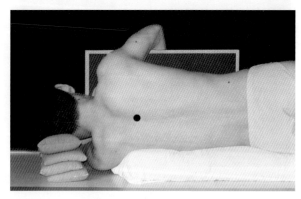

图 11-2-11 侧卧后前位摄影体位

2. 中心线 摆成水平位，对准第五胸椎，与成像件垂直。

3. 屏气情况 曝光时嘱受检者深吸气后呼出屏住。

4. 显示部位、用途 此位置显示侧卧胸部后位投影。对检查少量胸腔积液很有价值，因积液少于

200 mL 者,在普通后前立位照片上被横膈顶部所遮蔽,常不能发现。能测知空洞的大小,并能确定空洞内有无液体存在。对少量气胸或液气胸的病例,可利用此位置投照观察肺脏压缩情况。

5. 说明　①为摄影方便,可制一专用木架用以固定成像件。②此位置所摄照片的两肺密度常不一致,肺野密度也不相等,靠近台面侧的肺野较窄,透光度较低,主要为纵隔因重力关系向下压迫所致,应注意此点。③少量胸腔积液检查时,应将患侧靠近台面;相反,气胸或液气胸检查时,为观察肺压缩情况,应将健侧靠近台面并于呼气末摄影。

(六) 仰卧侧位

1. 摄影体位(图 11 - 2 - 12)　受检者仰卧于摄影台上,两臂高举过头,下颌稍抬高,背部可用棉垫或毛毡垫高,成像件在患侧胸部的旁边横放竖立,与台面垂直,并以沙袋支撑,或用专用木架固定,上缘约与下颌相齐。也可仰卧在担架床上,将担架车推到胸片架前摄片。

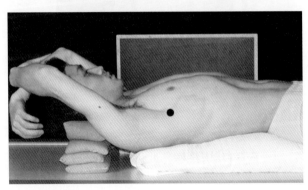

图 11 - 2 - 12　胸部仰卧侧位摄影体位

2. 中心线　成水平位,对准第五胸椎平面的腋中线,与成像件垂直。

3. 屏气情况　曝光时嘱受检者深吸气后呼出屏住。

4. 显示部位、用途　此位置显示仰卧胸部侧位投影。检查胸内液体平面,在不能采取侧卧后前位摄片的受检者可用此位置摄影。

5. 说明　可用滤线栅技术投照,以增加照片的清晰度。

(七) 胸部右前斜位

1. 摄影体位(图 11 - 2 - 13)　受检者直立于摄片架前,先面向成像件,身体正中面或脊柱对准成像件中线,两足分开,使身体站稳,然后右前胸紧靠成像件。右肘弯曲,手背放于髋部,肩部内转,头稍向后仰。左手上举抱头,左胸离开,使躯干与成像件约成45°角。成像件上缘超过两肩,约与下颌相齐。

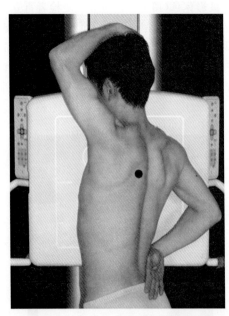

图 11 - 2 - 13　胸部右前斜摄影体位

2. 中心线　对准第四胸椎,与成像件垂直。

3. 屏气情况　曝光时嘱受检者深吸气后屏住。

4. 显示部位、用途　此位置显示胸部的右前斜位投影(图 11 - 2 - 14),能观察病灶的部位和邻近器官的关系。

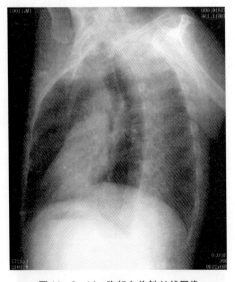

图 11 - 2 - 14　胸部右前斜 X 线图像

5. 说明　①可用滤线栅技术投照,以增加照片的清晰度。②投照胸部斜位,所转的角度最好能在透视下决定,使病变更能清晰地显示。③如系女性,乳房特别发育者,可取右后斜位投照。

(八) 左前斜位

1. 摄影体位(图 11-2-15) 受检者直立于摄片架前,先面向成像件,身体正中面或脊柱对准成像件中线,两足分开,使身体站稳,然后左前胸紧靠成像件。左肘弯曲,手背放于髋部,肩部内转,头稍向后仰。右手上举抱头,右胸离开,使躯干与成像件约成45°角。成像件上缘超过两肩,约与下颌相齐。

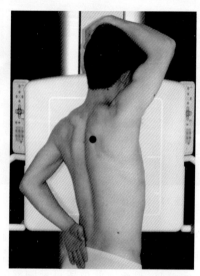

图 11-2-15 胸部左前斜摄影体位

2. 中心线 对准第四胸椎,与成像件垂直。
3. 屏气情况 曝光时嘱受检者深吸气后屏住。
4. 显示部位、用途 此位置显示胸部的左前斜位投影(图 11-2-16),能观察病灶的部位和邻近器官的关系。

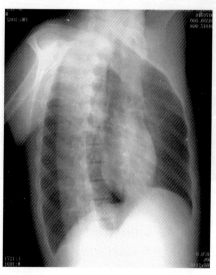

图 11-2-16 胸部左前斜 X 线图像

(九) 肺尖侧位

1. 摄影体位(图 11-2-17) 受检者侧立于摄片架前,被检侧胸部紧贴成像件,身体矢状面与成像件平行。两足分开,使身体站稳。患侧手臂上举抱头,腋部紧靠成像件,对侧上肢垂于身旁,并可握一沙袋,使肩部下垂。成像件上缘超出肩部。

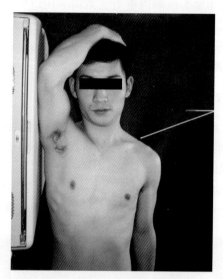

图 11-2-17 肺尖侧位摄影体位

2. 中心线 向足侧倾斜 20°,对准对侧肩部射入成像件中心。
3. 屏气情况 曝光时嘱受检者深吸气后屏住。
4. 显示部位、用途 此位置显示肺尖的侧位影像。因中心线向左侧倾斜,使对侧肩部和肺尖的影像被推至患侧下方,不致相互重叠(图 11-2-18)。从侧位观察肺尖部的病变。

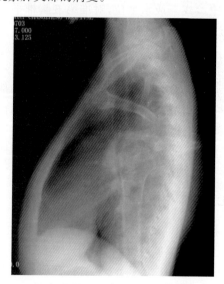

图 11-2-18 肺尖侧位 X 线图像

(十) 胸部前凸位(前弓位):前后方向投照

1. 摄影体位(图 11-2-19)　受检者背向摄片架直立,身体正中面或脊柱对准成像件中线,两足分开,使身体站稳。肘部弯曲,手背放于髋部。身体稍离开摄片架,上胸向后仰,使背部紧靠成像件,腹部向前挺出。两肩尽量内转,使肩胛骨影像不与肺部重叠。成像件上缘超出肩部上方 7 cm。

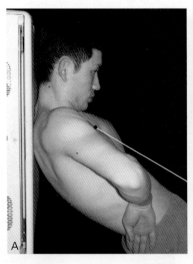
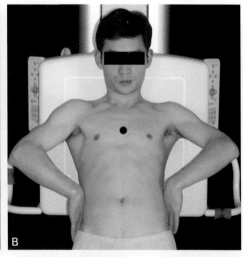

图 11-2-19　胸部前凸位摄影体位

A.胸部前凸位侧面观;B.胸部前凸位正面观。

2. 中心线　向头侧倾斜 12°,对准胸骨角与剑突连线的中点,射入成像件中心,或与成像件垂直。

3. 屏气情况　曝光时嘱受检者深吸气后屏住。

4. 显示部位、用途　此位置显示胸部的前凸位影像(图 11-2-20)。主要为检查肺尖部的病变,对在前后位被肋骨或锁骨遮蔽的空洞或病灶都能清楚显示。其他如叶间积液和右肺中叶不张等也有诊断价值。

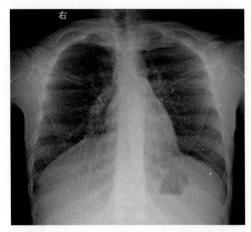

图 11-2-20　胸部前凸位 X 线图像

5. 说明　在后前位照片上肺野系自第二后部肋骨的下缘显影,而肺尖的大部为第一至第四肋骨的后部、第一肋骨的前端和锁骨的阴影重叠,所以在后前位照片中有些病变不易显示。用前凸位投照,可使肋骨成水平位,并能将锁骨阴影投射于肺野上方,所以能将病变清晰显示。如病变局限于一侧肺的某一部,可用较小胶片投照。

(十一) 上肺前部和前上纵隔侧位

1. 摄影体位(图 11-2-21)　受检者侧立于摄片架前,两足分开,使身体站稳。两肘弯曲,两手握拳顶于腰部,胸部向前挺,使两肩尽量向后。成像件上缘

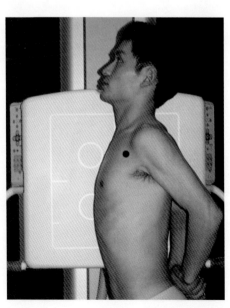

图 11-2-21　上肺前部和前上纵隔侧位摄影体位

超出肩部。

2. 中心线　对准肩部前方，与成像件垂直。

3. 屏气情况　曝光时嘱受检者深吸气后屏住。

4. 显示部位、用途　此位置显示上肺前部和前上纵隔的侧位影像（图11-2-22）。

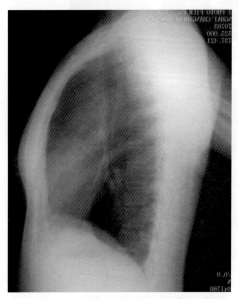

图11-2-22　上肺前部和前上纵隔侧位X线图像

5. 说明　可用滤线栅技术投照，增加照片的清晰度。

（十二）上肺后部和后上纵隔侧位

1. 摄影体位（图11-2-23）　受检者侧立于摄片架前，两足分开，使身体站稳。躯干稍向前屈，头向前

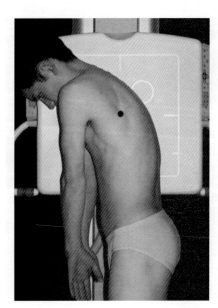

图11-2-23　上肺后部和后上纵隔侧位摄影体位

低下。两臂内转，两手各握沙袋一只或放于椅背上，使两肩尽量移向前下方。成像件上缘超出肩部。

2. 中心线　对准肩部前方，与成像件垂直。

3. 屏气情况　曝光时嘱受检者深吸气后屏住。

4. 显示部位、用途　此位置显示上肺后部和后上纵隔的侧位影像（图11-2-24）。

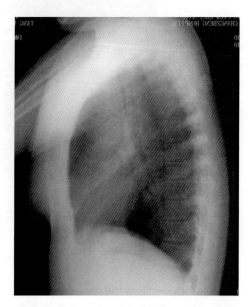

图11-2-24　上肺后部和后上纵隔侧位X线图像

5. 说明　可用滤线栅技术投照，增加照片的清晰度。

（十三）婴幼儿胸部摄影

1. 摄影体位　①常规采用后前位摄影。患儿站立或坐于摄片架前，前胸部紧贴成像件，用压迫带将臀部与成像件固定在一起，陪人立于摄片架后，手持患儿双臂，帮助上举抱头并协助固定，患儿头部稍后仰以避免下颌重叠于上胸。②不能站立的患儿采用仰卧前后位摄影。成像件与摄影床成角放置，患儿仰卧其上，背部紧贴成像件，用压迫带将臀部与检查床固定，陪人立于患儿头侧，手持患儿双臂，帮助上举抱头并协助固定。

2. 中心线　对准胸骨角，与成像件垂直。

3. 曝射参数　①婴幼儿相对的曝射量要比成人高。年龄越小，相对越高。例如新生儿的胸厚约与7岁儿童相差2倍，而所需kV值大致相同。因此参数选择不能单纯根据体厚而定。例如以：胸厚×2＋常数选定kV值，新生儿的常数为40左右，而7岁儿童则为28左右。②由于多数病孩哭闹挣扎，不配合检查，所以应缩小靶-片距，提高kV值，以缩短曝射时间

减少运动性模糊。曝射时间应≤0.01 s为宜。靶-片距可缩至 1 m。摄影参数可参考表 11 - 2 - 2。

表 11 - 2 - 2　婴幼儿胸片摄影参数表

年龄	kV	mAs	靶-片距(cm)
新生儿	54～56	11～13	100
1 月～1 岁	54～56	11～15	100
1 岁～7 岁	54～56	15～17	100
7 岁～10 岁	56～58	17～19	100
10 岁以上	58～60	20～22	150

注：本表适用于全波整流式高压发生器 X 线机,如采用中、高频式高压发生器 X 线机,曝射量应酌减。

4. 屏气情况　患儿多不能自主配合屏气,因此需要观察呼吸过程,在恰当时候曝光以获取肺充气像,方法有：①观察患儿呼吸规律,在其吸气末、呼气始的瞬间曝光;②一般哭闹的患儿都为腹式呼吸,大哭时常会深吸气且持续时间较长,此时最适宜曝光。根据哭声及观察患儿腹部膨隆情况,适时曝光,可获得深吸气影像。

5. 显示部位、用途　此位置显示婴幼儿胸部的后前位或前后位投影(图 11 - 2 - 25)。不能自主配合的婴幼儿。

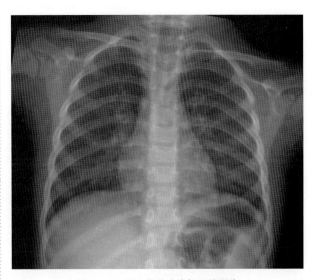

图 11 - 2 - 25　婴幼儿胸部 X 线图像

6. 婴幼儿胸部的特点　①肺脏含气程度低,造成肺野密度相对较成人高,年龄越小越明显。②纵隔部位淋巴系统发育旺盛,胸腺发达,心胸比率大。③横膈位置高,胸廓前后径大,整个胸廓呈桶状。④呼吸浅而急促,心跳速度快,检查时不能主动作呼吸运动配合。由于上述特点,因此摄影必须做相应的调整方能取得满意的效果。而目测评价影像质量时,不能套用成人胸像的评估标准。由于婴幼儿的骨骼密度低,所以胸部影像全部脊柱都能显示。

第二节
X 线胸片的影像质量评估

X 线胸片在 20 世纪 70 年代以前,一直作为呼吸系统疾病影像学诊断的主要技术方法。今天虽然CT、MRI 的普及应用,CT 已经逐渐上升为胸部疾病诊断的主流技术。但是,X 线胸片仍具有重要价值,在胸部临床诊断工作中占有最大份额。其原因大致可归纳为：①含气的肺部是人体中天然对比最佳的部位;②具有简便、辐射剂量低、价格低廉的优点;③适合于危重患者的检查及动态观察。

随着数字影像设备的发展,使 X 线胸片的质量大幅度提升,从而使其诊断价值也得到相应的提高。

X 线胸片的影像质量,对于正确诊断和疾病评价非常重要,目前,临床应用广泛的胸部后前位摄片质量保证体系实施已经基本成为日常工作之一。除了图像质量评价外,还有设备情况的质量评价、工程物理参数的评价等。

一、图像的质量标准

图像质量评价相当于质量控制的产品检测,无论技术如何不同,最后的图像是直接提供给临床医生作为诊断用的,所以,是实际临床工作中最为重要的质量检测项目。目前,上海放射质量控制中心借鉴国内外经验,对正位胸片提出了详细的质量控制要求,在此摘录如下供大家工作参考。

（一）诊断要求

能分辨肺野与纵隔、肺野与胸壁、肺野与肩部软组织的层次,肺纹理清晰可见。

（二）体位要求

（1）患者面向摄片架直立,前胸紧靠暗盒,身体正中或脊柱正对暗盒中线,暗盒上缘须超出双肩约3 cm。双肩胛骨不与肺部重叠。两肩对称平放,使锁骨成水平位。

（2）曝光时嘱患者深吸气后屏住。

（三）摄片要求

（1）肩胛骨应投影于肺野之外,双侧锁骨对称放平。

（2）普通胸片第1~4胸椎椎体及心影后肋骨应隐约显示。CR、DR胸片上气管、主支气管和心影重叠的肺纹或病灶能清楚显示。

（3）胸部投照在胶片两侧正中,肩部软组织影上留3~5 cm。

（4）普通胸片铅字号码放在右肩部软组织上约2 cm处,正面显示,序列从左至右排列顺序如下。第一行:①年月日;②右;③检查号;④医院名称;⑤技术员代号;第二行:患者姓名(手写或其他标记方法)。数字摄影要求将检查日期和时间、检查号和姓名、检查名称以及医院名称和工作人员代号分别列于胶片的右上角、左上角、右下角和左下角。

（5）技术操作无划痕、无水迹、无指纹、无漏光、无静电阴影。

（6）数字图像无IP板或DR探测器等影像设备原因伪影。

（四）密度要求

（1）基础灰雾密度值:D≤0.30。

（2）诊断区域的密度值:D=0.25~2.0。

（3）空曝射区密度值:D>2.4。

（4）CR、DR胸片其曝光剂量符合设备提供商规定的参数范围(提供参照的设备操作手册)。

（五）评估要求

1. 三级医院　一级片率>40%,废片率<2%。

2. 二级医院　一级片率>35%,废片率<3%。

3. 一级医院　一级片率>30%,废片率<4%。

（六）评片标准

1. 一级片标准

（1）摄片体位正确:①胸部投照在胶片两侧正中,应包括两侧肋骨外缘、两侧肋膈角、肺尖上软组织。②肩胛骨应投照于肺野之外,两侧锁骨平行对称。③肩部软组织影上留3~5 cm;④投照影像无失真变形。

（2）影像密度适当:①基础灰雾密度值(D)≤0.30。②诊断区域的密度值(D)=0.25~2.0。③空曝射区密度值(D)>2.4。④CR、DR胸片其曝光剂量符合设备提供商规定的参数范围(提供参照的设备操作手册)。

（3）影像层次分明:①能清晰分辨肺野、纵隔、胸壁与软组织的层次。②第1~4胸椎及心影后肋骨应隐约显示。

（4）无技术操作缺陷:①有关患者检查的相关信息按规定置放和显示。②无体外伪影。③技术操作无划痕、无水迹、无指纹、无漏光、无静电阴影。④数字图像无IP板或DR探测器等影像设备原因伪影。

（5）权重评分≥99分。

2. 二级片标准　按一级片标准,80分≤权重评分<99分,但基本不影响诊断。

3. 三级片标准　按一级片标准,60分≤权重评分<80分,但基本不影响诊断。

4. 废片标准　权重评分<60分,无法作出放射诊断者。

二、工程物理学参数的质量评判

图像的质量,还取决于工程物理参数的情况,物理参数测量主要对于图像细节的物理测量,主要标准如下,供大家工作参考。

（1）显示整个肺野内(包括心后区)的小圆形结构,高对比条件下显示直径0.7 mm,低对比度条件下显示直径2.0 mm。

（2）显示肺野外带的线形和网状结构,高对比条件下显示宽度0.3 mm,低对比度条件下显示宽度2.0 mm。

（3）患者接受照射剂量控制标准:标准身材患者的表面入射剂量小于0.3 mGy。

（4）图像严格遵循医学图像信息国际标准(DICOM)。

三、成像技术的质量控制

（1）X 线摄影设备要有带静态或动态滤线栅的垂直支架。

（2）焦点标称值≤1.3。

（3）总滤过≥3.0 mm 铝当量。

（4）抗散射滤过栅：r＝10；40/cm。

（5）屏胶系统：标称速度等级 400 以上。

（6）焦点胶片距离：180 cm（140～200 cm）。

（7）X 线管电压：125 kV。

（8）自动曝光系统：选择右侧胸腔。

（9）曝光时间：＜20 ms。

（10）防护屏蔽：标准防护。

四、临床使用评估的具体方法

参照国际、国内相关质控标准，设定 10 项测评内容并将测评点进行标注。测评基本以量化的形式做客观的评价，易掌握。

（1）关于体位标准的总体评估，含身体部位与成像件的接触（图 11 - 2 - 26）。

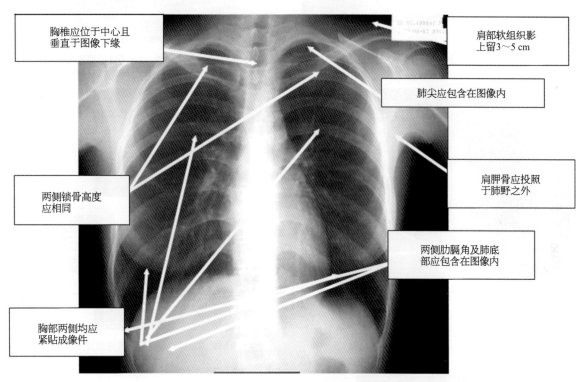

胸椎应位于中心且垂直于图像下缘

两侧锁骨高度应相同

胸部两侧均应紧贴成像件

肩部软组织影上留3～5 cm

肺尖应包含在图像内

肩胛骨应投照于肺野之外

两侧肋膈角及肺底部应包含在图像内

图 11 - 2 - 26　体位标准的总体评估图

（2）图像质量评估

1）测评点 1：锁骨、肋骨（图 11 - 2 - 27、图 11 - 2 - 28）。

2）测评点 2：心影区（图 11 - 2 - 29、图 11 - 2 - 30）。

3）测评点 3：胸椎（图 11 - 2 - 31、图 11 - 2 - 32）。

4）测评点 4：气管、支气管（图 11 - 2 - 33、图 11 - 2 - 34）。

5）测评点 5：膈肌处的肺动脉分支（图 11 - 2 - 35、图 11 - 2 - 36）。

6）测评点 6：周边部位的肺动脉分支（图 11 - 2 - 37～图 11 - 2 - 39）。

7）测评点 7：物理、密度（图 11 - 2 - 40）。

8）测评点 8：对比度（图 11 - 2 - 41、图 11 - 2 - 42）。

9）测评点 9：锐利度（图 11 - 2 - 43、图 11 - 2 - 44）。

10）测评点 10：细致度（图 11 - 2 - 45、图 11 - 2 - 46）。

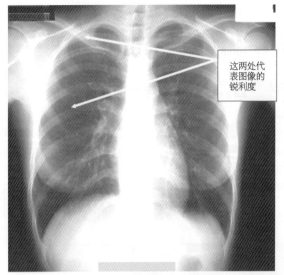

这两处代表图像的锐利度

图 11-2-27 锁骨/肋骨测评图

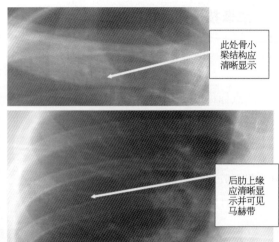

此处骨小梁结构应清晰显示

后肋上缘应清晰显示并可见马赫带

图 11-2-28 锁骨/肋骨测评局部放大图

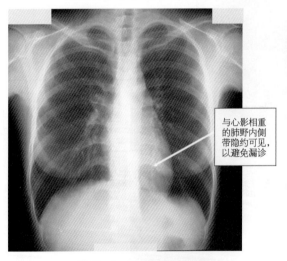

与心影相重的肺野内侧带隐约可见，以避免漏诊

图 11-2-29 心影区测评图

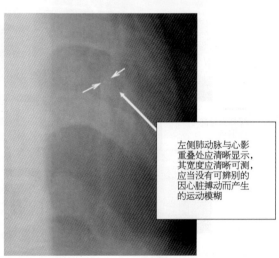

左侧肺动脉与心影重叠处应清晰显示，其宽度应清晰可测，应当没有可辨别的因心脏搏动而产生的运动模糊

图 11-2-30 心影区测评局部放大图

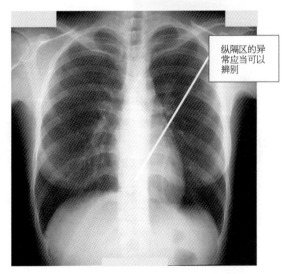

纵隔区的异常应当可以辨别

图 11-2-31 胸椎测评图

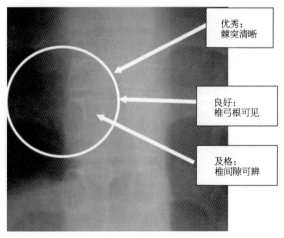

优秀：棘突清晰

良好：椎弓根可见

及格：椎间隙可辨

图 11-2-32 胸椎测评局部放大图

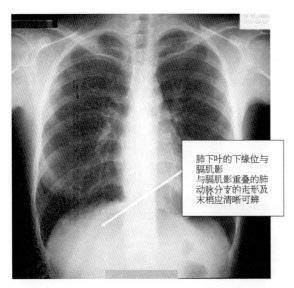

肺下叶的下缘位与膈肌影
与膈肌影重叠的肺动脉分支的走形及末梢应清晰可辨

图 11－2－33　气管/支气管测评图

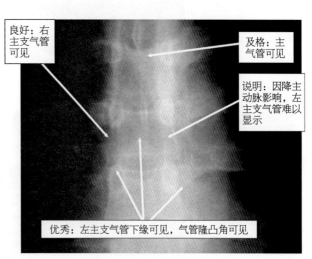

良好：右主支气管可见

及格：主气管可见

说明：因降主动脉影响，左主支气管难以显示

优秀：左主支气管下缘可见，气管隆凸角可见

图 11－2－34　气管/支气管测评局部放大图

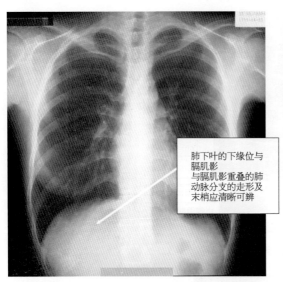

肺下叶的下缘位与膈肌影
与膈肌影重叠的肺动脉分支的走形及末梢应清晰可辨

图 11－2－35　膈肌处的肺动脉分支测评图

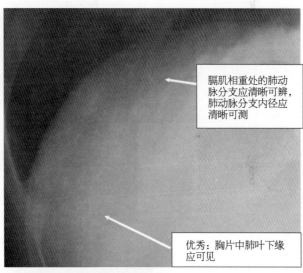

膈肌相重处的肺动脉分支应清晰可辨，肺动脉分支内径应清晰可测

优秀：胸片中肺叶下缘应可见

图 11－2－36　膈肌处的肺动脉分支测评局部放大图

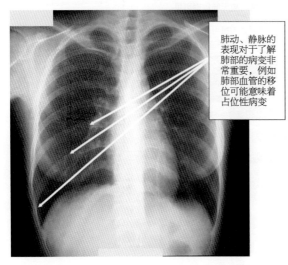

肺动、静脉的表现对于了解肺部的病变非常重要，例如肺部血管的移位可能意味着占位性病变

图 11－2－37　周边部位的肺动脉分支测评图

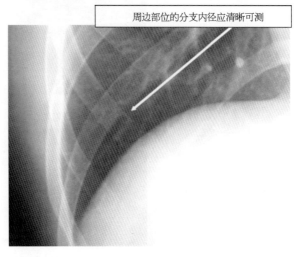

周边部位的分支内径应清晰可测

图 11－2－38　周边部位的肺动脉分支测评局部放大图(1)

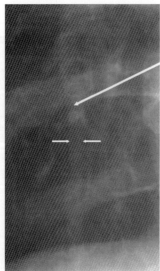
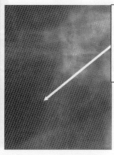

右下肺动脉内径应清晰可测。在肺动脉高压时，肺动脉边缘会变模糊，良好的X线影像应能够表现出这些差别

肺门血管角应清晰，因为在有些病变时，这些边缘会变得模糊

图 11-2-39　周边部位的肺动脉分支测评局部放大图（2）

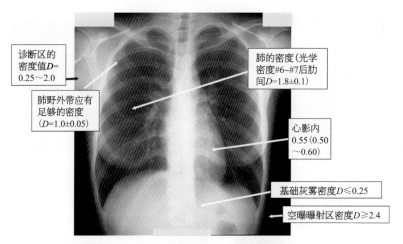

诊断区的密度值 $D=0.25\sim2.0$

肺野外带应有足够的密度（$D=1.0\pm0.05$）

肺的密度（光学密度#6-#7后肋间 $D=1.8\pm0.1$）

心影内 0.55（0.50～0.60）

基础灰雾密度 $D\leq0.25$

空曝曝射区密度 $D\geq2.4$

图 11-2-40　物理密度测评图

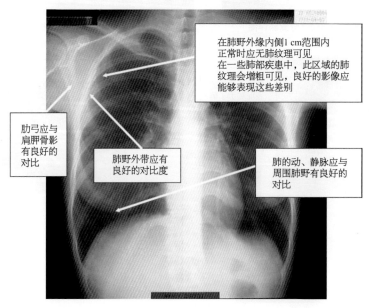

在肺野外缘内侧1 cm范围内正常时应无肺纹理可见
在一些肺部疾患中，此区域的肺纹理会增粗可见，良好的影像应能够表现这些差别

肋弓应与肩胛骨影有良好的对比

肺野外带应有良好的对比度

肺的动、静脉应与周围肺野有良好的对比

图 11-2-41　对比度测评图

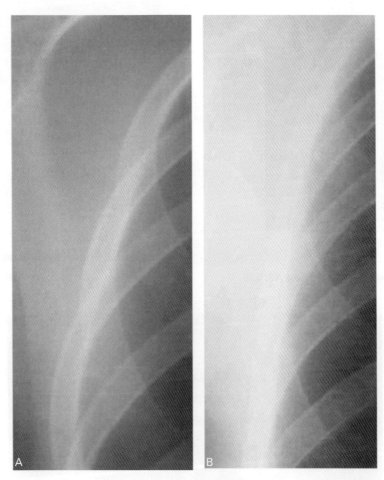

图 11-2-42　对比度测评局部放大对比图
A. 良好；B. 较差。

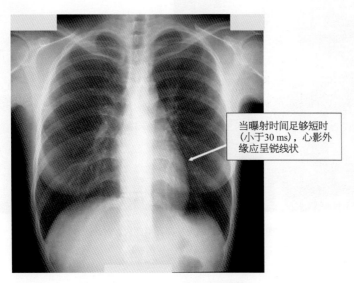

当曝射时间足够短时（小于30 ms），心影外缘应呈锐线状

图 11-2-43　锐利度测评图

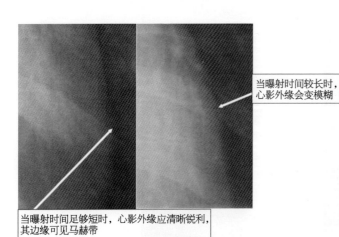

当曝射时间较长时，心影外缘会变模糊

当曝射时间足够短时，心影外缘应清晰锐利，其边缘可见马赫带

图 11-2-44 锐利度测评局部放大对比图

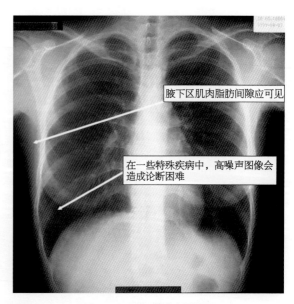

腋下区肌肉脂肪间隙应可见

在一些特殊疾病中，高噪声图像会造成论断困难

图 11-2-45 细致度测评图

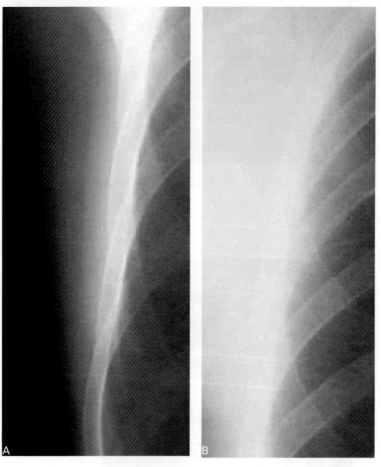

图 11-2-46 细致度测评局部放大对比图

A. 良好；B. 较差。

（曹厚德 张 妍 黄炎文）

第三章
胸部 X 线造影检查

一、导管技术

(一) 适应证与禁忌证

1. 适应证 ①各种心脏病(包括先天性心脏病、冠心病、风湿性心脏病等)。②各种大血管病变,如主动脉瘤、主动脉夹层、主动脉缩窄、大动脉炎、主动脉弓及其分支畸形和上下肢静脉血栓与癌栓形成。③四肢血管病变,如动脉瘤、动静脉畸形、动脉硬化闭塞症、深静脉血栓形成。④颅内血管和脊髓血管病变、动脉瘤、动静脉畸形、动脉狭窄、静脉血栓形成等。⑤各种内脏动脉选择性造影,如肝癌、肾癌、肺癌等。

2. 禁忌证 ①与药物有关的禁忌证。②肺水肿和重度肺动脉高压。③休克。④急性感染期中或预定穿刺部位感染。⑤细菌性心内膜炎(可在病愈后 3 个月以上检查)。⑥心脏病患者须行心导管检查,以下情况禁忌:急性心肌炎、严重心律失常和完全性左束支传导阻滞(如必须检查要准备包括人工心脏起搏器在内的抢救措施)。

(二) 造影前准备

1. 器械 ①导管:根据需要选择不同导管,如左右心室造影可用猪尾导管,主动脉逆行造影可用猪尾带旁孔导管,冠状动脉造影用 Sones Judkins、Bourassa 等导管。②导引钢丝芯子和外套:导引钢丝前部相对较软。③穿刺针:由针芯和套针组成。④扩张导管。⑤三通开关。⑥溶液滴注器。⑦氧气瓶。⑧如做造影,则需配有单向或双向心血管造影机、电

影摄影、DSA、电视录像等。如无上述设备,可用快速换片机。

2. 药物 ①对比剂:离子型或非离子型,目前离子型对比剂基本不用于血管造影,浓度根据所作检查决定。心脏和大血管对比剂浓度需要高,350～400 mgI/mL 非离子型对比剂,婴儿和周围血管对比浓度略低,婴幼儿每次注射剂量 1 mL/kg,重复次数不宜过多,总量不宜过多。对比剂的注射速度视注射部位和病变而异。采用 DSA 者,对比剂浓度可减低。成人按 1～1.5 mL/kg,心腔小或心功能不佳者每次注射在 50 mL 以内,可重复 1～2 次,每次间隔 30 min,总量不超过 4 mL/kg。②肝素,每 300 mL 生理盐水或 5% 葡萄糖溶液内含 3 750 U(30 mg)。③1% 普鲁卡因注射液。④生理盐水或 5% 葡萄糖溶液。⑤各种抢救药品:如肾上腺素 1 mg/支,异丙肾上腺素 1 mg/支,去甲肾上腺素 1 mg/支,阿托品 0.5 mg/支,多巴胺 20 mg/支,间羟胺 19 mg/支,酚妥拉明 5 mg/支,硝酸甘油 5 mg/支,普罗帕酮 70 mg/支,维拉帕米 5 mg/支,尼可刹米 0.375 g/支,洛贝林 3 mg/支,地塞米松 5 mg/支,地西泮 10 mg/支,去乙酰毛花苷丙 0.4 mg/支,呋塞米 20 mg/支,利多卡因 0.1 g/支,吗啡 10 mg/支,低分子右旋糖酐 500 mL/瓶,20% 甘露醇 250 mL/瓶,5%NaHCO₃ 250 mL/瓶。

3. 患者准备和注意事项 ①药物过敏试验。②术前镇静药。③空腹。④备皮。⑤术前应仔细检查导管,以免在操作过程中发生折断。⑥导管检查术应在透视下轻柔操作,切忌粗暴,以免损伤血管。⑦在注射对比剂之前,须在透视下仔细确定导管位置是否放在预定部位。选择性造影时还须测定导管所

置心腔或大血管的压力。⑧一般心律不齐和轻度心衰者可行此检查,但在确认严重心律失常和严重心衰在纠正、改善前不宜行此检查。

(三) 检查方法和技术

1. 静脉插管操作和技术

(1) 经皮静脉穿刺:①消毒皮肤。②局麻(成人)或全麻(婴幼儿、儿童),1%普鲁卡因。③穿刺点选择股静脉或肘前静脉。股静脉穿刺点在股动脉搏动内侧 0.5 cm 处。④穿刺,取 16 或 18 号穿刺针,置入针芯,与皮肤成 45°,在选定的穿刺点进行穿刺。进入股静脉后有阻力突然消失之感觉,拔出针芯,见有暗红的静脉血涌出。⑤送入导引钢丝,拔出穿刺针。⑥以尖刀在穿刺口皮肤上作一小切口,插入扩张导管。⑦导管在使用前,将导管连接于三通开关相连的滴注器,以每 300 mL 内含 3 750 U(30 mg)肝素的生理盐水或 5%葡萄糖溶液充满于心导管内。以后在操作过程中,每隔 10 min 由三通开关注入少量肝素溶液。⑧拔去扩张导管,插入造影所用导管,拔去导引钢丝。⑨在透视下操作导管,置于预定检查部位,根据需要测压、测血氧连续拉出和造影。

(2) 静脉切开术:①消毒皮肤。②局麻(成人)或全麻(婴幼儿、儿童),1%普鲁卡因。③切开皮肤,分离大隐静脉或贵要静脉。④用丝线结扎其远端,近端虚悬另一丝线。⑤将准备好的导管经三通开关连接于滴注器,以每 300 mL 内含有肝素 2 500 U(25 mg)的生理盐水或 5%葡萄糖液充满于导管腔内。⑥用小剪刀剪开静脉达到内腔。⑦用蚊式钳夹住剪开的静脉切口的小唇,另一手持导管插入静脉。⑧操作过程中,每 10 min 由三通开关注入少量肝素溶液。⑨透视下操作导管,置于预定检查部位,根据需要测压、测血氧,连续拉出和造影。

2. 动脉插管操作和技术

(1) 经皮动脉穿刺:①消毒皮肤。局麻(成人)或全麻(婴幼儿、儿童),1%普鲁卡因。②穿刺点的确定,扪及所穿刺动脉搏动处,如股动脉或肱动脉。以尖刀将皮肤切开 2~3 mm 的小口。③持穿刺针,与皮肤呈 45°~60°角,逆血流方向刺入动脉。如觉阻力突然消失,提示针端已进入动脉腔。拔出针芯,有鲜红血液自针腔喷出。将针略放平,向针腔内插入导引钢丝。④拔出穿刺针,留下导引钢丝,以手指在动脉部位加压止血。⑤将扩张导管套在导引钢丝尾部,送至皮肤切口处。向前推进至动脉穿刺口,达到扩张的目的。⑥拔出扩张导管,将导引钢丝留在动脉内。加强

手指加压止血。⑦预先准备好将导管经三通开关连于滴注器,以每 300 mL 内含肝素 3 750 U(30 mg)生理盐水或 5%葡萄糖液充满于导管腔内。⑧送入导管。每 10 min 由三通开关注入少量肝素溶液。⑨透视下操作导管,置于预定检查部位,根据需要测压,测血氧,连续拉出和造影。

(2) 动脉切开:①消毒皮肤。②局麻(成人)或全麻(婴幼儿、儿童),1%普鲁卡因。③切开皮肤,切开筋膜,分离动脉(股动脉或肱动脉)。④准备切开部位动脉的上下端用细塑料管或尼龙带做一套索。⑤在动脉上做一切口。切口的大小要与准备用的导管外径相称。⑥将准备好的导管经三通开关连于滴注器,以每 300 mL 内含肝素 3 750 U(30 mg)生理盐水或 5%葡萄糖液充满于导管腔内。⑦用蚊式钳夹住剪开的动脉切口的小唇,另一手持导管送入动脉。⑧操作过程中,每 10 min 由三通开关注入少量肝素溶液。⑨透视下操作导管,置于预定检查部位,根据需要测压,测血氧,连续拉出和造影。

(四) 摄片要求及影像显示

根据病变要求拍摄正位、侧位,左、右斜位,或各种轴位。

(五) 并发症

(1) 与药物有关的并发症。

(2) 严重心律失常和心肌梗死、心脏骤停。

(3) 动脉或静脉痉挛。

(4) 动脉或静脉撕裂。

(5) 栓塞。

(6) 心衰、肺水肿、晕厥、休克。

(7) 心脏、大血管导管术时,导管在心腔或大血管内打结。

(8) 寒战、发热、心壁穿破、术后感染。

(9) 静脉或动脉血栓形成。假性动脉瘤形成。

(六) 检查后注意事项

(1) 观察患者一般情况。心脏大血管导管术后须观察心电图。

(2) 注意有无与药物有关的并发症。

(3) 妥善处理和压迫穿刺或切开部位。特别是动脉穿刺部位需压迫 10 min。静脉切开者,术毕结扎静脉近端。动脉切开者,须将动脉切口仔细缝合。

(4) 必要时可给以抗生素。

二、支气管动脉造影

(一)适应证与禁忌证

1. 适应证　①大咯血或反复咯血需做支气管动脉栓塞止血治疗;②大咯血或反复咯血需手术治疗而出血部位不明确;③肺癌受检者已确定行支气管动脉灌注化疗或栓塞治疗;④怀疑支气管动、静脉畸形和动脉瘤以及肺段隔离症需明确诊断;⑤缺血性紫绀型心脏病手术前需了解肺内侧支循环情况。还包括肺内肿块其他方法不明确诊断、胸内恶性肿瘤需进行临床肿瘤分期。

2. 禁忌证　①穿刺部位皮肤感染和严重凝血机制障碍。②严重心肾功能不全和全身衰竭。③对比剂有关禁忌证。

(二)造影前准备

1. 器械准备　①4～6F Cobra 或 Headhunter 和 C 型导管或自己成型的单弯导管。②经皮穿刺血管造影的其他辅助用品。③普通血管造影机或 DSA 机。

2. 药物准备　①离子型对比剂<40%的泛影葡胺(高危人群慎用),或 240 mgI/mL 浓度的非离子型对比剂。②局麻药和肝素、生理盐水等辅助用药。

3. 患者准备　①术前禁食 4 h 以上,穿刺部位备皮。②术前向受检者家属交待检查的目的和可能要发生的意外(包括对比剂反应、造影失败和术后可能的并发症等),争取受检者的配合。③术前做凝血时间检查,术前半小时肌注地西泮 10～20 mg。④脱去上衣并除去胸部所有饰品,训练患者吸气及屏气。⑤对比剂有关注意事项。

(三)检查方法和技术

(1) 参照复习近期(1 周内)摄片和其他检查结果。

(2) Seldinger 技术穿刺股动脉成功后将导管插到第 4～6 胸椎水平,导管头朝向胸主动脉侧壁,上下推拉导管寻找支气管动脉开口。如找不到支气管动脉,则应使导管头朝向胸主动脉的前后壁继续上下推拉或加大寻找范围。

(3) 导管进入支气管动脉开口后导管头部会停止摆动,推注 1 mL 左右的对比剂,证实在支气管动脉后,固定导管准备造影。

(4) 造影。普通血管造影机对比剂量为 5～8 mL,DSA 机对比剂量为 3～5 mL。用手推注或压力注射器低压注射,进行造影摄片。

(5) 观察造影片符合诊断要求后,拔出导管,压迫止血 10～15 min,包扎伤口结束造影。

(四)摄片要求及影像显示

摄片条件:每秒 1 幅,共 3～5 幅,摄影范围包括病变及相关部位,一般摄正位即可,必要时加拍斜位。每次造影需包括动脉相、微血管相和静脉相。图像显示见图 11-3-1。

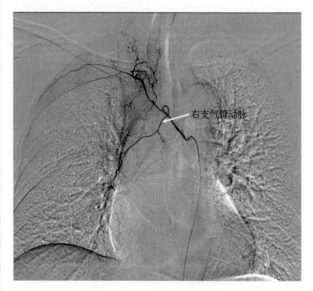

右支气管动脉

图 11-3-1　支气管动脉造影

(李惠民　吴　瑜)

第四章
胸部 CT 检查

一、常规检查

(一) 适应证

(1) 肺部良、恶性肿瘤和肿瘤样病变。

(2) 肺部急、慢性炎症和肺水肿。

(3) 肺部弥漫性病变。

(4) 气道病变,尤其小气道病变。

(5) 肺血管性病变。

(6) 胸部职业病。

(7) 胸膜病变。

(8) 纵隔肿瘤和大血管病变。

(9) 胸部外伤。

(10) 胸部手术后疗效评价。

(11) 胸段食管肿瘤,乳腺良、恶性肿瘤,气管和支气管内异物。

(二) 检查前准备

1. 呼吸准备　常规为平静呼吸(潮气呼吸)之吸气末屏气进行扫描,这样可使肺的通气量较大、充气多、肺扩张好、对比度大;但也常建议深吸气末屏气扫描,肺充气更多、对比度更大。而且,对于要求单次较长时间屏气的动态扫描、螺旋扫描等,深吸气末屏气比较容易做到。深呼气末扫描目的在于与同层面深吸气末扫描对比,以比较两种状态下肺实质及支气管的变化等。不能屏气者,尽量均匀呼吸。特殊受检者在扫描前给予正压通气和鼻导管给氧可延长屏气时间。

2. 增强准备　首先,根据病情和已有的检查结果确定是否需要增强检查;然后,根据有无腔静脉阻塞、病变位置以及检查目的等确定造影注入通道(经上肢还是下肢,经左侧还是右侧),最后,综合受检者情况(包括全身循环情况)确定造影方案。

(三) 检查技术

1. 检查体位　一般取仰卧位,双手上举越过头顶。如果双手上举有困难,即使上举一手也要好于双手垂置。肺后部病变有时需要俯卧位扫描,但必须与仰卧位扫描作对比。

2. 定位　正位像(图 11-4-1),确定扫描范围和层次。

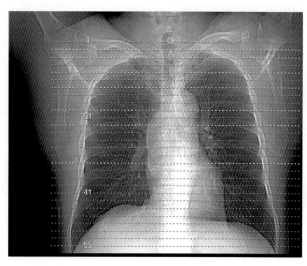

图 11-4-1　定位像

3. 扫描范围　自胸廓入口到肺下界。

4. 扫描方向　常规从脚向头方向扫描,可以减少受检者屏气困难造成的呼吸伪影影响。增强检查时,从脚向头方向扫描还可以减轻上腔静脉对比剂伪影。

5. 扫描方式 仰卧位横断面扫描,现多用螺旋扫描,特殊情况下行步进式扫描。

6. 扫描参数

(1) 单排:层厚和间距相同,5～7 mm;成像视野(FOV)包括皮下组织,常规 32～40 cm;常规电压(120 kV)和曝光剂量,尽可能短时间曝光。

(2) 多排:层厚和间距一般为 5 mm,但准直一般

较小,16 层 MDCT 为 1～1.25 mm×16,单次一圈涵盖 20 mm,64 层 MDCT 为 0.5～0.65 mm×64,涵盖 40 mm,一般自动重建出 2 套图像资料,层厚分别为 1.0～1.25 mm 和 3～5 mm。

7. 增强扫描 使用高压注射器,经四肢浅静脉注射碘对比剂 450 mgI/kg,速度 2～4 mL/s;对比剂注射开始后 25～30 s 扫描动脉期,延时至 60 s 左右扫描实质期。扫描程序、参数和平扫相同。部分疑难病例根据情况约在 3～5 min 时增加延迟扫描。

8. 图像显示 见图 11-4-2。

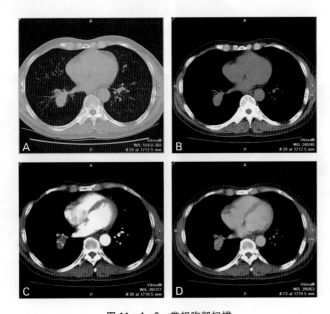

图 11-4-2 常规胸部扫描
A. 胸部平扫肺窗;B. 胸部纵隔窗;C. 胸部增强血管期;D. 胸部实质期。

(四) 摄片方法

采用 2 个视窗照片,肺窗(窗宽 1000～1500 HU,中心 -400～-600 HU)使用肺算法重建,纵隔窗(350 HU, 35～70 HU)采用标准算法重建,增强后窗中心较增强前提高 20 HU 或更多(图 11-4-2)。要求测量病变在平扫与增强扫描时各自的 CT 值,测量区域平扫与增强尽可能对应。

二、特殊检查

(一) 靶扫描(分辨力较靶重建高,图 11-4-3、图 11-4-4)

1. 定位 在常规扫描基础上确定范围和层次。

2. 扫描范围 目标病变及上下 1～2 cm 范围。

3. 扫描方式 横断面扫描,螺旋扫描,或步进式

扫描。

4. 扫描参数 层厚通常是 1～2 mm;扫描视野(CFOV)不超过 250 cm,重建视野(DFOV)更小;常规电压(120 kV)和曝光剂量。

(二) HRCT

1. 定位 正位像,确定扫描范围和层次;更多见于常规扫描后对病灶的局部扫描,根据常规扫描图像确定。

2. 扫描范围 常规选取三个层面:肺尖、肺门和膈上 2 cm;或间隔 10 mm 全肺扫描。

3. 扫描方式 仰卧位横断面扫描,步进式扫描,偶用螺旋扫描。

4. 扫描参数 层厚 1～2 mm,间距 10～20 mm;成像视野(FOV)包括皮下组织,常规 25～30 cm;常规电压,高分辨力(骨)算法重建(图 11-4-5)。

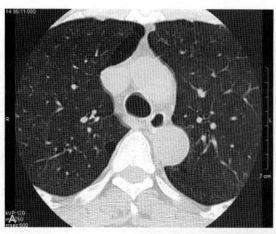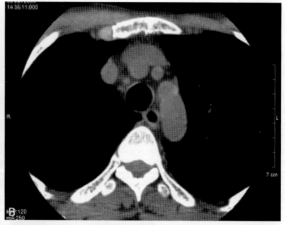

图 11-4-3 靶重建

常规扫描(扫描视野 500 mm)后作靶视野 180 mm 的重建,分别显示肺窗(肺高分辨力算法重建,A)和纵隔窗(软组织算法重建,B)。

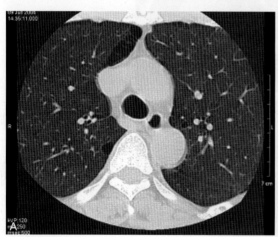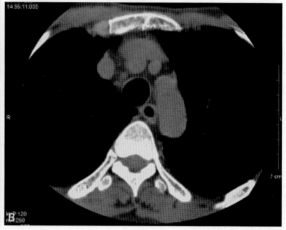

图 11-4-4 靶扫描

同水平作视野同为 180 mm 的扫描和重建,分别显示肺窗(肺高分辨力算法重建,A)和纵隔窗(软组织算法重建,B),与图 11-4-3 相比,分辨力明显提高。

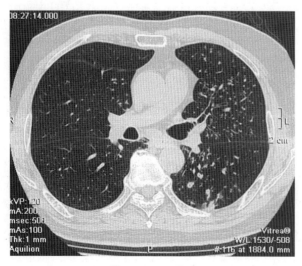

图 11-4-5 HRCT

HRCT 扫描层厚 1 mm,高分辨力算法重建,显示叶间裂、血管断面具有最佳空间分辨力。

(三) 胸部普查方案

1. 定位 正位像,确定扫描范围和层次。

2. 扫描范围 自胸廓入口到肺下界。

3. 扫描方式 仰卧位横断面扫描,螺旋扫描。

4. 扫描参数

(1) 单排:层厚和间距相同,5~7 mm;成像视野(FOV)包括皮下组织,常规 30~40 cm;常规电压(120 kV),采用低 mAs 技术(≤50 mAs),尽可能短曝光时间或体轴调制低剂量技术(图 11-4-6)。

(2) 多排:层厚和间距一般为 3~5 mm,但准直一般较小,16 层 MDCT 为(1~1.5)mm×16,64 层 MDCT 为(0.5~0.65)mm×64,一般自动重建出 2 套图像资料,层厚分别为 1.0~1.25 mm 和 3~5 mm。在线观察可以使用薄层图像,并可以进行各种重建观察(图 11-4-7)。

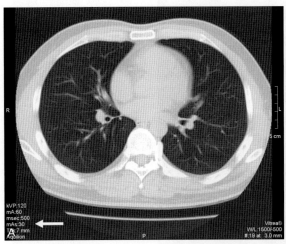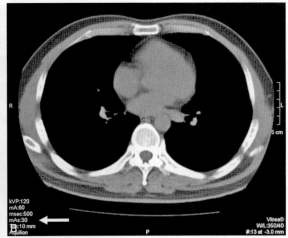

图 11-4-6 低剂量扫描(30 mAs)
A.肺窗;B.纵隔窗(均获得良好的空间和对比分辨力)。

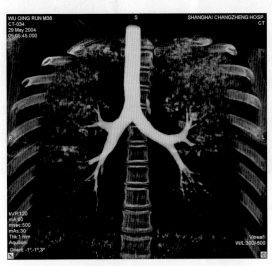

图 11-4-7 低剂量扫描(30 mAs)气道三维重建
气管,主、叶及段支气管均清楚显示,背景结构清晰。

(四)胸部CT血管造影

1. 定位 在常规平扫基础上确定扫描范围,或直接从正位定位片上确定。

2. 扫描范围 肺尖至肺底。

3. 扫描方式 仰卧位横断面螺旋扫描。

4. 扫描参数

(1)单排:层厚 1～2 mm;成像视野(FOV)包括皮下组织,常规 30～40 cm;常规电压(120 kV)和曝光剂量,适当增大螺距来减少曝光时间;使用高压注射器,经四肢浅静脉注射碘对比剂 60～80 mL,速度 3～5 mL/s。因主要观察肺动脉,所以一般在对比剂开始注射后 15 s 开始扫描。

(2)多排:层厚≤1.0 mm;16层MDCT为(0.5～0.625)mm×16,64层MDCT为(0.5～0.65)mm×64;一般在对比剂开始注射后20 s开始扫描,可以同时观察肺动静脉和支气管动脉,或者使用智能造影跟踪触发技术,降主动脉 90～120 HU 为触发阈值。其余参数基本同单排,可以回顾性薄层重建,多种后处理重组技术显示。

5. 后处理 首先对原始数据进行回顾性重建,采用最小层厚、重叠重建技术,标准算法重建,然后传入图形图像处理工作站;第二,采用电影显示技术确定病变数量和位置;第三,采用MPR(图 11-4-8)、MIP(图 11-4-9)和VR(图 11-4-10)等技术充分显示病变特点。

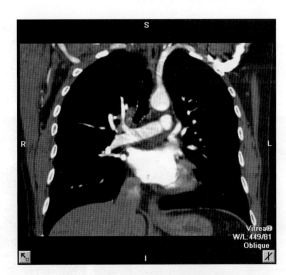

图 11-4-8 肺血管CTA:冠状面 MPR

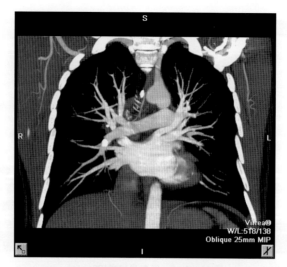

图 11-4-9 肺血管 CTA:冠状面 MIP(25mm)

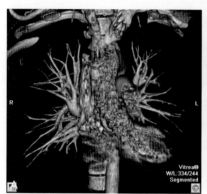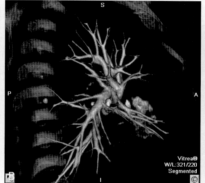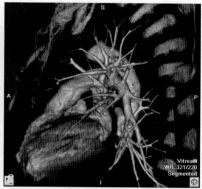

图 11-4-10 肺血管 CTA

A. 显示冠状面;B. 显示右侧;C. 显示左侧。

(五) 胸部介入引导扫描

1. **检查体位** 对于活检和介入,最佳入路决定受检者体位。同样,固定不动要比垂直活检方向重要得多,在所要求扫描的层面、受检者习惯及机架孔径三者之间综合得出最佳体位。

2. **扫描范围** 病变上下 2cm 范围。

3. **扫描方式** 横断面扫描,螺旋或步进式扫描。

4. **扫描参数** 层厚 2～5mm;成像视野(FOV)包括皮下组织,常规 30～40cm;首次扫描采用常规剂量(尽可能分辨结构),开始穿刺后采用低放射剂量技术(≤50mAs,图 11-4-11)。

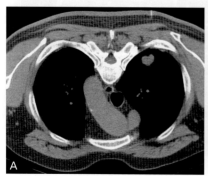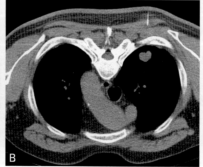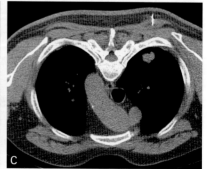

图 11-4-11 CT 引导穿刺,三种曝光剂量的扫描图像不影响肺结节的定位

A. 100mAs;B. 50mAs;C. 30mAs。

（六）肺结节 CT 灌注成像

1. **定位**　在常规平扫基础上确定扫描范围，或直接从正位定位片上确定。

2. **扫描范围**　根据 CT 机型和所选层厚确定，如"5 mm×4"指范围 20 mm。

3. **扫描方式**　仰卧位横断面轴面扫描。

4. **扫描参数**　根据 CT 机型和肺结节情况而定，薄层可以避开部分容积效应，但覆盖范围较小，厚层可以较好覆盖但易受容积效应影响。

一般均需要 16 层以上高级的 CT 机型才能完成灌注扫描和图像分析，层厚一般为(0.5～1.25)mm×16 或(0.5～0.625)mm×64 或更多，扫描视野(FOV)通常只包括肺结节和同侧肺野与一半纵隔，约 18 cm；常规电压(120 kV)和曝光剂量，使用高压注射器，经四肢浅静脉注射碘对比剂 40～60 mL，速度 5 mL/s。一般在对比剂开始注射后 10 s 开始扫描，采用轴扫描，连续扫描 30 s 以上。

5. **后处理**　选取合适的数据传入工作站，使用专门软件进行处理，分别获得血流量、血容量和平均通过时间等(图 11-4-12)。

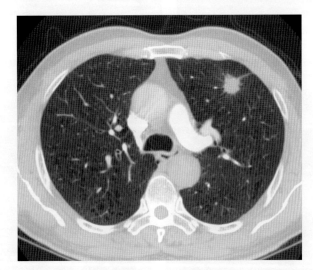

A. 灌注扫描定位：在螺旋扫描数据中确定肺结节中心层面，以此为中心设定扫描参数进行动态扫描

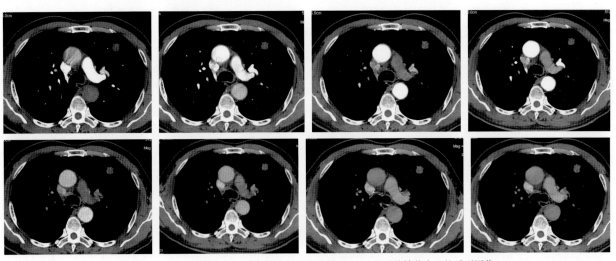

B. "2.5 mm×16"模式进行动态扫描，获得层厚 2.5 mm、经过肺结节中心的系列图像

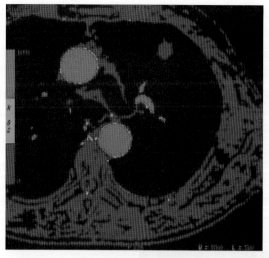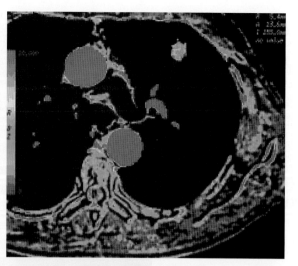

C. 灌注参数图 1:血流量 BF

D. 灌注参数图 2:血容量 BV

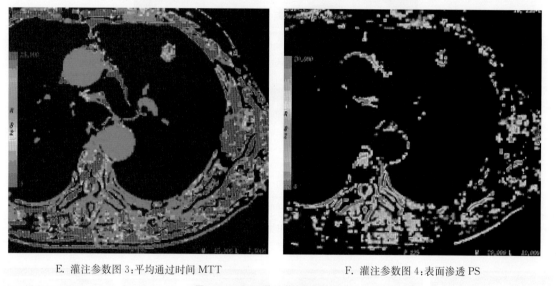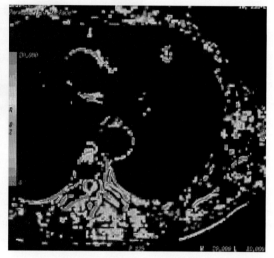

E. 灌注参数图 3:平均通过时间 MTT

F. 灌注参数图 4:表面渗透 PS

图 11-4-12 肺结节 CT 灌注成像

（李惠民　沈　纲　曹厚德　程瑞新）

第五章
胸部 MRI 检查

一、适应证与禁忌证

（一）适应证

①肺部良、恶性肿瘤和肿瘤样病变；②纵隔肿瘤、淋巴结肿大和大血管病变；③肺血管性病变；④胸部手术后疗效评价。

（二）禁忌证

MR 检查及 MR 对比剂相关禁忌证。

二、检查前准备

（1）受检者在进入 MRI 机房前必须除去身上所有的金属物品及磁卡、录音带等磁性物品。脱去外衣，换上干净的检查服。

（2）早期妊娠（3 个月内）的妇女应避免 MRI 检查。

（3）向受检者说明在检查时机器会发出较大的响声，不必紧张，不要移动身体，保持安静及平稳的呼吸，以减少幽闭恐惧症的发生。一旦发生幽闭恐惧症应立即停止检查，让受检者脱离现场。

三、检查技术

（一）线圈

常规使用体部线圈或体部柔软阵列线圈。

（二）体位、采集中心和范围

仰卧标准解剖位，线圈与胸部对应，线圈横轴中心对准胸骨正中点，受检者双手上举过顶并交叉放置。需要 ECG 门控时将心电门控导联安装于受检者左前胸，也可用周围门控代替；需要呼吸门控时连接呼吸门控感应器。成像范围自胸廓入口到肺下界（横膈）。

（三）常规成像方位、相关脉冲序列及其参数

1. **基本图像** 包括横断面 T1WI、T2WI；冠状面 T1WI。推荐组合：横断面 SE－T1WI、TSE－T2WI 和冠状面 TSE－T2WI。

2. **定位成像** 常规采用快速扫描序列，采集正交三方位像，或冠状面和矢状面定位像（图 11－5－1）。

3. **横断面成像** 主要以冠状面图像定位，并设定扫描层数、采集矩阵，取矢状面定位像调整位置和角度，根据横断面图像的大小和位置关系设定 FOV 并校正采集中心，于颈部和上腹部设置饱和带，相位编码方向取 AP 方向。常规采用 SE、TSE 或 GE 序列的 T1WI（图 11－5－2）、T2WI（图 11－5－3），T2WI 加或不加脂肪抑制，快速成像（TSE）时需要屏气（图 11－5－4）。

4. **冠状面成像** 取横断面图像定位，并以矢状面图像调整成像角度，常规与体轴平行，观察中央气道时，冠状面前倾并与气管主支气管截面平行；相位编码方向取 LR 方向，常规 SE、TSE 或 GE 序列 T1WI（图 11－5－5）或 T2WI，显示肿瘤、淋巴结等时采用 IR 序列成像（如 STIR），显示血管结构时可以采用 True FISP 成像。为了清楚显示器官和大支气管情况，可以选择斜冠状面成像，在矢状面上定位使切面与气管走行大致平行，一般向后下倾斜角度 15°左右（图 11－5－6）。

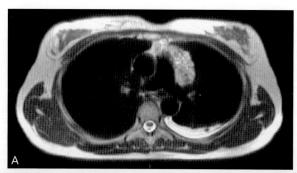

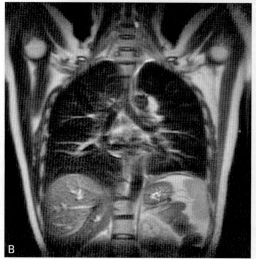

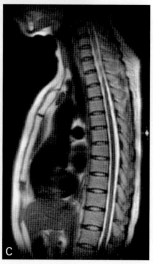

图 11-5-1 常规体轴三位

A. 横断面 T1WI；B. 冠状面 T1WI；C. 矢状面 T1WI。

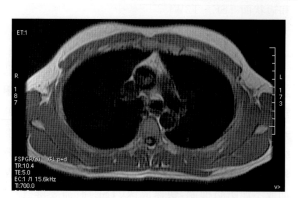

图 11-5-2 横断面 T1WI

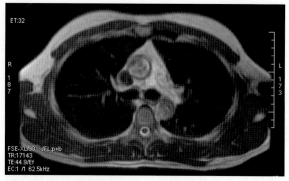

图 11-5-3 横断面 T2WI

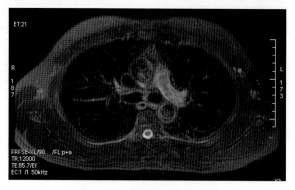

图 11-5-4 横断面 FS-T2WI

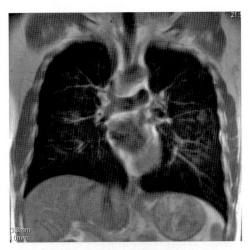

图 11-5-5　冠状面 T1WI

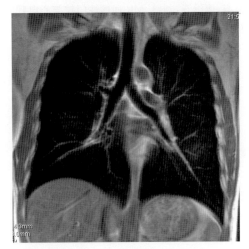

图 11-5-6　气道斜冠状面 T1WI

5. 矢状面成像　主要用于纵隔病变的检查,取横断面和冠状面成像定位,常规在体轴方向上与前述冠状面垂直;相位编码方向取 AP 方向,常规快速 GE 序列成像。

6. 造影增强　采用快速手推方式或高压注射器注射对比剂,注射完后即开始增强扫描,成像程序同增强前横断面和冠状面 T1W 成像序列,部分病例可根据需要加增强后 5 min 延迟扫描。一些肿块或结节性病变的鉴别诊断可以采用动态增强扫描。

7. 成像参数　常规采用多层采集模式,FOV 35～40 cm,采集矩阵(128～256)×256,重建矩阵 256×256,512×512;NSA 2～4,层厚/gap 5～10 mm/(10～20)%。必要时加用 ECG 门控,有时也加用呼吸门控。一个心动周期的 R－R 间期最大允许成像层面不足以包括兴趣范围时分二次成像。

(1) T1WI(图 11-5-2、图 11-5-5):TR/TE 400～600 ms/10～20 ms(SE);TR/TE/ETL 00～00 ms/00～00 ms/(TSE);TR/TE 1R－R/20～30 ms(门控);动态增强扫描适当调整参数。

(2) T2WI(图 11-5-3、图 11-5-4):TR/TE 1 800～3 000 ms/80～150 ms(SE);TR/TE/ETL 00～00 ms/00～00 ms/(TSE);TR/TE 2～4R－R/70～90 ms(门控)。

(四) 其他成像方位、可用脉冲序列及其参数

邻近胸壁或纵隔的病变,选择合适(任意)的角度,采用动态成像(呼吸动态电影或多时相 FSPGR)可以评价病变的相对自由活动度,确定病变与邻近壁层胸膜的关系,从而进一步判断病变性质。

四、摄片方法

按顺序拍摄定位片和各个成像序列的扫描图像。

(李惠民　沈　纲　吴　瑜)

·参·考·文·献

[1] 周康荣.胸部颈面部 CT [M].上海:上海医科大学出版社,1996.

[2] 陈玉人,郑玉璋.X线技术工作中常遇到的几个问题[J].中华放射学杂志,1954,2:66-74.

[3] 李仁志.X线摄影条件的计算和应用[J].中华放射学杂志,1954,2:239-242.

[4] 曾余敏.X线中心线与部位倾斜角度的关系[J].中华放射学杂志,1957,4:73-75.

[5] 燕树林.X线照相条件的选择[J].中华放射学杂志,1979,121-124.

[6] 詹松华,陈星荣.数字 X 线成像技术的进展[J].中国医学计算机成像杂志,2008,14(5):341-343.

[7] 陈星荣,沈天真,段承祥,等.全身 CT 和 MRI[M].上海:上海医科大学出版社,1994.

［8］贾绍田,孙璐,李萍.数字摄影 DR 系统图像质量控制技术探讨［J］.中华放射学杂志,1995,29:582-584.

［9］燕树林,李硕鹏,赵波.高千伏胸部 X 线片影像质量综合评价方法与标准的探讨［J］.中华放射学杂志,1998,32(11):740-743.

［10］张兆琪,徐磊.重视冠状动脉 CT 成像的低剂量检查［J］.中华放射学杂志,2009,43(7):700-703.

［11］黄锐,冯敢生,王家强.胸部双能成影的运动伪影分析与对策探讨［J］.中华放射学杂志,2005,39:1273-1276.

［12］陈克敏,严福华,林晓珠.能谱 CT 的基本原理与临床应用［M］.北京:科学出版社,2012:1-317.

［13］吕滨,刘玉清,沈云.CT 心脏成像的技术进展［J］.中华放射学杂志,2007,41(10):1011-1013.

［14］中华放射学杂志心脏冠状动脉多排 CT 临床应用协作组.心脏冠状动脉多排 CT 临床应用专家共识［J］.中华放射学杂志,2011,45(1):8-16.

［15］王鸣鹏,张国桢,朱凤.胸部螺旋 CT 扫描技术及临床应用［J］.中华放射学杂志,1995,29:7-10.

［16］申宝忠,王可铮.MR 分子成像定量技术在心血管疾病转化医学研究中的应用［J］.中华放射学杂志,2012,46(5):469-472.

［17］陆敏杰,赵世华,宋鹏.MRI 对急性心肌梗死后不同心脏状态下干细胞移植后体内再分布与疗效评价的动物实验研究［J］.中华放射学杂志,2011,45(7):678-684.

［18］赵世华,陆敏杰,张岩.1.5 T 高端 MR 在心血管病诊断中的应用［J］.中华放射学杂志,2005,39:577-581.

［19］杨旗,李坤成,杜祥颖.32 通道线圈在 3.0 T MR 对比增强全心冠状动脉成像中的初步应用［J］.中华放射学杂志,2010,44(9):911-916.

［20］夏睿,廖继春,刘婷.MR 回顾性门控与心电呼吸触发快速小角度激发序列在心脏结构及功能的应用［J］.中华放射学杂志,2011,45:969-973.

第十二篇

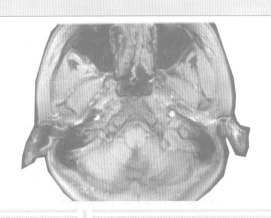

心脏和大血管

许建荣　萧　毅　程英升　王忠敏　审读

胸部 X 线摄片检查至今仍为影像学检查的重要手段,其心肺兼顾的特点是任何影像检查都无法取代的。胸部平片因为价廉、操作简便等优点,至今仍为心脏影像学检查的首选方法。进入数字化时代以来,结合各种计算机图像后处理技术,使胸部平片的显示质量更有了长足的进步。

20 世纪 90 年代,原心血管造影设备开始向数字化发展,不仅进一步减少了 X 线辐射剂量,而且为图像重建和传输提供了方便。目前心血管造影机数字化技术又诞生了平板技术,数字减影血管造影(DSA)又进一步丰富和完善了大血管及外周血管疾病的诊断,而且对血管介入放射学的发展起到了重要作用。

20 世纪 90 年代,多层螺旋 CT(MSCT)使扫描时间缩短至毫秒级,可有效地用于心脏的诊断检查。多层螺旋 CT 血管造影在主动脉、肺动脉等疾患中的作用基本可取代常规血管造影。由于时间和空间分辨力的提高,其在冠状动脉及非血管系统等领域的应用更加广泛。

20 世纪 80 年代中期 MR 成像系统开始引进我国,进一步完善了心血管的诊断手段。MRI 具有无辐射、高度的软组织分辨力和任意体位扫描的特点,对心脏的结构与功能、心肌疾患、心脏肿瘤,以及大血管疾患等诊断可直接应用于临床。但同时由于其空间分辨力的限制、先天性心脏病解剖的复杂性,以及肺动脉及其体肺侧支等诸多问题,对先天性心脏病复杂畸形的诊断仍有待改进。

(曹厚德)

第一章
心脏和大血管应用解剖

第一节
大体解剖

循环系统包括心血管系统和淋巴系统,心血管系统由心脏、动脉、毛细血管和静脉组成,血液在其中循环流动;淋巴系统常被看作是静脉的辅助管道,最终注入静脉内。

一、心脏

心脏(图 12-1-1)是中空的肌性器官,大致呈锥形,斜位于胸腔中纵隔内,约 1/3 在中线右侧,2/3 在中线左侧,前方有胸骨体和第 2～6 对肋软骨,后方平第 T5～T8 椎体,两侧与胸膜腔和肺相邻,上为出入心脏的大血管,下坐横膈。内部被房间隔和室间隔分为互不相通的左右两半,每半又上下分为心房和心室,故心脏有四个腔:左心房,左心室,右心房和右心室。同侧心房和心室借助房室口相通,各口均有瓣膜开启与关闭,保障血液流动的单向性,心房接受静脉,心室发出动脉。

心脏具有"1 尖、1 底、2 面、3 缘、4 沟"(图 12-1-2)。①心尖由左心室构成,圆钝,朝向左前下方;②心底主要由左心房和小部分右心房构成,朝向右后上方;故贯穿心底至心尖的假想线,约与身体正中面和水平面呈 45°角。③两面包括前面的胸肋面和下面

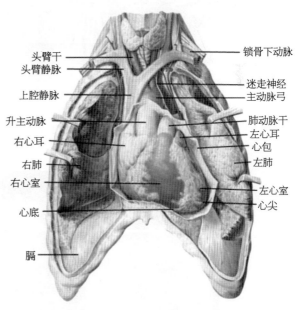

头臂干
头臂静脉
上腔静脉
升主动脉
右心耳
右肺
右心室
心底
膈

锁骨下动脉
迷走神经
主动脉弓
肺动脉干
左心耳
心包
左肺
左心室
心尖

图 12-1-1　心脏前面观

的膈面,胸肋面朝向前上方,约 3/4 由右心房室构成,1/4 由左心室构成,该面小部分心包直接与胸骨体下部和左侧第 4～6 肋软骨邻近;膈面几呈水平,毗邻横膈,约 2/3 由左心室、1/3 由右心室构成。④三缘包括下缘、右缘和左缘,下缘近水平,由右心室和心尖构成,右缘由右心房构成,左缘大部由左心室构成,仅上

方小部分由左心耳构成。⑤四沟包括冠状沟（房室沟）、前室间沟、后室间沟和房间沟，冠状沟呈额状位，近似环形，前方被肺动脉干所中断，该沟将右上方的心房与左下方的心室分开；前室间沟和后室间沟分别在心室的胸肋面和膈面，从冠状沟走向心尖的右侧，分别与室间隔的前、下缘一致，是左、右心室在心表面的分界；前、后室间沟在心尖右侧的会合处稍凹陷，称

心尖切迹；在心底，右上、下肺静脉与右心房交界处的浅沟称房间沟，与房间隔后缘一致，是左右心房在心表面的分界。成人从心底到心尖约 12 cm，最阔横径 8～9 cm，前后径 6 cm，心底朝向右后方，心尖朝向左前方。心型多数呈斜型，少数可呈直型或横型。心胸比例通常用于粗略评价心脏是否增大，以≤0.5 为正常（图 12 - 1 - 3）。

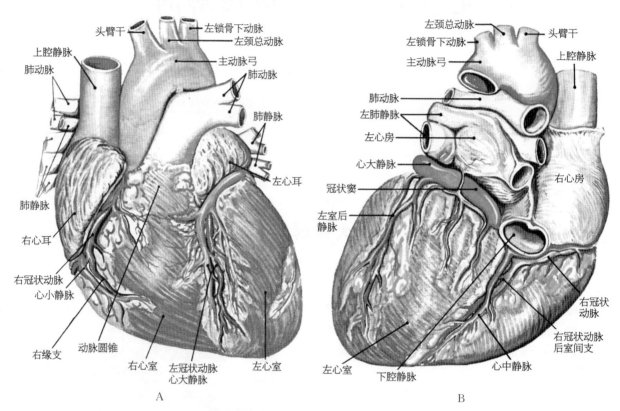

图 12 - 1 - 2 心的外形和血管
A. 前面观；B. 后下面观。

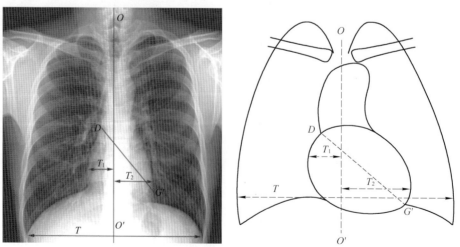

图 12 - 1 - 3 后前位 X 线胸片中的心型和心胸比例
O—O'. 人体正中线；T. 胸横径；T_1＋T_2. 心脏横径；D—G'. 心脏纵径。

心型:指右心房与上腔静脉交界点至心尖的连线与体轴水平的交角,直型>45°(52°~55°),斜型=45°(43°~45°),横型<45°(32°~35°);心胸比例:指中线至两侧心缘最大经之和与胸廓最大内径的比值,≤0.5 正常,0.51~0.55 轻度扩大,0.56~0.60 中度扩大,>0.60 重度扩大。

二、心脏的血供

(一)冠状动脉

心脏血供来源于冠状动脉,右冠状动脉起于右冠状窦,在右心耳与肺动脉干根部之间进入冠状沟,绕行至房室交界点形成倒"U"形弯曲并分为 2 支:后室间支较粗,是主干的延续,沿后室间沟走行,分支分布于后室间沟两侧的心室壁和室间隔后 1/3 部;左室后支向左行分支至左心室壁。右冠状动脉还在途中发出小分支分布于右心房、房室结等处。左冠状动脉起于左冠状窦,在肺动脉干与左心耳之间左行,随即分为前室间支(前降支)和旋支。前室间支沿前室间沟走行,绕心尖切迹至后室间沟,与右冠状动脉的后室间支吻合。前室间支向左侧、右侧和深面发出三组分支,分布于左室前壁、部分右室前壁和室间隔前 2/3 部。旋支沿冠状沟左行,绕心左缘至左心室膈面,多在心左缘与后室间沟之间的中点附近分支而终,旋支分布于左心房、左室左侧面和膈面。

其余特殊分支如下。①窦房结支:60%起于右冠状动脉,40%起于左冠旋支,沿心耳内面上行,分布于窦房结和心房壁。②动脉圆锥支:左右各一,分别由左冠前室间支和右冠状动脉发出,在动脉圆锥前上部吻合成 Vieussen 环,这是左、右冠状动脉之间重要的侧支通路。③左缘支(钝缘支)和右缘支(锐缘支):左缘支起于左冠状动脉旋支,沿心左缘走行;右缘支起于右冠状动脉,沿心下缘向心尖走行,与前后室间支吻合,两支比较恒定而粗大,是冠状动脉造影辨识标志之一。④房室结支:90%起于右冠状动脉"U"形弯曲顶端,少数起于左冠状动脉旋支。

冠脉分布分 3 型:①右优势型约占 70%,右冠状动脉分布于右心膈面和左心膈面一部分;②均衡型约 20%,左右不逾越后室间沟;③左优势型为少数,左冠状动脉分布于左心膈面和右心膈面一部分。该分类仅就血管分布而言,并非血供多少,左冠状动脉在多数人中占绝对优势的供血量。

(二)冠状静脉

心最小静脉又称 Thibisian 静脉,位于心壁内,直接开口于引流入心腔。心前静脉,2~3 支,起于右室前壁,跨右冠状沟,开口于汇入右心房。冠状窦位于膈面冠状沟内,左房室之间,右端开口于引流口位右心房。是心脏静脉血液主要回流处,主要属支有两支。①心大静脉:前室间沟内与前室间支伴行,向后上至冠状沟,再向左绕行至左室膈面注入冠状窦左端。②心中静脉:与后室间支伴行,注入冠状窦右端心小静脉,冠状沟内与右冠状动脉伴行,向左注入冠状窦右端。

三、心包

包含心脏及出入心脏的大血管心包部,分两层:纤维性和浆膜性,前者由坚韧结缔组织(胶原纤维)构成的囊,完全包绕心但并不附着于心,其外壁被纵隔胸膜覆盖。后者又包括两层浆膜(单层扁平上皮及其下方的薄层结缔组织),内层即脏层参与构成心外膜,外层即壁层衬于纤维性心包内面,两层浆膜间为心包腔。

浆膜性心包反折形成两个复杂的"管":①包绕主动脉和肺动脉;②包绕上下腔静脉和 4 个肺静脉;围绕上述静脉的血管呈"丁"字形;位于左心房后方称心包斜窦(丁字的下半),另一部分就是横窦(丁字的一横),其前为主肺动脉干,后为心房和大静脉根部。二者形成复杂的三维隐窝:突出于 SVC 心房端后方的称腔静脉后隐窝,上界为右肺动脉,下界为右肺静脉向上外右侧开口;左右肺静脉隐窝在左心房后方、上下肺静脉之间,从两侧向内突出,达心包斜窦侧壁;主动脉上隐窝从心包横窦延伸,从横窦口向上,先是升主动脉后方,继而在其右侧达胸骨角水平;主动脉下隐窝也是从横窦延伸,从其向上的开口行于升主动脉后下面与右心房之间;左肺动脉隐窝开口于腔静脉左侧皱襞下方,向右行于左肺动脉下面和左上肺静脉上缘之间;右肺动脉隐窝位于右肺动脉近侧部下面与左心房上缘之间。

四、肺循环

肺循环也称小循环,包括肺动脉和肺静脉。

右心系统支持肺动脉,右心室流出道延续为肺动脉干,分界为肺动脉瓣;肺动脉干位于心包内、升主动脉前方,向左后上方斜行,至主动脉弓下出心包而分为左右肺动脉。左肺动脉较短,在左主支气管前方横行,分两支进入左肺上、下叶;右肺动脉长而粗,经升主动脉和上腔静脉后方向右横行,至右肺门处分三支进入右肺上、中、下叶。在肺动脉干分叉处稍左侧有动脉韧带连于主动脉弓下缘,是胚胎时期动脉导管闭锁的遗迹。

肺静脉则汇入左心系统,在左心房后部左右各1对,称左上、下肺静脉和右上、下肺静脉。

五、体循环

主动脉及其全部各级分支和上下腔静脉的所有属支组成体循环。主动脉由左心室发出,先斜向右上,此段称为升主动脉;再弯向左后,此段弓形称为主动脉弓,并向上发出三大分支即头臂干、左颈总动脉和左锁骨下动脉;远端管径略小称为主动脉峡,其延续为降主动脉,沿脊柱左前方下行,穿膈主动脉裂孔进入腹腔,至第4腰椎下缘分为左右髂总动脉。

静脉回流分别从上方的上腔静脉和下方的下腔静脉汇入右心房,上腔静脉由左右头臂静脉汇合而成,主要汇集横膈以上体循环血液回流;下腔静脉与降主动脉伴行,汇集横膈以下体循环血液(图12-1-4)。

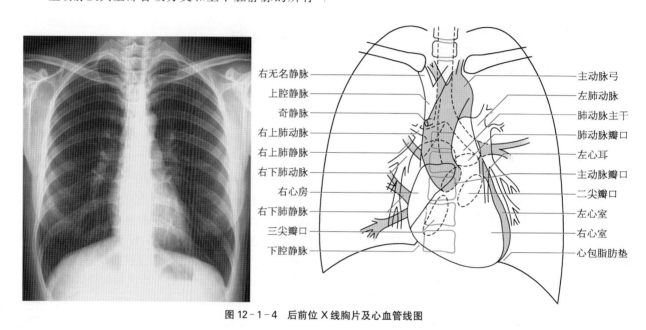

图 12-1-4 后前位 X 线胸片及心血管线图

第二节
关键断面解剖

胸部和心脏的横断面解剖

详见第十一篇第一章第二节。

(张佳胤 李跃华)

第二章
心脏和大血管 X 线摄影检查

一、适应证

①先天性心脏病。②心瓣膜病。③高血压性心脏病。④肺源性心脏病。⑤原发性心肌病和继发性心肌病。⑥心包积液、缩窄性心包炎。⑦真性主动脉瘤、假性主动脉瘤和主动脉夹层。⑧主动脉弓分支发育畸形。⑨肺水肿。⑩肺梗死。⑪冠心病、大动脉炎等。

二、胸部体位选择

（一）胸部体位选择

见表 12-2-1。

表 12-2-1 房室增大与摄片位置关系对应表

病变	首选体位	其他体位
左心房增大	胸部后前位、胸部左侧位、胸部右前斜位	
右心房增大	胸部后前位、胸部左前斜位	胸部右前斜位、胸部左侧位
左心室增大	胸部后前位、胸部左侧位、胸部右前斜位	
右心室增大	胸部后前位、胸部右前斜位	胸部左侧位、胸部左前斜位

（二）心脏的投影与体位的关系图

见图 12-2-1。

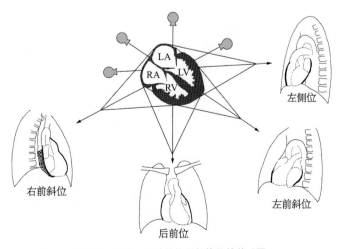

图 12-2-1 心脏的投影与体位的关系图

三、心脏、大血管摄影技术

一般采用立位屏气投照,根据需要依次摄后前位,左、右前斜位或左侧位片。不能站立摄片者可采用半卧位或卧位摄片。

(一)后前位

1. **摄影体位** 焦-片距为2m,远距离摄影,减少心脏血管的放大率。受检者直立于摄影架前,两足分开,使身体站稳。身体正中面或脊柱对准成像件中线,前胸紧靠成像件。头部稍向后仰,下颌置于成像件上缘,使前胸能靠近成像件。肘部弯曲,手背放于髋部,两肩尽量内转。

2. **中心线** 对准第六胸椎,与成像件垂直。也可按照一般胸部摄影,对准第四胸椎拍摄。所用曝光条件壁常规胸片略高。

3. **屏气情况** 曝光时嘱咐受检者屏气或平静呼吸。

4. **显示部位/用途** 此位置显示心脏和大血管的后前位影像(图12-2-2、图12-2-3)。

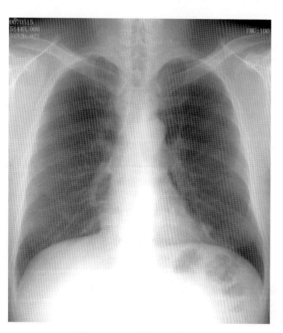

图12-2-2 后前位X线图像

5. **说明** ①投照时间如为1/20 s或短于1/20 s,可在平静呼吸下进行。如以1/10 s或更长的时间投照,应在屏气时进行。②吞服钡剂显示食管,能进一步观察心脏和大血管的增大情况。

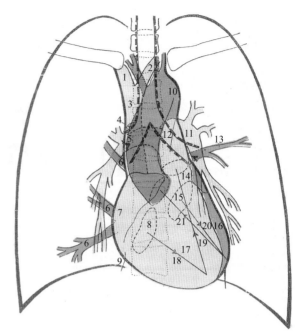

图12-2-3 后前位解剖

1. 右侧无名静脉,2. 左侧无名静脉,3. 上腔静脉,4. 奇静脉,5. 右侧肺动脉总支,6. 右肺上下叶静脉,7. 右心房,8. 三尖瓣,9. 下腔静脉,10. 主动脉弓,11. 左侧肺动脉总支,12. 肺动脉主干,13. 左肺上叶静脉,14. 左心耳,15. 二尖瓣,16. 左心室,17. 右心室,18. 右心主流入道,19. 右心室流出道,20. 左心室流入道,21. 左心室流出道。

(二)左侧位

1. **摄影体位** 受检者侧立于摄影架前,左侧(有时也用右侧)靠近成像件,身体矢状面或脊柱与成像件中线平行。两足分开,使身体站稳。头部稍向后仰,两臂高举过头或交叉抱于头上。成像件上缘应超过肩部,与下颌持平。

2. **中心线** 对准第六胸椎,由腋中线前方5 cm处射入成像件中心,并与成像件垂直。

3. **屏气情况** 曝光时嘱咐受检者屏气或平静呼吸。

4. **显示部位、用途** 此位置显示心脏和大血管的前位影像(图12-2-4、图12-2-5)。

5. **说明** 左侧位更常吞服钡剂显示食管,观察左心房增大情况。

(三)右前斜位

1. **摄影体位** 受检者直立于摄影架前,先面向成像件,身体正中面或脊柱对准成像件中线,两足分开,使身体站稳。头部稍向后仰,左手高举抱头,右前胸紧靠成像件。右肘弯曲,手背放于髋部,右肩内转。然后左侧胸部离开成像件,使躯干与成像件成55°角,

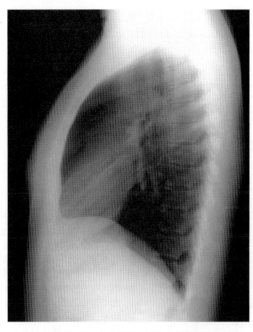

图 12－2－4　胸部左侧位 X 线图像

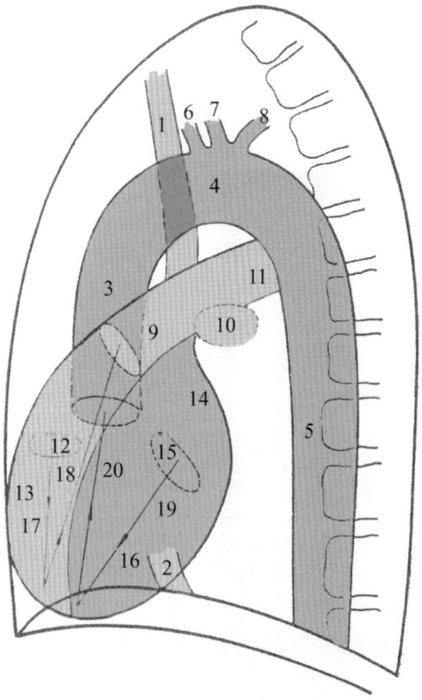

图 12－2－5　左侧位解剖

1. 上腔静脉,2. 下腔静脉,3. 升主动脉,4. 主动脉弓,5. 降主动脉,6. 无名动脉,7. 左侧颈总动脉,8. 左侧锁骨下动脉,9. 肺总动脉,10. 右侧肺动脉,11. 左侧肺动脉,12. 三尖瓣,13. 右心室,14. 左心房,15. 二尖瓣,16. 左心室,17. 右心室流入道,18. 右心室流出道,19. 左心室流入道,20. 左心室流出道。

成像件上缘超过肩部,约与下颌持平。

2. 中心线　对准第六胸椎,与成像件垂直。

3. 屏气情况　曝光时嘱咐受检者屏气。

4. 显示部位、用途　此位置显示心脏和大血管的右前斜位影像(图 12－2－6、图 12－2－7)。

5. 说明　①斜位所转角度最好在透视下确定,使心脏与脊椎能在最大范围内显示。②摄影时受检者应吞服一口黏稠钡剂显示食管,可以观察心脏后缘情况。③受检者如系女性且乳房特别发育者,可取左后斜位摄影。④可用滤线栅技术摄影,使照片更清晰。

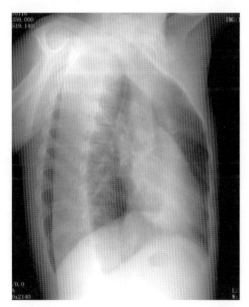

图 12－2－6　右前斜 X 线图像

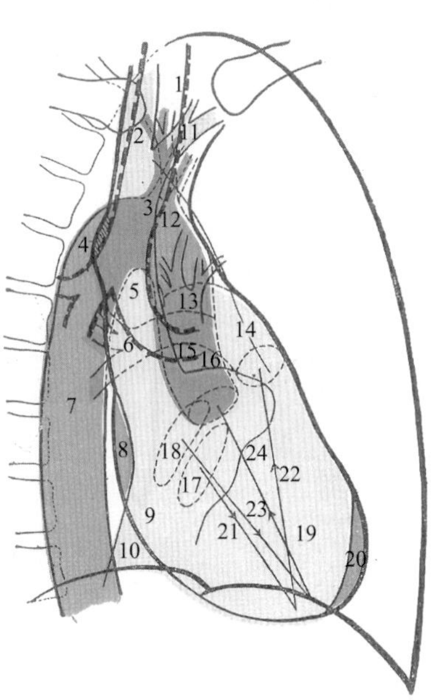

图 12－2－7　右前斜位解剖

1. 气管前壁,2. 右侧无名静脉,3. 上腔静脉前壁,4. 奇静脉,5. 上腔静脉,6. 右侧肺动脉总支,7. 降主动脉,8. 左心房,9. 右心房,10. 下腔静脉,11. 左侧无名静脉,12. 主动脉弓,13. 左侧肺动脉总支,14. 肺动脉主干,15. 左总支气瘘,16. 升主动脉,17. 三尖瓣,18. 二尖瓣,19. 右心室,20. 左心室,21. 右心室流入道,22. 右心室流出道,23. 左心室流入道,24. 左心空流出道。

(四) 左前斜位

1. 摄影体位　受检者直立于摄影架前,先面向成像件,身体正中面或脊柱对准成像件中线,两足分开,使身体站稳。头部稍向后仰,右手高举抱头,左前胸紧靠成像件。左肘弯曲,手背放于髋部,左肩内转。然后右侧胸部离开成像件,使躯干与成像件成 65°角,成像件上缘超过肩部,约与下颌持平。

2. 中心线　对准第六胸椎,与成像件垂直。

3. 屏气情况　曝光时嘱咐受检者屏气。

4. 显示部位/用途　此位置显示心脏和大血管

的左前斜位影像(图 12-2-8、图 12-2-9)。

5. 说明　请参考右前斜位。

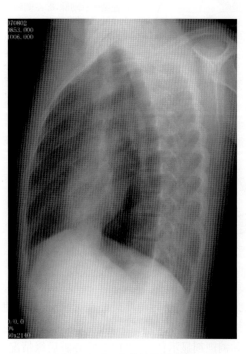

图 12-2-8　左前斜 X 线图像

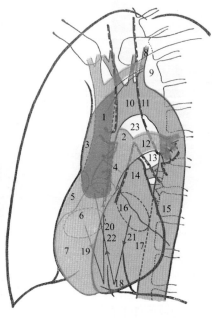

图 12-2-9　左前斜位解剖

1.上腔静脉,2.右侧肺动脉总支,3.升主动脉,4.肺动脉主干,5.右心房,6.三尖瓣,7.右心室,8.左侧锁骨下动脉,9.主动脉三角,10.主动脉弓,11.气管后壁,12.左侧肺动脉总支,13.左侧总支气管,14.左心房,15.降主动脉,16.二尖瓣,17.左心室,18.下腔静脉,19.右心室流入道,20.右心室流出道,21.左心室流入道,22.左心室流出道,23.主动脉窗。

(龚志刚　杨　军)

第三章
心脏和大血管 X 线造影检查

右心室和肺动脉造影可致三尖瓣关闭不全;心导管不宜用端孔或端侧孔,以防造影时导管回弹,致心脏破裂;有左心房黏液瘤或血栓者禁忌在左心房直接造影;在行二尖瓣球囊扩张时,穿刺房间隔位置不当而造成心脏或大血管穿破所致并发症。二尖瓣球囊扩张术穿刺房室隔后,透视观察有无心包积液等。主动脉造影可造成医源性动脉夹层形成。主动脉瘤患者,导管位置须注意,不能置于动脉瘤内注射对比剂,以防瘤体破裂。主动脉瘤病情不稳定者,宜缓做主动脉造影检查。遇有主动脉硬化性狭窄患者,对比剂浓度可不用太高,注射速度不宜过高。

冠状动脉造影可能造成冠状动脉血栓形成以及急性心肌梗死形成,轻者可有心绞痛、胸闷。有较大面积急性心肌梗死患者谨慎考虑冠状动脉造影检查。

第一节
心室造影

一、右心室造影

(一) 适应证与禁忌证

1. 适应证 ①先天性心脏病,如肺动脉及瓣上狭窄;心室水平右向左分流的紫绀型心脏病如法乐四联征以及其他复杂先心病。②心肌病,如右心型心肌病。③其他还有肺动脉分支狭窄、肺动静脉畸形、肺动脉栓塞、原发性肺动脉高压须排除其他病变者、瓣膜病如三尖瓣关闭不全等。

2. 禁忌证 ①药物有关禁忌证。②肺水肿和重度肺动脉高压。③休克。

(二) 造影前准备

1. 器械准备 ①心导管,成人用 F7～F8 猪尾导管,婴幼儿、儿童用 F4～F6 猪尾导管,也可用 Berman 球囊导管。②单向或双向心血管造影机。配有电影摄影、DSA 或电视录像设备。③压力注射器。④氧气瓶。⑤心导管不宜用端孔或端侧孔,以防造影时导管回弹,致心脏破裂。

2. 药物准备 ①对比剂:离子型对比剂如 60%～76% 的泛影葡胺,或 300～370 mgI/mL 浓度的非离子型对比剂。②各种心导管检查所用药品。③各种抢救药品,包括心脏病和药物有关并发症抢救药品。

3. 患者准备 ①药物过敏实验。②术前镇静药。③空腹。④备皮。⑤一般严重心律失常和严重心衰在纠正、改善前不宜行此检查。

(三) 检查方法和技术

(1) 经皮穿刺或切开法从股静脉插入心导管,必要时可从上肢静脉插入导管。

（2）测量右心室压力曲线及观察记录心电图，以及肺动脉至右心室连续拉出压力曲线。

（3）视病变而定，测右心房室和上腔静脉不同部位血氧情况。

（4）将导管置于右心室体部，通过压力注射器注入对比剂，所用注射流速视病变和注射部位而定。注射速度 15～20 mL/s，其注射剂量每次按 1～1.5 mL/kg 计算，成人不超过 50 mL/次。如肺动脉狭窄者，注射速度可相应较低。注射速度可用 15～16 mL/s。在心导管和造影操作过程中应用肝素以防血栓在导管上集聚而造成栓塞。

（5）快速连续摄影可采用以下 3 种方法中的一种。各种摄影方法均采用前后位或半坐位或右前斜位以及左侧位片（或长轴斜位）。①DSA：注射 0 s 时，开始摄影，25～50 帧/s，共 3～5 s。②电影摄影：注射 0 s 时，开始摄影，50～75 帧/s，共 3～5 s。③快速换片机摄影：注射 0～1 s 时，开始摄影，3～6 帧/s，共 3～5 s。如还需了解左侧心脏情况，可延迟至 10～12 s。

（四）摄片要求及影像显示

（1）常规投照位置为前后正位和左侧位的右心室造影、电影摄影、电视录像等。

（2）轴位投照，视检查病变而定。法乐四联征可用半坐位和左侧位或长轴斜位，三尖瓣关闭不全可用右前斜位。

（3）图像显示见图 12-3-1。

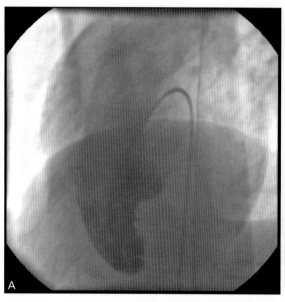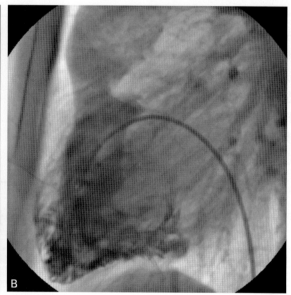

图 12-3-1　右心室造影
A. 右室左前斜位（LAO）92°/足位（CAUD）10°；B. 右室左前斜位 63°/头位（CRAN）21°。

二、左心室造影

（一）适应证与禁忌证

1. 适应证　①冠心病。②心肌病。③先天性心脏病，如室间隔缺损等。④其他还有二尖瓣关闭不全和脱垂，主动脉瓣口狭窄，先天性心脏病如心室水平左向右分流、法乐四联征、大血管转位、永存动脉干等复杂先天性心脏病等。

2. 禁忌证　①药物有关禁忌证。②肺水肿和重度肺动脉高压。③休克。④大片急性心肌梗死病情危重者。

（二）造影前准备

同右心室造影前准备。

（三）检查方法和技术

（1）经皮穿刺或切开法将猪尾导管从股动脉逆行插入主动脉和左心室（少数情况下经上肢动脉插入）；右心导管经过房间隔未闭卵圆孔或房间隔缺损进入左心房和左心室；右心导管经过室间隔缺损进入左心室。

（2）测量左心室压力曲线，必要时观察左心室至升主动脉连续拉出压力曲线，以及观察记录心电图。

（3）将导管置于左心室体部,通过压力注射器注入对比剂。注射流速不宜过高,以免引起早搏。注射速度一般为 8~12 mL/s,如有心室水平分流者,可用 15~20 mL/s,注射剂量每次为 1~1.5 mL/kg。成人剂量不超过 50 mL/次。

（4）快速连续摄影可采用以下三种方法中的一种。各种摄影方法均采用前后位（右前斜位）和（或）左侧位片（或左前斜位）摄影,或轴位。①DSA:注射 0 s 时,开始摄影,25~50 帧/s,共 3~5 s。②电影摄影:注射 0 s 时,开始摄影,50~75 帧/s,共 3~5 s。

③快速换片机摄影:注射 0~1 s 时,开始摄影,3~6 帧/s,共 3~5 s。

（四）摄片要求及影像显示

（1）投照位置为前后正位、左侧位、左和右前斜位的左心室造影、电影摄影或电视录像。

（2）轴位投照:视检查病变而定,室间隔缺损可用长轴斜位,心内膜垫缺损可用四腔位。

（3）图像显示见图 12-3-2。

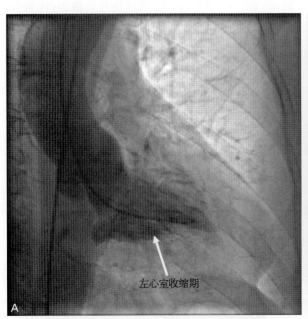
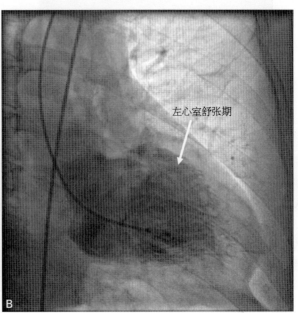

图 12-3-2 左心室造影
A. 左心室收缩期;B. 左心室舒张期。

三、右心房造影

（一）适应证与禁忌证

1. 适应证 ①三尖瓣病变。②三尖瓣下移。③其他:心房水平右向左分流、大血管转位等复杂先心病。

2. 禁忌证 同右心室造影禁忌证。

（二）造影前准备

同右心室造影前准备。

（三）检查方法和技术

（1）经皮穿刺或切开法从股静脉插入心导管,必要时可以从上肢静脉插入导管。

（2）测量右心房压力曲线及观察记录心电图。

（3）测右心房、右心室及上、下腔静脉不同部位血氧情况。

（4）将导管置于右心房体部。通过压力注射器注入对比剂。所用注射流速视病变而定,可适当偏低。注射速度 10~12 mL/s,注射剂量每次为 1~1.5 mL/kg,成人剂量不超过 50 mL/次。右心房巨大者,如三尖瓣下移,对比剂用量可适当增加。

（四）摄片要求及影像显示

（1）常规投照位置为前后正位和左侧位的右心房造影、电影摄影或电视录像。

（2）轴位投照,视检查病变而定,某些复杂先心病时可加照四腔位。

（3）图像显示见图 12-3-3。

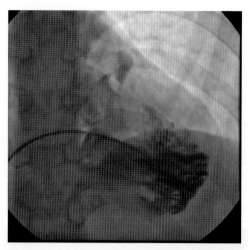

图 12-3-3 右心房 LAO10°/CAUD3°

四、左心房造影

（一）适应证与禁忌证

1. 适应证 ①二尖瓣球囊扩张时观察二尖瓣位置。②其他：房间隔缺损伴部分性肺静脉畸形引流、复杂先天性心脏病等。

2. 禁忌证 ①有左心房黏液瘤或血栓者禁忌在左心房直接造影。②药物有关禁忌证。③肺水肿和重度肺动脉高压。④休克。

（二）造影前准备

同右心室造影前准备。

（三）检查方法和技术

（1）经右心导管通过未闭卵圆孔或房间隔缺损进入左心房；经房间隔穿刺后送导管入左心房（具有一定

危险性，目前此法限于二尖瓣球囊扩张时）；用左心室进入左心房（此法少用）；肺动脉造影显示左心房等。

（2）测量左心房压力曲线及观察记录心电图。

（3）通过压力注射器注入对比剂。注射速度不宜过快，8~12 mL/s，注射剂量每次为1~1.5 mL/kg，成人剂量不超过 50 mL/次。

（4）快速连续摄影可采用以下三种方法中的一种。各种摄影方法均采用前后位、左侧位片（或左前斜位）摄影。①DSA：注射 0 s 时，开始摄影，25~50帧/s，共 3~5 s。②电影摄影：注射 0~1 s 时，开始摄影，50 帧/s，共 3~5 s。③快速换片机摄影：注射 0~1 s 时，开始摄影，1~2 帧/s，共 3~5 s。

（四）摄片要求及影像显示

常规投照位置为前后正位、左侧位和左前斜位的左心房室造影、电影摄影或电视录像。图像显示见（图 12-3-4）。

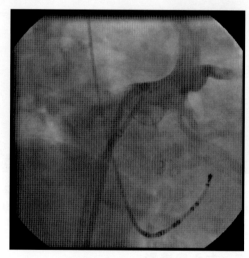

图 12-3-4 左心房造影

第二节
大血管造影

一、肺动脉造影

（一）适应证与禁忌证

1. 适应证 ①肺动静脉瘘。②周围肺动脉狭窄。③肺栓塞。④其他：肺动脉扩张、肺静脉和左房病变等。

2. 禁忌证 同右心室造影禁忌证。

（二）造影前准备

同右心室造影前准备。

（三）检查方法和技术

（1）经皮穿刺或切开法从股静脉插入心导管。

（2）测量右心房压力曲线及从肺动脉至右室连续拉出测压力曲线，观察记录心电图。

（3）将导管置于右心室流出道附近或肺动脉主干中段。

（4）通过压力注射器注入对比剂。注射速度 15～20 mL/s，对比剂用量成人每次为 40～50 mL/kg，如做左、右肺动脉造影时，可分别将导管置于左、右肺动脉，对比剂量和注射流速酌减。

（5）快速连续摄影可采用以下三种方法中的一种。各种摄影方法均采用前后位（或半坐位）及左侧位片摄影。①DSA：注射 0 s 时，开始摄影，25～50 帧/s，共 3～5 s。②电影摄影：注射 0 s 时，开始摄影，50～75 帧/s，共 3～5 s。③快速换片机摄影：注射 0～1 s 时，开始摄影，3～6 帧/s，共 3～5 s。

（四）摄片要求及影像显示

常规投照位置为前后正位（或半坐位）和左侧位肺动脉造影。图像显示见（图 12-3-5）。

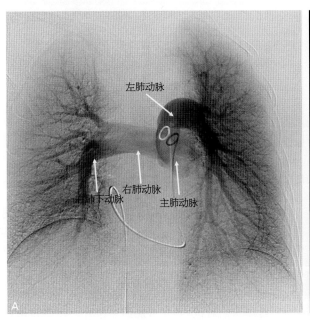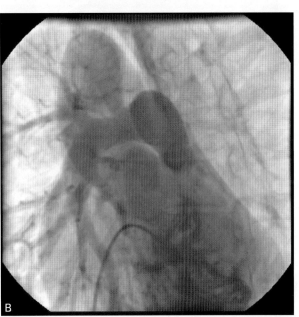

图 12-3-5 肺动脉造影
A. 肺动脉正位；B. 肺动脉 LAO38°/后前位 0°。

二、胸主动脉造影

（一）适应证与禁忌证

1. 适应证 ①主动脉瘤（真性、假性）。②主动脉夹层。③主动脉弓及其分支畸形。④主动脉瓣口部病变。⑤大动脉炎。⑥先天性心脏病，如动脉导管未闭、动脉单干等复杂畸形。⑦主动脉窦瘤破裂。⑧其他：冠状动脉瘘、纵隔肿瘤鉴别诊断等。

2. 禁忌证 同右心室造影禁忌证。

（二）造影前准备

同右心室造影前准备。

（三）检查方法和技术

（1）经皮穿刺或切开法从股动脉或肱动脉插入猪尾导管。

（2）将导管置于主动脉内，视病变要求而定，但不能放在主动脉瘤内。

（3）通过压力注射器注入对比剂，速度 15～20 mL/s，剂量成人每次为 40～50 mL/kg。

（4）快速连续摄影可采用以下三种方法中的一种。各种摄影方法均采用左前斜位（或长轴斜位）或前后位与左侧位片摄影。①DSA：注射 0 s 时，开始摄影，25～50 帧/s，共 3～5 s。②电影摄影：注射 0 s 时，开始摄影，25～50 帧/s，共 3～5 s。③快速换片机摄影：注射 0～1 s 时，开始摄影 3～6/s，共 3～5 s。如有主动脉狭窄病变,摄影连续时间可延至 7～8 s。

(四) 摄片要求及影像显示

(1) 常规投照左前斜位(或长轴斜位)、前后位和左侧位的主动脉造影、电影或电视录像。

(2) 必要时加照轴位投照。

(3) 图像显示见图 12 - 3 - 6。

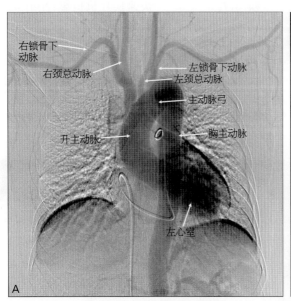
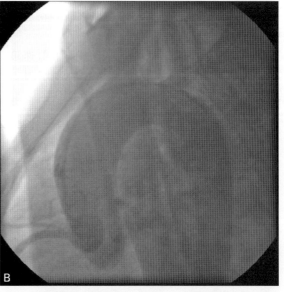

图 12 - 3 - 6　主动脉造影
A. 主动脉前后位右前斜位(RAO)1°/后前位 0°;B. 主动脉侧位 LAO90°/后前位 0°。

三、腹主动脉造影

(一) 适应证与禁忌证

1. 适应证　①腹主动脉瘤。②大动脉炎。③动脉硬化性狭窄。④其他:腹主动脉分支选择性造影前了解各分支位置等。

2. 禁忌证　同右心室造影禁忌证。

(二) 造影前准备

同右心室造影前准备。

(三) 检查方法和技术

(1) 经股动脉或上肢动脉穿刺或切开插入导管。

(2) 置于腹主动脉(视病变而定),但不能放在动脉瘤处。

(3) 用压力注射器注射对比剂。注射速度 15～20 mL/s,对比剂量成人每次为 40～50 mL。如动脉瘤较大者,可适当增加对比剂用量。

(4) 快速连续摄影可采用以下三种方法中的一种。各种摄影方法均采用后前位摄影。①DSA:注射 0 s 时,开始摄影,25～50 帧/s,共 3～5 s。②电影摄影:注射 0 s 时,开始摄影,25～50 帧/s,共 3～5 s。③快速换片机摄影:注射 0～1 s 时,开始摄影,3～6 帧/s,共 3～5 s。如腹主动脉狭窄时,可延长至 6～7 s。

(四) 摄片要求及影像显示

常规做前后位,必要时加照侧位片。图像显示见图 12 - 3 - 7。

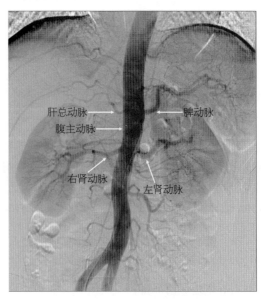

图 12 - 3 - 7　腹主动脉前后位

第三节

冠状动脉造影

(一) 适应证与禁忌证

1. 适应证 ①冠心病。②冠状动脉畸形。③冠状动脉动脉瘤。④其他:瓣膜病变换瓣术前须了解冠状动脉者,复杂先心病术前须了解冠状动脉者等。

2. 禁忌证 同右心室造影禁忌证。

(二) 造影前准备

同右心室造影前准备。

(三) 检查方法和技术

1. 选择性冠状动脉造影

(1) 选择性冠状动脉造影是经皮穿刺或切开法从股动脉插入冠状动脉导管。

(2) 分别插入左、右冠状动脉口。

(3) 手推注射对比剂进行造影,2~3 s 内注射对比剂 6~8 mL。

(4) 快速连续摄影可采用以下三种方法中的一种。各种摄影方法均采用多轴位投照摄影。①DSA:注射 0 s 时,开始摄影,25~50 帧/s,共 3~5 s。②电影摄影:注射 0 s 时,开始摄影,50~75 帧/s,共 3~5 s。③快速换片机摄影:注射 0~1 s 时,开始摄影,3~6 帧/s,共 3~5 s。

2. 非选择性冠状动脉造影

(1) 非选择性冠状动脉造影是经皮穿刺或切开从股动脉插入猪尾导管。

(2) 将导管置于升主动脉起始部。

(3) 以高压注射器快速注入对比剂,以使冠状动脉充盈显影。注射速度 18~20 mL/s,注射剂量成人每次为 40~50 mL/kg。非选择性冠状动脉造影效果较差,故仅在选择性插管失败时方用此法。

(4) 快速连续摄影方法同选择性冠状动脉造影。

选择性冠状动脉造影,插入冠状动脉口不宜过深,以免导管阻塞冠状动脉而引起严重后果,可导致冠状动脉压力明显低,心肌缺血,患者明显心绞痛,对比剂停滞于冠状动脉内等情况,应立即将导管撤离冠状动脉。妥善处理后,再考虑是否继续。插入冠状动脉口后先测压记录冠状动脉压力曲线和观察心电图,若患者无不适感觉,则通过导管快速推入 2~3 mL 对比剂,观察冠状动脉和选好投照角度,固定位置,然后手推对比剂 6~8 mL 造影。

3. 摄片要求及影像显示 采取多轴位投照,使冠状动脉各支不缩短和互相重叠。图像显示见图 12-3-8。

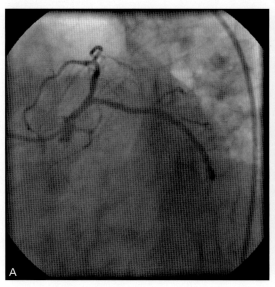

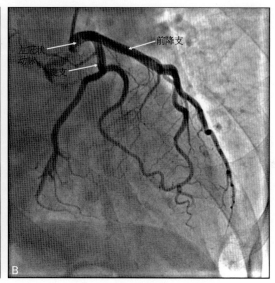

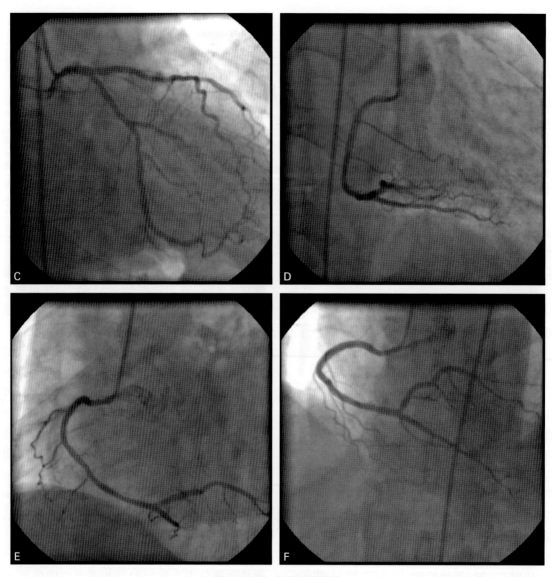

图 12 - 3 - 8　冠状动脉造影

A. 左冠状动脉蜘蛛位 LAO45°/CAUD32°；B. 左冠状动脉 LAO30°/CRAN29°；C. 左冠状动脉 RAO32°＋CRAN31°；D. 右冠状动脉 RAO31°＋CRAN1°；E. 右冠状动脉 RAO45°＋CRAN0°；F. 右冠状动脉 RAO1°＋CRAN24°。

（龚志刚　张佳胤　潘自来）

第四章
心脏和大血管 CT 检查

第一节
胸部大血管常规 CT

（一）适应证

（1）主动脉瘤（真性、假性）。

（2）主动脉夹层及其他病变。

（3）主动脉弓及其分支畸形。

（4）大动脉炎。

（5）先心病侧支循环。

（6）静脉性病变，如狭窄、闭塞、血栓、压迫等。

（7）异常血压病因检查，纵隔肿瘤鉴别诊断等。

（二）检查前准备

1. 确定"检查目标-技术-显示"总体方案 循环系统各解剖结构差异很大，成像方式也各不相同，不同的解剖结构和不同的显示目的需要使用不同的扫描技术和显示技术（图 12 - 4 - 1）。如脑动脉和肾动脉要求尽可能薄层，脑动脉成像对扫描时间要求最高，尽可能排除静脉的污染，而门静脉成像要求有足够剂量的对比剂，下肢静脉栓塞的检查则与众不同，看的是对比剂的滞留，因此要求较晚的延迟扫描。

2. 造影准备 根据有无腔静脉阻塞、病变位置以及检查目的等确定造影通道（是单纯动脉造影还是动静脉双期造影，是直接静脉造影还是间接静脉造

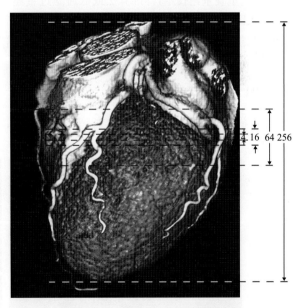

图 12 - 4 - 1 多排 CT 一次扫描覆盖范围

影），结合受检者综合情况（包括全身循环情况）确定总体造影方案。

（三）检查技术

1. 体位 平仰卧位，上肢或上举，或平置体侧，或其他特殊体位。

2. 定位 在常规平扫基础上确定扫描范围,或直接从正位或正侧位定位片上确定。

3. 扫描范围 依据临床确定,小至一个局部范围,大至身体全长。

4. 扫描方式 仰卧位横断面螺旋扫描。

5. 扫描参数

(1) 单排:层厚 2～5 mm;间距常为层厚的一半,成像视野(FOV)包括至皮下组织,常规 30～40 cm;常规电压(120 kV)和曝光剂量,尽可能短时间曝光。

(2) 多排:层厚≤2 mm(大范围时可以用 2 mm 层厚,小范围则需要 1 mm 或更小),间距≤层厚;其余参数基本同单排,可以回顾性薄层重建。

6. 增强扫描 使用高压注射器,经四肢浅静脉注射碘对比剂 60～150 mL,速度 3～5 mL/s。一般在对比剂开始注射后 20 s 开始扫描,或者使用智能造影跟踪触发技术;腔静脉成像可以在注射后 40～60 s 开始扫描,下肢深静脉血栓检查在注射后 2～3 min 扫描。一般扫描方向为头→足向,心脏以上身体部分检查时可采用足→头向(图 12 - 4 - 2)。

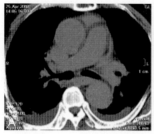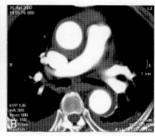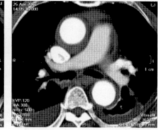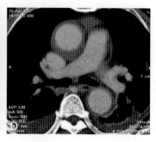

图 12 - 4 - 2 多期相扫描
A. 横断面平扫;B. 血管早期;C. 血管晚期;D. 实质期。

7. 后处理 对原始数据进行回顾性重建,采用最小层厚、重叠重建技术,标准算法或低通滤过重建,然后传入图形图像处理工作站;采用电影显示技术确定病变数量和位置,并采用 MPR、MIP 及 VR 等技术充分显示病变(图 12 - 4 - 3)。

(四)摄片方法

(1) 横断面图像以增强图像为主,平扫图像根据情况少量配置。

(2) 三维图像包括 VR、MIP、MPR、CPR,以 VR 为全景观察图像,显示全部节段的目标血管,MIP 为辅助观察图像,MPR、CPR 为管腔分析图像。

(3) 三维正交 MPR 为血管测量标准图像,以智能血管分析图像结合手工分析图像为标准。

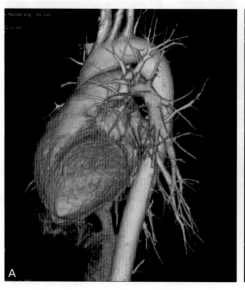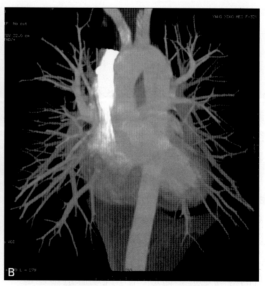

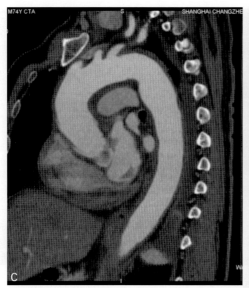

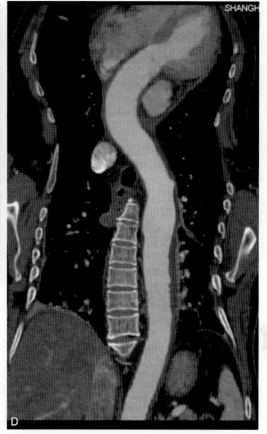

图 12 - 4 - 3　主动脉 CTA
A. 大血管 CTA：VR；B. 大血管 CTA：MIP；C. 大血管 CTA：MPR；D. 大血管 CTA：CPR。

第二节
冠状动脉 CT 钙化积分

（一）适应证

①了解有无冠状动脉钙化，预测冠心病危险性。②有冠心病的高危因素；了解冠心病者冠状动脉的钙化程度。③原因不明的胸痛，原因不明的心慌、气急和胸闷等。

（二）定位

在正位或正侧位定位片上确定（图 12 - 4 - 4）。

（三）扫描范围

从气管分叉平面下约 1.5 cm 到心尖部。

（四）扫描方式

仰卧位横断面、ECG 门控触发式扫描。步进式扫描模式，80% R - R 间期（心脏舒张末期）心电触发。

（五）扫描参数

视野 18～30 cm；层厚≤3 mm；无间隔、无重叠；120～130 kV，300 mAs（EBIS 中≥63 mAs），标准算法，0.5 s/rot，重建角度 360°；矩阵 512×512。

（六）其他扫描技术

采用 ECG 门控标记式螺旋扫描，无间隔、无重叠重建，其他参数基本同前述。

（七）摄片要求

①测量冠状动脉钙化灶的大小和 CT 值。利用机内计算功能求出冠状动脉钙化的分数。②按顺序拍摄定位片和冠状动脉各层扫描图像。

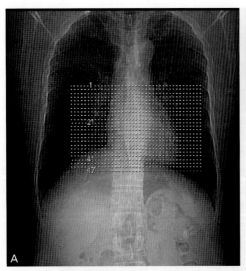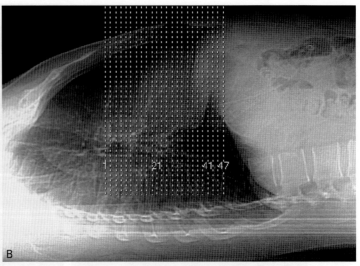

图 12-4-4　心脏双定位
A. 正位定位；B. 侧位定位。

第三节
冠状动脉 CT 造影

（一）适应证

（1）了解冠状动脉有无狭窄。

（2）了解有无先天性冠状动脉畸形。

（3）有冠心病的高危因素。

（4）其他：原因不明的胸痛，原因不明的心慌、气急和胸闷等。

（二）检查前准备

（1）冠状动脉严重钙化、积分超过 400 者慎用。

（2）呼吸准备：依据机型，受检者呼吸屏气能力应与扫描要求相当，低于该要求者慎用。

（3）心率准备：一般要求心率在 70 次/min 以内，超过者可以使用降心率药物控制（倍他乐克 25～50 mg，检查前 30～60 min 口服）。有时也应用地西泮等药物控制受检者情绪，以避免心率波动。

（4）心律准备：明显的心律不齐为相对禁忌证。

（三）体位设置

取仰卧位，略取偏右，使心脏尽可能位于机架孔的中心，双手上举越过头顶。

（四）定位

在正侧位或正位定位像上确定扫描位置和范围。

（五）扫描范围

自肺动脉层面到心底，覆盖整个心脏。

（六）扫描方式

仰卧位横断面、ECG 标记式螺旋扫描，回顾性重建原始图像。

（七）扫描参数

层厚≤1 mm，间距≤层厚（0%～50%的重叠率），舒张末期重建或多期相重建优选最佳期相重建；成像视野（FOV）常规 25 cm（18～32 cm）；常规电压（120 kV）和高曝光剂量；120～130 kV，≥100 mAs，标准算法。

（八）增强扫描

使用高压注射器，经四肢浅静脉注射碘对比剂，速度 4～5 mL/s，尽可能使用高碘浓度的对比剂和双管注射器，在对比剂注射完毕后紧接着注射生理盐水冲刷腔静脉以避免高浓度对比剂造成的伪影。对比剂注射剂量根据测试增强扫描计算,或者根据不同机型粗略估计。扫描开始时间确定可有三种方式:①通过相同注射方式 10～20 mL 造影注射测算增强曲线,从而同时计算出扫描开始扫描时间和对比剂用量。②使用智能跟踪触发扫描,可以选择升主动脉根部 160 HU 触发,或降主动脉 120 HU 触发(图 12 - 4 - 5)。③依据受检者一般情况粗略估算,约 20～26 s 开始扫描。

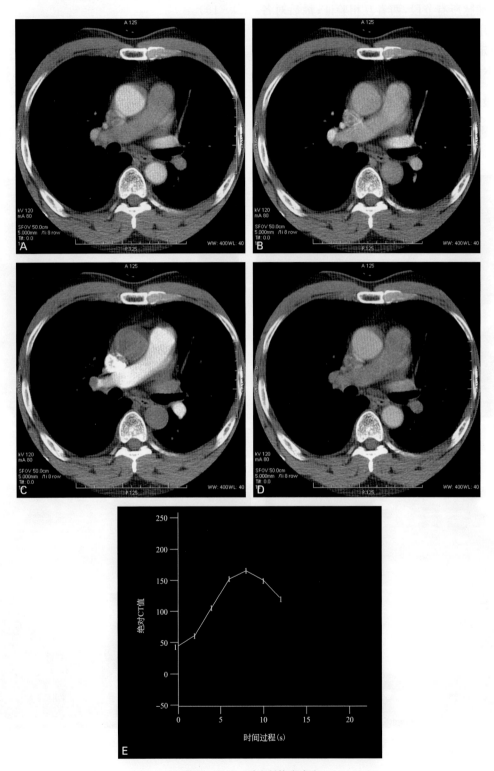

图 12 - 4 - 5　对比剂静注试验

　　10 mL 对比剂以 4 mL/s 速度从上肢腕部静脉注射后,同层动态扫描获得系列图像(A～D),然后以此数据测算升主动脉时间-密度曲线(E),计算开始扫描时间和对比剂剂量。

(九) 重建

横断面序列图像传入工作站,首先完成 VR 重建,依据冠脉走行显示冠脉所有节段;然后用 MIP 同样显示冠状动脉所有节段,两者互相验证;最后对各支冠状动脉用血管分析软件 CPR 分别显示,找出狭窄点并进行定量分析,同时对狭窄点进行手工血管三维正交 MPR 分析验证。

(十) 摄片要求

(1) 按顺序拍摄定位片和冠状动脉原始横断面图像(图 12-4-6～图 12-4-9)。

(2) 同时常规照三维重建图像,包括各种投照体位的全景容积成像 VR 图、MIP 图、血管曲面重建 CPR 图或 MPR 图(图 12-4-10～图 12-4-15)。

(3) 凡有狭窄者须测量标注狭窄程度、位置和范围。

(4) 可使用智能血管分析软件对冠状动脉各支进行分析测量(图 12-4-16、图 12-4-17)。

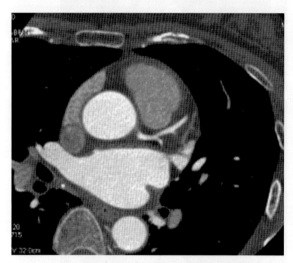

图 12-4-6 左冠状动脉起始部层面

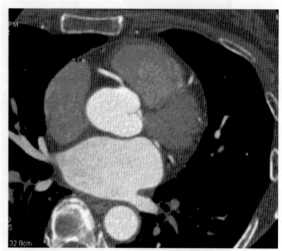

图 12-4-7 右冠状动脉起始部层面

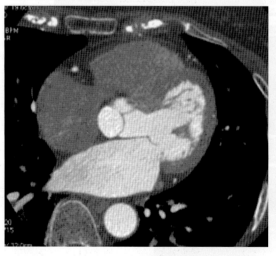

图 12-4-8 主动脉瓣层面

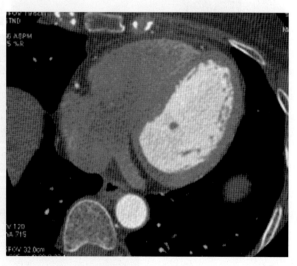

图 12-4-9 心室层面

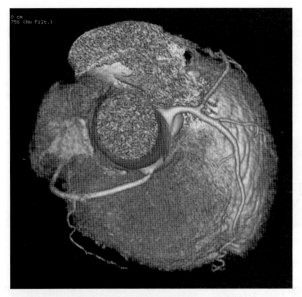

图 12 - 4 - 10　头位观察冠状动脉根部

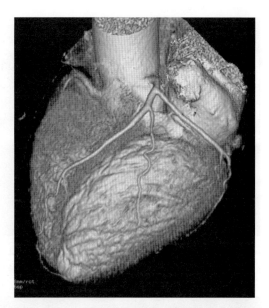

图 12 - 4 - 11　心前壁位观察左冠状动脉,主要是前降支

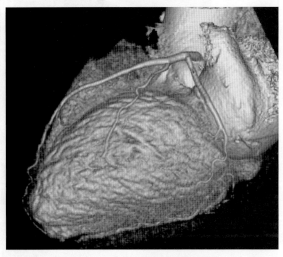

图 12 - 4 - 12　旋支位观察旋支

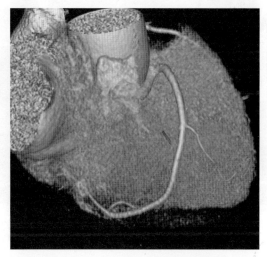

图 12 - 4 - 13　右冠位观察右冠状动脉

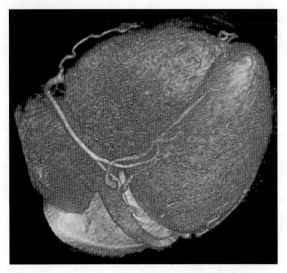

图 12 - 4 - 14　心底位观察心底部冠状动脉和冠状窦及其属支

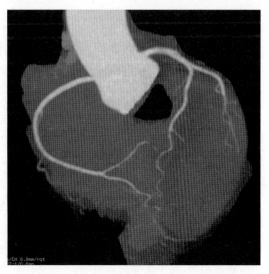

图 12 - 4 - 15　MIP 分别显示左、右冠状动脉全程

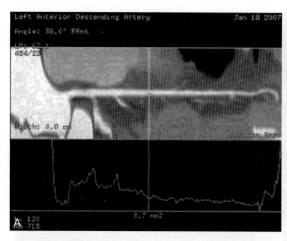
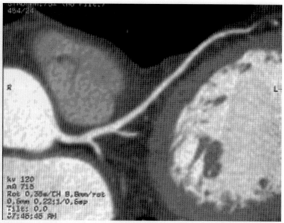

图 12-4-16 智能血管分析
A. 显示左冠状动脉前降支的拉直;B. 实际曲面图。

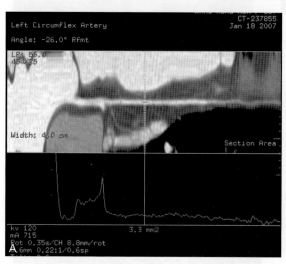
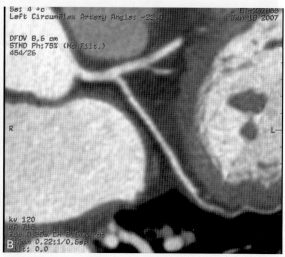

图 12-4-17 智能血管分析
A. 显示左冠状动脉旋支的拉直;B. 实际曲面图。

第四节

心脏 CT

(一) 适应证

①心脏肿瘤。②先天性心脏病。③心肌病、冠病、瓣膜病等。

(二) 检查前准备

1. 呼吸准备 依据机型,受检者呼吸屏气能力应与扫描要求相当,低于该要求者慎用。

2. 心率准备 一般要求心率在 70 次/min 以内,超过者可以使用降心率药物控制(倍他乐克 25~50 mg,检查前 30~60 min 口服)。有时也应用地西泮等药物控制受检者情绪,以避免心率波动。明显的心律不齐为禁忌证。

(三) 体位

仰卧位,略偏右,使心脏尽可能位于机架孔中心,双手上举越过头顶。

（四）定位

在正侧位或正位定位像上确定扫描位置和范围。

（五）扫描范围

自肺动脉层面到心底，覆盖整个心脏。

（六）扫描方式

仰卧位横断面、ECG 标记式螺旋扫描，回顾性重建原始图像。

（七）扫描参数

层厚≤1 mm，间距≤层厚（0%～50% 的重叠率），舒张末期重建或多期相重建优选最佳期相重建；成像视野（FOV）常规 25 cm（18～32 cm）；常规电压（120 kV）和曝光剂量，标准算法。

（八）增强扫描

使用高压注射器，经四肢浅静脉注射碘对比剂，速度 3～5 mL/s；尽可能使用高碘浓度的对比剂和双管注射器，对比剂注射剂量根据扫描持续时间估计。扫描开始时间确定可有三种方式：①通过相同注射方式 10～20 mL 造影注射测算增强曲线，从而同时计算出扫描开始扫描时间和对比剂用量。②使用智能跟踪触发扫描，可以选择升主动脉根部 160 HU 触发，或降主动脉 120 HU 触发。③依据受检者一般情况粗略估算，约 20～26 s 开始扫描。

（九）延迟扫描

在增强扫描后，一般还在注射对比剂 1～2 min 完成延迟扫描。

（十）重建

横断面序列图像传入工作站，主要完成各种截面的 MPR 重建，包括四腔位、平行于室间隔的长轴位、垂直于室间隔的短轴位以及左、右流出道位。其次，根据需要重建 VR 全心脏图像，必要时重建收缩期与舒张期对比，或电影显示。

（十一）摄片要求

①常规 8 个位置重建图像（四腔位、标准垂直长轴位、标准短轴位、左室流入道或左室流入-流出道位、左右流出道位、二尖瓣位、主动脉瓣位）（图 12-4-18）。②同时按顺序拍摄定位片和心脏原始横断面图像。

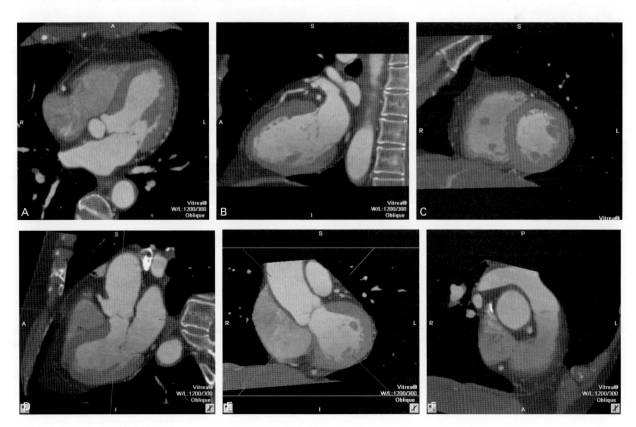

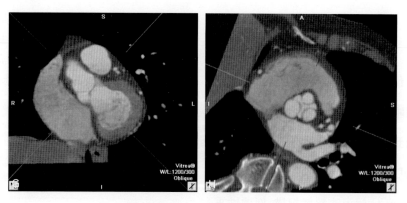

图 12-4-18 心脏重建 8 个体位

A. 四腔心或标准水平长轴位；B. 标准垂直长轴位；C. 标准短轴位；D. 左室流入道或左室流入-流出道位；E. 左室流出道位；F. 右室流出道位；G. 二尖瓣截面位；H. 主动脉瓣位。

（宋璟璟 张佳胤 常时新）

第五章
心脏大血管 MRI 检查

第一节
心脏 MRI

(一) 适应证与禁忌证

1. 适应证　①心脏肿瘤。②先天性心脏病。③心肌病、冠心病、瓣膜病等。

2. 禁忌证　MR 检查及 MR 对比剂相关禁忌证。

(二) 检查前准备

(1) 受检者在进入 MRI 机房前必须除去身上所有的金属物品及磁卡、录音带等磁性物品。脱去外衣,换上干净的检查服。

(2) 早期妊娠(3 个月内)的妇女应避免 MRI 检查。

(3) 向受检者说明在检查时机器会发出较大的响声,不必紧张,不要移动身体,保持安静及平稳的呼吸,以减少幽闭恐惧症的发生。一旦发生幽闭恐惧症应立即停止检查,让受检者脱离现场。

(4) 一般应控制心律,心律失常者检查困难。

(三) 检查技术

1. 线圈　常规使用胸部包绕式柔软表面线圈、相控阵线圈或体线圈,最好采用心脏专用阵列线圈。

2. 体位、采集中心和范围　取仰卧标准解剖位,身体位置稍偏左或居中,上肢置于体侧,将线圈包绕胸部,线圈横轴中心对准左锁骨中线第五肋骨水平,束带固定。将心电门控导联安装于受检者左前胸作 ECG 门控,并连接呼吸门控感应器。成像范围从主动脉弓顶到心底。

3. 常规成像方位、相关脉冲序列及其参数

(1) 基本图像包括体轴三位图像,即横断面、冠状面和矢状面 T1W 成像。专门心脏检查时包括四腔位、平行于室间隔的长轴位和垂直于室间隔的短轴位黑血或白血成像。如观察心脏肿瘤可做 T1WI、T2WI 和质子密度加权成像。观察冠状动脉时包括分别平行于左、右冠状动脉的斜面。

(2) 定位成像:体轴三位像时采用快速扫描序列、三方位采集;专门心脏检查采用多层面矢状面定位像,显示心尖到右心缘,然后以此为基础完成四腔位成像,后者作为长短轴位的定位像(图 12-5-1)。

(3) 体轴三位成像:横断面成像:根据冠状面和矢状面图像定位、设定采集矩阵,根据横断面图像的大小和位置关系设定 FOV 并校正采集中心,根据冠状面定位像设定扫描层数,于采集范围上下两侧分别设置饱和带,相位编码方向取 AP 方向。常规采用 SE-T1WI、TSE-T2WI,通常 T2WI 加脂肪抑制,屏气

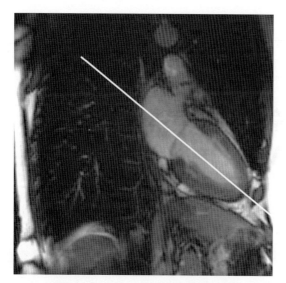

图 12 - 5 - 1 矢状面上定位四腔心层面

成像;有时根据需要采用 GRE 或 FLAIR 等序列成像。冠状面成像:以横断面和矢状面定位,平行于体轴,相位编码方向取 LR 方向,常规 SE - T1WI、TSE - T2WI;或以肝门为中心,以胆管最大覆盖面为冠状面成像,采用 True - FISP 成像同时分析胆管和门脉系统。

(4) 四腔位:以矢状面定位像上显示心尖和二尖瓣的层面定位,使扫描平面通过心尖和二尖瓣口的中点,以此平面平行扫描整个心脏可以较好地显示四腔(左右心房和左右心室)、二隔(房间隔和室间隔)、二尖瓣、三尖瓣和心包(图 12 - 5 - 2)。

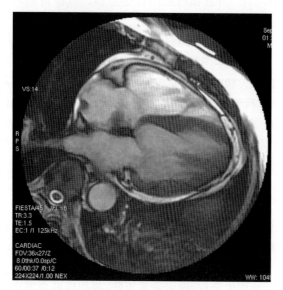

图 12 - 5 - 2 四腔位图像
其左上角显示该受检者成像的延迟时间和相位。

在四腔心基础上,常规演变出 8 个切面图像(四腔位、标准垂直长轴位、标准短轴位、左室流入道或左

室流入-流出道位、左右室流出道位、二尖瓣位、主动脉瓣位),构成心脏评价的基础。

(5) 平行于室间隔的长轴位(图 12 - 5 - 3):在四腔位中心平面上定位,扫描线平行于室间隔,范围由左室后壁至前外壁覆盖整个心脏。黑血技术主要用于左右室心尖部、左右房后上壁等解剖结构及相关病变;白血技术主要用于心脏运动功能的观察和评估。

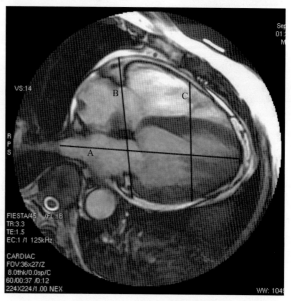

图 12 - 5 - 3 四腔心房室间沟
平行于室间隔的长轴面,垂直于室间隔的短轴面。

(6) 垂直于室间隔的短轴位:在四腔位中心平面上定位,扫描线垂直于室间隔,范围由心尖至心底部覆盖整个心脏。黑血技术主要用于显示左房室前、后、下壁,右房室前、外、下壁,房室间隔及心包;白血技术主要用于心脏运动功能的评价,心室容积量、射血分数等的定量分析。

(7) 平行于左室流出道的斜位:在冠状面或矢状面上定位,平行于左室流出道和升主动脉扫描,多用于主动脉瓣的检查(图 12 - 5 - 4)。

(8) 冠状动脉的成像可以取平行于冠状动脉的斜位:左冠脉扫描需要矢状面像定位,于升主动脉起始部上约 1 cm 向下扫描,扫描平面呈水平或向前下倾斜10,范围约 3 cm,可以显示左冠状动脉主干和大分支,并可在该图像上进一步定位显示小分支,扫描平面平行于上述大分支。右冠状动脉可采用实时定位或先于四腔位上平行于右室流出道经二尖瓣口中心获得一层白血图像,然后找出显示冠状沟内的右冠状动脉轴面的两点,并以此两点平面由后向前动脉 3 cm,显示右冠状动脉主干(图 12 - 5 - 5)。

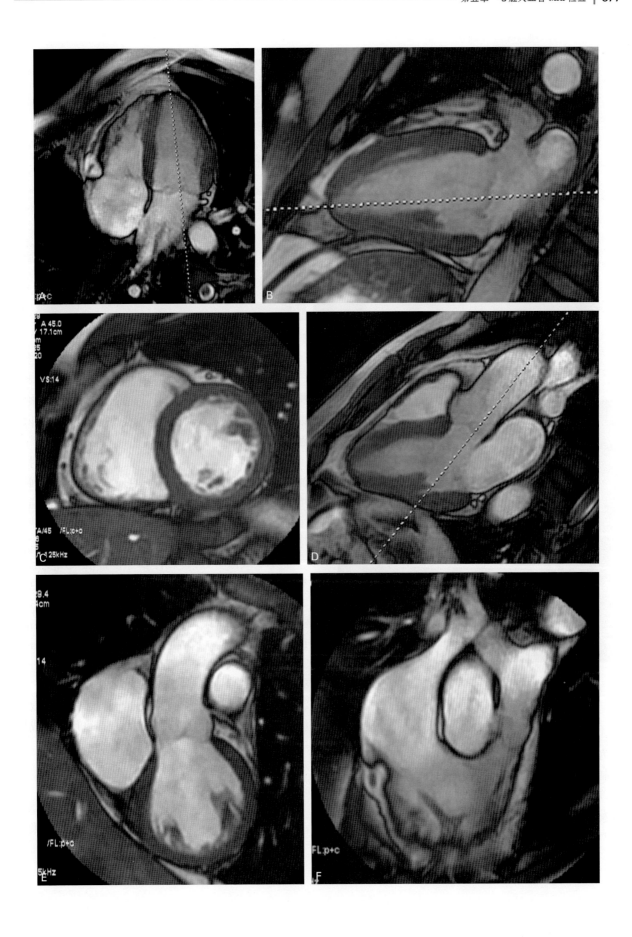

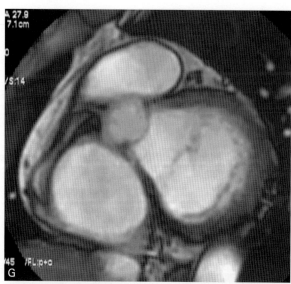
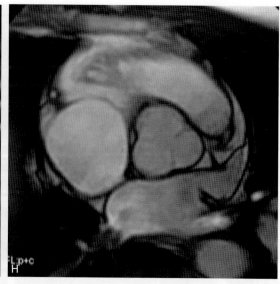

图 12-5-4 心脏8位 MRI

A. 四腔心或标准水平长轴位;B. 标准垂直长轴位;C. 标准短轴位;D. 左室流入道或左室流入-流出道位;E. 左室流出道位;F. 右室流出道位;G. 二尖瓣长轴位;H. 主动脉瓣位。

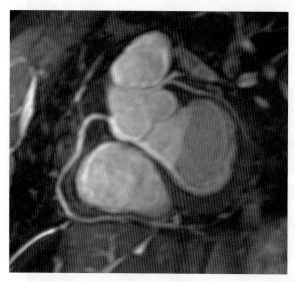

图 12-5-5 冠脉 MRA

根据所使用全身 MRI 机的性能决定心脏门控的形式和方法。常见 SE 序列成像时的心电门控基本原则为:TR 与 R-R 间期互成倍数关系,TE 值选择有限制,TR、TE 确定后,一次扫描最多层面数即被限定;延迟时间指从心电图 R 波顶点开始,至首次层面激发脉冲终止的一段时间,虽可任意选取,但一般区300 ms 以下,非电影 MRI 通常选取一个或多个期相

采集图像,通常为收缩末期(T 波降支触发)和舒张末期(R 波降支触发),有时也用舒张后期(R 波升支触发)。

(9)造影增强采用快速手推方式或高压注射器注射对比剂,注射完后即开始增强扫描,成像序列同增强前横断面、矢状面和冠状面 T1W 成像序列,通常采用快速成像序列,以保证增强效果,有时也用动态增强观察强化趋势。

(10)成像参数:传统体轴三位常规采用多层采集模式,FOV 25 cm,采集矩阵 128×256,重建矩阵256×256,NSA(采集次数):1~4,层厚/gap:5~8 mm/(10~20)%。T1WI:TR/TE 300~600 ms/10~30 ms(SE);T2WI:TR/TE 1 800~3 000 ms/50~150 ms(SE);TR/TE/ETL 2 000~5 000 ms/85~160 ms/4~32(TSE);PDWI:TR/TE/ETL 2 000~5 000 ms/20~40 ms/4~32 或与 T2WI 以双回波形式完成(TSE)。显示管腔为主时,采用亮血成像序列,如 FIESTA、TrueFISP 等,一般单次激发。显示腔壁、心肌等时,采用黑血序列,如 HASTE 等。

(四)摄片方法

按顺序拍摄定位片和各个成像序列的扫描图像。

第二节

心脏电影 MRI

（一）适应证与禁忌证

1. 适应证　①先天性心脏病。②瓣膜病。③冠心病。④心肌病等。

2. 禁忌证　MR 检查及 MR 对比剂相关禁忌证。

（二）检查前准备

同心脏 MRI 检查。

（三）检查技术

1. 线圈　常规使用心脏专用阵列线圈。

2. 体位和采集中心　取仰卧标准解剖位，身体位置稍偏左或居中，上肢置于体侧，将线圈包绕胸部，线圈横轴中心对准左锁骨中线第五肋骨水平，束带固定。将心电门控导联安装于受检者左前胸作 ECG 门控，并连接呼吸门控感应器。

3. 常规成像方位、相关脉冲序列及其参数　常规采用四腔位、左室流出道位、长短轴位、二尖瓣位、右室流出道位等（如前所述）；常用脉冲序列同样依据观察对象的不同而异，观察管腔时采用亮血序列，包括 TrueFISP 或 FIESTA 电影［FOV 25 cm，TE1.3，翻转角 45°，矩阵 256×256，NSA（采集次数）：1~4，层厚 8 mm］、Triple IR 等。观察腔壁时采用黑血序列，以衬托腔壁，如 Double IR 电影。

（四）摄片方法

按不同序列拍摄定位片及其相关电影图像中代表性图像，有条件者给光盘刻录。

第三节

大血管 MRI

（一）适应证与禁忌证

1. 适应证　①主动脉瘤。②主动脉夹层。③主动脉弓及其分支发育异常。④大动脉炎。

2. 禁忌证　MR 检查及 MR 对比剂相关禁忌证。

（二）检查技术

1. 线圈　常规使用胸、腹部包绕式柔软表面线圈、相控阵线圈或体线圈。

2. 体位、采集中心和范围　取仰卧标准解剖位，身体位置居中，上肢置于体侧，将线圈包绕体部，线圈横轴中心对准主动脉或脊柱，束带固定。将心电门控导联安装于受检者左前胸作 ECG 门控，并连接呼吸门控感应器。成像范围：胸主动脉从主动脉弓或以上到膈面。腹主动脉从膈面到髂总动脉分叉处。

3. 常规成像方位、相关脉冲序列及其参数

（1）基本图像包括体轴三位图像，即横断面、冠状面和矢状面 T1WI。

（2）定位成像：体轴三位像时采用快速扫描序列、三方位采集。

（3）体轴三位成像：①横断面成像根据冠状面和矢状面图像定位、设定采集矩阵，根据横断面图像的大小和位置关系设定 FOV 并校正采集中心，根据冠状面定位像设定扫描层数，于采集范围上下两侧分别设置饱和带，相位编码方向取 AP 方向。常规采用 SE-T1WI、TSE-T2WI，通常 T2W 加脂肪抑制，屏气成像；有时根据需要采用 GRE 或 FLAIR 等序列成像。②冠状面成像以横断面和矢状面定位，平行于体轴，相位编码方向取 LR 方向，常规 SE-T1WI 成像、TSE-T2WI；以肝门为中心，以胆管最大覆盖面为冠状面成像，采用 True-FISP 成像同时分析胆管和

门脉系统。

（4）门控使用、造影增强同前述。

（5）成像参数：体轴三位常规采用多层采集模式，FOV 30～40 cm，采集矩阵 128×256，重建矩阵 256×256，NSA（采集次数）：1～4，层厚/间距：5～8 mm/（10～20）%。T1WI：TR/TE 300～600 ms/10～30 ms（SE）；T2WI：TR/TE 1 800～3 000 ms/50～150 ms（SE）；TR/TE/ETL 2 000～5 000 ms/85～160 ms/4～32（TSE）；PDWI：TR/TE/ETL 2 000～5 000 ms/20～40 ms/4～32，或与 T2WI 以双回波形式完成（TSE）。

根据具体情况也采用黑白血技术，观察血管壁时多用黑血序列，更多的是观察血管中的血流，此时多用白血序列，类似于血管造影。

（三）摄片方法

按顺序拍摄定位片和各个成像程序的扫描图像（图 12-5-6）。

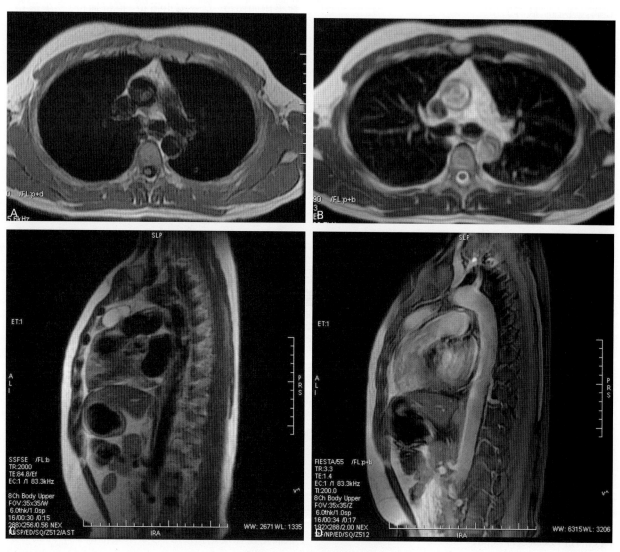

图 12-5-6　主、肺动脉 MRI
A. 横断面 T1WI；B. T2WI；C. 矢状面黑血技术成像；D. 矢状面白血技术成像。

第四节

大血管 MRA

（一）适应证与禁忌证

1. 适应证　①颈动脉、胸主动脉和腹主动脉的狭窄、动脉瘤、畸形和动脉闭塞。②与颈动脉、胸主动脉和腹主动脉邻近的病变，了解互相之间的关系。③动脉夹层、大动脉炎，肾动脉狭窄，胸腹部静脉系统等。

2. 禁忌证　MR 检查及 MR 对比剂相关禁忌证。

（二）检查技术

1. 线圈　常规使用胸部包绕式柔软表面线圈、相控阵线圈或体线圈。

2. 体位、采集中心和范围　取仰卧标准解剖位，身体位置稍偏左或居中，上肢置于体侧，将线圈包绕胸部，线圈横轴中心对准左锁骨中线第五肋骨水平，束带固定。将心电门控导联安装于受检者左前胸作 ECG 门控，并连接呼吸门控感应器。成像范围依据目标血管而定。

3. 常规成像方位、相关脉冲序列及其参数

（1）平扫：TOF（时间飞逝法）或 PC（相位对比法）法 MRA，3D、2D TOF 和 3D PC 以横断面采集为佳。2D PC 成像平面根据需要决定。一般颈部以 2D TOF 为宜，胸腹部大血管用 2D 或 3D TOF 为宜，也可采用 2D PC 成像。

根据需要设定成像视野（FOV），层厚：2D TOF 层厚为 1.5～2.5 mm，2D PC 法层块为 30～80 mm，无间距，矩阵 128×256～256×512，ECG 门控。

（2）增强扫描：使用高压注射器射对比剂，可在注射的同时或结束开始扫描。成像序列常规使用快速梯度回波序列。一般采用 3D CE-MRA 技术，FLASH 序列；目前在新一代 1.5 T 机上更多使用 TRICKS 技术，其次位 LAVA，而 FLASH 反而用得不多。

（三）摄片方法

无论何种方法所得的 MRA 原始资料都需进行图像后处理，一般以 MIP 为常用，也可根据需要进行 SSD、MPR 等重建。

按顺序拍摄定位片和各个投影方向的血管图像（图 12-5-7～图 12-5-10）。

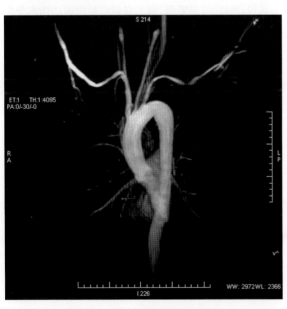

图 12-5-7　胸主动脉 MRA(MIP)

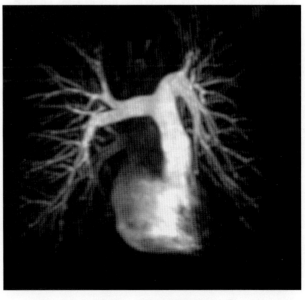

图 12-5-8　肺动脉 MRA

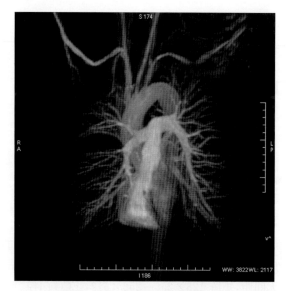

图 12-5-9　胸主动脉和肺血管 MRA

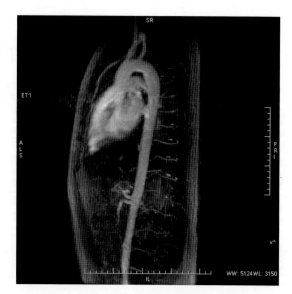

图 12-5-10　降主动脉 MRA

（宋璟璟　路　青　张佳胤）

·参·考·文·献

[1] 周康荣.胸部颈面部 CT [M].上海:上海医科大学出版社,1996.

[2] 陈玉人,郑玉璋.X 线技术工作中常遇到的几个问题[J].中华放射学杂志,1954,2:66-74.

[3] 李仁志.X 线摄影条件的计算和应用[J].中华放射学杂志,1954,2:239-242.

[4] 曾余敏.X 线中心线与部位倾斜角度的关系[J].中华放射学杂志,1957,5:73-75.

[5] 燕树林.X 线照相条件的选择[J].中华放射学杂志,1979,13:121-124.

[6] 詹松华,陈星荣.数字 X 线成像技术的进展[J].中国医学计算机成像杂志,2008,14(5):341-343.

[7] 陈星荣,沈天真,段承祥,等.全身 CT 和 MRI[M].上海:上海医科大学出版社,1994.

[8] 贾绍田,孙璐,李萍.数字摄影 DR 系统图像质量控制技术探讨[J].中华放射学杂志,1995,29:582-584.

[9] 燕树林,李硕鹏,赵波.高千伏胸部 X 线片影像质量综合评价方法与标准的探讨[J].中华放射学杂志,1998,32(11):740-743.

[10] 张兆琪,徐磊.重视冠状动脉 CT 成像的低剂量检查[J].中华放射学杂志,2009,43(7):700-703.

[11] 黄锐,冯敢生,王家强.胸部双能成影的运动伪影分析与对策探讨[J].中华放射学杂志,2005,39:1273-1276.

[12] 陈克敏,严福华,林晓珠.能谱 CT 的基本原理与临床应用[M].北京:科学出版社,2012:1-317.

[13] 吕滨,刘玉清,沈云.CT 心脏成像的技术进展[J].中华放射学杂志,2007,41(10):1011-1013.

[14] 中华放射学杂志心脏冠状动脉多排 CT 临床应用协作组.心脏冠状动脉多排 CT 临床应用专家共识[J].中华放射学杂志,2011,45(1):8-16.

[15] 黄锐,冯敢生,王家强.胸部双能成影的运动伪影分析与对策探讨[J].中华放射学杂志,2005,39:1273-1276.

[16] 王鸣鹏,张国桢,朱凤.胸部螺旋 CT 扫描技术及临床应用[J].中华放射学杂志,1995,29:7-10.

[17] 申宝忠,王可铮.MR 分子成像定量技术在心血管病转化医学研究中的应用[J].中华放射学杂志,2012,46(5):469-472.

[18] 陆敏杰,赵世华,宋鹏.MRI 对急性心肌梗死后不同心脏状态下干细胞移植后体内再分布与疗效评价的动物实验研究[J].中华放射学杂志,2011,45(7):678-684.

[19] 赵世华,陆敏杰,张岩.1.5 T 高端 MR 在心血管病诊断中的应用[J].中华放射学杂志,2005,39:577-581.

[20] 杨旗,李坤成,杜祥颖.32 通道线圈在 3.0 T MR 对比增强全心冠状动脉成像中的初步应用[J].中华放射学杂志,2010,44(9):912-916.

[21] 夏睿,廖继春,刘婷.MR 回顾性门控与心电呼吸触发快速小角度激发序列在心脏结构及功能的应用[J].中华放射学杂志,2011,45:969-973.

第十三篇

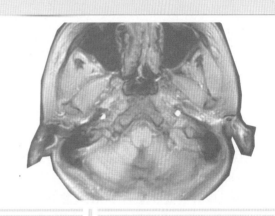

乳腺

彭卫军　汪登斌　顾雅佳　杨　帆　审读

乳腺癌的发病率在全球范围内呈上升趋势,我国近年来发病率的增长也很快。乳腺影像学因技术具有非侵入性和敏感性高等特点,在乳腺癌筛查及早期诊断中发挥着极其重要的作用。目前常用的影像学检查除超声外,有乳腺 X 线摄影、乳腺 MRI、乳腺 PET - CT 以及乳腺介入检查。

乳腺 X 线摄影是最基本的检查方法,是目前被证明可以用于乳腺癌筛查并可有效降低乳腺癌死亡率的方法。该方法对于发现细小钙化最具优势,但其检出乳腺癌的假阳性率可达 10%～15%。影响乳腺 X 线摄影诊断乳腺病变准确性的因素有乳腺腺体类型、肿瘤大小、图像质量、质量管理及诊断医师的水平。

乳腺 MRI 的适应证主要有乳腺 X 线摄影与超声检出或诊断病变困难者;腋窝淋巴结转移除外阴性乳腺癌者;预行保乳术前除外多中心、多灶乳腺癌者;乳腺癌保乳术及放疗后的随诊;乳腺癌新辅助化疗疗效评价;植入假体乳腺 X 线摄影及超声显示不满意者;乳腺癌遗传基因缺陷的高危人群筛查等。目前乳腺 MRI 的研究热点主要集中在弥散加权成像(DWI)、灌注成像(PWI)、磁共振波谱分析(MRS)等各种功能成像;将形态学与血流动力学信息相结合,诊断及鉴别诊断乳腺疾病;评价及早期预测乳腺癌新辅助化疗疗效等方面。

乳腺 PET - CT 主要用于晚期乳腺癌 TNM 分期、乳腺癌预后评估、评估及预测新辅助化疗疗效、乳腺保乳术后检测肿瘤复发等。

(曹厚德)

第一章
乳腺应用解剖

第一节
大体解剖

一、乳房、乳腺的解剖

乳房基底部位于胸壁 3～7 肋之间,内缘达胸骨旁,外缘可达腋中线。被浅筋膜所包裹,浅筋膜分为前后两叶,浅筋膜浅层与皮肤相连,乳腺大部分附着于后叶胸肌筋膜,小部分附着在前锯肌上,常延伸至腋前缘。乳房/乳腺的形态及发育程度随年龄及生理时期的不同而异。成年女性的乳房呈半球形中央有突出的乳头。经产妇的乳房较松弛,皮肤皱缩,乳房脂肪组织消失而乳腺的功能仍存在;绝经期以后则乳腺大部分萎缩。

每一乳腺由腺体、导管、脂肪组织和纤维组织所构成,乳腺内有 15～20 个腺叶,每个乳腺叶又分为若干腺小叶,每一乳腺小叶含有腺泡 10～100 个,每一主导管分成若干小导管,小导管和相应的腺泡组成腺小叶。若干小导管集合成为小叶间管,若干小叶间管再集合呈一根输乳管,输乳管共约 15～20 根,向乳头集中后,向乳头表面开口。乳腺导管借悬韧带(Cooper 韧带)连接皮肤及深面的筋膜,小叶间结缔组织于小叶内结缔组织有明显分界,小叶间结缔组织较致密(图 13-1-1)。

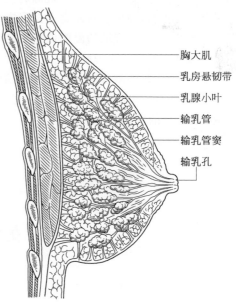

图 13-1-1 女性乳房矢状切面

乳房皮肤的中央部分为乳晕及乳头,乳晕的直径约 3～4 cm。在乳晕下有平滑肌纤维呈环状并垂直走向乳晕表层。

乳腺导管经乳晕下进入乳头的基底部而开口于乳头的表面,导管的扩大部分为输乳窦,可贮存乳汁。

乳头呈圆锥形,表面呈粉红色或棕色,乳腺导管分别开口于此。乳头由致密的结缔组织及平滑肌组成,平滑肌纤维环状平行走向且紧靠于乳腺导管旁。很多血管及神经终末于此处。乳腺筋膜层于胸大肌有疏松结缔组织间隙称乳腺后间隙。

二、乳房的血液供应

(一)动脉的分布

胸外侧动脉的外侧支分布于乳房外侧部,此动脉较浅,容易显露,有人利用此动脉注射抗癌药物,以治疗乳癌,对外侧皮瓣存活有重要意义。胸廓内动脉经锁骨后方距胸骨外侧缘约 12 cm 处下行,在走行过程中发生 5、6 条穿支分布于乳房内侧部。扩大根治术时需了解其走行,便于结扎。肋间动脉第 2～5 穿支分布于乳房后部和下部,术中宜结扎牢固,防止滑脱出血。

(二)静脉的回流

乳腺的静脉回流对乳腺癌的转移有重要作用。乳腺静脉分浅深两组:浅静脉走行在浅筋膜的浅层内,互相连接成网,构成乳房静脉丛。乳腺病变时,这些浅静脉常发生扩张,如果乳腺肿瘤生长较快,该处的静脉可出现曲张,局部皮肤的温度也会随之增高,因而有助于诊断。乳房的深静脉分别伴同名动脉分支汇入胸廓内静脉,胸外侧静脉和肋间静脉,最后汇入上腔静脉,并经右心和肺动脉到肺,因此,它是乳癌通过血液转移到肺的重要途径。

三、乳房的神经

乳房皮肤的神经由锁骨上神经和第 2～6 对肋间神经的外侧皮支分布。第 2 肋间神经的外侧皮支较粗大,称肋间臂神经,在行乳癌根治术时,应注意不要损伤此神经,若损伤,可引起臂的后内侧部皮肤麻木感。

四、乳房的淋巴回流

乳房含有丰富的淋巴管网,在乳癌转移过程中具有重要的临床意义。

乳房外侧部的淋巴(约占乳腺组织 75% 的淋巴),集成 2～3 条大的淋巴管,经胸大肌的表面向外走行,注入腋淋巴结前群(亦称胸肌群,约 2～4 个,在胸小肌下缘处,沿胸外侧动脉排列)。继而注入中央群(位于腋窝中央的脂肪组织内,约 2～5 个),在它们之间有肋间臂神经穿过。乳腺癌时首先侵犯胸肌群淋巴结,可在腋前皱襞深面可触及,但需与腋尾部鉴别。当该处淋巴结肿大时,可压迫肋间臂神经引起臂内侧部皮肤发生剧痛。

乳房内侧部的淋巴注入沿胸廓内血管排列的胸骨旁淋巴结(每侧约有 4～5 个淋巴结)。本组转移率约占 30%～50%。但一旦发生则预后较差。扩大根治术应彻底切除。

乳房后部的淋巴管可沿肋间血管的外侧穿支进入胸壁,一部分沿肋间隙向前注入胸骨淋巴结,另一部分向后注入肋间淋巴结。肋间淋巴结的输出管直接注入胸导管。如乳癌已侵及肋间肌,癌细胞可循此途径引起胸膜和脊柱的转移或发生血行转移。

第二节
关键断面解剖

一、胸部横断面解剖

见图 13 - 1 - 2。

二、胸部矢状面解剖

见图 13 - 1 - 3。

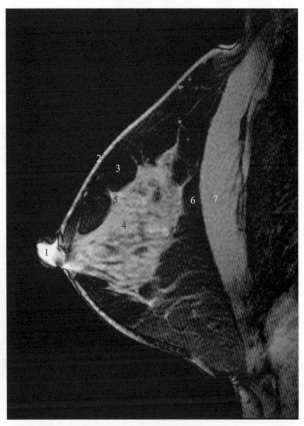

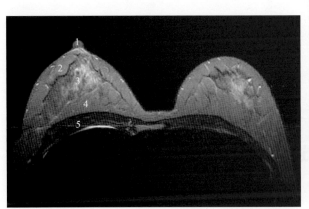

图 13-1-2 乳腺 MR T2WI 脂肪抑制图像

1.乳头,2.皮下脂肪,3.乳腺,4.乳后间隙,5.胸大肌。

图 13-1-3 乳腺矢状面 T2WI

1.乳头,2.皮肤,3.皮下脂肪,4.乳腺,5.悬韧带,6.乳后间隙,7.胸大肌。

（何之彦 吴晓燕）

第二章
乳腺 X 线摄影检查

第一节
概述

自 1913 年 Salomon 首先报道应用 X 线检查乳腺疾病以来,乳腺摄影(mammography)已经过钨靶、钼靶、钼铑双靶等 X 线机的演进,并在机械、电子性能方面大大改进。2000 年以来并有全视野数字化乳腺 X 线摄影机(full field digital mammography,FFDM)的问世,为影像的贮存、传输及影像的多种后处理创造了条件。Gershon-Cohen(1961 年)证明乳腺 X 线摄影能发现临床不能扪及的乳腺癌。目前,乳腺 X 线摄影检查已成为乳腺癌最敏感、便捷的方法,广泛应用于乳腺癌的普查、诊断。

现代乳腺 X 线摄影机的摄影参数设定已经充分智能化。但是,乳腺摄影位置的摆放、乳腺造影检查、乳腺 X 线摄影引导下穿刺活检或微小病变术前定位,还需要人工操作。这些操作技术质量的优劣对于能否达到检查目的至关重要,应做到严格遵循操作规范,并根据病灶具体位置增加特殊体位。

对于初次就诊的受检者应在乳腺 X 线检查前简略介绍检查过程及可能引起的轻微不适,以取得受检者的信任与配合。应认真阅读受检者的检查申请单,明确病变位置,尽量争取选择适当的摄影方法将病变包入摄影野。如果临床医师在病史、症状及体征方面书写不够清楚之处,摄影技师应作相应补充,并记录在检查申请单上。不同受检者的身高、乳腺外形可能有较大差异,在检查前应予以仔细观察,以适当调节乳腺机架的高度及倾角。有残疾或体弱的受检者,宜采用特制的轮椅固定于乳腺机架前摄影。做乳腺穿刺定位检查前,放射科医师应仔细观察检查前的影像资料,以选取正确的检查方法。

一、必须明确的基本概念

(1) 人体正面观,乳腺分为外上象限、外下象限、内上象限、内下象限及中央区。乳腺癌在不同象限发病率不同,发生在外上象限的概率较高。

(2) 摄影存在盲区。因为患者的胸壁是有弧度的,而成像物质(如胶片、数字检测板)边缘是直的,这就使乳后区部分在摄影野之外不能成像。因此,摄影前了解患者的病变具体位置非常重要,以便补充相应摄影位置获得显示病变的最佳图像,避免遗漏。

(3) 双侧乳腺外形、大小可不对称,但乳腺实质类型双侧通常是一致的。所以,乳腺 X 线摄影应双侧进行,以便诊断医师进行对比观察,发现异常。

(4) 通常每侧乳腺至少应选两个摄影方位(头尾

位和内外斜位或侧位)摄影,获得乳腺立体定位信息。

(5)乳腺 X 线摄影时应使用压迫板压迫乳腺,目的是固定乳腺,并使乳腺的前后部分组织厚度基本保持一致,获得优良的图像。压迫的程度应适当,常规压迫力为 120~180 N(12~18 daN),在小乳房、局部皮肤有溃破,或特殊检查如导管碘油造影、较长时间固定便于穿刺定位操作等情况下,压迫的压力可以适当降低。常规压迫数值在各型机器的操作手册中均有说明。

(6)在曝射时应嘱患者屏气,避免呼吸运动使乳腺图像模糊。

(7)应按国际惯例命名乳腺摄影方位,即以 X 线摄影方向先后顺序命名,如内外斜位(MLO)、头尾位(CC)、外内侧位(LM)和内外侧位(ML)等。避免使用不符合汉语习惯的译名或概念含糊的名称,如中侧斜位、侧斜位、轴位等。

(8)每位受检者双乳常规至少应摄影 4 个位置,除机器能够自动打印外,摄影技术员均应准确输入或规范标记受检者检查号码、日期、左右、摄影方位,避免错误。注意标记应尽量远离乳房,避免与解剖结构重叠(图 13-2-1)。

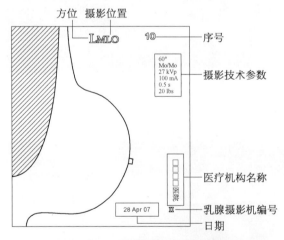

图 13-2-1　乳腺摄影照片的正确标记

(9)在作补充摄影或行造影与穿刺检查之前,必须常规进行标准摄影体位摄影。

(10)点压或放大摄影阳极靶面应选择微焦点(通常为 0.1 mm),其他摄影可采用大焦点(通常为 0.3 mm)。

每天检查之前必须对设备进行质量控制,如使用

专用体模检测等,保证乳腺 X 线摄影机或相应的胶片冲洗设备正常。胶片图像的质量标准是无划痕、污迹等伪影;图像背景黑化度良好;乳腺正常皮肤隐约可见,皮下脂肪组织较暗,乳腺实质亮度适中,其层次与对比度良好。

二、基本站位与手法

摄影技师通常应站在受检者欲检查侧乳腺的对侧方。如检查右乳(为描述方便,本章各节均以检查右乳为例,检查左乳可类推之,不赘述),摄影技师站在受检者的左侧面向受检者,调节检查台(其下放置片盒或数字探测板)至适当高度后,嘱受检者靠近机架,根据不同摄影体位要求放置受检者的上臂及乳腺(图 13-2-2)。此时,摄影技师的右上臂自左向右搭于受检者的背部上份,以右手扳动受检者右肩向前或向后,调节右乳外份及同侧腋前部的摄影范围。摄影技师的右肘内收,适当推压受检者向前,此动作在压迫板下压受检者乳腺时尤其重要,避免受检者负痛后缩造成乳腺摄影范围减小(图 13-2-3)。摄影技师左手自下向上托起受检者右乳放置于检查台上(图 13-2-4),用左脚踏乳腺压迫板上下调节开关,使压迫板徐徐下降。同时,左手换至乳房上方,舒展受检者乳腺,避免乳腺皮肤折叠,在压迫板贴近乳腺之前抽出左手(图 13-2-5)。除特殊要求外,通常乳头应位于切线位上。

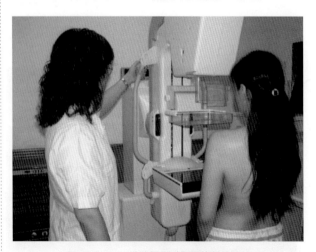

图 13-2-2　乳腺摄影时摄影技师的站位

摄影技师站在受检者的左侧面向受检者,调节检查台至适当高度后,嘱受检者靠近机架。

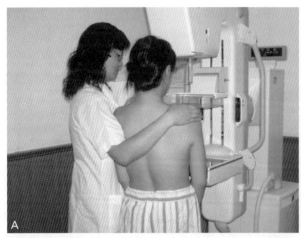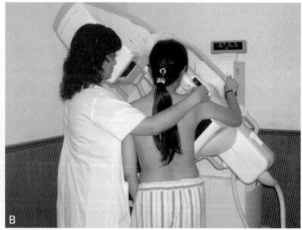

图 13-2-3 乳腺摄影手法后面观

　　摄影技师的右上臂自左向右搭于受检者的背部上份,以右手扳动受检者右肩向前或向后,调节右乳外份及同侧腋前部的摄影范围。摄影技师的右肘内收,适当推压受检者向前。A. 头尾位;B. 内外斜位。

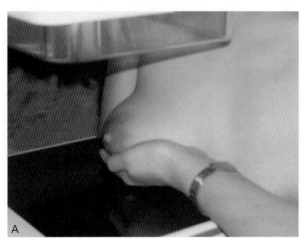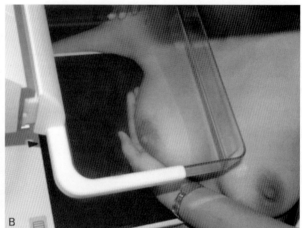

图 13-2-4 乳腺摄影手法前面观

　　摄影技师左手自下向上托受检者右乳放置于检查台上。A. 头尾位;B. 内外斜位。

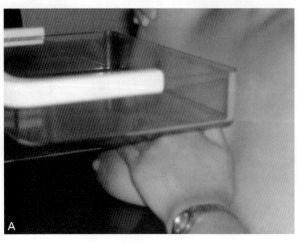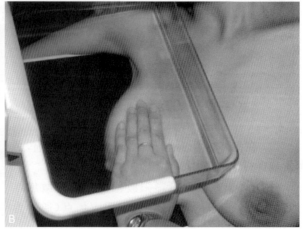

图 13-2-5 乳腺摄影手法前面观

　　摄影技师的左手换至乳房上方,舒展受检者乳腺,避免乳腺皮肤折叠,在压迫板贴近乳腺之前抽出左手。A. 头尾位;B. 内外斜位。

三、摄影时的乳房压迫

(一)压迫的效果

摄影时对乳房进行压迫,可达到下述效果。

(1)减小乳房厚度,从而可以降低所需辐射剂量,并且同时会减少散乱射线,提高图像质量。

(2)半球形的乳房组织会因压迫而使厚度趋于均匀。同时,光电计时器取样也更正确。

(3)使乳房内的各种重叠结构得以分离(特别是致密型乳房),能获得更丰富的诊断信息。

(4)乳房加压相当于减小目的物-成像件距离,减少几何性模糊现象,使分辨力得以改善。

(5)乳房压迫装置会起到防动装置的作用,可避免运动性模糊现象的发生。

(6)正确的压迫操作,结合正确的体位摆放,能最大限度地显示乳房组织的影像。

(二)压迫的操作要点及注意事项

(1)一般情况下,使用直角形的压迫器(压迫器后缘与压迫面成直角者)压迫效果较佳。如有特殊需要,才应用局部加压的特殊形状加压器。

(2)压迫器与成像体平面平行,MQSA(mammography quality standards act)要求偏差<1 cm。

(3)理想的压迫装置应采用足闸类型控制。便于操作者用双手进行体位操作。

(4)加压会给受检者造成不适感,因此必须在影像质量、不适感、加压后的厚度三者之间探索最佳点。

(5)因压迫所致的不适,常是受检者拒绝检查的原因。因此,操作人员必须在操作前详加说明,并用轻柔的动作缓慢加压。

(6)应注意加压时用手法,尽量将乳房由胸壁向片内伸展,以防加压时将位于边缘的病灶挤压出片外(图 13-2-6)。

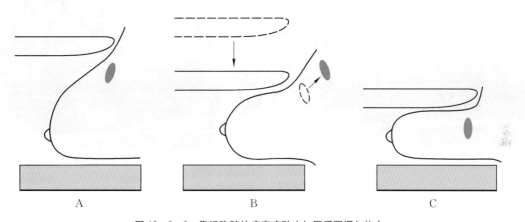

图 13-2-6 靠近胸腔的病变应防止加压后漏摄入片内
A. 病灶位于压迫器边缘;B. 加压后病灶被挤出显视野;C. 加压时应避免病灶被挤出显示野。

(7)正确地理解整个乳房组织的活动程度分区,有助于提高压迫效果。图 13-2-7 示乳房的可活动区域为外侧与下缘,而内侧与上缘则相对固定。为使乳房影像得以最大程度地显示,压迫部位应位于压迫有效的活动区域。

(8)在对较小的乳房或隆胸手术后的乳房进行乳腺检查时,可以进行双向压迫(twincomp),压迫板以前倾的模式向下压迫,不但能让操作者在腾出的空间内进行更好的乳房定位,而且在压迫板下降的同时改变角度,将乳腺组织从胸壁拖到适宜范围内,并轻柔地展开皮肤皱褶(图 13-2-8)。

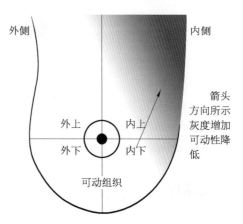

图 13-2-7 乳房组织各部分活动情况

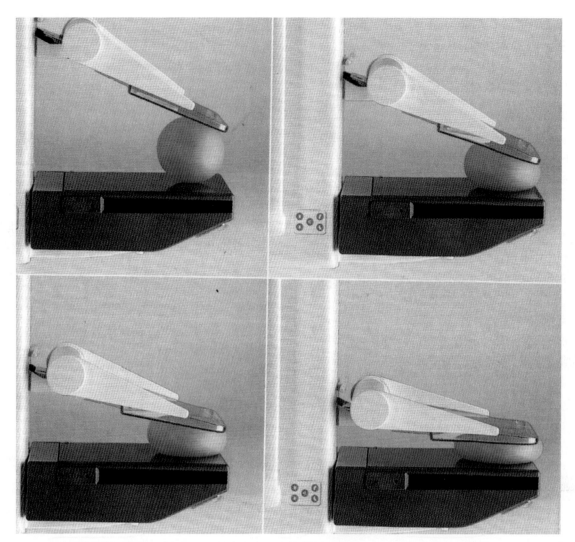

图 13-2-8 双向压迫示意图

显示压迫板下降过程中,其角度是逐渐变化的。

第二节

乳腺 X 线标准摄影体位

乳腺 X 线标准摄影体位即乳腺常规摄影体位,包括头尾位(craniocaudal projection,简称 CC 位)和内外斜位(mediolateral oblique projection,简称 MLO 位)。

一、头尾位

(一)摄影体位

直立,面对乳腺机,稍微左转 $50°\sim10°$(因乳腺并

非在胸壁的正前方,而是略偏外侧),收腹,使右乳下缘置于检查台之上。检查台前缘贴近右胸壁。头、右臂与右肩均应注意不要遮挡 X 线。检查台高度应调节至乳腺下缘转角处平面。乳腺放置在检查台中央后逐渐用压迫板压迫(图 13-2-9)。

(二)中心线

X 线自上而下投射,即从头端投射向尾端。中心

线在乳头的正后方(乳头与胸壁的垂直连线上)。机架 C 臂角度为 0°。

(三) 显示部位、用途

　　内外侧乳腺组织均绝大部分显示。胸大肌前缘

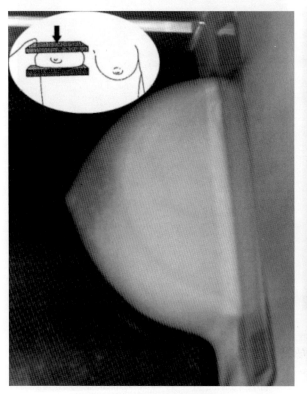

图 13-2-9　乳腺头尾位摄影体位

尽可能有少部分显示在乳后区域(据统计:此位置仅有 20% 的图像能显示胸大肌)。乳头居中且位于切线上(图像显示见图 13-2-10)。双乳配对放置时,内外宽度双侧应基本对称。头尾位是乳腺 X 线常规摄影位置之一,可以确定局限性病变的内外空间取向。

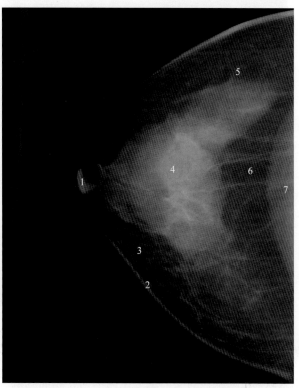

图 13-2-10　乳腺头尾位 X 线影像及解剖
　　1. 乳头,2. 皮肤,3. 皮下脂肪,4. 乳腺,5. 悬韧带,6. 乳后间隙,7. 胸大肌。

二、内外斜位

(一) 摄影体位

　　保持直立,面对乳腺机,稍微左转。右臂平举向前,高于检查台的右侧缘,略屈肘,右手抓住机架,使右侧乳腺和右侧腋前皱襞(包括胸大肌外上部分)置于检查台上。检查台右侧转角顶点正对受检者右腋窝尖。向前上托起右乳,并使检查台边缘贴近右腋中线及腋前线,保持乳腺外缘及腋前皱襞(胸大肌外缘)与检查台边缘平行。放置右乳及右腋前皱襞与检查台上。随着压迫板下压,摄影技术员的左手抚平受检者右乳,手慢慢退出,使乳头保持在切线位上摄影。为避免左侧乳腺的遮挡,必要时可嘱受检者用左手向后外方牵拉左乳(图 13-2-11)。

(二) 中心线

　　X 线自内上向外下投射,中心线在乳头稍上平面。机架 C 臂角度为 45°~80°(下垂乳腺 45°~50°,中等 60°,瘦小乳腺 70°~80°),原则上是使同时旋转的检查台与受检者的胸大肌平行。

(三) 显示部位、用途

　　胸大肌上宽下窄投影于图像内,最好其下缘能达到乳头后方平面。同时,乳腺深部组织也应显示在图像上。乳腺下缘应包入图像内,但不能将上腹皮下组织也投影于片内。注意不要为包全乳腺腺尾部及胸大肌而将 X 线中心线定得过高,致使乳腺下部未完全包入图像内,导致遗漏病变。双乳配对放置时,上下高度双侧应一致。内外斜位是乳腺常规摄影位置之一,摄影方向与乳腺组织的自然排列方向垂直,并可

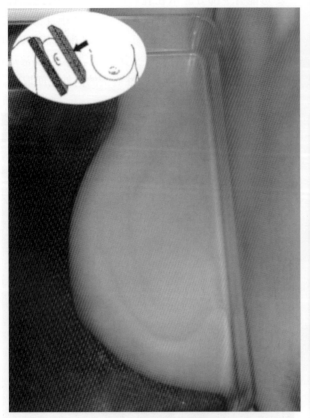

图 13-2-11 乳腺侧斜位摄影体位

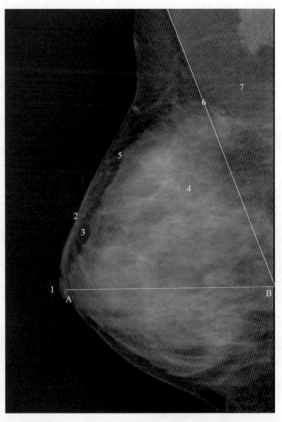

图 13-2-12 乳腺侧斜位 X 线影像及解剖

1. 乳头, 2. 皮肤, 3. 皮下脂肪, 4. 乳腺, 5. 悬韧带, 6. 乳后间隙, 7. 胸大肌。

以大致确定局限性病变的上下空间取向。除能观察乳腺大部分区域外,还能观察外上方的乳腺腋尾部、胸大肌、腋前淋巴结等(图 13-2-12)。

标注乳腺侧斜位为胸大肌下缘显与乳头显示在同一平面(图 13-2-12)。乳头在切线位上清晰显示。

第三节
乳腺补充摄影

除上述标准摄影位置外,视受检者情况还可补充摄影,以最大限度显示病变或有利于介入操作。

一、侧位

分为内外侧位(mediolateral projection,简称 ML 位)和外内侧位(lateromedial projection,简称 LM 位)。

(一)摄影体位

直立,面对乳腺机,右上臂稍高于检查台边缘向

前平举并抓住机架。微微收腹,使右乳置于检查台和压迫板之间。使右乳尽可能多地置于检查台和压迫板之间,并使右乳外侧(内外位,图 13-2-13)或内侧(外内位,图 13-2-14)皮肤与检查台相触。摄影技师用手展平右乳另一侧皮肤,同时使压迫板压向乳腺。注意乳头应在切线位上。摄影内外位时,为避免左侧乳腺遮挡 X 线,嘱受检者用左手向后外方牵拉左乳。

(二)中心线

X 线自内向外(内外位)或自外向内(外内位)投

射,中心线在乳头稍上平面。机架 C 臂角度为 90°。

(三) 显示部位

与内外斜位相似。但腋尾部较少显示在图像上,胸大肌影也明显减小。

(四) 用途

内外斜位在判断乳内局限性病灶的上下解剖位

置方面可存在较大误差,而这在乳腺穿刺定位、微小病灶术前定位时必须避免。侧位是解决这个难题的最好方法。通常为避免 X 线锥形投射造成的放大失真,可疑病灶,位于外侧份则采用内外位摄影,位于乳腺内侧份则采用外内位摄影。如果为了方便穿刺进针,则与此相反,即可疑病灶位于外侧份则采用外内位摄影,位于乳腺内侧份则采用内外位摄影(图 13 - 2 - 15、图 13 - 2 - 16)。

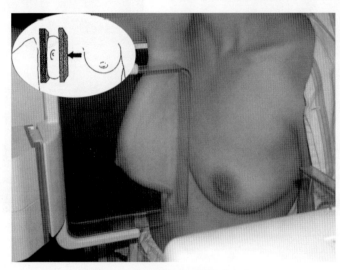

图 13 - 2 - 13　乳腺内外侧位摄影体位

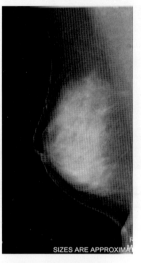

图 13 - 2 - 15　乳腺内外侧位 X 线影像

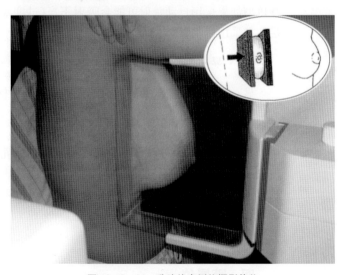

图 13 - 2 - 14　乳腺外内侧位摄影体位

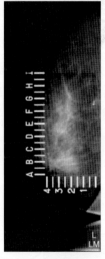

图 13 - 2 - 16　乳腺外内侧位 X 线影像

二、扩展头尾位

(一) 摄影体位

与常规头尾位相似,根据需要适当向右或向左微微转体。

(二) 中心线

X 线自上而下投射,即从头端投射向尾端。中心线在乳头胸壁垂直连线的外侧(外侧扩展头尾位,图 13 - 2 - 17A)或内侧(内侧扩展头尾位,图 13 - 2 - 17B)。机架 C 臂角度为 0°。

（三）显示部位、用途

与常规头尾位相似，区别是扩展头尾位（exaggerated craniocaudal projection，简称 XCC 位）更多包入

内侧份或外侧份乳腺组织。常规头尾位不能完全将乳腺内份或外份投射入图像内，根据需要可以加做内侧扩展头尾位或外侧扩展头尾位，分别显示乳腺内侧份或乳腺外侧份及腋尾部的病变（图 13-2-18）。

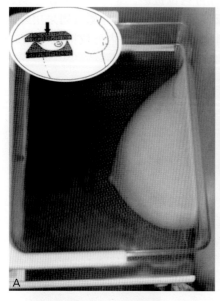
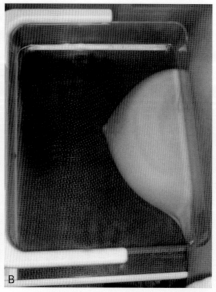

图 13-2-17　扩展头尾位摄影体位
A. 外侧扩展头尾位；B. 内侧扩展头尾位。

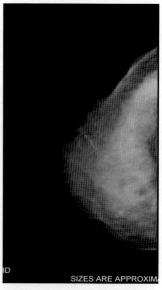

图 13-2-18　扩展头尾位 X 线影像

三、切线位

（一）摄影体位

直立，根据欲检查部位调节检查台高度、C 臂角度，压迫板压迫、固定乳腺。压迫板可选用常规压迫板或特殊的点压压迫板（图 13-2-19）。

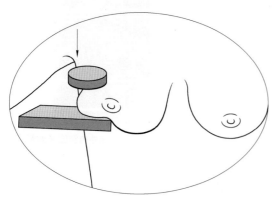

图 13-2-19　乳腺切线位摄影体位

（二）中心线

在可疑点皮肤做铅标志，X 线中心线过此点进行

切线投射。机架 C 臂角度根据需要进行调整。在某些机型如果采用自动曝射可能会曝射不当（过度或不足），可采用手动曝射。

（三）显示部位

显示局部乳腺皮肤及其后方的正常或病理结构。

（四）用途

常规头尾位、内外斜位不能真实地反映部分乳腺皮肤或皮下组织的钙化、结节等病变，甚至这些病变投影于乳腺内，会造成不必要的误诊。此时可以采用切线位（tangential projection，简称 TAN 位）进行鉴别。

四、腋尾位

（一）摄影体位

与内外斜位相似，不同之处在于 X 线中心线较高（图 13-2-20）。

（二）中心线

X 线自内上向外下投射，中心线在乳头与腋窝之

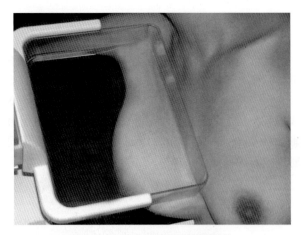

图 13 - 2 - 20　乳腺腋尾位摄影体位

间。机架 C 臂角度为 45°～80°(下垂乳腺 45°～50°,中等 60°,瘦小乳腺 70°～80°),原则上是使同时旋转的检查台与患者的胸大肌平行。

(三) 显示部位、用途

腋前腋尾区域(图 13 - 2 - 21),乳腺实质组织可延伸至腋前下区域,同时该处也是副乳好发部位,腋前组淋巴结肿大也可在该处显示。多数患者采用常规内外斜位即可显示腋前下区域,不必专门拍摄腋尾位(cleopatra projection 或 axillary tail projection,简称

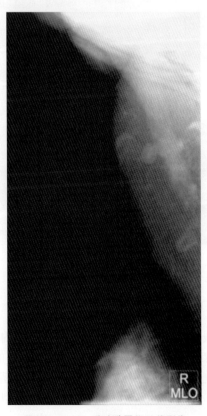

图 13 - 2 - 21　乳腺腋尾位 X 线影像

AT 位),但是对于个别身材高大的患者或为了使 X 线中心线接近该区域,更好地显示腋前下区域情况,可补充拍摄腋尾位。

五、乳沟区摄影

(一) 摄影体位

直立,面对乳腺机,双乳等距放置于检查台上,压迫板下压固定(图 13 - 2 - 22)。

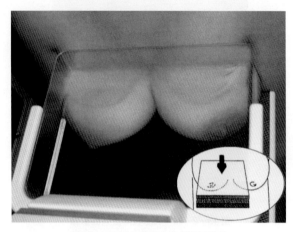

图 13 - 2 - 22　乳腺乳沟位摄影体位

(二) 中心线

X 线自上而下投射,即从头端投射向尾端。中心线正对乳沟。机架 C 臂角度为 0°。在某些机型如果采用自动曝射可能会曝射不当(过度或不足),可采用手动曝射。

(三) 显示部位、用途

双侧乳腺内侧及两者在中线的连接部分(图 13 - 2 - 23)。如果乳腺局限性病变极端靠近内侧份深面,且患者乳腺较大,其双侧乳腺内侧缘较近,形成明显乳沟,可做乳沟区摄影(cleavage projection 或 valley projection,简称 CV 位)。

六、点压摄影

(一) 摄影体位

站立,使用专用的较小压迫板压迫乳腺(图 13 - 2 - 24)。对于不能扪及肿块的乳腺可疑区域点压成像成败的关键是精确的测量。应对已获得的常规图像进行测量,再在乳腺表面测量,并在点压摄影中心

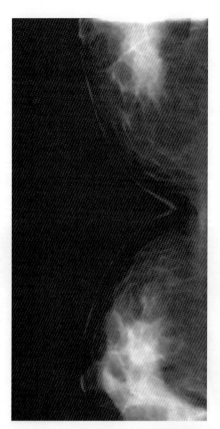

图 13-2-23　乳腺乳沟位 X 线影像

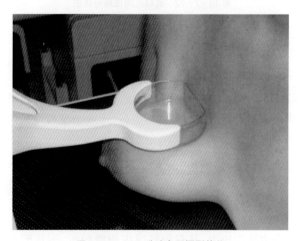

图 13-2-24　乳腺点压摄影体位

点上做墨水标记,便于点压图像显示欠佳时调整压迫点重做。对于能够扪及乳腺肿块的患者行点压摄影,如摄影技师扪诊有把握,则点压区域的选取即简单得多。

(二) 中心线

X 线自上而下和自外向内或自内向外投射,投射方向根据需要选择。机架 C 臂角度为 $0°\sim90°$,采用小焦点(现代机型可自动选定)。

(三) 显示部位及用途

乳腺局部区域,进一步显示局部乳腺病灶的细节,可用此方式摄影。点压摄影(spot projection 或 coned-down spot view)可以挤压开重叠在可疑病灶 X 线投射路径上的乳腺组织,并因为常配合以小焦点摄影,故局部影像的分辨力得以提高。点压摄影可以同时进行乳腺局部放大摄影。

七、放大摄影

(一) 摄影体位

根据需要确定乳腺-成像物质距离,确定放大率(并记录)。其他操作与点压摄影相似(图 13-2-25)。

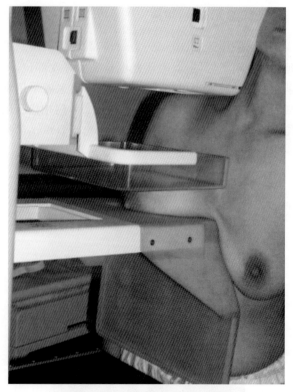

图 13-2-25　乳腺放大摄影体位

(二) 中心线

X 线中心线自上而下和自外向内或自内向外投射。机架 C 臂角度为 0°和 90°。根据放大率的不同,在乳腺远侧放置专用的加大物片距(物像距)的乳托,应用小的压迫板,采用小焦点(现代机型可自动选定)。

（三）显示部位、用途

显示乳腺局部组织（图 13 - 2 - 26）。为将乳腺局部组织或病变结构细节显示得更清楚，可采用放大摄影。多数情况下，同时应用点压摄影。

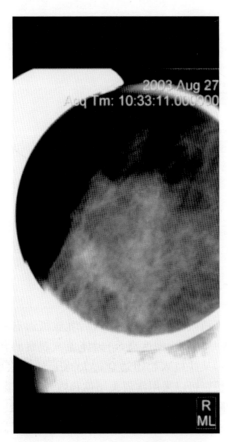

图 13 - 2 - 26　乳腺放大摄影 X 线影像

八、尾头位

（一）摄影体位

尾头位与头尾位摄影方向相反，X 线球管位于乳腺下方，成像物质位于乳腺上方（图 13 - 2 - 27）。站位与头尾位相同。技师用手提升受检者乳腺高度，使其上部基底紧贴检查台边缘，并使压迫板前缘对准乳腺下皱褶，逐渐向上压迫乳腺。

（二）中心线

与头尾位相同。

（三）显示部位

与头尾位相同。

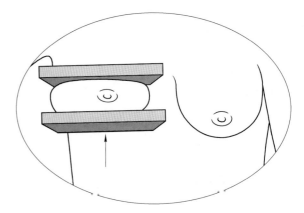

图 13 - 2 - 27　乳腺尾头位摄影体位

（四）用途

当怀疑乳腺上份病变时，为了避免物片距过长图像失真模糊，或避免常规头尾位压迫板下降过程中乳房上部病变滑脱，可以采用尾头位。对胸椎后弓畸形（驼背）的受检者也可以使用尾头位来代替头尾位摄影。

九、外内斜位

（一）摄影体位

外内斜位（LMO）与内外斜位摄影方向相反，X 线球管位于乳腺外下方，成像物质位于乳腺内上方。调整机架角度，受检者适当前倾身体，受检者检侧上臂上抬，检查台前缘紧贴胸骨，位于乳腺内上缘，压迫板在乳腺外下缘紧贴乳房基底向内上方压迫，注意收腹，技师可以适当压迫受检者腹部，以打开乳房下皱褶（图 13 - 2 - 28）。

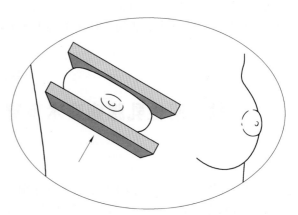

图 13 - 2 - 28　乳腺外内斜位摄影体位

（二）中心线

与内外斜位相同。

（三）显示部位

与内外斜位相同。

（四）用途

其作用与内外斜位相似,适合于检查侧放置有心脏起搏器或胸部凹陷的病员。

十、上下斜位

X线球管位于乳腺外上方,成像物质位于乳腺内下方(图13-2-29)。此摄影方位与乳腺组织生理排列方向不相适应,所获图像重叠太多,临床极少应用。

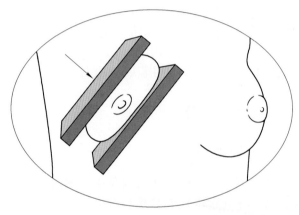

图13-2-29 乳腺上下斜位(superoinferior oblique, SIO)摄影体位

十一、旋转位摄影

常规头尾位和内外斜位摄影之后,需要排除投射路径上致密乳腺组织重叠掩盖病变时,可以加摄旋转头尾位或旋转内外斜位加以观察(图13-2-30)。旋转位摄影方法是:技师将手放在乳房两侧缘,顺时针或逆时针旋转乳房,改变乳房内部乳腺组织的投射角度,保持旋转状态进行压迫后摄影。旋转方向应标记在图像上。

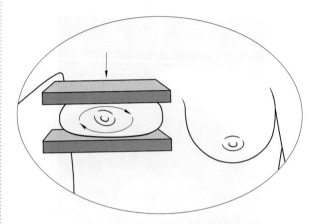

图13-2-30 乳腺旋转摄影体位

十二、隆乳后摄影

人工植入硅胶等充填物质后乳腺摄影有一定难度,原因是植入物密度高,可以掩盖欲观察的乳腺组织,同时,某些植入物不适合过大的压力压迫。隆乳后乳腺摄影可以采用常规头尾位和内外斜位摄影,压力适度降低。此外,可以采用非常规的方法摄影。即在进行头尾位和内外斜位摄影时,可以采用手法使植入物向胸壁后上方乳房基底侧移动,同时,适度牵拉乳房组织向前置放并压迫于检查台上进行摄影。如果乳房组织较小,自动曝射装置可能拒绝曝射,需要手动设置曝射参数。

第四节
触诊阴性乳腺病变术前穿刺定位术与乳腺穿刺活检术

通过乳腺钼靶X线摄影机引导进行乳腺术前穿刺定位或乳腺穿刺活检,目前主要有两种方式,二维手动定位穿刺和三维立体自动定位穿刺。前者对机器设备要求较低,只要带有专用有孔压迫板即可,但对操作者的操作技术要求较高。后者对机器设备及穿刺器械要求较高,价格昂贵。各家可根据实际情况选用。

值得注意的是,乳腺术前穿刺定位或乳腺穿刺活检对乳腺诊断水平要求较高,必须能够较为准确地确定乳腺内局限性病变的存在,尤其是那些临床不能扪及的乳腺微小病变。因此,建议这些操作由有经验的放射诊断医师进行,摄影技师直接配合医生的工作。穿刺成功后还需病理科医生进行细胞学和组织学诊断,乳腺外科医生进行必要的手术切除。乳腺术前穿刺定位或乳腺穿刺活检需要放射科、病理科、乳腺外科的密切协作才能取得成功。

一、乳腺术前穿刺定位

(一) 适应证

在两个摄影方位图像上确定乳腺内有临床不能扪及的病灶(如结节、钙化),且高度怀疑为恶性,临床欲做切除活检,或虽疑为良性,但临床欲做手术切除的病例。该方法能帮助外科医生准确定位切除不能扪及的乳腺病灶,并能帮助病理科医师对切除标本定位活检,尤其是对确诊微小乳腺癌并行保乳手术具有重要意义。

(二) 禁忌证

有出血倾向的患者。

(三) 并发症

血肿;穿刺局部区域皮肤感染等。

(四) 准备

照明灯、消毒手套、酒精棉球、敷料、带内芯为可弹开金属钩丝(hook wire)的 9 号(最好注明多少 G)穿刺针。

(五) 检查程序

(1) 对患侧乳腺首先拍摄头尾位和侧位,观察病变,确定穿刺进针方向和深度。如病变位置在乳腺外上、内上象限,则采用头尾位从上向下进针;如在外下

象限则采用从内位自外向内进针;如在内下象限则采用内外位从内向外进针。

(2) 对 X 线检查台、有孔压迫板消毒。

(3) 患者取坐位,常规皮肤消毒,在选定的方位上用有孔压迫板压迫乳腺后摄影(注意压力不能太大,以能固定乳腺为原则,通常采用 6～8 daN),确定穿刺点(图 13-2-31A、B)。注意应调节控制台有关程序,使拍摄后压迫板不要自动松开。

(4) 放射科医师戴消毒手套,垂直进针,进针深度根据穿刺前的测量初步确定。然后,拍摄图像,观察针尖与病灶的位置关系(图 13-2-31C),可适当调整,确认针尖正对病灶后,松开压迫板。

(5) 小心翼翼地将乳腺连穿刺针(注意穿刺针不能移动)退出摄影区,换上常规压迫板,改为与刚才摄影位置垂直的方位压迫乳腺、摄影,核定穿刺针针尖的位置,使针尖在病灶内(图 13-2-31D)。

以上步骤可在带有三维立体定位系统的乳腺 X 线摄影机上进行(图 13-2-32),对病灶行左右分别倾斜 15°角的摄影后机器自动计算进针深度后,将穿刺针插入预定位置。

(6) 将前述带有可弹开金属钩丝内芯的穿刺针穿刺至病灶,定位准确后释放钩丝,摄片确认(图 13-2-31E)。

(7) 将受检者送外科行乳腺局部手术。

(8) 外科所切除标本(连金属钩丝)在送病理科行快速切片组织学检查之前,常规行标本 X 线检查(图 13-2-31F),目的是观察外科是否切除图像所见病灶,可向手术医师提出相关建议。同时,也可向病理科医师提出首先检查何处标本最好。

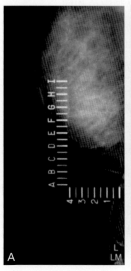
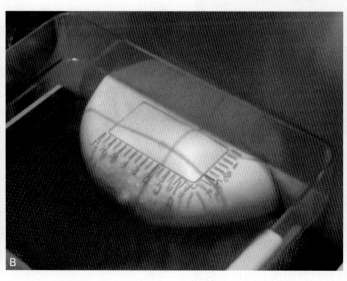
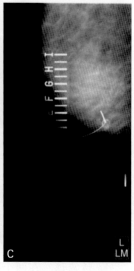

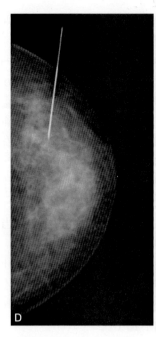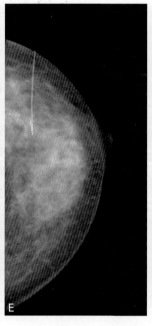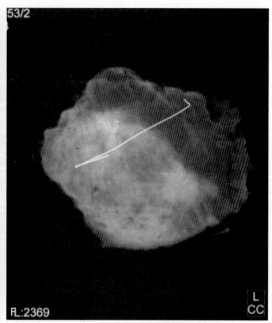

图 13-2-31 乳腺术前穿刺定位

A.内外位用有孔压迫板压迫后摄片;B.根据摄片所见在体表确定穿刺点;C.内外位穿刺;D.在头尾位观察穿刺针位置;E.释放定位钩丝后在头尾位观察;F.手术切除标本摄片确认病变切除。

(六) 检查后注意事项

强调钩丝露出皮肤部分应用清洁敷料覆盖,并用胶布固定,避免钩丝移动。定位医生应向外科手术医生描述定位深度、方位,便于后者确定最便捷的活检手术入路。

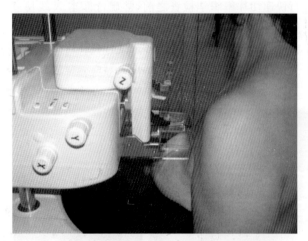

图 13-2-32 三维立体定位系统的乳腺 X 线摄影机

二、乳腺穿刺活检术

(一) 细针抽吸细胞学检查(FNAB)

1. 适应证 在两个摄影位置图像上均显示的乳腺局限性病灶,为确认其是否为恶性,或虽然怀疑为良性实体性病灶,但为了核实,均可做细针抽吸细胞学检查。

2. 禁忌证 有出血倾向的患者;穿刺局部区域皮肤感染。

3. 并发症 偶有局部血肿。

4. 准备 照明灯、消毒手套、酒精棉球、敷料、9号有内芯穿刺针、50 mL 注射器、生理盐水、玻片、试管。

5. 检查程序

(1) 对不能扪及肿块的病例,乳腺 X 线摄影机二维定位方式与前述乳腺术前穿刺定位相同。

(2) 针尖到达预定位置后,套上盛生理盐水的 50 mL 针筒,深浅约 5 mm 来回抽动穿刺针,并同时用力抽吸,反复十余次后,保持负压拔出穿刺针。局部皮肤用消毒纱棉覆盖。

(3) 穿刺针针尖处吸出物涂波片两张立即送病理科行细胞学检查。穿刺针反复用 10 mL 生理盐水冲洗,冲洗液盛入干净试管内送病理科离心后行细胞学检查。

(4) 能被扪及的肿块可在常规消毒后直接穿刺抽吸送检。注意可移动的肿块应适当固定后穿刺。

6. 检查后注意事项 涂片及冲洗液应立即做病理细胞学检查,以防细胞萎缩、坏死,影响细胞学诊断。

（二）核心钻取组织活检

1. **适应证**　在乳腺两个不同摄影方位图像上怀疑为恶性肿瘤的病例，可采用乳腺组织钻取活检。此方法可以获得乳腺组织学标本，病理报告准确性明显优于细针抽吸细胞学活检。

2. **禁忌证**　有出血倾向的患者。

3. **并发症**　局部出血及血肿形成；穿刺局部区域皮肤感染。

4. **准备**　照明灯、消毒手套、酒精棉球、敷料、乳腺专用活检枪（带有凹槽的穿刺针）、弯盘（盛标本用）。

5. **检查程序**　乳腺 X 线摄影机二维定位方式与前述乳腺术前穿刺定位相同。或用带有三维立体定位系统的乳腺 X 线摄影机对病灶行左右分别倾斜 15°角的摄影后自动计算进针深度。将乳腺专用的具有钻取或截取组织的活检针穿刺至病灶，获得乳腺病灶组织，送病理科行冰冻及石蜡切片组织学检查。

6. **检查后注意事项**　活检后若确定为乳腺恶性肿瘤，应尽快手术，并进行必要的化疗或（和）放疗，预防因损伤局部血管、淋巴管造成肿瘤转移的可能性。

第五节
乳腺 X 线摄影技术质量控制

一、引言

美国放射学院（American College of Radiology，ACR）长期以来被业界公认为制定、出版各种检查技术、质量控制及诊断常规的权威机构。1994 年 ACR 出版了 *Mammography Quality Control Manual*（简称 MQCM）。乳腺摄影质量标准法规（Mammography Quality Standards Act，简称 MQSA）1994 年 4 月 28 日生效后，ACR 随之出版 *Mammography Quality Control Manual*（1999），该书对 1994 年出版的 MQCM 进行了修改，主要是对来自 MQSA 的新信息进行补充，使之与 MQSA 最新标准保持一致。

MQCM（1999）主要涵盖：①放射科医师；②临床应用质量；③放射科技师；④医学物理师等 4 个方面的内容。本文涉及的"乳腺 X 线摄影技术质量控制"主要应为放射技师的职责。由于我国对"医学物理师"这一职业尚未列入国家的专业技术岗位系列，且缺乏有关的专业学科进行系统的人才培养。所以文中涉及的相关工作只能由放射技师担任。

二、放射技师职责

放射技师的职责可概括为：以受检者管理和影像质量为中心，对摄影体位、压迫、影像产生和照片冲洗等技术过程负责。由放射技师执行的特殊质量控制程序包括：

1. **每天**　①暗室清洁；②冲洗机质量控制。
2. **每周**　①增感屏清洁；②观片灯和观察条件检查；③体模影像检测。
3. **每月**　设备可视性检查。
4. **每季度**　①重拍片分析；②照片定影剂残留分析。
5. **每半年**　①暗室灰雾检测；②屏/片密着检测；③压迫检测。

MQSA 要求质量控制技师应包含在质量保证程序中，同时应包括主管的放射医师或医学物理师未包括进去的所有任务，都应指定为质量控制技师的职责。这些任务由质量控制技师或经资格认证的其他人员来完成。当其他人员从事这些任务时，质量控制技师应确保这些任务符合 MQSA 要求。

三、质控主要内容

（1）质控检测项目，频度及要求纠正期限见表 13-2-1。

（2）暗室环境及清洁：由于暗室中的灰尘、脏物均会在乳腺照片上形成伪影，从而造成误诊（伪影可能与微小的钙化点混淆）所以暗室中的物品陈列、放置乃至房顶、墙面的材料；通风口的设置等均应考虑及此。

静电是导致灰尘积聚的一个重要原因，所以暗室的环境湿度应常年维持在 $40\%\sim60\%$。静电空气清洁机在减少灰尘、脏物的积聚方面有效。如果除静电

表 13 - 2 - 1　乳腺 X 线摄影的质控检测

检测	最低频率	MQSA 要求纠正的期限
1. 放射技师检测		
● 暗室清洁	每天	—
● 冲洗机质量控制	每天*	立即
● 移动设备的质量控制	每天*	立即
● 增感屏的清洁	每周	—
● 观片灯的观察条件	每周*	—
● 体模影像	每周	立即
● 设备可视性检查	每月	—
● 重拍片分析	每季度*	检测日期后 30 天内
● 照片定影剂残留分析	每季度*	检测日期后 30 天内
● 暗室灰雾	每半年*	立即
● 屏/片密着	每半年*	立即
● 压迫	每半年*	立即
2. 医学物理师检测		
● 乳腺摄影设备的系统评价	每年*	检测日期后 30 天内
● 准直评估	每年*	检测日期后 30 天内
● 系统分辨力的评估	每年*	检测日期后 30 天内
● AEC 系统的性能	每年*	检测日期后 30 天内
● 增感屏感度的一致性	每年*	检测日期后 30 天内
● 伪影评估	每年*	检测日期后 30 天内
● 影像质量评价	每年*	立即
● KVP 精度及重复性	每年*	检测日期后 30 天内
● 线束质量评估	每年*	检测日期后 30 天内
● 乳房照射量和 AEC 重复性	每年*	检测日期后 30 天内
● 平均腺体剂量	每年*	立即
● 辐射输出率	每年*	检测日期后 30 天内
● 观片灯亮度和室内照度的测量	每年	——

注：① 有 * 内容，要求按照 MQSA 的最新标准。

② "MQSA"要求"立即"纠正者，未经纠正不应使用。

设备附带持续提供负离子气体者更佳。

如果使用明室装片系统，同样应注意在自动装片系统处的灰尘会通过这里进入该系统，引成伪影。

（3）乳腺摄影设备（包括暗盒）的标记：MQSA 要求乳腺照片上有受检者和医院的标记，而且要求每台乳腺摄影机及暗盒/增感屏的号码也标记在照片上。（如果有多台乳腺摄影设备的话，可通过标记的号码来区别照片与所用的设备，识别标记最好使用罗马数字）。为了识别每一暗盒，每一增感屏都应在左边或右边用不透明的、长久的材料做一个唯一的标记，建议使用阿拉伯数字区别于乳腺摄影设备的标记 ID

（注意：某些标记可能损坏增感屏，增感屏制造商对于合适的标号和标记方式会提供帮助。）在每个暗盒外也应该标上相同的记号。

（4）选用适当的胶片、冲洗药液、冲洗机及冲洗时间等参数。

为了获得最佳的影像质量，选择适当的胶片、冲洗药液、冲洗机及冲洗程序等诸因素的组合至关重要。胶片必须采用适合乳腺摄影的专用胶片，增感屏也应适合乳腺摄影的专用增感屏，其光谱必须与胶片的感光范围匹配。质量控制用的胶片必须是临床上使用的胶片。如果临床上使用多种胶片，则应选择用量最多的那种胶片,作为冲洗机的质量控制用片。

由于实际使用时可以有多种胶片、冲洗机、冲洗药液的组合,应尽量使用胶片制造商所推荐的冲洗机、冲洗药液、显影温度、冲洗时间和药液补充速率的组合;或是其他具有类似效果的组合。

(5)胶片及冲洗药液的存放:根据美国放射线防护与测量委员会(NCRP)99 号报告推荐,胶片应存放在 24℃(75 ℉)以下的环境中,理想的范围是 15～21℃(60～70 ℉)。启封后的摄影材料应放在湿度为40%～60%的环境中。胶片不能存放在有化学气体和辐射的环境中。胶片应竖立放置,以避免压力所致的损伤。

冲洗药液应小心存放,不能使液态冲洗药液受冷凝固。如果发生凝固现象,说明容器内有杂质,则这些药液不能使用。

应先使用将要过期的胶片,胶片储藏箱内不应再放已过期的胶片。胶片订货应有合理的计划。

(6)选用合适的温度计:应该用数字式温度计来检测冲洗机(冲洗机的监测不能用水银温度计)。监测显影温度的温度计精度应为±0.5 ℉(±0.3 ℃)。

(7)选择合适的感光仪:在质控工作中,胶片必须在临床使用的条件下曝射,选择合适的感光仪很重要。推荐使用一种 21 级的感光仪能够在胶片上产生相应数量的曝射灰度。由于胶片会因曝射条件不同而对不同的冲洗药液产生不同的反应。所以,应选择适当的能与临床曝射条件相匹配的感光仪。如果胶片是单面乳剂的,感光仪应提供一种单面曝射方式。能发射蓝光的感光仪应通用于蓝光光谱为主,部分接近于绿光的情况(完全模拟临床实际应用的胶片感光谱及与之相匹配的增感屏光谱,这种感光仪不存在)。

因此,用同一感光仪对两种不同的胶片的曝射响应的比较是不可靠的,但能预示两种胶片用同一乳腺摄影用增感屏进行曝射的相对曝射响应。虽然如此,若乳腺摄影中使用的是绿屏和感绿片的话,就必须选择一个能提供绿光的感光仪,而不能发射蓝光或是没有滤过性能的感光仪。

(8)质量控制光楔片的冲洗与读取:冲洗质量控制光楔片的目的,是在冲洗临床照片之前了解冲洗机的显影液状态。因此,每天早晨在冲洗乳腺照片之前的第一件事,就是按照 MQSA 的要求,依次进行:①质量控制光楔片曝射;②洗片;③用密度计读数、取点分析,从而确定冲洗机是否处于良好的工作状态。由于潜影衰退,照片的密度将发生改变,使得很难判

断冲洗机工作是否正常。质量控制光楔片的密度应立即读取以获得正确结果。质量控制光楔片必需要用密度计来读取密度值,目测误差较大。

(9)控制图表:将测试结果及时在控制图表上绘点至关重要。还应记录下日期以及执行测试技师姓名。关于操作情况的改变,比如显影温度计或药液补充速率的改变都应记录在控制图表上。

控制图表为复查相关数据提供方便。任何时候,当数据点达到或超过控制限值时,应立即重复检测。如果重复检测的数据值仍达到或超过控制限值,应立即采取纠正措施,并列出正常限值以比较。控制图表能够及时地反应不稳定情况的趋势。

(10)操作标准和控制限值的建立:当质控程序开始后,有必要建立操作标准和控制限值。操作标准是指正常所期望的。比如,检测影像中的背景密度应位于或接近设定的范围之内。控制限值是在操作标准上建立起来的。如果达到或超过控制限值,应采取相关措施。如果控制限值多次超过,应立即确定问题所在。如果重复检测得到的是相同的数值,应采取纠正措施。推荐的纠正措施包括与医学物理师沟通或请维修工程师会商或纠正。

如经常超过限值,那么确定问题的所在是非常必要的。原因有可能是测量技术问题。应排除测量技术所导致的误差甚至测量仪器引入的误差。如果上述原因排除则被监测的设备应进行检修甚至更换。所有反应出问题的数据都应由医学物理师审查,关于对质量控制程序的校正和对设备的维修升级,以及新设备的购置都应与放射医师讨论。

例如,执行标准建议在冲洗机的感度检测中,若密度≥操作标准的±0.10,应重新检测;若超过标准的±0.15,应立即采取纠正措施。

如限制经常被超越,应考虑:①改进质控过程。②维修有关设备等纠正措施,而不因随意改变限值。改变或更换新 X 线机或胶片类型等则需重新建立标准及控制限值。

(11)乳腺摄影质控(QC)检测表:为了有助于质控(QC)项目检测及留下完整的记录,有专门可供填写的表格。这些检测表将给出一个任何执行质量控制(QC)任务的快速提示,以及一份指示在一段时间内所完成的任务记录。在使用质量控制(QC)检测表前,应先填写好所有的日期。每天任务完成时,操作人员应在检测表的相应区域内填写。

(12)检测频率:本文涉及的检测频率是最低频率。质控检测频率可根据下述不同的情况而改变,影

像设备的新旧程度、稳定性、出现的问题次数等。在X线机的校准及冲洗机更换药液后,应立即确定操作标准的基线。

检测频率的改动应与放射医师和医学物理师协商。如果检测中很少发现问题也不应中断质控程序,表明在现阶段系统处于"受控"状态。

(13)暗盒的使用:为了使屏/片更好地密合,有些暗盒要求在胶片装入暗盒到曝射之间的最短时间为15 min,以保证屏和片之间的空气有足够的时间逸出暗盒。

如果工作量很大,并且暗盒的数量又不多,就有可能出现胶片装入暗盒到曝射之间的时间<15 min。在这种情况下,必须增加暗盒数量。

(14)适当的光学密度:照片的光学密度对于影像对比度至关重要。乳腺摄影照片的光学密度偏低或偏高,都会降低影像的对比度,从而丢失诊断信息。在对比度降低的照片中,密度低于1.00~1.25(低得越多,对比度失去得越多)和高于2.50~3.00,即使有足够亮的观片灯或强光灯、遮幅装置及较暗的光线环境,肉眼还是难以观察到照片上密度>3.00的病变。

在乳腺摄影中最重要的是应显示肿瘤的腺体组织,由于它在照片上形成很低的密度。如发现某些乳腺组织在照片上显示的密度很低,就应将这些组织与低密度病变进行仔细的对比观察。为了确保乳腺组织曝射后得到适当的密度,自动曝射控制(AEC)系统就必须将通过均匀的丙烯酸体模或与乳腺等效密度的材料来获取参考密度。密度标准在1.40~2.00之间,这将保证乳腺摄影照片的密度位于特性曲线的最大对比度区域内,也可保证乳腺组织曝射后得到的密度不会太低,以致发现不了肿瘤。为了证实影像不是曝射不足的,可用一经过校正的密度计来测量乳腺影像中腺体区域的密度。如果腺体组织的密度普遍低于1.00,就必须修正AEC的设置,以增加系统的标准密度。这将有助于证实乳腺摄影的所有部位(包括腺组织)都有足够的对比度。

(15)合适的最短曝射时间:最短曝射时间涉及减少因乳房移动所致的运动性模糊现象、避免活动滤线器限时装置终止X线曝射。乳房的移动会引起锐化边缘的模糊,也会降低乳房中的钙化灶和纤维状结构,如毛刺征等征象的可见性。当达到最大曝射时间或最大mAs时,活动滤线器限时器就会终止曝射。

在遇到一些较厚、致密的乳房时,若使用的射线量不足(如kVp设置过低),通常会发生这种情况。活动滤线器限时终止曝射会导致照片密度低于AEC系统所设定的密度。另外,了解每一台乳腺摄影设备的曝射终止时间和mAs是很重要的(通常为4 s)。选择技术参数使曝射时间<2 s,不管乳房的厚度和成分如何,是减少乳房移动和避免活动滤线器限时器终止的一种可行的方法。如果对于一些较厚且致密的乳房来说,曝射时间必须>2 s时,摄影技术条件表就必须进行修改,以增加射线量(改变靶、滤过材料或提高kVp)。

但有些乳腺摄影设备上,曝射时间过短会导致滤线栅铅条影的出现,所以通常曝射时间应选择在0.5~2 s之间。

(16)技术表格:使用自动曝射控制(AEC)系统,能够确保不同厚度和大小的乳房照片得到近似的影像密度。当保持对大多数的乳房厚度和成分都适用的曝射时间为0.5~2 s时,通过调整kVp和密度控制设置,可以得到一致的光学密度。使用合适的技术表格可以提高影像对比度,减小运动模糊。

有些乳腺摄影设备提供了对X线管阳极靶物质和X线束滤过的选择。一旦放射技师选定了阳极靶和滤过,那就必须选用相应的技术表格。

在所有情况下,AEC的探测器必须正确地、一致地放置。在大多数情况下,探测器必须放在乳房致密区域的下方。

对于包含植入物的乳腺照片,有必要用手动技术来得到合适的光密度。这些信息要在乳腺摄影自动曝射控制系统技术表格中记录。

填写的自动曝射控制系统技术表,必须张贴在乳腺摄影设备上,以便每一位使用这台设备的放射技师都能遵循它。

必须指出:2002年10月28日以后,MQSA不再允许使用摄影技术表格来替代AEC系统。

(17)乳腺照片观察条件:乳腺照片观察条件要求严格。主要应包括:①高亮度观片灯。②合适的遮幅装置(观片灯光不能直接射入眼睛)。③合适的环境照度。④检测片的观察须与阅读临床乳腺照片的条件一致。

(何之彦 曹厚德 赵泽华 谭邱燕)

第三章
乳腺 X 线造影检查

一、乳腺导管造影

（一）适应证与禁忌证

1. 适应证　病理性乳头溢液（指在非妊娠期和哺乳期非人为用力挤压而出现的乳头溢液，一般呈红色、暗黑色、清亮或略带淡黄色）。乳腺导管造影可了解溢液导管管径、腔内占位及管壁破损侵蚀情况，帮助确定导管有否病变及其位置、范围等。

2. 禁忌证　碘过敏者，急性乳腺炎的患者慎用。

（二）造影前准备

照明灯、消毒手套、酒精棉球、5～6 号钝头注射针或泪管塑料插管，5 mL 注射器，60％碘水对比剂（如泛影葡胺、碘普罗胺等）。

（三）检查方法和技术

（1）患者最好取仰卧或坐于有靠背的椅子之上，照明置于检查侧乳腺，常规消毒。摄影技师穿戴好消毒手套。

（2）轻轻挤压乳腺，发现乳头溢液孔后，插入钝针头或塑料插管，注意针管内应预先注满对比剂，避免空气进入。插入不宜过深，以免输乳管（位置较浅）病变遗漏。

（3）注入 60％碘水对比剂，通常 2～3 mL 左右。然后分别行头尾位、侧位（内外位或外内位）摄影。注意摄影时压迫乳腺的压力不宜太大（大约为 6 daN），以免注入导管内的对比剂反流。有人主张用小夹子、小绳子暂时捆夹或用火棉胶暂时封口。

（4）观察图像，确定造影成功与否。

（四）摄片要求及影像显示

一般摄头尾位与标准侧位。图像显示见图 13-3-1。

（五）并发症

通常无并发症。个别患者因插管可致乳头导管局部损伤。

二、乳腺囊肿穿刺注气造影

（一）适应证与禁忌证

1. 适应证　结合乳腺 X 线摄影、临床扪诊，高度疑为乳腺单纯性囊肿的病例，确定囊肿及观察囊壁有否肿块，并进行囊液引流。需要指出的是，在超声引导下行乳腺囊肿穿刺注气造影更便利一些，抽液注气后立即做乳腺 X 线摄影进一步观察值得推荐。一般选择较大的囊肿进行 X 线摄影引导下乳腺囊肿穿刺注气造影。

2. 禁忌证　有出血倾向的患者。

（二）造影前准备

照明灯、消毒手套、酒精棉球、敷料、6 号注射针或蝶翼状针头及后接塑料管、20 mL 注射器、试管。

（三）检查方法和技术

（1）不能清楚扪及的囊肿，首先应拍摄头尾位和

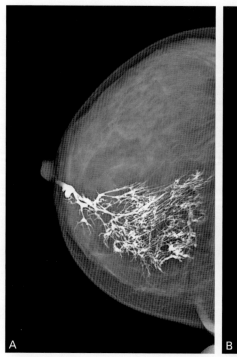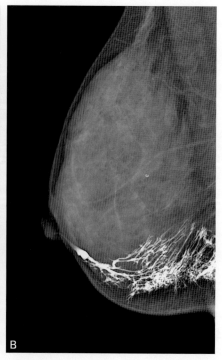

图 13-3-1 乳腺导管造影

A. CC 位；B. MLO 位。

侧位，以确定穿刺进针方向和深度。如囊肿位置在乳腺外上、内上象限，则采用头尾位从上向下进针；如在外下象限则采用从内位自外向内进针；如在内下象限则采用内外位从内向外进针。

（2）对 X 线检查台、压迫板消毒。

（3）患者取坐位，常规皮肤消毒，在选定的方位上用有孔压迫板压迫乳腺后摄影，确定穿刺点。注意：压迫压力宜小，大约为 6 daN。

（4）放射科医师戴消毒手套，使用 6 号（注明多少 G，这是国际通用规格）针头（为避免直接套接针筒时针头移位，可采用后接塑料管的蝶翼状针头，即临床输液常用的针头）垂直进针，进入囊肿后有液体流出，套上 20 mL 针筒抽吸，抽吸液注入干净试管内送病理科行离心细胞学检查。

（5）注意保持针头深度固定，再注入相当于抽吸液总量的 80%～90%的干净空气到乳腺囊肿内，局部皮肤用消毒纱棉覆盖。

（6）张力较高的囊肿或非常大的囊肿可被手扪及，则常规消毒后在扪诊下穿刺抽液注气，再摄乳腺 X 线图像观察囊肿内腔。

（四）摄片要求及影像显示

一般摄头尾位和侧位观察乳腺囊肿内壁情况位。

（五）并发症

偶有局部血肿。穿刺局部区域皮肤感染。

（何之彦　吴晓燕　谭邱燕）

第四章
数字乳腺断层合成 X 线成像检查

全数字化乳腺 X 线成像（full-field digital mammography，FFDM）作为传统的乳腺成像技术，在乳腺癌诊断中发挥重要作用，对钙化的显示最具优势，但受到组织重叠的影响，软组织病灶（如肿块、结构扭曲等）漏检率较高，故乳腺 X 线融合技术应运而生。

近年来，数字乳腺断层合成 X 线成像技术（digital breast tomosynthesis，DBT）迅速发展，DBT 是通过转动一定角度进行一次低剂量投照，将所获得的影像经计算机后处理重建为一系列断层图像（图 13-4-1），降低乳腺腺体组织重叠的影响，将正常腺体组织与病灶区分开，特别是以肿块、结构扭曲为表现的病变，从而提高乳腺病灶的诊断敏感性和特异性，而且也更适合乳腺腺体较致密的亚种女性。国内外很多研究认为，相比于 FFDM，DBT 能提高乳腺癌筛查、诊断的准确性，降低召回和活检概率（图 13-4-2 和图 13-4-3）。

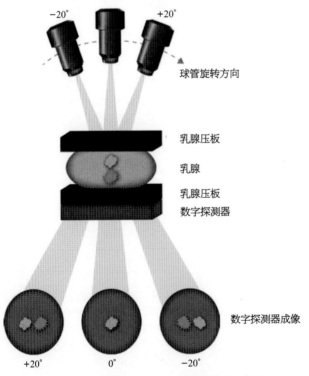

图 13-4-1　数字乳腺断层 X 线成像技术示意图

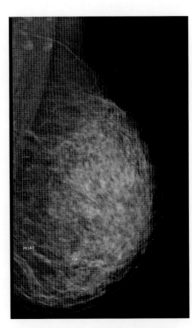

图 13-4-2　左乳 MLO 位 FFDM
左乳内份密集分布无定形钙化伴可疑结节，结节边缘显示不清。

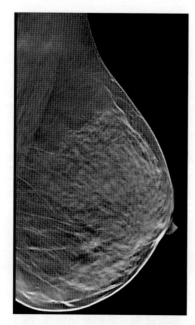

图 13-4-3　左乳 MLO 位 DBT 成像

左乳内份见密集分布无定形钙化伴等密度结节，边缘多发毛刺，考虑乳腺癌。

DBT 对病灶的检出不仅取决于病灶的物理特性，在很大程度上也取决于图像采集参数，包括扫描角度、角度增量和投影视图数量等影响图像质量的因素。

但 DBT 的主要缺点是增加了近一倍的辐射剂量，且断层图像对于微钙化的显示效能低于 FFDM，也无法显示微钙化的分布特征，故需结合 FFDM 才能对钙化进行综合、准确的评估，但加拍 FFDM 势必更增加辐射剂量，故目前针对 DBT 的后处理软件可通过最大密度投影技术重组出类似于 FFDM 的 2D 图像，即合成 2D 图像，以便在只接受 DBT 检查后同时获得 3D 和 2D 图像，从而降低检查剂量、保证诊断效能。

（吴晓燕）

第五章
乳腺 CT 检查

乳腺 CT 检查在临床上已不常用,CT 不作为乳腺疾病检查的基本方法。但 CT 具有很高密度分辨力,并可进行横断面扫描,对病灶的空间定位更准确。CT 常采用增强扫描,以助发现乳腺小病变,并根据病灶血供特点、增强表现进行良恶性的鉴别。与乳腺 X 线摄影相比,CT 的优势主要表现在:①更清楚地显示肿块的内部和周围情况。②有助于了解腋窝、内乳淋巴结和肺内转移等情况,从而进行准确的术前分期。③对不宜行乳腺 X 线摄影检查者(如小乳腺)或病变部位特殊(如乳腺后区、腋根部)而 X 线检查难以发现者,CT 检查具有一定优势。

常规检查

(一) 适应证

(1) 乳腺摄影盲区可疑病灶。
(2) 不适合 MRI 检查者乳腺癌术前评估。
(3) 乳腺癌新辅助化疗疗效评估。

(二) 检查前准备

受检者需禁食 6 h 以上。嘱受检者去除乳罩及内衣。不宜在月经期前后 1 周内检查。

(三) 检查技术

1. 检查体位　常规最佳体位取俯卧位＋托垫。年老体弱及气喘不适合俯卧受检者使用仰卧＋托垫。双手上举或抱头。
2. 定位　正位像,确定扫描范围和层次(图 13-5-1)。

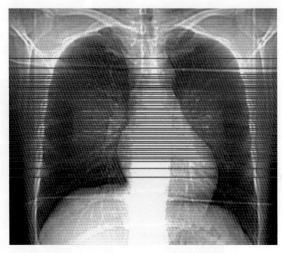

图 13-5-1　乳腺 CT 定位片

3. 检查范围　自腋窝至乳房下缘。
4. 检查方式　俯卧位横断面扫描,螺旋扫描或步进式扫描。
5. 检查参数
(1) 单排:层厚和间距相同,5～10 mm,小病灶可作薄层扫描 1～3 mm;成像视野(FOV)包括皮下组织。
(2) 多排:层厚和间距一般为 5 mm,但准直一般较小,16 层 MDCT 为 1～1.5 mm×16,64 层 MDCT 为(0.5～0.65)mm×64,其余参数基本同单排,可以回顾性薄层重建。
6. 增强扫描　使用高压注射器,经四肢浅静脉注射对比剂,总量 450 mgI/kg 体重,速度 3～4 mL/s,对比剂注射完即开始扫描。扫描程序、参数和平扫相同。部分病例可根据需要在增强后 1.5 min 增加延迟扫描。建议注射对比剂后行 3 次扫描,以观察病灶动态变化规律。

7. 后处理 对原始数据进行回顾性重建,采用最小层厚、重叠重建技术、软组织算法重建,在图形图像处理工作站上完成 MPR、MIP 以及 VR 等多种技术显示,以充分显示病变特点。

(四) 摄片方法

按序摄片,包括定位片、平扫横断面、增强横断面。对病变进行兴趣区 CT 值测量,平扫、增强、延迟对应(图 13-5-2 和图 13-5-3)。在 MDCT 上完成的检查并有三维重建者,将三维图像给予摄片。

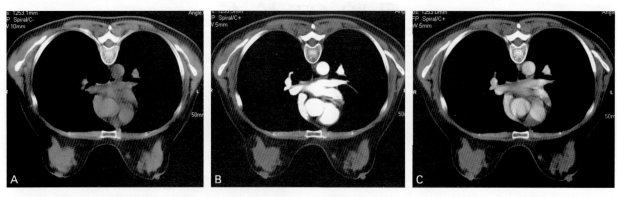

图 13-5-2 乳腺 CT

A.乳腺 CT 平扫;B.乳腺 CT 增强扫描;C.乳腺 CT 延迟扫描。

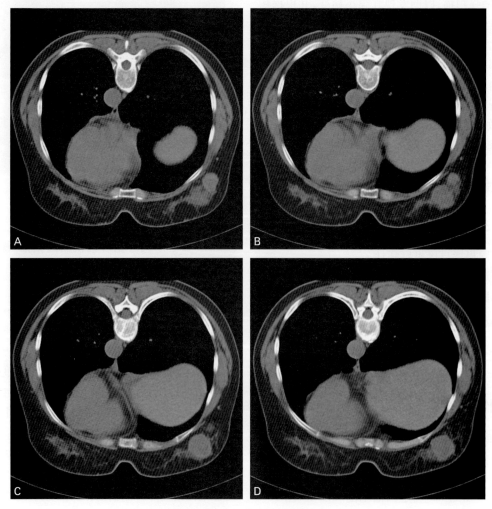

图 13-5-3 右乳房肿块(A~D)

（五）乳腺CT灌注

由于X线辐射剂量太大，在目前MRI检查和灌注成像日益成为临床普及的检查方法的时候，乳腺肿瘤CT灌注成像应列为禁忌证，只有在受检者其中一侧乳腺已经切除，另一乳腺有高度怀疑乳腺癌时；或者摄片和乳腺MRI都设备故障不能采用时，受检者又积极要求检查时，可选择应用。

1. 定位 在常规平扫基础上确定扫描范围，或直接从定位片上确定。

2. 扫描范围 根据CT机型和所选层厚确定，如"5 mm×4"指范围20 mm。

3. 扫描方式 最好取俯卧位＋托垫，条件不足可采用仰卧位横断面扫描。

4. 扫描参数 根据CT机型和病灶情况而定，尽可能采用较薄层厚以减少部分容积效应的影响，尤其16层以上的MDCT机型。成像视野(FOV)包括双侧乳腺或一侧乳腺。使用高压注射器，经四肢浅静脉注射碘对比剂60 mL，速度5 mL/s。一般在对比剂开始注射后10 s开始扫描。

5. 后处理 选取合适的数据传入工作站，使用专门软件进行处理，分别获得血流量、血容量、平均通过时间等。

（曹厚德 唐震 张莲）

第六章
乳腺 MRI 检查

(一) 适应证与禁忌证

1. 适应证

(1) 乳腺癌易感人群普查:BRCA 基因突变,患乳腺癌危险性高达 60%~80%,患卵巢癌危险性达 40%;40 岁为高峰发病年龄;30 岁开始普查;BRCA1 突变人群对放射线更敏感;美国癌症协会颁布作为乳腺 X 线检查的补充 MRI 普查指南,指出乳腺癌 MRI 普查适用于有生之年患乳腺癌危险性高达 20%~25% 及以上的人群(包括胸部接受放射治疗者,如霍奇金病)。

(2) 乳腺癌受检者对侧乳腺的随访。

(3) 两位以上近亲患乳腺癌者的随访与普查。

(4) 乳腺病变良、恶性鉴别诊断。

(5) 新辅助化疗的监测。

(6) 乳腺癌分期(包括腋淋巴结评价)。

(7) 普通人群乳腺癌普查:年轻人群的致密乳腺。

(8) 临床上拟诊恶性,其他影像为阴性。

(9) 假体植入术后。

2. 禁忌证

(1) 装有心电起搏器者。

(2) 检查部位邻近体内(如胸壁、肺等)有不能去除的金属植入物。

(3) MRI 对比剂有关的禁忌证。

(二) 检查前准备

嘱受检者平静呼吸,不要移动,取下金属物(项链、胸罩、带金属衣服等)。

(三) 检查技术

1. 线圈 一般采用双侧乳腺专用线圈(图 13-6-1)。

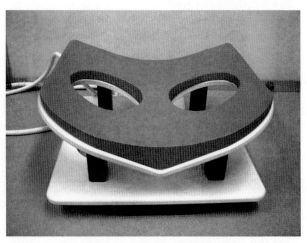

图 13-6-1 乳腺专用相控阵线圈

2. 体位、采集中心和范围 受检者头先进,俯卧于胸腹部支持架上,双侧乳房自然下垂于双乳环形线圈孔内,头颈部垫高,双手及上臂置于头部两边(可作支撑)或双手上举交叉抱头;因为检查时间较长,尽量让受检者处于感觉较舒服的位置状态;定位十字线对准双乳线圈中心和正中矢状面。成像范围尽包双侧乳腺区域。

3. 常规成像方位、相关脉冲序列及其参数

(1) 定位成像:一般以横轴面像定位(Ax SE T1WI),然后扫描双乳矢状面,可用三维容积扫描。根据定位像显示的乳腺及病变大小选择层厚和间距,

层厚一般 3~8 mm，层间距为 0~3 mm；三维容积扫描层厚为 1~3 mm。横轴位成像可以用相对大的 FOV 尽包双乳，矢状面则分别用小 FOV 以提高分辨力。

（2）横轴面平扫：FSE 序列 T2WI，TR/TE＝3 000~5 000/80~100 ms，但通常用抑脂技术（反转恢复法 STIR）TR/TE＝9 950/70 ms，TI＝150 ms；矩阵 448×448 或 512×512，FOV 32×32 cm，相位编码设在左右方向（图 13-6-2）。横断面快速梯度回波（FSE）T1WI 扫描，扫描参数：TE 最小完整回波时间，TR 700 ms。

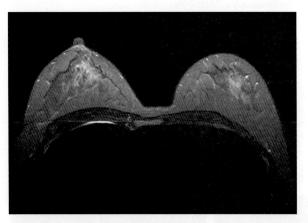

图 13-6-2　双乳横断面 T2-STIR

（3）矢状面平扫：由于乳内脂肪含量高，为了更好显示乳腺腺体及病变，通常用脂肪抑制技术。FSE 序列 T2W：TR/TE＝3 000~5 000/100~120 ms，矩阵 256×256，FOV 20 cm×20 cm 或 18 cm×18 cm。相位编码设在前后方向。SE 序列 T1W：TR/TE＝400~600 ms/Min，矩阵 256×224，FOV 20 cm×

20 cm。相位编码设在前后方向。3D-T1W 技术采集：TR/TE＝20~30 ms/min，矩阵 512×512，FOV 18 cm×18 cm 或 20 cm×20 cm（图 13-6-3）。

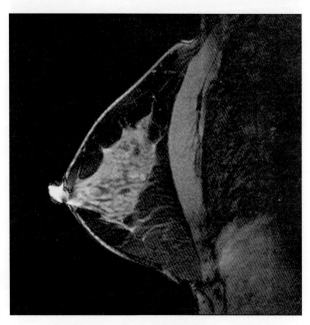

图 13-6-3　单乳矢状面脂肪抑制 3D-T1WI

（4）增强技术：经静脉注射 Gd-DTPA 15 mL，快速小角度激发序列（如 VIBRANT，FLASH 序列），3D-CE 扫描：TR/TE 4~6 ms/1~2 ms，层厚/间距 1~3 mm，矩阵 512×512，FOV 32 cm×32 cm。横断面动态扫描（图 13-6-4）连续 5 个回合以上，结束后，进行矢状面 3D 增强扫描，参数与平扫矢状面 3D 扫描相同（图 13-6-5）。对比剂采用 Gd-DTPA，剂量 20 mL，以 2 mL/s 的速率快速团注，继而用同样速率注射 20 mL 生理盐水。

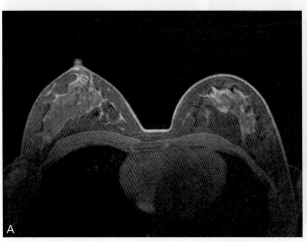

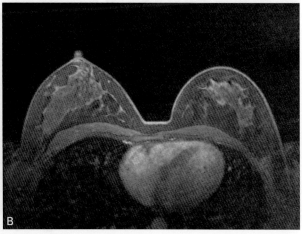

图 13-6-4　双乳腺 3D-T1 横断面动态（显示两个回波，A、B）

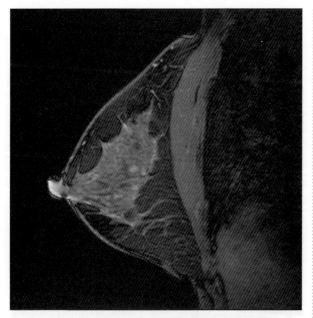

图 13-6-5 单乳矢状面 3D-T1 增强

根据动态增强中组织信号强度随时间变化，可绘制时间-信号强度曲线，以供分析病灶的血流动力学特征，而这些特征有助于判断病变的良恶性。

测量病灶的信号强度（SI$_{病灶}$）、背景乳腺组织的信号强度（SI$_{乳腺组织}$）及背景噪声的标准差（SD$_{背景}$）。根据公式计算病灶的对比度噪声比（CNR），CNR$_{病灶}$ = （SI$_{病灶}$-SI$_{乳腺组织}$）/SD$_{背景}$。在不同 MR 序列病灶显示最大层面进行测量，测量时病灶、背景乳腺组织及背景噪声的感兴趣区（region of interest，ROI）取相同大小。

4. 其他成像方位、可用脉冲序列及其参数　其他技术包括弥散加权成像（diffusion weighted imaging，DWI）、灌注加权成像（perfusion weighted imaging，PWI）、磁共振波谱技术（magnetic spectroscopy，MRS）等。

有关研究提示快速动态增强、DWI 和 FSE T2WI 加脂肪抑制序列的组合是乳腺 MR 成像必需扫描序列（图 13-6-6、图 13-6-7），有利于提高图像对比度和病灶的检出率。波谱技术成功率不高，只有 50% 左右。灌注加权成像具有一定价值，仍需进一步研究。三维重组和 MIP 等技术也在临床上得到了推广应用（图 13-6-8）。

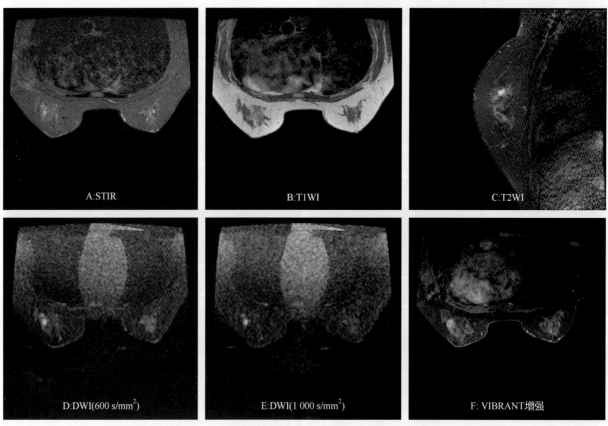

A:STIR　　　B:T1WI　　　C:T2WI

D:DWI(600 s/mm^2)　　　E:DWI(1 000 s/mm^2)　　　F: VIBRANT增强

图 13-6-6　左乳腺病
不同序列对病灶的显示。

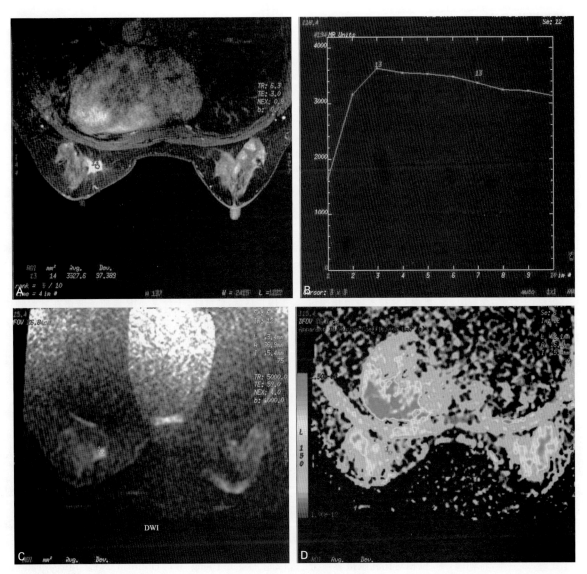

图 13-6-7　左乳浸润性小叶癌

动态增强显示病灶显著强化（A），其曲线为流出型（B），提示恶性。C 和 D 为 DWI 及 ADC 值编码的图像。

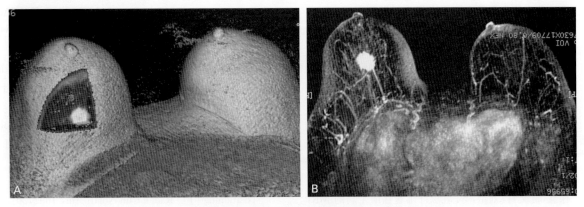

图 13-6-8　乳腺 MRI 检查的三维表面重组和 MIP 显示右乳腺法节

A. 三维表面重组图像，对立体显示病灶所在象限较直观；B. 三维 MIP 图像，显示病灶的周围关系及其强化表现。

（四）摄片方法

按顺序拍摄定位片和各个成像序列的扫描图像。

（汪登斌 唐 震 吴晓燕）

·参·考·文·献

[1] 马丽华.乳腺疾病比较影像诊断学[M].北京:军事医学科学出版社,2003.

[2] 徐开禁,唐迪.乳腺 X 线诊断[M].上海:上海科学技术出版社,1980.

[3] 姜洪,海鹰,蔡崧,等.计算机乳腺摄影影像处理参数的探讨[J].中国医学影像技术,2002,18(4):386-387.

[4] 赵俊京,王红光,李智岗,等.乳腺 CR 技术规范化探讨[J].中国医学影像技术,2004,20(3):427-429.

[5] 蔡丰,张涛,郭章留.数字乳腺 X 线机与传统乳腺 X 线机的临床应用对比研究[J].中华放射学杂志,2002,36(11):981-984.

[6] 曹厚德.应当重视乳腺 X 线摄影的质量[J].中华放射学杂志,2000,34(3):149.

[7] 顾雅佳,王玖华,涂小予.乳腺导管原位癌的钼靶 X 线表现与病理对照研究[J].中华放射学杂志,2002,36(3):240-244.

[8] 顾雅佳,周康荣,陈彤箴.乳腺癌的 X 线表现及病理基础[J].中华放射学杂志,2003,37(5):439-444.

[9] 李文英,陈亚青.乳腺肿瘤血管影像评价方法[J].中国医学影像技术,2007,23(8):1253-1256.

[10] 丁建辉,彭卫军,蒋朝霞,等.位相对比乳腺摄影与全数字化乳腺摄影影像质量的比较研究[J].上海医学影像,2011,20(1):5-8.

[11] 黄强,葛玲玉,许顺良.立体定位核芯针活检在乳腺疾病诊断中的应用研究[J].中华放射学杂志,2007,41(11):1237-1240.

[12] 刘涛,郑海宁.选择性乳腺导管造影对溢液性导管癌的诊断价值[J].上海医学影像,2007,16(2):121-122.

[13] 焦旅忠,索春玲,王溪,等.CR 应用于钼靶乳腺数字化摄影的探讨[J].上海医学影像,2006,15(3):247.

[14] 冀焕梅,梁秀芬,闫斌,等.乳腺 X 线立体定位活检的临床应用及适应证选择[J].实用放射学杂志,2013,29(5):764-767.

[15] 徐慧,贾文霄,刘艳,等.乳腺纤维囊性增生病的 MRI 特征表现[J].实用放射学杂志,2010,26(2):246-250.

[16] 孙泽民,王守安.增强 MRI 诊断乳腺良恶性病变的价值[J].中华放射学杂志,1998,32(7):461-465.

[17] 郭勇,蔡祖龙,蔡幼铨.动态增强 MRI 鉴别乳腺良恶性病变的前瞻性研究[J].中华放射学杂志,2001,35(9):671-675.

[18] 赵斌,蔡世峰,高佩虹.MR 扩散加权成像鉴别乳腺良恶性病变的研究[J].中华放射学杂志,2005,39(5):497-500.

[19] 赵斌,蔡世峰,于台飞.MR 氢质子波谱在乳腺肿块应用中的价值及技术干扰因素分析[J].中华放射学杂志,2006,40(3):281-284.

[20] 欧阳翼,谢传淼,伍尧泮.动态增强 MRI 定量参数及最大线性斜率比值对鉴别乳腺良恶性疾病的价值[J].中华放射学杂志,2008,42(6):569-572.

[21] 燕树林.乳腺 X 线摄影与质量控制[M].北京:人民军医出版社,2008.

[22] 鲍润贤.中华影像医学-乳腺卷[M].2 版.北京:人民卫生出版社,2010.

[23] 何之彦.重新审视乳腺钨靶 X 线摄影[J].中华放射学杂志,2013,47(8):677-680.

[24] 美国放射学院.乳腺影像报告和数据系统:乳腺影像图谱[M].北京:北京大学医学出版社,2010.

[25] Logan-Young W, Hoffman NY. Breast cancer: a practical guide to diagnosis [M]. Rochester: Mt. Hope Publishing, 1994.

[26] Lou SL, Lin HD, Lin KP, et al. Automatic breast region extraction from digital mammograms for PACS and telemammography applications [J]. Comput Med Imaging Graph, 2000,24:205-220.

[27] Gorshon-Cohen J, Hermel MB, Berger SM. Detection of breast cancer by periodic x-ray examination [J]. JAMA, 1961,176:1114-1116.

[28] Tabár L, Haus AG. Processing of mammographic films: technical and clinical considerations [J]. Radiology, 1988,173:68-69.

[29] Eklund GW, Cardenosa G. The art of mammographic positioning [J]. Radiol Clin North Am, 1992,30:21-53.

[30] Lundgren B. The oblique view at mammography [J]. Br J Radiol, 1976,50:626-628.

[31] Sickles EA. Practical solutions to common mammographic problems: tailoring the examination [J]. AJR, 1988, 151:31 - 39.

[32] Faulk RM, Sickles EA. Efficacy of spot compression-magnification and tangential views in the mammographic evaluation of palpable breast masses [J]. Radiology, 1992, 185:87 - 90.

[33] Tabár L, Dean PB, Pentek Z. Galactography: the diagnostic procedure of choice for nipple discharge [J]. Radiology, 1983, 149:31 - 38.

[34] Kline TS. Breast lesions: diagnosis by fine-needle aspiration biopsy [J]. Am J Gynecol Obstet, 1979, 1: 11 - 16.

[35] Dowlatshahi K, Yaremko ML, Kluskens LF, et al. Nonpalpable breast lesions: findings of stereotaxic needle-core biopsy and fine-needle aspiration cytology [J]. Radiology, 1991, 181:745 - 750.

[36] Frank HA, Hall FM, Steer ML. Preoperative Localization of nonpalpable breast lesions demonstrated by mammography [J]. New Engl J Med, 1976, 295:259 - 260.

第十四篇

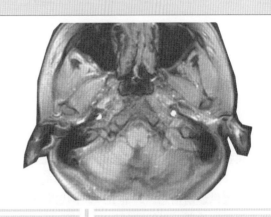

腹盆部

曾蒙苏　陆建平　贾宁阳　张　欢　强金伟　审读

　　腹盆部脏器的影像学检查以消化系统、泌尿生殖系统为主。早年的消化道检查以双对比钡剂造影为主。20 世纪 80 年代以来,随着影像诊断技术的发展,CT、MRI、血管造影等应用于消化道疾患的影像诊断,从不同的角度提供诊断信息。20 世纪 90 年代以来,CT、MR 仿真内镜以及胃肠螺旋 CT 三维成像技术开始应用于消化道疾患的诊断。对管腔的形态、狭窄、闭塞情况及腔内病变形态提供了一种新的无创性、多角度的检查手段,具有较高的临床应用价值。此外,MR 的临床应用对胃、结肠病变的诊断也颇具价值。

　　在肝、胆、胰疾病方面,影像诊断技术在原有传统 X 线诊断的基础上,综合了应用超声、CT、核素扫描、血管造影、MRI 等诊断技术。近年来,又有 MR 功能成像(fMRI)等新技术、多层螺旋 CT 的应用以及特异性对比剂的研制成功,诊断水平明显提高。多层螺旋 CT 进入临床应用后采用双期扫描提高了小肝癌的检出率与定性诊断的准确率。薄层增强三期扫描可提高小肝癌的检出率,综合三期扫描的影像特点可提高诊断和鉴别诊断能力。MR 新技术在肝脏疾病诊断中也颇多应用,尤其快速、超快速序列的应用,对肝脏病变的诊断也卓有成效。如采用 MR 动态增强扫描显示肝脏局灶病变的血供状态,根据不同强化特征及时间-强度曲线,有利于对肝细胞肝癌、肝内胆管细胞癌、肝转移瘤、肝血管瘤的鉴别诊断,并能发现一些 T2WI 不能显示的病变,提高肝脏实性病变、特别是小肝癌的检出率等。

　　泌尿生殖系统疾病的 CT 诊断应用于肾上腺皮质癌、嗜铬细胞瘤的影像诊断,及 CT 对小肾癌的发现及确诊优于排泄性尿路造影及超声。20 世纪 90 年代中后期,MRI 在泌尿系统的应用逐渐广泛。MRS 在前列腺肿瘤的检出、前列腺癌与前列腺增生之间鉴别、预测病理分级、预测肿瘤转移等方面的价值得到肯定。

(曹厚德)

第一章
腹盆部应用解剖

第一节
大体解剖

一、咽腔

(一) 后前位

上方正中透亮区为会厌,舌根后部与会厌之间,两旁充钡的浅凹为会厌谷。喉入口两侧充钡的深窝为梨状窝,左右梨状窝对称,其下缘至第5颈椎水平,常为异物滞留之处。喉咽向下移行于食管,此处管道狭窄,称食道环咽段,长约1cm,相当于第6颈椎体下缘平面。

(二) 侧位

自上而下可以看到舌根、会厌谷、梨状窝、咽后壁和甲状软骨等结构。

二、食管

食管(图14-1-1)长约25cm,于第6颈椎水平与喉咽部相连,沿颈胸段脊柱前至第11胸椎处,穿过横膈进入腹腔,连接胃的贲门部。食管位于中线偏左,通常将食管分为颈、胸和腹三段。食管上口与膈肌食管裂孔处为其生理狭窄处,而主动脉弓、左支气

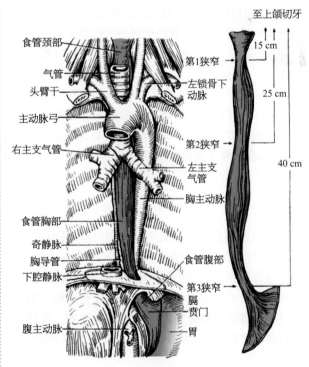

图14-1-1 食管位置及3个生理性狭窄

管与左心房对食管构成3个生理压迹。

食管充盈相时可清晰显示食管的3个压迹。

①主动脉弓压迹,相当于第 4～5 胸椎水平,为一半月形的弧形压迹,压迹深度随年龄而递增。此压迹正位时在食管的左缘,侧位时位于食管的前缘。②左主支气管压迹,左侧主支气管斜行跨过食管的左前方,压迹深度变异较大,一般在其前方可看到含气透亮的斜行支气管影,在主动脉弓和左主支气管压迹之间,食管往往相对膨出。③左心房压迹,位于食管中下段,呈长而浅的压迹,一般在儿童或深呼气时较明显。左心房增大时可引起压迹加深。低张时,压迹明显,在老年人,明显迂曲的降主动脉可在食管下段后缘形成另一个压迹。

钡剂大部分排空后,管腔内显示出 2～5 条纵行平行的细条状透亮影,即黏膜皱襞,其宽度不超过 2 mm。食管黏膜皱襞下行与胃小弯的黏膜皱襞相连续。

食管的蠕动将钡剂由上向下推进。可分两种:第 1 蠕动波由吞咽动作激发,使钡剂迅速下行,数秒钟内进入胃;第 2 蠕动波又名继发蠕动波,由钡团对食管壁的压力引起,常始于主动脉弓水平,向下推进。所谓第 3 收缩波是食管环状肌的局限性不规则收缩性运动,造成波浪状或锯齿状边缘,出现突然,消失迅速。多发生于食管下段,常见于老年和食管贲门失弛缓症患者。深吸气时膈下降,食管裂孔收缩,常使钡剂于膈上方停顿,形成食管下段膈上一小段长约 4～5 cm 的一过性扩张,称为膈壶腹,呼气时消失。

正常情况下,胃食管前庭部位于膈肌食管裂孔上下,全长 3～5 cm,它的上界相当于膈食管韧带附着处,深吸气时被牵引向后成角,即相当于解剖学所称下食管括约肌,位置于膈上 2～4 cm,下界约为膈下 1～2 cm,与胃的交界。胃食管前庭部的黏膜皱襞较食管略粗且多,与胃交界处和胃底呈辐射状的黏膜皱襞相连,在局部形成齿状线。

三、胃

胃的大部分位于左膈下,小部分位于肝脏下方。立位时,胃底含气称为胃泡。

立位服钡时,钡剂先进入后壁的胃底最低处,待充满后再向下倾入胃体。胃轮廓在胃充盈相上可清晰显示。胃小弯和胃窦大弯一般光滑整齐。胃体大弯轮廓常呈锯齿状,为横斜走向的黏膜皱襞所致(图 14-1-2)。

胃黏膜皱襞由隆起的嵴与凹下的沟组成。嵴在造影片上呈透明带,其间的沟呈致密带,两者相伴构成黏膜纹。不同部位黏膜纹走行方向及粗细不完全相同,亦可不断变化。

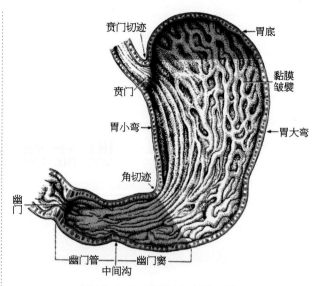

图 14-1-2 胃的形态、划分、黏膜

(一)贲门区及胃底

贲门收缩时,可有两种表现:一呈星芒状黏膜皱襞,称"贲门星";另一呈环形影,直径小于 1 cm,上方及两侧均为一条新月形黏膜皱襞所包绕,环的中心可见钡点,其下方有 4～5 条细小纵行皱襞延伸到胃腔内。环形影的形成是食管下段暂时疝入胃腔的结果。贲门开放时,可有三种表现:一是在贲门区见到 1～2 条凸面向上的浅弧形钡线影,横架于相互连续的食管的胃小弯纵行皱襞上;二是表现在站立右前斜位双对比造影时,胃和食管腔内的气体通连,贲门像斜切的葱管样,食管纵行皱襞终止于喇叭口弧形边缘,而不和胃纵行皱襞相连续;三是贲门左侧出现向上方的小弯钩样影像,可伴有小块软组织影,此为贲门切迹处胃悬吊纤维所致。

胃底黏膜皱襞表现也是多种多样,常见的有网状、脑回状、麻花状,也可呈相互平行的宽大弧形条纹状。皱襞一般粗大,与大小弯及前后壁的黏膜皱襞相连续而不中断。

(二)胃小弯

皱襞多为纵行,由贲门沿胃小弯的纵行皱襞有 4～5 条,构成胃路。胃窦小弯的皱襞以纵形多见,也可呈斜行或螺旋状,环状少见。胃小弯皱襞宽度正常不超过 5 mm。

(三)胃大弯

皱襞较粗,常为扭曲的横行皱襞,以致胃大弯边缘不规则。皱襞宽度约 1 cm。胃体部分宽于胃窦部分。

（四）胃前、后壁

黏膜皱襞常斜行互相交叉，近小弯趋向纵行，近大弯趋向横行。皱襞宽度为 5 mm。

（五）蠕动与排空

胃蠕动一般在进食后自胃体上部（胃近端 1/3 处）开始向幽门方向推进，并逐渐加深，正常充盈相上胃壁可同时见到 2～3 个蠕动波。一般小弯侧蠕动波较大弯侧浅。往往胃小弯的蠕动波传到幽门前区就变浅消失，代之为幽门前区小弯缩短凹入，而在幽门区大弯侧蠕动波继续加强，与小弯侧构成鲜明对比。而后，幽门前区包括大小弯在内作整体向心性强烈收缩，同幽门管一起偏移向小弯侧，呈柔软的细管状。如此时幽门不开放，钡剂就倾流到胃窦近端。片刻后，幽门前区的大小弯松弛膨出，钡剂又传递过来，再次重复上述过程直至钡剂逐渐通过幽门。

胃黏膜的微细结构（胃小区）在双重对比造影时可清楚显示。它由细小的沟状凹陷被充以钡液后显示出来。正常胃小沟的宽度小于 1 mm（0.4～0.7 mm）。胃小区的形态、大小、分布和排列情况与胃本身形态、体积、张力等因素有关。胃窦部的胃小区较小，多为小圆形或类圆形。胃体部胃小区较大，可呈圆形、长圆形或多角形。胃底部胃小区大小介于两者之间，排列比较疏散，形态常不规则。

四、十二指肠

十二指肠全长 25 cm 左右，呈 C 形包绕胰头，称为十二指肠肠曲。根据形态和位置，可分为球部、降部、水平部和升部 4 个部分（图 14-1-3）。

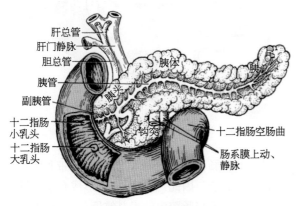

图 14-1-3 十二指肠和胰腺

（图中标注：肝总管、肝门静脉、胆总管、胰管、副胰管、十二指肠小乳头、十二指肠大乳头、胰体、胰尾、胰头、钩突、十二指肠空肠曲、肠系膜上动、静脉）

（一）充盈相

球部即十二指肠上部，一般长约 3～5 cm，当钡剂充盈后常呈三角形或圆锥形。尖部指向右上后方，基底部平整，中央连于幽门。幽门开放时呈短管状，收缩关闭时，可在球基底中央形成星芒状影像，称为幽门星。当 X 线方向与幽门管走行一致时可形成一圆点状致密影，投影于球底中央部，正常球部黏膜皱襞向中央部集中。变动体位检查时，此现象消失。球的左缘为小弯侧，右缘为大弯侧，两缘对称，边缘光滑、柔和。有时在球部右缘可出现光滑、呈弧形的胆囊压迹。两缘与球底交界处形成一个大致对称的角，称为基底角或穹隆，分别称为左上、右下基底角。大、小弯缘汇聚向右上后方到球尖部，约在第一腰椎水平处急转向下续降部，在球部与降部之间还有一小段称为球后部，其长短差别较大。

十二指肠球部的形态和大小，与胃的功能状态有关。高张力型胃，十二指肠球较小，球尖常指向后方，或右下方。低张力型胃，球大而狭长，球尖常指向上方，并随无力型胃的幽门下移而下移。

降部沿第 1～2 腰椎右侧下降到第三腰椎高度处转向左上方，与水平部相延续。降部长约 7 cm。钡剂进入十二指肠降部后，几乎不停留，就经下曲达水平部。

水平部和升部，两者无一定界限，同降部一样均位于腹膜后，故活动性较小，全长约 9～14 cm。水平部大约在第三腰椎水平由右向左横行列腰椎左侧缘，然后上升到第一或第二腰椎水平时即为升部，便急转向前下连于空肠，其相交处名为十二指肠空肠曲，有屈氏韧带固定。水平部及升部充盈钡剂的肠管边缘光滑。

侧位可以显示十二指肠曲各部的前后上下关系。球部在胃幽门后上方；球后段由上弯曲向后方延续为降部。后者垂直下行，并与腰椎椎体前部重叠。水平部和升部经下弯曲向前上方，然后急转连于空肠，该段在降段前方 2 cm 以内。

（二）黏膜相

十二指肠球部排空后，可显示球部的黏膜皱襞。此时，球体变小，边缘凹凸不平，黏膜皱襞呈菊花状，也可见到斜行或纵行的皱襞。有时，在球中央部出现密集的小石榴子样环形影，为增生的布氏腺。球尖部皱襞往往向心性聚集。球后段表现为短段纵行皱襞。当见到环形皱襞为降部标志。

降部的黏膜皱襞呈羽毛状。肠管舒张时，可见到环行皱襞。肠管收缩时，可显示短段纵行皱襞。肠管内外缘大致对称。偶尔在降部中段内侧壁可见到小环形透亮区,为十二指肠乳头。

水平段的黏膜相与降部相同,黏膜皱襞呈羽毛状,且随收缩、舒张而变化。升部由于重叠于胃体下部不能清晰显示。

(三) 蠕动与排空

在透视下十二指肠球内钡剂充盈后,稍作停留,球部的环形肌即收缩,形成一急速蠕动波,将钡剂送入降部。球部以下的蠕动为自上而下的有节奏的收缩,呈波浪状,把内容物排至空肠。有时可出现逆蠕动。

降部内侧缘的中部可见肩样突起,称之为岬部。在岬部以下肠管变宽,扩张肠管内缘平直,无锯齿状横形皱襞,此为平直段。平直段的内方能见到一条纵行皱襞,这是由胆总管和胰管形成的共同管道(瓦特壶腹)穿越在肠壁内形成。因而纵行皱襞止于十二指肠乳头上方。后者表现为卵圆形透亮区,在纵行隆起皱襞的黏膜上还有几条横行皱襞通过,形成乳头的包皮。乳头下方亦见纵行皱襞相连,称为乳头内小带。

五、空、回肠

空肠于一般钡剂造影时,不能显示充盈相。回肠肠管略小,黏膜皱襞浅,肠蠕动慢,所以可显示为充盈相。肠管充钡如腊肠一般,几乎见不到皱襞。

小肠钡剂检查常可清晰显示小肠的皱襞。X线表现随着肠内充钡的多少、小肠肌层的收缩、舒张而变化。一般常见4种类型的黏膜皱襞:①羽毛状黏膜皱襞:是小肠静止状态下的皱襞相。当一个蠕动波过去后,钡剂向前推进,此时黏膜肌层的纵肌和环肌都处于一般的收缩、弛张状态,原来黏膜皱襞的凹陷处,仍被钡剂充盈,小肠的皱襞呈现一种十分规则的羽毛状,皱襞宽度为1~2mm,多见于空肠。②环形黏膜皱襞:此类皱襞是小肠舒张时所表现的黏膜皱襞,此时,肠腔宽度大,边缘呈齿轮状,皱襞为弹簧圈样。皱襞突起的宽度和皱襞间沟宽度均为1~2mm。这种皱襞见于小肠低张造影和第4、5组小肠的皱襞。③纵形黏膜皱襞:当蠕动波通过时,小肠环形肌收缩,纵肌紧张,肠腔狭细,黏膜皱襞表现为纵行平行排列的细条纹。同一时期内可见到2~3个这种收缩皱襞相。④雪花状或斑点状皱襞:胃、空肠钡剂排空后,钡剂集中到中下腹部回肠,但空肠内仍有少量钡剂残留在皱襞的凹陷处,此时表现为雪花状。

小肠的运动有3种形式:蠕动、分节运动和摆动。

蠕动表现为快速的收缩波使钡剂向前推进;分节及摆动则仅见肠管运动(肠壁收缩和舒张),钡剂却在原处不前进。因此,小肠内钡剂排空是由以上3种运动形式的协调作用所决定,使小肠内容物不断地、有规律地排入结肠。小肠钡剂排空能力即动力,以时间快慢表示。正常情况下,服钡后2~6h,钡剂到达盲肠。少于1h为动力过快,多于6h为动力过慢。由于小肠系膜的关系,空回肠能在一定范围内移动称为空回肠的移动度。小肠可随体位、呼吸、蠕动及推挤加压而移动、分离。

在X线检查中,为了便于描述和病变定位,把小肠分为6组(Cole法)。第一组为十二指肠。第二组为上段空肠,起自屈氏韧带,向左达胃大弯的左下方,位于左上腹。第三组为下段空肠,常达左髂窝,横行走向,位于左中腹。第四组为上段回肠,在右中腹呈垂直排列。第五组为中段回肠,位于右中下腹,亦是纵行排列。第六组为下段回肠,位于盆腔,互相重叠,向后向右上方行走,止于回盲瓣。

六、结肠与直肠

大肠全长约1.5m,可分为盲肠、阑尾、结肠、直肠和肛管五部分。结肠起于右髂窝部的盲肠,沿右侧腰方肌上升到肝下缘即升结肠,由肝曲转向横结肠,再由脾曲从左季肋部下行为降结肠,经盆腔内乙状结肠,最终到达直肠(图14-1-4)。

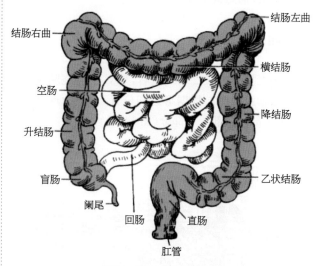

图14-1-4 小肠与大肠

结肠和盲肠X线特征,具有3条结肠带和肠管边缘膨出的结肠袋。因此,在结肠边缘形成有规律排列的深切迹。后者与肠腔内的半月皱襞相对应,由这些半月皱襞分隔开相邻的结肠袋。因此,结肠袋实际上是 3 条结肠带及结肠半月皱襞所形成,呈现分节状外观。结肠袋自盲肠至乙状结肠由大变小,切迹由深变浅,到达乙状结肠时逐渐消失。

(一) 盲肠(图 14-1-5)

盲肠长 5~7 cm,宽 6 cm 左右,是结肠最宽、最短的一段。一般位于右髂窝部。盲肠的结肠袋较少,排列不太整齐,尤其是内侧缘。阑尾开口于盲肠的内侧缘中下部。阑尾长 5~10 cm,宽 0.5 cm 左右,移动度大。充盈钡剂时,边缘整齐,末端稍细。造影时,阑尾也可不显影。

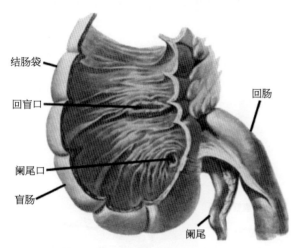

图 14-1-5　盲肠和阑尾

回盲瓣结构:回盲瓣是回肠通向结肠的瓣口,呈一鱼口状裂隙,由上、下瓣唇组成,90% 的正常人位于盲肠的后内侧壁。瓣口的宽度为 3 cm。正常回盲瓣口位于盲肠左侧壁第一条分隔结肠袋的间隔处。此间隔呈三角形或鸟喙状的裂隙,尖端指向盲肠腔。在双重对比造影上,回盲瓣口松弛开放状态时,表现为乳头状;瓣口关闭时,表现为双唇状,裂隙内钡剂呈线状。

(二) 升结肠

位于腹腔的右外侧,长约 15~20 cm,为腹膜间位器官,活动度小,具有典型的结肠特征。

(三) 横结肠

呈"U"字形,横过中腹部,长约 40~50 cm,为腹膜内位器官,有横结肠系膜。横结肠前方为大网膜,右端上缘与肝和胆囊下缘相邻,十二指肠降部在其后方,胃窦位于其上缘,左段邻近脾下缘。

(四) 降结肠

位于腹腔左外侧,长约 30 cm,宽约 3 cm,为结肠最细的部分。结肠袋逐渐变浅、稀疏。降结肠为腹膜间位器官,活动度也较小。

(五) 乙状结肠

沿左髂窝转入盆腔内,呈"乙"形肠襻长约 40 cm,为腹腔内位器官,活动度较大。

(六) 直肠

长约 12~15 cm。中部扩大为直肠壶腹部,下部为肛管,长约 3~4 cm,内有直肠柱形成的纵形皱襞。直肠边缘光滑,无结肠袋,但在直肠壶腹部内有 3 个横行半月皱襞,称为直肠瓣。直肠位置偏后,沿骶骨前壁走行,在第 4 骶椎水平测量直肠后间隙。正常不应超过 1 cm。

结肠的某些部位可以经常处于收缩状态,形成局限性狭窄的收缩环。常见的部位有:①盲肠、升结肠交界处;②升结肠中段;③横结肠中段;④脾曲;⑤降结肠、乙状结肠交界处;⑥乙状结肠中段;⑦乙状结肠、直肠连接部。应注意与病理性狭窄相鉴别。

钡剂大部分排出后可显示黏膜纹。结肠的黏膜皱襞为纵行、横行和斜行相互交错组合成,升、横结肠的皱襞比降结肠明显。皱襞形态可随肠蠕动而变化,可呈纵行或花边状。

结肠在双重对比造影时,结肠扩张,黏膜表面附着一层薄钡,在腔内气体衬托下,显示为一条厚约 1 mm、连续、光滑的线状阴影,称为轮廓线或边缘线。由于肠管扩张,原有的黏膜皱襞纹消失,而显示出黏膜表面的微皱襞,即无名沟。无名沟是结肠黏膜面上的最小单位,深度和宽度为 0.2~0.3 mm,不超过 1 mm,代表肠黏膜表面上凹陷沟纹,其深部含有大肠腺开口,类似胃小区。在切线位上,无名沟为无数的细毛刺钡影,间距 0.7 mm,突出于结肠黏膜线以外。

七、肝脏

肝脏是人体最大的消化腺,也是最重要的实质性器官。主要位于右季肋部和上腹部。肝脏呈楔形,右端圆钝厚,左端扁薄,由镰状韧带分为左、右两份,但并非左、右两叶的分界标志。肝上面隆凸,对向膈,又称膈面。肝的下面朝向左下方,邻接若干重要器官,故称脏面(图 14-1-6)。此面有两条纵沟和一条横沟,呈"H"状,左纵沟内有肝圆韧带和静脉韧带,右纵沟的前部为胆囊,后部为下腔静脉。横沟即肝门,其内有门静脉、肝动脉和肝管等结构出入肝脏。

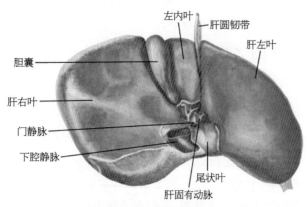

图 14-1-6 肝的脏面

按照 Glisson 系统将肝进行分叶、分段。正中基本呈矢状面,将肝脏分为左、右半肝(图 14-1-7),并把尾叶分成左、右段。在肝的脏面,该裂相当于胆囊窝中点到下腔静脉左壁的连线,肝中静脉的主干位于该裂隙内。左叶间裂即肝圆韧带裂隙,也呈矢状面,将左半肝分为左内叶段和左外叶段。左外叶段间裂,基本上呈冠状面,把左外叶分为上、下两段。在裂的上部有左肝静脉干通过。右叶间裂也基本上呈冠状面,把右半肝分成右前叶和右后叶。该裂在肝脏表面较难确定,内有右肝静脉经过。右后叶间裂相当于肝门横沟与肝右缘中点连线的平面,此裂将右后叶分成上、下两段。目前按 Couinaud 法将全肝分成 8 段。

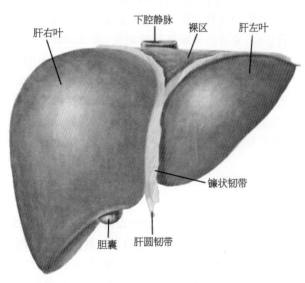

图 14-1-7 肝的膈面

肝脏密度均匀一致,正位像呈三角形。肝右叶最上缘(相当于膈顶),在右锁骨中线第五前肋水平;左叶最上缘约在左锁骨中线第六肋上缘水平,和心影相连。肝下缘从右侧第九肋软骨斜向左上到左侧第 7

肋~第 9 肋软骨水平。肝左叶从食管及胃底前面延伸到胸骨左侧约 5 cm 处。侧位片上肝脏随膈弯窿偏前,肝脏的前缘接触腹前壁,后缘常不清楚。

八、胆囊及肝外胆道

肝左、右管在肝门下 3~4 cm 处合成肝总管,肝右管垂直下行,肝左管斜向上方行走,两者呈"V"字形于肝门处相汇合。肝左、右管长约 2.5~3.5 cm,直径 0.3 cm,肝总管长 3~4 cm,直径 0.5~0.6 cm;胆总管由肝总管与胆囊管汇合而成(图 14-1-8)。

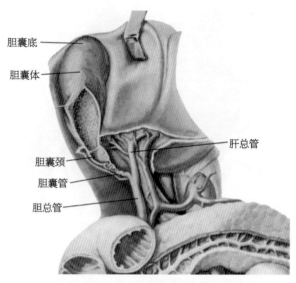

图 14-1-8 胆囊及肝外胆道

胆囊呈梨形,容量 40~60 mL。胆囊可分为四个部分:胆囊底、体、颈、管。胆囊长约 7~10 cm,宽约 3~4 cm,壁厚 2~3 cm。胆囊位于肝右叶下面的胆囊窝内;胆囊管长约 3~4 cm,直径 0.2~0.3 cm,与肝总管夹角多为锐角。

胆总管长约 7~8 cm,直径 0.5~0.8 cm。胆总管分为:十二指肠上段、后段、胰后段、十二指肠壁内段,即胆总管末段。长度很短,仅数毫米,管径变细,与主胰管汇合成肝胰壶腹(Water 壶腹),开口于十二指肠降部大乳头,在壶腹周围有肝胰壶腹括约肌(Oddi 括约肌)包绕。

九、胰腺

胰腺位于上腹部,横跨于第一腰椎或第二腰椎前方,有时低至第三腰椎水平,除胰尾外,胰腺属于腹膜后器官。胰长约 17~20 cm,宽 3~5 cm,厚 1.5~

2.5 cm,分为头、颈、体和尾 4 个部分。胰头较宽大，位于第二腰椎右侧，被十二指肠环绕，其下部有向左侧突出的钩突。胰颈上方邻近幽门，其后面有肠系膜上动脉及静脉通过。胰体和胰尾在腹正中线的左侧，胰尾接触脾门（图 14-1-3）。

　　胰腺中央有胰管横贯全长，沿途收纳小叶导管。胰管和胆总管末端，有 65% 的人先联合成共同管道，再开口于十二指肠大乳头。共同管道长（12.6±4.2）mm，它的最大直径达（5.0±2.0）mm。胰头上部偶有副胰管，较短细，可通过胰管，也可以不通过，单独开口于十二指肠小乳头。

十、肾脏

　　正常成人肾长 10～15 cm，宽 5～8 cm。肾影位于第十二胸椎至第三腰椎水平之间，右肾较左肾约低约 2 cm，肾长轴由内上斜向外下，上极靠近脊柱，肾长轴与正中线的夹角称肾脊角，为 15°～20°。

　　当对比剂注入静脉后，经血循环从肾脏排泄，肾实质首先显影，肾小盏、肾大盏、肾盂相继显影。两肾同时显影，且显影密度和排放时间大致相同。肾小盏一般在静脉注射后 2～3 min 开始显影，并随着时间延长显影密度渐增浓。肾小盏侧面影像呈杯口状，凹面朝向肾乳头，如果肾小盏朝前或朝后，则显示环状影。一般每侧肾脏约有 7～8 个肾小盏，2～3 个肾小盏合并形成肾大盏，2～3 个肾大盏合并成肾盂。肾盂一般呈三角形或漏斗形，有时呈分支型，肾盂上缘外凸，下缘内凹，肾盂向内下方变细移行于输尿管上端。正常肾盂平第二腰椎横突水平，左侧较右侧高 2 cm，肾实质厚度约 2～3 cm，上下极较厚。在侧位上，两侧肾盂肾盏阴影与脊柱重叠，正常情况不超过椎体前缘。

十一、输尿管

　　输尿管上端约于第二腰椎水平起于肾盂，右侧略低。输尿管先沿腰大肌前面，几乎与脊柱平行下行，逐渐向内偏移，超过第三腰椎横突以后沿下位腰椎椎体外缘下行，经骶髂关节内侧入骨盆。输尿管跨过小骨盆入口处，向外斜行，至坐骨棘附近再转向内前，形成一向外下方之弧形，进入膀胱。输尿管全长 25～30 cm，平均宽 3～7 mm。输尿管全程有 3 个生理狭窄区，第一个狭窄区在肾盂与输尿管移行处，第二个狭窄在越过髂血管和小骨盆入口处，第三个狭窄区为输尿管膀胱连接部。输尿管的走行可迂曲、折叠，也

可中断呈不连续影像（图 14-1-9）。

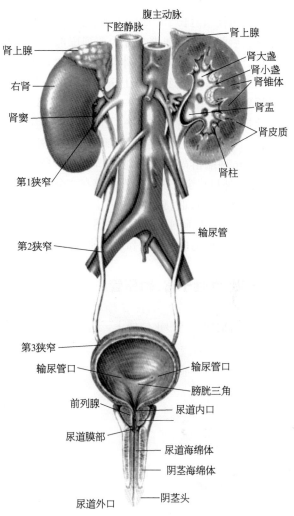

图 14-1-9　肾、输尿管、膀胱和尿道

　　腹段输尿管在侧位水平投影时，在第二、三腰椎平面位于椎体前缘之后，至第三、四腰椎，则稍靠前，沿椎体前缘至第四、五腰椎，输尿管则在椎体前缘的前方，一般距椎体前缘约 1/4 椎体距离。

十二、膀胱

　　膀胱平片一般不显影，其形态依对比剂充盈程度、腹腔及盆腔内脏器推压而表现多种多样。正常成人膀胱充满时，一般呈圆形、类圆形或横置卵圆形。女性膀胱横径一般大于纵径，子宫有时压迫膀胱顶部，形成明显压迹，膀胱形如马鞍状。膀胱轮廓一般平整光滑，膀胱底部重叠于膀胱影内中下部，膀胱下缘与耻骨上缘曲面形态相一致。当用低浓度的对比剂或膀胱未全完充盈时，在膀胱中部可见到稍下凹的弧形低密度带，为输尿管间嵴，此区的外下方为两输尿管壁内段。

十三、男性尿道

正常男性尿道长 15～20 cm,侧位或斜位像呈"S"形,分前、后两部。后尿道又分为前列腺部尿道和膜部尿道。前尿道即尿道海绵体部。前列腺部长 3～4 cm,上连膀胱颈,下连膜部,上下稍窄,中间段稍宽,略呈板栗形,于中部后壁可见一卵圆形、长约 1 cm 的充盈缺损,为精阜。膜部长 1～2 cm,为尿道最狭窄部分,向前下斜行。前尿道起于膜部止于尿道外口,长 10～15 cm,两端稍宽大,为尿道外口后方的舟状窝和球部,尿道外口狭窄。正常成人尿道有 3 个狭窄区、3 个扩张区和 2 个弯曲、狭窄区为尿道内口、腹部和尿道外口、扩张区为前列腺部尿道中段、尿道球部和舟状窝。两个弯曲为耻骨下弯和耻骨前弯。

十四、女性子宫、输卵管

在子宫输卵管造影正位像上,子宫腔呈倒置三角

形,底宽约 3.8 cm,两侧缘长约 3.4 cm,尖端朝下接子宫颈管,底部两面通向输卵管。宫腔密度均匀,腔壁光滑。输卵管峡部呈光滑细线形,横向外行于宽大迂曲的壶腹部,输卵管伞部一般不显影。子宫颈管腔较细,全长 3～4 cm(图 14 - 1 - 10)。

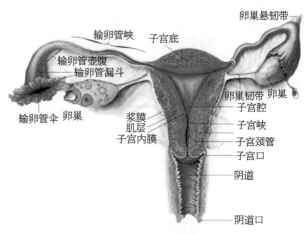

图 14 - 1 - 10　女性子宫、输卵管

第二节
关键断面解剖

一、横断面

见图 14 - 1 - 11～图 14 - 1 - 34。

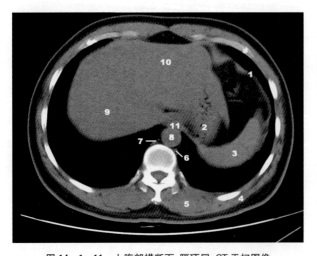

图 14 - 1 - 11　上腹部横断面,膈顶层,CT 平扫图像

1.膈膜,2.胃底,3.脾,4.背阔肌,5.竖脊肌,6.半奇静脉,7.奇静脉,8.主动脉,9.肝右叶,10.肝左叶,11.食管。

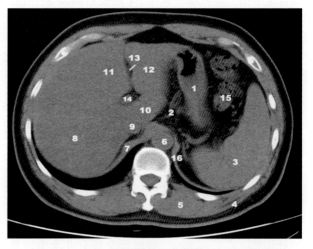

图 14 - 1 - 12　上腹部横断面,上部层面,CT 平扫图像

1.胃体,2.胃左动脉,3.脾,4.背阔肌,5.竖脊肌,6.主动脉,7.膈肌右脚,8.肝右叶,9.下腔静脉,10.肝尾状叶,11.肝左叶内侧段,12.肝左叶外侧段,13.镰状韧带,14.门静脉,15.结肠左曲(脾曲),16.膈肌左脚。

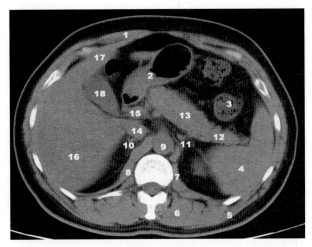

图 14-1-13　上腹部横断面,下部胆囊层面,CT 平扫图像

1.腹直肌,2.胃体,3.结肠左曲(脾曲),4.脾,5.背阔肌,6.竖脊肌,7.膈肌左脚,8.膈肌右脚,9.主动脉,10.右肾上腺,11.左肾上腺,12.胰尾,13.胰体,14.下腔静脉,15.门静脉,16.肝右叶,17.肝左叶,18.胆囊。

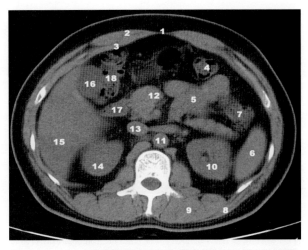

图 14-1-14　上腹部横断面,下部经肾脏上极层面,CT 平扫图像

1.腹白线,2.腹直肌,3.腹横肌,4.横结肠,5.空肠,6.脾下极,7.降结肠,8.背阔肌,9.竖脊肌,10.左肾,11.主动脉,12.胰腺颈,13.下腔静脉,14.右肾,15.肝右叶,16.胆囊,17.十二指肠,18.结肠右曲(肝曲)。

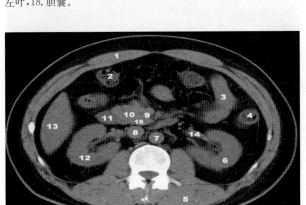

图 14-1-15　中腹部横断面,经肾脏中部层面,CT 平扫图像

1.腹直肌,2.横结肠,3.空肠,4.降结肠,5.竖脊肌,6.左肾,7.主动脉,8.下腔静脉,9.肠系膜上静脉,10.胰头,11.十二指肠,12.右肾,13.肝,14.左肾静脉,15.胰腺钩突。

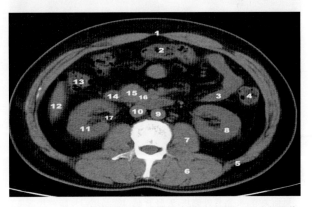

图 14-1-16　中腹部横断面,经肾脏中部偏下层面,CT 平扫图像

1.腹白线,2.横结肠,3.空肠,4.降结肠,5.背阔肌,6.竖脊肌,7.腰大肌,8.左肾,9.主动脉,10.下腔静脉,11.右肾,12.肝,13.结肠右曲(肝曲),14.十二指肠降部,15.胰头,16.胰腺钩突,17.右肾血管。

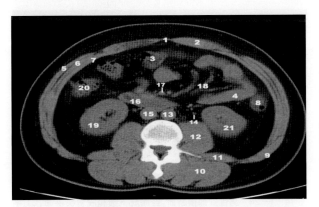

图 14-1-17　中腹部横断面,经肾脏下部层面,CT 平扫图像

1.腹白线,2.腹直肌,3.横结肠,4.空肠,5.外斜肌,6.内斜肌,7.腹横肌,8.降结肠,9.背阔肌,10.竖脊肌,11.腰方肌,12.腰大肌,13.主动脉,14.左输尿管,15.下腔静脉,16.十二指肠水平段,17.肠系膜上动脉,18.带肠系膜血管的肠系膜,19.右肾下极,20.升结肠,21.左肾。

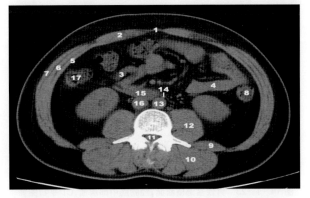

图 14-1-18　中腹部层面,经肾脏下极层面,CT 平扫图像

1.腹白线,2.腹直肌,3.回肠,4.空肠,5.腹横肌,6.内斜肌,7.外斜肌,8.降结肠,9.腰方肌,10.竖脊肌,11.马尾,12.腰大肌,13.主动脉,14.肠系膜下动脉,15.十二指肠水平段,16.下腔静脉,17.升结肠。

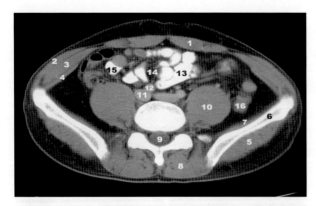

图 14-1-19 下腹部横断面,经第三腰椎层面,CT 平扫图像

1.腹直肌,2.腹外斜肌,3.腹内斜肌,4.腹横肌,5.臀中肌,6.髂骨,7.髂肌,8.竖脊肌,9.马尾,10.腰大肌,11.下腔静脉,12.右髂总动脉,13.空肠,14.小肠系膜,15.回肠,16.降结肠。

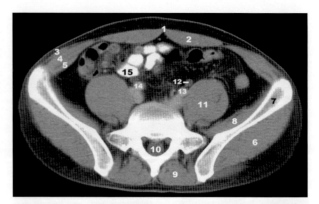

图 14-1-20 下腹部横断面,经第一骶椎层面,CT 平扫图像

1.腹白线,2.腹直肌,3.腹外斜肌,4.腹内斜肌,5.腹横肌,6.臀中肌,7.髂骨,8.髂肌,9.竖脊肌,10.马尾,11.腰大肌,12.输尿管,13.左髂总动脉,14.右髂总动脉,15.回肠。

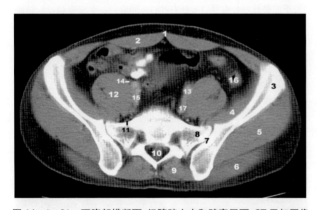

图 14-1-21 下腹部横断面,经膀胱上方和髂窝层面,CT 平扫图像

1.腹白线,2.腹直肌,3.髂骨,4.髂肌,5.臀中肌,6.臀大肌,7.骶髂关节,8.髂骨外侧块,9.竖脊肌,10.马尾,11.腰神经腹支,12.腰大肌,13.左髂总动脉,14.输尿管,15.右髂总静脉,16.降结肠,17.左髂总静脉。

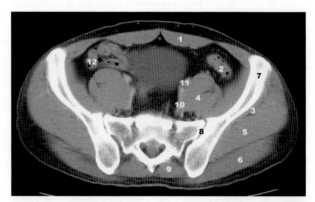

图 14-1-22 下腹部横断面,经膀胱上部和髂窝层面,CT 平扫图像

1.腹直肌,2.降结肠,3.臀小肌,4.腰大肌,5.臀中肌,6.臀大肌,7.髂骨,8.骶髂关节,9.竖脊肌,10.髂总静脉,11.髂总动脉,12.盲肠。

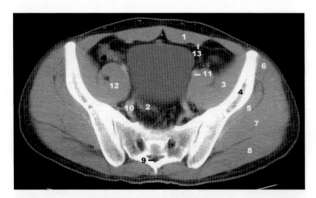

图 14-1-23 男性盆部横断面,经膀胱中部层面,CT 平扫图像

1.腹直肌,2.乙状结肠,3.髂肌,4.髂骨,5.臀小肌,6.阔筋膜张肌,7.臀中肌,8.臀大肌,9.骶管,10.髂总静脉,11.髂总动脉,12.腰大肌,13.腹壁下动脉。

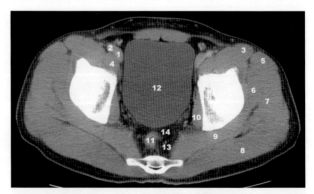

图 14-1-24 男性盆部横断面,经膀胱下部和股骨头层面,CT 平扫图像

1.髂总静脉,2.髂外动脉,3.缝匠肌,4.腰大肌,5.阔筋膜张肌,6.臀小肌,7.臀中肌,8.臀大肌,9.梨状肌,10.闭孔内肌,11.直肠,12.膀胱底,13.直肠周围脂肪,14.直肠周围筋膜。

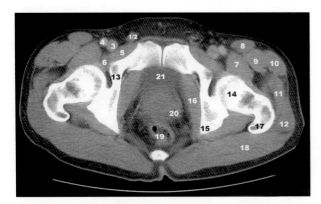

图 14 - 1 - 25　男性盆部横断面,经膀胱底部和股骨颈层面,CT 平扫图像

1.精索,2.输精管,3.股静脉,4.股动脉,5.耻骨肌,6.腰大肌,7.髂肌,8.缝匠肌,9.股直肌,10.阔筋膜张肌,11.臀小肌,12.臀中肌,13.髋臼,14.股骨头,15.坐骨,16.闭孔内肌,17.大转子,18.臀大肌,19.直肠,20.精囊腺,21.膀胱。

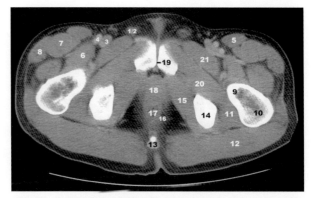

图 14 - 1 - 26　男性盆部横断面,经盆底部和坐骨棘层面,CT 平扫图像

1.精索,2.输精管,3.股静脉,4.股动脉,5.缝匠肌,6.髂肌,7.股直肌,8.阔筋膜张肌,9.股骨颈,10.大转子,11.股方肌,12.臀大肌,13.尾骨,14.坐骨,15.闭孔内肌,16.肛提肌,17.直肠,18.前列腺,19.耻骨联合,20.闭孔外肌,21.耻骨肌。

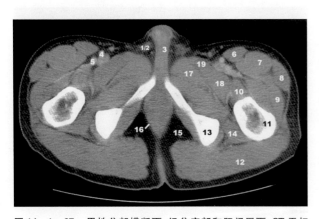

图 14 - 1 - 27　男性盆部横断面,经盆底部和肛门层面,CT 平扫图像

1.精索,2.输精管,3.海绵体,4.股动脉,5.股深动脉,6.缝匠肌,7.股直肌,8.阔筋膜张肌,9.股外侧肌,10.髂肌,11.大转子,12.臀大肌,13.坐骨结节,14.股方肌,15.坐骨直肠脂肪,16.肛提肌,17.短收肌,18.耻骨肌,19.长收肌。

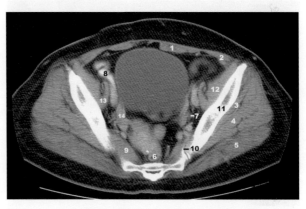

图 14 - 1 - 28　女性盆部横断面,经膀胱上部和髂窝层面,CT 增强图像

1.腹直肌,2.腹横肌,3.臀小肌,4.臀中肌,5.臀大肌,6.乙状结肠,7.左输尿管,8.髂内动静脉,9.梨状肌,10.骶髂关节,11.髂骨,12.髂肌,13.腰大肌,14.圆韧带。

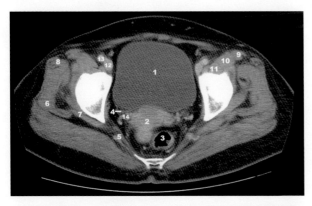

图 14 - 1 - 29　女性盆部横断面,经膀胱中部层面,CT 增强图像

1.膀胱底,2.子宫底,3.乙状结肠,4.右输尿管,5.梨状肌,6.臀中肌,7.臀小肌,8.阔筋膜张肌,9.缝匠肌,10.髂肌,11.腰大肌,12.髂外静脉,13.髂外动脉,14.圆韧带。

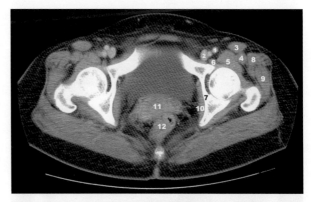

图 14 - 1 - 30　女性横断面,经膀胱底部和股骨颈层面,CT 增强图像

1.股动脉,2.股静脉,3.缝匠肌,4.股直肌,5.髂肌,6.腰大肌,7.髋臼,8.阔筋膜张肌,9.臀中肌,10.闭孔内肌,11.宫颈内口,12.乙状结肠。

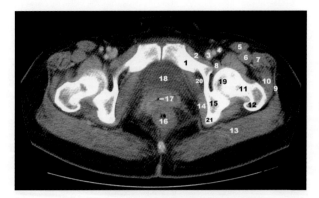

图 14-1-31 女性盆部横断面,经盆底部和股骨颈层面,CT 增强图像

1. 耻骨体,2. 耻骨肌,3. 股静脉,4. 股动脉,5. 缝匠肌,6. 股直肌,7. 阔筋膜张肌,8. 腰大肌,9. 髂胫束,10. 臀中肌,11. 股骨颈,12. 大转子,13. 臀大肌,14. 闭孔内肌,15. 坐骨,16. 直肠壶腹,17. 宫颈内口,18. 膀胱,19. 股骨头,20. 闭孔动静脉和神经,21. 坐骨棘。

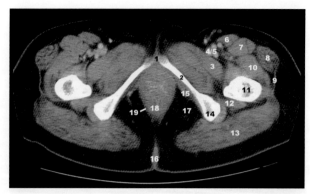

图 14-1-32 女性盆部横断面,经盆底部和坐骨结节层面,CT 增强图像

1. 耻骨联合,2. 耻骨体,3. 耻骨肌,4. 股动脉,5. 股静脉,6. 缝匠肌,7. 股直肌,8. 阔筋膜张肌,9. 髂胫束,10. 股外侧肌,11. 股骨,12. 股方肌,13. 臀大肌,14. 坐骨结节,15. 闭孔内肌,16. 臀沟,17. 坐骨直肠窝,18. 直肠,19. 肛提肌。

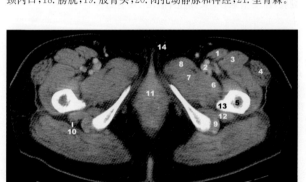

图 14-1-33 女性盆部横断面,经盆底部和肛门层面,CT 增强图像

1. 缝匠肌,2. 股动静脉,3. 股直肌,4. 阔筋膜张肌,5. 股骨干,6. 耻骨肌,7. 短收肌,8. 长收肌,9. 大收肌,10. 坐骨神经,11. 阴道,12. 股方肌,13. 股骨小转子,14. 阴阜。

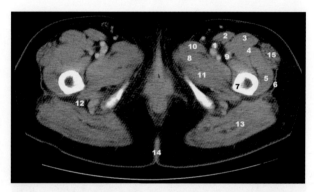

图 14-1-34 女性盆部横断面,经盆底部和外阴层面,CT 增强图像

1. 股浅动静脉,2. 缝匠肌,3. 股直肌,4. 股中间肌,5. 股外侧肌,6. 髂胫束,7. 股骨干,8. 短收肌,9. 股深动静脉,10. 长收肌,11. 大收肌,12. 坐骨神经,13. 臀大肌,14. 臀沟,15. 阔筋膜张肌。

二、矢状面和冠状面

见图 14-1-35~图 14-1-37。

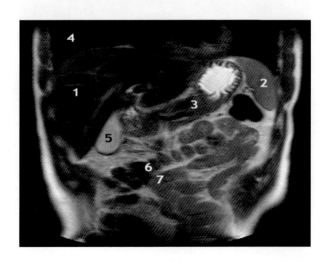

图 14-1-35 上腹部冠状面,偏前经胆囊层面,MR T2WI
1. 肝脏,2. 脾脏,3. 胃,4. 右下肺,5. 胆囊,6. 结肠,7. 小肠。

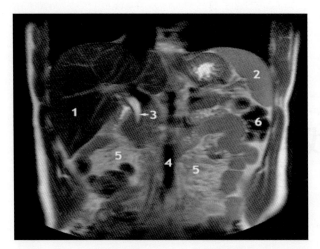

图 14-1-36 上腹部冠状面,中部经胆总管肝门部层面,MR T2WI
1.肝脏,2.脾脏,3.胆总管,4.腹主动脉,5.肠系膜,6.降结肠。

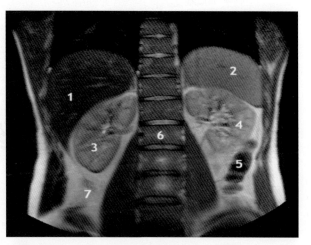

图 14-1-37 上腹部冠状面,偏后部经肾脏中部层面,MR T2WI
1.肝脏,2.脾脏,3.右侧肾脏,4.左侧肾脏,5.降结肠,6.腰椎椎体,7.腹腔内脂肪。

（詹松华 陈克敏 姚秋英）

第二章
腹盆部 X 线摄影检查

一、腹部分区

腹部范围较广,常用"九分法"来进行划分(图 14-2-1),即用两条水平线和两条垂直线将腹部分为九个区域。上水平线为经过两侧肋弓下缘最低点的连线,下水平线为经两侧髂嵴最高的连线,两条垂直连线为左锁骨中线和左腹股沟韧带中点的连线和右锁骨中线和右腹股沟韧带中点的连线。所分的九个区,上部为腹上区、左季肋区和右季肋区;中部为脐

区、左腰区和右腰区;下部为腹下区、左髂区和右髂区。

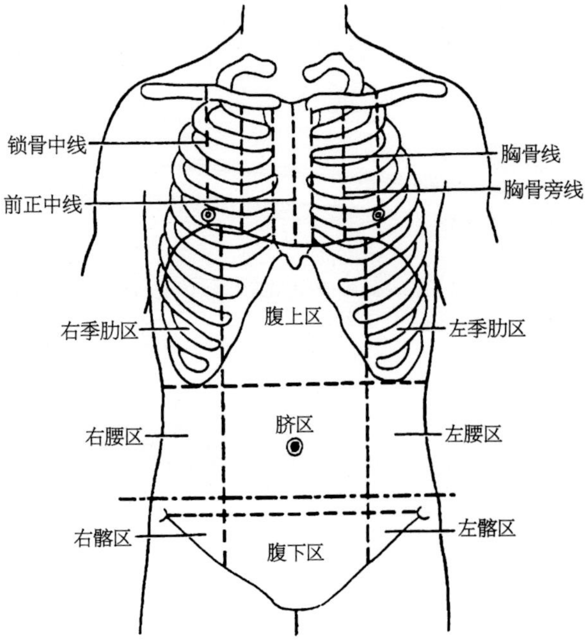

常用体表定位标志有:①胆囊底体表投影为右侧肋弓与腹直肌外缘交界处。②成人肾门约为 L1 高度,肾上极平 T11 下缘,肾下极平 L2 下缘。③膀胱位于耻骨联合上方。④子宫位于盆腔内,前邻膀胱,后邻直肠。⑤输尿管行经腰椎两侧(横突稍外方),过骶岬后向两侧呈弧形弯曲,于膀胱后方进入膀胱。

二、摄影技术要点

(1)除急腹症及孕妇外,摄影前均应先清除肠腔内容物。①自洁法:检查前一日晚睡前服缓泻剂,(蓖麻油 20~30 mL 或番泻叶 1 剂),检查日晨禁食。②灌肠法:检查前 2 h 用肥皂水或生理盐水约 1500 mL 进行清洁灌肠,清除肠腔内内容物。

(2)除婴幼儿外,腹部摄影均应使用滤线器技术,焦-像距为 90~100 cm。

(3)腹部摄影一般选择深呼气后屏气。

(4)成像件尺寸:成人全腹部摄影 356 mm×432 mm(14 英寸×17 英寸),局部片及婴幼儿根据检查要求而定。

三、体位选择

见表 14-2-1。

图 14-2-1 腹部体表定位及分区

锁骨中线
前正中线
胸骨线
胸骨旁线
右季肋区
腹上区
左季肋区
右腰区
脐区
左腰区
右髂区
腹下区
左髂区

表 14 - 2 - 1　腹部摄影体位选择

病变	首选体位	其他体位
急性胃扩张	腹部站立前后位	
急腹症（包括急性胃肠穿孔、肠梗阻、肠套叠及肠扭转）	腹部站立前后位	腹部仰卧前后位、侧卧后前位
胆系结石	胆区后前位	胆区右后斜位、腹部侧卧侧位
泌尿系结石	腹部仰卧前后位	腹部侧卧侧位
游走肾、肾下垂	腹部站立前后位、仰卧前后位	
异物	腹部仰卧前后位、侧卧侧位	
先天性肛门闭锁	腹部倒立前后位、倒立侧位	

四、摄影技术

（一）腹部

1. 仰卧前后位

（1）摄影体位：受检者仰卧于摄影台上，身体正中面或胸骨—耻骨联合连线对准台面中线。两臂放于身旁或上举，下肢自然屈曲以使骨盆和腰椎更贴近成像件，头部用枕头稍垫高。成像件上缘超过胸骨剑突约 3 cm，下缘尽量包括全部外生殖器。腹部可用压迫带压紧，能获得更清晰的影像（图 14 - 2 - 2）。

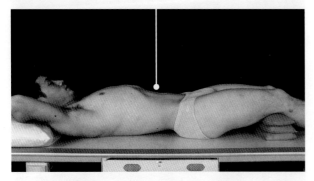

图 14 - 2 - 2　腹部仰卧前后位摄影体位

（2）中心线：对准成像件中心，并与之垂直。

（3）显示部位、用途：显示腹部平卧位影像（图 14 - 2 - 3）。

（4）说明：尿路平片检查时，如果最大尺寸的成像件尚不能全部包括检查范围，可采用分段摄取法分别拍摄上、下尿路。

2. 站立前后位

（1）摄影体位：受检者背靠摄影架站立，身体正

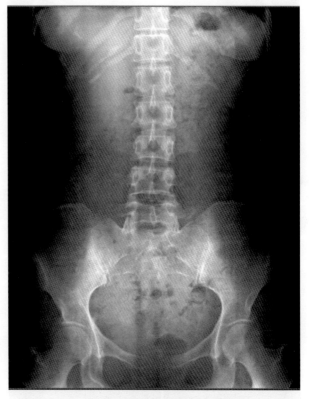

图 14 - 2 - 3　腹部仰卧前后位 X 线图像

中面或胸骨—耻骨联合连线对摄影架中线，两臂自然下垂，手扶摄影架固定身体。成像件上缘超过膈肌水平（约为男性乳头平面），下缘尽量包括耻骨联合（图 14 - 2 - 4）。

（2）中心线：对准成像件中心，并与之垂直。

（3）显示部位、用途：显示腹部立位影像（图 14 - 2 - 5），适用于肾下垂的诊断。对肠梗阻或胃肠道穿孔病例的诊断有重要价值。

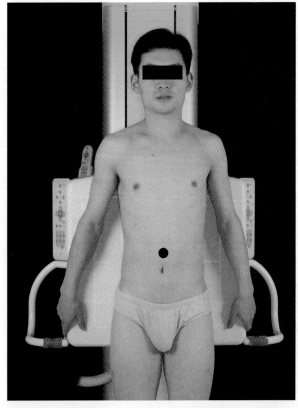

图 14-2-4　站立前后位摄影体位

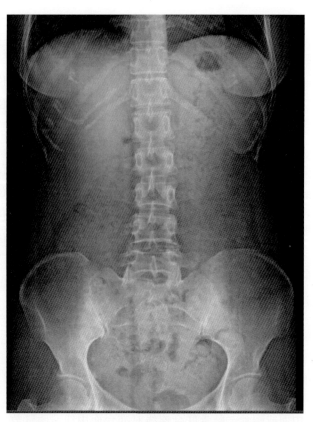

图 14-2-5　站立前后位 X 线图像

3. 侧卧位

（1）摄影体位：受检者侧卧于摄影台上，身体前后径的中线对准台面中线。下肢稍弯曲，两手前伸或上举抱头。腰椎处以压迫带压紧固定。成像件上缘须包括胸骨剑突，下缘包括 L4（图 14-2-6）。

（2）中心线：对准成像件中心，并与之垂直。

（3）显示部位、用途：显示腹部侧位影像。此位置主要用于鉴别肾石、胆石和判定肿瘤的位置。肾脏阴影在侧位照片上与脊柱重叠，而胆囊则位于脊柱的前方（图 14-2-7）。

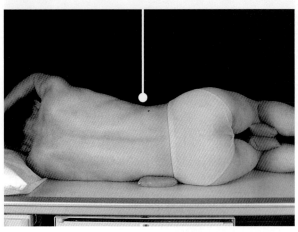

图 14-2-6　侧卧位摄影体位

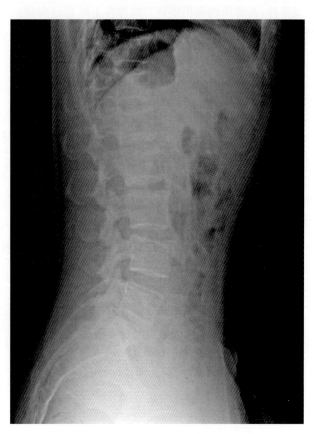

图 14-2-7　侧卧位 X 线图像

（4）说明：如摄影的目的是为了与胆囊病变作鉴别诊断，应取右侧卧位摄影。

4. 先天性直肠肛门畸形（锁肛）平片检查法

（1）摄影体位及准备：摄片前准备。①先将新生儿置于头低卧位 5～15 min，并在其腹部施以轻柔按摩，使气体进入盆腔部位。②在新生儿肛门窝区涂以少许稠钡剂（或放置-金属标记）。摄片时新生儿取倒悬位。倒置 1～2 min 后摄取前后位、侧位各一。摄影体位：陪护人员一手持受检者双踝，另一手托受检者头部，使受检者头向下倒立于成像件前，臀背部紧贴成像件。正位：正中矢状面对准成像件中线并与其垂直上。侧位：矢状面与成像件平行，边缘超过肛门处皮肤 6 cm。肛门处放一金属标记（图 14-2-8）。

（2）中心线：对准脐孔等高平面，垂直于成像件。严格控制照射野。

（3）显示部位、用途：可从骶前直肠充气情况了解肠管闭锁部位并可测量闭锁部位与肛门间的距离，供临床手术参考（图 14-2-9）。

（4）说明：出生后 20 h 左右为最适宜的摄影时间。

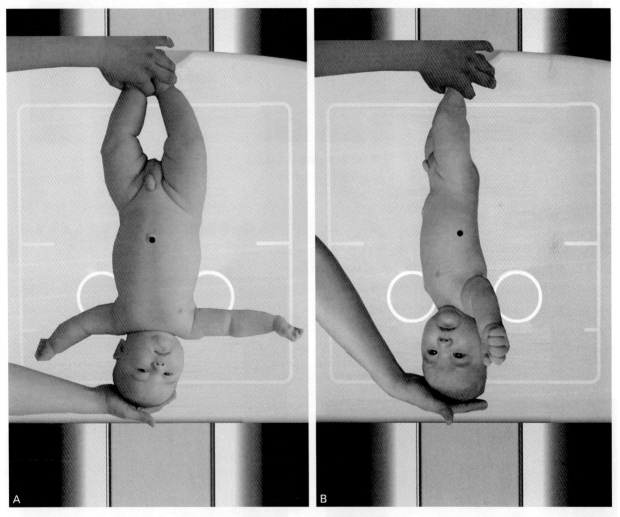

图 14-2-8　倒立位摄影体位
A. 正面观；B. 侧面观。

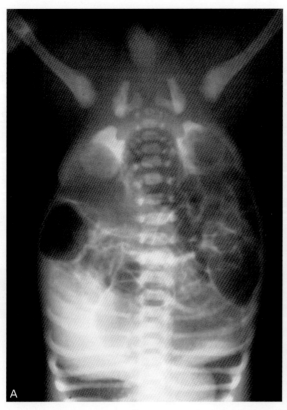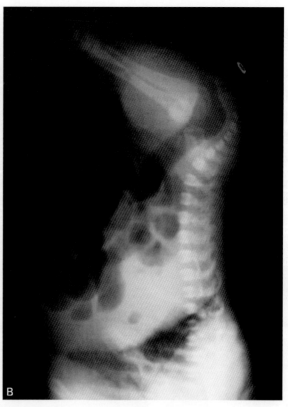

图 14 - 2 - 9　倒立位 X 线图像

A. 正位；B. 侧位。

(二) 胆区

1. 右上腹部后前位(胆囊区)

(1) 摄影体位：受检者俯卧于摄影床上，身体转向左侧，使右半侧稍抬高，避免胆囊与脊柱的重叠，冠状面与床面约呈 20°～30°，右半侧中线对准台面中线。头放于枕头上，转向右侧，右手上举抱头，左臂放于身旁。成像件上缘包括 T10，下缘包括髂骨嵴(图 14 - 2 - 10)。

(2) 中心线：对准成像件中心并与之垂直。

(3) 显示部位、用途：此位置显示右上腹部(胆囊区)的后前位影像(图 14 - 2 - 11)，观察有无胆囊阳性结石。

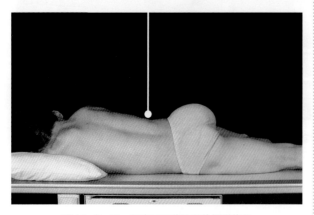

图 14 - 2 - 10　胆囊区后前位平片摄影体位

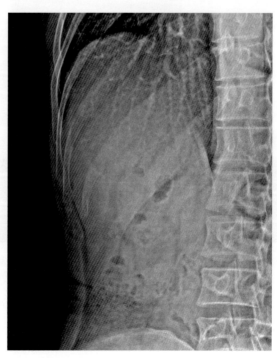

图 14 - 2 - 11　胆囊区平片 X 线图像

（4）说明：胆囊的位置变异较大，有可疑情况时，可摄取全腹部片。

2. 右上腹部前后位（胆囊区）

（1）摄影体位：受检者仰卧于摄影床上，身体左侧抬高，使冠状面与床面约呈 20°，右半侧中线对准台面中线。头放于枕头上，转向右侧，身体右半侧中线对准台面中线。成像件上缘包括 T10，下缘包括髂骨嵴（图 14-2-12）。

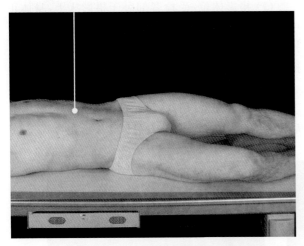

图 14-2-12 胆囊区前后位摄影体位

（2）中心线：对准成像件中心并与之垂直。

（3）显示部位、用途：此位置显示右上腹部（胆囊区）的前后位影像。观察有无胆囊阳性结石，静脉胆系造影时可摄此位置。

（三）肾区

双肾区前后位

（1）摄影体位：受检者仰卧于摄影台上，身体正中面对准台面中线。两臂放于身旁或上举，下肢伸直，头部用枕头稍垫高。成像件上缘包括胸骨剑突，下缘包括脐孔（图 14-2-13）。

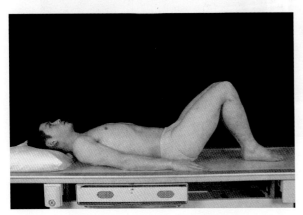

图 14-2-13 双肾区前后位摄影体位

（2）中心线：对准剑突与脐孔连线中点垂直于成像件中心。

（3）显示部位、用途：显示肾脏及上端输尿管的前后位影像（图 14-2-14）。泌尿系造影多摄此位置。

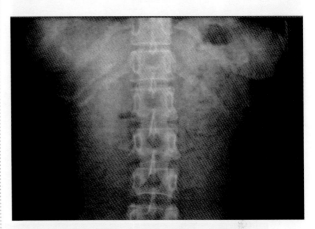

图 14-2-14 双肾区前后位 X 线图像

（四）膀胱区

1. 膀胱前后位

（1）摄影体位：受检者仰卧于摄影台上，身体正中面对准床面中线。两臂放于身旁或上举，下肢伸直，头部用枕头稍垫高。成像件上缘平髂嵴，下缘超过耻骨联合（图 14-2-15）。

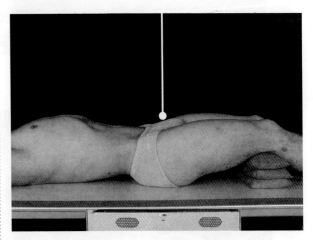

图 14-2-15 膀胱前后位位置图

（2）中心线：对准耻骨联合上 4 cm 垂直于成像件。

（3）显示部位、用途：显示膀胱区前后位影像（图 14-2-16），主要观察膀胱内阳性结石影。

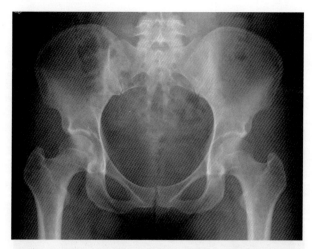

图 14-2-16 膀胱前后位 X 线图像

2. 膀胱左(右)后斜位

(1) 摄影体位:受检者仰卧于摄影台上,身体向左(右)倾斜,使矢状面与床面呈 45°,耻骨联合右(左)缘 5 cm 处,对准床面中线。左(右)下肢伸直,右(左)下肢屈曲与对侧分开(图 14-2-17)。耻骨联合上 4 cm 对准成像件中心。

(2) 中心线:对准耻骨联合上 4 cm 垂直于成像件。

(3) 显示部位、用途:显示膀胱、小骨盆斜位影像(图 14-2-18)。

3. 尿道前后位

(1) 摄影体位:受检者仰卧于摄影床上,身体正中矢状面与床面垂直并对准床面中线。腿弯曲,用手抱膝部,成像件上缘与髂前上棘平齐,下缘包括尿道,摄影时将阴茎拉直,并注入对比剂(图 14-2-19)。

(2) 中心线:对准成像件中心。

(3) 显示部位、用途:显示全部尿道和膀胱区前后位影像(图 14-2-20),对后尿道显示尤为清晰。

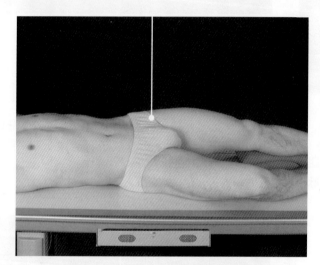

图 14-2-17 膀胱右后斜位摄影体位

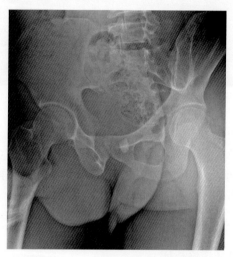

图 14-2-18 膀胱右后斜位 X 线图像

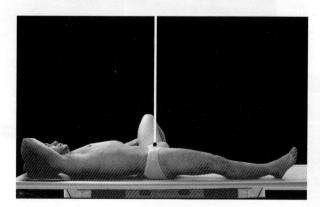

图 14-2-19 尿道前后位摄影体位

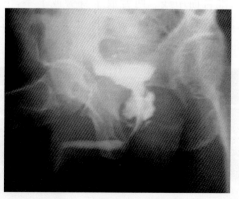

图 14-2-20 尿道前后位 X 线图像

(曹厚德 龚志刚 丁晓青)

第三章
腹盆部 X 线造影检查

第一节
腹部造影

一、食管钡餐造影

(一) 适应证与禁忌证

1. 适应证 ①吞咽困难或不适者。②食管异物、破裂、穿孔者。③明确食管肿瘤的性质、部位和范围,了解纵隔肿瘤、心血管疾病等对食管的外压性改变。④结缔组织疾病,如硬皮病、皮肌炎。⑤食管静脉曲张。⑥食管瘘。⑦食管运动紊乱症。⑧感染与食管炎;管憩室及憩室炎。

2. 禁忌证 ①昏迷、神志不清不能自主吞咽者。②有严重食管瘘症状伴有纵隔炎症或膈脓肿者。③食管静脉曲张大出血者。④腐蚀性食管炎的急性期。

(二) 造影前准备

1. 术前准备 一般不需特殊准备,贲门部病变时应空腹。

2. 对比剂 根据不同目的和要求及受检者吞咽困难的程度,调制不同浓度的医用硫酸钡剂。

(三) 检查方法和技术

1. 食管单对比造影检查步骤

(1) 食管造影前都应做常规胸透,了解肺及纵隔的情况。对食管异物检查前更应做颈、胸部透视,观察有无不透光异物存在。

(2) 受检者口含对比剂(钡糊剂、浸糊棉絮或碘剂),于站立右前斜位(将食管置于脊柱前、心影后),透视下嘱其咽下口中对比剂,自上而下进行跟踪观察食管逐段被充盈扩张、收缩排空(黏膜相)及静止弛张情况,直至对比剂经贲门口入胃;再于左前斜位(必要时加正位)进行观察。

2. 食管双对比造影检查方法

(1) 先吞咽产气剂(粉剂):受检者取右前斜位立于检查床前。连续大口吞服高浓度双对比钡混悬液,即刻摄取点片,方法与食管单对比造影检查相同。

(2) 食管低张双对比造影检查。

(3) 肌注山莨菪碱 20 mg, 10 min 后,进行食管双对比造影检查。

(四) 摄片要求及影像显示

1. 多相点片(充盈、半充盈及黏膜相) 无论是单对比或双对比食管造影检查都要求摄取食管扩张时的充盈相及食管收缩时的黏膜相,才有利于发现管壁的轻度扩张受限,轮廓改变,确定管腔的充盈缺损以及食管黏膜的细微变化。

2. 轴位观察摄片　为正确反映食管病变的全貌,食管造影检查还必须摄取多轴位点片。

3. 卧位点片　食管造影通常处在立位下进行与摄片,但有时钡液通过较快,则可改取卧位,甚至头低位,使钡液通过减慢,有利于病变(如曲张的静脉充盈)的显示及摄取。

4. 图像显示　见图14-3-1。

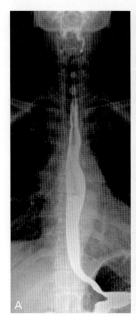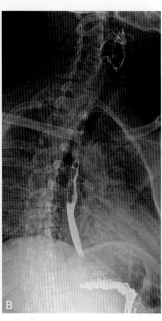

图14-3-1　食管钡餐造影
A. 食管钡餐正位;B. 食管钡餐斜位。

二、上消化道钡餐造影

(一)适应证与禁忌证

1. 适应证　①胃及十二指肠良、恶性肿瘤。②胃及十二指肠溃疡,胃及十二指肠慢性炎症。③胃及十二指肠先天性发育异常。④胃石症、胃异物。⑤上腹部肿块,了解肿块与胃及十二指肠关系。十二指肠壶腹部肿瘤等占位病变。⑥十二指肠手术后复查,了解吻合口及其功能,残胃病变。

2. 禁忌证　①肠道梗阻(尤其是梗阻程度严重或低位梗阻者)。②急性胃肠道穿孔和胃肠道出血急性期。③神志不清和其他不能自主吞咽者。

(二)造影前准备

1. 受检者准备　①禁食6h以上。②检查前2~3d禁服含重金属的药物,如钙、铁剂等。③去除衣服(裤)上所佩带的金属饰物。

2. 对比剂　200%W/V的医用硫酸钡剂。

(三)检查方法和技术

1. 上消化道餐造影步骤

(1) 胸、腹部透视。

(2) 口服钡剂,分别于右前斜位和左前斜位观察食管情况。

(3) 口服少量钡剂,于不同体位观察胃各部位黏膜情况。

(4) 给予足量的钡剂,显示胃的大体轮廓及充盈情况。

(5) 观察十二指肠各部的形态、轮廓、蠕动和收缩情况。

2. 上消化道气钡双重造影步骤

(1) 胸、腹部透视。

(2) 口服发泡剂,发泡剂的量根据胃含气的情况决定。

(3) 受检者转成右前斜立位,在他吞咽硫酸钡液时,观察食管,此时即可获得满意的食管充盈相、双对比相以及贲门口开放相。发现异常可及时摄下点片。然后让受检者左前斜位,进行同样检查。待钡剂服完后,再让受检者做空咽动作,随着食管的蠕动,即可显示食管的收缩相、食管高压区(HPZ段)及贲门口的关闭相。

(4) 受检者仰卧,躯体向左(或向右)作360°旋转2~3周后,取右前斜位,使胃内钡液尽量流向胃底内,构成胃幽门前区及胃窦部双对比相。然后向右转动躯体,直至左前斜位,胃底内胃液逐渐流向胃窦,构成胃角切迹部及胃体上部双对比相。

(5) 躯体继续向右侧旋转呈半立左前斜-右侧卧位,同时将检查台头侧升高10°~30°,使胃泡内钡流出,构成胃底双对比相,显示胃贲门正面形态。正常时,胃泡内钡液应全部流向胃窦。但如有食管胃连接区功能不全时,则此时可见部分钡液自胃泡内逆流进入食管,显示食管下段。这对胃食管连接区病变的诊断极为重要。

(6) 右后斜位(必要时可适度抬高足侧台面),此位置钡液流向胃体上部,从而构成胃窦部及十二指肠的双对比相。

（7）受检者转为俯卧左后斜位，此时胃体、胃角切迹、胃窦部及十二指肠均被钡液充盈。有利于对胃十二指肠的位置、形态、轮廓及柔软度的观察，同时可显示胃底前壁的双对比相。

（8）将检查床由卧式改为立式，观察钡充盈状态下的胃切迹。适度右前斜位观察十二指肠各组及胃泡充气相。

（9）加压检查，根据需要和可能都应配以适当强度的加压检查，尤其是在充盈时。

3. 上消化道气钡双重低张造影步骤

（1）山莨菪碱 20 mg，10 min 后上机检查，可抑制胃肠道蠕动，减少胃分泌，有利于钡的涂布；减低张力，使胃及十二指肠能充气后充分舒张；展平黏膜面，有利于黏膜面微细结构（胃小区）及病变的显示。

（2）其余操作与上消化道气钡双重造影相同。

（四）摄片要求及影像显示

（1）一个完整的上胃肠道双对比（低张力）造影

检查，必须包括充盈、黏膜、加压及双对比相片。

（2）满意的双对比相片应是腔壁线连续、无气泡、无絮凝、胃黏膜面结构（黏膜皱襞或胃小区）显示良好、对比度满意。

（3）全胃及十二指肠各部被分区、分段摄取。检查医师必须熟悉双对比相原理及不同病变在双对比相中的征象与特征性表现（如认识胃前壁病变在仰卧位片中的表现），否则病变极易被遗漏。

（4）规范化摄片：食管右前斜位（图 14-3-2A）、食管左前斜位（图 14-3-2B）、仰卧左前斜位胃双重相（图 14-3-2C）、仰卧右前斜位胃双重相（图 14-3-2D）、俯卧位胃体胃窦充盈相（图 14-3-2E）、胃底贲门左前斜位双重相（图 14-3-2F）、胃底贲门右前斜位双重（图 14-3-2G）、十二指肠球部和圈充盈相（图 14-3-2H）、十二指肠球部双重相（图 14-3-2I）、十二指肠球部压迫相（图 14-3-2J）、立位或半卧位全胃充盈相（图 14-3-2K）。

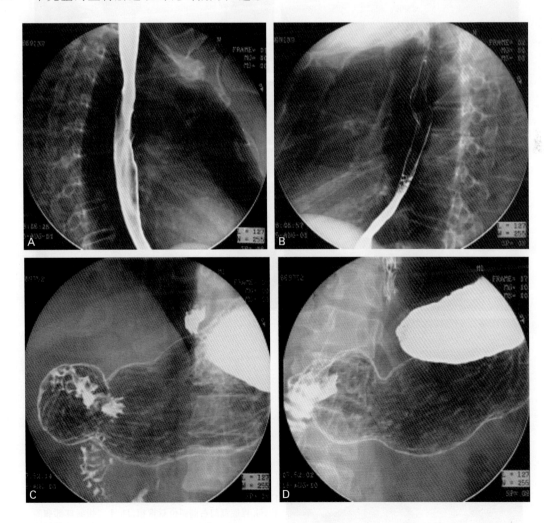

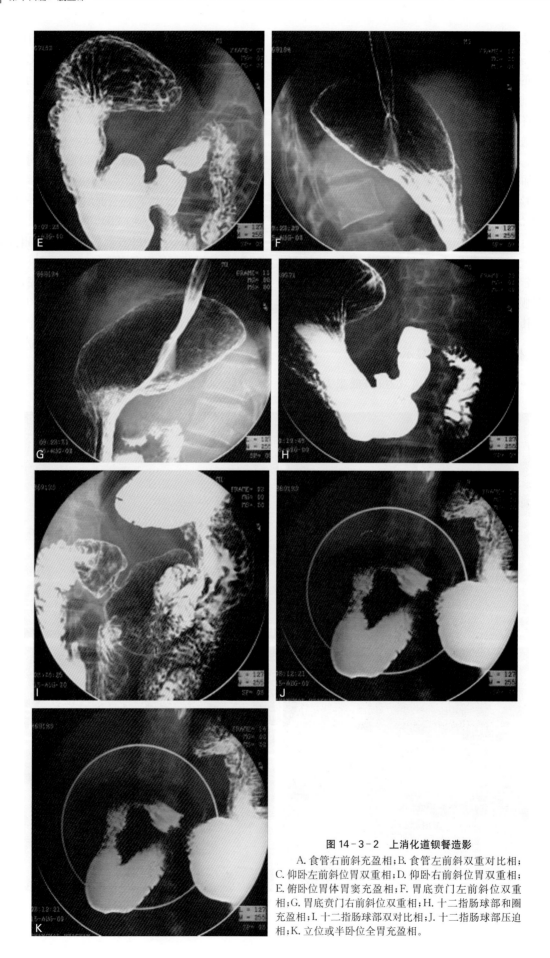

图 14-3-2 上消化道钡餐造影

A. 食管右前斜充盈相；B. 食管左前斜双重对比相；C. 仰卧左前斜位胃双重相；D. 仰卧右前斜位胃双重相；E. 俯卧位胃体胃窦充盈相；F. 胃底贲门左前斜位双重相；G. 胃底贲门右前斜位双重相；H. 十二指肠球部和圈充盈相；I. 十二指肠球部双对比相；J. 十二指肠球部压迫相；K. 立位或半卧位全胃充盈相。

三、小肠造影

(一) 适应证与禁忌证

1. 适应证　①肠良、恶性肿瘤。②小肠先天性病变。③小肠出血。④原因不明的腹痛、腹泻。⑤小肠扭转(原发性、继发性)。⑥慢性肠梗阻(粘连性、癌性)。⑦缺血性小肠疾病。

2. 禁忌证　①急性胃肠道出血。②胃肠道穿孔。

(二) 造影前准备

同上消化道造影检查。检查前 1 d,进无渣饮食,晚饭后服用轻泻剂。

(三) 检查方法和技术

1. 常规造影检查

(1) 对比剂为 100%～160%W/V 的医用硫酸钡 200～300 mL。

(2) 首先进行上消化道检查,常规胸腹透视,观察食管、胃和十二指肠。以后每隔 30 min 检查一次,逐段观察小肠的充盈、蠕动情况,直至盲肠为止。

2. 气钡灌肠双重对比低张造影检查

(1) 对比剂为 60%W/V 的医用硫酸钡 1 000～2 000 mL。

(2) 插管前 10 min,肌注甲氧氯普胺。用利多卡因或利舒卡喷雾剂进行咽喉黏膜喷雾麻醉。坐位时将导管经鼻、咽、食管,接近贲门后,将导引钢丝插入导管

内。使受检者取仰卧位,头高足低约 20°,于透视下将导管前端指向幽门随着胃蠕动,顺势缓慢地使导管头通过幽门管进入十二指肠,并尽可能地送至空肠曲,甚至进入空肠起始段。取出导线后,注气扩张球囊以固定导管,并可阻止肠内钡液反流。硫酸钡经导管连续灌注小肠,电视透视下注意钡液前端走向及控制流速。待全部小肠充盈满意,且有部分钡液进入回盲部时,停止灌注,并经导管注入空气 500～1 000 mL,然后肌注低张药物(山莨菪碱)20 mg,10 min 左右开始摄片。

3. 小肠口服碘剂造影

(1) 对比剂为 30%～60% 的碘水(常用复方泛影葡胺)。

(2) 胸腹透视后,口服碘水后,观察食管、胃和十二指肠。以后每隔 30 min 检查一次,逐段观察小肠的充盈、蠕动情况,直至盲肠为止。

(四) 摄片要求及影像显示

(1) 小肠造影检查应采取不同的体位,分段摄取点片的方法来观察整个小肠,为分离重叠的肠襻,显露病变段肠曲及病理改变,还必须辅以不同轻重程度的加压技术。

(2) 2～5 组(空肠-回肠上段)小肠位于上、中腹部,一般取仰卧加压、右斜位摄片;第六组小肠(回肠下段)位于下腹部及盆腔内,肠曲间盘旋重叠较密,则须取头低足高或俯卧位,使改组肠段离开盆腔后加压下摄片。

(3) 图像显示见图 14 - 3 - 3。

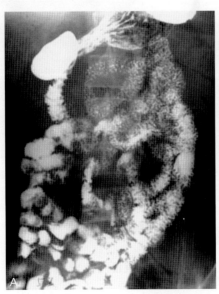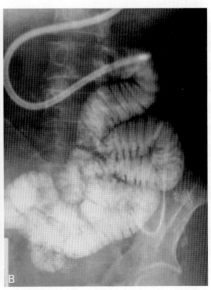

图 14 - 3 - 3　小肠造影
A. 口服钡餐追踪小肠造影;B. 小肠碘剂造影。

四、结肠造影

（一）适应证与禁忌证

1. 适应证 ①结肠肿瘤以及息肉。②结肠炎症性疾病。③结肠梗阻及肠套叠的诊断和整复。④结肠先天性异常。⑤缺血性结肠炎。⑥回盲部肿块的鉴别诊断。⑦结肠吻合术或结肠造瘘术后复查,了解吻合口情况。

2. 禁忌证 ①结肠急性穿孔或有可疑引起急性穿孔(疑有肠坏死)。②急性大量便血。③假膜性肠炎。④中毒性巨结肠。⑤肛裂疼痛难以插管者不能进行结肠气钡灌肠双重造影检查。

（二）造影前准备

（1）检查前日内进少渣或无渣、低脂肪饮食。

（2）结肠气钡灌肠双重造影检查检查前晚服用轻泻剂,也可清洁灌肠。

（3）检查日晨起禁食。

（三）检查方法和技术

1. 结肠气钡灌肠双重造影检查造影技术

（1）对比剂:80%W/V的医用硫酸钡。

（2）检查前先做腹部透视。

（3）肛门内插入注钡、气两用肛管,俯卧,检查床头低约10°～20°。

（4）于透视下经肛管注入钡混悬液,当钡流前端经脾曲达横结肠中部或远断时即停止注钡。

（5）接着于肛管内用加压气球缓慢注入空气,由气体将钡液右半结肠,气体的注入量约在700～1 000 mL。透视见右侧升结肠横径扩张至5 cm左右时停止注气。

（6）拔除肛管,让受检者于卧位状态下作俯卧-仰卧-俯卧翻转3次,见钡剂在结肠表面已形成良好涂布时,即可分段依次摄片。

（7）低张结肠气钡灌肠双重造影检查:于造影前5 min给予肌注低张药物。

2. 结肠钡餐造影

（1）对比剂为100%～160%W/V的医用硫酸钡200～300 mL。

（2）首先进行常规胸腹透视,观察食管、胃和十二指肠和小肠。待对比剂到结肠后逐段观察结肠的充盈、蠕动情况。

（3）结肠钡餐造影的缺点是结肠显影较差。有时,为清楚显示结肠,可经肛门插管注入空气。

3. 结肠口服碘剂造影

（1）对比剂为30%～60%的碘水(常用复方泛影葡胺)。

（2）胸腹透视后,口服碘水后,观察食管、胃、小肠情况,对比剂至结肠后观察结肠情况。

（四）摄片要求及影像显示

一般先摄取直肠、乙状结肠和降结肠下部的双对比相(包括仰位和俯卧位)及直肠乙结肠段侧位。摄片时应适当变动体位,使重叠肠曲展开。再转动体位于半立位或头低位下分段依次摄取脾曲、横结肠、肝曲及盲升结肠的双对比相。分段摄片时应注意肠段的连接,勿遗漏部位。摄片过程中,发现病变时应进行局部多角度、多相(双对比、充盈相或半充盈相及加压相等)摄片,分段摄完肠曲点片后,让受检者再做360°翻转,摄取全结肠的仰卧位和俯卧位及立位片。图像显示见图14-3-4。

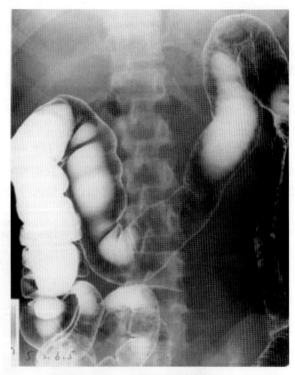

图14-3-4 结肠气钡灌肠双重造影

五、排粪造影

（一）适应证与禁忌证

1. 适应证 ①功能性便秘。②器质性便秘。③直肠脱垂。④直肠术后的控便、排便功能判定。

2. 禁忌证　①极度衰弱者。②急性肠梗阻。

（二）造影前准备

（1）检查前日内进少渣或无渣、低脂肪饮食。

（2）检查前晚服用轻泻剂，也可清洁灌肠。

（3）检查日晨起禁食。

（三）检查方法和技术

（1）受检者侧卧位，经肛管插管，注入 60% 医用硫酸钡混悬液 300 mL 后拔去肛管。

（2）嘱受检者坐在专用排粪桶上，首先侧位，调整高度左右股骨重合。摄静止相、提肛相、排粪相及排粪后黏膜相，必须使骶尾骨尖、肛门及耻骨联合显示清楚，以便测量。

（四）摄片要求及影像显示

身体转成正位，分开双腿，分别拍摄静止相、提肛相、排粪相及排粪后黏膜相。图像显示见图 14-3-5，

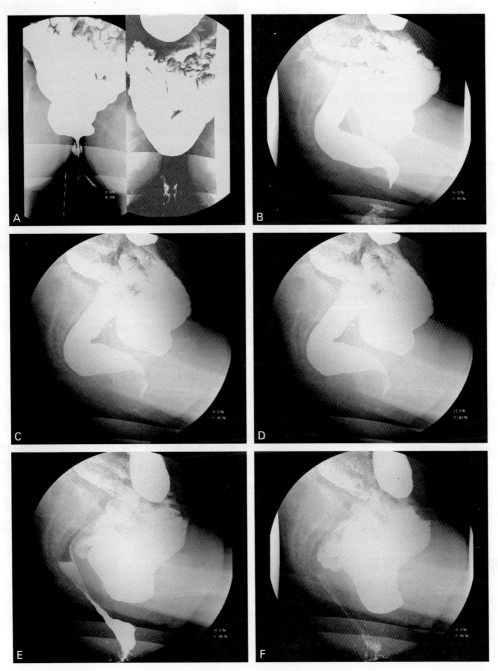

图 14-3-5　排粪造影
A. 正位；B. 静止；C. 提肛；D. 初排；E. 力排充盈；F. 力排黏膜。

六、术中经引流管胆管造影

（一）适应证与禁忌证

1. 适应证　①胆系切开探查前的检查用。②了解肝内外胆管的解剖关系，有无先天性异常。对再次手术者，造影能指明胆管位置，减少手术困难，防止伤及胆总管及其他组织。③术中如有结石，可明确结石位置、数目、大小以及结石形态，为手术较彻底清除结石提供可靠资料。④鉴别梗阻性黄疸的病因，良性还是恶性。⑤鉴别肝胰壶腹括约肌功能障碍是器质性还是功能性的，以进一步了解胆总管的下端情况。

2. 禁忌证　①碘过敏者。②急性梗阻性化脓性胆管炎。③大量胆系出血。④病情危急及严重黄疸应先抢救治疗。

（二）造影前准备

对比剂：60％泛影葡胺 20～40 mL。

（三）检查方法和技术

穿刺途径：可经胆囊、胆囊管、胆总管穿刺造影，当穿刺针或导管置于胆囊或胆管内，可先抽吸胆汁，再将加热至体温的对比剂注入。注射速度缓慢，压力不可过高。注射对比剂时严防空气进入。若肝门处有广泛粘连难以暴露胆总管、胆系先天性异常以及患有癌瘤时，可用肝穿刺胆管造影方法。当肝外胆管解剖关系不清，无法辨认，胆囊已切除者，或须做肝胰壶腹括约肌切开术时，可先切开十二指肠，经乳头逆行插管行胆管造影。

（四）摄片要求及影像显示

注入对比剂后立即摄片，照片应包括上自乳腺，下达髂脊，受检者体位左侧抬高 15°～20°。图像显示见图 14-3-6。

七、经引流管（T 管）造影

（一）适应证与禁忌证

1. 适应证　①了解术后胆管内残留结石。②胆道蛔虫复发。③胆管狭窄。④了解肝胰壶腹括约肌

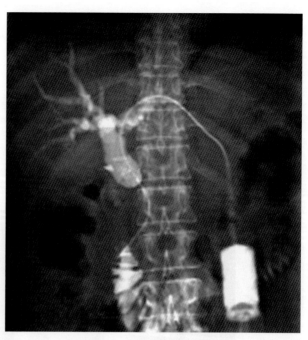

图 14-3-6　术中经引流管胆管造影

情况。⑤经 T 管行溶石药物灌注。⑥经 T 管瘘道用网篮套取残留结石。⑦行胆管镜检或胆管病变活检用。

2. 禁忌证　①严重的胆系感染。②碘过敏者。③心、肾功能严重损害。

（二）造影前准备

对比剂：60％泛影葡胺 20～40 mL。造影前一般不需特殊准备。

（三）检查方法和技术

受检者仰卧于 X 线检查床上，头低 30°，取右侧抬高或侧位，抽出引流管内胆汁，缓缓注入 10 mL 对比剂，以便左侧肝管分支充盈良好，然后转至仰卧位，在影屏监视下见多级肝管充盈良好后拍片。然后立位观察对比剂自然排空情况，并摄片。

注意事项：①压力超过 2.94 kPa，即可出现胆汁反流，经淋巴入血液，可引起感染的扩散或者诱发胆管壁溃疡出血。②过高压力可引起肝胰壶腹括约肌痉挛，使对比剂逆行入胰管，诱发急性胰腺炎。

（四）摄片要求及影像显示

一般摄取仰卧位。图像显示见图 14-3-7。

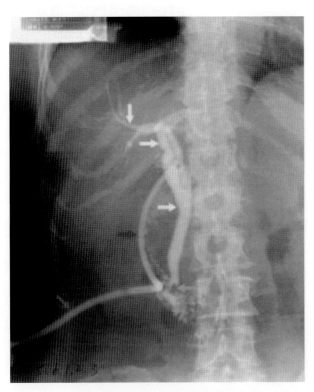

图 14-3-7 术中经引流管"T"管造影

八、经皮穿刺胆管造影（PTC）及引流（PTCD）

（一）适应证与禁忌证

1. 适应证 ①胆管肿瘤，需要了解病变部位及范围。②肝内胆管结石伴有梗阻性黄疸。③先天性胆管狭窄、闭锁或其他畸形。④肝外胆管的内外胆瘘。⑤原因不明的梗阻性黄疸。

2. 禁忌证 ①严重的急性梗阻性化脓性胆管炎。②严重的凝血机制障碍。③对比剂过敏。

（二）造影前准备

1. 受检者准备和注意事项 ①禁食 6 h。造影前 1 h 给予镇静剂。②造影前应做对比剂过敏试验。③测定凝血酶原时间，若凝血酶原时间延长或长期黄疸者，可注射维生素 K。④细菌性胆管炎者或胆系引流前的造影者，术前 1～2 d 开始服用广谱抗生素。

2. 对比剂 20%～35%泛影葡胺。

（三）检查方法和技术

（1）受检者仰卧于检查台上，影屏下确定右腋中线上肋膈窦部位，在皮肤上做好标记。

（2）穿刺点选择在肋膈窦下的第 7～10 肋间腋中线或腋中线前 1～3 cm 处。

（3）针进入肝脏后，在肝实质内推进，有脆松、质地均匀的感觉。

（4）在影屏监视下，于缓慢退针过程中，缓缓注入少量对比剂。一旦监视屏上显示对比剂进入胆管，即固定穿刺针。

（5）造影前尽量多引流出胆汁。

（6）针进入胆管后缓缓注入对比剂，其用量视胆管有无扩张及扩张程度而定。

（7）见肝内外胆管全部充盈后，即采用不同体位摄片。

（8）检查后应卧床观察局部有无渗出。注意血压、体温。

（四）摄片要求及影像显示

摄取仰卧位。图像显示见图 14-3-8。

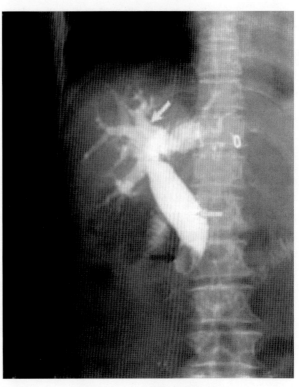

图 14-3-8 经皮穿刺胆管造影

九、经内镜逆行胰胆管造影(ERCP)

(一)适应证与禁忌证

1. 适应证　①胆管及邻近部位肿瘤。②胆总管结石。③胆管狭窄、肝胰壶腹括约肌狭窄症。④胆系手术后,复查残余结石。
2. 禁忌证　①急性胰腺炎。②病毒性肝炎。③胃、十二指肠内镜禁忌证。④急性胆系感染。⑤胰腺假性囊肿为相对禁忌证。

(二)造影前准备

1. 受检者准备　①禁食6h以上。②碘过敏试验。
2. 药物准备　60%泛影葡胺、阿托品、哌替啶、地西泮、口服去泡剂(如硅油)、2%丁卡因,2%～4%利多卡因。

(三)检查方法和技术

(1)检查前30min皮下注射阿托品0.5mg。咽部喷2%利多卡因。

(2)受检者取左侧卧位,将内镜缓慢地送入十二指肠球部。左侧可见十二指肠上角皱襞,将镜头沿小弯侧滑下,镜头顺利进入十二指肠降段,找到十二指肠降段内侧壁乳头。

(3)导管插入乳头开口5～10mm深度。

(4)插管成功后,经导管尾端连接的20mL注射器,轻缓地注入经加温(36～37℃)60%的泛影葡胺,充盈胰管需2～5mL,胆管则需10～20mL。

(5)胰管和(或)胆管充盈满意后,先取左侧卧位,后改俯卧位摄充盈相片。胆管充盈后取头低足高位摄片,使上段胆管及左、右肝管分支充盈。观察胆总管下段,需用仰卧位或立位才能使其充盈满意。胆管和胆囊充盈后可在立位加压下观察,有利于显示结石。

(6)拔管前需再摄片观察胰管内对比剂排出情况。如15～30min主胰管未排空,胆总管30～60min未排空,则可能有梗阻。

(四)摄片要求及影像显示

一般摄取仰卧位。图像显示见图14-3-9。

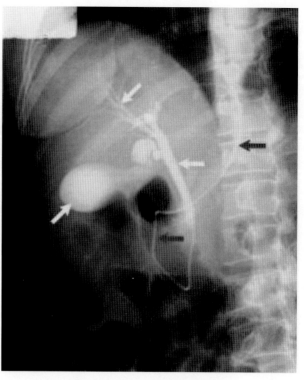

图14-3-9　经内镜逆行胰胆管造影

(五)检查后注意事项

(1)术后2h及次日空腹检查血清淀粉酶,如超过200u以上又伴有腹痛或发热,应按急性胰腺炎处理。

(2)造影后应食低脂半流质饮食2～3d。

(3)造影后给广谱抗生素3～7d以防感染。

(4)如对比剂进入狭窄段以上的管腔中或进入囊肿内,应密切观察对比剂排空,若排出困难,必要时进行手术,以早期引流梗阻的胆管或胰管。

(六)并发症

(1)急性胰腺炎、出血性胰腺炎、胆管炎。

(2)乳头及胆管损伤。十二指肠穿孔和对比剂注入十二指肠壁内。

(3)胆系和胰腺源性败血症,是本造影常见的死亡原因。

(4)说明:随着现代影像技术的迅猛发展,口服胆囊造影、静脉胆囊造影、PTC、ERCP等已基本上被无创伤性的CT、MRI检查所取代。PTC和ERCP主要用于治疗目的。

第二节

泌尿生殖系统造影

一、静脉尿路造影

（一）适应证与禁忌证

1. 适应证　①泌尿系统结核、结石、肿瘤。②泌尿系统先天性畸形。③肾盂和输尿管积液。④肾性高血压、肾血管狭窄、肾血管扭转等需分侧观察肾功能情况。

2. 禁忌证　①严重心、肝、肾功能不全。②含碘对比剂过敏。

（二）造影前准备

1. 器械准备　压迫带，椭圆形压迫器两个。

2. 药物准备　浓度为 300 mgI/mL 以上的水溶性有机碘对比剂（离子型或非离子型对比剂）。

3. 受检者准备和注意事项　①检查前 2～3 d 禁用不透 X 线的药物，如硫酸钡、钙片等。检查前 1 d 用少渣饮食。②检查前晚服轻泻剂。若服轻泻剂不见效，在检查前 1～2 h 清洁灌肠。③检查前 6 h 禁食、禁水，但糖尿病、肾功能衰竭、多发性骨髓瘤、婴幼儿和高龄受检者不宜绝对禁食、禁水。④造影前嘱受检者排空膀胱内尿液。

（三）检查方法和技术

（1）造影前先摄泌尿系统平片（图 14 - 3 - 10A）。

（2）肾下极水平以下用压迫器和压迫带在体外压迫输尿管。如不能压迫可采用头低 10°～15°体位或臀部抬高 10°体位，并可加用双倍对比剂剂量。

（3）静脉注射对比剂：成人总量 20～40 mL，儿童 0.5～1 mL/kg。穿插点皮肤消毒后约 1 min 把对比剂注入静脉。造影过程中须密切观察受检者。

（四）摄片要求及影像显示

注射对比剂后 7 min、15 min 摄取前后位肾区片各 1 张（图 14 - 3 - 10C、D）。如果上述照片显影满意，可于第 30～35 min 后解除腹部压迫带，立即拍摄全尿路（包括双肾、输尿管及膀胱、后尿道）像（图 14 - 3 - 10B）。显影不满意时酌情增加摄片次数及延长摄片间隔时间。疑肾下垂者嘱受检者起立后再摄腹直立前后位 1 张。必要时加摄斜位和侧位片。

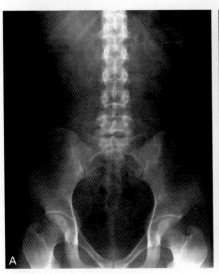
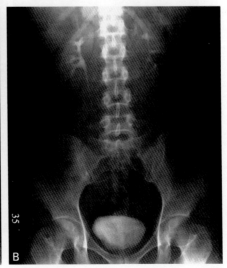

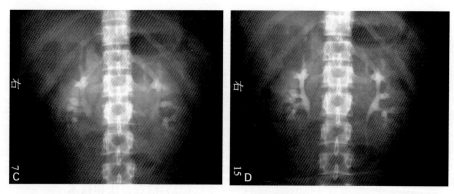

图 14-3-10　静脉尿路造影

A. 腹部平片；B. 静脉注射对比剂后 35 min 放压像；C. 注射对比剂后 7 min 肾区片；D. 静脉注射对比剂后 15 min 肾区片。

（五）检查后注意事项

对比剂反应有关注意事项。局部静脉炎者适当应用抗生素、局部热敷。

（六）并发症

含碘对比剂并发症。

（七）其他

如因肠腔气体等重叠影响细节显示，可采用斜位摄片（图 14-3-11）和小角度体层摄影（图 14-3-12）。

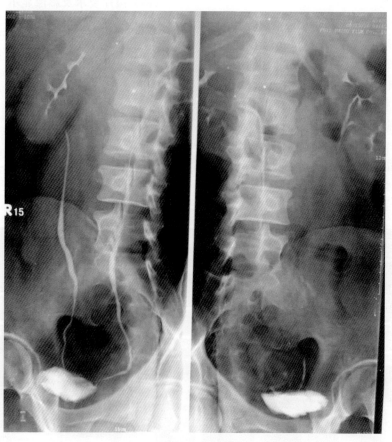

图 14-3-11　肾盂造影后，行斜位摄片，减少重叠

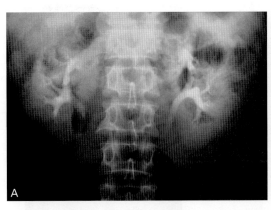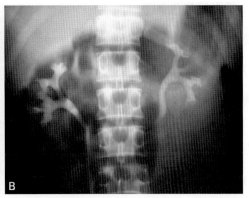

图 14-3-12　常规造影与小角度体层摄影

A. 常规造影：气体及肠道内容物重叠,细节显示不清；B. 小角度体层：图像清晰且显示出多种逆流表现。

二、大剂量静脉尿路造影

(一) 适应证与禁忌证

1. 适应证　①普通剂量静脉尿路造影不显影或显影不满意者。②不能禁水或不能腹部加压者。③需要观察全尿路,尤其是输尿管全程者。

2. 禁忌证　含碘对比剂有关禁忌证。

(二) 造影前准备

1. 药物准备　同普通剂量静脉尿路造影检查。

2. 受检者准备和注意事项　对比剂剂量成人为 100 mL,特重者不超过 140 mL；儿童 2 mL/kg,加等量的 5% 葡萄糖溶液混合后在 5 min 内滴注完毕。

(三) 摄片要求及影像显示

对比剂滴入达 75% 或滴注结束当时或其后 10 min、20 min、30 min 摄尿路前后位片。若遇到阻塞性病变或肾功能减退等摄片时间须相应延长(图 14-3-13、图 14-3-14)。

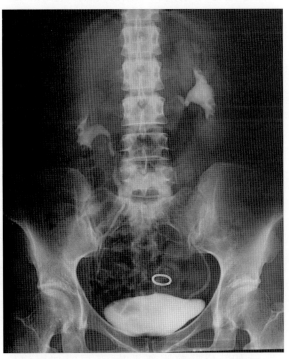

图 14-3-13　大剂量静脉尿路造影(立位显示肾下垂)

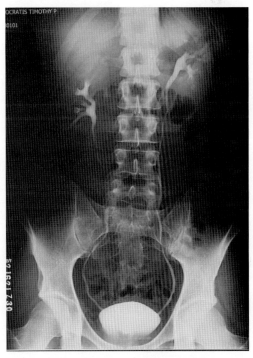

图 14-3-14　大剂量静脉尿路造影

（四）检查后注意事项

同普通剂量静脉尿路造影。

（五）并发症

含碘对比剂并发症。

三、逆行肾盂造影

（一）适应证与禁忌证

1. 适应证 ①不宜做静脉尿路造影者，如心、肝、肾功能极差者。②静脉法不显影或显影不满意者。③为了详细观察尿路的解剖形态。④了解肾盂、输尿管与邻近病变的关系。

2. 禁忌证 ①尿道狭窄、前列腺肥大、严重膀胱疾患不能做膀胱镜检查者。②急性下尿路感染及出血。③严重全身衰竭、严重心血管疾病。④含碘对比剂有关禁忌证。

（二）造影前准备

1. 受检者准备和注意事项 同静脉尿路造影，但不禁水。

2. 药物准备 对比剂为 10%～30% 泛影葡胺，过敏者可用 25% 溴化钠代替。

（三）检查方法和技术

1. 插管 借助膀胱镜将导管插入输尿管内，一般插至肾盂下方一个椎体为宜。

2. 造影 透视监视下缓慢注入对比剂，充盈满意时点片。

（四）摄片要求及影像显示

一般摄取正位。图像显示见图 14-3-15。

（五）检查后注意事项

（1）造影后常规应用氟哌酸，以预防感染。

（2）疼痛难忍时可用解痉止痛剂。

（3）血尿严重者必要时可用止血剂。

四、经皮穿刺顺行肾盂造影

（一）适应证与禁忌证

1. 适应证 ①肾盂严重积水或积脓，静脉尿路

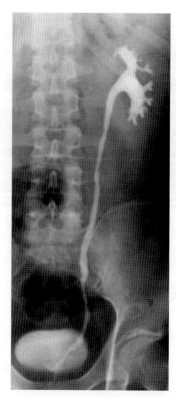

图 14-3-15 逆行肾盂造影

造影显影不理想，且不能行逆行肾盂造影或造影失败者。②良、恶性囊性病变的鉴别。

2. 禁忌证 ①穿刺点皮肤感染。②肾不肿大且肾盂不扩大。③有出血倾向。④严重高血压。⑤疑有恶性实质性肿瘤。⑥含碘对比剂有关禁忌证。

（二）造影前准备

1. 受检者准备和注意事项 同逆行肾盂造影检查常规。

2. 药物准备 对比剂为 30%～76% 泛影葡胺。

（三）检查方法和技术

（1）受检者取俯卧位，参照腹部平片所显示的肾脏或在 B 超、CT 导向下确定穿刺点。

（2）局部消毒，局麻下行肾穿刺。

（3）穿刺针进入肾盂后吸出一定量尿液，缓慢注入对比剂，充盈满意时点片。

（4）摄片满意后抽出部分含尿液的对比剂，注入抗生素后拔针。

（四）摄片要求及影像显示

俯卧位后前腹部平片，必要时加摄侧位和斜位片。

（五）检查后注意事项

造影后必要时可给予抗生素，以预防感染。

（六）并发症

（1）尿漏。

（2）虚脱：重度肾盂积水放尿液过快或过多时，腹压急骤下降可造成虚脱。

（3）含碘对比剂有关并发症。

五、膀胱造影

（一）适应证与禁忌证

1. 适应证 ①膀胱肿瘤、结石、炎症、憩室及其所伴随的挛缩、瘘管和输尿管反流等。②膀胱外伤：观察有无膀胱破裂。③先天性畸形：脐尿管未闭或囊肿、输尿管囊肿。④膀胱镜检查有困难或不宜做膀胱镜检查。⑤膀胱功能性改变：如神经源性膀胱、尿失禁等。⑥尿道狭窄而不能行尿道插管者宜做静脉尿路造影使对比剂充盈膀胱。

2. 禁忌证 ①严重外伤或大出血休克，生命体征不稳定者。②含碘对比剂过敏者。③大量血尿时不宜做膀胱充气造影者。④尿道膀胱急性炎症、损伤或严重狭窄等不宜做逆行膀胱造影。

（二）造影前准备

1. 器械准备 ①顺行静脉造影法：无需特殊器械。②逆行造影法：消毒巾、导尿管、石蜡油少许。

2. 药物准备 ①顺行静脉造影法：浓度为 300 mgI/mL 以上的水溶性有机碘对比剂（离子型或非离子型对比剂）。②逆行造影法：10%～15%泛影葡胺。

3. 受检者准备和注意事项 ①在检查前 1～2 h 清洁灌肠。②对比剂碘过敏试验。③造影前嘱受检者排空膀胱内尿液。

（三）检查方法和技术

1. 静脉造影法 同大剂量静脉尿路造影。

2. 逆行造影法 受检者仰卧于摄影台上，消毒尿道外口、阴茎及阴囊（男性）。术者戴手套，铺消毒洞巾，暴露尿道外口。导尿管前端涂少许石蜡油，徐徐插入尿道。导尿管进入膀胱即有尿液流出，压迫膀胱区放尽尿液。透视下缓慢注入对比剂，至受检者膀胱区有胀感时为止。

3. 空气造影 向膀胱内注入 100～200 mL 空气。

4. 双重造影法 先注对比剂 30～50 mL，转动受检者体位使对比剂均匀涂布于膀胱壁上，再注入空气 250～300 mL。

（四）摄片要求及影像显示

（1）注对比剂后立即摄取膀胱区前后位片及左、右斜位片，必要时加摄侧位或俯卧位片，双重造影法根据需要可加摄水平投照位片。

（2）排尿后拍摄全尿路（包括双肾、输尿管及膀胱、后尿道）像，观察有无输尿管返流。

（3）图像显示见图 14-3-16、图 14-3-17。

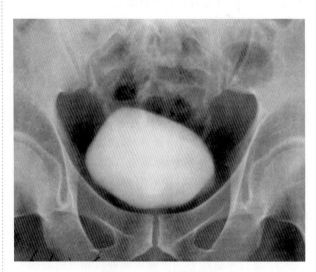

图 14-3-16 膀胱正位片

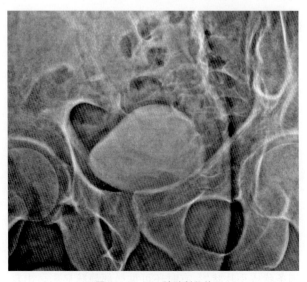

图 14-3-17 膀胱斜位片

（五）检查后注意事项

有排尿障碍者,检查后尽量将对比剂抽出。

（六）并发症

含碘对比剂并发症。

六、尿道造影

（一）适应证与禁忌证

1. 适应证 ①尿道的先天畸形。②尿道外伤。③前列腺病变。④尿道结石。⑤尿道瘘管。

2. 禁忌证 ①尿道及龟头的急性炎症。②尿道出血。③含碘对比剂有关禁忌证。

（二）造影前准备

1. 器械准备 ①逆行尿道造影:锥形橡皮头注射器、普通注射器、导尿管。②排尿性尿道造影:同膀胱造影。

2. 药物准备 ①逆行尿道造影:10%～15%泛影葡胺。②排尿性尿道造影:同膀胱造影。

3. 受检者准备和注意事项 ①对比剂过敏试验。②逆行尿道造影一般不需要特殊准备。③排尿性尿道造影同膀胱造影。

（三）检查方法和技术

1. 逆行尿道造影 消毒尿道外口和生殖器插入相应的导尿管,在透视下徐徐注入对比剂,压力不宜过大,所需对比剂约30～40 mL,余5 mL于摄片时继续推注。

2. 排尿性尿道造影 用导管插入法或静脉尿路造影的对比剂充盈膀胱。前者同膀胱逆行造影法,要求徐徐注入对比剂,待受检者有尿感时抽出导尿管。受检者取仰卧位或斜窝位,嘱受检者自行或下腹部加压排尿,在排尿过程中摄片。

（四）摄片要求及影像显示

摄仰卧前后位、斜卧位片,使整个尿道显示。若为男性可站立位摄片,图像显示见图14-3-18。

（五）检查后注意事项

黏膜损伤可致对比剂进入海绵体,在尿道旁显示细条状或小片状影,有时还可见局部静脉显影。出现

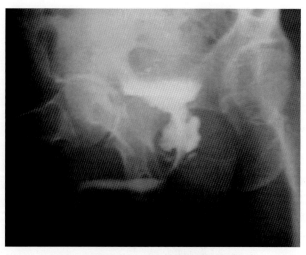

图14-3-18 尿道造影

这种现象时,可给予抗生素预防感染。

（六）并发症

(1) 尿道损伤或炎症,可致灼痛和分泌物增多等。

(2) 含碘对比剂有关并发症。

七、输精管、精囊造影

（一）适应证与禁忌证

1. 适应证 ①输精管结扎术后再孕。②精囊的先天性畸形、慢性炎症、肿瘤、囊肿等。③不育症。

2. 禁忌证 ①急性输精管、精囊炎症。②含碘对比剂过敏。

（二）造影前准备

1. 药物准备 30%～60%泛影葡胺。

2. 受检者准备和注意事项 ①术前麻醉剂过敏试验。②术前对比剂碘过敏试验。③外生殖器皮肤准备。④造影前嘱受检者排空膀胱内尿液。

（三）检查方法和技术

(1) 摄局部前后位平片。

(2) 常规消毒,局麻,切开阴囊找出双侧输精管,采用皮钳固定,并游离输精管1～2 cm,用7号针头向睾丸远侧插入,透视下缓慢注入30%～60%的对比剂,每侧约2 mL,受检者感尿意表示对比剂已达精道远端。对比剂不宜过多,流入尿道或膀胱产生重叠,影响显影效果。

（四）摄片要求及影像显示

注对比剂后立即摄取前后位片，中心线向足侧倾斜150°，X线中心对准耻骨联合上3 cm。图像显示见图14-3-19。

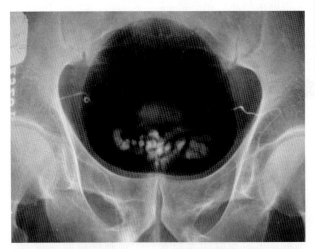

图 14-3-19　输精管、精囊造影

（五）并发症

含碘对比剂有关并发症。

八、子宫、输卵管造影

（一）适应证与禁忌证

1. 适应证　①原发或继发不孕症。②生殖道畸形。③子宫异常出血。④各种绝育措施后，观察输卵管通畅情况。⑤宫内节育器异位。

2. 禁忌证　①生殖道各种活动性炎症。②含碘对比剂过敏。③经期或有大量子宫出血。④妊娠、分娩后6个月内及刮宫30 d内。⑤生殖道恶性肿瘤。⑥严重全身性疾病及高热。

（二）造影前准备

1. 药物准备　40%碘化油或专用水溶性有机碘剂。

2. 受检者准备和注意事项　①月经完毕后4～10 d内进行检查。②对比剂碘过敏试验。③清洁外阴，排空大小便，清洁灌肠。④造影前3 d及造影后2周内避免性交及盆浴。

（三）检查方法和技术

受检者取膀胱截石位，外阴消毒铺巾。用窥阴器暴露宫颈后夹住前唇，用苯扎溴铵消毒。探针检查宫腔后放入双腔管，注气检查气囊扩张无误。在透视控制下缓慢注入对比剂，待子宫腔充盈后再稍加压，使输卵管充盈，然后摄片。

（四）摄片要求及影像显示

X线片下缘包括耻骨联合，双侧闭孔对称。如透视发现子宫屈曲，子宫腔影与子宫颈管影重叠时，可转动受检者体位，摄取适当的斜位片以清晰显示子宫腔、两侧输卵管及对比剂进入盆腔影像（图14-3-20）。用碘油造影者，24 h后再摄1张，观察碘油进入盆腔内及弥散情况（图14-3-21）。用有机碘溶液造

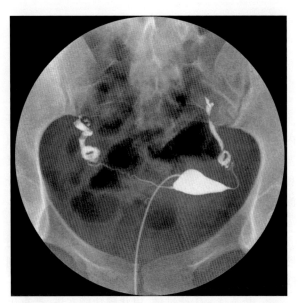

图 14-3-20　子宫输卵管造影

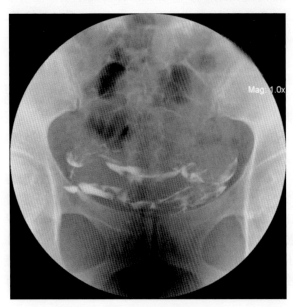

图 14-3-21　子宫输卵管造影(24 h)

影者,于摄第 1 张片后 10～30 min 再摄 1 张。

(五) 检查后注意事项

必要时可给予抗生素。

(六) 并发症

(1) 含碘对比剂并发症。

(2) 碘油进入间质及血管并回流至肺部时,受检者频发呛咳,应立即停止注射并取出导管,置受检者于头低足高位严密观察。

第三节
消化系统 DSA

一、肝脏 DSA

(一) 适应证与禁忌证

1. 适应证 ①肝脏肿瘤诊断及鉴别诊断。②肝内占位性病变的介入治疗前后。③门静脉高压或阻塞病变时行间接性门静脉造影。④肝血管发育不良和肝动脉闭塞症。⑤经颈静脉肝内门体静脉支架分流术前后。⑥肝脏外伤性出血性病变介入治疗前后。⑦肝脏肿瘤的鉴别诊断及介入治疗。

目前,上述技术主要用于治疗目的,尤其手术前后。CT、MRI 特别是 CTA、MRA 基本上可达到 DSA 的诊断水平。

2. 禁忌证 ①碘过敏、甲状腺功能亢进、严重出血倾向、感染倾向。②心、肝、肾功能不全及全身衰竭。③穿刺部位软组织感染。④不能平卧的受检者。⑤女性月经期。

(二) 造影前准备

1. 器械准备 股动脉穿刺包一只。Seldinger 穿刺针、扩张器、二路开关、相应的导管、导引导丝、10 mL 和 5 mL 注射器各 3 个、高压注射器、DSA 机器设备。

2. 药物准备 ①对比剂选用:离子型对比剂溶液,<60％的泛影葡胺(高危人群慎用);非离子型对比剂较常用,浓度一般为 300～370 mgI/mL 的碘普罗胺、碘海醇等。②局麻药选用 1％利多卡因、10％普鲁卡因需做过敏试验。③其他如化疗药物,栓塞剂或溶栓剂等及肝素生理盐水等辅助药物,以及各种抢救药物等。

3. 受检者准备 ①药物过敏试验:对比剂和局部麻醉药物可能引起过敏反应,需做碘及局部麻醉药的过敏试验。②心、肝、肾功能的检查,血常规、血小板及出凝血时间等检查。③穿刺部位的备皮,必要的影像学检查。④术前 4 h 禁食,术前半小时肌注镇静剂,保持呼吸道通畅,训练受检者学会造影所要求的吸气及屏气动作。⑤向受检者及家属交待造影目的及可能出现的并发症和意外,签订造影协议书。

(二) 检查方法和技术

1. 手术操作

(1) 采用 Seldinger 技术,行股动脉或肱动脉穿刺插管。

(2) 先行选择性腹腔动脉造影,再行超选择性肝动脉造影。

2. 造影参数

(1) 腹腔动脉造影对比剂用量 25～30 mL/次,注射流率 6～7 mL/s,压力上限(简称压限)1 034. 25～2 068. 50 kPa(150～300 psi)。

(2) 肝动脉造影对比剂用量 15～18 mL/次,注射流率 5～6 mL。

(3) 造影程序:3～6 帧/s,注射延迟 0.5 s。屏气状态曝光至肝内毛细血管期。肝动脉造影观察门静脉者,曝光持续 15～20 s,直至门静脉显示。

(四) 摄片要求及影像显示

正位,必要时加摄斜位。图像显示见图 14 - 3 - 22、图 14 - 3 - 23。

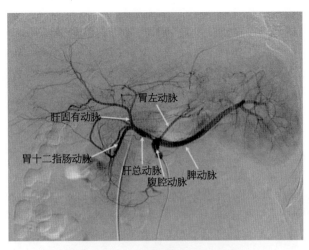

图 14-3-22　腹腔动脉造影,DSA 摄片

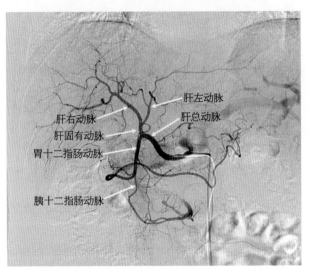

图 14-3-23　肝总动脉造影

二、胃肠道 DSA

(一) 适应证与禁忌证

1. 适应证　①消化道出血的诊断及介入治疗。②消化道肿瘤的诊断及介入治疗。③消化道血管性病变的诊断。④门脉高压及阻塞性病变的诊断。

2. 禁忌证　同肝脏 DSA。

(二) 造影前准备

1. 器械准备　同肝脏 DSA。

2. 药物准备　同肝脏 DSA。

3. 受检者准备　注射抑制肠道蠕动药物。建立静脉通道,便于术中给药及抢救。其他同肝脏

DSA。

(三) 检查方法和技术

1. 手术操作　采用 Seldinger 技术,行股动脉或肱动脉穿刺插管。先行选择性腹腔动脉造影,再行超选择性肝动脉造影。

2. 造影参数

(1) 腹主动脉腹主动脉造影对比剂用量 35～40 mL/次,注射流率 15～18 mL/s,压限 3 102.75～4 137.00 kPa(450～600 psi)。

(2) 腹腔动脉造影对比剂用量 25～30 mL/次,注射流率 6～7 mL/s,压限 1 034.25～2 068.50 kPa(150～300 psi)。

(3) 肠系膜上动脉造影对比剂用量 10～12 mL/次,注射流率 5～6 mL/s,压限 1034.25～1 379.00 kPa(150～200 psi)。

(4) 肠系膜下动脉造影对比剂用量 8～10 mL/次,注射流率 4～5 mL/s。

(5) 胃十二指肠动脉造影对比剂用量 6～8 mL/次,注射流率 3～4 mL/s,压限 1 034.25～1 379.00 kPa(150～200 psi)。

(6) 诸分支动脉造影对比剂用量 4～6 mL/次,注射流率 1～3 mL/s,压限 1 034.25～1 379.00 kPa(150～200 psi)。

(四) 摄片要求及影像显示

正位,必要时加摄斜位。图像显示见图 14-3-24～图 14-3-26。

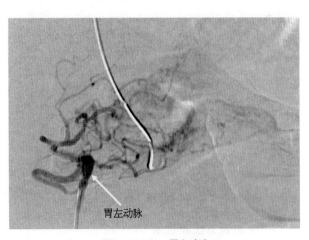

图 14-3-24　胃左动脉

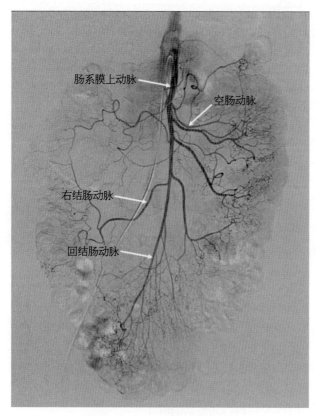

图 14-3-25 肠系膜上动脉 DSA

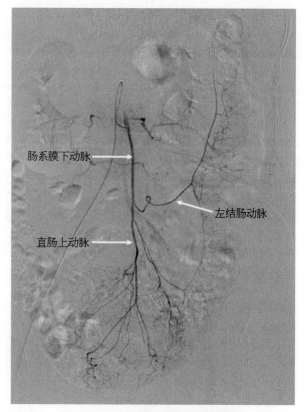

图 14-3-26 肠系膜下动脉 DSA

三、胰、胆、脾 DSA

（一）适应证与禁忌证

1. 适应证 ①脾脏外伤出血及介入治疗前后。②脾功能亢进、巨脾症及介入治疗前后。③脾脏肿瘤及介入治疗前后。④脾动脉血管瘤及介入治疗前后。⑤胰腺血管性病变。⑥胆管和胆囊肿瘤性病变。

2. 禁忌证 同肝脏 DSA。

（二）造影前准备

1. 器械准备 同肝脏 DSA。
2. 药物准备 同肝脏 DSA。
3. 受检者准备 同肝脏 DSA。

（三）检查方法和技术

（1）采用 Seldinger 技术，经皮穿刺股动脉插管。

（2）胰腺动脉造影按腹腔动脉、肠系膜上动脉、脾动脉、胃十二指肠动脉、胰背动脉和胰十二指肠下动脉顺序依次进行选择性造影。

（3）胆管动脉造影按肝动脉、胆囊动脉顺序进行选择性造影。

（4）脾脏血管造影选用腹腔动脉造影，然后做超选择性脾动脉造影。

（5）注射参数：①腹腔动脉造影对比剂用量 25～30 mL/次，注射流率 6～7 mL/s，压限 1 034. 25～2 482. 2 kPa(150～360 psi)。②脾动脉造影对比剂用量 18～20 mL/次，注射流率 5～6 mL/s，压限 1 034. 25～2 068. 50 kPa(150～300 psi)。③胃十二指肠动脉造影对比剂用量 6～8 mL/次，注射流率 3～4 mL/s，压限 1 034. 25～1 379. 00 kPa(150～200 psi)。④胰十二指肠下动脉胰背动脉及胆囊动脉造影对比剂用量 3～4 mL/次，注射流率 2～3 mL/s，压限 1 034. 25～1 379. 00 kPa(150～200 psi)。

（四）摄片要求及影像显示

一般都用正位，根据情况必要时加摄不同角度的斜位。图像显示见图 14-3-27、图 14-3-28。

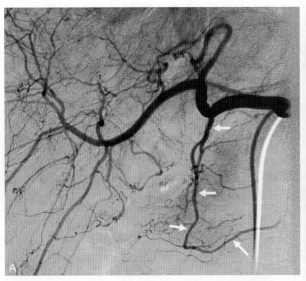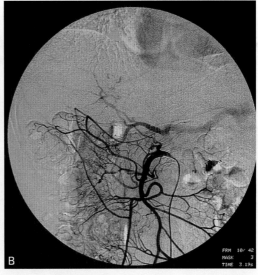

图 14-3-27 胰十二指肠动脉 DSA(A、B)

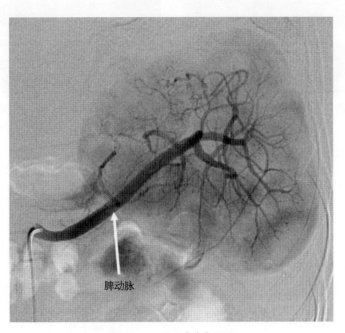

脾动脉

图 14-3-28 脾动脉 DSA

四、门静脉造影

(一) 适应证与禁忌证

1. 适应证 ①肝硬化及肝内外门静脉系统阻塞性病变。②肝脏恶性肿瘤，了解门静脉通畅情况。③不明原因的上消化道出血，了解门静脉情况。④门、体静脉分流术后造影，了解门静脉情况。⑤门静脉先天性疾患。

2. 禁忌证 同肝脏 DSA。

(二) 造影前准备

同肝脏 DSA。

(三) 检查方法和技术

1. 直接门静脉造影

(1) 经脾门静脉造影：在 B 超引导下，在左侧腋中线第 8～10 肋间穿刺，向脾门方向进针入脾脏，见到回血后注射对比剂、曝光采像，通过对比剂回流显示门静脉。

(2) 经肝门静脉造影：B 超导向下，在右侧腋中线第 8～10 肋间穿刺门静脉见到回血后注射对比剂、曝光采像,直接显示门静脉系统。

脏对比剂回流显示门静脉(图 14-3-29)。

2. 间接门静脉造影　采用 Seldinger 技术,经皮股动脉穿刺插管,行腹腔动脉或脾动脉造影,通过脾

(四) 摄片要求及影像显示

图像显示见图 14-3-29、图 14-3-30。

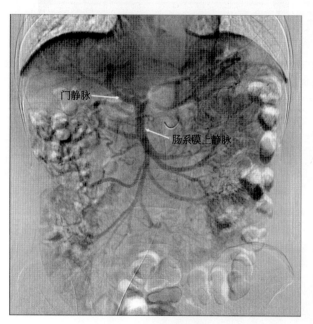

图 14-3-29　门静脉造显影

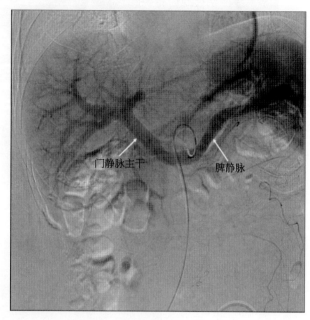

图 14-3-30　脾静脉、门静脉造影

第四节
泌尿生殖系统 DSA

一、肾动脉造影

(一) 适应证与禁忌证

1. 适应证　①肾血管性病变。②肾脏肿瘤性病变诊断及介入治疗前后。③肾脏周围肿瘤性病变。④肾脏外伤出血及介入治疗前后。⑤肾盂积水,了解肾实质和功能受损。⑥部分肾脏切除者,术前明确病变范围。⑦不明原因的血尿、肾脏移植术后。⑧肾内小血管瘤、动静脉瘘及微小动脉瘤等。

2. 禁忌证　①对比剂和麻醉剂过敏。②严重心、肝、肾功能不全及其他严重的全身性疾病。③极度衰弱和严重凝血功能障碍者。④穿刺局部感染及高热者。

(二) 造影前准备

1. 器械准备

(1) DSA 机及其附属设备。

(2) 造影手术器械消毒包。

(3) 穿刺插管器材,如穿刺针、导管鞘、导管和导丝等。

(4) 压力注射器及其针筒、连接管。

2. 药品准备

(1) 对比剂:有机碘水制剂(40%～76%离子型或相应浓度的非离子型)。

(2) 麻醉剂、抗凝剂及各种抢救药物。

3. 受检者准备

(1) 向受检者及家属交待造影目的及可能出现的并发症和意外,签订造影协议书。

（2）向受检者解释造影的过程及注意事项，以消除顾虑，争取术中配合。

（3）检查心、肝、肾功能，以及血常规和出凝血时间。

（4）必要的影像学检查，如 B 超、CT 等。

（5）碘剂及麻醉剂按药典规定进行必要的处理。

（6）术前 4 h 禁饮食，排空大小便，并训练受检者屏气。

（7）穿刺部位常规备皮，必要时给予镇静剂。

（8）建立静脉通道，便于术中用药及抢救。

（三）检查方法和技术

（1）采用 Seldinger 技术，行股动脉或肱动脉穿刺插管。

（2）先行腹主动脉造影，再行选择性肾动脉造影，必要时行超选择性肾段动脉造影。选择性造影时导管不宜过深，以免造成肾缺如假象。

（3）注射参数包括肾动脉造影对比剂用量 10～15 mL/次，注射流率 5～7 mL/s；肾段动脉造影对比剂用量 4～6 mL/次，注射流率 2～3 mL/s。

（4）造影体位为正位，必要时加摄斜位，影像增强器向同侧倾斜 7°～15°。

（5）造影程序为 3～6 帧/s，注射延迟 0.5 s。屏气状态曝光至微血管期和静脉早期。

（6）造影完毕拔出导管，局部压迫 10～15 min 后加压包扎。

（7）由摄影技师认真填写检查申请单的相关项目和技术参数，并签名。

（四）摄片要求及影像显示

图像显示见图 14-3-31。

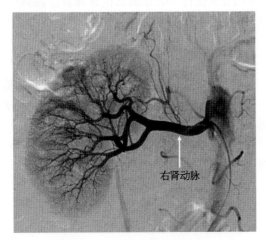

右肾动脉

图 14-3-31 选择性肾动脉造影

（五）并发症

1. 穿刺和插管并发症 暂时性动脉痉挛、局部血肿、假性动脉瘤和动静脉瘘、导管动脉内折断、动脉内膜夹层、动脉粥样硬化斑块脱落、血管破裂、脑血管血栓和气栓等。

2. 对比剂并发症 休克、惊厥、癫痫和脑水肿、喉头水肿、喉头或（和）支气管痉挛、肺水肿、急性肾功能衰竭等。

（六）注意事项

（1）掌握适应证和禁忌证。

（2）做好术前准备工作。

（3）先行腹主动脉造影，了解肾动脉开口。

（4）术中密切观察受检者反应。

（5）术后卧床 24 h，静脉给予抗生素，留观一定时间，注意观察受检者可能出现的造影并发症。

二、肾静脉造影

（一）适应证与禁忌证

1. 适应证 ①肾癌疑肾静脉癌栓。②肾移植术后早期排异反应。③单侧肾动脉完全闭塞而静脉尿路造影不显影者。④先天性肾缺如肾发育不良。

2. 禁忌证 ①对比剂和麻醉剂过敏。②严重心、肝、肾功能不全及其他严重的全身性疾病。③极度衰弱和严重凝血功能障碍者。④穿刺局部感染及高热者。

（二）造影前准备

1. 器械准备 ①DSA 机及其附属设备。②造影手术器械消毒包。③穿刺插管器材，如穿刺针、导管鞘、导管和导丝等。④压力注射器及其针筒、连接管。

2. 药品准备 ①对比剂，有机碘水制剂（40%～76%）离子型或相应浓度的非离子型对比剂。②麻醉剂、抗凝剂及各种抢救药物。

3. 受检者准备 ①向受检者及家属交待造影目的及可能出现的并发症和意外，签订造影协议书。②向受检者解释造影的过程及注意事项，以消除顾虑，争取术中配合。③检查心、肝、肾功能，以及血常规和出凝血时间。④必要的影像学检查，如 B 超、CT 等。⑤碘剂及麻醉剂按药典规定进行必要的处理。

⑥术前4h禁饮食,排空大小便,并训练受检者屏气。⑦穿刺部位常规备皮,必要时给予镇静剂。⑧建立静脉通道,便于术中用药及抢救。

(三) 检查方法和技术

(1) 采用 Seldinger 技术,经皮穿刺股静脉插管。

(2) 导管插入肾静脉行选择性造影。

(3) 注射参数包括对比剂用量 10～15 mL/次,注射流率 2～3 mL/s。

(4) 造影体位为正位,必要时加斜位。

(5) 造影程序为 2～3 帧/s,注射延迟 0.5 s。屏气状态曝光。

(6) 造影完毕拔出导管,局部压迫后加压包扎。

(7) 由摄影技师认真填写检查申请单的相关项目和技术参数,并签名。

(四) 摄片要求及影像显示

选择显示肾静脉形态良好的图像摄片。目前由于肾动脉造影的普及,一般选择在肾动脉造影时延时摄片至肾动脉显示即可(图 14-3-32)。

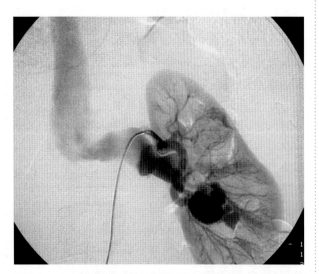

图 14-3-32 肾动脉造影显示的肾静脉(动静脉瘘导致肾静脉早显)

(五) 并发症

1. 穿刺插管引起的并发症 局部血肿、动静脉瘘、静脉穿孔或破裂、血栓形成、静脉炎等。

2. 对比剂并发症 喉头水肿、肺水肿、惊厥、休克等。

(六) 注意事项

(1) 掌握适应证和禁忌证。

(2) 做好术前准备工作。

(3) 术中密切观察受检者反应。

(4) 术后卧床休息,观察受检者有无插管及造影引起的并发症。

三、膀胱动脉造影

(一) 适应证与禁忌证

1. 适应证 ①膀胱肿瘤诊断及介入治疗前后。②膀胱动脉瘤、血管畸形。③未明原因的终末血尿。

2. 禁忌证 ①对比剂和麻醉剂过敏。②严重心、肝、肾功能不全及其他严重的全身性疾病。③极度衰弱和严重凝血功能障碍者。④穿刺局部感染及高热者。⑤月经期或阴道出血。⑥盆腔急性炎症及慢性炎症的急性发作。

(二) 造影前准备

1. 器械准备 ①心血管X线机及其附属设备。②造影手术器械消毒包。③穿刺插管器材,如穿刺针、导管鞘、导管和导丝等。④压力注射器及其针筒、连接管。

2. 药品准备 ①对比剂:有机碘水制剂(40%～76%离子型或相应浓度的非离子型)。②麻醉剂、抗凝剂及各种抢救药物。

3. 受检者准备 ①向受检者及家属交待造影目的及可能出现的并发症和意外,签订造影协议书。②向受检者解释造影的过程及注意事项,以消除顾虑,争取术中配合。③检查心、肝、肾功能,以及血常规和出凝血时间。④必要的影像学检查,如B超、CT等。⑤碘剂及麻醉剂按药典规定进行必要的处理。⑥术前4h禁饮食。⑦穿刺部位常规备皮,必要时给予镇静剂。⑧建立静脉通道,便于术中用药及抢救。

(三) 检查方法和技术

(1) 采用 Seldinger 技术,经皮股动脉穿刺插管。

(2) 先行髂内动脉造影,再行膀胱上、下动脉造影。

(3) 注射参数包括膀胱上、下动脉造影的对比剂用量 8～10 mL/次,注射流率 3～6 mL/s。

(4) 造影体位为正位,必要时加斜位。

(5) 造影程序为 2～3 帧/s,注射延迟 0.5 s。曝光持续至微血管期。

(6) 造影完毕拔出导管,局部压迫 10～15 min 后加压包扎。

（7）由摄影技师认真填写检查申请单的相关项目和技术参数，并签名。

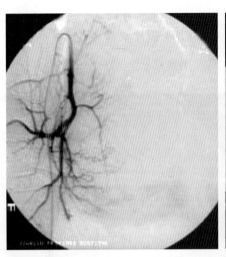

图 14 - 3 - 33 膀胱动脉

（五）并发症

1. 穿刺和插管并发症　暂时性动脉痉挛、局部血肿、假性动脉瘤和动静脉瘘、导管动脉内折断、动脉内膜夹层、动脉粥样硬化斑块脱落、血管破裂、脑血管血栓和气栓等。

2. 对比剂并发症　休克、惊厥、癫痫和脑水肿、喉头水肿、喉头或（和）支气管痉挛、肺水肿、急性肾功能衰竭等。

3. 其他　神经损害，臀部疼痛和皮肤坏死，盆腔脏器坏死穿孔。

（六）注意事项

（1）掌握适应证和禁忌证。

（2）做好术前准备工作。

（3）术中密切观察受检者反应。

（4）术后卧床 24h，观察受检者有无造影并发症。

（5）如行膀胱上、下动脉造影，则先行髂内动脉造影。

四、子宫动脉造影

（一）适应证与禁忌证

1. 适应证　①产科大出血及介入治疗前后。②子宫及附件肿瘤的诊断与鉴别。③原因不明的子宫出血。④子宫肿瘤介入治疗前后。

（四）摄片要求及影像显示

图像显示见图 14 - 3 - 33。

2. 禁忌证　①对比剂和麻醉剂过敏者。②严重心、肝、肾功能不全及其他严重的全身性疾病者。③极度衰弱和严重凝血功能障碍者。④穿刺局部感染及高热者。⑤月经期或阴道出血者。⑥盆腔急性炎症及慢性炎症的急性发作。

（二）造影前准备

1. 器械准备　①心血管 X 线机及其附属设备。②造影手术器械消毒包。③穿刺插管器材，如穿刺针、导管鞘、导管和导丝等。④压力注射器及其针筒、连接管。

2. 药品准备　①对比剂：有机碘水制剂（40%～76%）离子型或相应浓度的非离子型。②麻醉剂、抗凝剂及各种抢救药物。

3. 受检者准备　①向受检者及家属交待造影目的及可能出现的并发症和意外，签订造影协议书。②向受检者解释造影的过程及注意事项，以消除顾虑，争取术中配合。③检查心、肝、肾功能，以及血常规和出凝血时间。④必要的影像学检查，如 B 超、CT 等。⑤碘剂及麻醉剂按药典规定进行必要的处理。⑥术前 4h 禁饮食。排空大小便，并训练受检者屏气。⑦穿刺部位常规备皮，必要时给予镇静剂。⑧建立静脉通道，便于术中用药及抢救。

（三）检查方法和技术

（1）采用 Seldinger 技术，经皮股动脉穿刺插管。

（2）先行髂内动脉造影，再行超选择性子宫动脉造影。

（3）注射参数包括子宫动脉造影的对比剂用量8～10 mL/次，注射流率3～6 mL/s。

（4）造影体位为正位，必要时加斜位（图14-3-34）。

（5）造影程序为2～3帧/s，注射延迟0.5 s。曝光持续至微血管期。

（6）造影完毕拔出导管，局部压迫10～15 min后加压包扎。

（7）由摄影技师认真填写检查申请单的相关项目和技术参数，并签名。

（四）摄片要求及影像显示

图像显示见图14-3-34。

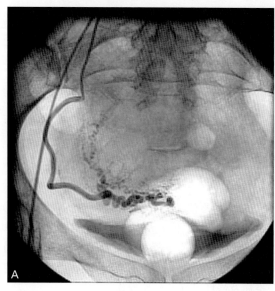
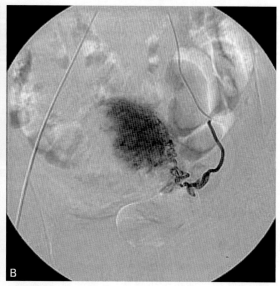

图14-3-34　子宫动脉（A、B）

（五）并发症

1. 穿刺和插管并发症　暂时性动脉痉挛、局部血肿、假性动脉瘤和动静脉瘘、导管动脉内折断、动脉内膜夹层、动脉粥样硬化斑块脱落、血管破裂、脑血管血栓和气栓等。

2. 对比剂并发症　休克、惊厥、癫痫和脑水肿、喉头水肿、喉头或（和）支气管痉挛、肺水肿、急性肾功能衰竭等。

3. 其他　神经损害，臀部疼痛和皮肤坏死，盆腔脏器坏死穿孔、异位栓塞。

（六）注意事项

（1）掌握适应证和禁忌证。

（2）做好术前准备工作。

（3）术中密切观察受检者反应。

（4）术后卧床24 h，观察受检者有无造影并发症。

（5）如行子宫动脉超选择性插管造影，则先行髂内动脉造影，了解子宫动脉开口。

（陈克敏　陆　方　张　敏　姚明荣）

第四章
腹盆部 CT 检查

第一节
消化系统

一、胃 CT 检查

(一) 适应证与禁忌证

1. 适应证　①胃良、恶性肿瘤定位(腔内、壁内、腔外)。②胃恶性肿瘤,了解胃周侵犯情况、有无淋巴结及肝脏转移,进行术前分期及评估手术切除可能性。③胃恶性肿瘤治疗(手术、化疗、介入疗法)后,随访复查,了解疗效、复发及转移情况。④卵巢恶性肿瘤,寻找是否有起源于胃的原发肿瘤。

2. 禁忌证　①严重心、肝、肾功能不全;②重症甲状腺疾患(甲亢);③含碘对比剂过敏。

(二) 检查前准备

(1) 检查前 1 周内不服重金属药物,若 1 周之内曾做过胃肠道钡餐造影,需检查前先行腹部透视,确认腹内无钡剂残留。

(2) 检查前 1 d,晚饭后禁食,可以喝水。

(3) 如用离子型对比剂做增强扫描者,则检查前先做碘过敏试验。非离子型对比剂一般不要求做过敏试验。

(4) 扫描前受检者分多次口服清水作为对比剂,

总量 1 000～1 500 mL,使胃充盈扩张,胃扩张满意是胃 CT 检查成功的关键。

(5) 做 CT 检查的受检者,应取下检查区域金属类物品,以减少伪影。

(三) 检查技术

(1) 检查体位:一般取仰卧位或仰卧左前斜位,双手上举越过头顶。

(2) 定位:采用正位像确定扫描范围。如定位片上胃影清楚且密度较低,提示胃内气体较多,液体充盈较少。可用吸管补充吸入清水。

(3) 扫描范围:上界为胸骨剑突,下界至脐(包括膈上食管下端至胃窦大弯)。

(4) 扫描参数:扫描机架 0°;视野(FOV)350～450 mm;螺旋扫描后重建 2 mm 和 5 mm 层厚图像各一套;通常使用 120～140 kV, 240～300 mAs;多排 CT 采用亚秒扫描;矩阵 512×512;均采取平静状态下屏气扫描。

(5) 增强扫描:静脉内团注,1.5～2.0 mL/kg 体重,速率 2～4 mL/s,扫描程序参数与平扫相同(图 14-4-1)。通常采用双期增强扫描,动脉期为注射开始后 25～30 s,门脉期为注射开始后 40～50 s。增

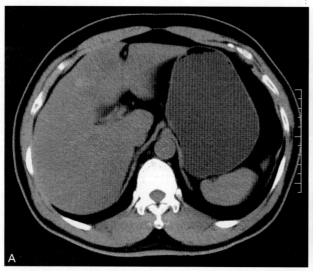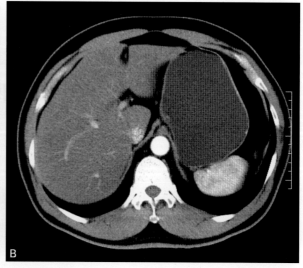

图 14-4-1　胃 CT 平扫、增强图像

A. 胃 CT 平扫；B. 胃 CT 增强，动脉期。

强扫描时，密切注意受检者反应，部分病例可根据需要增加延迟扫描。

（四）摄片要求

（1）以软组织窗及骨窗顺序观察扫描图像。对穿孔受检者则需用纵隔窗观察，以鉴别脂肪与游离气体影。

（2）依次循序进行定位片、平扫及增强图像摄片。

（3）发现病变应测量病变的大小，并测量病灶增强前后 CT 值。平扫和增强后的测量，原则上在同一层面测量，以便分析对照。

二、肝脏 CT 扫描

（一）常规检查

1. 适应证与禁忌证

（1）肝脏良、恶性肿瘤如海绵状血管瘤、腺瘤、肝癌及转移瘤等。

（2）肝脏囊性病变如肝囊肿、多囊肝、包虫病。

（3）肝脏炎性病变如肝脓肿、肝结核及肝外伤等。

（4）肝脏弥漫性病变如肝硬化及肝脂肪变性等。

（5）肝脏 CT 增强扫描禁忌证：①严重心、肝、肾功能不全；②重症甲状腺疾患（甲亢）；③含碘对比剂过敏。

2. 检查前准备

（1）检查前 1 周内不服重金属药物，若 1 周之内曾做过胃肠道钡餐造影，需检查前先行腹部透视，确认腹内无钡剂残留。

（2）检查前 1d，晚饭后禁食，可以喝水。

（3）如用离子型对比剂做增强扫描者，则检查前先做碘过敏试验。非离子型对比剂一般不要求做过敏试验。

（4）扫描前受检者分多次口服清水作为对比剂，总量 1000～1500 mL，使胃充盈扩张。

（5）做 CT 检查的受检者，应取下检查区域金属类物品，以减少伪影。

3. 检查技术

（1）检查体位：一般取仰卧位，双手上举越过头顶。

（2）定位：在正位像上确定扫描范围。

（3）扫描范围：上界为膈顶，下界至肝脏下缘。

（4）扫描参数：扫描机架 0°；FOV 350～450 mm；螺旋扫描后重建 2 mm 和 5 mm 层厚图像各一套；通常使用 120～140 kV，240～300 mAs；矩阵 512×512；均采取平静状态屏气扫描。

（5）增强扫描：静脉内团注 1.5～2.0 mL/kg 体重，速率 3～4 mL/s，小儿腹部增强扫描对比剂的用量每次为 1.5 mL/kg。扫描程序参数与平扫相同；通常采用双期增强扫描，即动脉期及门脉期扫描，动脉期扫描时间为 25～30 s，门脉期扫描时间为 40～50 s，如病变难以定性，则加扫延迟期，其扫描时间为 120 s 或更长。

4. 摄片要求

(1) 图像显示采用软组织窗,窗位 30～60 HU,窗宽 200～300 HU。如观察密度差较小的病变,要用窄窗;对脂肪肝、多发性肝囊肿病变,可采用窗位 30～35 HU,窗宽 200～250 HU。注射对比剂后,由于肝组织密度提高,CT 值增加约 20～30 HU,所以窗位也要相应增加 20～30 HU(图 14-4-2)。

(2) 依次顺序进行定位片、平扫以及增强图像摄片。

(3) 通常平扫应做脏器正常 CT 值的测量,如做肝脏和脾脏的 CT 值测量,用以区分有无脂肪肝或肝硬化。发现病变时应测量病变的大小,并测量病灶增强前后 CT 值。平扫和增强后的测量,原则上在同一层面测量,以便分析对照。

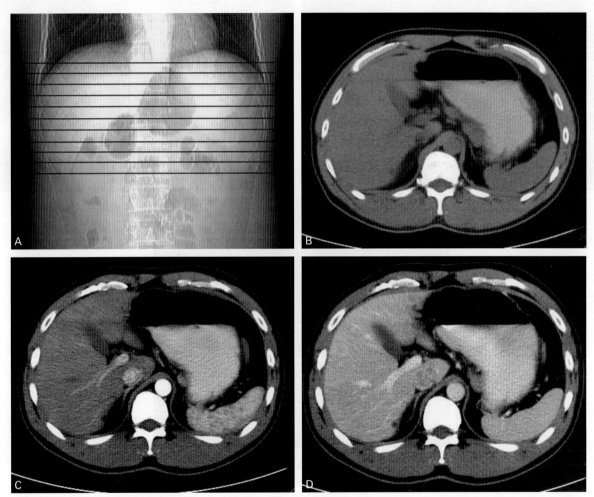

图 14-4-2　常规肝脏 CT 扫描
A. 肝脏 CT 定位相;B. 肝脏 CT 平扫;C. 肝脏 CT 增强动脉早期;D. 肝脏增强门脉期。

(二) 肝脏 CT 血管造影检查

1. 适应证与禁忌证

(1) 肝脏肿瘤与血管的关系。

(2) 肝硬化门静脉高压。

(3) 肝移植手术前后血管评估。

(4) 肝脏 CTA 扫描禁忌证:①严重心、肝、肾功能不全;②重症甲状腺疾患(甲亢);③含碘对比剂过敏。

2. 检查前准备　同肝脏 CT 常规检查。

3. 检查技术

(1) 检查体位:一般取仰卧位,双手上举越过头顶。

(2) 定位:在正位像上确定扫描范围。

(3) 扫描范围:上界为膈顶,下界至脐(包括整个肝脏)。

(4) 扫描参数:扫描机架 0°;FOV 350～450 mm;螺旋扫描后,重建动脉期 0.5～0.625 mm 图像,必要时选择动脉期或门静脉期层厚 5 mm 图像一套;通常使用 120～140 kV,240～300 mAs;矩阵 512×512;均采取屏气扫描。

（5）增强扫描:静脉内团注 1.5～2.0 mL/kg 体重,速率 4～5 mL/s,通常采用多期增强扫描,动脉期扫描时间为 25～35 s,或采用血管内对比剂浓度实时监测技术(图 14-4-3),门脉期扫描延时时间为 40～50 s,实质平衡期扫描时间为 90～120 s。

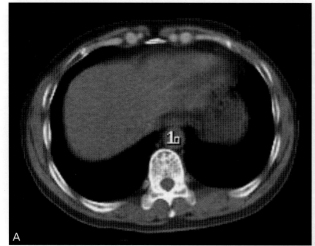
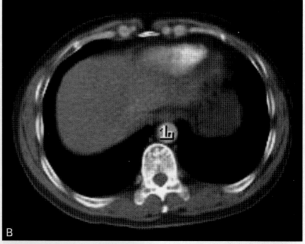
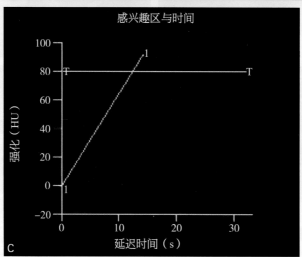

图 14-4-3　CTA 扫描时血管内对比剂浓度实时监测

A、B. 感兴趣区 1 置于腹主动脉内以实时监测血管内对比剂浓度;C. 对比剂浓度已超过阈值(80 HU),可以进行动脉期扫描。

（6）CTA 重建技术:采用多层面重建(multiplane reconstruction,MPR）及多层面容积重建技术(multiplane volume reconstruction,MRVR)如最大密度投影(maximum intensity projection,MIP)、最小密度投影(minimum intensity projection,Min IP)及容积重建(volume reconstruction,VR)技术对肝动脉、门静脉系统及肝静脉进行后处理重建(图 14-4-4)。如有胆道系统梗阻性疾病可采用 MinIP 技术进行胆道重建。

4. 摄片要求　依次顺序进行定位片、原始横断面图像及重建图像摄片。

三、胰腺 CT 检查

（一）适应证与禁忌证

（1）胰腺良恶性肿瘤。

（2）急、慢性胰腺炎及其并发症。

（3）胰腺外伤。

（4）胰腺先天变异及发育异常。

（5）梗阻性黄疸的病因诊断。

（6）胰腺 CT 增强扫描禁忌证:①严重心、肝、肾功能不全;②重症甲状腺疾患(甲亢);③含碘对比剂过敏。

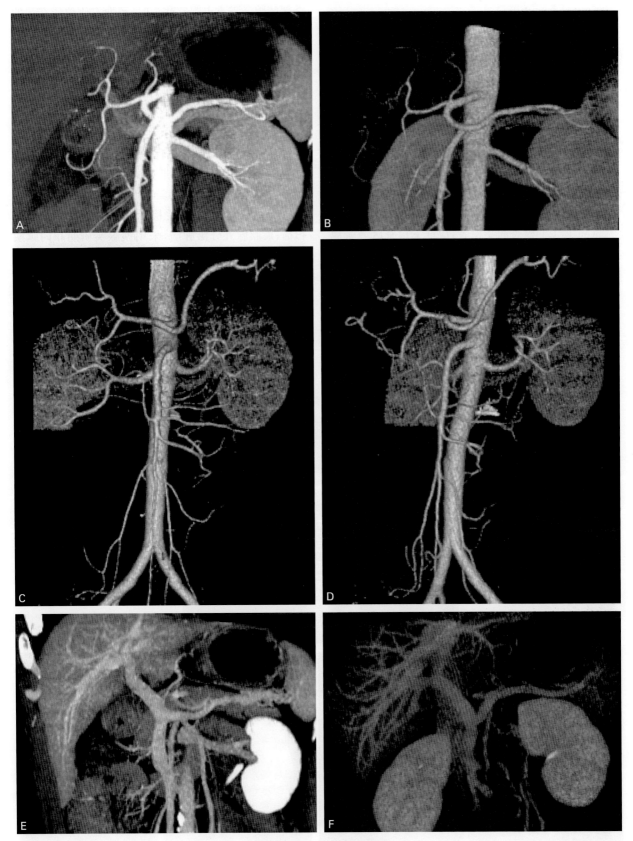

图 14-4-4　CTA 重建图像

A、B.动脉期腹腔干及肝内动脉的 MIP 及 VR 重建图像;C、D.上腹部主要动脉 VR 重建图像;E、F.门脉期门静脉系统的 MIP 及 VR 重建图像。

(二) 检查前准备

(1) 检查前1周内不服重金属药物,若1周之内曾做过胃肠道钡餐造影,需检查前先行腹部透视,确认腹内无钡剂残留。

(2) 检查前1d,晚饭后禁食。

(3) 如用非离子型对比剂做增强扫描者,则检查前可免做碘过敏试验。

(4) 扫描前0.5h受检者口服清水作为对比剂,总量1000~1500 mL,使胃和十二指肠内充满液体,与胰腺形成更好的对比。

(5) 做CT检查的受检者,应取下检查区域金属类物品,以减少伪影。

(三) 检查技术

(1) 检查体位:一般取仰卧位,双手上举越过头顶。

(2) 定位:在正位像上确定扫描范围。

(3) 扫描范围:从T12下缘或L1上缘向下包括全部胰腺。需重点观察胰头时,可取右侧位使充盈的十二指肠与胰头形成对比,使胰头显示更清楚。

(4) 扫描参数:扫描机架0°;FOV 350~450 mm;螺旋扫描后,重建层厚2 mm和5 mm图像各一套;通常使用120~140 kV,240~300 mAs;多排CT采用亚秒扫描;矩阵512×512;均采取屏气扫描。

(5) 增强扫描:静脉内团注1.5~2.0 mL/kg体重,速率3~4 mL/s,扫描程序参数与平扫相同;通常采用多期增强扫描,动脉期扫描时间为25~35 s,胰腺实质期扫描时间为40~45 s,门脉期扫描时间为65~75 s;疑胰腺内分泌肿瘤受检者,采用动脉期加门脉期扫描;疑胰腺外分泌肿瘤,采用胰腺实质期和门脉期扫描。

(四) 摄片要求

(1) 图像显示采用软组织窗,窗位30~50 HU,窗宽200~400 HU。对缺少脂肪衬托的受检者可调窄窗宽,如窗位35~50 HU、窗宽150~200 HU(图14-4-5)。

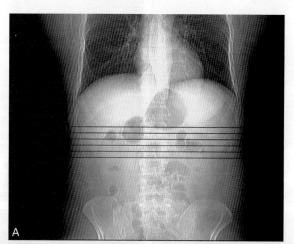

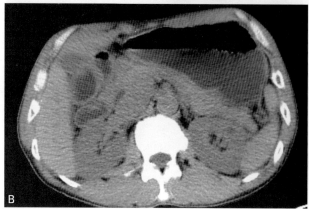

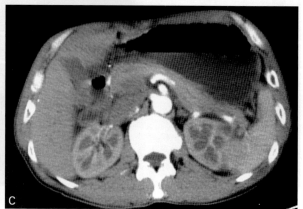

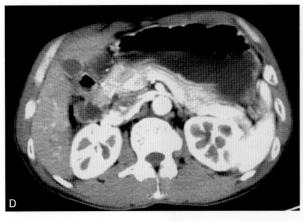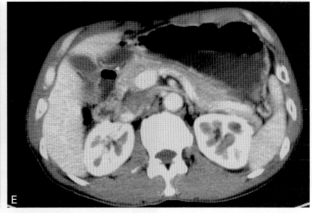

图 14-4-5 胰腺 CT 扫描

A. 胰腺 CT 定位像;B. 胰腺 CT 平扫;C. 胰腺 CT 动脉期增强;D. 胰腺 CT 实质期增强;E. 胰腺 CT 静脉期增强。

（2）依次顺序进行定位片、平扫以及增强图像摄片。

（3）发现病变应测量病变的大小,并测量病灶增强前后 CT 值。平扫和增强后的测量,原则上在同一层面测量,以便分析对照。

四、胆囊 CT 检查

（一）常规检查

1. 适应证与禁忌证
（1）胆囊良、恶性肿瘤。
（2）胆囊炎,胆石症。
（3）胆囊腺肌症。
（4）胆囊先天性病变和发育异常。
（5）胆囊 CT 增强扫描禁忌证:①严重心、肝、肾功能不全;②重症甲状腺疾患(甲亢);③含碘对比剂过敏。

2. 检查前准备
（1）检查前 1 周内不服重金属药物,若 1 周之内曾做过胃肠道钡餐造影,需检查前先行腹部透视,确认腹内无钡剂残留。
（2）检查前 1 d,晚饭后禁食。
（3）如用对比剂做增强扫描者,则检查前先做药物过敏试验。
（4）扫描前 0.5 h 受检者口服清水作为对比剂,总量 1 000～1 500 mL,使胃和十二指肠内充满液体,减少气体伪影。
（5）做 CT 检查的受检者,应取下检查区域金属

类物品,以减少伪影。

3. 检查技术
（1）检查体位:一般取仰卧位,双手上举越过头顶。
（2）定位:在正位像上确定扫描范围。
（3）扫描范围:从肝门上方至胰腺下缘包括全部胆囊及胆总管。
（4）扫描参数:扫描机架 0°;FOV 350～450 mm;螺旋扫描后,重建层厚 2 mm 和 5 mm 图像各一套;通常使用 120～140 kV, 240～300 mAs;多排 CT 采用亚秒扫描;矩阵 512×512;均采取屏气扫描。
（5）增强扫描:静脉内团注 1.5～2.0 mL/kg 体重,速率 3～4 mL/s,扫描程序参数与平扫相同;通常采用双期增强扫描,动脉期扫描时间为 25～35 s,门脉期扫描时间为 65～75 s。

4. 摄片要求
（1）图像显示采用软组织窗,窗位 30～50 HU,窗宽 200～400 HU。对缺少脂肪衬托的受检者可调窄窗宽,如窗位 35～50 HU,窗宽 15～200 HU(图 14-4-6)。
（2）依次顺序进行定位片、平扫以及增强图像摄片。
（3）发现病变应测量病变的大小,并测量病灶增强前后 CT 值。平扫和增强后的测量,原则上在同一层面测量,以便分析对照。

（二）口服胆囊造影 CT 检查

（1）检查前准备:检查前 18～20 h 时口服碘番酸 1～1.5 g,服药后禁食,12～14 h 后进行 CT 检查。

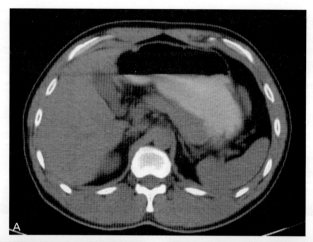

图 14-4-6　胆囊 CT 图像
A.胆囊 CT 平扫；B.胆囊 CT 动脉期增强；C.胆囊 CT 静脉期增强。

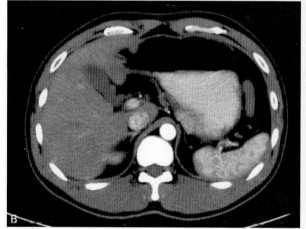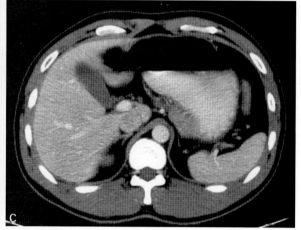

（2）仰卧位腹部定位：确定扫描范围和层次。

（3）扫描方式：仰卧位横断面扫描。

（4）扫描范围：自 T11 或 T12 上缘向下包括全部的胆囊范围。

（5）部分病例可根据需要在平扫后服脂餐，再扫描胆囊，以观察胆囊收缩的情况。扫描程序、参数和脂餐前相同。

（6）图像可进行三维重建（图 14-4-7）。

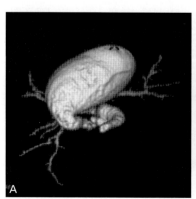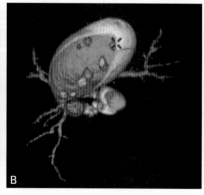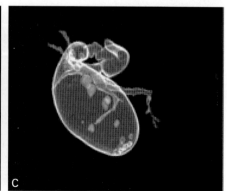

图 14-4-7　胆囊三维重建图像
A.胆囊表面重建（SSD）；B.胆囊容积重建（VR）；C.胆囊透明法处理。

五、结、直肠 CT 检查

(一) 适应证与禁忌证

(1) 结、直肠良恶性肿瘤。

(2) 直肠及肛周脓肿(了解脓肿分布、数目、大小、范围)。

(3) 结、直肠壁内、外肿块。

(4) 其他:盆腔内其他病变是否累及直肠等也适应检查。

(5) 结直肠 CT 增强禁忌证:①严重心、肝、肾功能不全;②重症甲状腺疾患(甲亢);③含碘对比剂过敏。

(二) 检查前准备

(1) 检查前 1 周内不服重金属药物,若 1 周之内曾做过胃肠道钡餐造影,需检查前先行腹部透视,确认腹内无钡剂残留。

(2) 检查前 3 d 内进少渣饮食,检查前 1 d 晚饭后禁食。

(3) 检查前 1 d 晚上做清洁灌肠或口服泻药做肠道准备。

(4) 结直肠癌术前分期患者检查前用温水做保留灌肠(量不少于 1 000 mL)。

(5) 检查前 5~10 min 肌注山莨菪碱 20 mg(有禁忌者不用)。

(6) 上机前受检者不排尿,保持膀胱充盈状态。女性受检者必要时采用阴道栓。

(7) 做好盆腔以上躯体的放射防护。

(8) 做 CT 检查的受检者,应取下检查区域金属类物品,以减少伪影。

(三) 检查技术

(1) 检查体位:一般取仰卧位,双手上举越过头顶。

(2) 定位:在正位像上确定扫描范围。

(3) 扫描范围:自骨盆入口处至坐骨结节平面,如发现有后腹膜淋巴结转移,可向上加扫至肾门水平或以上。

(4) 扫描参数:扫描机架 0°;FOV 350~450 mm;螺旋扫描后,重建层厚 2 mm 和 5 mm 图像各一套;通常使用 120~140 kV,240~300 mAs;多排 CT 采用亚秒扫描;矩阵 512×512;均采取屏气扫描。

(5) 增强扫描:静脉内团注 1.5~2.0 mL/kg 体重,速率 3~4 mL/s,扫描程序参数与平扫相同;通常采用双期增强扫描,动脉期扫描时间为 25~35 s,门脉期扫描时间为 40~50 s。

(四) 摄片要求

(1) 图像显示采用软组织窗,窗位 30~50 HU,窗宽 200~400 HU。对缺少脂肪衬托的受检者可调小窗宽,如窗位 35~50 HU,窗宽 15~200 HU(图 14-4-8)。

(2) 依次顺序进行定位片、平扫以及增强图像摄片,可加摄冠状面重建片。

(3) 发现病变应做病变大小的测量,并测量病灶增强前后 CT 值。平扫和增强后的测量,原则上在同一层面测量,以便分析对照。

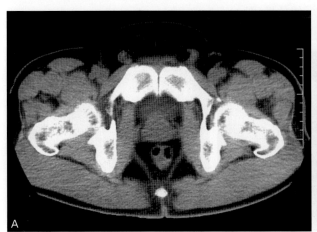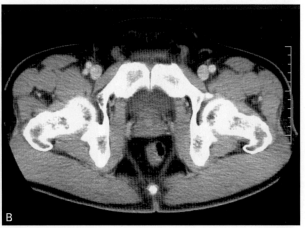

图 14-4-8　直肠 CT 平扫、增强图像
A. 直肠 CT 平扫;B. 直肠 CT 增强。

六、胃肠道 CT 仿真内镜检查

（一）适应证与禁忌证

（1）胃、小肠及结肠良恶性肿瘤。

（2）胃、小肠及结肠炎性疾病。

（3）结肠仿真内镜禁忌证：溃疡性结肠炎。

（二）检查前准备

（1）检查前 1 周内不服重金属药物，若 1 周之内曾做过胃肠道钡餐造影，需检查前先行腹部透视，确认腹内无钡剂残留。

（2）检查前 3 d 内进少渣饮食，检查前 1 d 晚饭后禁食；小肠和结肠检查者还要服用泻药，如硫酸镁、甘露醇、番泻叶等，清洁肠道。也可在检查当日清洁灌肠，但需等 1.5 h 后才能进行 CTVE 检查，以免肠道内残留水分遮盖病灶。

（3）检查前 5～10 min 肌内注射山莨菪碱 20 mg（有禁忌者不用），无需口服对比剂亦无需静脉注射对比剂。胃检查口服产气粉即可；结肠检查时但要请受检者侧卧位，经肛门注入适量（1 000～1 500 mL）空气或二氧化碳气体，待受检者觉腹部饱胀时，再取仰卧位。

（4）做 CT 检查的受检者，应取下检查区域金属类物品，以减少伪影。

（三）检查技术

1. 检查体位　一般取仰卧位，双手上举越过头顶。如果同时做仰卧位和俯卧位扫描，可避免因胃肠道内残留水分遮盖病灶，也有助于鉴别活动的食物残渣或残留粪便和息肉。

2. 定位　在正位像上确定扫描范围。并从定位图上观察胃或肠腔充气是否足够，如气体充盈可，再行 CT 扫描（因为萎陷的胃肠道无法进行肠道仿真内镜重建，因此胃肠道内充气量要尽可能足够）。

3. 扫描范围　自胸骨剑突向下至胃或结直肠下缘。

4. 扫描参数　扫描机架 0°；显示野（FOV）350～450 mm；螺旋扫描后，重建层厚为 0.5～0.625 mm 图像；通常使用 120～140 kV，240～300 mAs；多排 CT 采用亚秒扫描；矩阵 512×512；均采取屏气扫描。

5. 增强扫描　静脉内团注 1.5～2.0 mL/kg 体重，速率 3～4 mL/s，扫描程序参数与平扫相同；通常采用双期增强扫描，动脉期扫描时间为 25～35 s，门脉期扫描时间为 65～75 s。

6. 重组技术　螺旋扫描所获图像，用平滑功能将图像平滑 1～2 次后传输至工作站。在工作站内将横断面图像数据首尾叠加，转变为容积数据，重组成立体图像。用软件功能调整 CT 阈值及透明度，根据观察对象取舍图像。用人工伪彩功能调节图像色彩，使其类似内镜所见组织色彩。用远景投影功能，调整视角为 7°，视屏距为 1，重组出肠道表面三维投影图像，再调整物屏距（Z 轴）及视向，使三维重组图像沿着肠道行程方向前进。因结肠行走纡曲，重组内镜图像时，为保持观察方向始终与胃肠腔一致，需小幅调整视向。根据计划观察的肠道长短，可重组为 20～90 个主三维图像，再利用计算机内部功能，在相邻主图像间自动插入 3～4 个过渡图像，并存入硬盘中。根据范围不同，共产生 80～300 个图像。最后用电影功能以 15～30 帧/s 连续依次回放图像，获得仿真内镜效果（图 14-4-9、图 14-4-10）。

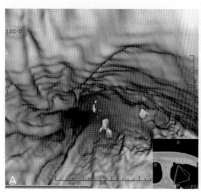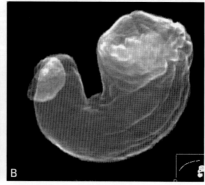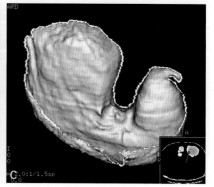

图 14-4-9　胃仿真内镜及其他三维重建
A. 胃仿真内镜；B. 表面重建并透明化处理；C. 表面重建并剖开。

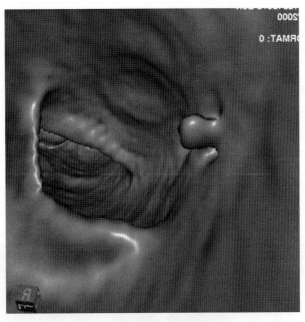

图 14-4-10 结肠 CT 仿真内镜

第二节
泌尿生殖系统

一、肾 CT 检查

(一) 适应证与禁忌证

(1) 肾脏良、恶性肿瘤。

(2) 肾先天性畸形。

(3) 肾脏外伤及出血情况。

(4) 肾盂积水、慢性感染(肾结核、黄色肉芽肿性肾盂肾炎、慢性肾炎等)、肾脓肿和肾周脓肿。

(5) 肾血管病变(肾动脉瘤、肾动静脉瘘、肾血管狭窄和闭塞等)和肾梗死。

(6) 肾囊性病变(单纯性、复杂性囊肿和囊性肿瘤)。

(7) 肾结石。

(8) 肾脏 CT 增强禁忌证:①严重心、肝、肾功能不全;②重症甲状腺疾患(甲亢);③含碘对比剂过敏。

(二) 检查前准备

(1) 检查前 1 周内不服重金属药物,若 1 周之内曾做过胃肠道钡餐造影,需检查前先行腹部透视,确认腹内无钡剂残留。

(2) 检查前 1 d,晚饭后禁食。

(3) 如用对比剂做增强扫描者,则检查前先做药物过敏试验。

(4) 扫描前 0.5 h 受检者口服清水作为对比剂,总量 1 000～1 500 mL,使胃和十二指肠内充满液体,减少气体伪影。

(5) 疑有肾阳性结石者,直接平扫。外伤急症受检者可不用口服对比剂。

(6) 做 CT 检查的受检者,应取下检查区域金属类物品,以减少伪影。

(三) 检查技术

1. 检查体位 一般取仰卧位,双手上举越过头顶。有时也可根据观察部位的需要采用侧卧位或俯卧位。

2. 定位 在正位像上确定扫描范围。

3. 扫描范围 肾上极至肾下极包括全部肾脏。

4. 扫描参数 扫描机架 0°;FOV 350～450 mm;

螺旋扫描后,重建层厚 2 mm 和 5 mm 图像各一套;通常使用 120~140 kV,240~300 mAs;多排 CT 采用亚秒扫描;矩阵 512×512;均采取屏气扫描。

5. 增强扫描 静脉内团注 1.5~2.0 mL/kg 体重,速率 3~4 mL/s,扫描程序参数与平扫相同;肾脏增强扫描通常应包括皮质期、髓质期和分泌期,皮质期扫描时间为 25~30 s,髓质期扫描时间为 60~120 s,分泌期扫描时间为 5~10 min。

(四)摄片要求

(1)图像显示采用软组织窗,窗位 30~50 HU,窗宽 200~400 HU;为区别病变组织中的脂肪与空气可适当增加窗宽。延迟扫描的目的在于观察肾盂、肾盏内病变的部分应采用类似骨窗的窗宽、窗位,如窗宽 1 300~1 500 HU、窗位 350~500 HU(图 14-4-11)。

(2)依次顺序进行定位片、平扫、增强及延迟图像摄片,在摄取定位像时,应摄取有无定位线的图像各一帧,便于分析时参考。

(3)发现病变应测量病变的大小,并测量病灶增强前后 CT 值。平扫和增强后的测量,原则上在同一层面测量,以便分析对照。对有些小病灶除须放大摄影外,必要时行冠状面及矢状面重建和扫描。

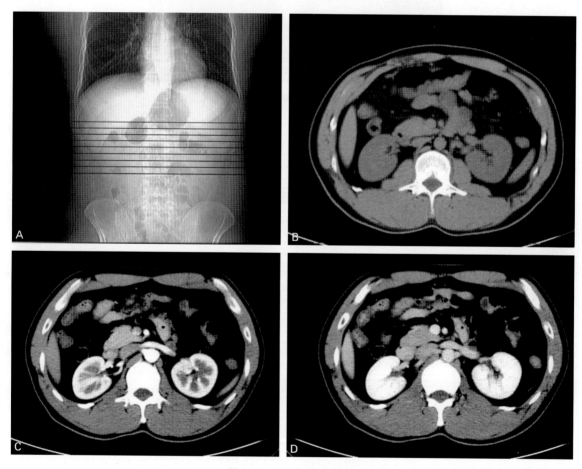

图 14-4-11 肾脏 CT 扫描
A. 肾脏 CT 定位像;B. 肾脏 CT 平扫;C. 肾脏 CT 增强肾皮质期;D. 肾脏 CT 增强肾髓质期。

二、肾上腺 CT 检查

(一)适应证与禁忌证

(1)功能性肾上腺疾病(肾上腺增生和原发性皮髓质肿瘤)。

(2)非功能性肾上腺肿瘤。

(3)急性肾上腺皮质功能衰竭,明确有无出血。

(4)不明原因的高血压、低血钾或其他内分泌症状临床不能确诊时。

(5)肾上腺功能低下。

(6)肾上腺结核。

(7)肾上腺 CT 增强禁忌证:①严重心、肝、肾功能不全;②重症甲状腺疾患(甲亢);③含碘对比剂过敏。

（二）检查前准备

（1）检查前 1 周内不服重金属药物,若 1 周之内曾做过胃肠道钡餐造影,需检查前先行腹部透视,确认腹内无钡剂残留。

（2）检查前 1 d,晚饭后禁食。

（3）如用对比剂做增强扫描者,则检查前先做药物过敏试验。

（4）扫描前 0.5 h 受检者口服清水作为对比剂,总量 1 000~1 500 mL,使胃和十二指肠内充满液体,减少气体伪影。

（5）做 CT 检查的受检者,应取下检查区域金属类物品,以减少伪影。

（6）训练受检者的呼吸,并保持每次呼吸幅度一致。

（三）检查技术

1. 检查体位　一般取仰卧位,双手上举越过头顶。

有时也可根据观察部位的需要采用侧卧位或俯卧位。

2. 定位　在正位像上确定扫描范围。

3. 扫描范围　第十二胸椎上缘至第一腰椎下缘。

4. 扫描参数　扫描机架 0°;FOV 350~450 mm;螺旋扫描后,重建层厚 1.0~1.5 mm 及 5 mm 图像各一套;通常使用 120~140 kV,240~300 mAs;多排 CT 采用亚秒扫描;矩阵 512×512;均采取屏气扫描。

5. 增强扫描　静脉内团注 1.5~2.0 mL/kg 体重,速率 2~4 mL/s,扫描程序参数与平扫相同;通常采用双期增强扫描,动脉期扫描时间为 25~35 s,门脉期扫描时间为 65~75 s。

（四）摄片要求

（1）图像显示采用软组织窗,窗位 30~50 HU,窗宽 200~400 HU。

（2）依次顺序进行定位片、平扫及增强图像摄片,在摄取定位像时,应摄取有无定位线的图像各一帧,便于分析时参考(图 14-4-12)。

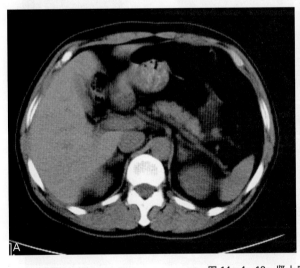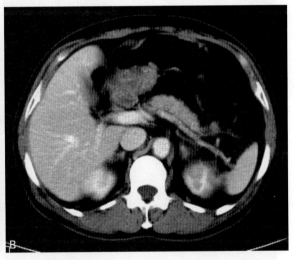

图 14-4-12　肾上腺 CT 平扫、增强图像
A. 肾上腺 CT 平扫;B. 肾上腺 CT 增强。

（3）对肾上腺的图像应放大摄影,必要时行冠状面及矢状面重建和摄片。对小病灶的显示以薄层重组(1~2 mm)为佳。发现病变应测量病变的大小,并测量病灶增强前后 CT 值。平扫和增强后的测量,原则上在同一层面测量,以便分析对照。

三、输尿管 CT 检查

（一）适应证与禁忌证

（1）先天性畸形:如输尿管重复畸形、腔静脉后

输尿管、输尿管先天性狭窄和输尿管囊肿等。

（2）输尿管肿瘤,尤其对肾功能丧失或无法插管者更具优越性。

（3）观察腹膜后纤维化对输尿管的影响。

（4）其他:如输尿管积水、输尿管结石、输尿管结核等。

（5）禁忌证:同肾脏 CT 增强检查。

（二）检查前准备

同肾脏 CT 检查。

（三）检查技术

1. 检查体位 一般取仰卧位，双手上举越过头顶。有时也可根据观察部位的需要采用侧卧位或俯卧位。

2. 定位 在正位像上确定扫描范围。

3. 扫描范围 自肾门水平至耻骨联合下缘，必要时可参考尿路造影片。

4. 扫描参数 扫描机架0°；FOV 350～450 mm；螺旋扫描后，重建层厚2 mm和5 mm图像各一套（尽可能采用薄层扫描与重建，以免小结石与小肿瘤漏检）。通常使用120～140 kV，240～300 mAs；多排CT采用亚秒扫描；矩阵512×512；均采取屏气扫描。

5. 增强扫描 静脉内团注1.5～2.0 mL/kg体重，速率2～4 mL/s，扫描程序参数与平扫相同；通常采用常规增强扫描，扫描时间为65～75 s。

（四）摄片要求

同肾脏CT检查（图14-4-13）。

四、膀胱 CT 检查

（一）适应证与禁忌证

（1）膀胱和输尿管肿瘤等。

（2）膀胱肿瘤与前列腺肿瘤或增生的鉴别诊断。

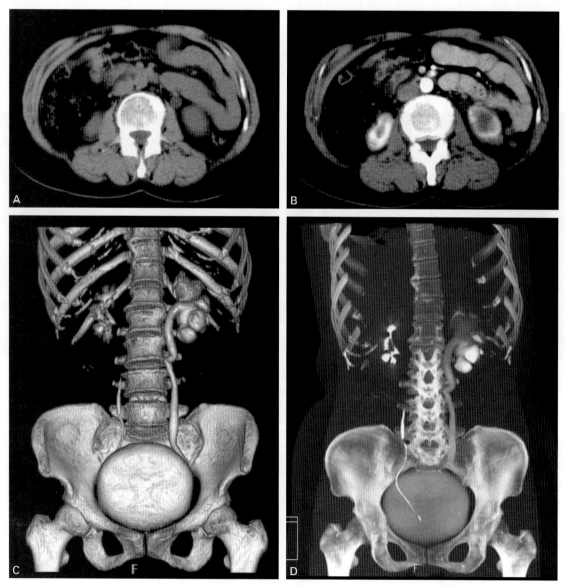

图 14-4-13 输尿管 CT 扫描示左侧肾盂及输尿管全程扩张、左肾积水
A. 输尿管 CT 平扫；B. 输尿管 CT 增强；C. 输尿管 CT 延迟扫描容积重建；D. 输尿管 CT 延迟扫描 MIP 重建。

（3）发育异常（包括畸形、输尿管异位开口、囊肿等）。

（4）膀胱结石的大小和位置。

（5）膀胱 CT 增强禁忌证：①严重心、肝、肾功能不全；②重症甲状腺疾患（甲亢）；③含碘对比剂过敏。

（二）检查前准备

（1）检查前 1 周内不服重金属药物，若 1 周之内曾做过胃肠道钡餐造影，需检查前先行腹部透视，确认腹内无钡剂残留。

（2）检查前 1 d，晚饭后禁食。

（3）如用对比剂做增强扫描者，则检查前先做药物过敏试验。

（4）扫描前受检者大量饮水，使远近段小肠、结肠及膀胱充盈。

（5）必要时检查前 10 min 肌注山莨菪碱 10 mg（青光眼、前列腺肥大、排尿困难者禁用）。

（6）疑有直肠或乙状结肠受侵者，可直接经直肠注入温水或空气 300～500 mL。

（7）膀胱双重造影时，须在检查前用福利管（Foley tube）经尿道插入膀胱，放尽尿液，注入 100～

300 mL 空气和 100 mL 1‰～2‰ 的含碘对比剂溶液。

（8）做 CT 检查的受检者，应取下检查区域金属类物品，以减少伪影。

（三）检查技术

1. 检查体位　一般取仰卧位，双手上举越过头顶。

2. 定位　在正位像上确定扫描范围。

3. 扫描范围　髂前上棘水平至耻骨联合下缘。

4. 扫描参数　扫描机架 0°；FOV 350～450 mm，螺旋扫描后，重建层厚 2 mm 和 5 mm 图像各一套。通常使用 120～140 kV，240～300 mAs；多排 CT 采用亚秒扫描；矩阵 512×512；均采取屏气扫描。

5. 增强扫描　静脉内团注 1.5～2.0 mL/kg 体重，速率 3～4 mL/s，扫描程序参数与平扫相同；通常采用常规增强扫描，扫描时间为 65～75 s。

（四）摄片要求

（1）图像显示采用软组织窗，窗位 30～50 HU、窗宽 200～400 HU。对缺少脂肪衬托的受检者可调小窗宽，如窗位 35～50 HU、窗宽 15～200 HU（图 14-4-14）。

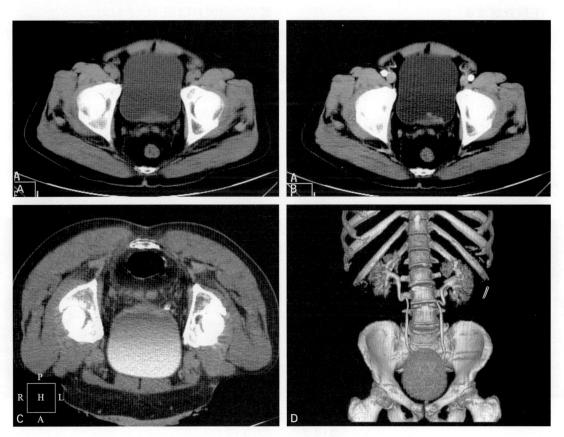

图 14-4-14　膀胱 CT

A. 膀胱 CT 平扫；B. 膀胱 CT 增强；C. 膀胱 CT 俯卧位延迟扫描；D. 膀胱 CT 容积重建。

（2）依次顺序进行定位片、平扫以及增强图像摄片。

（3）发现病变应测量病变的大小，并测量病灶增强前后 CT 值。平扫和增强后的测量，原则上在同一层面测量，以便分析对照。

五、前列腺 CT 检查

（一）适应证与禁忌证

（1）协助临床分期与明确有无转移或经穿刺活检证实的前列腺癌受检者。

（2）手术后随访，观察有无并发症。

（3）测量前列腺大小、体积，作为非手术治疗前列腺疾病的随访、观察。

（4）确定前列腺有无脓肿形成及显示脓肿液化情况。

（5）观察前列腺增生的间接改变。

（6）前列腺 CT 增强禁忌证：①严重心、肝、肾功能不全；②重症甲状腺疾患（甲亢）；③含碘对比剂过敏。

（二）检查前准备

（1）检查前 1 周内不服重金属药物，若 1 周之内曾做过胃肠道钡餐造影，需检查前先行腹部透视，确认腹内无钡剂残留。

（2）检查前 1d，晚饭后禁食。

（3）如用对比剂做增强扫描者，则检查前先做药物过敏试验。

（4）扫描前受检者大量饮水，使远近段小肠、结肠及膀胱充盈。

（5）疑有直肠或乙状结肠受侵者，可直接经直肠注入温水或空气 300～500 mL。

（6）做 CT 检查的受检者，应取下检查区域金属类物品，以减少伪影。

（三）检查技术

1. 检查体位　一般取仰卧位，双手上举越过头顶。

2. 定位　在正位像上确定扫描范围。

3. 扫描范围　耻骨联合下缘向上至耻骨上缘 2～3 cm。

4. 扫描参数　扫描机架 0°；FOV 350～450 mm；螺旋扫描后，重建层厚 2 mm 和 5 mm 图像各一套。通常使用 120～140 kV，240～300 mAs；多排 CT 采用亚秒扫描；矩阵 512×512；均采取屏气扫描。

5. 增强扫描　静脉内团注 1.5～2.0 mL/kg 体重，速率 3～4 mL/s，扫描程序参数与平扫相同；通常采用常规增强扫描，扫描时间为 65～75 s。

（四）摄片要求

（1）图像显示采用软组织窗，窗位 30～50 HU、窗宽 200～400 HU（图 14-4-15）。

（2）在摄取定位像时，应摄取有无定位线的图像各一帧，便于分析时参考。按解剖顺序将平扫、增强、延迟的图像依时间先后摄取。

（3）发现病变应测量病变的大小，并测量病灶增强前后 CT 值。平扫和增强后的测量，原则上在同一层面测量，以便分析对照。对有些小病灶除须放大摄影外，还可行矢状面、冠状面重建。

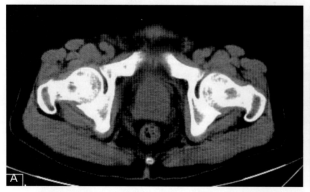 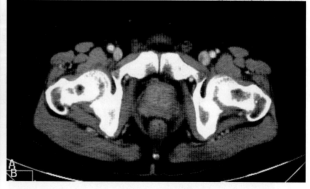

图 14-4-15　前列腺 CT 图像
A. 前列腺 CT 平扫；B. 前列腺 CT 增强。

六、女性盆腔 CT 检查

（一）适应证与禁忌证

（1）盆腔良、恶性肿瘤。

（2）其他隐匿性病变如脓肿、血肿和肿大淋巴结的诊断。

（3）手术后随访观察。

（4）生殖道先天性畸形。

（5）活检或放疗计划的定位，放疗、化疗后随访观察。

（6）子宫内避孕装置的观察和定位。

（7）在外伤情况下，可观察有无骨折，泌尿生殖器官的损伤和出血等。

（8）盆腔 CT 增强检察禁忌证：①严重心、肝、肾功能不全；②重症甲状腺疾患（甲亢）；③含碘对比剂过敏。

（二）检查前准备

（1）检查前 1 周内不服重金属药物，若 1 周之内曾做过胃肠道钡餐造影，需检查前先行腹部透视，确认腹内无钡剂残留。

（2）检查前 1 d，晚饭后禁食。

（3）如用对比剂做增强扫描者，则检查前先做药物过敏试验。

（4）扫描前受检者大量饮水，使远近段小肠、结肠及膀胱充盈。

（5）疑直肠或乙状结肠受侵者，可直接经直肠注入温水或空气 300～500 mL。

（6）做 CT 检查的受检者，应取下检查区域金属类物品，以减少伪影。

（三）检查技术

1. 检查体位　一般取仰卧位，双手上举越过头顶。

2. 定位　在正位像上确定扫描范围。

3. 扫描范围　髂前上棘水平至耻骨联合下缘。

4. 扫描参数　扫描机架 0°；FOV 350～450 mm；螺旋扫描后，重建层厚 2 mm 和 5 mm 图像各一套。通常使用 120～140 kV，240～300 mAs；多排 CT 采用亚秒扫描；矩阵 512×512；均采取屏气扫描。

5. 增强扫描　静脉内团注 1.5～2.0 mL/kg 体重，速率 3～4 mL/s，扫描程序参数与平扫相同；通常采用常规增强扫描，扫描时间为 65～75 s。

（四）摄片要求

（1）图像显示采用软组织窗，窗位 30～50 HU、窗宽 200～400 HU。

（2）在摄取定位像时，应摄取有无定位线的图像各一帧，便于分析时参考。按解剖顺序将平扫、增强、延迟的图像依时间先后摄取（图 14-4-16）。

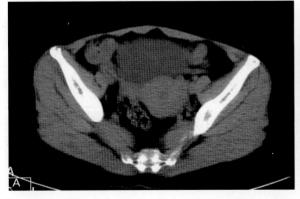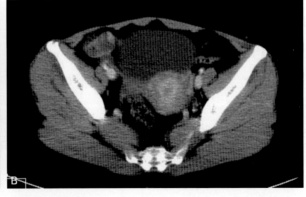

图 14-4-16　女性盆腔 CT 图像
A. 女性盆腔 CT 扫描平扫；B. 女性盆腔 CT 增强。

（3）发现病变应测量病变的大小，并测量病灶增强前后 CT 值。平扫和增强后的测量，原则上在同一层面测量，以便分析对照。对一些占位病变可行矢状面和冠状面重建。

七、肾动脉 CT 血管造影

（一）适应证与禁忌证

1. 适应证　肾脏血管病变。

2. 禁忌证 ①严重心、肝、肾功能不全；②重症甲状腺疾患(甲亢)；③含碘对比剂过敏。

(二) 检查前准备

(1) 检查前 1 周内不服重金属药物,若 1 周之内曾做过胃肠道钡餐造影,需检查前先行腹部透视,确认腹内无钡剂残留。

(2) 检查前 1 d,晚饭后禁食。

(3) 如用对比剂做增强扫描者,则检查前先做药物过敏试验。

(4) 做 CT 检查的受检者,应取下检查区域金属类物品,以减少伪影。

(三) 检查技术

1. 检查体位 一般取仰卧位,双手上举越过头顶。

2. 定位 在正位像上确定扫描范围。

3. 扫描范围 T11~L5 椎体。

4. 扫描参数 扫描机架 0°；FOV 350~450 mm；螺旋扫描后,重建层厚 0.5~0.625 mm 图像。通常使用 120~140 kV, 240~300 mAs；多排 CT 采用亚秒扫描；矩阵 512×512；均采取屏气扫描。

5. 增强扫描 静脉内团注 1.5~2.0 mL/kg 体重,速率 4~5 mL/s。扫描程序参数与平扫相同；扫描时间通常为 25~35 s。

6. 肾脏 CTA 重建 对扫描后获得的薄层轴位图像进行 MIP、SSD、VRT 重建,多角度观察有助于对病变的显示和诊断(图 14-4-4)。

(四) 摄片要求

依次顺序进行定位片、原始横断面图像及重建图像摄片。

八、膀胱 CT 仿真内镜检查

(一) 适应证与禁忌证

(1) B 超提示膀胱占位性病变受检者。

(2) 无痛性全血尿。

(3) 可疑膀胱病变者。

(4) 膀胱 CT 仿真内镜检查禁忌证：①严重心、肝、肾功能不全；②重症甲状腺疾患(甲亢)；③含碘对比剂过敏。

(二) 检查前准备

(1) 检查前 1 周内不服重金属药物,若 1 周之内曾做过胃肠道钡餐造影,需检查前先行腹部透视,确认腹内无钡剂残留。

(2) 检查前 1 d,晚饭后禁食。

(3) 扫描前受检者大量饮水,使远近段小肠、结肠及膀胱充盈。

(4) 如用对比剂做增强扫描者,则检查前先做药物过敏试验。

(5) 做 CT 检查的受检者,应取下检查区域金属类物品,以减少伪影。

(三) 检查技术

1. 检查体位 一般取仰卧位,双手上举越过头顶。

2. 定位 在正位像上确定扫描范围。

3. 扫描范围 上界膀胱顶部,下界耻骨联合。

4. 扫描参数 扫描机架 0°；FOV 350~450 mm；螺旋扫描后,重建层厚 0.5~0.625 mm 图像。通常使用 120~140 kV, 240~300 mAs；多排 CT 采用亚秒扫描；矩阵 512×512；均采取屏气扫描。

5. 增强扫描 静脉内团注 1.5~2.0 mL/kg 体重,速率 4~5 mL/s。扫描程序参数与平扫相同；扫描时间通常为 65~75 s。

6. 膀胱后处理 用工作站软件处理,阈值选择 150~1 000 HU。

(陈克敏 唐 震 施玲华 沈 纲 陆 方 强金伟)

第五章
腹盆部 MRI 检查

第一节
消化系统

一、肝脏 MRI 检查

（一）适应证与禁忌证

1. 适应证　①肝脏良、恶性肿瘤及肿瘤样病变，如原发性肝癌（HCC）、肝内胆管细胞癌、转移瘤、淋巴瘤、肝肉瘤、血管瘤、局灶性结节样增生（FNH）、腺瘤、血管平滑肌脂肪瘤等；②肝脏弥漫性病变：如肝硬化、脂肪肝、肝血色素沉着等；③肝脏感染性病变：如肝脓肿、肝结核、肝脏炎性假瘤、肝包虫等；④肝移植术前评估和术后的随访。⑤肝脏病变治疗前后的评估。⑥先天性病变和其他肝脏病变。

2. 禁忌证　心脏起搏器等体内植入物及 MRI 检查和 MRI 对比剂相关禁忌证。

（二）检查前准备

空腹，对受检者进行适当的平静均匀的呼吸和屏气训练。

（三）检查方法和技术

1. 线圈　常规使用体部线圈或其他表面线圈。

2. 体位、采集中心和范围　通常取标准仰卧位，定位十字线对准剑突；受检者双手上举过头，也可环抱头部，尽量使受检者感到舒适。呼吸门控感应器置于受检者呼吸幅度最大的部位，有时也可用腹带捆绑腹部以限制受检者的腹式呼吸。采集范围包括整个肝脏。

3. 常规成像方位、相关脉冲序列及其参数

（1）定位成像：常规采用快速扫描序列，采集正交三方位像，以冠状面图或矢状图定位横轴面，以横断面图定位冠状面扫描（图 14 - 5 - 1）。

（2）基本图像：包括横断面 T1WI 和 T2WI、冠状面 T1WI 或 T2WI。推荐组合：横断面 FRFSE - T2WI（压脂）、SPGR - T1WI（同、反相位），冠状面 FIESTA、或 SS - FSE T2WI，横断面 T1WI 多期动态增强。

（3）横断面成像：主要以冠状面图像定位，并设定扫描层数，采集矩阵，层厚 5 mm，层间距 1～2 mm，取矢状面定位像调整位置和角度，根据横断面图像的大小和位置关系设定 FOV 并校正采集中心，FOV 根据实际情况设定，一般在 32 cm×32 cm～36 cm×36 cm，可于膈面上方和肝脏下方适当位置设置饱和带，相位编码方向取 R/L 方向。以前多数肝脏检查以自旋回波（SE）作为 T1 成像最常用的序列，由于 SE 序列扫描时间长，无法做屏气检查，随着梯度

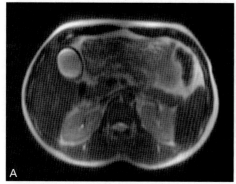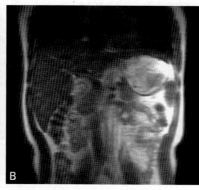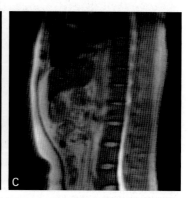

图 14-5-1　常规体轴三面定位图

A. 横断面 T2WI；B. 冠状面 T2WI；C. 矢状面 T2WI。

回波（GRE）快速序列的改进与推广，如 GE 公司的 SPGR 序列、西门子公司的 FLASH 序列、飞利浦公司的 FFE 序列逐渐取代 SE 序列，成为肝脏 MR 常规 T1 平扫的首选，这些序列能在一次屏气时间（10～20 s）内完成全肝扫描，图像质量好且有很好的 T1 对比。

1）SE-T1WI：采用呼吸补偿（respiratory compensation RC），TR/TE 400～600 ms/Min，矩阵 256×256，NEX 2～4（图 14-5-2A）。

2）SPGR-T1WI：采用呼吸门控（RT）屏气扫描，TR/TE 120～140 ms/2～10 ms，矩阵 512×512；加和不加脂肪抑制（脂肪抑制一般用频率选择饱和法）（图 14-5-2C），为了检出病灶内的少量脂肪，可用反相位（out phase）T1WI（图 14-5-2B），其对脂肪肝、肝血管平滑肌脂肪瘤、含脂的肝肿瘤等诊断有一定帮助。

3）FRFSE-T2WI：采用流动补偿（FC）及呼吸门控（RT）触发技术，TR 1～3 个呼吸周期（R-R，约 3 000～4 000 ms），TE 70～100 ms，矩阵 512×512；常规加脂肪抑制技术（中高场 MR 一般采用频率选择脂肪饱和法）；对于呼吸较均匀且屏气好的受检者，可用中短回波链（ETL：7～10），对于呼吸不均匀但屏气较好的受检者，可用较长的回波链（ETL：20～35）；当受检者呼吸不均匀，又不能很好屏气，FRFSE 序列成像质量太低时，可考虑用单激发快速自旋回波 SS-FSE 进行 T2WI 检查（图 14-5-2D）。

（4）冠状面成像：取横断面图像定位，并以矢状面图像调整成像角度，频率编码方向取上下方向；层厚 6～8 mm，层间距 1～2 mm；FOV 40 cm×40 cm，矩阵 512×512。冠状面主要是显示解剖结构及对病灶进行多方位观察；常用 FIESTA（西门子公司称 TRUFI，屏气扫描，TR 及 TE 极短，约 1～5 ms，该序列为白血序列，对门静脉及其癌栓的显示有一定优势）（图 14-5-3）或 SS-FSE T2WI（TR/TE：2 000/100，1NEX）（图 14-5-4）。

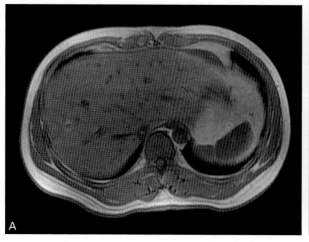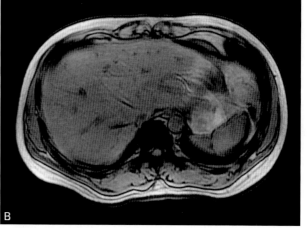

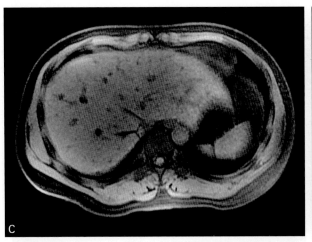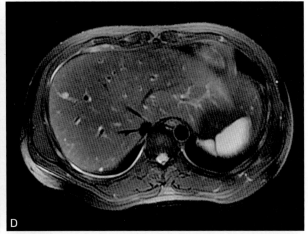

图 14-5-2 肝横断面图像

A. SPGR-T1WI 同相位(不压脂);B. SPGR-T1WI 反相位;C. 脂肪抑制 SPGR-T1WI;D. 脂肪抑制 FRFSE-T2WI。

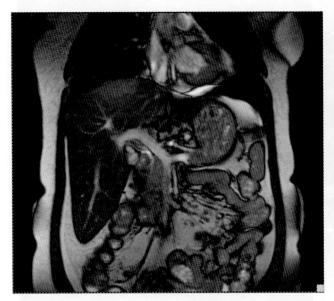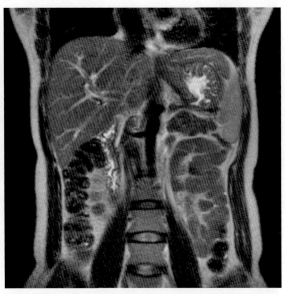

图 14-5-3 FIESTA 显示门脉主干   图 14-5-4 SS-FSE T$_2$WI 显示肝内血管

4. 动态增强 采用常规 MR 增强剂 Gd-DTPA 15～30 mL(0.2 mL/kg),高压注射器或快速手推方式注射,注射完后做多期动态增强扫描,通常动脉期扫描开始时间为 15 s 左右,门脉期扫描时间为 50～70 s,平衡期约 90～120 s,必要时在增强后可延迟更长时间进行扫描。肝脏增强为屏气压脂 T1WI 扫描,LAVA、FLASH 等序列能屏气扫描并获得质量很好的图像。根据受检者屏气时间的长短及肝脏扫描的层数,选择 TR100～200 ms,TE 选择最小值,通常在 1.5 TMR 上,TE 范围是 1.1～2.9 ms,在此范围内,水、脂的旋进正好处于反相位,具有脂肪抑制效果;

也有报道认为,一些含有脂肪的组织在 Gd-DTPA 反相位图上信号不增加反而下降,影响判断病灶增强情况,因而建议用正相位增强,TE 选择为 4.2～4.5 ms。通常增强做横断面扫描,层厚、层距及 FOV 等与平扫横断面相同,可便于比较,必要时可在完成横断面多期增强扫描后增加冠状面 T1WI 增强扫描(图 14-5-5)。

动态增强扫描期相大于 4 个时相,完成扫描后可做后处理,对病灶取感兴趣区,构建动态增强曲线(图 14-5-6)。

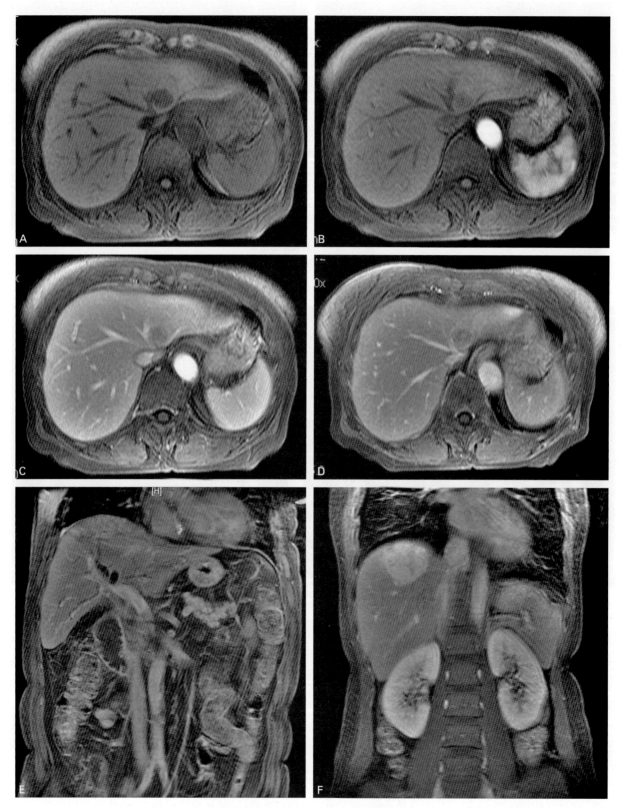

图 14-5-5　SPGR-T1WI 动态增强图像

A. 平扫；B. 动脉期；C. 门脉期；D. 平衡早期；E、F. 为不同受检者的冠状面增强图（相当于平衡期）。

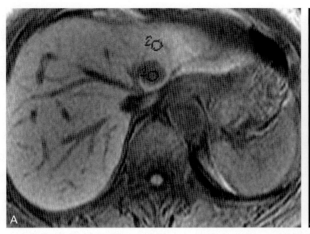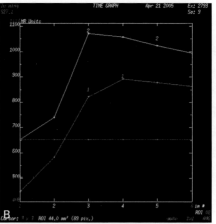

图 14-5-6 动态增强曲线图
A.感兴趣区;B.增强曲线。

随着快速序列的发展,多家公司分别推出了各种不同的增强序列,如 GE 公司的 LAVA 技术、西门子公司的 VIBE 技术、飞利浦公司的 THRIVE 技术等,在加快扫描速度的同时,不断改进肝脏动态增强图像的质量。在高场 MR 扫描仪上,还可使用三维(3D)成像技术,使肝脏增强扫描的层厚更薄,空间分辨力更高,并且能进行多方位重建,常用超快速容积内插 3D 扰相梯度回波 GRE-T1WI。

5.其他肝脏成像特殊方法

(1)弥散加权成像 DWI:呼吸门控、屏气扫描,采用 DWI-EPI 序列,TR/TE:根据所取 b 值改变,通常为 4 000～8 000/30～50 ms,层厚/间距 4～6 mm/2～4 mm,矩阵 128×128 或 256×256,频率编码方向为 R/L,NEX 1,b 值取 500～1 000 s/mm^2;可于扫描范围上下方添加饱和带,以减少呼吸运动及腹壁脂肪等对图像的影响(图 14-5-7)。

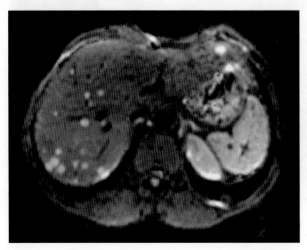

图 14-5-7 EPI-DWI 图(b=600 s/mm^2,清楚显示肝内多发转移瘤)

(2)肝脏波谱成像:随着 MR 硬件及软件的不断发展,MRS 技术应用于肝脏的研究及报道不断增多,是目前一种无创性研究活体肝脏代谢、生化变化及化合物定量分析的方法;但是,由于呼吸运动的影响、数据后处理(必须要有专门的分析软件)较为复杂等因素,肝脏 MRS 技术还有待进一步提高。肝脏 MRS 有 ^{1}H MRS 及 ^{31}P MRS 两种,扫描前必须进行匀场,推荐用单体素点分辨选择波谱(PRESS)技术,TR/TE 1 500 ms/35 ms,NEX 2,VOI 24 cm×24 cm×24 cm。

(3)MRCP:详见胆系 MR 章节。

(四)摄片方法

按顺序拍摄定位片和各个成像序列的扫描图像。

二、胆道系统 MRI 检查

(一)适应证与禁忌证

1.适应证 ①胆囊及胆系肿瘤;②胆道梗阻;③胆石症;④先天性胆系疾病;⑤其他:如胆道疾病治疗后随访等。

2.禁忌证 心脏起搏器等体内植入物及 MRI 检查和 MRI 对比剂相关禁忌证。

(二)检查前准备

空腹有利于胆囊的显示和减少伪影;对于情况允许的受检者,必要时使用低张药,如静脉或肌注山莨菪碱 20 mg,能进一步减少胃肠道的运动伪影。MRCP 检查时,为了更好地抑制胃肠道信号,减少其内液体信号影响,可服用枸橼酸铁铵泡腾颗粒。对受检者进行平静均匀的呼吸和屏气训练。

(三) 检查方法和技术

1. 线圈 常规使用体部线圈或表面线圈。

2. 体位、采集中心和范围 仰卧标准解剖正位,定位十字线对准剑突(胆总管下端梗阻受检者可稍偏下),正中矢状面对准线圈横轴中心;受检者双手上举过头或环抱头部。呼吸门控感应器置于受检者呼吸幅度最大的部位,可用腹带捆绑腹部以限制受检者的腹式呼吸。采集范围包括整个肝脏及胆道系统。

3. 常规成像方位、相关脉冲序列及其参数 MRI 显示胆道及病变离不开肝脏、胰腺、血管等周围组织的衬托,所使用的技术目的是使胆道与周围组织有较强的信号对比和清晰的分辨力,基本方法、扫描序列及参数设定与肝脏检查相似,但胆道常需要用薄层扫描,层厚常用 3~5 mm,层间距常用 2~3 mm。对于胆道梗阻患者,可先做 MRCP 明确梗阻部位后,再做常规横断面(薄层)、冠状面,必要时做平行于胆道的斜冠状面扫描。胆系常规 MR 扫描常用的是 SE 或 GRE T1 序列及 SE 或 FSE T2 序列。推荐组合(图 14 - 5 - 8):横断面 FRFSE - T2WI(压脂)、SPGR - T1WI(非压脂及压脂),冠状面 FIESTA 或 SS - FSE T2WI;胆道梗阻者常规增加 MRCP 检查(图 14 - 5 - 9);需要增强的受检者做薄层横断面 T1WI 多期动态增强,必要时做冠状面或斜冠状面增强扫描(图 14 - 5 - 10)。

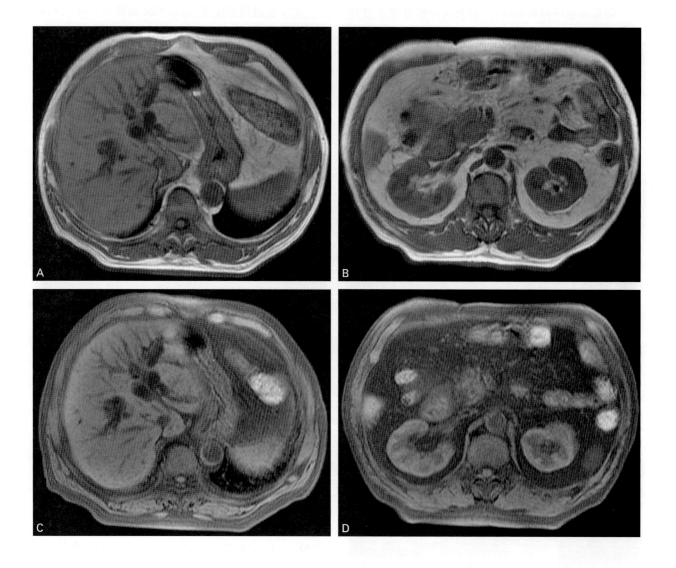

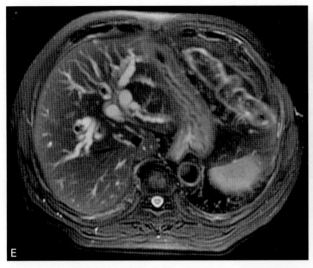
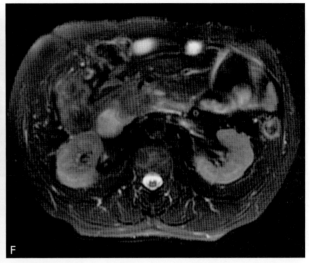

图 14-5-8 推荐成像组合

A、B. 非压脂 T1WI；C、D. 压脂 T1WI；E、F. 压脂 T2WI,显示肝内胆管及胆总管、胰管扩张,为胰头钩突部癌肿所致。

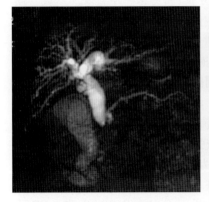
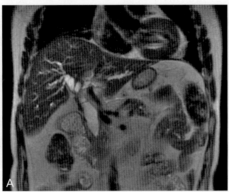

图 14-5-9 MRCP

显示胆管及胰管扩张,癌肿所致胆总
管下端阻塞。

图 14-5-10 SS-FSE 冠状面图像

A. T2WI；B. 增强 T1WI,显示胆总管扩张及其下端之胰腺癌。

4. 其他成像方位　可用脉冲序列及其参数。磁共振胆胰管成像(造影)(magnetic resonance cholangio-pancreatography, MRCP)以很长的 TE 成像,使长 T2 的胆汁等呈现高信号,而短 T2 的肝脏等周围组织显示低信号(图 14-5-9),MRCP 成像以重 T2 加权脉冲序列为基础,常用的序列及推荐参数如下。

(1) 梯度回波序列(GRE)

1) 2D 采集：TR/TE=17/7 ms,翻转角 70°,矩阵 256×256,层厚 5 mm, FOV 35 cm×35 cm,每次屏气约 16～20 s。

2) 3D 采集：TR/TE 17/7 ms,翻转角 90°,矩阵 128×256,层厚 32 mm,间距 4 mm, FOV 15 cm× 35 cm,每次屏气约 20 s。

由于 GRE 序列图像质量不高、空间分辨力较低、屏气时间较长,正常不扩张的胆胰管显示不理想,所以目前逐渐已被其他新序列所取代。

(2) 快速自旋回波(FSE)：TR/TE 6 000～12 000/ 200～250 ms,矩阵 256×256 或 512×512,层厚 3 mm,间距 0 mm, FOV 24～35 cm, NEX 2～3,回波链 ETL 16～32,应用流动补偿(FC)及脂肪抑制技术(FS)。

FSE 序列 MRCP 图像信噪比好,磁敏感性低,可间断屏气或不屏气扫描,结合脂肪抑制技术,能更好地显示扩张和不扩张的胆胰管,在临床中较常用,2D 层厚最小为 3 mm(图 14-5-11),3D 最小层厚可小于 1 mm(图 14-5-12)。

(3) 其他成像技术

1) 单次激发快速自旋回波半傅里叶采集(half-Fourier acquisition single turbo spin-echo, HASTE)序列：TE=87 ms, ETL 128～240,层厚 5 mm,间距 5 mm,屏气 10 s, FOV 20 cm。

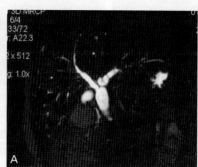

图 14-5-11　2D-MRCP

显示肝内胆管、扩张的胆总管，及多囊肝、多囊肾。

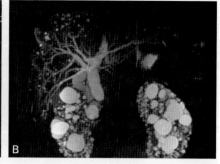

图 14-5-12　3D-MRCP

A. 薄层原始图之一；B. 重建后的 MRCP 图，比 2D-MRCP 更清晰显示肝、胆管及多囊肝、多囊肾。

2）单次激发快速自旋回波技术（single-shot turbo spin-echo）：TE＝600～1 200 ms，矩阵 240×256，ETL 240，FOV 22 cm，层厚 2～15 cm，单次激发，长回波链，一个层面成像时间约 2 s，图像不需要再处理，且可多个方位成像。

（四）摄片方法

按顺序拍摄定位片和各个成像序列的扫描图像。

三、胰腺 MRI 检查

（一）适应证与禁忌证

1. 适应证　①胰腺肿瘤；②胰腺先天性发育异常；③其他胰腺病变。

由于 CT 扫描速度快，空间分辨力高，在胰腺病变检测中，常作为胰腺病变的首选检查，但磁共振由于可作多平面成像，软组织分辨力高，检查序列多，信息量大，在胰腺病变的检测中应用越来越多，CT 检查和 MRI 检查两者可互补。

2. 禁忌证　心脏起搏器等体内植入物及 MRI 检查和 MRI 对比剂相关禁忌证。

（二）检查前准备

①空腹；②呼吸门控感应器置于受检者呼吸幅度最大的部位；③对受检者进行平静均匀的呼吸和屏气训练。

（三）检查方法和技术

1. 线圈　常规使用体部线圈或表面线圈。

2. 体位、采集中心和范围　仰卧标准解剖正位，定位十字线对准剑突与肚脐连线中点；受检者双手上举过头顶或环抱头部。采集范围包括整个胰腺（一般在冠状面定位像上，由肝门以上扫描至肾门以下）。

3. 常规成像方位、相关脉冲序列及其参数　胰腺 MR 成像要求空间分辨力较高，通常在 1.5 T 以上的 MR 扫描仪上进行。胰腺 MR 扫描一般以冠状面图像定位，扫描以横断面图像为主，为了更好地显示胰腺全貌及其与周围组织的关系，必要时可进行斜冠面或斜轴面扫描。由于胰腺体积较小，周围脂肪组织丰富，胰腺本身血流丰富，其多数肿瘤相对乏血供，因此，胰腺 MRI 检查强调应用薄层扫描、压脂及动态增强技术，通常层厚为 3～5 mm，层距为 0～1 mm，其常规扫描序列与肝脏基本相同。

推荐组合：横断面 FSE-T2WI（压脂）、SE 或 SPGR-T1WI（非压脂及压脂）；对于胆总管、胰管扩张的患者，可扫描 SS-FSE 重 T2WI 序列及进行 MRCP 检查（图 14-5-13），以显示胆胰管扩张程度和明确其内有否结石和其他病变；需要鉴别囊肿和其他病变时，可用 FLAIR 序列；疑有胰腺肿瘤时，一般需要进行横断面薄层 T1WI 多期动态增强（图 14-5-14）。

（1）横断面 SE-T1WI：采用呼吸补偿及脂肪抑制技术，TR/TE 400～600 ms/min，层厚/间距 3～5 mm/1 mm，FOV 32 cm×32 cm，矩阵 256×256 或 256×192，NEX 2～4；增强参数与平扫相同。

（2）横断面 SPGR-T1WI：采用呼吸门控（RT）屏气扫描，TR/TE 120～140 ms/2～10 ms，矩阵 512×512 或 256×256，FOV 32 cm×32 cm。动态增强参数相同。

（3）横断面 FSE-T2WI：采用流动补偿（RC）及呼吸门控（RT）技术，TR 1～2 R-R，TE＝80～120 ms，回波链 ETL 8～32，FOV 32 cm×32 cm，矩阵 256×256，扫描定位线与 T1WI 保持一致。

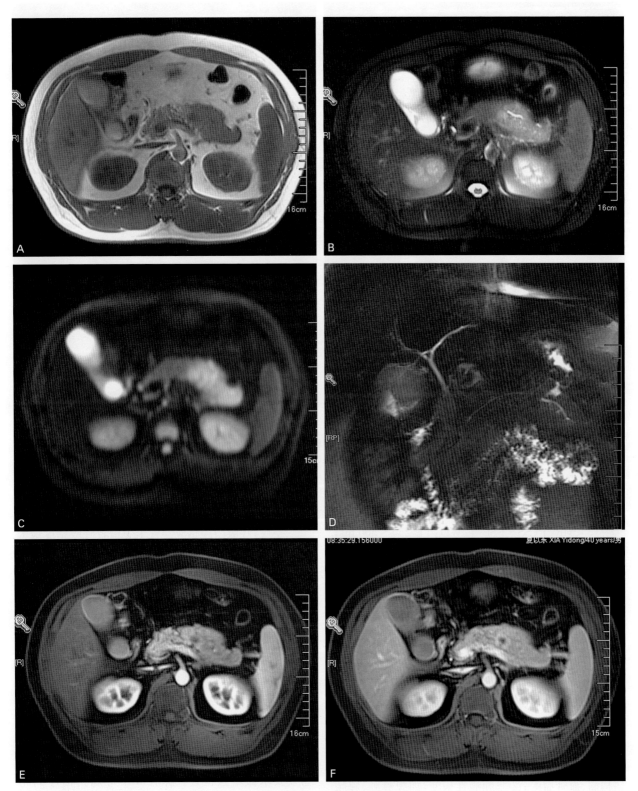

图 14-5-13　胰腺 MR 成像

A. 平扫 T1WI；B. T2WI 压脂；C. DWI；D. MRCP 显示胆总管、肝内胆管正常，尾部胰管扩张；E. 增强动脉期；F. 增强实质期（该例为早期胰腺癌）。

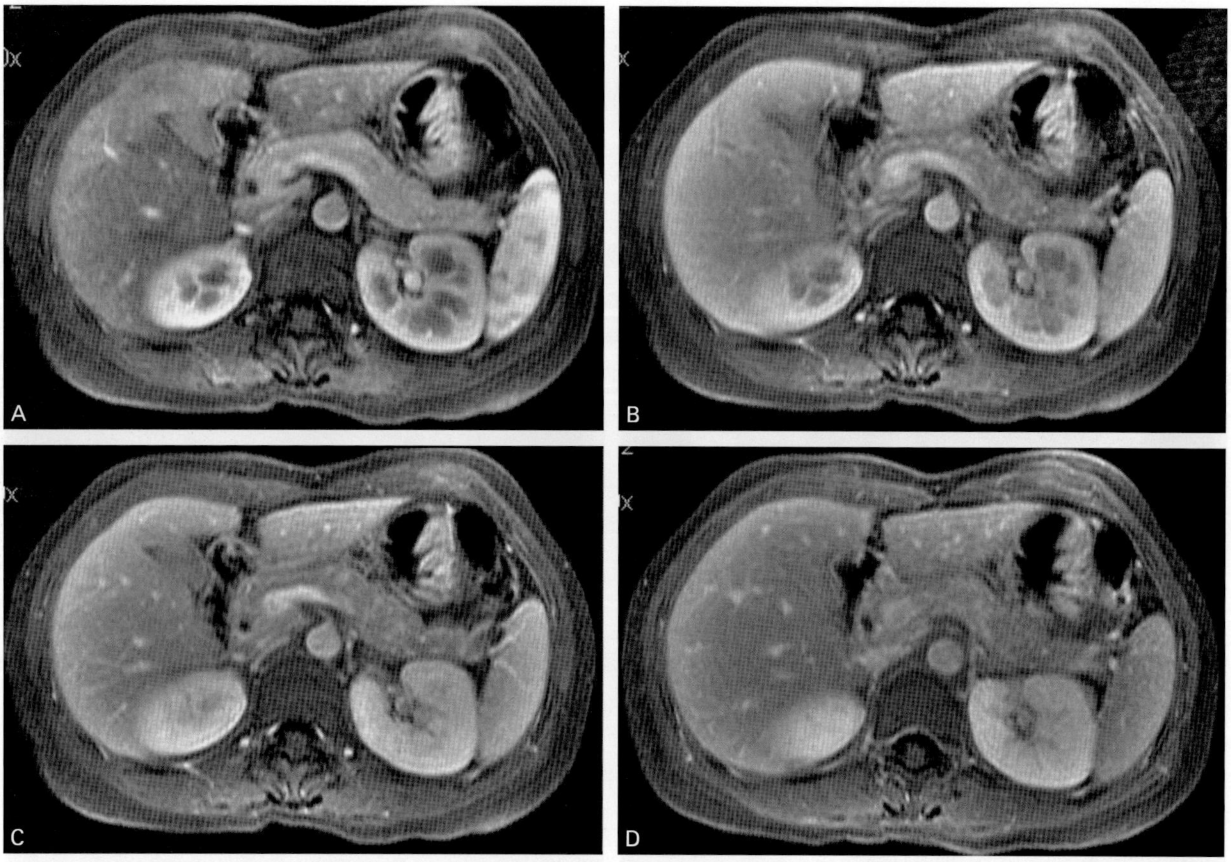

图 14-5-14 胰腺 T1WI 增强扫描
A. 动脉期;B. 实质期;C. 门脉期;D. 延迟期。

(4) FLAIR 序列:TR/TE/TI 9 000/100/2 200 ms, NEX 1,FOV 32 cm×32 cm,矩阵 256×224。

(5) MRCP(SS-FSE T2WI):TE 250~500 ms,成块厚 30 mm,FOV 40 cm×40 cm,矩阵 256×256, NEX 1。

(四) 摄片方法

按顺序拍摄定位片和各个成像序列的扫描图像。

四、脾脏 MRI 检查

(一) 适应证与禁忌证

1. 适应证 ①肿瘤性病变,如淋巴瘤、转移瘤、错构瘤、血管瘤等;②非肿瘤性病变,如脾囊肿、脾脓肿、脾结核、脾外伤、脾梗死等;③脾肿大、门静脉高压等其他病变。

2. 禁忌证 心脏起搏器等体内植入物及 MRI 检查和 MRI 对比剂相关禁忌证。

(二) 检查前准备

空腹;呼吸门控感应器置于受检者呼吸幅度最大的部位;对受检者进行平静均匀的呼吸和屏气训练。

(三) 检查方法和技术

1. 线圈 常规使用体部线圈或表面线圈。

2. 体位、采集中心和范围 体位及线圈放置与肝脏 MR 相同,采集范围包括整个脾脏,巨脾患者,脾脏下界可能比肝脏还低,定位时要注意适当调整线圈及定位线位置。

3. 常规成像方位、相关脉冲序列及其参数 脾脏 MRI 检查主要是横断面和冠状面,必要时可进行斜冠状面及斜矢状面扫描,对于脾脏占位病变患者,常规要求做增强检查。脾脏 MR 常规扫描序列与肝脏基本相同,包括横断面 SE 或 GRE-T1WI、压脂 FSE-T2WI(图 14-5-15),冠状面 SS-FSE T2WI(图 14-5-16);用屏气快速梯度回波序列(如 SPGR 序列)进行 T1WI 动态增强(图 14-5-17)。推荐参数如下:

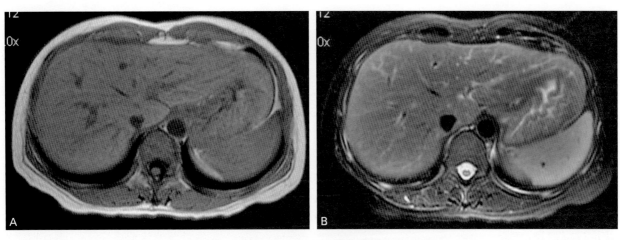

图 14 - 5 - 15　脾脏横断面图像
A. T1WI；B. T2WI。

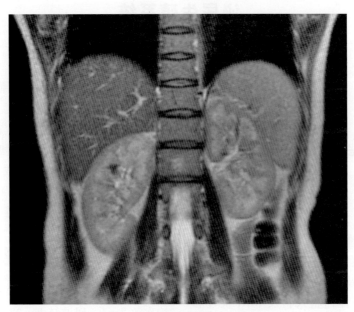

图 14 - 5 - 16　脾脏冠状面 SS - FSE T2WI

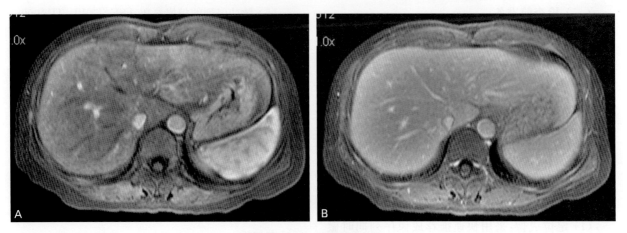

图 14 - 5 - 17　脾脏增强图像
A. 动脉期；B. 静脉期。

（1）横断面 SE-T1WI：采用呼吸补偿技术，TR/TE 400～600 ms/min full，层厚/间距 5～8 mm/1～3 mm，FOV 32 cm×32 cm，矩阵 256×256。

（2）横断面 SPGR-T1WI：采用呼吸门控（RT）屏气扫描，TR/TE 120～140 ms/2～10 ms，矩阵 512×512，FOV 34 cm×34 cm。动态增强参数相同。

（3）横断面 FSE-T2WI：采用流动补偿（RC）及呼吸门控（RT）技术，TR 1～3 个呼吸周期，TE＝80～100 ms，回波链 ETL 10～20，FOV 34 cm×34 cm，矩阵 512×512 或 256×256，扫描定位线与 T1WI 保持一致。

（4）冠状面 SS-FSE T2WI：TR/TE 2 000 ms/100 ms，层厚/间距 5～8 mm/1～3 mm，矩阵 512×512，FOV 36 cm×36 cm，NEX 1，尽量用屏气扫描。

（四）摄片方法

按顺序拍摄定位片和各个成像序列的扫描图像。

第二节
泌尿生殖系统

一、肾脏 MRI

（一）适应证与禁忌证

（1）肾脏肿瘤，如肾癌、肾母细胞瘤、肾转移瘤、肾血管平滑肌脂肪瘤等。

（2）肾囊肿和囊肿性病变。

（3）各种肾脏先天性畸形。

（4）肾脓肿、肾结核和其他肾脏炎性肉芽肿等。

（5）肾血管性病变及肾移植前后的评估等。

（6）心脏起搏器等体内植入物及 MRI 检查和 MRI 对比剂相关禁忌证。

（二）检查前准备

空腹；呼吸门控感应器置于受检者呼吸幅度最大的部位；对受检者进行平静均匀的呼吸和屏气训练。

（三）检查技术

1. 检查体位 仰卧标准解剖正位，定位十字线对准剑突与肚脐连线中点；受检者双手上举过头顶或环抱头部。

2. 扫描方法

（1）定位成像：采用快速推荐成像序列同时做冠、矢、轴三方向定位图，在定位片上确定扫描基线、扫描方法和扫描范围（图 14-5-18A）。

（2）成像范围：从肾上极到肾下极。

（3）横断面：T2WI-FSE 序列加脂肪抑制技术，T1WI-SE 序列或梯度回波（FSPGR）加或不加脂肪抑制技术，屏气扫描。成像层厚 5～6 mm。成像间距为相应层厚的 10%～50%，或 1 mm。矩阵 256×256 或 312×256 等。成像野（FOV）30～40 cm 或 350 mm×260 mm。NEX 2～4。回波链 8～32。相位编码方向 A/P（图 14-5-18B、C）。

（4）冠状面：T2WI-FSE 序列加脂肪抑制技术。成像层厚 5 mm。成像间距 0.5～1.0 mm。采集矩阵 256×256。成像野（FOV）400 mm×400 mm。信号平均次数 2～4。回波链 8～32。相位编码方向左右向加"无卷褶伪影"技术（图 14-5-19）。

（5）脉冲序列的扫描参数：FSE/T2WI，TR 3 000～4 000 ms，TE 100 ms；SE/T1WI：TR 440～550 ms，TE 10～15 ms；FSPGR/T1WI：TR 170 ms，TE 2.3 ms，FL 700。

（6）肾脏占位性病变应做动态增强扫描，并采用脂肪抑制技术，必要时做冠状面扫描，冠状面扫描要包括肾、输尿管和膀胱。

3. 增强扫描（图 14-5-20） 高压注射器注射完对比剂后开始增强后扫描，成像程序一般与增强前 T1WI 程序相同，常规做横断面、矢状面及冠状面 T1WI。部分病例可根据需要延迟扫描，必要时可进行动态扫描。

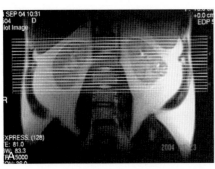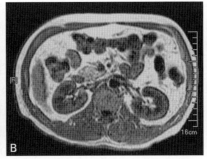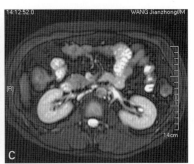

图 14-5-18　肾脏横断面 T1WI、T2WI
A. 冠状面定位片；B. 肾脏 T1WI；C. T2WI。

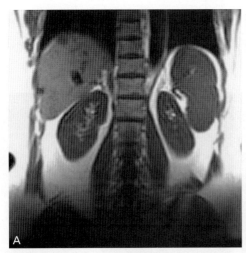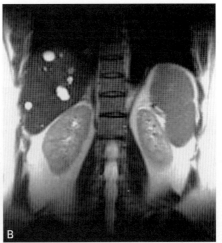

图 14-5-19　肾脏冠状面 T1WI(A)、T2WI(B)

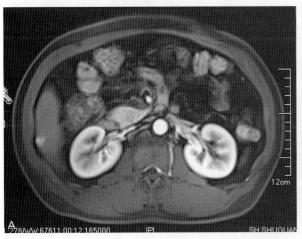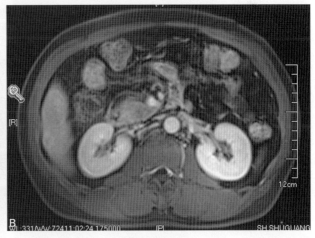

图 14-5-20　肾脏增强 MRI
A. 动脉期；B. 实质期。

二、肾上腺 MRI

(一) 适应证与禁忌证

1. 适应证　①功能性肾上腺疾病：如肾上腺增生及多囊功能性肿瘤；②无功能性肾上腺肿瘤；③疑有肾上腺转移瘤、肾上腺癌或神经母细胞瘤等；④急性肾上腺皮质功能衰竭时，明确有无肾上腺出血；⑤不明原因的高血压、低血钾或其他内分泌症状，临床不能确诊时；⑥肾上腺功能低下，如肾上腺结核等。

2. 禁忌证 心脏起搏器等体内植入物及 MRI 检查和 MRI 对比剂相关禁忌证。

(二)检查前准备

尽量空腹;对受检者进行平静均匀的呼吸和屏气训练。

(三)检查技术

1. 检查体位 仰卧标准解剖正位,定位十字线对准剑突;受检者双手上举过头顶或环抱头部。

2. 扫描方法

(1)定位成像:采用快速推荐成像序列同时做冠、矢、轴三方向定位图,在定位片上确定扫描基线、扫描方法和扫描范围。

(2)成像范围:包括整个肾上腺。

(3)横断位:T2WI-FSE 序列,T1WI-SE 序列。成像层厚 3~4 mm。成像间距 0~0.5 mm。矩阵 256×256 或 312×256 等。成像野(FOV)320 mm×240 mm。信号平均次数 2~4。回波链 8~32。相位编码方向:前后向(图 14-5-21)。

(4)冠状面:T2WI-FSE 序列。成像层厚 4 mm。成像间距 0~0.5 mm。采集矩阵 312×256。成像野(FOV)400 mm×400 mm。信号平均次数 2~4。回波链 8~32。相位编码方向:左右向加"无卷褶伪影"技术。

(5)脉冲序列的扫描参数:FSE/T2WI, TR3 000~4 000 ms, TE100~120 ms;SE/T1WI:TR440~550 ms, TE10~15 ms。

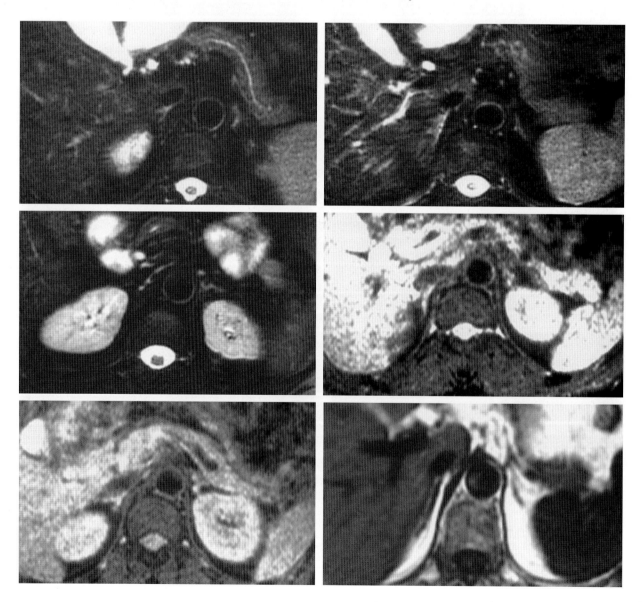

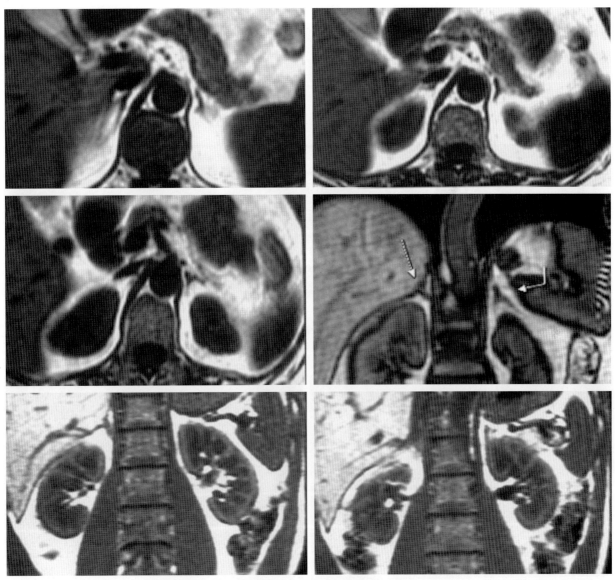

图 14-5-21 肾上腺 MRI

三、前列腺 MRI

(一) 适应证与禁忌证

1. 适应证　前列腺肿瘤及肿瘤分期;其他前列腺病变。

2. 禁忌证　①心脏起搏器等体内植入物及 MRI 检查和 MRI 对比剂相关禁忌证。②检查前准备。③膀胱以充盈为好,其他无特殊要求。

(二) 检查技术

1. 检查体位　仰卧标准解剖正位。

2. 定位　使十字定位灯的纵横交点对准在脐和耻骨联合连线下 1/3 处前列腺中点,即以线圈(前列腺专用相控阵表面线圈或心脏相控阵线圈)中心为采集中心。

3. 扫描方法

(1) 定位成像:采用快速推荐成像序列,同时做冠、矢、轴三方向定位图,在定位片上确定扫描基线、扫描方法和扫描范围。

(2) 成像范围:膀胱与尿生殖膈之间,前方为耻骨联合,后方为直肠壶腹,包括整个前列腺。

(3) 横断位:T2WI-FSE 序列,T1WI-SE 序列或 FSE 序列:成像层厚 4 mm,成像间距 0.5 mm～1.0 mm,矩阵 256×256 或 312×256 等,成像野(FOV)300 mm×225 mm,信号平均次数 2～4,回波链 8～32,相位编码方向:前后向(图 14-5-22)。

（4）冠状面：T2WI‑FSE序列：成像层厚4 mm，成像间距0.5～1.0 mm，采集矩阵256×256或312×256，成像野（FOV）350 mm×350 mm，信号平均次数2～4，回波链16～32，相位编码方向：左右向。

（5）矢状面：T2WI‑FSE序列：成像层厚4 mm，成像间距0.5～1.0 mm，采集矩阵256×256或312×256，成像野（FOV）300×225 mm，信号平均次数2～4，回波链16～32，相位编码方向：前后向（图14‑5‑23）。

（6）脉冲序列的扫描参数：FSE/T2WI：TR3 000～4 000 ms，TE100 ms；SE/T1WI：TR440～550 ms，TE10～20 ms。

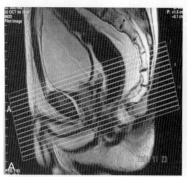
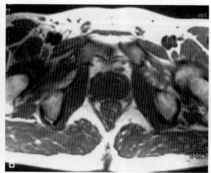
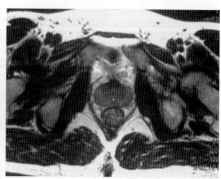

图14‑5‑22　前列腺横断面T1WI、T2WI
A. 定位像；B. T1WI；C. T2WI。

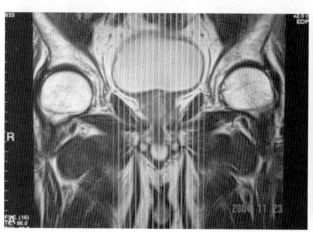
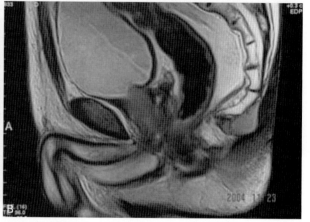

图14‑5‑23　前列腺矢状面T2WI
A. 定位像；B. T2WI。

4. 增强扫描　高压注射器注射。注射完对比剂后开始增强后扫描，成像程序一般与增强前T1WI程序相同，常规做横断面、矢状面及冠状面T1WI。部分病例可根据需要在增强后加延迟扫描。

四、睾丸、副睾MRI

（一）适应证与禁忌证

1. 适应证　①睾丸、副睾肿瘤；②睾丸、副睾炎症性病变；③睾丸外伤；④其他睾丸、附睾病变。

2. 禁忌证　心脏起搏器等体内植入物及MRI检查和MRI对比剂相关禁忌证。

（二）检查前准备

不需要特别准备。

（三）检查技术

1. 检查体位　使用表面线圈，检查前将阴囊适当抬高，使其相对固定。

2. 扫描方法　高分辨力快速自旋回波T2WI（FSE、TSE）采集应包括3种成像平面。轴面和冠状面能很好地显示双侧睾丸，便于参考比较。矢状面能较好地显示附睾（图14‑5‑24）。自旋回波T1WI有助于辨别出血。

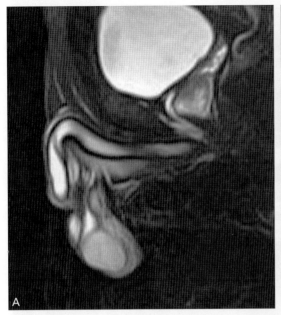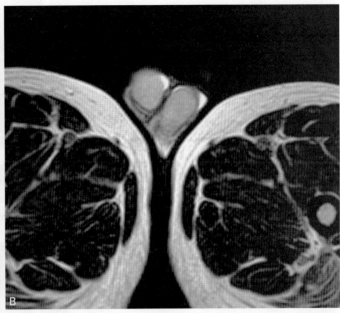

图 14 - 5 - 24　睾丸 MRI
A. 矢状面 T2WI；B. 横断面 T2WI。

3. 脉冲序列　SE、TSE：采集模式 MS、2D，采集矩阵 256×(80~256)，重建矩阵 256×256、512×512，FOV 150 mm，NSA 2~6 次，THK/Gap：2~4 mm/(0~10)%，TR/TE 400~500 ms/15~20 ms；SE T1WI：1 800~2 500 ms/100~120(SE T2WI)，TR/TE/ETL 4 000 ms/100 ms/10~16(TSE T2WI)。

五、女性盆腔 MRI

(一) 适应证与禁忌证

1. 适应证　①女性内生殖器官的良恶性肿瘤和囊肿性病变：了解肿瘤性质、部位和侵犯范围，及其相关的临床分期。②子宫内膜异位症：与女性盆腔内其他占位性病变鉴别。③生殖道畸形：了解子宫输卵管大小、形态及位置，明确畸形的类型。④女性生殖系统损伤。

2. 禁忌证　①心脏起搏器等体内植入物及 MRI 检查和 MRI 对比剂相关禁忌证。②检查前准备。③有金属避孕环者，须先取出后才能做生殖系统 MRI 检查，膀胱中度充盈。

(二) 检查技术

1. 检查体位　受检者仰卧位，十字定位灯的纵

横交点对准中点脐和耻骨联合之间。

2. 扫描方法

(1) 定位成像：采用快速推荐成像序列，同时做冠、矢、轴三方向定位图，在定位片上确定扫描基线、扫描方法和扫描范围。

(2) 成像范围：包括女性盆腔范围。

(3) 横断面：T2WI - FSE 序列，T1WI - SE 序列或 FSE 序列。成像层厚 5~6 mm，成像间距 1.0 mm，矩阵 256×256 或 312×256 等，成像野(FOV)300 mm×225 mm，信号平均次数 2~4，回波链 8~32，相位编码方向：前后向(图 14 - 5 - 25)。

(4) 冠状面：T2WI - FSE 序列。成像层厚 5 mm，成像间距 1.0 mm，采集矩阵 256×256 或 312×256，成像野(FOV)350 mm×350 mm，信号平均次数 2~4，回波链 16~32，相位编码方向：左右向。

(5) 矢状面：T2WI - FSE 序列。成像层厚 5 mm，成像间距 1.0 mm，采集矩阵 256×256 或 312×256，成像野(FOV)300 mm×225 mm，信号平均次数 2~4，回波链 16~32，相位编码方向：前后向(图 14 - 5 - 26)。

(6) 脉冲序列的扫描参数：FSE/T2WI。TR3 000~4 000 ms，TE100 ms；SE/T1WI：TR440~550 ms，TE10~20 ms。

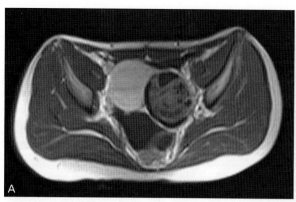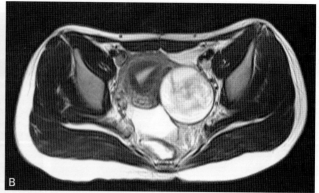

图 14-5-25 女性盆腔横断位 MRI(该例为盆腔肿瘤)

A. 矢状面 T2WI；B. 横断面 T2WI。

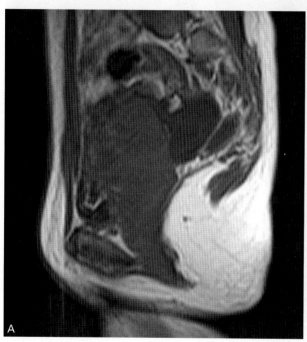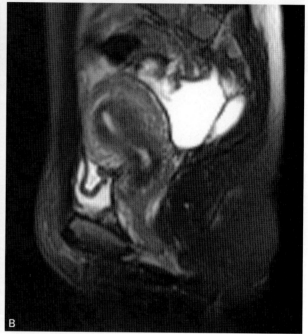

图 14-5-26 女性盆腔矢状面 T1WI(A)和 T2WI(B)

3. 增强扫描 高压注射器注射完对比剂后开始增强扫描,成像程序一般与增强前 T1W 程序相同,常规做横断面、矢状面及冠状面 T1WI。可根据需要在增强后加延迟扫描。

六、磁共振尿路造影(MRU)

(一) 适应证与禁忌证

1. 适应证 ①肾结石、输尿管结石、肿瘤所致的泌尿系梗阻;②肾、输尿管、膀胱的先天性变异;③其他:如盆腔内肿瘤及淋巴结转移等显示和评估。

2. 禁忌证 心脏起搏器等体内植入物及 MRI 检查和 MRI 对比剂相关禁忌证。

(二) 检查前准备

(1) 检查前空腹、禁水,排便,憋尿等。

(2) 扫描前可肌注山莨菪碱 10 mg,帮助减少胃肠蠕动。

(三) 检查技术

1. 检查体位 受检者仰卧位,表面线圈上缘与剑突平齐,嘱受检者平静有规律地呼吸,并安放呼吸门控。定位:使十字定位灯的纵横交点对准脐部中心。

2. 扫描方法

(1) 定位成像:采用快速推荐成像序列,同时做冠、矢、轴三方向定位图,在定位片上确定扫描基线、扫描方法和扫描范围。在横断位上定位扫冠状面,在已做好的冠状位上定位扫矢状面,在已做好的矢状面上定位扫冠状面。

(2) 成像范围:包括肾上极至膀胱下缘。

(3) 横断位:超重 T2WI - FSE 序列。成像层厚 4 mm,成像间距 0~0.5 mm,矩阵 256×256 或 312×256 等,成像野(FOV)320 mm×240 mm,信号平均次数 4,回波链 8~32,相位编码方向:前后方向。

(4) 冠状面:超重 T2WI - FSE 序列加脂肪抑制技术。SSFSE(单次激发快速自旋回波),成像层厚 3~4 mm,成像间距 0.5~1.0 mm,采集矩阵 256×156 或 312×256,成像野(FOV)400 mm×400 mm。信号平均次数 4,回波链 8~32,相位编码方向:左右向加"无卷褶伪影"技术(图 14 - 5 - 27)。

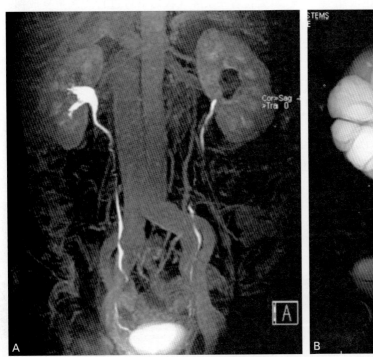
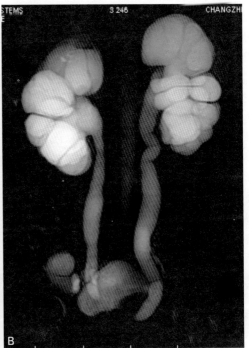

图 14 - 5 - 27　MRU
A. 冠状面薄层成像后 MIP 重组图像;B. 厚层重 T2WI 的 MRU。

MRU 有两种方法:一是采用半傅里叶快速采集自旋回波长 TE 重 T2 加权扫描序列,有 2D 和 3D 成像两种,获得的原始图像经过 MIP 后处理而得到可进行 360°旋转的立体像。二是单次激发快速自旋回波技术,该方法不需要图像后处理,扫描一次获得一个斜冠状面的整体投影图。选择 5~9 层,同样获得观察多个面泌尿系造影。这两种方法,同样需加脂肪抑制技术,以突出图像黑背景的效果。

3. 图像处理　冠状面薄层重 T2WI,经多方位、多角度旋转 MIP 重建后摄片,其余序列按顺序摄片。MRU 第一种方法,原始图 3D 成像在轴位像上旋转 120°,共 15 层,用 MIP 重建,视野包括两侧肾脏,根据需要删除与尿路重叠的结构如胃肠道等,以提高图像质量。

七、肾动脉 MRA

(一) 适应证与禁忌证

1. 适应证　①肾动脉狭窄等肾血管病变;②肾肿瘤性病变累及血管的评估等;③肾移植前后评估等。

2. 禁忌证　心脏起搏器等体内植入物及 MRI 检查和 MRI 对比剂相关禁忌证。

(二) 检查前准备

训练受检者屏气。

(三) 检查技术

(1) 由于 3D CE MRA 成像速度快、不良反应小、操作简单,非常适合对肾血管疾病的观察。受检者取仰卧位。采用体线圈以获得较大的扫描范围,应用相控阵线圈可明显提高图像的质量。在行 3D CE MRA 之前需进行肾脏的常规 MRI,以确定肾动脉的大体位置并对肾脏进行全面了解。常规 MRI 可采用 2D 梯度回波技术,如 T2*WI 采用 True FISP 技术,T1WI 采用 FLASH 技术,T2WI 应用 TSE 技术。肾动脉的 3D CE MRI 常规采用冠状面扫描,顶部要包括腹腔动脉主干,向下应包括髂总动脉,向前包括全部腹主动脉,向后到两侧肾脏的中部。另外,还应结合常规 MRI 所见及临床要求进行调整。由于肾动脉走向基本是水平位,受呼吸运动伪影影响最大。因此,应当尽量选择屏气扫描序列,非屏气扫描技术不适合于肾动脉成像。扫描应当在深吸气状态下进行。注射对比剂之前应先行一次预扫描,以保证所要求成像的部位均包括在内,并且没有严重的伪影。

(2) 3D CE MRA 的 TR 应尽量短,以便能在一次屏气内完成覆盖整个肾动脉的扫描。扫描层厚 1~3 mm,薄的层厚可有助于提高图像的分辨力(图 14-5-28)。由于为快速扫描,数据采集时间很短,对比剂注入时间及扫描延迟时间应计算准确。常规采用对比剂团注试验扫描。对比剂循环时间的经验估计

在快速扫描技术中很难精确确定,自动触发或 MR 透视监控技术是通常较简单而准确的方法。对比剂注射剂量常规采用 0.2 mmol/kg,一般在 0.1~0.3 mmol/kg 的范围内。多期肾动脉 3D CE MRA 需具备高的梯度场强(25 mT/m)。Schoenberg 等采用 3D fast FLASH,使 TR 时间缩短到 3.2 s,再采用非对称 K 空间采集技术与"0"填充技术相结合,相位编码线为 90,3D 块层数 22,使一次采集时间缩短到 6.4 s。受检者一次屏气状态下可进行 5 次重复成像。其间间隔 150 ms,扫描延迟时间 8 s。这种技术的空间分辨力与标准的单期技术相同,但时间分辨力明显提高。该技术不需团注试验,避免了行 3D CE MRA 时,团注试验的对比剂流入肾盂对肾血管产生的干扰。

(3) 附加扫描技术:应用带有门控的屏气电影相位对比序列可进行肾动脉血流量的测定,此检查可在 3D CE MRA 后进行,以利用顺磁性对比剂提供的信噪比增高的优势。常规在垂直于肾动脉的方位上进行数据采集,扫描范围从肾动脉的近端直到其第一级分支处。

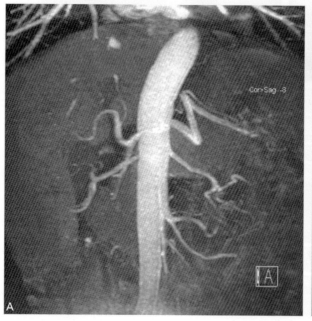
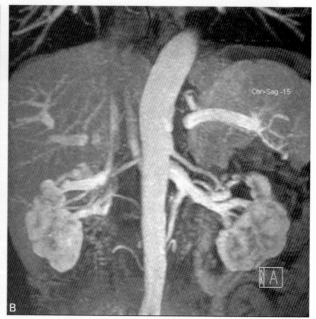

图 14-5-28 肾脏 3D CEMRA
A. 动脉期图像;B. 静脉期图像。

(陈克敏 沈 纲 杨烁慧 钱朝霞)

·参·考·文·献

[1] 周康荣. 腹部 CT［M］. 上海：上海医科大学出版社，1993.

[2] 周康荣. 中华影像医学肝胆胰脾卷［M］. 北京：人民卫生出版社. 2011.

[3] 周康荣，陈祖望. 体部磁共振成像［M］. 上海：复旦大学出版社. 2008.

[4] 曾蒙苏. 腹部影像诊断必读［M］. 北京：人民军医出版社. 2007.

[5] 荣独山，童国璋，陈星荣. 胃良性溃疡与恶性溃疡（癌溃疡）的 X 线诊断和鉴别诊断［J］. 中华放射学杂志，1964，9：30 - 34.

[6] 尚克中，过美娟，季博青. 胃小区影像的解剖学与物理学基础及其临床意义的探讨［J］. 中华放射学杂志，1990，24：182 - 185.

[7] 高元桂，李瑞兰，蔡幼铨. 早期胃癌的 X 线诊断（附 42 例分析）［J］. 中华放射学杂志，1986，20：16 - 19.

[8] 尚克中，俞暄，过美娟. 胃肠道双对比影像成像原理的实验研究及临床应用［J］. 中华放射学杂志，1985，19：197 - 200.

[9] 林贵. 肝肿瘤的微血管结构和血供［J］. 中华放射学杂志，1985，19：257 - 260.

[10] 王仪生，周茂义，徐广利. 动态增强 CT 扫描诊断肝癌的意义（75 例小结）［J］. 中华放射学杂志，1990，24：266 - 270.

[11] 张淼，陈克敏，赵泽华. 多层螺旋 CT 扫描在结肠癌术前分期中的应用［J］. 中华放射学杂志，2005，39（5）：505 - 509.

[12] 居胜红，陈峰，郑凯尔. CT 三维成像与传统钡餐诊断胃癌的比较研究［J］. 中华放射学杂志，2002，36（11）：1021 - 1027.

[13] 张晓鹏，唐磊，孙应实. 胃癌 MR 扩散加权成像扩散敏感因子的选择及其与常规序列的对照研究［J］. 中华放射学杂志，2007，41（12）：1339 - 1343.

[14] 穆伯诚，李果珍，那彦群. 前列腺疾病的磁共振成像诊断［J］. 中华放射学杂志，1990，24：175 - 178.

[15] 张瑞平，李健丁. 大肠癌肠外浸润螺旋 CT 征象与肿瘤血管生成的相关性［J］. 中华放射学杂志，2007，41（2）：184 - 186.

[16] 孙应实，张晓鹏，唐磊. 表观扩散系数值评价直肠癌术前放化疗疗效的价值［J］. 中华放射学杂志，2010，44（4）：392 - 396.

[17] 张晓鹏，李洁. 直肠癌 N 分期相关影像学因素 CT 与病理对照研究［J］. 中华放射学杂志，2005，39（8）：842 - 846.

[18] 曹崑，张晓鹏，李洁. MR 动态增强成像对宫颈癌放化疗后短期治疗效果的预测作用研究［J］. 中华放射学杂志，2009，43：1160 - 1164.

[19] 蔡红兵，毛永荣，陈红，等. 陈惠祯妇科肿瘤学［M］. 武汉：湖北科学技术出版社，2011.

[20] 张云亭，袁聿德. 医学影像检查技术学［M］. 北京：人民卫生出版社，2000.

第十五篇

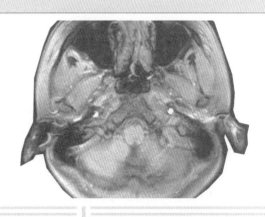

骨关节和肌肉

江　浩　杨世埙　姚伟武　王晨光　审读

20 世纪 90 年代以来，骨骼肌肉系统影像学进入一个新的境界，其主要特征为：将传统 X 线平片检查与 CT、MRI、PET 等新技术相结合。现代医学影像学的各种检查手段不但显示解剖形态的变化，而且还能反映组织器官功能和生化代谢的信息。

X 线摄影检查是骨关节系统的传统检查手段，它具有良好的空间分辨力，如观察骨皮质和骨小梁结构，可解决多数骨关节病变的诊断需求，特别是对于骨骼病变的定性诊断，至今也离不开 X 线摄影检查，同时平片也是 CT、MRI 检查的基本参考资料。

虽然 CT 检查的空间分辨力略逊于 X 线摄影检查，但前者的密度分辨力远高于后者，且其具有轴面影像和多向重组功能，并能良好地显示骨质结构、骨髓腔及其周围软组织，以及病变与邻近组织的空间关系和解剖结构复杂的骨关节等。对含有囊性、脂肪和钙化等病变的显示也有重要价值。CT 检查广泛应用于骨原发性良恶性骨肿瘤、骨关节感染性疾患、脊柱和头面部骨折、枕寰畸形和某些骨髓疾患及代谢性疾病等。CT 的轴面成像和多维重组功能可清楚显示复杂的三平面骨折和不规则骨骨折。关节表面的横断面影像，特别有利于外科手术方案的选择。在运动及创伤医学中，CT 检查能证明软骨软化和退行性关节病对髌骨运动轨迹的影响。应用 CT 三维重组可以做髋关节置换术方案的设计，为术前治疗计划提供信息。CT 仿真关节镜也已应用于临床。

MR 检查能良好地显示和判断软骨、半月板、肌腱韧带、滑膜、关节囊与骨髓组织等结构，不仅可显示骨关节周围的解剖组织对比，还可显示病变区与相邻结构之间的空间关系。MRI 主要适用于关节内部结构损伤和紊乱、肌腱韧带损伤、骨骼和软组织肿瘤、外伤、脊柱外伤、脊椎病、关节感染和骨髓病变等。此外，MRI 能早期发现急性无移位的不完全性骨折、骨挫伤和应力性骨折，骨损伤后几乎都伴有相邻区的骨髓水肿，MRI 可清楚显示这些病变，而普通 X 线检查则难以显示。

MRI 对显示骨髓异常十分敏感，是诊断骨髓病变最为有效的影像检查手段，它不仅能早期发现细微的骨髓变化，而且可明确病变范围和程度，以及治疗后的追踪观察。例如 MRI 对骨松质的损伤、水肿、血液病（白血病、淋巴瘤、镰状细胞病变等）、骨缺血性坏死、骨梗死和暂时性骨质疏松等诊断起着极为重要作用。MR 扩散加权成像可早期鉴别脊柱的良恶性病变和轻微的骨髓损伤改变。

MRI 对评估关节损伤和稳定性具有可靠的指导意义，MR 仿真关节镜为一种无创性检查。关节软骨研究是当前热点之一，如高场强 MR 三维梯度回波成像显示膝关节股骨下端透明软骨结构。MRI 还可部分代替关节造影。磁共振波谱（MR spectroscopy，MRS）可以观察肿瘤治疗前后化学和代谢的变化，现已广泛应用于各种肿瘤和非肿瘤性病变。

（詹松华　曹厚德）

第一章
骨关节和肌肉应用解剖

第一节
大体解剖

一、骨骼

骨骼是人体重要的组织器官之一,成人共有 206 块骨,按形态可分为长骨、短骨、扁骨和不规则骨 4 类。按在体内所处位置分类(表 15 - 1 - 1),可分为:①中轴骨骼,包括所有位居或接近身体中轴的骨骼。成人的中轴骨骼共有 80 块,包括头颅、脊柱、肋骨和胸骨(见图 15 - 1 - 1 A 灰色区域)。②附属骨骼,位居身体外周的骨骼,包括上肢和下肢的所有骨骼、肩带及骨盆带(见图 15 - 1 - 1 B 灰色区域)。

(一) 颅骨

有 23 块,多为扁骨或不规则骨。除下颌骨和舌骨外,其他颅骨借缝或软骨连接。颅骨由脑颅骨和面颅骨组成,两者以眶上缘和外耳孔上缘的连线分界。

1. 脑颅骨(图 15 - 1 - 2) 脑颅由 8 块脑颅骨围成,其中不对称的有额骨、筛骨、蝶骨和枕骨,成对的有颞骨和顶骨,共同构成颅腔,形成颅盖和颅底。颅盖前方为额骨鳞部,后方为枕骨鳞部,两者之间为左、

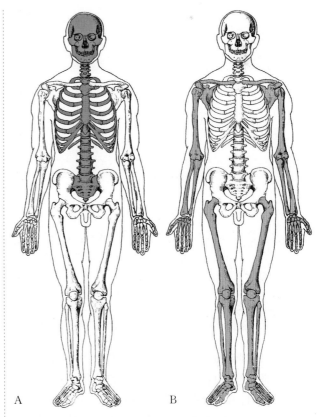

A   B

图 15 - 1 - 1　全身骨骼
A. 中轴骨骼;B. 附属骨骼。

表 15 - 1 - 1 成人 206 块骨骼分类概况

分类/名称	名称		块数
中轴骨骼			
头骨			
	● 颅骨		8
	● 颜面骨		14
舌骨		1	
听小骨（位于耳中的小骨）*		6	
脊柱			
	● 颈椎		7
	● 胸椎		12
	● 腰椎		5
	● 骶骨		1
	● 尾骨		1
胸部			
	● 胸骨		1
	● 肋骨		24
	共 80		
附属骨骼			
肩带			
	● 锁骨		2
	● 肩胛骨		2
上肢			
	● 肱骨		2
	● 尺骨		2
	● 桡骨		2
	● 腕骨		16
	● 掌骨		10
	● 指骨		28
下肢			
	● 股骨		2
	● 胫骨		2
	● 腓骨		2
	● 髌骨		2
	● 跗骨		14
	● 跖骨		10
	● 趾骨		28
骨盆带			
	● 髋骨		2
	共 126		

注：* 听骨位于耳内，不属中轴骨骼，为了便于归类，列于此。

右顶骨，外侧部前方小部分为蝶骨翼，后方大部分为颞骨鳞部；颅底由位于前方的额骨和筛骨、中央的蝶骨、后方的枕骨以及两侧的颞骨组成。这些骨骼几何形态不规则，凹凸不平，有许多骨嵴并形成若干个孔、管、裂、窝，其间通过一些重要的血管、神经。经由这些解剖学通道，位于颅底、眼、眼眶、鼻腔、鼻窦的病变能相互殃及、蔓延。因此，颅底（颅窝）为影像学检查的重要部位。

颅底内面由前至后，由高至低呈三级阶梯状的颅窝（图 15 - 1 - 2C），分别称为颅前、中、后窝。颅前、中

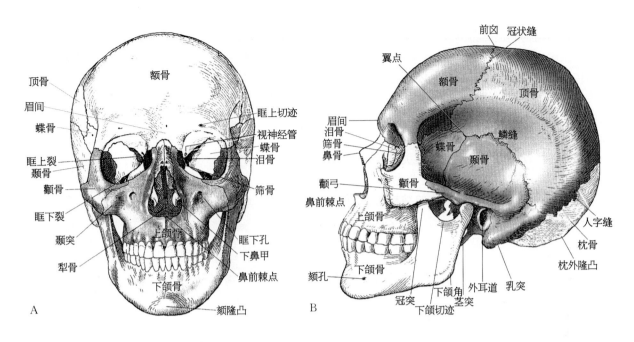

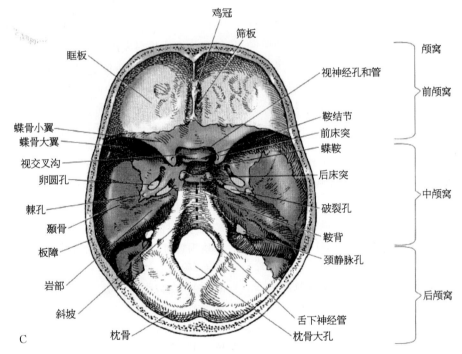

图 15-1-2　脑颅骨
A. 前面观；B. 侧面观；C. 内面观。

窝的界线为蝶骨小翼后缘,颞骨岩部上缘从两侧方以水平方向伸向前内,作为颅中、后窝的分界线。

（1）颅前窝:下界为眼眶,上界为大脑额叶、嗅球、嗅束。

（2）颅中窝:上界为大脑颞叶,前界经眶上裂与眼眶相通。

（3）颅后窝:背侧和上界为脑干与小脑半球,中心为枕骨大孔。

（4）颅底中线:主要有蝶鞍部,包括垂体、视交叉、丘脑下部。

2. 面颅骨（图 15-1-2）　面颅骨有 15 块,包括上颌骨、腭骨、颧骨、泪骨、鼻骨、下鼻甲各一对,犁骨、下颌骨、舌骨各一块。面颅骨围成眼眶腔、鼻腔和口腔。

3. 颅颈交界区 颅颈交界区由枕骨、颞骨、颈椎椎体等骨性结构构成、解剖关系复杂。由于脑干生命中枢位于该区,并且一些重要的支撑韧带、脑神经及血管结构穿行于该区,如遭受损伤极易导致严重后果。传统放射学对该区的检查主要侧重于骨性结构的改变,现代影像技术已为观察韧带的损伤提供了可能。

寰椎、枢椎与枕骨常称为"枕寰枢关节复合体"。由于功能的不同,寰枕关节以屈伸运动为主,寰枢关节以旋转运动为主。维持该复合体的结构包括关节囊、覆膜、横韧带、翼状韧带、齿突尖韧带及寰枕前后膜等。

传统的常规X线摄影应包括寰枢椎的张口位,用于显示寰枕、寰枢间的解剖关系。在临床上,诊断寰枢椎的脱位与半脱位主要依据X线测量。此外,还观察颈椎的生理曲度是否改变、寰椎间隙是否相等、寰椎两侧块是否等宽。

传统X线摄影由于影像的重叠,会影响上颈段部位的观察。因此,X线摄影对颅颈交界区病变的敏感性与诊断准确性均较低。另外,颅颈交界区严重损伤的患者往往意识模糊,很难拍摄标准的张口位像。采用CT检查则可便捷地明确诊断。

(二)躯干骨

躯干骨包括24块椎骨、1块骶骨、1块尾骨、1块胸骨和12对肋骨,分别参与脊柱、骨性胸廓和骨盆的构成。

1. 脊柱(图15-1-3) 脊柱是身体的支柱,通过椎间盘、关节及韧带连接椎骨而成。具有保护脊髓及其神经根、支持体重、传递重力的作用,还参与胸腔、腹腔和盆腔的组成,对胸、腹、盆腔脏器具有保护作用。

椎骨的椎孔串连而成椎管,脊髓位于其内并浸泡于脑脊液中。

脊柱分颈、胸、腰、骶、尾5段,颈、胸、腰段分别有椎骨7、12、5块,骶骨由5块骶椎骨融合而成,尾骨由3～5块为椎骨融合成1块或2～3块(即最下方的尾骨有1～2块保持骨性独立)。

(1)椎骨:椎骨由前方短圆柱形的椎体和后方板状的椎弓组成。椎体为椎骨的主要负重部分。椎弓是弓形骨板,连接椎体的缩窄部分为椎弓根,其上、下缘各有一切迹,椎上切迹较浅,椎下切迹较深,相邻椎骨的椎上、下切迹形成椎间孔,有脊神经通过。两侧椎弓根向后内延伸并扩展变宽为椎板,两侧在后方中

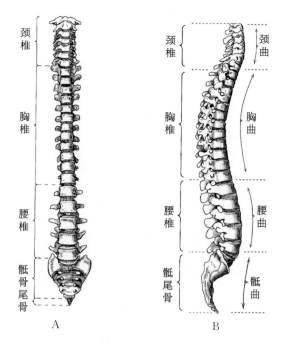

图 15-1-3 脊柱
A. 脊柱正面观;B. 脊柱侧面观。

线会合。由椎弓发出7个突起:1个棘突,由椎弓后正中伸向后或后下方,体表可扪到末端;1对横突,从椎弓根与椎板移形处伸向两侧;2对关节突,在椎弓根与椎板结合处分别向上、下方突起。即上、下关节突,相邻的关节突构成关节突关节。

各段椎骨有一定的特征。

1) 颈椎:第一颈椎又称为寰椎(图15-1-4A),位于脊柱最上端,与枕骨相连,呈环形,无椎体及棘突,由两侧的侧块及连接于其间的前后弓构成。后弓较前弓长、曲度大,后面正中有齿关节凹(齿突凹)。侧块为寰椎两侧骨质肥大部分,上面有肾形凹陷的关节面,称为上关节凹,与枕骨髁相关节,下面为圆形凹陷的关节面,称为下关节面,与第二颈椎的上关节面相关节。寰椎横突不分叉,横突孔较大。第二颈椎又称为枢椎(图15-1-4B),为颈椎中体积最大的,自椎体向上发出一突起,称为齿突,与寰椎的齿突凹相关节。齿突原为寰椎椎体,发育过程中脱离寰椎而与枢椎融合。

第三～七颈椎椎体较小,呈椭圆形,上面侧缘呈唇状向上隆起,称椎体钩,与上位椎体下面的两侧唇缘相接,形成钩椎关节,也称为Luschka关节。如椎体钩增生过度肥大,伸向椎间孔,压迫脊神经,引起颈椎病的症状和体征。横突末端分叉,均有横突孔,有椎动脉和椎静脉通过。棘突短而分叉。第七颈椎形状与上位胸椎相似,棘突呈水平走向,长而不分叉,易触及,可作为体表骨性标志(图15-1-5)。

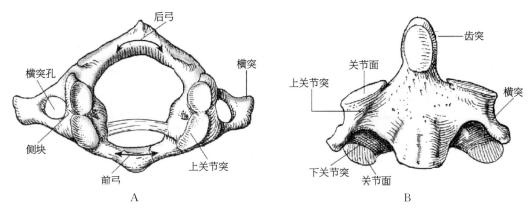

图 15-1-4 寰椎、枢椎

A. 寰椎上面观；B. 枢椎前面观。

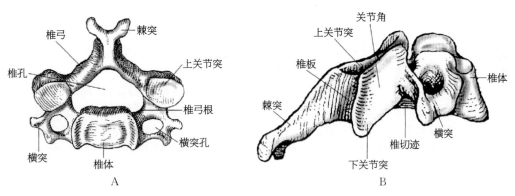

图 15-1-5 颈椎

A. 颈椎上面观；B. 颈椎侧面观。

2）胸椎：以中段形态典型，上段近似颈椎，下段近似腰椎。胸椎体由上而下逐渐增大。胸椎椎体后缘两侧上、下均有肋凹，与肋头相关节。胸椎关节突关节面略呈垂直的冠状面，与水平面约呈 60°角。胸椎的棘突细长，指向后下方，呈叠瓦状彼此重叠（图 15-1-6）。

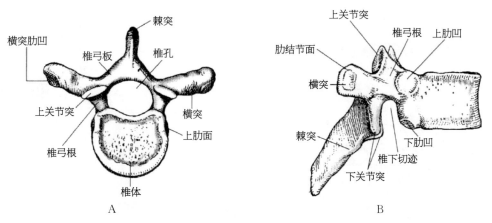

图 15-1-6 胸椎

A. 胸椎上面观；B. 胸椎侧面观。

3）腰椎：腰椎在所有的椎骨中体积最大，腰椎的关节突关节面略呈矢状面，向下逐渐变为斜位。腰椎棘突呈长方形，后缘较长且圆钝，向后呈水平走行（图 15-1-7）。

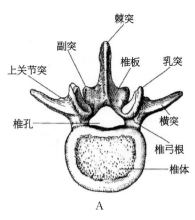

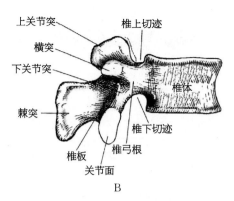

图 15-1-7 腰椎
A.腰椎上面观;B.腰椎侧面观。

4) 骶骨:骶骨由 5 个骶椎融合而成,略呈扁平的三角形,稍向后下方弯曲。位于盆腔的后上部,前面(即盆面)凹陷,中部有 4 条线样椎体融合的痕迹,相应两端有 4 对骶前孔。背面粗糙,正中线有骶正中嵴,嵴外侧有 4 对骶后孔。骶前、后孔均与骶管相通,分别有骶神经前、后支通过。骶骨两侧上部分有耳状关节面,与髂骨构成骶髂关节(图 15-1-8)。

5) 尾骨:尾骨呈三角形的骨块,由 3~5 块尾椎融合而成。

(2) 椎管:各椎骨的椎孔串连形成椎管,其前壁为椎体、椎间盘和后纵韧带,两侧壁为椎弓根及其之间的椎间孔,后壁为椎板及其间的黄韧带。椎管在颈部和腰部较为膨大,一般第一颈椎平面的椎管矢状径最大,由上而下逐渐缩小,颈段椎管平均矢状径为 15 mm。胸段椎管除 T12 平面稍大外,其余矢状径大致为 14~15 mm。胸段椎管大致呈圆形。腰段椎管在 L1~L2 处多呈卵圆形,L3~L4 处多呈三角形,L5 处多呈三叶形。腰段椎管矢状径平均为 17 mm,横径平均为 24 mm。

侧隐窝为椎管侧方,是神经根起始段通过的径路。其前缘为椎体后缘,后缘为上关节突前缘与椎板和椎弓根连接处,外缘为椎弓根的内缘。侧隐窝两侧对称。由于 L5 椎管呈三叶形,其侧隐窝明显缩小,易引起狭窄,压迫神经根。

2. 胸骨(图 15-1-9) 位于胸前壁正中,前凸后凹,分为柄、体和剑突三部分。

(1) 胸骨柄:胸骨柄上宽下窄,上缘中为颈静脉切迹,两侧有锁切迹与锁骨相连。柄外侧缘接第一前肋。柄与体连接处微向前突,称为胸骨角,两侧与第二前肋相接,向后平第四胸椎体下缘,是体表重要定位标志。

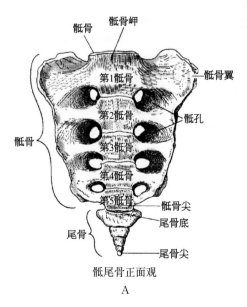

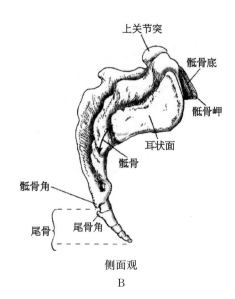

图 15-1-8 骶尾椎
A.骶尾椎正面观;B.骶尾椎侧面观。

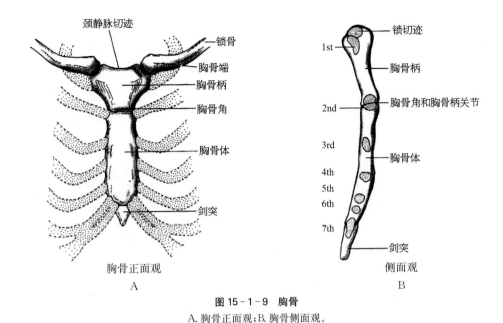

图 15-1-9　胸骨
A. 胸骨正面观;B. 胸骨侧面观。

（2）胸骨体:胸骨体类似长方形,外侧缘接第二～七前肋。

（3）剑突:剑突薄而细长,形状变化较大,下端游离。

3. 肋(图 15-1-10)　肋由骨和软骨两部分组成,共 12 对。第一～七肋前端直接与胸骨连接称真

肋。第八～十二肋前端不与胸骨直接连接,称为假肋。

（1）肋骨:肋骨属扁骨,后端与胸椎构成肋椎关节;体长而扁,内面近下缘处有肋沟,肋间神经和血管走行其中;前端稍宽,与肋软骨相接。

（2）肋软骨:肋软骨位于各肋骨的前端,由透明软骨构成,终生不骨化。

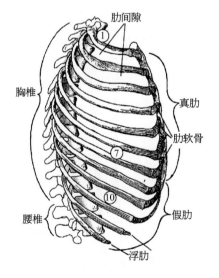

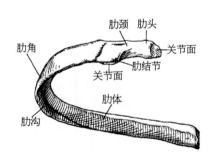

图 15-1-10　肋骨

（三）四肢骨

1. 上肢骨

（1）上肢带骨

1）锁骨(图 15-1-11):呈"～"形弯曲,位于胸廓前上方。内侧端粗大,为胸骨端,与胸骨柄相关节;外侧端扁平,为肩峰端,与肩胛骨肩峰相关节。锁骨全

长可在体表扪及。

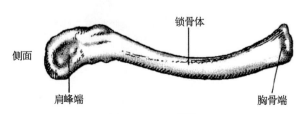

图 15-1-11　锁骨

2) 肩胛骨(图15-1-12):为三角形扁骨,贴于胸廓后外面,介于第二～七肋骨之间。有2面、3缘和3角。腹侧面或肋面为一大浅窝,称肩胛下窝;背面有一横嵴,称肩胛冈,其上、下方的浅窝分别称冈上窝、冈下窝。肩胛冈向外上方延伸为肩峰,与锁骨的肩峰端成肩锁关节。上缘外侧有向前的指状突起称喙突;上缘与内缘(又称脊柱缘)转角处为上角,平第二肋;内缘与外缘(又称腋缘)转角处为下角,平第七肋或第七肋间隙,上缘与外缘转角处为外侧角,有关节盂,与肱骨头相关节。肩胛冈、肩峰、肩胛骨下角、内侧缘及喙突都可在体表扪及。

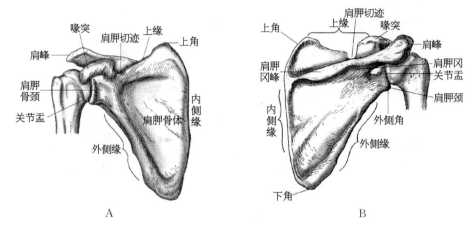

图15-1-12　肩胛骨
A.肩胛骨前面观;B.后面观肩胛骨。

(2) 自由上肢骨

1) 肱骨(图15-1-13):位于上臂,有上、下端及中间的体部。上端朝向后内方呈半球形,称肱骨头,与肩胛骨的关节盂相关节,头周围的浅沟称解剖颈,头外侧和前方分别有隆起的大结节和小结节。上端与体之间稍细部分称外科颈,较易发生骨折。

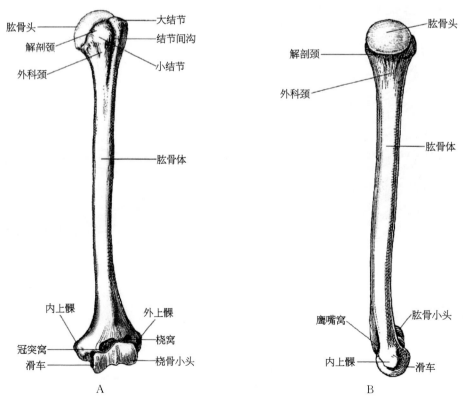

图15-1-13　肱骨
A.肱骨正面观;B.肱骨侧面观。

肱骨体自上向下由圆柱形逐渐变为三棱柱形,至下端较扁,外侧部有肱骨小头,与桡骨相关节;内侧部有滑车状的肱骨滑车,与尺骨相关节。滑车前面上方有一窝,称为冠突窝;后面上方有一窝,称为鹰嘴窝,伸肘时容纳尺骨鹰嘴;肱骨小头前面上方有一窝,称桡窝。小头外侧和滑车内侧各有一突起,分别称外上髁和内上髁。肱骨大结节和内、外上髁都可在体表扪及。

2) 桡骨(图 15-1-14):位于前臂外侧部,有上、下端及中间的体部。上端膨大,称为桡骨头,与肱骨小头相关节,周围的环状关节面与尺骨相关节;头下方略细,称为桡骨颈。体部类似三棱柱形。下端前凹后凸,外侧向下突出,称为茎突;内侧有尺切迹,与尺骨头相关节;下面有腕关节面,与腕骨相关节。桡骨头和桡骨茎突体表可扪及。

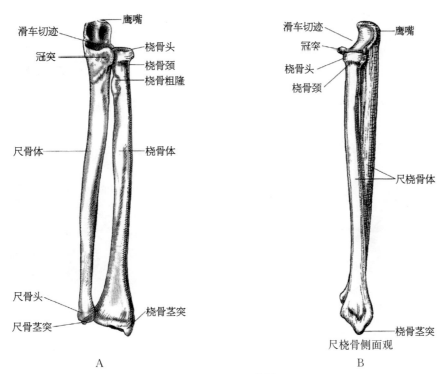

图 15-1-14 尺桡骨
A. 尺桡骨正面观;B. 尺桡骨侧面观。

3) 尺骨:位于前臂内侧部,有上、下端及中间的体部。上端粗大,前面有一半圆形深凹,称为滑车切迹,与肱骨滑车相关节,切迹后上方的突起称为鹰嘴,前下方的突起称为冠突,冠突外侧面有桡切迹,与桡骨头相关节。尺骨体上粗下细。下端为尺骨头,其前、外、后有环状关节面,与桡骨的尺切迹相关节;下面光滑,借三角形的关节盘与腕骨隔开。头后内侧的锥状突起称为尺骨茎突。鹰嘴、后缘全长、茎突都可在体表扪及。

4) 腕骨(图 15-1-15):腕骨有 8 块,排成近、远两列。近侧列由桡侧向尺侧为腕舟骨、月骨、三角骨和豌豆骨;远侧列为大多角骨、小多角骨、头状骨和钩骨。8 块腕骨形成一掌面凹陷的腕骨沟。各骨相邻的关节面,形成腕骨间关节。腕舟骨、月骨和三角骨近端与桡骨下面的腕关节面及尺骨头下方的关节盘构成桡腕关节。

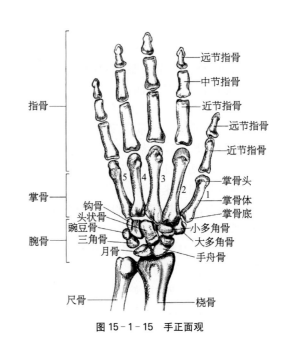

图 15-1-15 手正面观

5）掌骨（图15-1-15）：掌骨有5块。由桡侧向尺侧，依次为第一～五掌骨。近端为底接腕骨；远端为头，接指骨，中间为体。

6）指骨（图15-1-15）：指骨共14块。拇指有2节，称为近、远节指骨；其余4指有3节，称为近、中、远节指骨。每节指骨近端为底，中间部为体，远端为滑车。远节指骨掌面粗糙，称远节指骨粗隆。

2. 下肢骨

（1）下肢带骨——髋骨：髋骨（图15-1-16）为不规则骨，上部扁阔，下部窄厚，有朝向外下的深窝，称为髋臼；下部有一大孔，称为闭孔。左右髋骨与骶尾骨围成骨盆。髋骨由髂骨、耻骨和坐骨组成，3骨会合于髋臼，16岁左右完全融合。

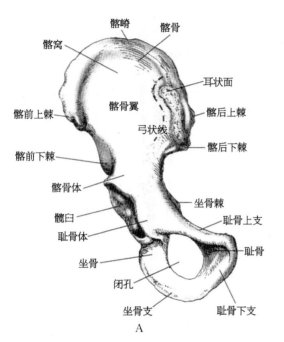
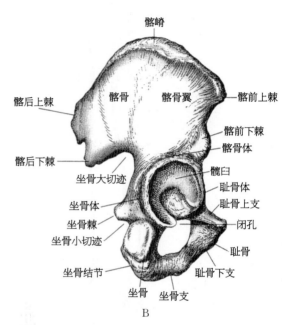

图15-1-16 髋骨
A.髋骨内面观；B.髋骨外面观。

1）髂骨：位于髋骨的上部，构成髋骨的大部分，分为髂骨体和髂骨翼。髂骨体肥厚，构成髋臼的上2/5；髂骨翼扁阔，上缘肥厚，形成弓形的髂嵴，前端为髂前上棘，后端为髂后上棘。髂前上棘后方5～7cm处髂嵴向外突起，称髂结节。髂嵴、髂前上棘、髂后上棘、髂结节均为重要的体表标志。髂骨翼后下方有粗糙的耳状关节面称耳状面，与骶骨的耳状面相关节。

2）坐骨：构成髋骨下部，分为坐骨体和坐骨支。体组成髋臼的后下2/5，后缘有尖形的坐骨棘，棘上方有坐骨大切迹，下方有坐骨小切迹。坐骨体下后部向前上内延伸为较细的坐骨支，其末端与耻骨下支结合。坐骨体与坐骨支移行处后部隆起为坐骨结节，是坐骨最低部，可在体表扪及。

3）耻骨：构成髋骨前下部，分体部和上、下支。体部组成髋臼的前下1/5。体部向前内伸出耻骨上支，其末端急转向下，成为耻骨下支。耻骨上、下支相互移行处为耻骨联合面，两侧联合面借软骨相接，构成耻骨联合。耻骨下支伸向后下外，与坐骨支结合，耻骨与坐骨共同围成闭孔。

髋臼由髂、坐、耻3骨的体合成。窝内半月形的关节面称为月状面，窝中央未形成关节面的部分，称为髋臼窝。髋臼边缘下部的缺口称为髋臼切迹。

（2）自由下肢骨

1）股骨（图15-1-17）：股骨是人体最长最结实的长骨，约为体高的1/4，分一体两端。上端有朝向内上前的股骨头，与髋臼相关节。头中央稍下有小的股骨头凹。头下外侧的狭细部称为股骨颈。颈与体移行处外上侧隆起称为大转子（或称为大粗隆）；内下方的隆起称为小转子（或称为小粗隆），有肌肉附着。大转子可在体表扪及，是重要的体表标志。

股骨体上段呈圆柱形，中段移行成三棱柱形，下段前后略扁。至下端有两个向后突出的膨大，为内侧髁和外侧髁，其前面、下面和后面都是光滑的关节面。两髁前方的关节面彼此相连，形成髌面，与髌骨相关节。两髁后方之间的深窝称为髁间窝。两髁侧面最突起处，分别为内上髁和外上髁。都是在体表可扪及

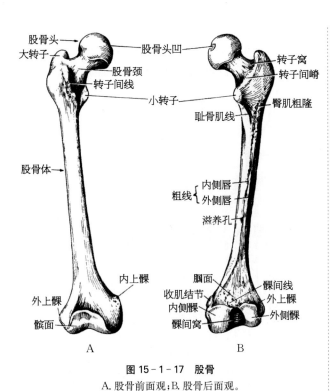

图 15-1-17　股骨
A.股骨前面观；B.股骨后面观。

的重要标志。

2）髌骨：是人体的最大的籽骨，位于股骨下端前面，在股四头肌腱内，上宽下尖，后面与股骨髌面相关节。体表可扪及。

3）胫骨（图 15-1-18）：位于小腿内侧部。上端膨大，向两侧突出形成内侧髁和外侧髁。2 髁上面各有上关节面，又称为胫骨平台，与股骨髁相关节。

两上关节面之间有髁间隆起，又称为髁间嵴。外侧髁后下方有关节面与腓骨头相关节。上端前面的隆起称胫骨粗隆。内、外侧髁和胫骨粗隆于体表均可扪及。

胫骨体呈三棱柱形。胫骨下端稍膨大，其内下方有一突起，称内踝。内踝的外侧及下端的下面有关节面与距骨相关节。下端的外侧面有腓切迹与腓骨相接。内踝可在体表扪及。

4）腓骨：位于胫骨外后方。上端膨大，称腓骨头，有关节面与胫骨相关节，头下方缩窄称为腓骨颈。

体呈扁柱状。下端膨大，形成外踝，其内侧有外踝窝和外踝关节面，与距骨相关节。腓骨头和外踝都可在体表扪及。

5）跗骨（图 15-1-19）：跗骨有 7 块。分前、中、后 3 列。后列包括上方的距骨和下方的跟骨；中列为位于距骨前方的足舟骨；前列为内侧楔骨、中间楔骨、外侧楔骨，以及跟骨前方的骰骨。

距骨上面与内、外踝和胫骨下关节面相关节，下方与跟骨相关节，前方接足舟骨；后者前方与 3 块楔骨相关节；跟骨与外侧的骰骨相接。跟骨后端隆突称为跟骨结节；足舟骨内下方的隆起称为舟骨粗隆，是重要的体表标志。

6）跖骨：跖骨有 5 块。由内向外侧依次为第一～五跖骨，较掌骨粗大。近端为底，与跗骨相接；中间为体；远端为头，与近节趾骨相接。第五跖骨底向后突出，称第五跖骨粗隆，在体表可扪及。

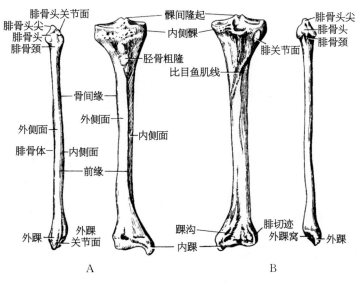

图 15-1-18　胫腓骨
A.胫腓骨前面观；B.胫腓骨后面观。

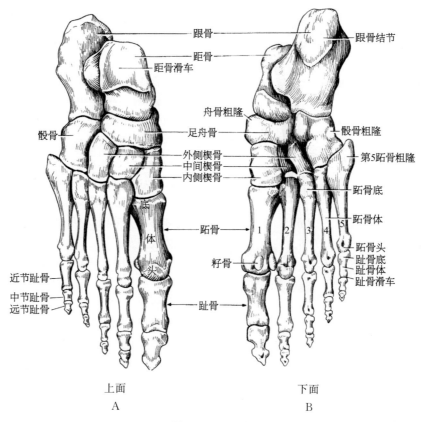

图 15 - 1 - 19　足

A. 足上面观；B. 足下面观。

7）趾骨：趾骨共有 14 块。第一趾 2 节，其余各趾 3 节，形态和命名同指骨。第一趾骨粗壮，其余趾骨细小，第五趾远节趾骨甚小，往往与中节融合。

二、关节

（一）概述

骨与骨之间的连接有直接连结和间接连结两大类。

1. 直接连结

（1）纤维连结：骨与骨之间以纤维结缔组织相连结，可分为两种。

1）韧带连结：如椎骨棘突之间的棘间韧带，以纤维结缔组织形成的韧带连结两骨。

2）缝：见于颅骨间，如矢状缝、冠状缝等，缝间有少量纤维结缔组织。如缝骨化则成骨性结合。

（2）软骨连结

1）透明软骨结合：如长骨骨干与骨骺之间的骺软骨，多见于幼年发育时期，随年龄增长而骨化成骨性结合。

2）纤维软骨联合：如椎骨的椎体之间的椎间盘、耻骨联合等。

（3）骨性结合：骨与骨之间以骨组织连结，常由纤维连结或软骨连结骨化而成，如骶椎椎骨之间的骨性结合以及髂、耻、坐骨之间在髋臼处的结合等。

2. 间接连结　间接连结又称为关节或滑膜关节（图 15 - 1 - 20），关节的相对骨互相分离，周围由结缔组织相连结，故有较大的活动性。

（1）关节面：是组成关节的相关骨的接触面。每一关节至少包括两个关节面，一般为一凹一凸，凹者为关节窝，凸者为关节头。关节面上终生被覆关节软骨。

（2）关节囊：关节囊是由纤维结缔组织膜构成的囊，附着于关节的周围，包围关节，封闭关节腔。分为内外两层，外层为厚而坚韧、致密结缔组织构成的纤维膜，有稳定关节，限制其过度运动的作用；内层为薄而柔润、疏松结缔组织构成的滑膜，富含血管网，能分泌滑液，起润滑和作用，还与关节软骨、半月板的新陈代谢有关。

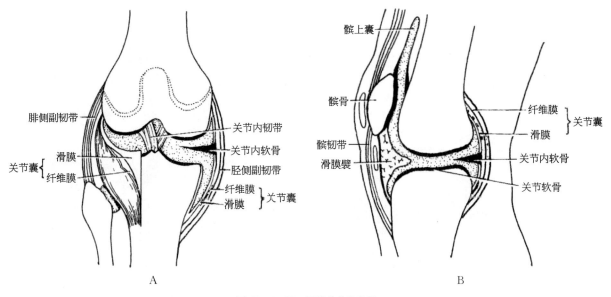

图 15-1-20 滑膜关节的构造
A. 滑膜关节前面观；B. 滑膜关节侧面观。

（3）关节腔：关节腔为关节囊滑膜层和关节面共同围成的密闭腔隙，腔内呈负压，含有少量滑液。

（4）关节附属结构

1）韧带：是连于相邻两骨之间的致密结缔组织纤维束，有加强关节稳固、限制其过度运动的作用。位于关节囊外的韧带称为囊外韧带，如髋关节的髂股韧带、膝关节的腓侧副韧带等；位于囊内的韧带称为囊内韧带，如膝关节的交叉韧带等。

2）关节盘和关节唇：是关节内两种不同形态的纤维软骨。

关节盘位于关节面之间，多呈圆盘状，中部稍薄，周边略厚。有的关节盘呈半月形，称为关节半月板。关节盘具有调适关节面，减轻外力的冲击和震荡。

关节唇是附着于关节窝周缘的纤维软骨环，可以加深关节窝，增大关节面，增加关节的稳固性，如髋臼唇等。

3）滑膜襞和滑膜囊：为关节囊的滑膜表面积大于纤维层，重叠卷折形成滑膜襞；有时滑膜也可从关节囊纤维膜的薄弱或缺损处呈囊状膨出，形成滑膜囊。

（二）颅骨的连结

颅骨的连结有纤维连结、软骨连结和滑膜关节3种。

1. *颅骨的纤维连结和软骨连结* 包括冠状缝、矢状缝、人字缝和蝶顶缝等缝连结；蝶枕、蝶岩、岩枕等软骨结合。随着年龄的增长软骨连结和部分缝连结骨化成为骨性连结。

2. *颅骨的滑膜关节* 颞下颌关节又称为下颌关节，是颅骨连结中唯一的滑膜关节。由下颌骨的下颌头与颞骨的下颌窝和关节结节构成。其关节面覆盖有纤维软骨，关节腔内有纤维软骨构成的关节盘。关节囊松弛，下颌头活动度大，下颌骨可做上提、下降、前进、后退和侧方运动。

（三）躯干骨的连结

1. *脊柱的连接和韧带* 脊柱的连接即椎骨间的连接，各椎骨之间借韧带、软骨和关节相连，可分为椎体间连接和椎弓间连接。椎体间连接藉椎间盘和前、后纵韧带相连。椎弓间连接包括椎弓板、棘突、横突间的韧带连接和上、下关节突间的滑膜关节。

（1）椎体间连结

1）椎间盘（图 15-1-21）：椎间盘是连接相邻两个椎体之间（第一及第二颈椎之间除外）的纤维软骨盘，成人有23个椎间盘。椎间盘平衡缓冲外力的作用，吸收振荡和冲击，保护椎体。椎间盘由透明软骨板、纤维环和髓核三部分组成。①透明软骨板：是由透明软骨组成，覆盖于椎体上下面，又称为软骨终板。出生时终板含大量血管，但成人椎间盘为人体最大的无血管结构。然而它仍保留着代谢活性，终板是来自椎体骨松质代谢产物的主要弥散部位。②纤维环：纤维环为多层纤维软骨环按同心圆排列组成，起着髓核包膜的作用，甚为坚固且富有弹性，其胶原纤维短而结实，能抵抗放射状的张力以及扭转和弯曲时的压力。承受压力时被压缩，除去压力后又能复原。颈腰部椎间盘前厚后薄，胸部则相反。年轻人纤维环含水量约80%。外层以Ⅰ、Ⅱ型胶原为主，内层和髓核以Ⅱ型胶原为主。③髓核：为胚胎脊索的残余物，是富

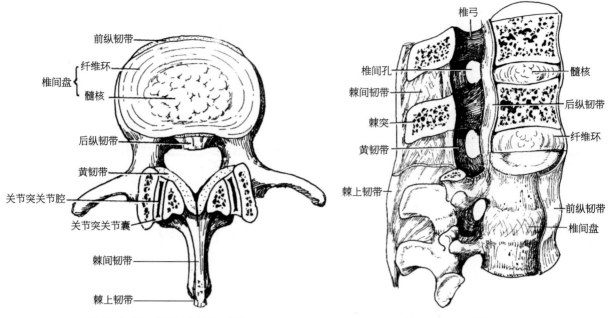

图 15-1-21　椎间盘和关节突关节

图 15-1-22　椎骨之间的连接

有弹性、韧性的半液体透明胶样物质。与纤维环之间无明显界限。髓核含水 80%～90%。

2）前纵韧带（图 15-1-22）：前纵韧带宽而坚韧，位于椎体前面，上起自枕骨大孔前缘，向下延伸至第一或第二骶椎椎体。其纵行的纤维束带牢固地附着于椎体和椎间盘，有防止脊柱过度后伸和椎间盘向前脱出的作用。

3）后纵韧带：后纵韧带窄而坚韧，位于椎管内椎体的后面，起自枢椎并与覆盖枢椎椎体的覆膜相续，下达骶骨。与椎间盘纤维环及椎体上下缘紧密连接，而与椎体结合较为疏松，有限制脊柱过度前屈的作用。

（2）椎弓间的连结：椎弓间的连结包括椎弓板、棘突、横突间的韧带连结和上、下关节突间的滑膜关节。

黄色的弹性纤维构成连结相邻椎弓板间的韧带，称为黄韧带。黄韧带位于椎管内，协助围成椎管，并有限制脊柱过度前屈的作用。棘间韧带为连结相邻棘突间的薄层纤维，附着于棘突根部到棘突尖。向前与黄韧带、向后与棘上韧带相移行。棘上韧带是连结胸、腰、骶椎各棘突尖之间的纵行韧带，前方与棘间韧带融合，有限制脊柱前屈的作用。棘上韧带在颈部从颈椎棘突尖向后扩展成三角形板状的弹性膜层称为项韧带，其向上附着于枕外隆凸及枕外嵴。

关节突关节由相邻椎骨的上、下关节突构成，属于平面关节。

（3）寰椎与枕骨及枢椎的关节（图 15-1-23）

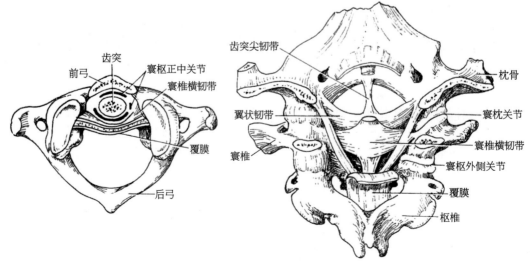

图 15-1-23　寰椎与枕骨及枢椎的关节

1）寰枕关节：为两侧枕髁与寰椎侧块的上关节凹构成。两侧关节同时活动，可使头作俯仰和侧屈运动。

2）寰枢关节：包括 3 个滑膜关节，2 个在寰椎侧块，称为寰枢外侧关节；1 个在正中复合体，称为寰枢正中关节。①寰枢外侧关节：由寰椎侧块的下关节面与枢椎的上关节面构成，关节囊的后部及内侧均有韧带加强。②寰枢正中关节：由齿突与寰椎前弓后方的齿突凹和寰椎黄韧带构成。

2. 胸廓　胸廓由 12 块胸椎、12 对肋骨、1 块胸骨相互连结而共同构成。

（1）肋椎关节（图 15-1-24）：肋骨与脊柱的连结包括肋头和椎体的连结即肋头关节、肋结节和横突的连结即肋横突关节。肋头关节和肋横突关节功能上为联动关节。

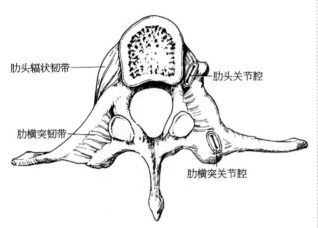

图 15-1-24　肋椎关节

1）肋头关节：由肋骨头与相对应胸椎体边缘的肋凹构成，属微动关节。

2）肋横突关节：由肋结节关节面与相对应椎骨的横突肋凹构成，也属微动关节。

（2）胸肋关节：第一肋与胸骨柄之间为软骨结合；第二～七肋软骨与胸骨相应的肋切迹构成微动关节；第八～十肋前端与上位肋借肋软骨相连接，形成肋弓；第十一、十二肋前端游离于腹壁肌层中，称为浮肋。

（四）四肢骨连结

四肢骨连结以滑膜关节为主，人类由于直立，上肢关节以灵活运动为主，适于抓握和操作活动；下肢关节以运动的稳定为主，适于支撑身体。

1. 上肢连结

（1）上肢带连结

1）胸锁关节（图 15-1-25）：胸锁关节由锁骨的

胸骨端与胸骨柄和第一肋软骨构成，关节腔内有纤维软骨构成的关节盘。关节囊坚韧并有胸锁前、后韧带，锁间韧带，肋锁韧带等囊外韧带加强。胸锁关节是上肢与躯干连结的唯一关节。

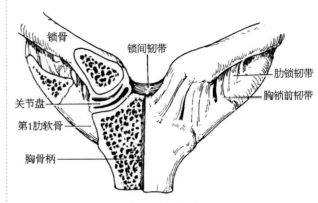

图 15-1-25　胸锁关节

2）肩锁关节：由锁骨的肩峰端与肩峰构成，腔内的关节盘常位于关节上部，部分地分隔关节。上方有肩锁韧带、下方有喙锁韧带加强。

（2）自由上肢骨连结

1）肩关节：由肱骨头与肩胛骨关节盂构成，是典型的球窝关节，关节窝仅能容纳关节头的 1/4～1/3。这种结构决定肩关节活动度大，但稳定性低。

2）肘关节：由肱骨下端与尺、桡骨上端构成的复关节。由下列包裹在同一个关节囊内的 3 个关节组成（图 15-1-26）。①肱尺关节：由肱骨滑车与尺骨滑车切迹构成。②肱桡关节：由肱骨小头和桡骨头的关节凹构成。③桡尺近侧关节：由桡骨环状关节面和尺骨桡切迹构成。

3）手关节（图 15-1-27）：①桡腕关节又称为腕关节，由桡骨的腕关节面和尺骨头下方的关节盘与手的舟骨、月骨和三角骨构成。②腕骨间关节：为相邻腕骨之间构成的关节，有近侧列腕骨间、远侧列腕骨间和两列腕骨间关节。各腕骨之间借韧带连结成一整体，各关节腔彼此相通。③腕掌关节：由远侧列腕骨与 5 个掌骨底构成。④掌骨间关节：第二～五掌骨底之间的平面关节，其关节腔与腕掌关节腔相通。⑤掌指关节：由掌骨头与近节指骨底构成，共计有 5 个。⑥指骨间关节：由各指相邻两节指骨的底和滑车构成，共有 9 个。

2. 下肢连结

（1）下肢带连结

1）骶髂关节：由骶骨和髂骨的耳状关节面构成，关节面凹凸不平，结合紧密。为加强稳固性，骶髂间

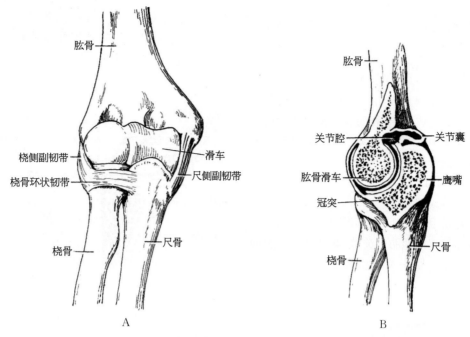

图 15 - 1 - 26 肘关节

A. 肘关节前面观；B. 肘关节矢状切面。

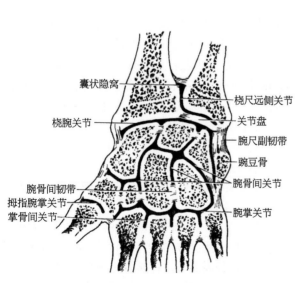

图 15 - 1 - 27 手腕关节的构成

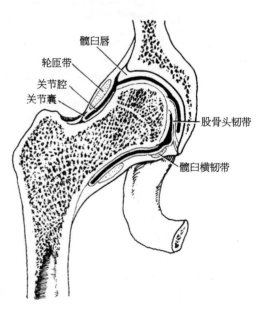

图 15 - 1 - 28 髋关节

有骶髂前、后韧带以及骶髂骨间韧带，髋骨与脊柱之间尚有髂腰韧带、骶结节韧带、骶棘韧带等。

2）耻骨联合：由两侧耻骨联合面借纤维软骨构成的耻骨间盘连结而成。

（2）自由下肢骨连结

1）髋关节：由髋臼和股骨头构成，属球窝关节。髋关节的关节囊坚韧致密。关节囊周围尚有髂股韧带、股骨头韧带、耻股韧带、坐股韧带等韧带加强（图

15 - 1 - 28）。

2）膝关节：由股骨下端、胫骨上端和髌骨构成，是人体最大最复杂的关节。股骨的内外侧髁分别与胫骨的内外侧髁相对，髌骨与股骨的髌面相关节。

膝关节的主要韧带有髌韧带、腓侧副韧带、胫侧副韧带、腘斜韧带、膝前交叉韧带、膝后交叉韧带等（图 15 - 1 - 29）。

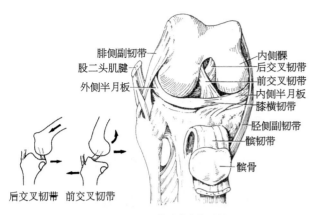

图 15-1-29　膝关节内部结构

半月板是垫在股骨内外侧髁和胫骨内外侧髁关节面之间的两块半月形纤维软骨板,分别称为内、外侧半月板。内侧半月板较大,呈"C"形;外侧半月板较小,近似"O"形(图 15-1-30)。

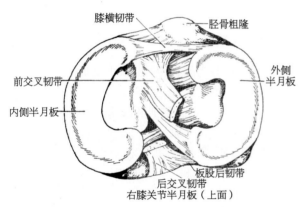

图 15-1-30　膝关节半月板上面观

(3) 足关节(图 15-1-31):①距小腿关节又称为踝关节,由胫、腓骨的下端与距骨滑车构成。关节囊内有内侧韧带(或称三角韧带),外有外侧韧带,前有距腓前韧带,中有跟腓韧带,后有距腓后韧带。②跗骨间韧带:是诸跗骨之间的关节,以距跟关节、距跟舟关节、跟骰关节较为重要。后两者联合构成跗横关节,又称为 Chopart 关节,临床上可沿此行足的离断。③跗跖关节:又称为 Lisfranc 关节,由 3 块楔骨和骰骨的前端与 5 块跖骨的底构成。④跖骨间关节:位于第二～五跖骨底之间的平面关节。⑤跖趾关节:由跖骨头与近节趾骨底构成。共计有 5 个。⑥趾骨间关节:由各趾相邻两节趾骨的底和滑车构成,共有 8～9 个。

三、骨骼肌

每块骨骼肌包括肌腹和肌腱两部分。肌腹主要

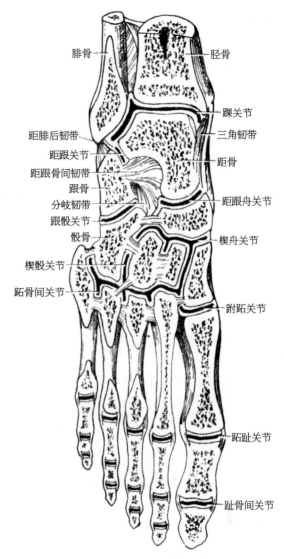

图 15-1-31　足的骨与关节

由肌纤维(即肌细胞)组成,色红而柔软。肌腱主要由平行致密的胶原纤维束构成,色白强韧,位于肌腹的两端,其抗张强度是肌肉的 112～233 倍。肌借腱附着于骨骼。

肌的形态多样,按其外形大致可分为长肌、短肌、扁肌和轮匝肌。

肌通常以两端附着在两块或两块以上的骨面上,中间跨过一个或多个关节。通常把接近身体正中面或四肢近侧的附着点称为起点或定点,另一端称为止点或动点。骨骼肌牵引骨骼产生运动,其作用像杠杆装置。一般情况下,两块骨有一块的位置相对固定,另一块相对移动。

(一) 头肌

头肌可分为面肌和咀嚼肌两部分。面肌包括颅

顶肌、眼轮匝肌、口周围肌、鼻肌。咀嚼肌包括咬肌、颞肌、翼外肌和翼内肌。

（二）躯干肌

躯干肌可分为背肌、颈肌、胸肌、膈、腹肌和会阴肌。

1. 背肌 位于躯干后面的肌群，可分为浅、深两群。浅群包括斜方肌、背阔肌、肩胛提肌、菱形肌。深群包括竖脊肌和夹肌。

2. 颈肌 颈肌依其所在的位置可分为颈浅肌群，舌骨上、下肌群和颈深肌群三组。

（1）颈浅肌群包括颈阔肌和胸锁乳突肌。舌骨上、下肌群，其中舌骨上肌群在舌骨与下颌骨和颅底之间，每侧由4块肌组成。它们是二腹肌，下颌舌骨肌，茎突舌骨肌，颏舌骨肌。舌骨下肌群位于颈前部舌骨下方正中线的两旁，每侧有4块肌，分浅深两层排列。它们是胸骨舌骨肌，肩胛舌骨肌，胸骨甲状肌，甲状舌骨肌。

（2）颈深肌群可分为外侧群肌和内侧群。外侧群位于脊柱颈段两侧，有前斜角肌、中斜角肌和后斜角肌。内侧群有头长肌和颈长肌等，合称椎前肌。

（3）胸肌：胸肌可分为胸上肢肌和胸固有肌。胸上肢肌包括胸大肌、胸小肌、前锯肌。胸固有肌包括肋间外肌、肋间内肌、肋间最内肌。

（4）膈：膈为向上膨隆呈穹窿形的扁薄阔肌，位于胸腹腔之间，成为胸腔的底和腹腔的顶。膈上有3个裂孔：主动脉裂孔、食管裂孔和腔静脉孔。

（5）腹肌：腹肌可分为前外侧群和后群。前外侧群形成腹腔的前外侧壁，包括腹外斜肌、腹内斜肌、腹横肌和腹直肌等。后群有腰大肌和腰方肌。

（三）上肢肌

上肢肌可按不同部位分为上肢带肌、臂肌、前臂肌和手肌。

1. 上肢带肌 上肢带肌分布于肩关节周围，均起自上肢带骨。有三角肌、冈上肌、冈下肌、小圆肌、大圆肌、肩胛下肌。

2. 臂肌 臂肌覆盖肱骨，形成前后两群，前群包括浅层的肱二头肌、深层的肱肌和喙肱肌。后群包括肱三头肌。

3. 前臂肌 前臂肌位于尺桡骨周围，分前、后两群。

（1）前群：9块，分四层排列。浅层（第一层）有5块肌，自桡侧向尺侧依次为肱桡肌、旋前圆肌、桡侧腕屈肌、掌长肌、尺侧腕屈肌。第二层，指浅屈肌。第三层，拇长屈肌和指深屈肌。第四层，旋前方肌。

（2）后群：分为浅、深两层。浅层有5块肌。自桡侧向尺侧依次为桡侧腕长伸肌、桡侧腕短伸肌、指伸肌、小指伸肌和尺侧腕伸肌。深层也有5块，它们是旋后肌、拇长展肌、拇短伸肌、拇长伸肌和示指伸肌。

4. 手肌 手肌分为外侧、中间和内侧三群。

（1）外侧群较为发达，在手掌指侧形成一隆起，叫鱼际。有4块肌分浅、深两层排列。它们是拇短展肌、拇短伸肌、拇对掌肌、拇收肌。

（2）内侧群在手掌小指侧，也形成一隆起，叫小鱼际，有3块肌，也分浅深两层排列。位于浅层的是小指展肌、小指短屈肌；位于深层的是小指对掌肌。

（3）中间群位于掌心，包括4块蚓状肌和7块骨间肌。

（四）下肢肌

下肢肌可分为髋肌、大腿肌、小腿肌和足肌。

1. 髋肌 髋肌有前后两群。

（1）髋肌前群有髂腰肌和阔筋膜张肌。

（2）后群有臀大肌、臀中肌、臀小肌、梨状肌、闭孔内肌、股方肌、闭孔外肌。

2. 大腿肌 大腿肌位于股骨周围，可分为前群、后群和内侧群。

（1）前群有缝匠肌和股四头肌。

（2）内侧群有耻骨肌、长收肌、股薄肌、短收肌、大收肌。

（3）后群有股二头肌、半腱肌、半膜肌。

3. 小腿肌 小腿肌分为前群、后群和外侧群。

（1）前群由内向外排列，有3块。分别为胫骨前肌、趾长伸肌、拇长伸肌。

（2）外侧群为腓骨长肌和腓骨短肌。

（3）后群分浅、深两层。浅层有小腿三头肌，它的两个头位于浅表称腓肠肌，另一个头位置较深称为比目鱼肌。深层有腘肌、趾长屈肌、拇长屈肌、胫骨后肌。

4. 足肌 足肌可分为足背肌和足底肌。

（1）足背肌包括拇短伸肌和趾短伸肌。

（2）足底肌分为内侧群、中间群和外侧群。内侧群有拇展肌、拇短屈肌、拇收肌；中间群有趾短屈肌、足底方肌、蚓状肌、骨间足底肌、骨间背侧肌；外侧群有小趾展肌和小趾短屈肌。

（五）肌的体表（图 15 - 1 - 32）

1. 头颈部

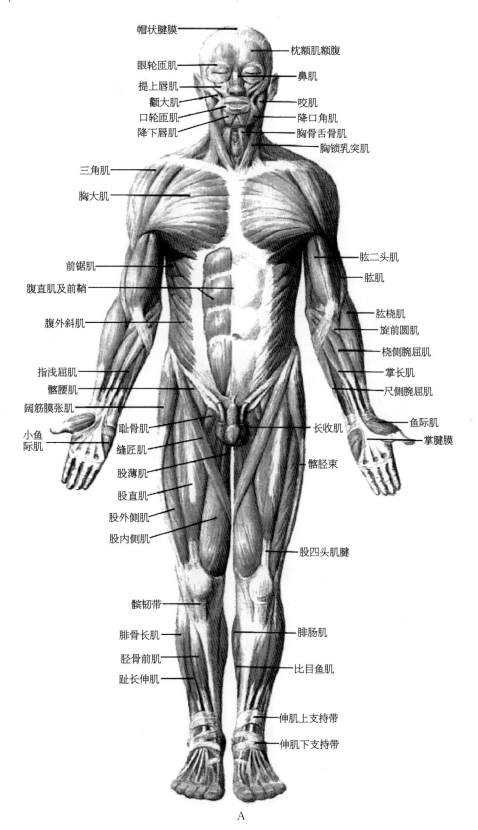

帽状腱膜

枕额肌额腹

眼轮匝肌

鼻肌

提上唇肌

咬肌

颧大肌

降口角肌

口轮匝肌

胸骨舌骨肌

降下唇肌

胸锁乳突肌

三角肌

肱二头肌

胸大肌

肱肌

前锯肌

肱桡肌

腹直肌及前鞘

旋前圆肌

腹外斜肌

桡侧腕屈肌

掌长肌

指浅屈肌

尺侧腕屈肌

髂腰肌

阔筋膜张肌

鱼际肌

小鱼
际肌

耻骨肌

掌腱膜

缝匠肌

长收肌

股薄肌

髂胫束

股直肌

股外侧肌

股内侧肌

股四头肌腱

髌韧带

腓骨长肌

腓肠肌

胫骨前肌

比目鱼肌

趾长伸肌

伸肌上支持带

伸肌下支持带

A

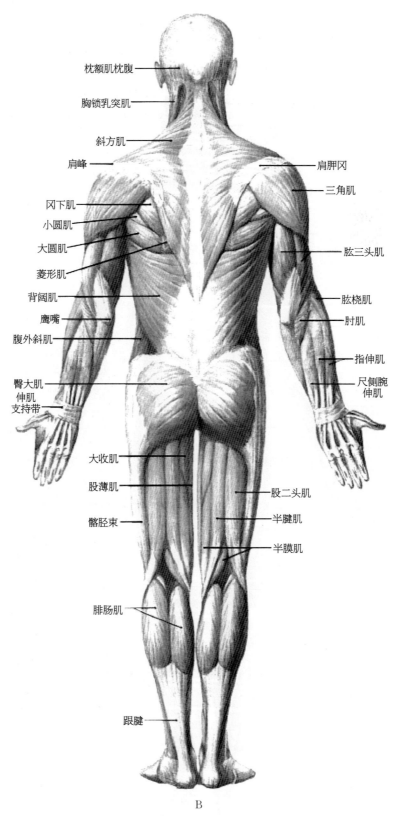

枕额肌枕腹

胸锁乳突肌

斜方肌

肩峰

冈下肌

小圆肌

大圆肌

菱形肌

背阔肌

鹰嘴

腹外斜肌

臀大肌

伸肌
支持带

大收肌

股薄肌

髂胫束

腓肠肌

跟腱

肩胛冈

三角肌

肱三头肌

肱桡肌

肘肌

指伸肌

尺侧腕
伸肌

股二头肌

半腱肌

半膜肌

B

图 15-1-32　全身肌肉
A. 全身肌肉前面观；B. 全身肌肉后面观。

（1）咬肌：当牙咬紧时，在下颌角前上方，颧弓下方摸到坚硬的条状隆起。

（2）颞肌：当牙咬紧时，在颞窝，于颧弓上方摸到坚硬的隆起。

（3）胸锁乳突肌：当头转向一侧时，可看到从前下方斜向后上方呈长条状隆起。

2. 躯干部

（1）斜方肌：在项部和背上部，可见到斜方肌外上缘的轮廓。

（2）背阔肌：在背下部可见到背阔肌的轮廓，其外下缘参与形成腋后缘。

（3）竖脊肌：脊柱两旁的纵行肌性隆起。

（4）胸大肌：胸前壁较膨隆的肌性隆起，其下缘构成腋前缘。

（5）前锯肌：在胸部外侧壁，发达者可见其肌齿。

（6）腹直肌：腹前正中线两侧的纵行隆起，发达者可见脐以上有3条横沟，为其腱划。

3. 上肢

（1）三角肌：在肩部形成圆隆的外形，其止点在臂外侧中部呈现一小凹。

（2）肱二头肌：当屈肘握拳旋后时，可在臂前见到明显隆起的肌腹。在肘窝中央，可摸到此肌的肌腱。

（3）肱三头肌：在臂的后面，三角肌后缘下方可见到此肌长头。

（4）肱桡肌：当握拳用力屈肘时，在肘部可见到此肌膨隆的肌腹。

（5）掌长肌：当用力半握拳屈腕时，在腕前面中份、腕横纹的上方明显可见此肌的肌腱。

（6）桡侧腕屈肌：握拳时，在掌长肌腱的桡侧，可见此肌的肌腱。

（7）尺侧腕屈肌：用力外展手指半屈腕时，在腕的尺侧，可见此肌的肌腱。

（8）鼻烟窝：在腕背，当拇指伸直外展时，自桡侧向尺侧可见拇长展肌、拇短伸肌和拇长伸肌肌腱。在后二肌腱之间有深的凹陷，称为鼻烟窝。

（9）指伸肌腱：在手背，伸直手指，可见此肌至2～5指的肌腱。

4. 下肢

（1）股四头肌：在屈和内收大腿时，可见股直肌在缝匠肌和阔筋膜张肌所组成的夹角内。股内侧肌和股外侧肌在大腿前面的下部，分别位于股直肌的内、外侧。

（2）臀大肌：在臀部形成圆隆外形。

（3）股二头肌：在腘窝的外上界，可摸到此肌的肌腱止于腓骨头。

（4）半腱肌、半膜肌：在腘窝的内上界，可摸到它们的肌腱止于胫骨，其中半腱肌肌腱较窄，位置浅表且略靠外，而半膜肌肌腱粗而圆钝，位于半腱肌肌腱深面的内侧。

（5）拇长伸肌：当用力伸踇指时，在踝关节前方和足背可摸到此肌的肌腱。

（6）胫骨前肌：在踝关节的前方，拇长伸肌腱的内侧可摸到此肌的肌腱。

（7）趾长伸肌：当背屈时，在踝关节前方，拇长伸肌腱的外侧可摸到此肌的肌腱，伸趾时足背可清晰见到至各趾的肌腱。

（8）小腿三头肌（腓肠肌和比目鱼肌）：在小腿后面，可明显见到该肌膨隆的肌腹及跟腱。

第二节
关键断面解剖

一、横断面

见图15-1-33～图15-1-50。

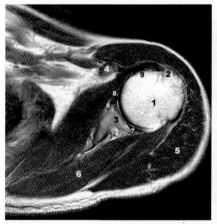

图15-1-33　肩关节横断面,经关节盂和肱骨头层面,T2WI

1.肱骨头,2.肱骨大结节,3.肩胛骨关节盂窝,4.肩锋峰喙状突,5.三角肌,6.冈下肌,7.关节盂上唇,8.肩胛下腱,9.肱骨小结节。

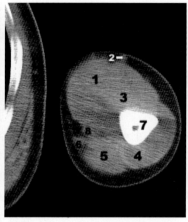

图15-1-34　肱骨横断面,经肱骨中段层面,CT图像

1.二头肌,2.头静脉,3.肱肌,4.肱三头肌内侧头,5.肱三头肌,6.贵要静脉,7.肱骨体,8.肱动脉。

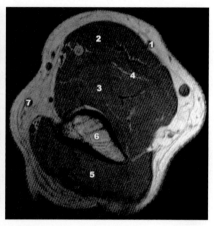

图15-1-35　肱骨下段横断面,经肘关节上部层面,T2WI

1.头静脉,2.肱二头肌,3.肱肌,4.肱桡肌,5.肱三头肌,6.肱骨,7.贵要静脉。

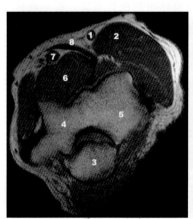

图15-1-36　肘关节横断面,经尺骨鹰嘴层面,T2WI

1.头静脉,2.肱桡肌,3.尺骨鹰嘴,4.肱骨滑车,5.肱骨小头,6.肱肌,7.肱动脉,8.肱二头肌腱膜。

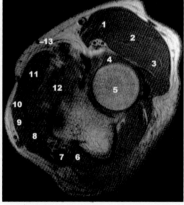

图15-1-37　肘关节下部横断面,经桡骨小头层面,T2WI

1.肱桡肌,2.腕伸肌,3.桡侧腕短伸肌,4.旋后肌,5.桡骨头,6.指深屈肌,7.尺侧腕屈肌,8.指屈肌,9.掌长肌,10.桡侧腕屈肌,11.旋前圆肌,12.肱肌,13.肘正中静脉。

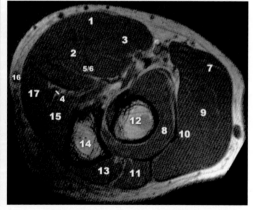

图15-1-38　前臂上部横断面,经尺骨桡骨近段层面,T2WI

1.桡侧腕屈肌,2.指表浅屈肌,3.旋前圆肌-肱骨头,4.尺动脉,5.尺静脉,6.桡动脉,7.肱桡肌,8.旋后肌,9.腕关节桡侧腕长伸肌,10.腕关节桡侧短伸肌,11.指伸肌,12.桡骨,13.腕关节尺侧腕伸肌,14.尺骨,15.指深屈肌,16.贵要静脉,17.尺侧腕屈肌。

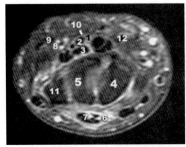

图 15-1-39 腕部近侧横断面,T2WI
1.正中神经,2.指表浅屈肌肌腱,
3.指深屈肌肌腱,4.舟骨,5.三角骨,
6 示指伸肌肌腱,7.指深肌腱,8.尺神
经,9.尺侧腕屈肌肌腱,10.屈肌支持带,
11.三角骨,12.桡侧腕屈肌肌腱。

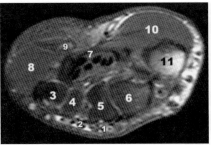

图 15-1-40 腕部远侧横断面,T2WI
1.示指伸肌肌腱,2.指伸肌腱,3.钩骨,
4.头状骨,5.小多角骨,6.大多角骨,7.屈肌支
持带,8.小鱼际肌,9.尺动脉,10.大鱼际肌,
11.第一掌骨基底部。

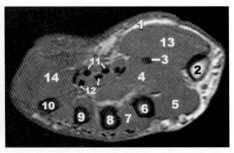

图 15-1-41 手近侧横断面,经掌骨基底层面,
T2WI
1.掌腱膜,2.第一掌骨,3.拇长屈肌肌腱,4.拇
收肌,5.第一背侧骨间肌,6.第二掌骨,7.第二背侧
骨间肌,8.第三掌骨,9.第四掌骨,10.第五掌骨,
11.指深屈肌肌腱,12.指浅屈肌肌腱,13.大鱼际肌,
14.小鱼际肌。

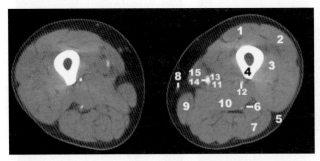

图 15-1-42 股骨近侧横断面,双侧股骨和大腿,CT 增强图像
1.股直肌,2.股外侧肌,3.股中间肌,4.股骨,5.髂胫束,6.坐骨神
经,7.股二头肌长头,8.大隐静脉,9.股薄肌,10.大收肌,11.长收肌,
12.股深动脉,13.股静脉,14.股动脉,15.缝匠肌。

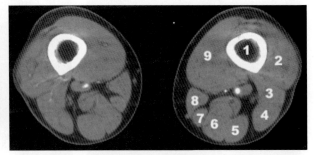

图 15-1-43 股骨远侧横断面,双侧股骨和大腿,CT 增强图像
1.股骨,2.股外侧肌,3.外侧肌间膜,4.股二头肌,5.半腱肌,
6.半膜肌,7.股薄肌,8.缝匠肌,9.股内肌。

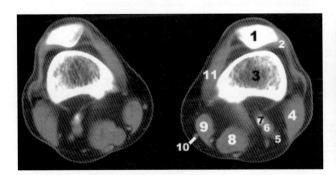

图 15-1-44 膝关节横断面,双侧膝关节上端经髌骨层面,CT 增强
图像
1.髌骨,2.髌外侧支持带,3.股骨,4.股二头肌,5.胫神经,6.腘静
脉,7.腘动脉,8.半膜肌,9.缝匠肌,10.大隐静脉,11.股内肌。

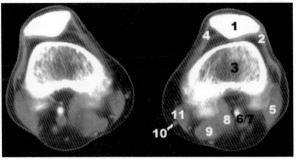

图 15-1-45 膝关节横断面,双侧膝关节上部经股骨髁层面,CT
增强图像
1.髌骨,2.髌外侧支持带,3.股骨,4.髌内侧支持带,5.股二头
肌,6.腘静脉,7.腘动脉,8.腓肠肌,9.半腱肌肌腱,10.大隐静脉,
11.缝匠肌。

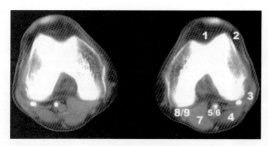

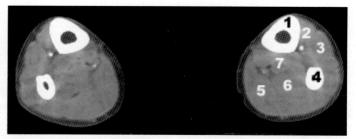

图 15-1-46 膝关节横断面,双侧膝关节经半月板层面, CT 增强图像

1.髌下脂肪垫,2.髌外侧支持带,3.股二头肌肌腱, 4.腓肠肌外侧头,5.腘动脉,6.腘静脉,7.腓肠肌内侧头, 8.半膜肌肌腱,9.半腱肌肌腱。

图 15-1-47 胫骨横断面,双侧胫骨中部层面,CT 增强图像

1.胫骨,2.胫骨前肌,3.趾长伸肌,4.腓骨,5.腓肠肌,6.比目鱼肌, 7.腘肌。

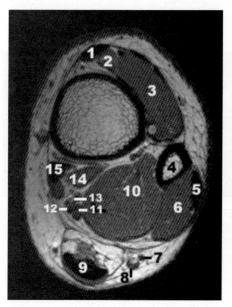

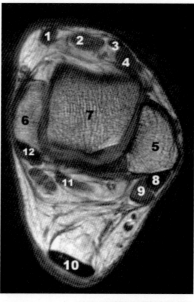

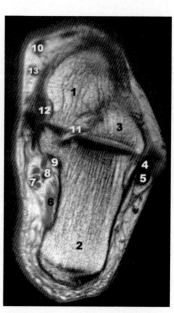

图 15-1-48 踝关节横断面,经胫骨远端和跟腱层面,T2WI

1.胫骨前肌,2.拇伸肌,3.第三腓骨肌,4.腓骨,5.腓长肌肌腱,6.腓骨短肌,7.腓肠神经,8.小隐静脉,9.跟骨肌腱,10.拇长屈肌,11.胫神经,12.胫后静脉,13.胫后动脉,14.趾长屈肌和肌腱,15.胫骨后肌。

图 15-1-49 踝关节横断面,经内外踝和距骨层面,T2WI

1.胫骨肌腱,2.拇长伸肌和肌腱,3.趾伸肌肌腱,4.腓骨肌,5.外踝,6.内踝,7.距骨,8.腓长肌肌腱,9.腓骨短肌,10.跟腱,11.拇长屈肌肌腱,12.趾长屈肌肌腱。

图 15-1-50 跟骨横断面,经跟距关节层面,T2WI

1.距骨头,2.跟骨,3.距骨侧突,4.腓骨短肌肌腱,5.腓长肌肌腱,6.足底方肌,7.外侧足底神经血管束,8.内侧足底神经血管束,9.拇长屈肌肌腱,10.胫骨前肌肌腱,11.距跟间韧带,12.三角韧带,13.大隐静脉。

二、矢状面和冠状面

见图15-1-51～图15-1-60。

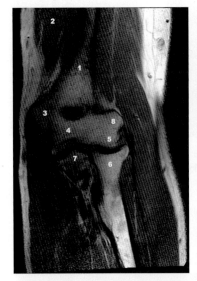

图15-1-51　肘关节冠状面，T2WI

1.肱骨干，2.肱三头肌外头，3.肱骨内上髁，4.肱骨滑车，5.肱骨小头，6.桡骨头，7.尺骨冠突，8.肱骨外上髁。

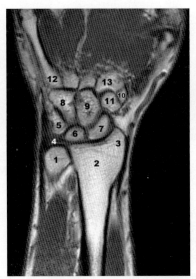

图15-1-52　腕关节冠状面，T2WI

1.尺骨头，2.桡骨远端，3.桡骨茎突，4.三角纤维软骨复合体，5.三角骨，6.月骨，7.舟状骨，8.钩骨，9.头状骨，10.小多角骨，11.大多角骨，12.第五掌骨基底部，13.第二掌骨基底部。

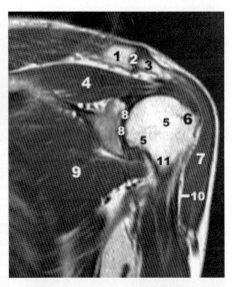

图15-1-53　肩关节冠状面，T2WI

1.锁骨，2.肩锁关节，3.肩峰，4.冈上肌，5.肱骨解剖颈，6.肱骨大结节，7.三角肌，8.肩关节盂，9.肩胛下肌，10.肱二头肌长头，11.肱骨外科颈。

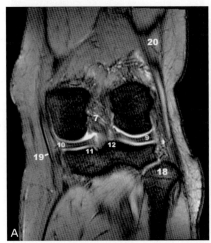

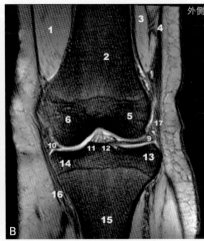

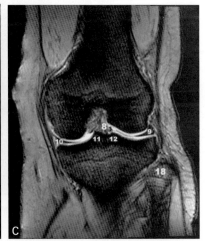

图15-1-54　膝关节冠状面，偏后部(A)、偏前部(B)、中部层面(C)MRI(质子密度加权)

1.股内肌，2.股骨，3.股外侧肌，4.阔筋膜，5.股骨外侧髁，6.股骨内侧髁，7.后交叉韧带，8.前交叉韧带，9.外侧半月板，10.内侧半月板，11.内侧髁间隆起，12.外测髁间隆起，13.胫骨外侧髁，14.胫骨内侧髁，15.胫骨，16.缝匠肌，17.外侧副韧带，18.腓骨头，19.大隐静脉，20.股二头肌。

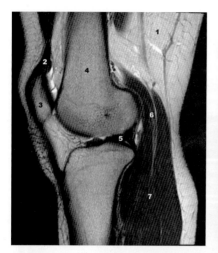

图 15-1-55 膝关节矢状面，偏腓侧层面，MRI（质子密度加权）

1.股二头肌,2.股四头肌肌腱,3.髌骨,4.股骨,5.胫骨外侧髁,6.腓肠肌外外侧,7.比目鱼肌。

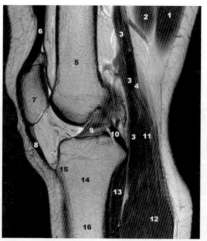

图 15-1-56 膝关节矢状面，中浅层面，MRI（质子密度加权）

1.半腱肌,2.半膜肌,3.腘静脉,4.腘动脉,5.股骨,6.股四头肌肌腱,7.髌骨,8.髌韧带,9.前交叉韧带,10.后交叉韧带,11.腓肠肌,12.比目鱼肌,13.腘肌,14.胫骨近端,15.胫骨粗隆,16.胫骨体。

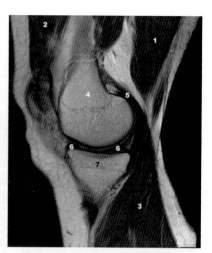

图 15-1-57 膝关节矢状面，偏胫侧层面，MRI（质子密度加权）

1.半膜肌,2.股内肌,3.腓肠肌内侧头,4.股骨,5.腓肠肌肌腱,6.内侧半月板,7.内侧髁。

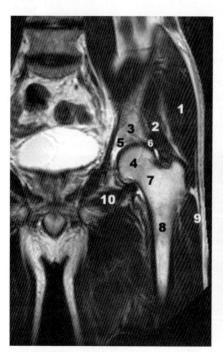

图 15-1-58 髋关节冠状面，中部层面，MRI（质子密度加权）

1.臀中肌,2.臀小肌,3.髂骨,4.股骨头,5.髋臼,6.髋臼唇,7.股骨颈,8.股骨干,9.髂胫束,10.闭孔外肌。

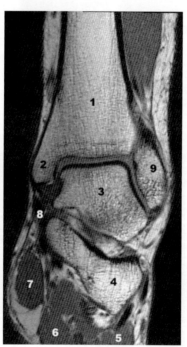

图 15-1-59 踝关节冠状面，中部层面，T2WI

1.胫骨,2.内踝,3.距骨体,4.跟骨体,5.小趾展肌,6.趾短屈肌,7.拇展肌,8.三角韧带,9.外踝。

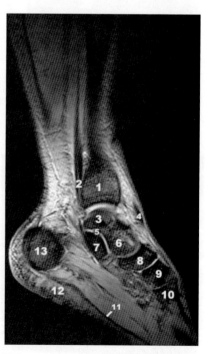

图 15-1-60 踝关节矢状面，偏外侧经腓骨层面，T2WI

1.胫骨,2.拇趾屈肌肌腱,3.距骨体,4.胫骨前肌肌腱,5.跟骨骨间韧带,6.距骨头,7.载距突,8.足舟骨,9.楔骨,10.第一趾骨,11.足底腱膜,12.皮下高密度纤维脂肪组织,13.跟骨。

（张闽光　曹厚德　苑翠红　曲良永　赵洪波）

第二章
骨关节与肌肉 X 线摄影检查

第一节
头部

　　随着 CT、MRI 等现代影像技术软硬件的飞速发展，头部摄片在临床上应用范围已经不断缩小。许多情况下，CT 扫描可以快速准确达到诊断目的，CT 扫描后还可以重组获得立体的三维影像，对临床正确、全面评价疾病状态发挥了重要的作用。X 摄影在某些特殊情况下可以采用，关于神经系统相关的摄片详见第九篇第二章。

（一）面骨：后前位

　　1. 摄影体位　受检者俯卧于摄影台上，肘部弯曲，两手放于胸前或胸旁。踝部下方垫以沙袋，将足稍抬高，可使受检者较为舒适。头部正中面对准台面中线，并与之垂直。前额抬起，下颌部紧靠台面，使听眦线与台面约成 45°角。鼻尖放于成像件中心（图 15-2-1）。

　　2. 中心线　对准鼻尖，与成像件垂直（图 15-2-2A、B）。

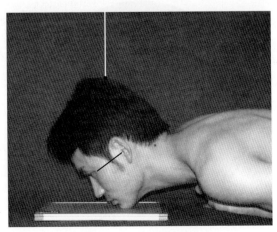

图 15-2-1　面骨摄影体位

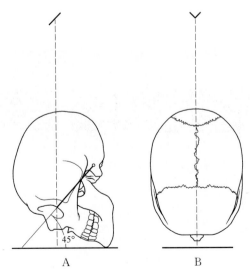

图 15-2-2　面骨中心线示意图

A. 侧面观投照中心线位置和头颅位置；B. 头尾观投照中心线位于左右正中位置。

3. 显示部位、用途 此位置显示眼眶、鼻部、上颌骨、颧骨、颧弓等上部面骨的后前位影像(图 15-2-3)。

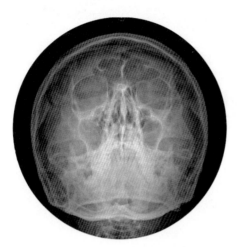

图 15-2-3 面骨 X 线图像

(二) 颧弓:顶颌斜位

1. 摄影体位 受检者俯卧于摄影台上,两臂放于身旁,踝部下方垫沙袋,将足稍抬高,可较为舒适。头部尽量后仰,颏部前伸,下颌放于成像件中心上方5cm处,头部侧转15°,使矢状面与台面成75°角(图15-2-4)。

2. 中心线 向足侧倾斜,与听眶线垂直,对准颧弓中点或眼外角外方约4cm处射入成像件中心(图15-2-5A、B)。

3. 显示部位、用途 此位置显示颧弓的斜轴位影像(图15-2-6),对观察颧弓有凹陷骨折很有价值,同时显示两侧颧弓影像可摄颅底位(图15-2-7)。

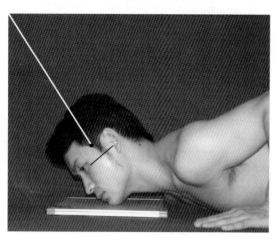

图 15-2-4 颧弓摄影体位

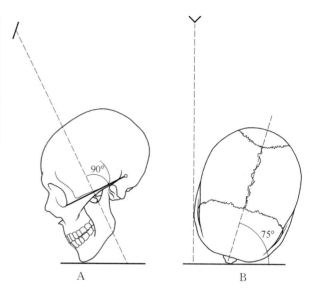

图 15-2-5 颧弓中心线示意图
A.侧面观投照中心线位置和头颅位置;B.头尾观投照中心线与人体正中矢状面成角示意图。

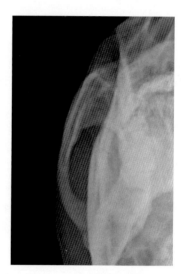

图 15-2-6 颧弓 X 线图像

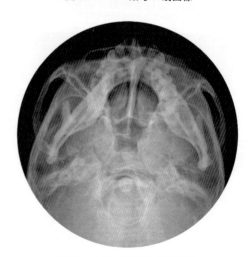

图 15-2-7 颅底位 X 线图像

（三）眼眶：后前位

1. 摄影体位　受检者俯卧于摄影台上，肘部弯曲，两手放于胸前或胸旁。踝部下方垫以沙袋，将足稍抬高，可使受检者较为舒适。头部正中面对准成像件中线，并与之垂直。前额抬起，使听眦线与成像件约成45°角。鼻根放于成像件中心（图15-2-8）。

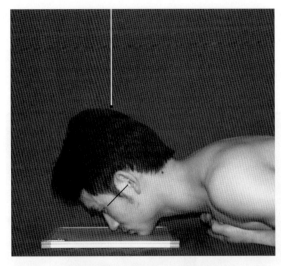

图 15-2-8　眼眶后前位摄影体位

2. 中心线　对准鼻根，与成像件垂直（图15-2-9A、B）。

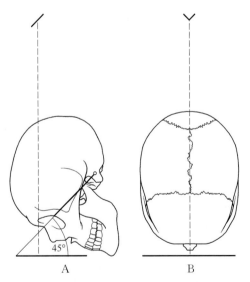

图 15-2-9　眼眶后前位中心线示意图

A.侧面观投照中心线位置和头颅位置；B.头尾观投照中心线位于左右正中位置。

3. 显示部位、用途　此位置显示眼眶的后前位影像（图15-2-10），解剖见图15-2-11。

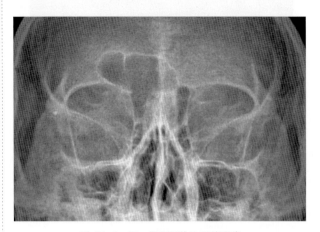

图 15-2-10　眼眶后前位 X 线影像

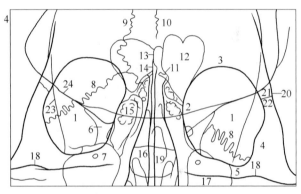

图 15-2-11　眼眶后前位解剖

1.眼眶，2.眼眶内壁（上颌骨部），3.眼眶上壁（额骨部），4.眼眶外壁（颧骨部），5.眼眶下壁（上颌骨和颧骨部），6.眶上裂，7.眶下孔，8.人字缝，9.矢状缝，10.额缝，11.额鼻缝，12.额窦，13.额窦中隔，14.鸡冠，15.筛窦，16.蝶窦，17.上颌窦，18.弓状隆凸，19.鼻中隔，20.颧骨额骨缝，21.额骨颧骨突，22.颧骨额骨突，23.蝶骨大翼，24.颅前窝底。

（四）鼻骨：轴位

1. 摄影体位　受检者俯卧于摄影台上或坐于摄影台的一端，下颌放于成像件上，两手放于胸前或头旁。成像件靠受检者的一端用沙袋垫高，使眉间-齿槽连线与成像件垂直。颏部前缘对准成像件中心，头部后仰，使下颌尽量前伸（图15-2-12）。

2. 中心线　沿眉间-齿槽连线投射，与成像件垂直（图15-2-13）。

3. 显示部位、用途　显示鼻骨的轴位影像（图15-2-14）。

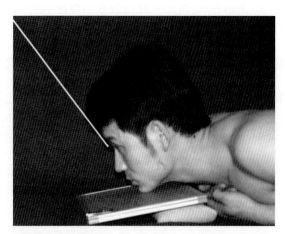

图 15-2-12 鼻骨轴位摄影体位

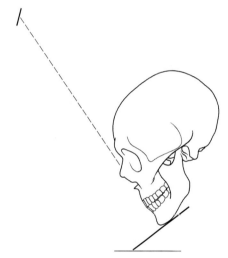

图 15-2-13 鼻骨轴位中心线示意图

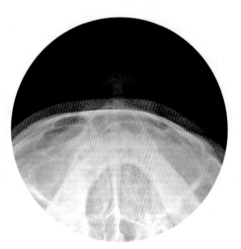

图 15-2-14 鼻骨轴位 X 线影像

（五）鼻骨：侧位

1. 摄影体位 受检者俯卧于摄影台上，踝部下方垫以沙袋，将足稍抬高，可使受检者较为舒适。头转成侧位，对侧胸部稍抬起，肘部弯曲，用手支撑下颌或放于前方。头部矢状面与成像件平行，瞳间线与成像件垂直，将鼻根下方 2 cm 处放于成像件中心（图 15-2-15）。

2. 中心线 对准鼻根下方 2 cm 处，与成像件垂直（图 15-2-16A、B）。

3. 显示部位、用途 此位置显示鼻骨的侧位影像（图 15-2-17），解剖见图 15-2-18。

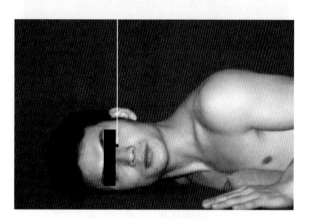

图 15-2-15 鼻骨侧位摄影体位

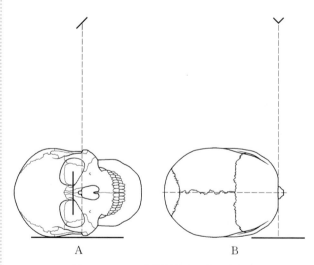

图 15-2-16 鼻骨侧位中心线示意图
A. 侧面观投照中心线位置和头颅位置；B. 头尾观投照中心线位置及与鼻骨垂直投照示意图。

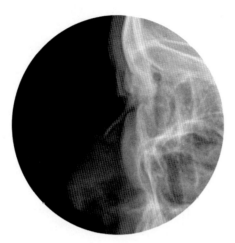

图 15 - 2 - 17　鼻骨侧位 X 线影像

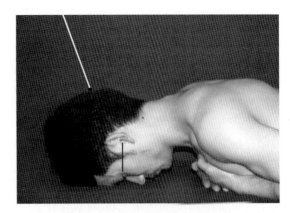

图 15 - 2 - 19　下颌骨后前位摄影体位

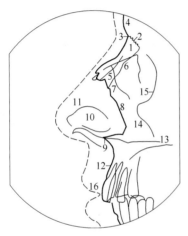

图 15 - 2 - 18　鼻骨侧位解剖图

　　1.鼻骨,2.鼻额缝,3.鼻根,4.额骨,5.筛骨沟(筛前神经通路),6.鼻颌缝,7.骨性鼻中隔前缘,8.梨状孔边缘,9.鼻前棘,10.鼻孔,11.鼻翼,12.上颌齿槽突,13.硬腭,14.颧骨缘,15.眼眶壁(颧骨部),16.口唇。

(六) 下颌骨:后前位

　　1. 摄影体位　受检者俯卧于摄影台上,两肘弯曲,两手放于胸前。踝部下方垫以沙袋,将足稍抬高,可使受检者较为舒适。头部正中面对准成像件或台面中线,并与之垂直。鼻尖和颏部紧靠成像件,鼻尖对准成像件中心(图 15 - 2 - 19)。

　　2. 中心线　对准嘴唇,并与成像件垂直(图 15 - 2 - 20A、B)。

　　3. 显示部位、用途　此位置显示下颌骨和颞颌关节的后前位影像,但下颌骨体部的中部与脊柱重叠(图 15 - 2 - 21),检查下颌骨支部骨折病例的骨块移位情况。

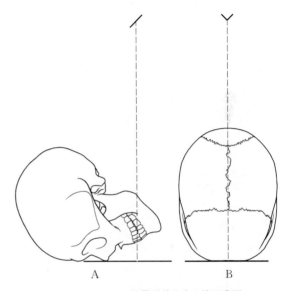

图 15 - 2 - 20　下颌骨后前位中心线示意图

　　A. 侧面观投照中心线位置和头颅位置;B. 头尾观投照中心线位于左右正中位置。

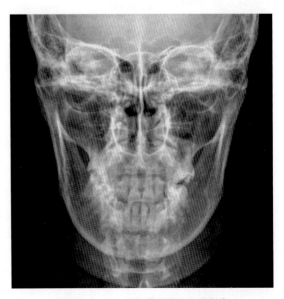

图 15 - 2 - 21　下颌骨后前位 X 线影像

（七）下颌骨：侧位

1. 摄影体位 ①受检者仰卧于摄影台上，两臂放于身旁。头部转向被检侧，对侧肩部用枕头或沙袋垫高。为避免颈椎与下颌骨的重叠，头部应尽量后仰。将被检侧下颌骨放平，尽量与成像件平行。成像件前缘包括下颌联合，下缘与下颌下缘相齐（图15-2-22A）。②受检者仰卧于摄影台上，两臂放于身旁。对侧肩部用沙袋或枕头稍垫高，头转向被检侧。成像件放于一侧倾斜15°的角度板上，或将成像件下缘用沙袋垫高15°左右。头部尽量后仰，下颌骨体部放平，与成像件横轴平行。成像件前缘包括下颌联合，下缘与下颌骨下缘相齐（图15-2-22B）。

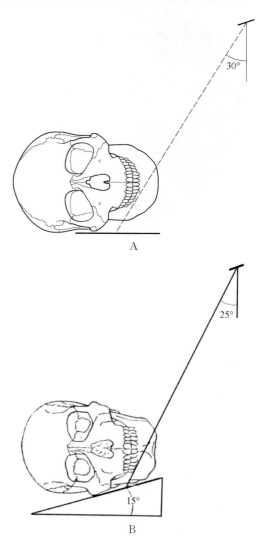

A

B

图15-2-23 下颌骨侧位中心线示意图
A. 对应图15-2-22A；B. 对应图15-2-22B。

可将头部稍转向成像件，使骨折线清晰地显示。

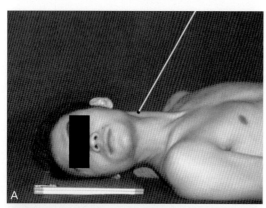

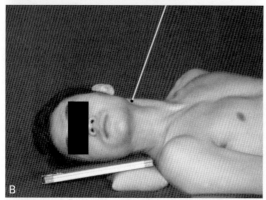

图15-2-22 下颌骨侧位摄影体位
A. 不用角度板，中心线向头侧倾斜30°摄片；B. 用15°角度板，中心线向头侧倾斜25°摄片。

2. 中心线 ①向头侧倾斜30°，对准对侧下颌骨下方约5cm处，射入成像件中心（图15-2-23A）。②向头侧倾斜25°，对准对侧下颌骨下方约5cm处，射入成像件中心（图15-2-23B）。

3. 显示部位、用途 此位置显示下颌骨体、角和支部的侧位影像（图15-2-24），解剖见图15-2-25。

4. 说明 如骨折部位靠近下颌联合者，摄影时

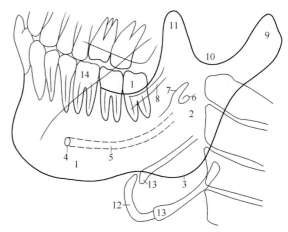

图15-2-24 下颌骨侧位解剖图
1. 下颌骨体，2. 下颌骨支，3. 下颌角，4. 颏孔，5. 下颌管，6. 下颌孔，7. 下颌小舌，8. 斜线，9. 髁状突，10. 下颌切迹，11. 喙突，12. 舌骨体，13. 舌骨大角，14. 牙齿。

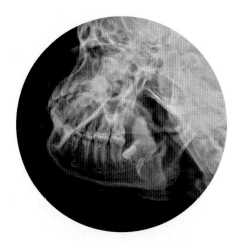

图 15-2-25 下颌骨侧位 X 线影像

(八) 颞颌关节:张闭口位

1. 摄影体位 受检者俯卧于摄影台上,头部转成侧位,被检侧紧靠成像件。对侧前胸稍抬高,并用沙袋支撑。外耳孔放于成像件中心后方 1 cm 处和上方 2.5 cm 处。使头部矢状面与成像件平行,瞳间线与成像件垂直。对侧手握拳,支撑下颌部,或用棉垫垫平,使头部固定(图 15-2-26A、B)。

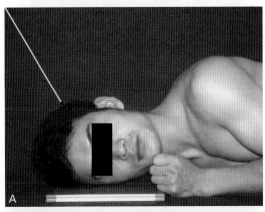

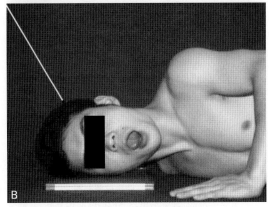

图 15-2-26 颞颌关节摄影体位
A. 颞颌关节闭口位;B. 为颞颌关节张口位。

2. 中心线 向足侧倾斜 25°～30°,对准对侧颞颌关节上方 5 cm 处,通过被检侧颞颌关节,射入成像件中心(图 15-2-27A、B)。

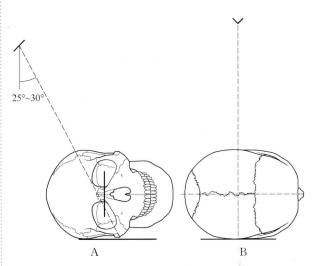

图 15-2-27 颞颌关节中心线示意图
A. 侧面观投照中心线与成像件成角和头颅位置;B. 头尾观投照中心线处于前后的位置。

3. 显示部位、用途 此位置显示颞颌关节的侧位影像,图 15-2-28 为颞颌关节闭口位 X 线影像,图 15-2-29 为颞颌关节张口位 X 线影像。

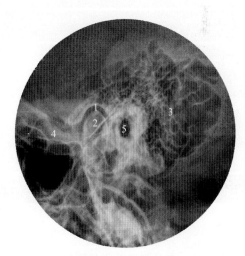

图 15-2-28 颞颌关节闭口位 X 线影像及解剖
1.颞颌关节,2.下颌髁状突,3.乳突小房,4.颧弓,5.外耳孔。

4. 说明 ①必须以同样位置摄取张口位和闭口位各一张,用以观察关节活动情况。②在张口位拍摄时,可嘱受检者呼"啊……"或口内放一适当大的软木塞,可使保持不动。③必须摄取两侧颞颌关节,以作比较。

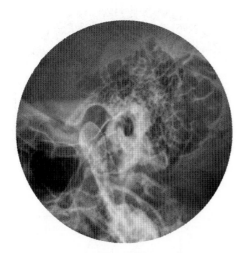

图 15-2-29 颞颌关节张口位 X 线影像

（九）乳突：劳氏（Law）位

1. 摄影体位　受检者俯卧于摄影台上，将被检侧耳廓向前折叠。头部成标准侧位，前胸稍抬高，用沙袋支撑。外耳孔对准成像件中心前方 2 cm 处，使头颅矢状面与成像件平行，瞳间线与成像件垂直。对侧手握拳支撑下颌部，或用棉垫垫平，保持头部不动（图 15-2-30）。

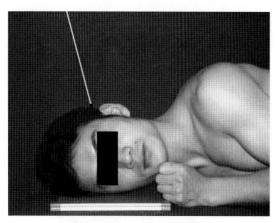

图 15-2-30 劳氏位摄影体位

2. 中心线　向足侧和面侧各倾斜 15°，对准对侧外耳孔的上方和后方各 5 cm 处，经过下方鼓窦，射入成像件中心（图 15-2-31A、B）。

3. 显示部位、用途　此位置显示乳突小房、鼓室盖、乙状窦和颞骨岩部等部位的侧位影像，内耳孔和外耳孔的影像在此位置互相重叠（图 15-2-32），解剖见图 15-2-33。应摄取左右两侧作比较。

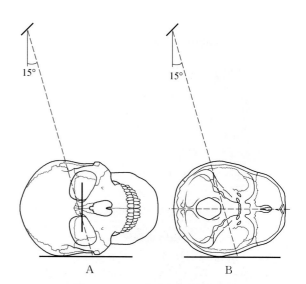

图 15-2-31 劳氏位中心线示意图
A. 侧卧正面观投照中心线与台面成角；B. 头尾观投照中心线位与人体冠状面成角示意图。

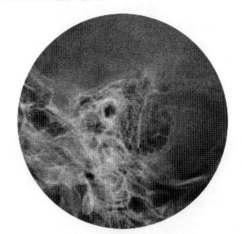

图 15-2-32 劳氏位 X 线影像

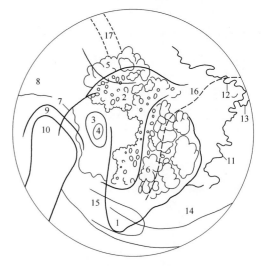

图 15-2-33 劳氏位解剖图
1. 乳突尖部，2. 乳突小房，3. 外耳孔，4. 内耳孔，5. 颞骨岩部前上缘，6. 颞骨岩部后下缘，7. 锥尖上缘，8. 颧弓，9. 颞颌关节，10. 下颌骨髁状突，11. 乳突枕缝，12. 乳突顶缝，13. 人字缝，14. 枕骨，15. 枕骨大孔，16. 乙状窦沟，17. 耳郭

（十）乳突：伦氏（RunstrÖm）位

1. 摄影体位　受检者俯卧于摄影台上,将被检侧耳郭向前折叠。头部成标准侧位,两侧前胸稍抬高,并用沙袋支撑。外耳孔对准成像件中心前方和上方 1 cm 处,使头颅矢状面与成像件平行,瞳间线与成像件垂直。对侧手握拳支撑下颌部,或用棉垫垫平,保持头部不动（图 15 - 2 - 34）。

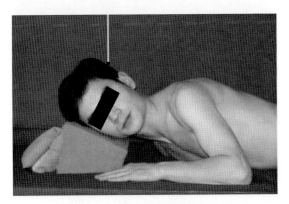

图 15 - 2 - 34　伦氏位摄影体位

2. 中心线　向足侧倾斜 35°,对准健侧外耳孔上方射入成像件中心（图 15 - 2 - 35）。

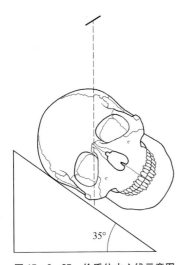

图 15 - 2 - 35　伦氏位中心线示意图

3. 显示部位、用途　此位置显示乳突的全部影像,鼓窦及其入口能清晰显示（图 15 - 2 - 36）。解剖见图 15 - 2 - 37。应摄取左右两侧作比较。

（十一）乳突：许氏（Schuller）位

1. 摄影体位　受检者俯卧于摄影台上,将被检侧耳郭向前折叠,头部成标准侧位,对侧前胸稍抬高,

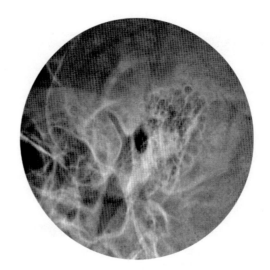

图 15 - 2 - 36　伦氏位 X 线影像

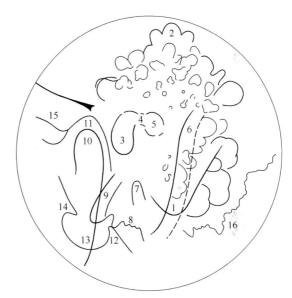

图 15 - 2 - 37　伦氏位解剖图
1.乳突尖部,2.气房,3.外耳孔,4.鼓窦入口,5.鼓窦,6.乙状窦沟,7.内耳孔,8.岩锥尖部,9.颈内动脉管,10.下颌骨髁突,11.颞颌关节,12.后床突,13.蝶鞍,14.前床突,15.颧弓,16.颞枕缝。

并用沙袋支撑。外耳孔对准成像件中心前方和上方 1 cm 处,使头颅矢状面与成像件平行,瞳间线与成像件垂直。对侧手握拳支撑下颌部,或用棉垫垫平,保持头部不动（图 15 - 2 - 38）。

2. 中心线　向足侧倾斜 25°～30°,对准对侧外耳孔的后方 2 cm 和上方 7 cm 处射入成像件中心（图 15 - 2 - 39A、B）。

3. 显示部位、用途　此位置显示乳突小房、乙状窦、乳突导血管、鼓窦盖、颞颌关节、内外耳孔和颞骨岩部的侧位影像（图 15 - 2 - 40）。应摄取左、右两侧作比较。

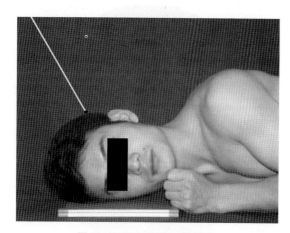

图 15 - 2 - 38 许氏位摄影体位

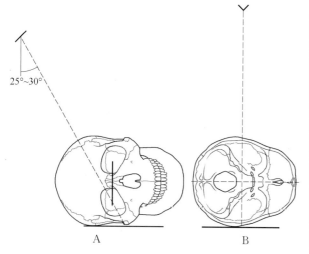

图 15 - 2 - 39 许氏位中心线示意图

A. 侧卧正面观投照中心线与台面成角；B. 头尾观投照中心线位置，与人体矢状面垂直。

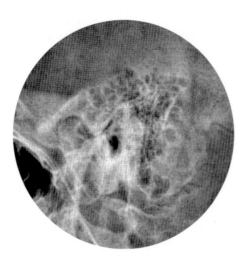

图 15 - 2 - 40 许氏位 X 线影像

（十二）乳突：梅氏(Mayer)位

1. 摄影体位　受检者仰卧于摄影台上，两臂垂于身旁，将被检侧耳郭向前折叠。将外耳孔对准成像件中心上方 1/3 处。面部转向被检侧，使矢状面与成像件成 45°角，下颌下倾，使听眦线与成像件垂直（图 15 - 2 - 41）。

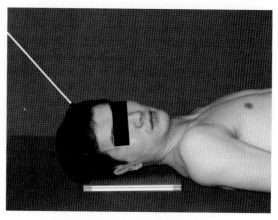

图 15 - 2 - 41 梅氏位摄影体位

2. 中心线　向足侧倾斜 45°，通过被检侧乳突射入成像件中心（图 15 - 2 - 42A、B）。

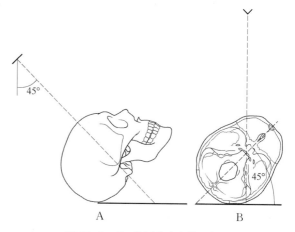

图 15 - 2 - 42 梅氏位中心线示意图

3. 显示部位、用途　此位置显示颞骨岩部轴位影像，乳突小房、鼓室、内耳孔、外耳孔、颈动脉管、迷路部位和颞颌关节等都能显示（图 15 - 2 - 43），解剖见图 15 - 2 - 44。用于检查岩部的骨质病变，如胆脂瘤等，很有价值。

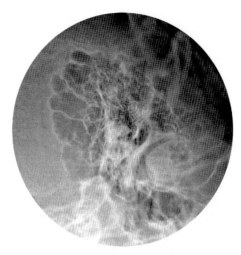

图 15-2-43 梅氏位 X 线影像

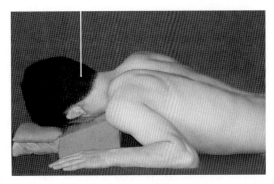

图 15-2-45 斯氏位摄影体位

前斜位影像。岩骨的尖部、上缘、下缘、乳突尖部和小房、鼓窦、迷路区域和内耳孔等都能显示（图 15-2-47），解剖见图 15-2-48。对诊断内耳病变和听神经肿瘤颇有价值。

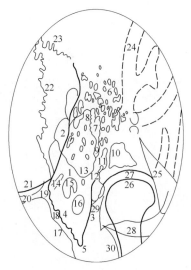

图 15-2-44 梅氏位解剖图

1. 颞骨岩部，2. 颞骨岩部后（小脑）面，3. 颞骨岩部前（大脑）面，4. 颞骨岩部内面（与枕骨基底部联接），5. 锥尖，6. 乳突小房，7. 鼓窦，8. 迷路边缘，9. 鼓窦入口，10. 外耳孔，11. 鼓上隐窝，12. 鼓环和听骨，13. 乳突尖部，14. 内耳孔，15. 耳蜗，16. 颈动脉管，17. 枕骨基底部边缘，18. 岩枕缝，19. 颈静脉孔，20. 髁管，21. 颅后窝底，22. 乳突枕缝，23. 乳突顶缝，24. 耳郭，25. 颧骨弓，26. 下颌骨髁状突，27. 颞颌关节，28. 蝶骨小翼边缘，29. 蝶骨大翼，30. 蝶骨平面边缘。

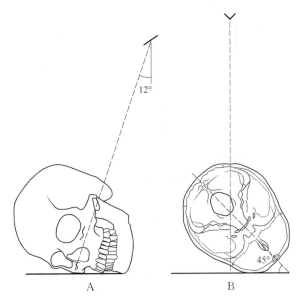

图 15-2-46 斯氏位中心线示意图

A. 侧卧正面观投照中心线与台面成角及头颅的体位；B. 头尾观投照中心线位置与人体矢状面成角示意图。

（十三）乳突：斯氏（Stenvers）位

1. 摄影体位 受检者俯卧于摄影台上，两肘弯曲，两手放于头旁。面转向对侧，外耳孔前 2 cm 处放于成像件中心，将额部、鼻尖、颧骨三点紧靠成像件，使头部矢状面与成像件成 45°角，对侧听眶线与成像件垂直（图 15-2-45）。

2. 中心线 向头侧倾斜 12°，对准被检侧的枕外隆凸与外耳孔连线的中点，射入成像件中心（图 15-2-46A、B）。

3. 显示部位、用途 此位置显示颞骨岩部的后

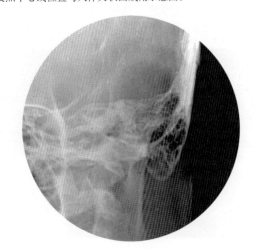

图 15-2-47 斯氏位 X 线影像

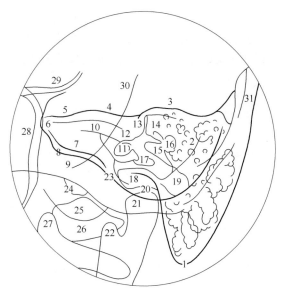

图 15-2-48　斯氏位解剖图

1.乳突尖部,2.乳突小房,3.弓状隆突,4.颞骨岩部上缘,5.三叉神经切迹,6.锥尖,7.颞骨岩部内缘,8.岩枕缝,9.枕骨基底部边缘,10.内耳孔,11.耳蜗,12.面神经孔,13.上半规管,14.前庭,15.侧半规管,16.鼓窦,17.鼓室和听骨,18.颈静脉孔,19.乙状窦沟,20.颞颌关节,21.下颌骨髁状突,22.下颌骨喙突,23.迷路边缘,24.枕骨髁管,25.枕骨髁,26.寰椎,27.齿突,28.眼眶边缘,29.蝶骨大翼,30.枕骨内嵴,31.顶骨。

(十四) 颞骨茎突:前后位

1. **摄影体位**　受检者仰卧于摄影台上,两臂放于身旁。将成像件上缘用沙袋垫高13°。头部正中面对准成像件中线,并与之垂直。两侧外耳孔连线中点对准成像件中心。头部稍向后仰,使听鼻线与成像件垂直。摄影时嘱受检者尽量张口,轻呼"啊"声。可使口部张大,避免下颌骨喙突与茎突重叠(图15-2-49)。

2. **中心线**　对准鼻尖,射入成像件中心(图15-2-50A、B)。

3. **显示部位、用途**　此位置能使两侧颞骨茎突在上颌窦内显示(图15-2-51)。

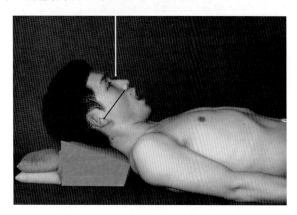

图 15-2-49　颞骨茎突前后位摄影体位

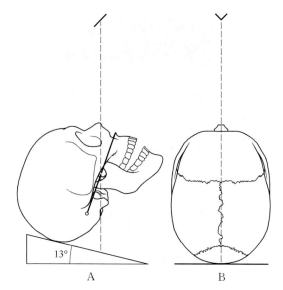

图 15-2-50　颞骨茎突前后位中心线示意图

A.仰卧侧面观垫板与头颅体位情况,投照中心线垂直于台面;B.头尾观投照中心线位于人体左右正中。

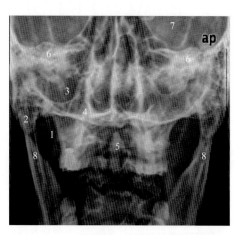

图 15-2-51　颞骨茎突前后位 X 线影像及解剖

1.茎突,2.乳突尖部,3.上颌窦,4.枕骨,5.枢椎,6.颞骨岩部,7.眼眶,8.下颌骨支。

(十五) 鼻旁窦:华氏(Waters)位

1. **摄影体位**　受检者俯卧于摄影台上,肘部弯曲,两手放于胸前。踝部下方垫以沙袋,将足部稍抬高,可使受检者较为舒适。头部正中面对准成像件中线,并与之垂直。颏部紧靠成像件下缘,头部稍向后仰。依照受检者不同面型,将鼻尖离开成像件约0.5~1.5 cm,或使听眦线与成像件约成37°角,以使颞骨岩部投射于上颌窦的下方,不致重叠。成像件上缘超出前额,下缘包括颏部,或将鼻尖与上唇间中点放于成像件中心(图15-2-52A)。此位置可摄坐立位(图15-2-52B)。

2. **中心线**　对准鼻尖与上唇间的中点,与成像件垂直(图15-2-53A、B)。

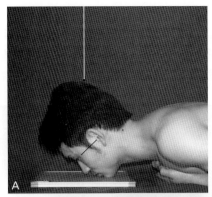

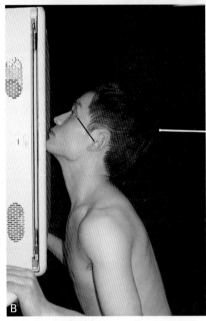

图 15-2-52 鼻旁窦华氏位摄影体位
A. 为俯卧位；B. 位坐立位。

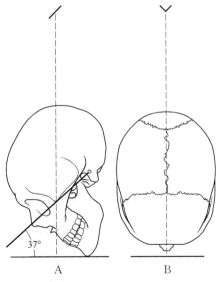

图 15-2-53 鼻旁窦华氏位中心线示意图
A. 俯卧侧面投照中心线与人体水平横切面成角以及头颅体位情况；B. 头尾观投照中心线位于人体左右正中。

3. 显示部位、用途 此位置显示上颌窦、前颌窦和筛窦的前后位影像（图 15-2-54）。立位与卧位摄影所得的影像相同，但立位能观察鼻旁窦内的积液情况，较卧位更有价值。

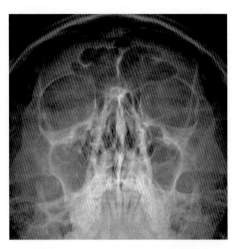

图 15-2-54 鼻旁窦华氏位 X 线影像

（十六）鼻旁窦：华氏（Waters）张口位

1. 摄影体位 受检者俯卧于摄影台上，肘部弯曲，两手放于胸前。踝部下方垫以沙袋，将足部稍抬高，可使受检者较为舒适。头部正中面对准成像件中线，并与之垂直。颏部紧靠成像件下缘，头部稍向后仰。然后嘱咐受检者尽量张口，鼻尖约离开成像件 0.5~1.5 cm，使听眦线与成像件约成 37°角，颞骨岩部投射于上颌窦的下方。成像件上缘包括前额，下缘包括颏部，或将鼻尖与上唇间中点放于成像件中心（图 15-2-55）。

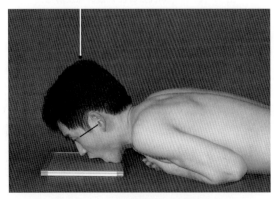

图 15-2-55 华氏张口位摄影体位

2. 中心线 对准鼻尖与上唇间的中点，与成像件垂直（图 15-2-56A、B）。

3. 显示部位、用途 此位置显示所有鼻旁窦的前后位影像，蝶窦能从口腔内显影（图 15-2-57）。

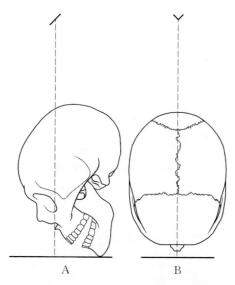

图 15-2-56 华氏张口位中心线示意图

A. 俯卧侧面张口状态,投照中心线与人体水平横切面成角,以及头颅体位情况;B. 头尾观投照中心线位于人体左右正中。

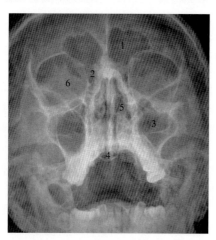

图 15-2-57 华氏张口位 X 线影像及解剖

1. 额窦,2. 筛窦,3. 上颌窦,4. 蝶窦,5. 鼻腔,6. 眼眶。

4. 说明 ①此位置也可取坐位投影。②张口时由于颊部肌肉收缩,而引起上颌窦密度的轻度增深,应考虑到为张口后颊部肌肉收缩所引起的因素,并需作左右两侧比较。③张口后头部容易抖动。为防止抖动,可在摄影时嘱受检者发"啊……"音,不但可减少头部抖动,并使舌头向下,不致与蝶窦重叠。

(十七)鼻旁窦:柯氏(Caldwell)位

1. 摄影体位 受检者俯卧于摄影台上,肘部弯曲,两手放于胸前。踝部下方垫以沙袋,将足部稍抬高,可使受检者较为舒适。头部正中面对准成像件中线,并与之垂直。前额和鼻部紧靠成像件,使听眦线与成像件垂直,将鼻根放于成像件中心(图 15-2-58)。

2. 中心线 向足侧倾斜 23°,对准枕骨隆凸上方

3 cm 处,通过眉间射至成像件中心(图 15-2-59A、B)。

3. 显示部位、用途 此位置显示额窦、前组筛窦和眼眶的后前位影像(图 15-2-60)。适用于检查额窦和前组筛窦的病变,对眼眶周围病变的观察也很有价值。

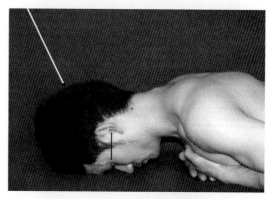

图 15-2-58 鼻旁窦柯氏位摄影体位

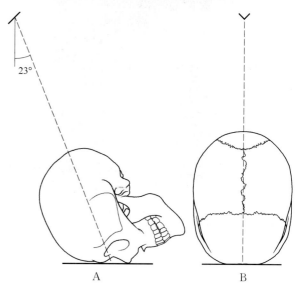

图 15-2-59 鼻旁窦柯氏位中心线示意图

A. 俯卧侧面投照中心线与人体水平横切面成角以及头颅体位情况;B. 头尾观投照中心线位于人体左右正中。

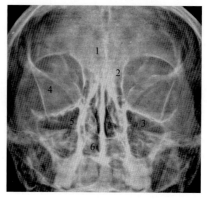

图 15-2-60 鼻旁窦柯氏位 X 线影像及解剖

1. 额窦,2. 筛窦,3. 上颌窦,4. 眼眶,5. 圆孔,6. 鼻腔。

(十八) 鼻旁窦:格氏(Granger)107°位

1. 摄影体位　受检者俯卧于摄影台上,前胸用枕头垫高,肘部弯曲,两手放于头旁。成像件下缘用沙袋垫高 17°,头部正中面对准成像件中线,并与之垂直。额部和鼻部紧靠成像件,将鼻根部放于成像件中心(图 15-2-61)。

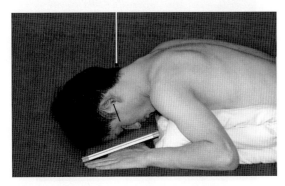

图 15-2-61　鼻旁窦格氏位摄影体位

2. 中心线　对准两侧外耳孔连线中点,与成像件垂直(图 15-2-62A、B)。

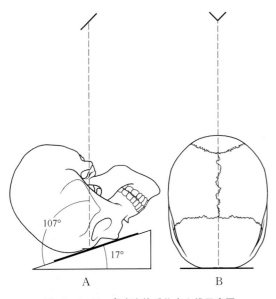

图 15-2-62　鼻旁窦格氏位中心线示意图

A. 俯卧侧面投照中心线与人体冠状面成角以及垫板、头颅体位情况;B. 头尾观投照中心线位于人体左右正中。

3. 显示部位、用途　此位置蝶窦在前额部显影,蝶窦顶部的前部呈一弧线,显示于两侧前床突之间,此弧线又称 Granger 线,对诊断蝶窦内有无脓液很有价值。后组筛窦和上颌窦也能显影(图 15-2-63)。此位置用于检查蝶窦的病变。

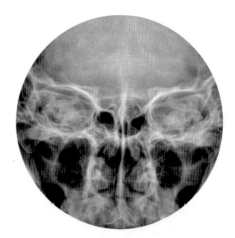

图 15-2-63　鼻旁窦格氏位 X 线影像

(十九) 鼻旁窦:侧位

1. 摄影体位　受检者俯卧于摄影台上,头部转成侧位,被检侧紧靠成像件。对侧前胸抬高,用手握拳支撑头部。头部矢状面与成像件平行,瞳间线与成像件垂直。听眦线的前方 1/3 处放于成像件中心(图 15-2-64A)。鼻旁窦侧位也可取坐位摄影(图 15-2-64B)。

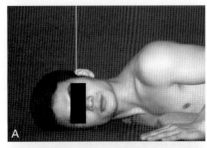

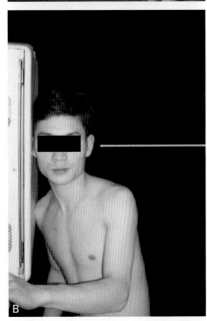

图 15-2-64　鼻旁窦侧位摄影体位

A. 俯卧位;B. 坐立位。

2. 中心线 对准听眦线的前方1/3处,与成像件垂直(图15-2-65A、B)。

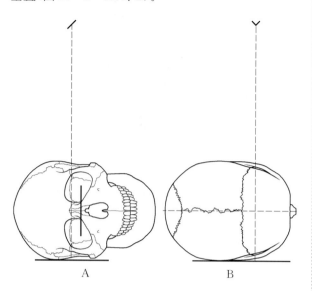

图15-2-65 鼻旁窦侧位中心线示意图

A. 侧卧正面观投照中心线与人体矢状面垂直以及头颅体位情况;B. 侧卧头尾观投照中心线位于头颅前后的位置。

3. 显示部位、用途 此位置显示各鼻旁窦的侧位影像,但两侧重叠(图15-2-66)。坐位摄影优点是可显示窦腔内液平。

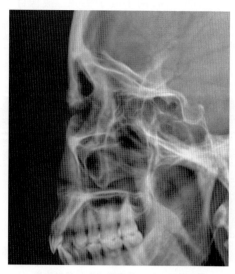

图15-2-66 鼻旁窦侧位X线影像

第二节

脊柱

一、脊柱摄影技术要点

(1)摄影前应除去被摄部位体表不透X线的膏药、敷料及可显影的衣物等。腰椎、骶尾椎摄影前应先行排便。

(2)摆放摄影体位时,应在熟悉脊柱解剖和体表定位标志的基础上,利用调整受检者体位或中心线方向来适应脊柱生理或病理弯曲,使X线与椎间隙平行,避免椎体影像相互重叠。摆放摄影体位时,应避免人为造成的前屈、后伸或侧弯。

(3)脊柱外伤患者摄影时,应避免损伤脊髓或血管。操作时,可在保持中心线、受检者和成像件三者相对关系不变的前提下,改变摄影操作方法,尽量减少对患者的搬运。

(4)脊柱摄影应包括邻近具有明确标志的椎骨,以便于识别椎序;组织密度、厚度差异较大的部位,可采用分段摄影,并应注意两次图像间的衔接,重复邻近的1~2个椎体,以免遗漏病变。数字化摄影因动态范围大,可通过调节,观察到符合要求的影像,因此不必分段拍摄。

(5)腰椎摄影宜让受检者深呼气后屏气再曝光,使腹部组织变薄,利于提高影像对比,其他部位多为平静呼吸状态下屏气曝光。

(6)脊柱摄影需使用滤线器摄影技术,并使用适当厚度的过滤板,对厚度悬殊的部位摄影时,尽量利用阳极效应使照片密度接近一致。

(7)脊柱摄影用成像件尺寸:颈椎、骶尾椎203 mm×254 mm(8英寸×10英寸);胸、腰椎279 mm×356 mm(12英寸×15英寸)。

(8)摄影时应注意对受检者的X线防护,特别是腰、骶尾椎摄影时,应对性腺器官进行有效的屏蔽防护。

二、脊柱摄影体位选择

见表15-2-1。

表 15 - 2 - 1　脊柱摄影体位选择

病变	首选位置	其他位置
神经根型颈椎病	颈椎斜位	颈椎侧位、前后位
脊髓型颈椎病	颈椎斜位	颈椎前后位、侧位
椎动脉型颈椎病	颈椎斜位	颈椎前后位、侧位
颈椎骨折(第一、二颈椎)	第一、二颈椎张口位	颈椎侧位
颈椎骨折(下段)	颈椎侧位	颈椎前后位
寰枢椎病变	第一、二颈椎张口位	颈椎侧位
落枕	颈椎前后位,侧位	第一、二颈椎张口位
颈椎脱位、椎间关节绞锁	颈椎侧位功能位	颈椎前后位
颈椎结核	颈椎侧位	颈椎前后位
颈部软组织病变	颈椎侧位	颈部软组织侧位
胸腔开口综合征	颈椎前后位	
颈肋	颈椎前后位(包括第二胸椎)	
截瘫	相应脊柱段前后位、侧位	
上段胸椎病变	胸椎上段前后位	胸椎上段侧位、斜位
胸椎结核、肿瘤、炎症	胸椎前后位、侧位	
胸椎骨折	胸椎前后位、侧位	胸椎横突前后位、仰卧水平侧位
脊柱侧弯	胸椎前后位、腰椎前后位	
椎体骨软骨病	胸椎前后位、侧位	腰椎前后位、侧位
腰椎骨折	腰椎前后位、侧位	腰椎横突前后位、仰卧水平侧位
腰椎结核、肿瘤、炎症	腰椎前后位、侧位	
腰椎退行性病变	腰椎前后位、侧位	腰椎斜位
腰椎间盘脱出	腰椎前后位、侧位	
强直性脊柱炎	腰椎前后位、骶髂关节前后位	腰椎侧位、胸椎前后位
腰椎滑脱	腰椎前后位、侧位	腰椎斜位、腰椎侧位功能位
腰椎椎弓峡部裂	腰椎前斜位	腰椎关节突关节位
脊椎裂	腰椎前后位、骶骨前后位	
腰椎骶化、骶椎腰化	腰椎前后位(包括骶髂关节)	
致密性骨炎	骶髂关节前后位	骶髂关节前后斜位
布氏杆菌病	腰椎前后位	腰椎斜位、骶髂关节前后位
骶尾骨骨折	骶、尾骨侧位	骶、尾骨前后位

三、摄影技术

(一)寰枕关节:后前位

1. 摄影体位　受检者俯卧于摄影台上,肘部弯曲,前臂放于颈部两侧。踝部下方垫以沙袋,将足部稍抬高,可使受检者较为舒适。头部正中面对准成像件,眶下缘连线中点放于成像件中心。前额和鼻部紧靠成像件,并使听眦线与成像件垂直,两侧外耳孔与台面距离必须相等(图 15 - 2 - 67)。

2. 中心线　对准枕外隆凸下方 2~3 cm 处;通过寰枕关节,与成像件垂直。

3. 屏气情况　曝光时嘱受检者屏气。

4. 显示部位、用途　此位置能使寰枕关节在两侧上额窦内显示(图 15 - 2 - 68)。

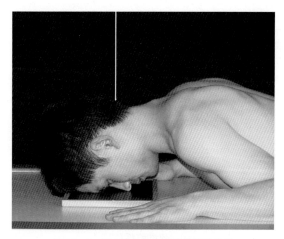

图 15-2-67　寰枕关节后前位摄影体位

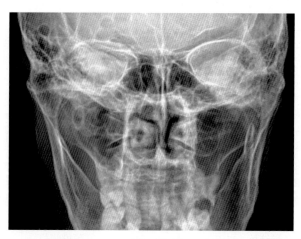

图 15-2-68　寰枕关节后前位 X 线影像

（二）寰枕关节：侧位

1. 摄影体位　受检者坐于摄片架前,头稍向后仰。颈部侧方靠近成像件,颈部必须与成像件平行。两肩尽量下垂,外耳孔下方 2 cm 处放于成像件中心（图 15-2-69）。

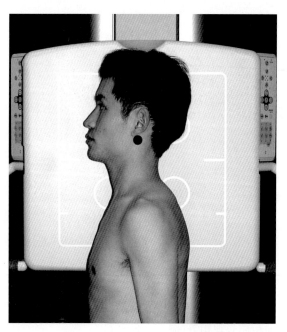

图 15-2-69　寰枕关节侧位摄影体位

2. 中心线　对准外耳孔下方 2 cm 处,与成像件垂直。

3. 屏气情况　曝光时嘱受检者屏气。

4. 显示部位、用途　此位置能使寰枕关节和上部颈椎的侧位影像（图 15-2-70）。

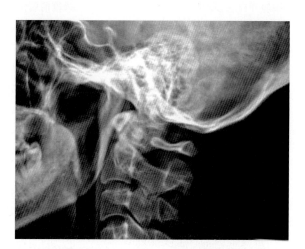

图 15-2-70　寰枕关节侧位摄影体位

（三）第一和第二颈椎：张口位

1. 摄影体位　受检者仰卧于摄影台上,两臂放于身旁,身体正中面对准台面中线,并与之垂直。枕骨隆凸放于成像件中心上方 2 cm 处,头向后仰,使上颌门齿咬合面至乳突尖部连线与成像件垂直,两侧颞部可用头夹或沙袋固定。然后嘱受检者尽量张口,口内放一软木塞咬于上下牙齿之间,以作支撑。如不用软木塞支撑,在曝光时可嘱受检者轻发"啊……"声,这样可帮助口部张大,使下颌不致抖动。同时使舌头向下,以免与上部颈椎重叠而影响显示。

2. 中心线　对准上下牙齿中点,与成像件垂直。如受检者颈部强直而不能后仰着,可将 X 线向头侧倾斜,使中心线与上颌门齿咬合面和乳突尖部的连线平行（图 15-2-71）。

3. 屏气情况　曝光时嘱受检者屏气。

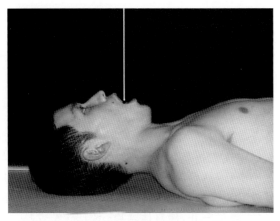

图 15-2-71　第一和第二颈椎张口位摄影体位

4. 显示部位、用途　此位置能从口腔中显示寰椎、枢椎和寰枢关节的前后位影像,尤其是枢椎的显影更为清晰(图 15-2-72)。

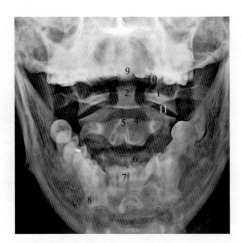

图 15-2-72　第一和第二颈椎张口位 X 线影像及解剖

1. 寰椎,2. 枢椎,3. 寰椎横突,4. 枢椎,5. 棘突,6. 第三颈椎,7. 下牙,8. 下颌骨,9. 上牙,10. 枕骨,11. 寰枢关节。

5. 其他　如受检者装有活动假牙,必须将其除去,以免与颈椎影像重叠。

(四) 第三至第七颈椎:前后位

1. 摄影体位　受检者仰卧于摄影台上(也可取立位),两臂放于身旁,身体正中面或胸骨对准台面中线,头部后仰,使上颌门齿咬合面至乳突尖部连线与台面垂直,头部可用头夹或沙袋固定。成像件上缘超出枕外隆凸,下缘包括第一胸椎,或将颈部前面的前突(甲状软骨)放于成像件中心(图 15-2-73)。

2. 屏气情况　曝光时嘱受检者屏气。

3. 中心线　X 线管向头侧倾斜 7°~10°,对准甲状软骨下方射入成像件中心,这样将下颌骨推向上方,使颈椎显影较多。同时可使 X 线与下部颈椎的椎间隙平行,使椎间隙显影更为清晰。

4. 显示部位、用途　此位置显示第三至第七颈椎和上位胸椎的前后位影像(图 15-2-74)。

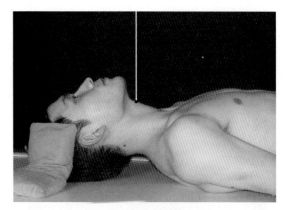

图 15-2-73　颈椎前后位摄影体位

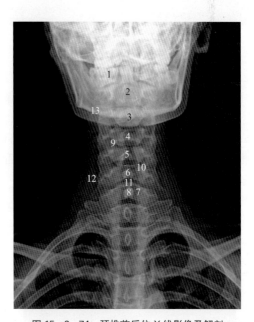

图 15-2-74　颈椎前后位 X 线影像及解剖

1. 第一颈椎,2. 第二颈椎,3. 第三颈椎,4. 第四颈椎,5. 第五颈椎,6. 第六颈椎,7. 第七颈椎,8. 棘突,9. 横突孔,10. 关节突,11. 椎间关节,12. 横突,13. 下颌骨。

(五) 颈椎:侧位

1. 摄影体位　受检者侧立于摄片架前,两足分开,使身体站稳。颈部长轴与成像件长轴平行,头部稍向后仰,以免下颌骨支部与上部颈椎重叠。双手各握一沙袋,使两臂尽量下垂,可使下部颈椎和上部胸椎不致为肩部所重叠。成像件上缘超出枕外隆凸,下缘低于第二胸椎(图 15-2-75)。

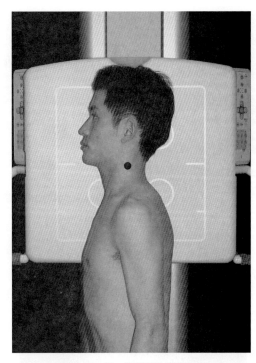

图 15-2-75 颈椎侧位摄影体位

2. 屏气情况 曝光时嘱受检者深呼气后屏住,这样能使肩部极度下降,有时 T1 和 T2 也能清晰显影。

3. 中心线 对准第四颈椎,与成像件垂直。

4. 显示部位、用途 此位置显示全部颈椎和第一胸椎、第二胸椎的侧位影像(图 15-2-76)。舌骨、甲状软骨和环状软骨也能显影。

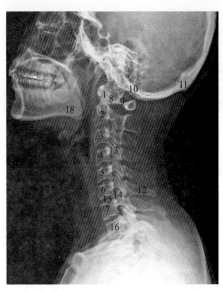

图 15-2-76 颈椎侧位 X 线影像及解剖

1. 第一颈椎,2. 第二颈椎,3. 第三颈椎,4. 第四颈椎,5. 第五颈椎,6. 第六颈椎,7. 第七颈椎,8. 齿突,9. 寰椎后弓,10. 乳突尖部,11. 枕骨,12. 棘突,13. 椎弓,14. 上关节突,15. 椎间关节,16. 第一胸椎,17. 气管,18. 下颌骨。

5. 说明 ①在此位置由于肩部突出,肢体与成像件不可能靠近。为了保证影像的清晰度及减少放大失真。必须将焦-像距离加长,一般采用 180~200 cm。②如病情较重,也可取坐位投照。

(六)颈椎:前后斜位

1. 摄影体位 受检者仰卧于摄影台上,头部用面垫或枕头垫高,下颌稍向下倾,使颈椎长轴与成像件平行,然后将被检侧的肩部和髋部抬起,用沙袋或枕头支撑。或受检者直立于摄影架前,背向成像件,两足分开,使身体站稳(图 15-2-77)。使颈部和躯干与台面成 45°角。成像件上缘超出枕外隆凸,下缘包括第二胸椎,或将成像件中心放于甲状软骨上方 2~3 cm 处,即第三颈椎对准成像件中心。

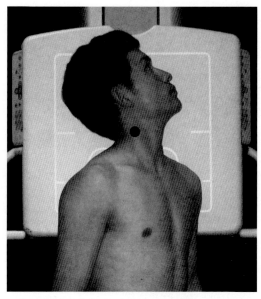

图 15-2-77 颈椎前后斜位摄影体位

2. 中心线 向头侧倾斜 15°~20°,对准第四颈椎,射入成像件中心。

3. 显示部位、用途 此位置显示颈椎的斜位影像。因被检侧抬高,离开成像件,其椎间孔和椎弓根与成像件平行,所以能将该侧的椎间孔和椎弓根影像清晰显示(图 15-2-78)。用于检查颈椎椎间孔和椎弓根病变,但应摄取左、右两侧,以作比较。

4. 说明 ①取此位置投照,因被检部位与成像件离开,所以焦-片距离不应短于 90 cm,以 120 cm 最为理想。②此位置也可取坐位投照。

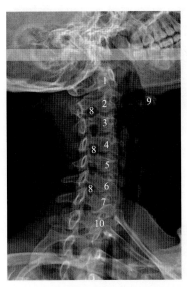

图 15 - 2 - 78　颈椎前后斜位 X 线影像及解剖
1. 第一颈椎,2. 第二颈椎,3. 第三颈椎,4. 第
四颈椎,5. 第五颈椎,6. 第六颈椎,7. 第七颈椎,
8. 椎间孔,9. 舌骨,10. 第一胸椎。

(七) 颈椎:后前斜位

1. 摄影体位　受检者俯卧于摄影台上,下颌稍
向下倾,使颈椎长轴与成像件平行,然后将对侧肩部
和髋部抬起,膝部和肘部弯曲,支撑身体。被检侧前额
靠近台面。或受检者直立于摄影架前,面向成像件,两
足分开,使身体站稳(图 15 - 2 - 79)。颈部和躯干与台
面成 45°角。中心对着甲状软骨下方 2～3 cm 处。

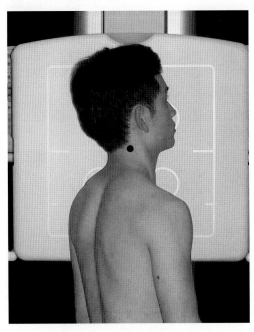

图 15 - 2 - 79　颈椎后前斜位摄影体位

2. 中心线　向足侧倾斜 15°～20°,对准第四颈
椎,射入成像件中心。

3. 显示部位、用途　此位置显示颈椎的斜位影
像。因被检侧靠近成像件,椎间孔和椎弓根与成像件
平行,所以能使该侧椎间孔和椎弓根影像清晰显示
(图 15 - 2 - 80)。用于检查颈椎椎间孔和椎弓根病
变,但应摄取左、右两侧,以作比较。

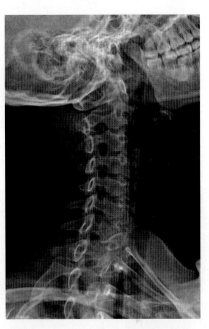

图 15 - 2 - 80　颈椎后前斜位 X 线影像

(八) 颈椎:功能位(过伸位、过屈位)

1. 摄影体位　受检者侧立于成像件前,两足分
开,使身体站稳。头部尽量前屈(过屈位)或后仰(过
伸位)。双手各握一沙袋,使两臂尽量下垂。成像件
上缘超出枕外隆凸,下缘低于第二胸椎(图 15 - 2 -
81A、B)。

2. 屏气情况　曝光时嘱受检者深呼气后屏住,
这样能使肩部极度下降,有时第一和第二胸椎也能清
晰显影。

3. 中心线　对准第四胸椎,与成像件垂直。

4. 显示部位、用途　此位置显示颈椎的功能位
影像(图 15 - 2 - 82A、B)。主要用于判断椎间盘变性
或因外伤所致胡椎体间不稳定性。后者在动态摄影
像上,椎体向前或后方滑动,椎间隙异常地变窄或增
宽。如寰枢椎脱位,在前屈位上,寰椎前弓后缘与齿
状突前缘间的距离增大 3 mm 者断定为横韧带松弛或
者断裂。

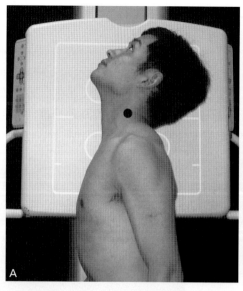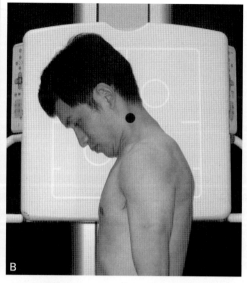

图 15-2-81 颈椎功能位摄影体位

A. 颈椎过伸位；B. 颈椎过屈位。

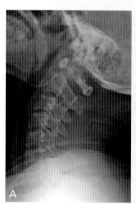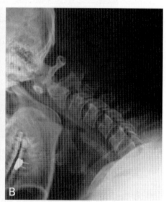

图 15-2-82 颈椎侧位,过伸(A)过屈(B)摄片影像

5．说明 ①在此位置由于肩部突出,肢体与成像件不可能靠近。为了保证影像的清晰度及减少放大失真。必须将焦-像距离加长,一般采用 180～200 cm。②如病情较重,也可取坐位拍摄。

(九)颈椎和上部胸椎：侧卧位

1．摄影体位 受检者侧卧于摄影台上,下颌前伸。近台面侧肘部弯曲,并将手臂枕于头下,肩部尽量向后。离台面侧手臂尽量向下向后,以免肱骨头的影像与上部胸椎重叠。锁骨上窝放于成像件中心(图15-2-83)。

2．中心线 对准锁骨上窝,与成像件垂直。

3．屏气情况 曝光时嘱受检者深吸气后屏住。

4．显示部位、用途 显示全部颈椎和上部胸椎的侧位影像(图15-2-84)。

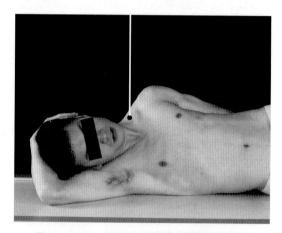

图 15-2-83 颈椎和上部胸椎侧卧位摄影体位

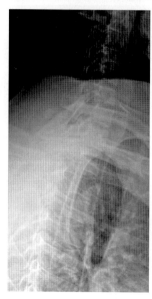

图 15-2-84 颈椎和上部胸椎侧卧位 X 线影像

（十）颈椎和上部胸椎：侧立位

1. 摄影体位　受检者在摄片架前侧立，两足分开，保持身体站稳。颈部弯曲，头部向下，使下颌与上胸部接触。两肩尽量向前和向下，以免肩部阴影与椎体重叠。近侧的手可抱住对侧的腰部，对侧手可抱住片架，也可嘱受检者双手各握一沙袋，交叉放于膝前。成像件中心对 C7（图 15 - 2 - 85）。

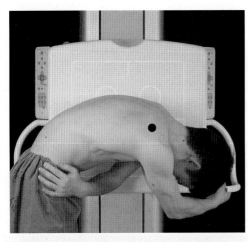

图 15 - 2 - 85　颈椎和上部胸椎侧立位摄影体位

2. 中心线　对准肩部后方相当于肱骨头平面处，与成像件垂直。
3. 屏气情况　曝光时嘱受检者深吸气后屏住。
4. 显示部位、用途　显示全部颈椎和上部胸椎的侧位影像（图 15 - 2 - 86）。

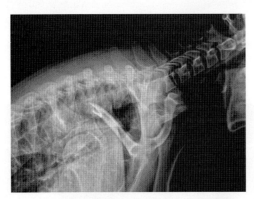

图 15 - 2 - 86　颈椎和上部胸椎侧立位 X 线影像

5. 说明　在普通的侧位照片上，上部胸椎的棘突常与后部肋骨重叠，不易显出，而取此位置投照时，棘突也可清晰显影。

（十一）颈椎和上部胸椎：斜位

1. 摄影体位　受检者坐或立于摄片架前，背向成像件。然后转动身体，使与成像件成 70°角。近侧手臂向前，对侧手臂向后，使两肩影像不致与椎体重叠。成像件中心对胸骨颈切迹上方 3 cm 处（图 15 - 2 - 87）。

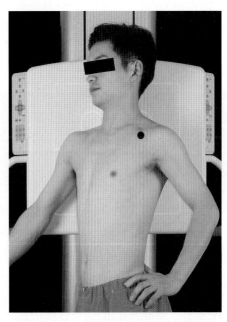

图 15 - 2 - 87　颈椎和上部胸椎斜位摄影体位

2. 中心线　对侧锁骨中点的下方，与成像件垂直。
3. 屏气情况　曝光时嘱受检者深吸气后屏住。
4. 显示部位、用途　显示全部颈胸椎联接部的斜位影像（图 15 - 2 - 88）。

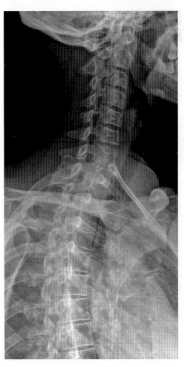

图 15 - 2 - 88　颈椎和上部胸椎斜位 X 线影像

（十二）胸椎：前后位

1. 摄影体位 受检者仰卧于摄影台上，身体正中面与脊柱对准台面中线，头部平放，直接靠于台上。下肢伸直或将膝部弯曲90°，后者可使腰背部能尽量靠近台面，减少脊柱的生理弯曲度。成像件上缘包括第七颈椎；下缘包括第一腰椎（图15-2-89）。

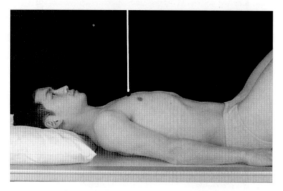

图15-2-89 胸椎前后位摄影体位

2. 中心线 对准胸骨角-剑突连线中点，与成像件垂直。

3. 屏气情况 曝光时嘱受检者深吸气后屏住。

4. 显示部位、用途 显示胸椎的前后位影像（图15-2-90）。

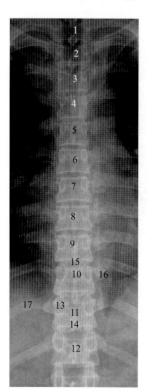

图15-2-90 胸椎前后位 X 线影像及解剖

1. 第一胸椎，2. 第二胸椎，3. 第三胸椎，4. 第四胸椎，5. 第五胸椎，6. 第六胸椎，7. 第七胸椎，8. 第八胸椎，9. 第九胸椎，10. 第十胸椎，11. 第十一胸椎，12. 第十二胸椎，13. 椎弓根，14. 棘突，15. 椎间关节，16. 横突，17. 肋骨。

5. 说明 因气管一般约在第四胸椎或第五胸椎分叉，横膈约在第九或第十胸椎等高处，所以上部胸椎与气管重叠，组织密度较低，下部胸椎与心脏和横膈重叠，组织密度则较上部胸椎高。为避免胸椎影像密度差别过大，可利用 X 线管的"阳极端效应"进行投照。即将 X 线管阳极端对受检者头侧，阴极端对受检者足侧。

（十三）胸椎：侧位

1. 摄影体位 受检者侧卧于摄影台上，两臂上举，头部枕于靠台面侧的上臂。两髋和两膝弯曲，腰部用棉垫垫平。脊柱对准台面中线，两膝之间放一沙袋，使脊柱长轴与台面平行（图15-2-91）。成像件上缘包括第七胸椎，下缘包括第一腰椎。

2. 中心线 ①对准第六或第七胸椎，与成像件垂直（图15-2-91）。②如腰部不垫棉垫，脊柱有一下倾的侧弯度，其长轴不与台面平行，X 线管应向头侧倾斜若干度，使中心线与胸椎长轴垂直，对准第六或第七胸椎，射入成像件中心（图15-2-92）。

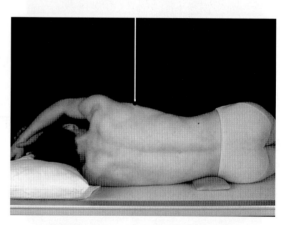

图15-2-91 胸椎侧位摄影体位（1）

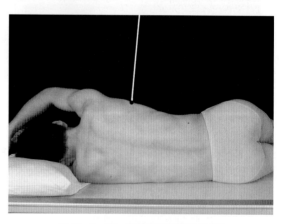

图15-2-92 胸椎侧位摄影体位（2）

3. 屏气情况 可应用缓慢呼吸技术,或在深吸气后屏住。

4. 显示部位、用途 此位置能显示胸椎的侧位影像,但第一胸椎～第三胸椎因与两侧肩部重叠,常不能清晰显影(图 15-2-93)。

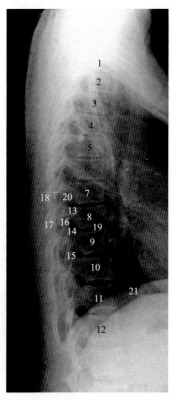

图 15-2-93 胸椎侧位 X 线影像及解剖

1.第一胸椎,2.第二胸椎,3.第三胸椎,4.第四胸椎,5.第五胸椎,6.第六胸椎,7.第七胸椎,8.第八胸椎,9.第九胸椎,10.第十胸椎,11.第十一胸椎,12.第十二胸椎,13.椎弓,14.上关节突,15.椎弓关节,16.下关节突,17.肋骨,18.棘突,19.椎间关节,20.椎间孔,21.横膈。

(十四)胸椎:侧立位

1. 摄影体位 受检者侧立于摄片架台前,两足分开,使身体站稳。脊柱对准成像件中线,并与成像件长轴平行。两肩上举交叉,抱于头上,肩部尽量向前,以免与上部胸椎重叠。成像件上缘包括第七颈椎,下缘包括第一腰椎(图 15-2-94)。

2. 中心线 对准第六或第七胸椎(肩胛骨下角),与成像件垂直。

3. 屏气情况 可应用缓慢呼吸技术,或在深吸气后屏住拍摄。

4. 显示部位、用途 此位置显示胸椎的侧位影像(图 15-2-95)。

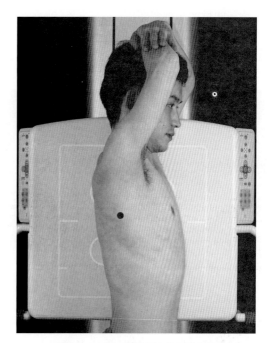

图 15-2-94 胸椎侧立位摄影体位

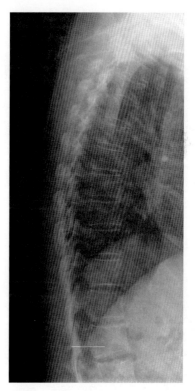

图 15-2-95 胸椎侧立位 X 线影像

(十五)腰椎:前后位

1. 摄影体位 受检者仰卧于摄影台上,身体正中面或胸骨-耻骨联合连线对准台面中线,头部和两肩用枕头垫高,两侧髋部和膝部弯曲,使腰部靠近台面,以矫正腰椎的生理弯曲度(图15-2-96),藉可减少失真现象。成像件上缘包括第十一胸椎,下缘包括上部骶椎,或将脐孔上方2cm处对准成像件中心。

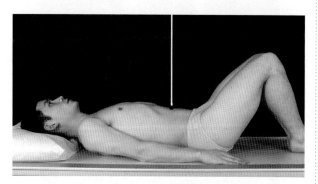

图15-2-96 腰椎前后位摄影体位

2. 中心线 对准脐孔上方2cm处,通过第三腰椎与成像件垂直。

3. 屏气情况 曝光时嘱受检者深吸气后呼出屏住。

4. 显示部位、用途 此位置显示腰椎的前后位影像(图15-2-97)。

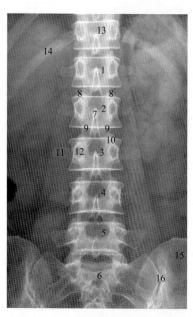

图15-2-97 腰椎前后位X线影像及解剖
1. 第一腰椎,2. 第二腰椎,3. 第三腰椎,4. 第四腰椎,5. 第五腰椎,6. 骶骨,7. 棘突,8. 上关节突,9. 下关节突,10. 关节突关节,11. 横突,12. 椎弓根,13. 第十二胸椎,14. 第十二肋骨,15. 髂骨,16. 骶髂关节。

5. 说明 屈膝对腰椎生理屈度的影响,屈膝时腰椎生理弧度较平直,不屈膝时腰椎生理弧度较大(图15-2-98)。

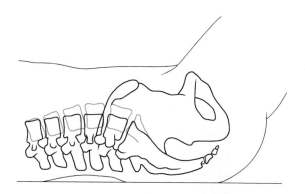

图15-2-98 屈膝对腰椎生理弧度的影像
如图所示:——屈膝时腰椎生理弧度较平直;
----不屈膝时腰椎生理弧度较大。

(十六)腰椎:侧位

1. 摄影体位 ①受检者侧卧于摄影台上,脊柱对准台面中线,两侧髋部和膝部稍弯曲,或将近侧下肢伸直,离台侧下肢向前弯曲,并用枕头或沙袋支撑,使受检者易固定并较为舒适。腰部用棉垫垫平,使脊柱长轴与台面平行,背部与台面垂直,成完全侧位。成像件上缘包括第十一胸椎,下缘包括骶椎,将第三腰椎放于成像件中心(图15-2-99)。②肢体摆法也可简化为:受检者侧卧,靠台侧下肢弯曲,离台侧伸直,并放于对侧小腿上,这样腰部就自然伸直摆正,也易固定,其他仍如上。

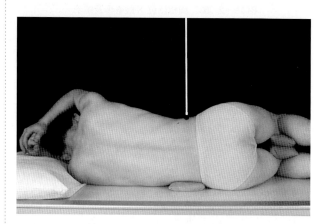

图15-2-99 腰椎侧位摄影体位

2. 中心线 对准第三腰椎棘突前方约8cm处,通过第三腰椎,与成像件垂直(图15-2-99)。

3. 屏气情况 曝光时嘱受检者深吸气后呼出屏住。

4. 显示部位、用途 此位置显示腰椎的侧位影像(图15-2-100)。

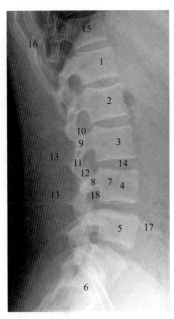

图 15 - 2 - 100　腰椎侧位 X 线影像及解剖
1.第一腰椎,2.第二腰椎,3.第三腰椎,4.第四腰椎,5.第五腰椎,6.骶骨,7.椎体,8.椎弓根,9.椎板,10.上关节突,11.下关节突,12.椎弓关节,13.棘突,14.椎间关节,15.第十二胸椎,16.肋骨,17.髂骨,18.椎间孔。

(十七) 腰椎:前后斜位

1. 摄影体位　受检者仰卧于摄影台上,脊柱对准台面中线,一侧腰背部抬高,膝部稍弯曲,使躯干与台面成 45°角,抬高侧的背部和下肢可用沙袋或枕头支撑,如欲得到更准确的角度,可用一 45°角度板垫于腰背部,将角度板的斜面与腰椎靠紧。这样不但角度准确,并可以将角度板作为支撑身体之用。成像件上缘包括下部胸椎,下缘包括骶椎,脐孔上方 2 cm 处对准成像件中心(图 15 - 2 - 101)。

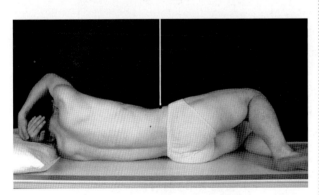

图 15 - 2 - 101　腰椎前后斜位摄影体位

2. 中心线　对准 L3,与成像件垂直。
3. 屏气情况　曝光时嘱受检者深吸气后呼出屏住。

4. 显示部位、用途　此位置显示腰椎的斜位影像。因近成像件的椎间关节与成像件垂直,所以能清晰显示(图 15 - 2 - 102)。为检查椎间关节、上下关节突和椎弓的外伤或病变之用,但须摄取左右两侧以作比较。

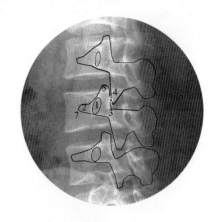

图 15 - 2 - 102　腰椎前后斜位 X 线影像及解剖
1.椎弓根,2.横突,3.椎弓峡部,4.下关节突,5.上关节突,6.椎弓关节,7.椎体。

5. 说明　此位置也可取立位投照,更为方便。

(十八) 腰椎:功能位(过伸位、过屈位)

1. 摄影体位　受检者侧卧于摄影台上,脊柱对准台面中线,腰椎、两侧髋部和膝部尽量弯曲(过屈位)或伸展(过伸位),可用枕头或沙袋支撑,使受检者易固定并较为舒适。腰部用棉垫垫平,使脊柱长轴与台面平行,背部与台面垂直,成完全侧位。成像件上缘包括第十一胸椎,下缘包括上部骶椎,将第三腰椎放于成像件中心(图 15 - 2 - 103)。

2. 中心线　对准第三腰椎棘突前方约 8 cm 处,通过第三腰椎,与成像件垂直。

3. 屏气情况　曝光时嘱受检者深吸气后呼出屏住。

4. 显示部位、用途　此位置显示腰椎的侧位功能位影像(图 15 - 2 - 104)。显示腰椎有不稳定因素的病变,例如轻度滑移。

(十九) 腰椎:椎弓和关节突半轴位

1. 摄影体位　受检者仰卧于摄影台上,身体正中面或脊柱棘突对准台面中线,头部和两肩用枕头垫高,两侧髋部和膝部弯曲,使腰部靠近台面。成像件上缘包括第十二胸椎,下缘包括上部骶椎,或将脐孔上方 2 cm 处对准成像件中心(图 15 - 2 - 105)。

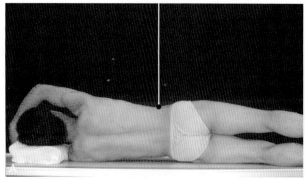
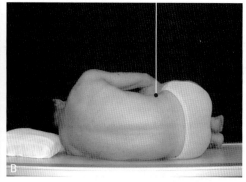

图 15-2-103　腰椎功能位摄影体位
A. 腰椎过伸位；B. 腰椎过屈位。

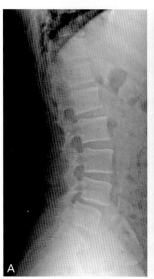
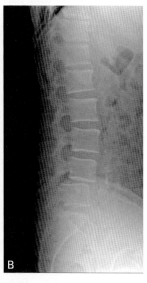

图 15-2-104　腰椎功能位 X 线影像
A. 腰椎过伸位；B. 腰椎过屈位。

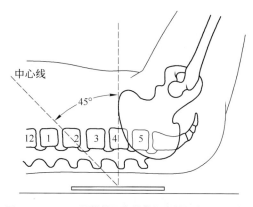

图 15-2-106　腰椎椎弓和关节突半轴位中心线示意图

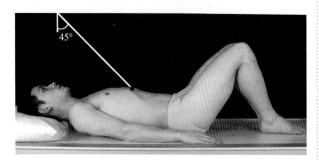

图 15-2-105　腰椎椎弓和关节突半轴位摄影体位

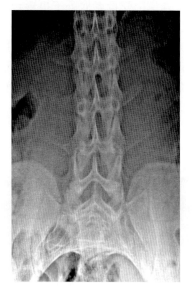

图 15-2-107　腰椎椎弓和关节突半轴位 X 线影像

2. 中心线　对准下部胸骨，向足侧倾斜 45°通过第三腰椎射出（图 15-2-106）。

3. 屏气情况　曝光时嘱受检者深吸气后呼出屏住。

4. 显示部位、用途　此位置摄片，将椎体、椎间隙阴影变为模糊，而能清晰地显示椎弓的半轴位影像，有助于常规摄片不能显示病变的诊断（图 15-2-107）。

（二十）腰骶关节：前后位

1. 摄影体位　受检者仰卧于摄影台上，身体正中面或剑突-耻骨联合连线对准台面中线，头部垫以枕头，两膝稍弯曲，其下方用沙袋稍垫高，踝关节处放沙袋固定。成像件上缘包括第四腰椎，下缘包括耻骨联合上方 5 cm 处(图 15-2-108)。

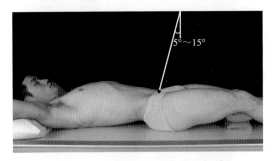

图 15-2-108 腰骶关节前后位摄影体位

2. 中心线 向头侧倾斜约 5°~15°(中心线的倾斜角度应依骨盆类型和性别而改变),对准两侧髂前上棘连线中点,通过腰骶关节,射入成像件中心(图 15-2-109)。

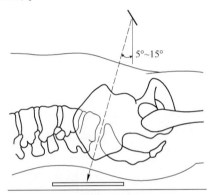

图 15-2-109 腰骶关节前后位中心线示意图

3. 屏气情况 曝光时嘱受检者深吸气后呼出屏住。

4. 显示部位、用途 此位置显示腰骶关节的前后位影像(图 15-2-110)。

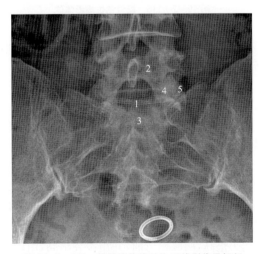

图 15-2-110 腰骶关节前后位 X 线影像及解剖

1.腰骶关节,2.第五腰椎,3.第一骶椎,4.第五腰椎下关节突,5.骶骨关节突。

5. 说明 当受检者平卧时,腰骶关节与台面构成不同角度,所以须将 X 线管向头侧倾斜,使中心线恰好通过骶髂关节,才能清晰显影。当受检者腰骶部有极度疼痛而不能仰卧时,可用后前位拍摄,但由于肢体与成像件距离较远,影像不如前后位清晰。

(二十一)腰骶关节:侧位

1. 摄影体位 受检者侧卧于摄影台上,背部与台面垂直。腰骶椎联接部对准台面中线,两侧髋部和膝部稍弯曲,腰部用棉垫垫平,近台面侧的膝部也用沙袋垫高,两膝和两踝之间均放沙袋,使脊柱长轴与台面平行,而腰骶关节与台面垂直。成像件中心对准髂骨嵴下方 2~3 cm 处(图 15-2-111)。

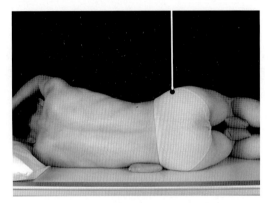

图 15-2-111 腰骶关节侧位摄影体位

2. 中心线 对准第五腰椎棘突前方 8 cm 处,与成像件垂直。

3. 屏气情况 曝光时嘱受检者深吸气后呼出屏住。

4. 显示部位、用途 此位置显示腰骶关节的侧位影像(图 15-2-112)。

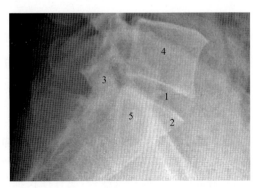

图 15-2-112 腰骶关节侧位 X 线影像及解剖

1.腰骶关节,2.骶骨胛,3.骶骨关节突,4.第五腰椎,5.骶骨。

（二十二）骶骨：前后位

1. 摄影体位　受检者仰卧于摄影台上，身体正中面或胸骨-耻骨联合连线对准台面中线，头部垫以枕头，两膝稍弯曲，并用沙袋垫高，用以矫正耻骨的生理曲度。成像件上缘包括髂骨嵴，下缘超出耻骨联合（图15-2-113）。

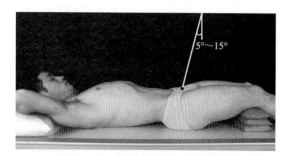

图15-2-113　骶骨前后位摄影体位

2. 中心线　向头侧倾斜约5°～15°，对准耻骨联合上方，与骶骨中心垂直。女性受检者中心线倾斜度应增加5°～10°，这样可减少骶骨的失真度（图15-2-114）。

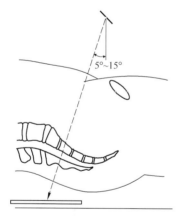

图15-2-114　骶骨前后位中心线示意图

3. 屏气情况　曝光时嘱受检者深吸气后呼出屏住。

4. 显示部位、用途　此位置显示骶骨关节的前后位影像（图15-2-115）。

（二十三）骶骨：侧位

1. 摄影体位　受检者侧卧于摄影台上，背部与台面垂直，腰部用棉垫垫平，近台面侧的膝部用沙袋稍垫高，两膝和两踝之间均放沙袋，使脊柱长轴与台面平行。成像件上缘包括髂骨嵴，下缘超出尾骨尖部（图15-2-116）。

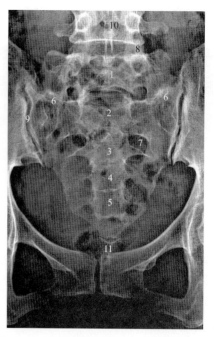

图15-2-115　腰骶关节前后位X线影像及解剖
1.骶骨第一节,2.骶骨第二节,3.骶骨第三节,4.骶骨第四节,5.骶骨第五节,6.骶骨翼,7.骶骨孔,8.骶骨关节突,9.骶髂关节,10.第五腰椎,11.尾骨。

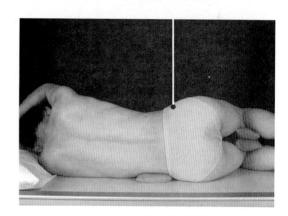

图15-2-116　骶骨侧位摄影体位

2. 中心线　对准髂后下棘前方8cm处，与成像件垂直。

3. 屏气情况　曝光时嘱受检者深吸气后呼出屏住。

4. 显示部位、用途　此位置显示腰骶关节、骶骨和尾骨的侧位影像（图15-2-117）。

（二十四）尾骨：前后位

1. 摄影体位　受检者仰卧于摄影台上，身体正中面或剑突-耻骨联合连线对准台面中线，头部和双肩用枕头垫高，两膝稍弯曲，并用沙袋垫高，用以矫正尾骨的生理曲度。成像件上缘包括髂骨嵴，下缘超出耻骨联合（图15-2-118）。

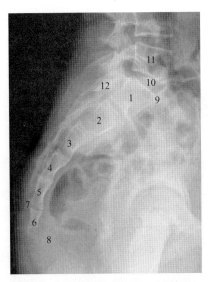

图 15 - 2 - 117　骶骨侧位 X 线影像及解剖

1.骶骨第一节,2.骶骨第二节,3.骶骨第三节,4.骶骨第四节,5.骶骨第五节,6.尾骨,7.骶骨角,8.尾骨,9.骶骨胛,10.腰骶关节,11.第五腰椎,12.骶骨内嵴。

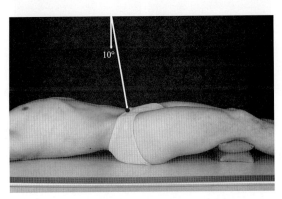

图 15 - 2 - 118　尾骨前后位摄影体位

2. 中心线　向足侧倾斜约 10°,对准两侧髂前上棘连线中点,射入成像件,使耻骨联合不致与尾骨重叠(图 15 - 2 - 119)。

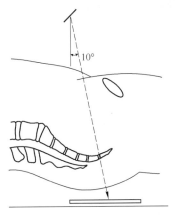

图 15 - 2 - 119　尾骨前后位中心线示意图

3. 屏气情况　曝光时嘱受检者深吸气后呼出屏住。

4. 显示部位、用途　此位置显示尾骨关节的前后位影像(图 15 - 2 - 120)。

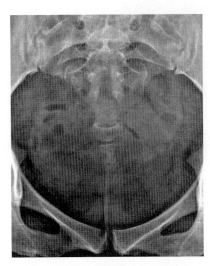

图 15 - 2 - 120　尾骨前后位 X 线影像

(二十五)尾骨:侧位

1. 摄影体位　受检者侧卧于摄影台上,背部与台面垂直,尾骨对准台面中线,两侧髋部和膝部稍弯曲,腰部用棉垫将侧弯的腰部垫平,近台面侧的膝部用沙袋稍垫高,两膝和两踝之间均放沙袋,使脊柱长轴与台面平行。尾骨中点放于成像件中心(图 15 - 2 - 121)。

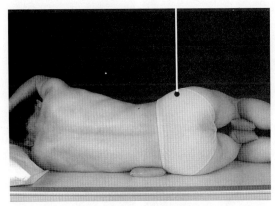

图 15 - 2 - 121　尾骨侧位摄影体位

2. 中心线　对准尾骨中点,与成像件垂直。

3. 屏气情况　曝光时嘱受检者深吸气后呼出屏住。

4. 显示部位、用途　此位置显示尾骨的侧位影像(图 15 - 2 - 122)。

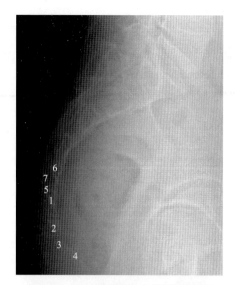

图 15 - 2 - 122 尾骨侧位 X 线影像及解剖
1. 尾骨第一节,2. 尾骨第二节,3. 尾骨第三节,
4. 尾骨第四节,5. 尾骨角,6. 骶骨,7. 骶骨角。

(二十六) 全脊柱摄影

1. 脊柱站立正侧位

(1) 摄影体位

1) 正位:受检者背部紧贴摄影架站立,双膝双髋均匀用力且伸直,脊柱中线对准摄影架中线。

2) 侧位:受检者双臂向上伸直,抓住侧位摄影扶手,以减少双肩与脊柱重叠,脊柱中线对准摄影架中线(图 15 - 2 - 123A、B)。

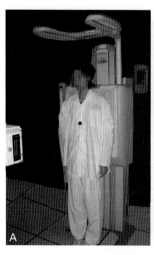
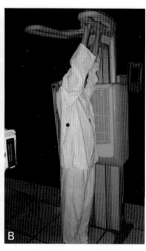

图 15 - 2 - 123 脊柱站立正(A)、侧(B)位摄影体位

(2) 中心线:垂直摄影架中点射入。

(3) 显示部位、用途:显示站立位全脊柱的正侧位影像,正位可以观察侧凸的部位和椎体的形态,并

用 Cobb 法测量脊柱的曲度。侧位显示脊柱的前后凸情况及椎体形态,是脊柱侧凸的常规检查(图 15 - 2 - 124A、B)。

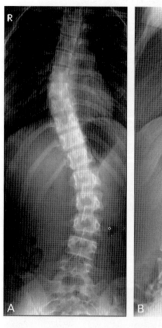
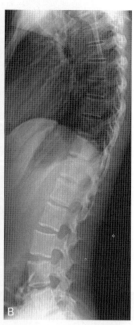

图 15 - 2 - 124 脊柱站立正(A)、侧(B)位 X 线影像
A. 脊柱 S 型侧弯畸形;B. 脊柱前后凸弯曲形态正常。

2. 脊柱仰卧牵引正位

(1) 摄影体位:受检者仰卧于摄影台正中,分别同时作好外力帮助下的颈肩部与双下肢的反向牵引,牵引以不使受检者感到明显疼痛的最大力度为限(图 15 - 2 - 125)。

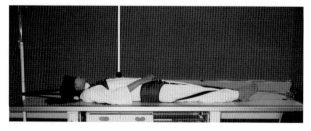

图 15 - 2 - 125 脊柱仰卧牵引正位摄影体位

(2) 中心线:垂直摄影台中点射入。

(3) 显示部位、用途:显示牵引下全脊柱的正位影像,与站立正位比较,能在一定程度上提供全脊柱的复位情况,可以估计下固定椎水平(图 15 - 2 - 126)。

3. 脊柱仰卧左右侧屈正位

(1) 摄影体位:受检者仰卧于摄影台正中,在外力帮助下躯干分别向左和右侧主动地尽量屈曲,力量以脊柱及下肢出现轻微疼痛症状为度(图 15 -

2-127）。

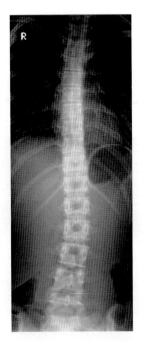

图 15-2-126　脊柱仰卧牵引正位摄影 X 线影像

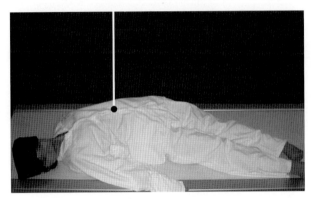

图 15-2-127　脊柱仰卧右侧屈正位摄影体位

（2）中心线：垂直摄影台中点射入。

（3）显示部位、用途：显示全脊柱仰卧左、右侧屈正位像，根据侧弯姿势下的 X 线影像计算出代偿角度，判断畸形的柔韧度，预测可能获得的校正度（图15-2-128A、B）。

4. 脊柱支点弯曲正位

（1）摄影体位：在摄影台的长轴中线上，横放一透 X 线塑料筒（直径为 14 cm、17 cm、20 cm）作为支点，受检者侧卧其上。对胸椎侧凸，支点圆筒置于侧凸顶椎对应的肋骨下方，并使其肩部离开摄影台面；对腰椎侧凸，支点圆筒直接置于腰弯顶椎下方，并使其骨盆离开摄影台面，影像板和固定滤线栅横向竖立紧贴于受检者前面（图 15-2-129）。

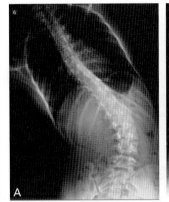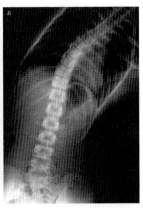

图 15-2-128　脊柱仰卧左(A)、右(B)侧屈正位 X 线影像

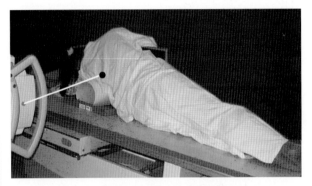

图 15-2-129　脊柱支点弯曲正位摄影体位

（2）中心线：垂直成像件中点射入。

（3）显示部位、用途：显示支点弯曲正位像，此体位影像的测量数据能较好地预测术后矫正角度，能评估侧凸畸形的柔韧度（图 15-2-130）。

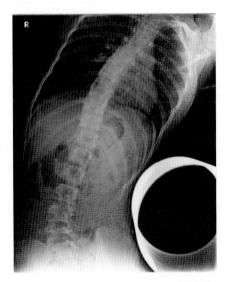

图 15-2-130　脊柱支点弯曲正位 X 线影像

第三节

胸骨和胸锁关节

一、胸骨和胸锁关节摄影技术要点

（1）胸骨位于胸部前方，在正位时与胸内脏器和脊柱重叠，所以投照时必须转动胸部或倾斜 X 线管摄片。

（2）胸骨正位摄影时应采用低千伏、小毫安、长时间、近距离并倾斜中心线的摄影技术，并在均匀浅呼吸的方式下曝光，以获得自体断层的效果。

（3）两侧胸锁关节同时投照时，应采取近焦—片距摄影。

二、胸骨和胸锁关节摄影体位选择

见表 15-2-2。

表 15-2-2 胸骨和胸锁关节摄影体位选择

病变	常用摄影体位	其他体位
胸骨	胸骨侧位	胸骨后前斜位
胸锁关节	胸锁关节后前位	

三、摄影技术

（一）胸骨：后前斜位

1. 摄影体位　受检者仰卧于摄影台上，两手放于身旁。然后将躯干移至摄影台的一端，下颌搁在横端前方。身体正中面或脊柱对准成像件或台面中线。下颌前伸，支撑头部，这样既较舒适，同时肢体与成像件亦较靠近。成像件上缘超出胸骨颈切迹，下缘包括剑突（图 15-2-131）。

2. 中心线　向左侧倾斜，对准肩胛骨内缘与第四胸椎联线中点，射向成像件中心（图 15-2-132）。倾斜角度大小可按胸部前后径厚度而定，一般为 40（常数）—胸部前后径厚度。例：胸部前后径为 20 cm，即 40−20＝20，20°即为 X 线管倾斜角度。

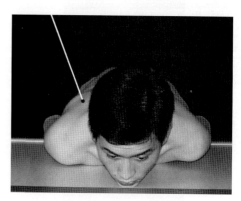

图 15-2-131　胸骨后前斜位摄影体位

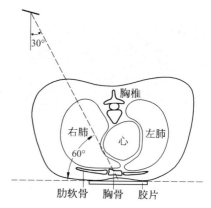

图 15-2-132　胸骨后前斜位中心线示意图

3. 屏气情况　曝光时嘱受检者连续缓慢呼吸。用低电压低电流，长曝光时间摄影。

4. 显示部位、用途　此位置显示胸骨和胸锁关节的后前斜位影像（图 15-2-133），解剖见图 15-2-134。

（二）胸骨：侧位

1. 摄影体位　受检者侧立于摄影架前，两足分开，使身体站稳。两臂在背后交叉，胸部向前挺出，两肩尽量后倾。成像件上缘超出胸骨颈切迹，下缘包括剑突，胸骨长轴对准成像件中线（图 15-2-135）。

2. 中心线　对准胸骨中点，与成像件垂直。

3. 屏气情况　曝光时嘱受检者深吸气后屏住，使胸骨与肺组织形成良好的对比。

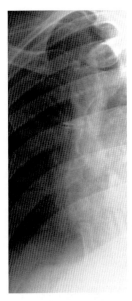

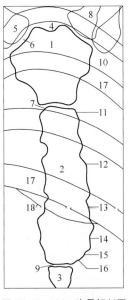

图 15 - 2 - 133　胸骨正位
X 线影像

图 15 - 2 - 134　胸骨解剖图

1.胸骨柄,2.胸骨体,3.剑突,
4.颈切迹,5.锁骨内端,6.胸锁关
节,7.柄体关节,8.锁骨内端,9.体
剑突关节,10～16.第 1～7 肋骨切
迹,17.肋骨,18.肋骨沟。

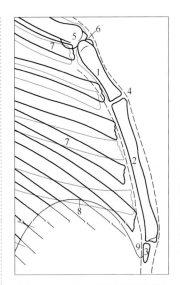

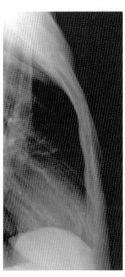

图 15 - 2 - 136　胸骨侧位解剖图

1.胸骨柄,2.胸骨体,3.剑突,
4.胸骨角,5.锁骨内端,6.胸锁关
节,7.肋骨,8.横膈,9.肋膈窦。

图 15 - 2 - 137　胸骨侧位
X 线影像

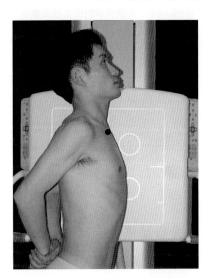

图 15 - 2 - 135　胸骨侧位摄影体位

4.显示部位、用途　此位置显示胸骨侧位影像
(图 15 - 2 - 136,图 15 - 2 - 137)。胸骨侧位摄片时,
因肢-片距较远,为减少失真,可以增加焦-片距补偿。
胸骨侧位也可取卧位或采用滤线器技术投照。

(三) 胸锁关节:后前位

1.摄影体位　受检者俯卧于摄影台上,两臂放
于身旁。身体正中面对准成像件中线。胸骨颈切迹
放于成像件中心。下颌前伸支撑头部。腹部用沙袋或
棉垫垫高,使胸锁关节更靠近成像件(图 15 - 2 - 138)。

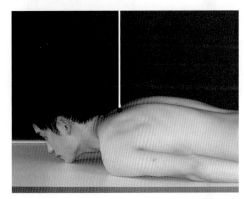

图 15 - 2 - 138　胸锁关节后前位摄影体位

2.中心线　对准第三胸椎,与成像件垂直。

3.屏气情况　曝光时嘱受检者深吸气后屏住。

4.显示部位、用途　此位置显示两侧胸锁关节
的后前位影像(图 15 - 2 - 139)。

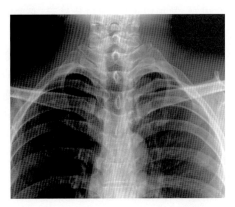

图 15 - 2 - 139　胸锁关节后前位 X 线影像

（四）胸锁关节：侧位

1. 摄影体位　受检者侧立于摄影架前,两足分开,使身体站稳。头稍向后仰,两臂在背后交叉,胸部向前挺出,两肩尽量后倾。胸骨颈切迹对准成像件中

心(图 15 - 2 - 140)。

2. 中心线　对准胸锁关节,与成像件垂直。

3. 屏气情况　曝光时嘱受检者深吸气后屏住。

4. 显示部位、用途　此位置显示两侧胸锁关节重叠的侧位影像(图 15 - 2 - 141)。

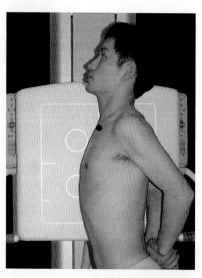

图 15 - 2 - 140　胸锁关节侧位摄影体位

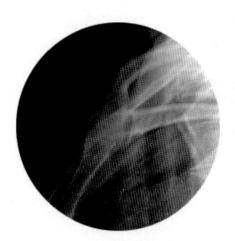

图 15 - 2 - 141　胸锁关节侧位 X 线影像

第四节

肋　骨

一、肋骨摄影技术要点

（1）肋骨为弓形骨,二维平面的 X 线像不能使其全部展开,病变部位应尽可能贴近成像件进行摄影。肋骨左右成对,常规用正位、斜位片显示,必要时摄切线位片,一般不摄侧位片。

（2）膈上肋骨与肺组织重叠,膈下肋骨与腹腔脏器重叠,两者对 X 线的吸收差异很大,摄影时应根据膈上肋骨深吸气、膈下肋骨深呼气的技术选择曝光条件分别进行摄片,也可采用高千伏摄影技术,同时摄取全肋骨影像。

（3）肺部及膈上肋骨应摄取深吸气后屏气像;心脏应摄取平静呼吸下屏气像。对不能配合的婴幼儿、老人或病情危重者,摄影时须注意观察受检者的呼吸动作,在吸气末呼气初的瞬间进行曝光,摄取肺充

气像。

二、肋骨摄影体位选择

见表 15 - 2 - 3。

表 15 - 2 - 3　肋骨摄影体位选择

病变	首选体位	其他体位
1～8 对肋骨前段 1～10 对肋骨后段	膈上肋骨后前位	膈上肋骨斜位
颈肋	膈上肋骨前后位 （颈肋）	
膈下肋骨	膈下肋骨前后位	膈下肋骨斜位

三、摄影技术

（一）膈上肋骨：后前位

1. 摄影体位　受检者立于摄影架前，面向成像件，两足分开，使身体站稳。身体正中面或脊柱对准成像件中线，头稍抬高。成像件上缘超出肩部，下颌搁于成像件上缘，使胸部更能靠近成像件。两肘弯曲。手背放于髋部，两臂和肩部尽量内转，使肩胛骨影像不致与肋骨重叠。对准胸骨颈切迹，通过第二胸椎间隙与成像件垂直。

2. 中心线　对准第四胸椎，与成像件垂直（图15-2-142）。

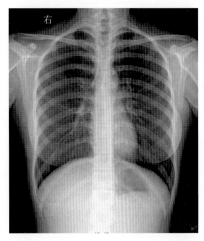

图 15-2-143　膈上肋骨后前位 X 线影像

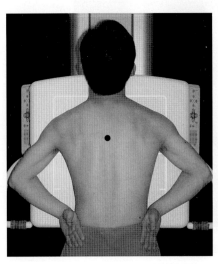

图 15-2-142　膈上肋骨后前位摄影体位

3. 屏气情况　曝光时嘱受检者深吸气后屏住，使横膈下降，以增加膈上肋骨的显示范围。

4. 显示部位、用途　此位置显示1~8对膈上肋骨的前段和1~10对肋骨后段的后前位影像。下方肋骨靠近脊柱部分被心脏阴影遮蔽，显示不清，尤其是在左侧被遮蔽范围更大。两侧腋部肋骨相互重叠（图15-2-143）。

（二）膈上肋骨：前后位

1. 摄影体位　受检者直立于摄影架前，面向成像件，两足分开，使身体站稳。身体正中面或胸骨对准成像件中线。成像件上缘超出第七颈椎。两肘弯曲。手背放于髋部，两臂和肩部尽量内转，使肩胛骨影像不致与肋骨重叠（图15-2-144）。

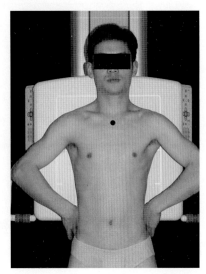

图 15-2-144　膈上肋骨前后位摄影体位

2. 中心线　对准胸骨颈切迹，通过第二胸椎间隙与成像件垂直。

3. 屏气情况　曝光时嘱受检者深吸气后屏住，使横膈下降，增加膈上肋骨的显示范围。

4. 显示部位、用途　此位置显示后段和前段膈上肋骨的前后位影像。前段膈上肋骨因距胶片稍远，所以清晰度较差。下方肋骨靠近脊柱部分被心脏阴影遮蔽，显示不清，尤其是在左侧被遮蔽范围更大。两侧腋部肋骨都相互重叠（图15-2-145）。

5. 说明　①也可取卧位投照，但在卧位时横膈上升，会影响膈上肋骨的显示范围。②如为观察心脏影像重叠的靠近脊柱部分肋骨，可应用加深曝光滤线器投照技术，能使该部肋骨清晰显示。

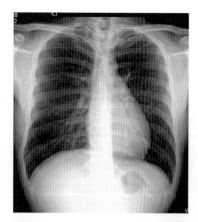

图 15-2-145　膈上肋骨前后位 X 线影像

(三) 膈上肋骨：前后斜位

1. 摄影体位　受检者直立于摄影架前,面向成像件,两足分开,使身体站稳。双手上举抱头,然后将身体向被检侧转 45°,使被检侧的胸腋部靠近成像件。并将脊柱至胸腔外侧缘的中点对准成像件中线,成像件上缘须超出肩部(图 15-2-146)。

2. 中心线　对准胸骨颈切迹,通过第二胸椎间隙,与成像件垂直。

3. 屏气情况　曝光时嘱受检者深吸气后屏住,使横膈下降,增加膈上肋骨的显示范围。

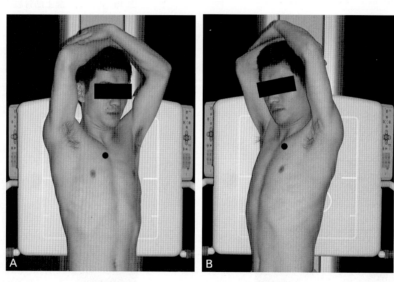

图 15-2-146　膈上肋骨前后斜位摄影体位
A. 左后斜位;B. 右后斜位。

4. 显示部位、用途　此位置显示腋部肋骨斜位影像。腋背部肋骨因距胶片较近,显示更清晰(图 15-2-147)。用以检查腋部肋骨病变或外伤。

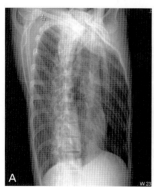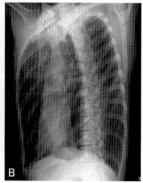

图 15-2-147　膈上肋骨前后斜位 X 线影像
A. 左后斜位;B. 右后斜位。

5. 说明　①检查右侧腋部肋骨,应将右侧胸腋部紧靠成像件,身体向右侧转 45°;反之,如欲检查左侧,就将左侧胸腋部紧靠成像件,身体向左侧转 45°。②检查左侧胸腋部肋骨,以左后斜位投照时,有密度高的心脏阴影与肋骨重叠,为避免影像过淡,可较右斜位摄影条件增加 4~6 kV。

(四) 膈上肋骨：后前斜位

1. 摄影体位　受检者直立于摄影架前,面向成像件,两足分开,使身体站稳。双手上举抱头,或将健侧手臂上举,被检侧肘部弯曲,手腕放于髋部,手臂及肩部尽量内转。然后将身体向被检侧转 45°,使被检侧的胸腋部靠近成像件。并将脊柱至胸腔外侧缘的中点对准成像件中线,成像件上缘须超出肩部(图 15-2-148)。

2. 中心线　对准第三胸椎,通过胸骨颈切迹,与成像件垂直。

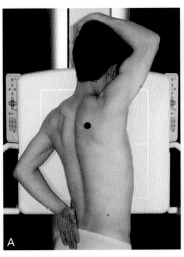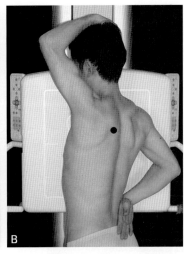

图 15-2-148　膈上肋骨后前斜位摄影体位
A. 左前斜；B. 右前斜位。

3. 屏气情况　曝光时嘱受检者深吸气后屏住，使横膈下降，增加膈上肋骨的显示范围。

4. 显示部位、用途　显示腋部肋骨斜位影像。前胸腋部肋骨因距胶片较显示更清晰（图 15-2-149）。用以检查腋部肋骨病变或外伤。

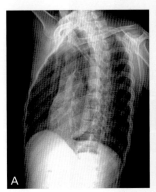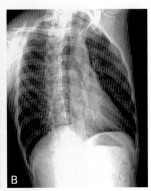

图 15-2-149　膈上肋骨后前斜位 X 线影像
A. 左前斜位；B. 右前斜位。

5. 说明　①检查右侧腋部肋骨，应将右侧胸腋部紧靠成像件，身体向右侧转 45°；反之，如欲检查左侧，就将左侧胸腋部紧靠成像件，身体向左侧转 45°。②检查左侧胸腋部肋骨，以左后斜位投照时，有密度高的心脏阴影与肋骨重叠，为避免影像过淡，可较右斜位摄影条件增加 4~6 kV。

（五）膈上肋骨：前后位（颈肋）

1. 摄影体位　受检者坐于摄影架前，背向成像件，头稍向后仰，使身体站稳。身体正中面或脊柱对准成像件中线，成像件上缘包括第五颈椎，下缘包括第五胸椎（图 15-2-150）。

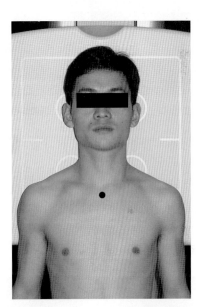

图 15-2-150　颈肋前后位摄影体位

2. 中心线　向头侧倾斜 15°，对准胸骨颈切迹，射入成像件中心。

3. 屏气情况　曝光时嘱受检者深吸气后屏住。

4. 显示部位、用途　此位置显示下部颈椎和上部胸椎的前后位影像。利用倾斜中心线投照，可使颈肋清晰地显示，很短小的颈肋也不至遗漏。

5. 说明　也可取侧位摄影（图 15-2-151）。

（六）膈下肋骨：前后位

1. 摄影体位　受检者仰卧于摄影台上。身体正中面或胸骨对准成像件或台面中线。两臂放于头旁或身旁，膝和髋关节弯曲。成像件上缘包括第五胸椎，下缘包括第三腰椎（图 15-2-152）。

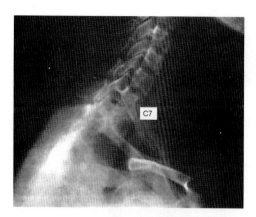

图 15-2-151 颈肋 X 线影像

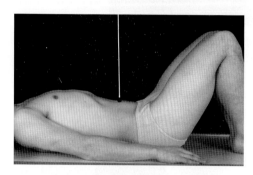

图 15-2-152 膈下肋骨前后位摄影体位

2. 中心线 对准剑突下缘,通过第十胸椎间隙,与成像件垂直。

3. 屏气情况 曝光时嘱受检者深吸气后呼出屏住,使横膈上升,增加膈下肋骨的显示范围。

4. 显示部位、用途 此位置显示膈下肋骨的前后位影像(图 15-2-153)。

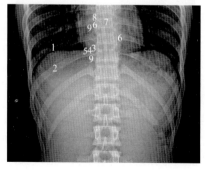

图 15-2-153 膈下肋骨前后位 X 线影像及解剖
1. 第九肋骨,2. 第十肋骨,3. 肋骨头,4. 肋骨颈,5. 肋骨结节,6. 肋横突关节,7. 椎体,8. 肋椎关节,9. 横突。

(七)膈下肋骨:前后斜位

1. 摄影体位 受检者仰卧于摄影台上,被检侧上肢外展上举,脊柱至胸腔外侧缘的中点成像件或台面中线。对侧背部抬高,使躯干与台面成45°角,并用

沙袋或枕头支撑。成像件上缘包括乳头,下缘包括脐孔(图 15-2-154)。

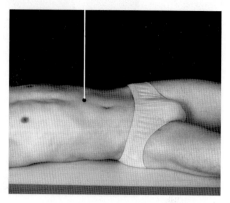

图 15-2-154 膈下肋骨前后斜位摄影体位

2. 中心线 对准成像件中心,并与之垂直。

3. 屏气情况 曝光时嘱受检者深吸气后呼出屏住。

4. 显示部位、用途 此位置显示膈下肋骨的前后斜位影像(图 15-2-155)。

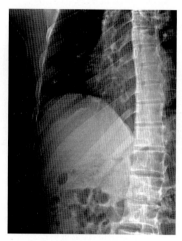

图 15-2-155 膈下肋骨前后斜位 X 线影像

(八)肋横突关节:前后位

1. 摄影体位 受检者仰卧于摄影台上,身体正中面或胸骨对准台面中线。两臂放于身旁,下肢伸直或弯曲。成像件上缘包括第七颈椎,下缘包括第十二胸椎。如病变限于局部,可将病变处对准成像件中心(图 15-2-156)。

2. 中心线 向头侧倾斜20°,通过第六胸椎射入成像件中心,并与之垂直。如受检者脊柱有后凸畸形,中心线倾斜角度可酌增5°~10°。

3. 屏气情况 曝光时嘱受检者深吸气后屏住。

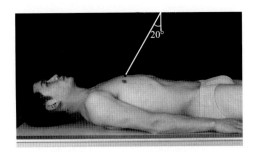

图 15-2-156　肋横突关节后前位摄影体位

4. 显示部位、用途　此位置显示肋椎关节和肋横突关节的病变(图 15-2-157)。用以检查肋椎关节和肋横突关节的病变。

(九) 肋骨骨折

在必要时要加摄肋骨切线位(图 15-2-158)。

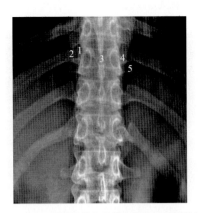

图 15-2-157　肋椎关节和肋横突关节 X 线影像及解剖
1. 肋椎关节，2. 肋骨颈，3. 椎体，4. 肋横突关节，5. 横突。

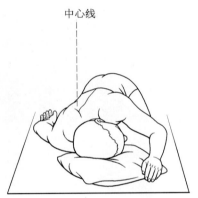

图 15-2-158　肋骨切线位

1. 摄影体位　受检者仰卧或俯卧于摄影台上，身体正中面与台面中线的角度由所需观察部位而定，原则是置兴趣点于射线通过躯体时的切点。两臂放于身旁便于固定躯体的位置。病变处对准成像件中心(图 15-2-156)。

2. 中心线　垂直成像件中点射入。

3. 屏气情况　曝光时嘱受检者深吸气后屏住。

4. 显示部位、用途　此位置显示局部肋骨的病变。

(十) 骶髂关节：前后位

1. 摄影体位　受检者仰卧于摄影台上，身体正中面或剑突-耻骨联合连线对准台面中线，头部和两肩用枕头垫高，两髋和两膝稍弯曲，并用沙袋垫高，使腰段脊柱放平。成像件上缘包括髂骨嵴，下缘超出耻骨联合(图 15-2-159)。

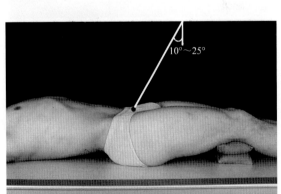

图 15-2-159　骶髂关节前后位摄影体位

2. 中心线　向头侧倾斜约 $10°\sim25°$，对准耻骨联合上缘，射入成像件中心。中心线倾斜角度依骶椎弯曲度的大小而决定。

3. 屏气情况　曝光时嘱受检者深吸气后呼出屏住。

4. 显示部位、用途　此位置显示骶髂关节的前后位影像(图 15-2-160)。

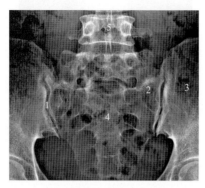

图 15-2-160　骶髂关节前后位 X 线影像及解剖
1.骶髂关节,2.骶骨翼,3.髂骨翼,4.骶骨体,5.第五腰椎。

(十一) 骶髂关节:前后斜位

1. 摄影体位　受检者仰卧于摄影台上,被检侧的腰部抬起,髋部用沙袋垫高,使躯干与台面成 25°～30°(图 15-2-161),将抬高侧的髂前上棘内侧 2.5 cm 处的纵切面对准台面中线,两侧髂前上棘连线对准成像件中线。

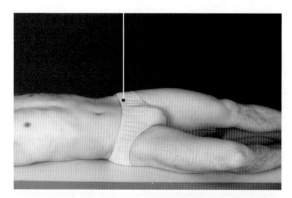

图 15-2-161　骶髂关节前后斜位摄影体位

2. 中心线　对准髂前上棘内方 2.5 cm 处,与成像件垂直(图 15-2-162)。

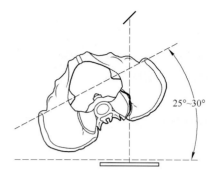

图 15-2-162　骶髂关节前后斜位中心线示意图

3. 屏气情况　曝光时嘱受检者深吸气后呼出屏住。

4. 显示部位、用途　此位置因抬高侧的骶髂关节间隙与成像件垂直,所以能将该侧的骶髂关节清晰显示(图 15-2-163)。

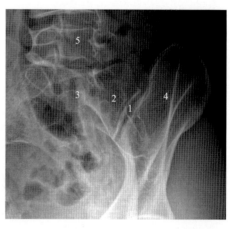

图 15-2-163　骶髂关节前后斜位 X 线影像及解剖
1.骶髂关节,2.骶骨翼,3.骶骨体,4.髂骨翼,5.第五腰椎。

5. 说明　骶髂关节面与身体矢状面所成的角度在不同的横断面上是不同的(图 15-2-164),摄影时应根据病变部位的不同,嘱受检者向健侧倾斜不同的角度。如图 15-2-164 所示,如病变在骶髂关节头侧 1/3,应嘱受检者向健侧倾斜 30°左右。

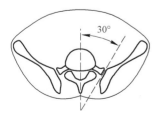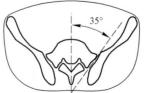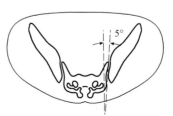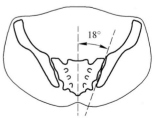

图 15-2-164　骶髂关节面与身体矢状面所成角度示意图

第五节

四　肢

一、四肢摄影技术要点

（1）四肢摄影应包括上、下两侧关节。如病变局限在一端时，应至少包括邻近病变侧的关节，以明确解剖位置（图 15 - 2 - 165）。肢体的长轴应与成像件长轴平行（图 15 - 2 - 166）。

（2）在一个成像件上摄取同一部位的两个不同位置，肢体同一端应位于成像件的同一端，显示的关节面应位于同一水平线上（图 15 - 2 - 167）。

（3）摄影时，应根据被检部位大小，选择合适的照射野，成像件及照射野应充分包括被检部位的软组织，焦-片距取 75～100 cm。

（4）较厚部位摄影时，应用滤线栅技术，且选用适当厚度的滤过板，厚薄悬殊的部位摄影时，应尽量利用阳极端效应。

（5）婴幼儿骨关节摄影，常规同时摄取双侧影像，以便对比。成人骨关节摄影需摄取对侧作为对照时，摄影方法应与被检侧相同。

（6）对外伤患者进行摄影时，应尽量采用改变 X

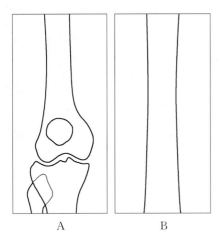

图 15 - 2 - 165　四肢长骨摄影应注意
A. 包括邻近一侧关节；B. 未包括邻近一侧关节。

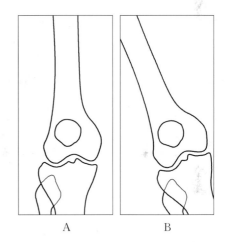

图 15 - 2 - 166　四肢长骨摄影应注意
A. 肢体长轴与成像件长轴平行；B. 肢体长轴未与成像件长轴平行。

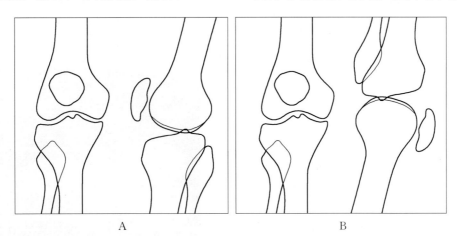

图 15 - 2 - 167　四肢长骨摄影应注意
A. 肢体的同一端放在成像件的同一侧；B. 肢体的同一端未放在成像件的同一侧。

线投射方向或移动检查台床面等方式,以适应摄影体位的要求。若需移动肢体,应做到轻、准、快,以免发生骨折错位或增加患者痛苦。

(7)摄影时应注意对受检者的X线防护,特别注意体位防护的运用。

二、四肢摄影体位选择

见表15-2-4。

表15-2-4　四肢摄影体位选择

病变	首选体位	其他体位
多趾、伴骈趾畸形	足正位	足斜位
趾骨、跖骨骨折	手足正位、斜位	
拇外翻	正位	
第一趾骨骨折	足正位、外斜位	
足部异物	足正位、侧位	
骨结核	患侧骨正位、侧位	
软骨瘤	双手(或足)正位	双手(或足)斜位
类风湿关节炎	手(或足)正位	肘、膝、肩、髋关节正位
痛风	足正位、内斜位	足外斜位
马蹄内翻足	足正位、踝关节侧位	
趾骨骨疣	足正、侧位	
足舟骨	足正位、内翻斜位	双侧对照
扁平足	足负重侧位	双侧对照
髌骨骨折	髌骨侧位、轴位	膝关节正位
膝内翻、外翻畸形	双膝正位、侧立位对照(膝关节上下应包括1/2骨端)	
膝关节副韧带损伤	双膝强力外展位	
骨软骨瘤	膝关节正、侧位	
成骨肉瘤	患侧骨的正、侧位	
股骨头缺血性坏死	髋关节正位	髋关节前后斜位
先天性髋脱位	双髋关节正位、蛙形位	
髋部外伤和疾病	髋关节正位	髋关节侧位
股骨头后脱位	谢氏位	
股骨颈骨折	髋关节正位、水平侧位	
骨龄测量:1岁以内	双膝关节正位或足正位	
1~6岁	双手或双腕正位	
7岁以上	双手、双腕、肘及肩关节正位	

三、四肢摄影技术

(一)上肢摄影位置

1. 手　后前位。

(1)摄影体位:受检者坐在摄影台旁,手掌紧贴成像件,将第三掌骨对准成像件中心,各手指稍分开,前臂处放一沙袋固定(图15-2-168)。

(2)中心线:对准第三掌骨头,与成像件垂直。

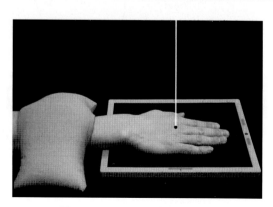

图15-2-168　手后前位摄影体位

（3）显示部位、用途：此位置显示所有指骨、掌骨、腕骨、尺骨和桡骨下端的后前位影像，但拇指显示斜位影像（图 15-2-169）。

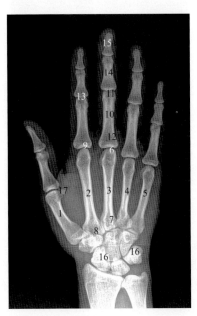

图 15-2-169 手后前位 X 线影像及解剖

1.第一掌骨（干），2.第二掌骨干，3.第三掌骨（干），4.第四掌骨（干），5.第五掌骨（干），6.掌骨头，7.掌骨底部，8.掌腕关节，9.指掌关节，10.第一节指骨（干），11.指骨头，12.指骨底，13.指骨间关节，14.第二节指骨，15.第三末节指骨，16.腕骨，17.子骨。

2. 手 侧位。

（1）摄影体位：受检者坐在摄影台旁，小指和第五掌骨（或食指和第二掌骨）紧贴成像件，使手掌与成像件垂直。拇指前伸，前臂处放一沙袋固定（图 15-2-170）。

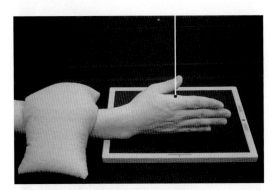

图 15-2-170 手侧位摄影体位

（2）中心线：对准第二掌骨头（或第五掌骨头），与成像件垂直。

（3）显示部位、用途：此位置显示手部各骨的侧位影像。除拇指指骨和第一掌骨外，其余各指骨和掌骨都互相重叠（图 15-2-171）。用于测定手部异物和观察骨折或脱位时的移位情况。

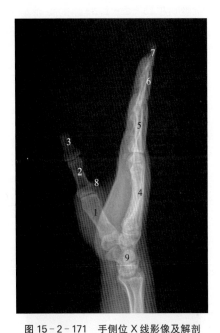

图 15-2-171 手侧位 X 线影像及解剖

1.第一掌骨，2.拇指第一节指骨，3.拇指第二节指骨，4.第二～五掌骨，5.第一节指骨，6.第二节指骨，7.第三节指骨，8.子骨，9.腕骨。

（4）说明：①手部侧位拍摄时，因各骨都相互重叠，密度较高，曝摄时应较前后位多加 8～12 kV。②在检查异物时，如异物为密度高的金属物质，曝摄条件应较高。

3. 手 后前斜位。

（1）摄影体位：受检者坐在摄影台旁，将小指和第五掌骨靠近成像件边缘，手先放成侧位，然后内转，使手掌与成像件约成 45°角。各手指均匀分开并稍弯曲，前臂处放一沙袋固定（图 15-2-172）。

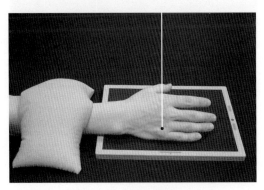

图 15-2-172 手后前斜位摄影体位

（2）中心线：对准第五掌骨头，与成像件垂直。可利用斜射线将掌骨分开，不致有过多重叠。

（3）显示部位、用途：此位置显示手部各骨的斜位影像。第二、三、四掌骨相互分开，第四和第五掌骨可能稍有重叠（图 15 - 2 - 173）。主要显示第二和第三掌骨的斜位影像，对手部轻度外伤和骨质病变的观察颇有价值。

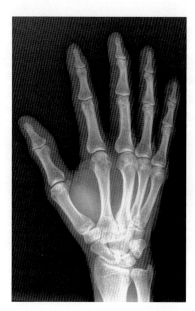

图 15 - 2 - 173　手后前斜位 X 线影像

4. 手　前后斜位。

（1）摄影体位：受检者坐在摄影台旁，前臂伸直。将小指和第五掌骨靠近成像件内缘，手先放成侧位，然后外转，使手掌与成像件约成 45°角。各手指均匀分开，前臂处放一沙袋固定。

（2）中心线：对准第五掌骨头，与成像件垂直。利用斜射线可将掌骨分开，不致有过多重叠（图 15 - 2 - 174）。

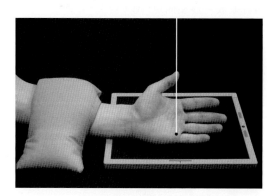

图 15 - 2 - 174　手前后斜位摄影体位

（3）显示部位、用途：此位置显示手部各骨的斜位影像。第三、四、五掌骨相互分开，第二、三掌骨可能稍有重叠（图 15 - 2 - 175）。

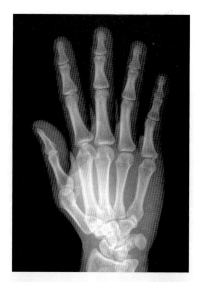

图 15 - 2 - 175　手前后斜位 X 线影像

5. 拇指　正位。

（1）摄影体位：①受检者面对摄影台正坐，前臂伸直，并用沙袋垫高。手和前臂极度内转，使拇指背面紧靠成像件。其他四指伸直，也可用对侧手将其扳住，避免与拇指重叠（图 15 - 2 - 176A）。②受检者在摄影台旁边侧坐，肘部弯曲，约成直角。手部放成侧位，小指和第五掌骨紧靠成像件。拇指前伸，与掌面约成直角，使拇指保持后前位姿势（图 15 - 2 - 176B）。

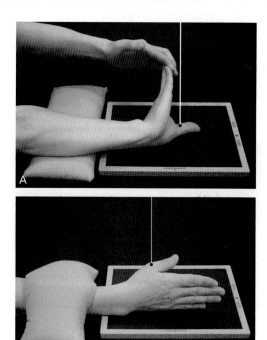

图 15 - 2 - 176　拇指正位摄影体位

A. 拇指紧贴成像件前后位投照；B. 拇指在上的后前位投照，相对容易摆位，但是有放大失真缺点。

（2）中心线：对准拇指的指掌关节，与成像件垂直。

（3）显示部位、用途：①此位置显示拇指和第一掌骨的前后位影像，但腕掌关节常重叠（图 15 - 2 - 177）。②此位置显示拇指和第一掌骨的后前位影像。

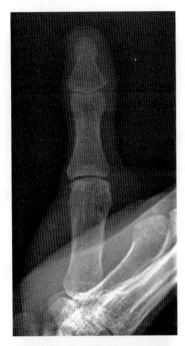

图 15 - 2 - 177　拇指正位 X 线影像

6. 拇指　斜位。

（1）摄影体位：受检者在摄影台旁边侧坐，肘部弯曲，约成直角。手掌紧靠成像件，拇指的指掌关节放于成像件中心，前臂处放一沙袋固定（图 15 - 2 - 178）。

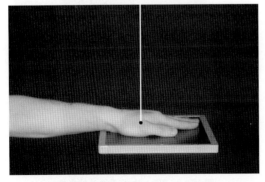

图 15 - 2 - 178　拇指斜位摄影体位

（2）中心线：对准拇指指掌关节，与成像件垂直。

（3）显示部位、用途：显示拇指指骨和第一掌骨的斜位影像（图 15 - 2 - 179）。

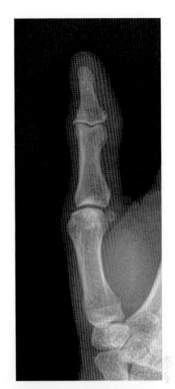

图 15 - 2 - 179　拇指斜位 X 线影像

7. 拇指　侧位。

（1）摄影体位：受检者面向摄影台正坐，前臂伸直。或侧坐于摄影台旁，肘部弯曲，约成直角。拇指外侧缘紧靠成像件，使拇指背面与成像件垂直。其余四指握拳，用以支撑手掌，防止抖动（图 15 - 2 - 180）。

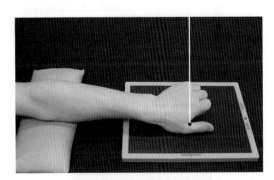

图 15 - 2 - 180　拇指侧位摄影体位

（2）中心线：对准拇指的指掌关节，与成像件垂直。

（3）显示部位、用途：此位置显示拇指指骨和第一掌骨的侧位影像（图 15 - 2 - 181）。

8. 示指　侧位。

（1）摄影体位：受检者面对摄影台正坐，前臂伸直，用沙袋垫起。手部内转，使示指和第二掌骨桡侧紧靠成像件。示指伸直，其余四指握拳，避免重叠（图 15 - 2 - 182）。

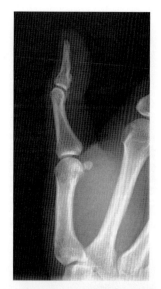

图 15 - 2 - 181 拇指侧位 X 线影像

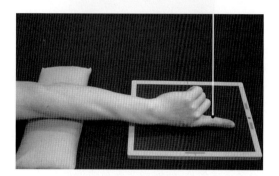

图 15 - 2 - 182 示指侧位摄影体位

（2）中心线：对准近侧指间关节，与成像件垂直。

（3）显示部位、用途：此位置显示示指指骨的侧位影像（图 15 - 2 - 183）。

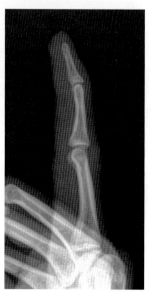

图 15 - 2 - 183 示指侧位 X 线影像

9. 中指 侧位。

（1）摄影体位：受检者面对摄影台正坐，前臂伸直。手部内转，使示指和第二骨掌桡侧紧靠成像件。中指伸直，其余四指握拳，以免重叠。握拳后，如中指不易伸直，可用木棒或棉垫顶住中指，使之尽量伸直（图 15 - 2 - 184）。

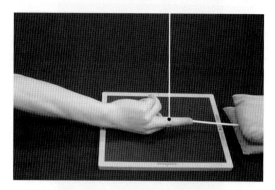

图 15 - 2 - 184 中指侧位摄影体位

（2）中心线：对准近侧指间关节，与成像件垂直。

（3）显示部位、用途：此位置显示中指指骨的侧位影像（图 15 - 2 - 185）。

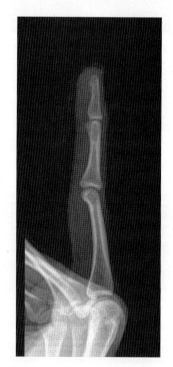

图 15 - 2 - 185 中指侧位 X 线影像

10. 无名指 侧位。

（1）摄影体位：受检者面对摄影台正坐，前臂伸直。手和腕部成侧位，小指和第五掌骨尺侧紧靠成像件。无名指伸直，其余四指握拳，以免重叠。握拳后，如无名指不易伸直,可用木棒或棉垫顶住指尖,使之尽量伸直。前臂处可用沙袋固定(图 15-2-186)。

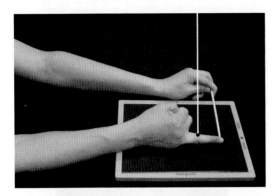

图 15-2-186 无名指侧位摄影体位

(2)中心线:对准近侧指间关节,与成像件垂直。

(3)显示部位、用途:此位置显示无名指指骨的侧位影像(图 15-2-187)。

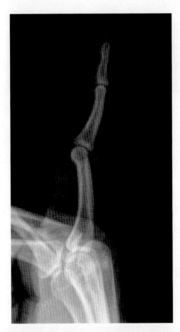

图 15-2-187 无名指侧位 X 线影像

11. 小指 侧位。

(1)摄影体位:受检者面对摄影台正坐,前臂伸直。手和腕部成侧位,小指和第五掌骨尺侧紧靠成像件。小指伸直,其余四指握拳,以免重叠。前臂处放一沙袋固定(图 15-2-188)。

(2)中心线:对准近侧指间关节,与成像件垂直。

(3)显示部位、用途:此位置显示小指指骨的侧位影像(图 15-2-189)。

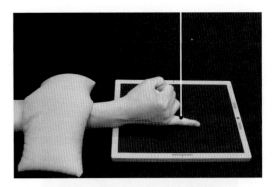

图 15-2-188 小指侧位摄影体位

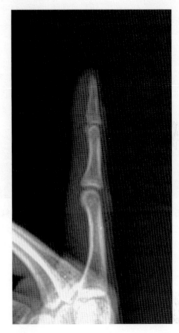

图 15-2-189 小指侧位 X 线影像

12. 腕关节 后前位。

(1)摄影体位:受检者侧坐在摄影台旁,腕关节放于成像件中心,手指握拳,使腕部掌面与成像件靠近。前臂处放一沙袋固定(图 15-2-190)。

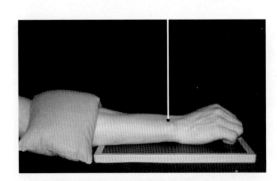

图 15-2-190 腕关节后前位摄影体位

（2）中心线：对准尺骨和桡骨茎突连线的中点，与成像件垂直。

（3）显示部位、用途：此位置显示所有腕骨、尺骨和桡骨下端与掌骨近端的后前位影像（图15-2-191）。

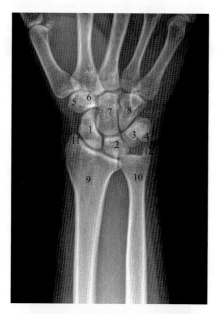

图15-2-191　腕关节后前位X线影像及解剖
1.舟骨,2.月骨,3.三角骨,4.豌豆骨,5.大多角骨,6.小多角骨,7.头状骨,8.钩骨,9.桡骨,10.尺骨,11.桡骨茎突,12.尺骨茎突。

（4）说明：如取前后位摄影，各腕骨间的关节间隙成向焦点排列，因此斜射线恰与关节面平行，使关节间隙显示更清晰。

13. 腕关节　侧位。

（1）摄影体位：受检者坐在摄影台旁，肘部弯曲，约成直角。手和前臂侧放，将第五掌骨尺侧紧靠成像件。尺骨茎突放于成像件中心，前臂处放一沙袋固定（图15-2-192）。

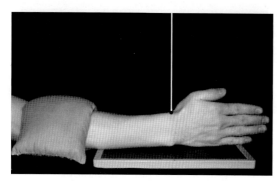

图15-2-192　腕关节侧位摄影体位

（2）中心线：对准桡骨茎突，与成像件垂直。

（3）显示部位、用途：此位置显示腕骨、掌骨近端和尺桡骨下端的侧位影像，但都互相重叠（图15-2-193）。适用于检查腕骨、尺骨和桡骨下端骨折的骨块移位和关节脱位情况，尤其对月骨脱位的诊断更有价值。

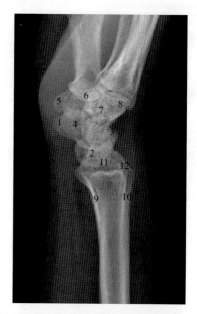

图15-2-193　腕关节侧位X线影像及解剖
1.舟骨,2.月骨,3.三角骨,4.豌豆骨,5.大多角骨,6.小多角骨,7.头状骨,8.钩骨,9.桡骨,10.尺骨,11.桡骨茎突,12.尺骨茎突。

14. 腕关节　后前斜位。

（1）摄影体位：受检者在摄影台旁边侧坐，肘部弯曲，约成直角。腕关节成侧位，前臂尺侧紧靠成像件。尺骨茎突放于成像件中心，然后将腕部内转，使与成像件成45°角。前臂处放一沙袋固定（图15-2-194）。

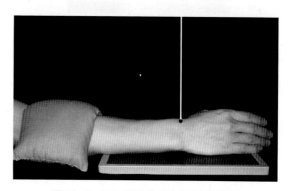

图15-2-194　腕关节后前斜位摄影体位

（2）中心线：对准腕关节中点，与成像件垂直。

（3）显示部位、用途：此位置显示腕关节斜位影像尤其对外侧腕骨（如大多角骨）及第一掌骨的关节面的显示更为清晰（图 15 - 2 - 195）。对舟骨细小骨折的发现和大多角骨与第一掌骨关节面病变的检查均有一定的价值。

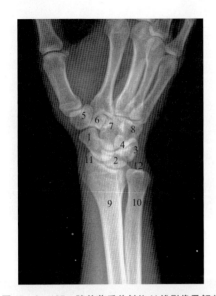

图 15 - 2 - 195　腕关节后前斜位 X 线影像及解剖
　　1. 舟骨，2. 月骨，3. 三角骨，4. 豌豆骨，5. 大多角骨，6. 小多角骨，7. 头状骨，8. 钩骨，9. 桡骨，10. 尺骨，11. 桡骨茎突，12. 尺骨茎突。

15. 腕关节　前后斜位。

（1）摄影体位：受检者面对摄影台正坐，前臂伸直。腕关节放成侧位，前臂尺侧紧靠成像件。尺骨茎突放于成像件中心，然后将腕关节外转，使与成像件成 45°角。前臂处放一沙袋固定（图 15 - 2 - 196）。

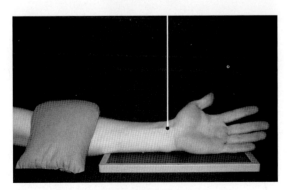

图 15 - 2 - 196　腕关节前后斜位摄影体位

（2）中心线：对准腕关节中点，与成像件垂直。

（3）显示部位、用途：此位置显示腕关节斜位影像，豌豆骨可不与其他骨重叠，所以显示清楚。其他如钩骨、三角骨和舟骨的影像显示也较清楚（图 15 - 2 - 197）。

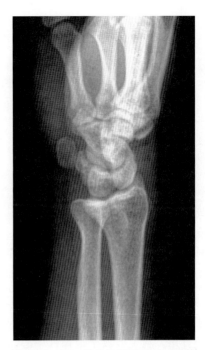

图 15 - 2 - 197　腕关节前后斜位 X 线影像

16. 腕关节　轴位。

（1）摄影体位：受检者面对摄影台旁边正坐，前臂伸直。将腕关节掌面放于成像件的前 1/3 处，腕部用厚约 3 cm 的棉垫（或小卷绷带）垫高。然后嘱受检者将手掌极度后倾，并用对侧手扳住被检侧手指，使保持尽量后倾姿势。为了使豌豆骨和钩骨的影像不致互相重叠，可将手掌稍偏向桡侧（图 15 - 2 - 198）。

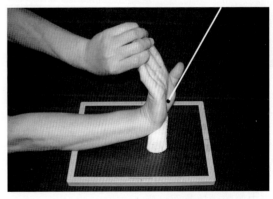

图 15 - 2 - 198　腕关节轴位摄影体位

（2）中心线：向肘侧倾斜 25°～30°，对准第三掌骨底部上方约 2 cm 处，射入成像件中心。

（3）显示部位、用途：此位置显示大多角骨掌面、舟骨、小多角骨、头状骨、钩骨、三角骨和豌豆骨等的轴位影像（图 15 - 2 - 199）。

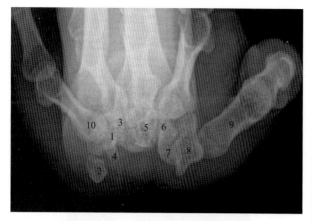

图 15 - 2 - 199　腕关节轴位 X 线影像及解剖

1.三角骨,2.豌豆骨,3.钩骨,4.钩骨钩,5.头状骨,6.小多角骨,7.舟骨,8.大多角骨,9.第一掌骨,10.第五掌骨。

17. 腕关节　桡侧偏斜位。

(1)摄影体位:受检者在摄影台旁边侧坐,肘部弯曲,约成直角。腕关节放于成像件中心,掌面紧靠成像件。手掌尽量偏向桡侧,使钩骨和豌豆骨与周围结构的接触面分开。前臂处放一沙袋固定(图 15 - 2 - 200)。

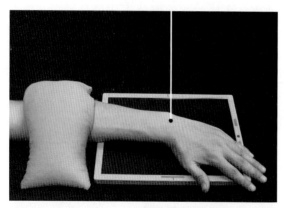

图 15 - 2 - 200　腕关节桡偏斜位摄影体位

(2)中心线:对准尺骨和桡骨茎突连线中点,与成像件垂直。

(3)显示部位、用途:此位置能使腕骨内侧的各关节面互相分离而清晰显示(图 15 - 2 - 201)。用于检查内侧腕骨关节面病变。

18. 腕关节　舟骨后前位。

(1)摄影体位:受检者坐在摄影台旁,前臂伸直,握拳或将成像件远侧抬高 20°角,这样可使舟骨与成像件平行。然后将手尽量偏向尺侧,使舟骨与其邻近结构分开,而清晰显示舟骨(图 15 - 2 - 202)。

(2)中心线:对准尺骨和桡骨茎突连线中点,与成像件垂直。

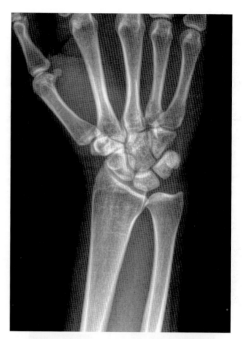

图 15 - 2 - 201　腕关节桡偏斜位 X 线影像

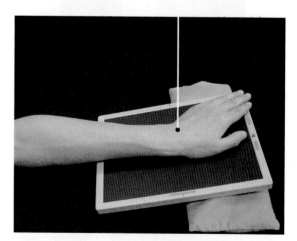

图 15 - 2 - 202　舟骨后前位摄影体位

(3)显示部位、用途:此位置显示腕部的后前位影像,而舟骨和它的邻近面影像显示更清晰(图 15 - 2 - 203)。用于检查舟骨的病变和外伤。

(4)说明:①舟骨位于腕骨近排的桡骨侧,与大多角、小多角骨、头状骨、月骨和桡骨远端形成关节。一般后前位,舟骨并不与成像件平行,而呈向下倾现象,约成 20°角(图 15 - 2 - 204A)。所以,在常规后前位的照片中,如有细小骨折线存在时,往往被舟骨本身所重叠而不易发现;但用上述位置摄影,则能清晰显示(图 15 - 2 - 204B)。②对于不能握拳的受检者,可用沙袋将成像件垫高成 20°角,或将中心射线向肘侧倾斜 20°角,也能取得同样的效果。

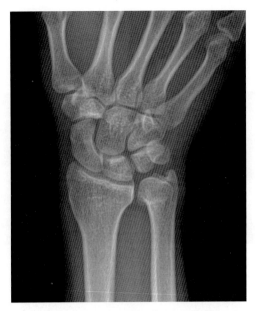

图 15-2-203　舟骨后前位 X 线影像

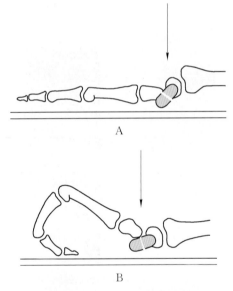

图 15-2-204　舟骨体位示意图

A. 舟骨并不与成像件平行,而呈向下倾现象,约成 20°角,在常规后前位的照片中,如有细小骨折线存在时,往往被舟骨本身所重叠而不易发现;B. 被检者握拳,舟骨与成像件平行,能够显示舟骨骨折。

19. 尺骨和桡骨　前后位。

(1)摄影体位:受检者坐于摄影台旁,前臂伸直,手掌向上,背面紧靠成像件,前臂长轴须与成像件平行。成像件上缘包括肘关节,下缘包括腕关节。手掌和上臂处放一沙袋固定(图 15-2-205)。

(2)中心线:对准前臂中点,与成像件垂直。

(3)显示部位、用途:此位置显示腕尺骨和桡骨的前后位影像(图 15-2-206)。

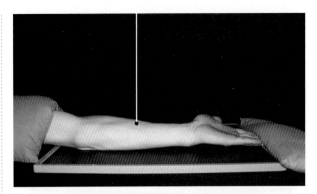

图 15-2-205　尺、桡骨前后位摄影体位

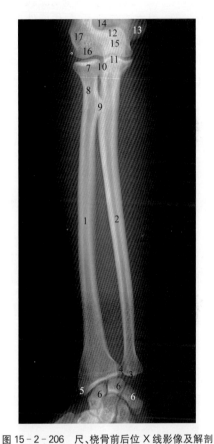

图 15-2-206　尺、桡骨前后位 X 线影像及解剖

1.桡骨干,2.尺骨干,3.尺骨茎突,4.远侧尺桡关节,5.桡骨茎突,6.腕骨,7.桡骨头,8.桡骨颈,9.桡骨结节,10.近端尺桡关节,11.尺骨喙突,12.鹰嘴突,13.内上髁,14.鹰嘴凹,15.肱骨滑车,16.肱骨小头,17.外上髁。

20. 尺骨和桡骨　侧位。

(1)摄影体位:受检者坐于摄影台旁,肘部弯曲,约成直角。前臂摆成侧位,尺侧紧靠成像件,桡侧向上。肩关节放低,尽量与腕和肘关节相平,这样可避免前臂移动。成像件上缘包括肘关节,下缘包括腕关节。手部放一沙袋固定(图 15-2-207)。

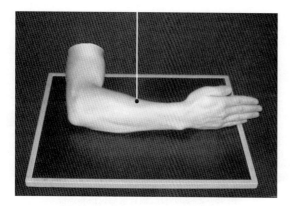

图 15-2-207 尺、桡骨侧位摄影体位

(2) 中心线:对准前臂中点,与成像件垂直。

(3) 显示部位、用途:此位置显示腕尺骨和桡骨的侧位影像。尺骨和桡骨下 1/3 互相重叠,桡骨头与尺骨喙突也有重叠(图 15-2-208)。

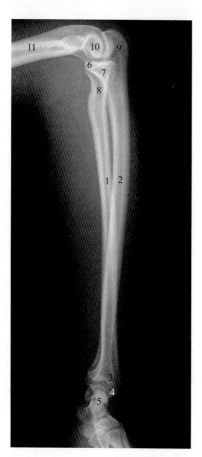

图 15-2-208 尺、桡骨侧位 X 线影像及解剖
1. 桡骨干,2. 尺骨干,3. 尺骨茎突,4. 桡骨茎突,
5. 腕骨,6. 尺骨喙突,7. 桡骨头,8. 桡骨颈,9. 鹰嘴突,
10. 肱骨外上髁与滑车重叠,11. 肱骨干。

21. 肘关节 前后位。

(1) 摄影体位:受检者面向摄影台正坐,前臂伸

直,手掌向上。尺骨鹰嘴突放于成像件中心,肘部背侧紧靠成像件。肩部放低,尽量与肘关节相平。前臂和上臂处可用沙袋固定(图 15-2-209)。

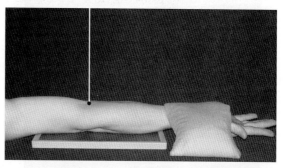

图 15-2-209 肘关节前后位摄影体位

(2) 中心线:对准肘关节,与成像件垂直。

(3) 显示部位、用途:此位置显示肘关节、肱骨下端、尺骨和桡骨上端的前后位影像(图 15-2-210)。

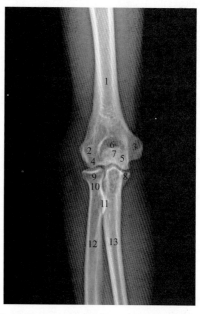

图 15-2-210 肘关节前后位 X 线影像及解剖
1. 肱骨干,2. 外上髁,3. 内上髁,4. 肱骨小头,
5. 滑车,6. 鹰嘴凹,7. 鹰嘴突,8. 喙突,9. 桡骨头,
10. 桡骨颈,11. 桡骨结节,12. 桡骨干,13. 尺骨干。

22. 肘关节 侧位。

(1) 摄影体位:受检者坐在摄影台旁,肘部弯曲,约成直角。手掌对向受检者。肩部放低,尽量与肘关节相平。前臂用沙袋固定(图 15-2-211)。

(2) 中心线:对准肘关节,与成像件垂直。

(3) 显示部位、用途:此位置显示肘关节、肱骨下端、尺骨和桡骨上端的侧位影像(图 15-2-212)。

不与其他骨骼重叠(图 15-2-214),专为检查尺骨喙突骨折或病变之用。

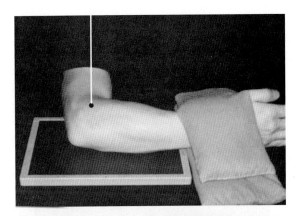

图 15-2-211　肘关节侧位摄影体位

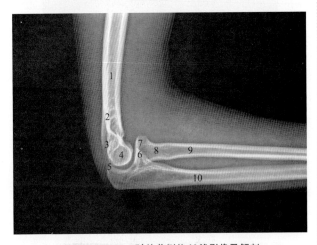

图 15-2-212　肘关节侧位 X 线影像及解剖

1.肱骨干,2.肱骨髁上嵴,3.鹰嘴凹,4.外上髁与滑车重叠,5.鹰嘴突,6.喙突,7.桡骨头,8.桡骨颈,9.桡骨干,10.尺骨干。

23. 肘关节　尺骨喙突斜位。

(1)摄影体位:受检者面向摄影台正坐,前臂伸直,先将肘部放成前后位姿势。尺骨鹰嘴突放于成像件中心,肘部背侧紧靠成像件。肩部放低,尽量与肘关节相平。然后将手内转,手掌向下,上臂保持不动。前臂和上臂处可用沙袋固定(图 15-2-213)。

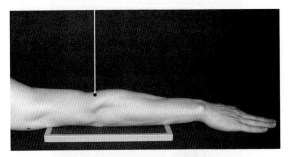

图 15-2-213　尺骨喙突斜位摄影体位

(2)中心线:对准肘关节,与成像件垂直。

(3)显示部位、用途:此位置清晰显示尺骨喙突,

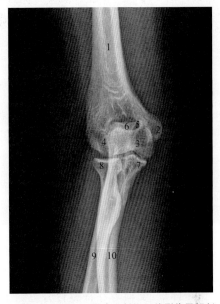

图 15-2-214　尺骨喙突斜位 X 线影像及解剖

1.肱骨干,2.内上髁,3.滑车,4.肱骨小头,5.鹰嘴凹,6.鹰嘴突,7.喙突,8.桡骨头,9.桡骨,10.尺骨。

24. 肘关节　轴位。

(1)摄影体位:受检者面向摄影台正坐,上臂紧靠成像件,肘部极度弯曲,使手指与肩部相接触,将尺骨鹰嘴突放于成像件中心上方 2.5~3 cm 处。肩部放低,尽量与肘部相平。

(2)中心线:①对准尺骨鹰嘴突上方 2.5 cm 处,与成像件垂直(图 15-2-215A)。②向肩部倾斜 30°,射入成像件中心(图 15-2-215B)。

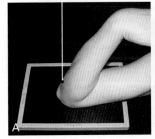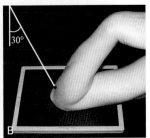

图 15-2-215　肘关节轴位摄影体位

A.投照中心线垂直摄入成像件;B.投照中心线向肩部倾斜 30°,射入成像件。

(3)显示部位、用途:此位置显示肱骨下端的前后位和尺骨、桡骨上端的后前位重叠影像,鹰嘴突显示尤为清晰(图 15-2-216)。适用于肘关节剧烈疼痛而不能伸直或骨折已固定的病例拍摄。如检查肱骨下端,中心线可与成像件垂直;如检查尺骨和桡骨

上端,中心线可向肩部倾斜与前臂垂直。

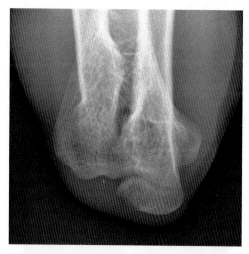

图 15-2-216 肘关节轴位 X 线影像

25. 肘关节 鹰嘴突轴位。

(1)摄影体位:受检者在摄影台旁边侧坐,轴关节极度弯曲,前臂紧靠成像件,手掌向上,与躯干长轴垂直。将尺骨鹰嘴突放于成像件中心上方 2.5～3 cm 处。然后纠正肢体位置,使前臂与上臂互相重叠,而将鹰嘴突固定,无转位现象(图 15-2-217)。

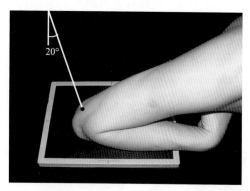

图 15-2-217 鹰嘴突轴位摄影体位

(2)中心线:向肩侧倾斜 20°,对准尺骨鹰嘴突,射入成像件中心。

(3)显示部位、用途:清晰显示尺骨鹰嘴突(图 15-2-218),对检查尺骨鹰嘴突骨折或病变适用。

26. 肘关节 近端尺桡关节前后位。

(1)摄影体位:受检者面向摄影台正坐,前臂伸直,手掌向上。尺骨鹰嘴突放于成像件中心,肩部尽量放低,使与肘部相平。然后将前臂稍向外转 10°～15°,使尺骨和桡骨上端互相分开,前臂处放一沙袋固定(图 15-2-219)。

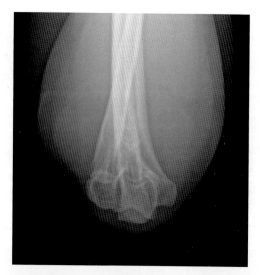

图 15-2-218 鹰嘴突轴位 X 线影像

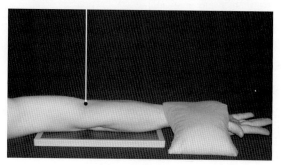

图 15-2-219 肘关节近端尺桡关节前后位摄影体位

(2)中心线:对准桡骨头,与成像件垂直。

(3)显示部位、用途:此位置显示近端尺桡关节的前后位影像(图 15-2-220),适用于检查近端尺桡关节的病变。

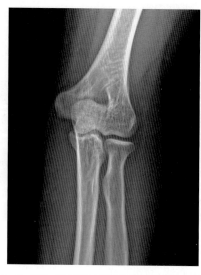

图 15-2-220 肘关节近端尺桡关节前后位 X 线影像

27.　肘关节　骨折或病态拍摄位置(坐位)。

(1) 摄影体位:受检者面向摄影台正坐,将尺骨鹰嘴突放于成像件中心。视病变部位的不同:①前臂远端和上臂近端离开成像件,使前臂和上臂与台面形成

的角度相等。将沙袋垫在前臂和上臂的下面,以固定(图 15 - 2 - 221A)。②腕部用沙袋垫高固定,上臂背侧紧靠台面(图 15 - 2 - 221B)。③上臂离开台面,可用沙袋垫高支撑,前臂背侧紧靠成像件(图 15 - 2 - 221C)。

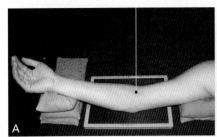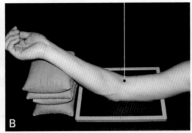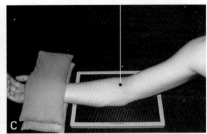

图 15 - 2 - 221　肘关节骨折或病态投照位置(坐位)摄影体位
A. 关节紧靠成像件;B. 前臂紧靠成像件;C. 上臂紧靠成像件。

(2) 中心线:对准肘关节,与成像件垂直。

(3) 显示部位、用途:①此位置显示肘关节的前后位影像。肱骨下端,尺骨、桡骨的上端稍有失真,但桡骨小头的盆状关节面影像显示清晰(图 15 - 2 - 222A)。适用于肘关节不能完全伸直的病例拍摄,对检查肱骨下端的外伤或病变时应用。②此位置显示肘关节的前后位影像。肱骨下端的影像显示清晰,但

尺骨和桡骨上端的影像稍有失真(图 15 - 2 - 222B)。适用于拍摄肘关节不能完全伸直的病例,对检查桡骨小头和盆状关节面的病变有价值。③此位置显示肘关节的前后位影像。尺骨、桡骨上端的影像显示清晰,但肱骨下端的影像稍有失真(图 15 - 2 - 222C)。适用于拍摄肘关节不能完全伸直的病例,对检查尺骨、桡骨上端的外伤或病变时应用。

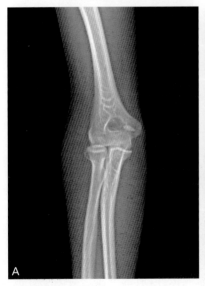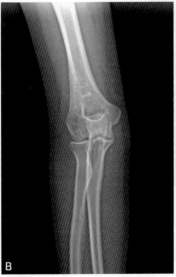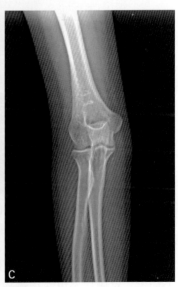

图 15 - 2 - 222　肘关节骨折或病态投照位置(坐位)X 线影像

28.　肘关节　骨折或病态摄影位置(侧立位)。

(1) 摄影体位:受检者面向摄片架直立,被检侧肘部的外侧紧靠成像件,肘关节放于成像件中心。对侧躯干离开摄片架,成为斜位,使被检侧肘关节易靠近成像件(图 15 - 2 - 223)。

(2) 中心线:对准肘关节,与成像件垂直。

(3) 显示部位、用途:此位置显示肘关节的侧位影像。尺骨、桡骨和肱骨可能与肋骨或脊柱重叠(图 15 - 2 - 224),适用于拍摄肩不能转动或肘部和前臂包扎绷带的病例。

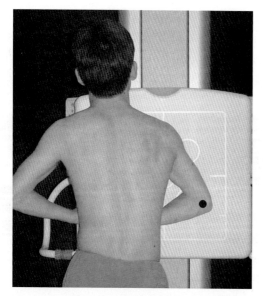

图 15 - 2 - 223　肘关节骨折或病态投照位置(侧立位)摄影体位

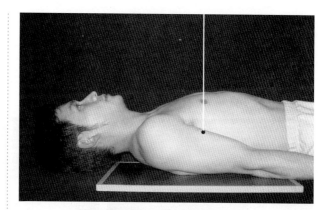

图 15 - 2 - 225　肱骨前后位摄影体位

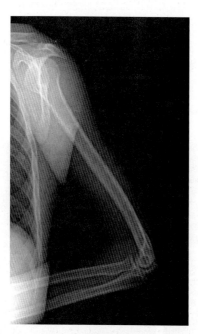

图 15 - 2 - 224　肘关节骨折或病态投照位置(侧立位)X 线影像

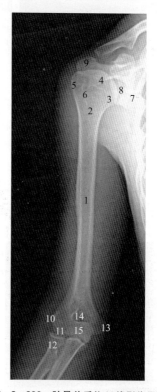

图 15 - 2 - 226　肱骨前后位 X 线影像及解剖

1. 肱骨干, 2. 外科颈, 3. 解剖颈, 4. 肱骨头, 5. 大结节,
6. 小结节, 7. 肩胛骨, 8. 关节盂, 9. 肩峰, 10. 外上髁, 11. 肱
骨小头, 12. 桡骨头, 13. 内上髁, 14. 鹰嘴凹, 15. 鹰嘴突。

29. 肱骨　前后位。

(1) 摄影体位:受检者仰卧于摄影台上,手臂伸直,掌心向上。对侧肩部用沙袋垫高,使被检侧上臂容易紧靠成像件。成像件上缘包括肩关节,下缘包括肘关节。如病变局限于一端,可包括邻近侧的关节。成像件长轴须与肱骨平行,前臂处放一沙袋固定(图15 - 2 - 225)。

(2) 中心线:对准肱骨中点,与成像件垂直。

(3) 显示部位、用途:此位置显示肱骨的前后位影像(图15 - 2 - 226)。

30. 肱骨　经胸侧位。

(1) 摄影体位:受检者侧立于摄片架前,被检侧上臂外缘紧靠成像件,肩部下垂。对侧手臂抱头,肩部抬高,使两肩不致重叠。被检侧肱骨外科颈部位对准成像件中心(图 15 - 2 - 227)。

(2) 中心线:通过对侧腋下,对准被检侧上臂的上 1/3 处,与成像件垂直。

(3) 屏气情况:拍摄时应嘱受检者深吸气后屏住。使胸腔内充有多量气体,以增加对比度,并可缩短拍摄时间。

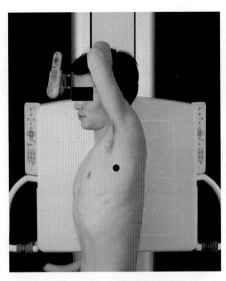

图 15 - 2 - 227　肱骨经胸腔侧位摄影体位

（4）显示部位、用途：此位置显示肱骨上 2/3 的侧位影像（图 15 - 2 - 228），适用于拍摄上臂外伤较重、过度疼痛、不宜移动患肢的病例，能清晰显示肱骨上端的骨折移位情况。

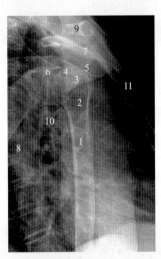

图 15 - 2 - 228　肱骨经胸腔侧位 X 线影像及解剖
1. 肱骨干，2. 外科颈，3. 解剖颈，4. 肱骨头，5. 关节盂，6. 喙突，7. 肩胛骨，8. 胸椎体，9. 锁骨，10. 肋骨，11. 胸骨。

31. 肱骨　侧卧位。
（1）摄影体位：受检者侧卧于摄影台上，对侧紧靠台面。成像件放于受检者腋窝的中间，上臂内侧紧靠成像件，肱骨长轴与成像件长轴平行。肘部弯曲约成直角，并且用对侧手支撑被检侧前臂，使之固定（图 15 - 2 - 229）。
（2）中心线：对准肱骨中点，与成像件垂直。
（3）显示部位、用途：此位置显示肱骨下 2/3 和肘关节的侧位影像。上端肱骨位于腋窝的上方，不包括

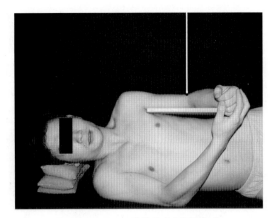

图 15　2　229　肱骨侧卧位摄影体位

在成像件之内（图 15 - 2 - 230）。适用于拍摄因过度疼痛而不能转动手臂的病例。

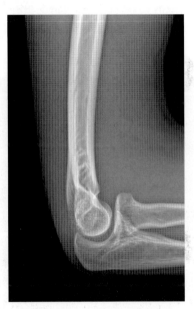

图 15 - 2 - 230　肱骨侧卧位 X 线影像

（4）说明：在此位置摄片时，须注意焦点-成像件间的准确距离，即胸腔横径也应计算在内，以免因距离过近而致影像失真和射线剂量太大。

32. 肱骨上部　仰卧轴位。
（1）摄影体位：受检者仰卧于摄影台上，被检侧肩部和上臂用棉垫垫高 10 cm。上臂外展与躯干垂直。肘部弯曲，约成直角。手掌放于台面，头部转向对侧。成像件立于肩部上方，内缘紧靠颈部，肱骨头对准成像件中心。成像件背面用沙袋支撑固定，不使倾斜或动摇（图 15 - 2 - 231）。
（2）中心线：与躯干平行，对准肱骨头，与成像件垂直；或向内侧（肩关节侧）倾斜 10°，使肩关节显示更为清晰。

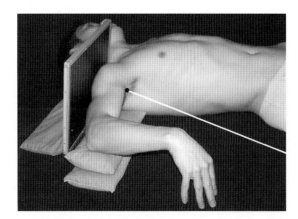

图 15-2-231　肱骨上部仰卧轴位摄影体位

（3）显示部位、用途：此位置能清晰地显示肱骨上端和肩关节的轴位影像（图 15-2-232）。对观察肱骨颈骨折或肩关节脱位的移位情况很有价值，并适用于拍摄肩部已用石膏固定，致手臂不能转动的病例。

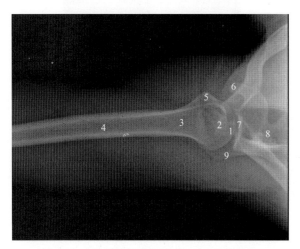

图 15-2-232　肱骨上部仰卧轴位 X 线影像及解剖
1.肱骨头,2.解剖颈,3.外科颈,4.肱骨干,5.大结节,6.喙突,7.关节盂,8.肩胛骨颈,9.肩峰。

33. 肱骨上部　坐轴位。

（1）摄影体位：受检者在摄影台一端侧坐，被检侧上臂外伸与躯干垂直。手掌稍垫高，使上臂和前臂放平。头部转向对侧。成像件放于肩关节下方，与上臂平行，尽量使肩关节对准成像件中心（图 15-2-233）。

（2）中心线：对准肩关节，与成像件垂直。

（3）显示部位、用途：此位置能清晰显示肱骨头和关节间隙影像（图 15-2-234）。对观察肱骨头上端骨折或脱位的移位情况很有价值。

（4）说明：此位置可用弧形成像件摄片，使肩关节显示更为清晰。

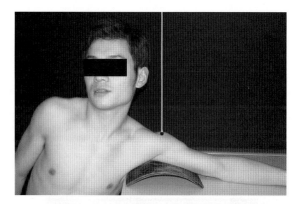

图 15-2-233　肱骨上部坐轴位摄影体位

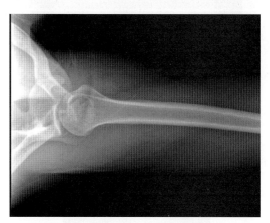

图 15-2-234　肱骨上部坐轴位 X 线影像

34. 肱骨　结节间沟切线位。

（1）摄影体位：受检者仰卧于摄影台上，被检侧肩部靠近摄影台边缘，手臂伸直，掌心向上。前臂处用沙袋固定。成像件立于肩部上方，肩锁关节对准成像件中心。成像件背面用沙袋支撑固定，不使倾斜或动摇（图 15-2-235）。

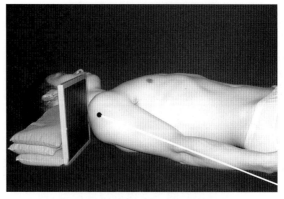

图 15-2-235　肱骨结节间沟切线位摄影体位

（2）中心线：X 线管先摆成水平方向，然后向上倾斜 10°～15°，再向内侧倾斜 25°～30°，对准结节间沟,射入成像件中心。

（3）显示部位、用途：此位置能清晰地显示肱骨结节间沟的影像（图 15‑2‑236）。对观察结节间沟骨质病变很有价值。

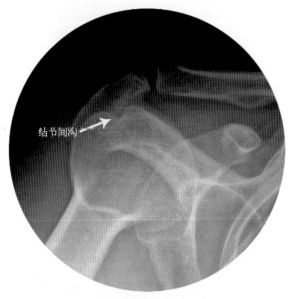

图 15‑2‑236　肱骨结节间沟切线位 X 线影像

（二）肩部摄影位置

1. 肩关节　前后位。

（1）摄影体位：受检者仰卧于摄影台上，肩胛骨喙突对准台面中线，然后将对侧肩部和髋部用沙袋或枕头稍垫高，头部转向被检侧，使被检侧肩部能紧靠台面。被检侧手臂伸直，掌心向上（图 15‑2‑237）。成像件上缘超出上臂，或将肩胛骨喙突对准成像件中心。前臂处用一沙袋固定。

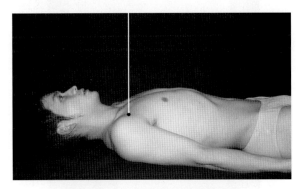

图 15‑2‑237　肩关节前后位摄影体位

（2）中心线：对准肩胛骨喙突，与成像件垂直。

（3）显示部位、用途：此位置显示肩关节、肩锁关节、锁骨外 2/3、肱骨上 1/3 和肩胛骨的影像（图 15‑2‑238）。

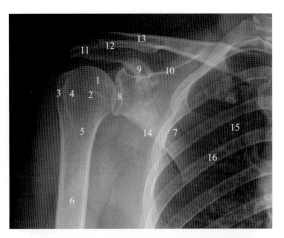

图 15‑2‑238　肩关节前后位 X 线影像及解剖

1. 肱骨头，2. 解剖颈，3. 大结节，4. 小结节，5. 外科颈，6. 肱骨干，7. 肩胛骨体，8. 关节盂，9. 喙突，10. 肩胛冈，11. 肩峰，12. 肩锁关节，13. 锁骨，14. 肩胛骨外侧缘，15. 肩胛骨内侧缘，16. 肋骨。

2. 肩关节　前后立位。

（1）摄影体位：受检者直立或坐于摄片架前，背靠成像件。成像件上缘超出肩部软组织，肩胛骨喙突对准成像件中线，身体健侧向前转 35°，使肩胛骨与成像件平行并紧贴。被检侧手臂与躯干分开，稍向内旋，手部叉腰，肩关节放于成像件中心（图 15‑2‑239）。

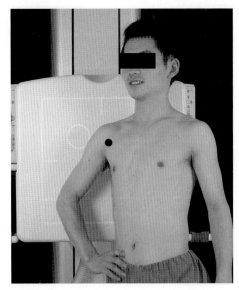

图 15‑2‑239　肩关节前后立位摄影体位

（2）中心线：对准肩关节中心，与成像件垂直。

（3）屏气情况：拍摄时嘱受检者深呼气后屏气。

（4）显示部位、用途：能清晰地显示关节盂与肱骨头间的间隙（图 15‑2‑240）。此位置拍摄方便，适用于骨折或脱位后疼痛剧烈的病例。

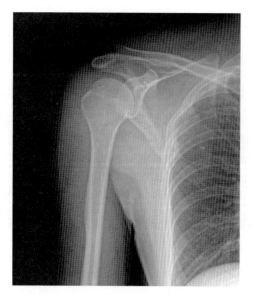

图 15-2-240　肩关节前后立位 X 线影像

3. 肩关节　侧位。

（1）摄影体位：受检者直立或坐于摄片架或摄影台前，背向成像件，被检侧肘部弯曲，手用对侧手托住固定，对侧肩关节紧靠摄片架，被检侧肩部向前转动至肩胛骨嵴与成像件垂直时为止。成像件上缘超出肩部（图 15-2-241）。

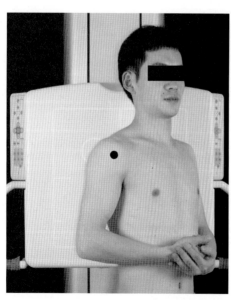

图 15-2-241　肩关节侧位摄影体位

（2）中心线：对准成像件中心，并与之垂直。

（3）屏气情况：曝摄时嘱受检者屏气。

（4）显示部位、用途：此位置显示肩关节的侧位影像（图 15-2-242）。观察肩关节脱位有价值。

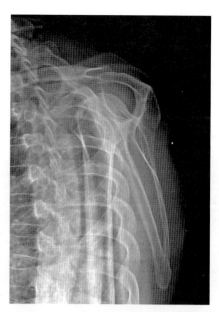

图 15-2-242　肩关节侧位 X 线影像

4. 肩关节　侧位（Y 形位）。

（1）摄影体位：受检者面向成像件站立，身体旋转 45°～60°，使被检侧肩胛骨嵴与成像件垂直并紧靠成像件，成像件上缘超出肩部。两上臂垂于身体两侧（图 15-2-243）。

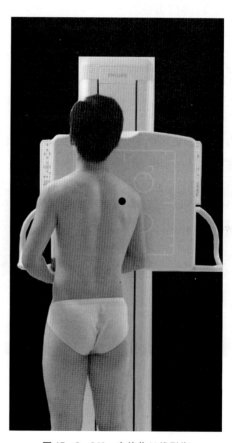

图 15-2-243　肩关节 X 线影像

（2）中心线：①向足侧倾斜 15°，以肩锁关节为中心点入射；②向足侧倾斜 10°～15°，以肱骨上缘为中心点入射；③垂直于成像件，以肩胛肱骨关节为中心点入射；④垂直于成像件，以肩胛骨内缘中心为中心点入射。

（3）显示部位、用途：肩部斜位像可显示肩胛骨 Y 形结构。在正常肩关节中，肱骨头与 Y 形结构结合部恰好重叠（图 15-2-244A）。在喙突下前脱位中，肱骨头位于喙突下方（图 15-2-244B）。在肩关节后脱位中，肱骨头投影于肩峰下方，肩关节前后位片可用作对比（图 15-2-244C、D）。

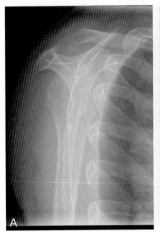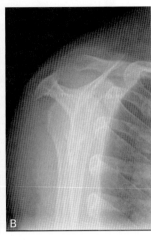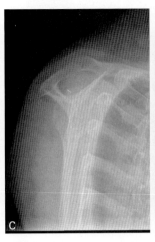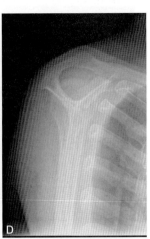

图 15-2-244 肩关节 X 线影像
A. 中心线（中）；B. 中心线（上）；C. 中心线（10°）；D. 中心线（15°）。

5. 肩胛骨 前后位。

（1）摄影体位：受检者仰卧于摄影台上，被检侧肩胛骨对准台面中线，视病情采取如下体位：①上肢外展，与躯干成直角，肘部弯曲，约成直角。前臂向上伸，背侧和手背紧靠台面，腕部放一沙袋固定，如此可使肩胛骨拉向外方，不致与肋骨有较多的重叠（图 15-2-245A）。成像件上缘超出肩部，下缘包括肩胛骨下角。②将对侧肩部用沙袋垫高，头部转向被检侧，使肩胛骨紧靠台面。被检侧上臂稍向外展，约与躯干成 40°～45°角，以减少肩胛骨与肋骨的重叠。手掌向上，腕部放一沙袋固定（图 15-2-245B）。成像件上缘超出肩部，下缘包括肩胛骨下角。

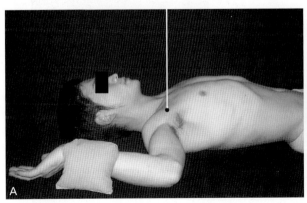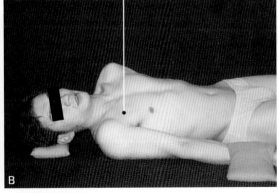

图 15-2-245 肩胛骨前后位摄影体位（A、B）

（2）中心线：对准喙突下方 4～5 cm 处，与成像件垂直。

（3）屏气情况：曝摄时嘱受检者屏气。

（4）显示部位、用途：此位置显示肩胛骨和肩关节的前后位影像，图像显示见图 15-2-246，摄影体位"②"适用于肩部极度疼痛，上臂不能外展与躯干向垂直的病例，图像显示见图 15-2-247。

6. 肩胛骨 侧位。

（1）摄影体位：受检者立于摄影架前，面向成像件，两足分开，使身体站稳，被检侧上肢高举抱头。如因疼痛不能抱头者，可任其垂于身旁，但上臂须外展，肘部弯曲，手部叉腰，以免肩胛骨与肱骨上端重叠。

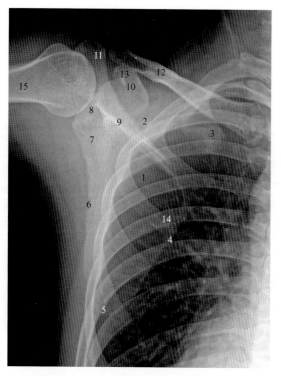

图 15-2-246 肩胛骨前后位 X 线影像及解剖

1. 肩胛骨体, 2. 上喙, 3. 上角, 4. 椎(内)缘, 5. 下角, 6. 腋(外)缘, 7. 肩胛骨嵴, 8. 肩峰, 9. 关节盂, 10. 喙突, 11. 肱骨头, 12. 肱骨干, 13. 锁骨, 14. 肋骨。

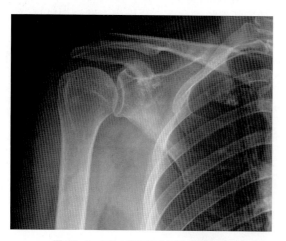

图 15-2-247 肩胛骨前后位 X 线影像

对侧手叉腰,或握住摄片架扶手。成像件上缘超出肩部,下缘包括肩胛骨下角。然后转动身体,将被检侧肩部靠近成像件,并使肩胛骨内外缘与成像件中线垂直(图 15-2-248)。

(2)中心线:对准肩胛骨内缘(椎缘)中点,与成像件垂直。

(3)屏气情况:曝摄时嘱受检者屏气。

(4)显示部位、用途:此位置显示肩胛骨的侧位影像,不与其他组织重叠(图 15-2-249)。对确定肩

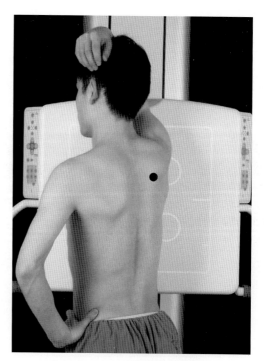

图 15-2-248 肩胛骨侧位摄影体位

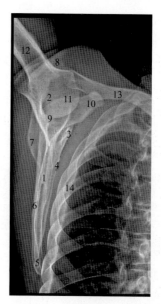

图 15-2-249 肩胛骨侧位 X 线影像及解剖

1. 肩胛骨体, 2. 上喙, 3. 上角, 4. 椎(内)缘, 5. 下角, 6. 腋(外)缘, 7. 肩胛骨嵴, 8. 肩峰, 9. 关节盂, 10. 喙突, 11. 肱骨头, 12. 肱骨干, 13. 锁骨, 14. 肋骨。

胛骨骨折移位或诊断肩胛骨背部肿瘤等有价值。

7. 肩胛骨 前后斜位。

(1)摄影体位:受检者仰卧于摄影台上,被检侧肩胛骨对准台面中线,头部下方不用枕头。被检侧上肢高举过头,肘部弯曲,并以肘部外侧靠紧前额部。被检侧臀部用沙袋稍垫高,肩胛骨的内外缘连线与成像件垂直,可与肋骨分离,不相重叠。将肩胛骨中点

放于中心(图 15 - 2 - 250)。

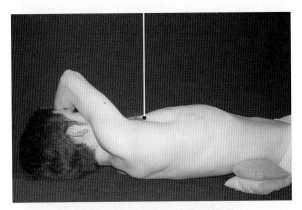

图 15 - 2 - 250 肩胛骨前后斜位摄影体位

(2)中心线:对准肩胛骨外缘中点,与成像件垂直。

(3)屏气情况:曝摄时嘱受检者屏气。

(4)显示部位、用途:此位置显示肩胛骨的斜位影像(图 15 - 2 - 251)。

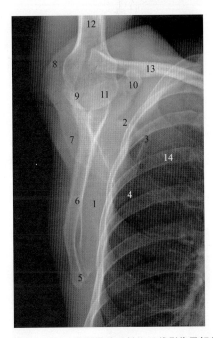

图 15 - 2 - 251 肩胛骨前后斜位 X 线影像及解剖
1.肩胛骨体,2.上缘,3.上角,4.椎(内)缘,5.下角,6.腋(外)缘,7.肩胛冈,8.肩峰,9.关节盂,10.喙突,11.肱骨头,12.肱骨干,13.锁骨,14.肋骨。

8. 肩胛骨 喙突位。

(1)摄影体位:受检者仰卧于摄影台上,被检侧肩胛骨喙突对准台面中线,对侧肩部用沙袋稍垫高,使被检侧肩胛骨紧靠成像件。上臂稍外展,手掌向上,腕部放一沙袋固定。成像件中心放于喙突上方约

3～4 cm 处(图 15 - 2 - 252)。

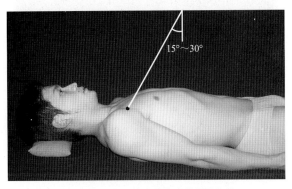

图 15 - 2 - 252 肩胛骨喙突位摄影体位

(2)中心线:向头侧倾斜 15°～30°。对准喙突射入成像件中心。中心线倾斜角度依背部厚薄和形状而定。背部厚而圆者,所需角度较大;背部薄而平者,所需角度则较小。

(3)屏气情况:曝摄时嘱受检者屏气。

(4)显示部位、用途:此位置显示喙突前后位影像,并同时显示肩胛骨切迹(图 15 - 2 - 253)。

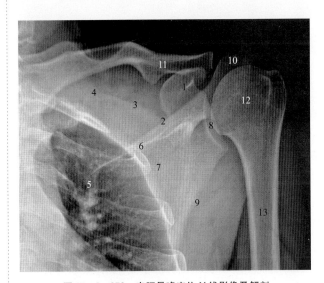

图 15 - 2 - 253 肩胛骨喙突位 X 线影像及解剖
1.喙突,2.肩胛切迹,3.上缘,4.上角,5.椎内缘,6.肩胛骨峰,7.肩胛骨体,8.关节盂,9.腋(外)缘,10.肩峰,11.锁骨,12.肱骨头,13.肱骨干。

9. 锁骨 后前位。

(1)摄影体位:受检者俯卧于摄影台上,被检侧锁骨中点对准台面或成像件中线。头部转向对侧,使锁骨与台面靠紧。手臂内转,手掌向上。肩部下垂,使肩部与胸锁关节相平,将锁骨中点对准成像件中心(图 15 - 2 - 254)。

(2)中心线:对准肩胛骨内缘上角,与成像件垂直。

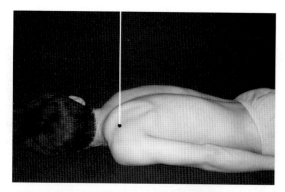

图 15 - 2 - 254　锁骨后前位摄影体位

（3）屏气情况：曝摄时嘱受检者屏气。

（4）显示部位、用途：此位置显示锁骨的后前位影像，影像较前后位摄影更为清晰（图 15 - 2 - 255）。

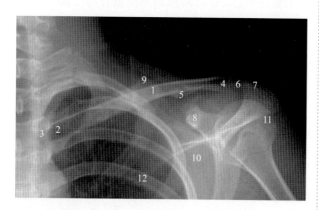

图 15 - 2 - 255　锁骨后前位 X 线影像及解剖

1. 锁骨，2. 锁骨内端，3. 胸锁关节，4. 锁骨外端，5. 锥状结节，6. 肩锁关节，7. 肩峰，8. 肩胛骨喙突，9. 肩胛骨上角，10. 肩胛骨体，11. 肱骨头，12. 肋骨。

（5）说明：婴幼儿童锁骨摄影时，因不易俯卧，可取仰卧位投，并且必须包括两侧锁骨作比较。

10. 锁骨　下上位。

（1）摄影体位：受检者仰卧于摄影台上，头部和肩部用棉垫垫高，被检侧肩部下垂，手臂放于身旁，头部转向对侧。成像件竖立于肩部上方，并向后倾斜 20°～30°，使中心线尽可能与成像件垂直。成像件内缘紧靠颈部，背面用沙袋支撑固定（图 15 - 2 - 256）。

（2）中心线：与水平面成 20°～30°，对准锁骨中点，射入成像件中心。如锁骨内 1/3 有病变可疑时，中心线应向外方倾斜 15°～25°。

（3）屏气情况：曝摄时嘱受检者屏气。

（4）显示部位、用途：此位置显示锁骨的下上轴位影像，与其他组织重叠较少（图 15 - 2 - 257）。此位置因锁骨与其他组织重叠较少，对细小病变或骨折的发现很有价值。

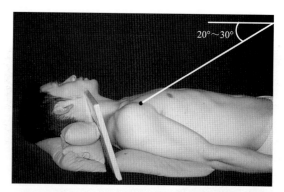

图 15 - 2 - 256　锁骨下上位摄影体位

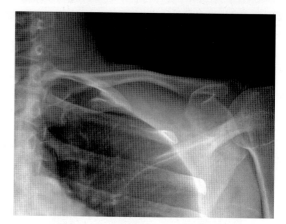

图 15 - 2 - 257　锁骨下上位 X 线影像

11. 肩锁关节　后前位。

（1）摄影体位：受检者直立于摄片架前，面向成像件中线，两足分开，使身体站稳。两臂下垂，两侧胸锁关节对准成像件中心，身体正中面或脊柱对准成像件中线。受检者两手各握重量相等的沙袋一只，使肩部下垂，锁骨成水平状（图 15 - 2 - 258）。

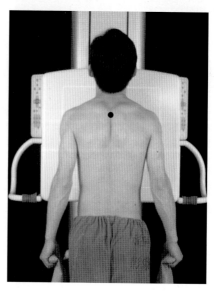

图 15 - 2 - 258　肩锁关节后前位摄影体位

（2）中心线：对准第三胸椎，与成像件垂直。

（3）屏气情况：曝摄时嘱受检者屏气。

（4）显示部位、用途：此位置显示两侧肩锁关节的后前位影像（图 15-2-259）。两侧同时摄取，可作比较。

（三）下肢摄影技术

1. 足（背底位）

（1）摄影体位：受检者仰卧或坐在摄影台上，对侧下肢伸直或弯曲。被检侧膝关节弯曲，足底部紧靠成像件，成像件上缘包括足趾，下缘包括足跟。第三跖骨底部对准成像件中心。

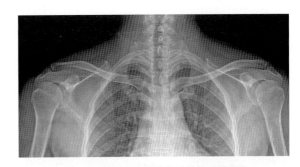

图 15-2-259　肩锁关节后前位 X 线影像

（2）中心线：①对准第三跖骨底部，与成像件垂直（图 15-2-260A）。②向足跟侧倾斜 15°，对准第三跖骨底部射入成像件（图 15-2-260B）。

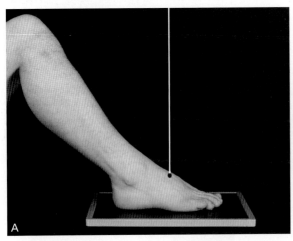
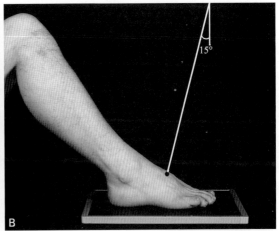

图 15-2-260　足前后位摄影体位

（3）显示部位、用途：此位置显示全部趾骨、跖骨和距骨前的跗骨（包括舟骨、骰骨和第一、二、三楔骨）的正位影像。距骨和跟骨因与胫腓骨下端所重叠而不能显示（图 15-2-261）。如为测定异物和检查趾骨与跖骨骨折移位情况，可垂直投射；如为观察一般病变则可用倾斜中心射线摄影。倾斜中心射线的目的为使胫腓骨下端投影后移，各跗骨能更清晰显示。

2. 足（背底内斜位）

（1）摄影体位：受检者坐于摄影台上，两膝弯曲，被检侧足底部紧靠成像件，成像件上缘包括足趾，下缘包括足跟。第三跖骨底部放于成像件中心。然后将被检侧下肢内倾，使足底与成像件约成 30°～45° 角。并用对侧下肢支撑被检侧膝部，以作固定（图 15-2-262）。

（2）中心线：对准第三跖骨底部，与成像件垂直。

（3）显示部位、用途：此位置显示所有足骨和各关节的内斜位影像（图 15-2-263）。

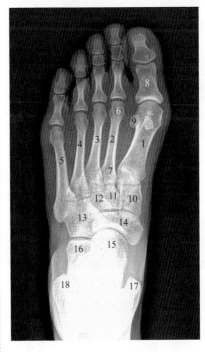

图 15-2-261　足前后位 X 线影像及解剖

1. 第一跖骨，2. 第二跖骨，3. 第三跖骨，4. 第四跖骨，5. 第五跖骨，6. 跖骨头，7. 跖骨底部，8. 趾骨，9. 子骨，10. 第一楔骨，11. 第二楔骨，12. 第三楔骨，13. 骰骨，14. 舟骨，15. 距骨，16. 跟骨，17. 内踝，18. 外踝

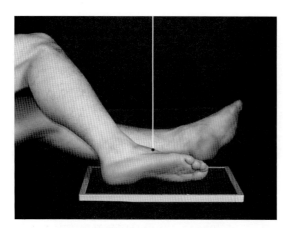

图 15-2-262　足前后内斜位摄影体位

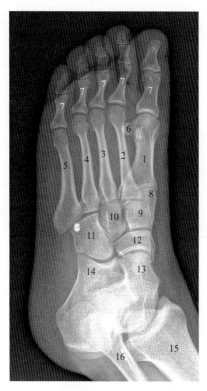

图 15-2-263　足前后内斜位 X 线影像及解剖
　　1.第一跖骨,2.第二跖骨,3.第三跖骨,4.第四跖骨,5.第五跖骨,6.子骨,7.趾骨,8.第一楔骨,9.第二楔骨,10.第三楔骨,11.骰骨,12.舟骨,13.距骨,14.跟骨,15.胫骨,16.腓骨。

　　3. 足(背底外斜位)
　　(1)摄影体位:受检者坐或卧于摄影台上,对侧下肢伸直,被检侧膝部稍弯曲,足底部紧靠成像件,成像件上缘包括足趾,下缘包括足跟。第三跖骨底部放于成像件中心。使成像件中线与足部长轴平行,然后将被检侧下肢外倾,使足底与成像件约成 30°～45°角(图 15-2-264)。
　　(2)中心线:对准第二跖骨底部,与成像件垂直。

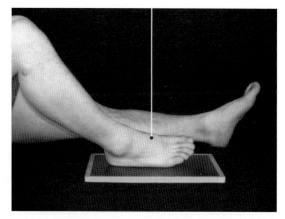

图 15-2-264　足前后外斜位摄影体位

　　(3)显示部位、用途:此位置显示所有足骨和各关节的外斜位影像,第一和第二跖骨与第一和第二楔骨的关节间隙清晰显示(图 15-2-265)。适用于检查第一和第二跖骨与楔骨间关节的病变。

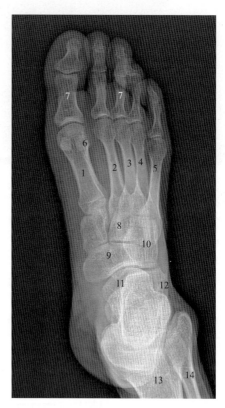

图 15-2-265　足前后外斜位 X 线影像及解剖
　　1.第一跖骨,2.第二跖骨,3.第三跖骨,4.第四跖骨,5.第五跖骨,6.子骨,7.趾骨,8.楔骨,9.舟骨,10.骰骨,11.距骨,12.跟骨,13.胫骨,14.腓骨。

　　4. 足(底背外斜位)
　　(1)摄影体位:受检者侧卧于摄影台上,被检侧紧靠台面,对侧下肢向前上方弯曲。被检侧膝部稍弯曲,膝部和足部外转,足背外侧面紧靠成像件,使足底向上成斜位。成像件上缘包括足趾,下缘包括足跟。成像件中线与足部长轴平行(图 15 - 2 - 266)。

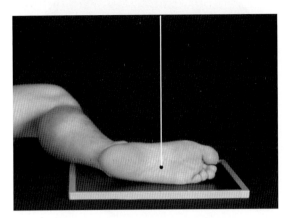

图 15 - 2 - 266　足后前外斜位摄影体位

(2) 中心线:对准第五跖骨底部,与成像件垂直。

(3) 显示部位、用途:此位置显示所有足骨的斜位影像,各跖骨相互分离。除第一、二跖骨外,其他跖骨无重叠现象。各跖骨间的关节间隙清晰显示(图 15 - 2 - 267)。

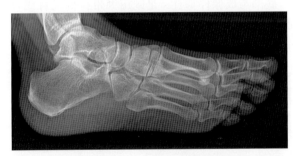

图 15 - 2 - 267　足后前外斜位 X 线影像

5. 足(外侧位)

(1) 摄影体位:受检者侧卧于摄影台上,被检侧紧靠台面,对侧下肢向前上方弯曲。被检侧足部外侧缘紧靠成像件,足部摆成侧位。膝部稍弯曲,并用沙袋稍垫高,使足底部与成像件垂直。成像件上缘包括足趾,下缘包括足跟。成像件长轴与足部长轴一致(图 15 - 2 - 268)。

(2) 中心线:对准足部中点,垂直成像件。

(3) 显示部位、用途:此位置显示足部和踝关节各骨的侧位影像(图 15 - 2 - 269)。

6. 足[侧位(足弓测量负重拍摄)]

(1) 摄影体位:受检者直立于专用片盒上,成像件竖立横放,其下方部分插于片盒槽内(图 15 - 2 - 270)。两足站于成像件两侧,身体重心偏向被检侧。被检足紧靠成像件的正面。

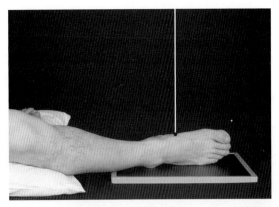

图 15 - 2 - 268　足外侧位摄影体位

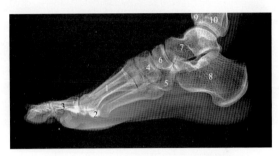

图 15 - 2 - 269　足外侧位 X 线影像及解剖

1. 跖骨,2. 子骨,3. 趾骨,4.1～3 楔骨,5. 骰骨,6. 舟骨,7. 距骨,8. 跟骨,9. 胫骨,10. 腓骨。

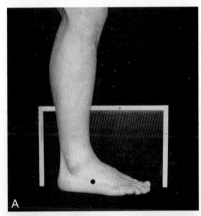

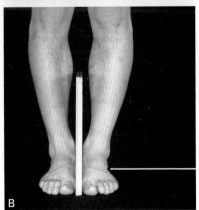

图 15 - 2 - 270　足负重侧位摄影体位

A. 侧面观;B. 前面观。

（2）中心线：成水平位，对准成像件中心，并与其垂直。

（3）显示部位、用途：此位置显示足部的侧位影像。因取立位负重拍摄，所以能显示足弓真实角度（图 15-2-271），用于足弓的测量。

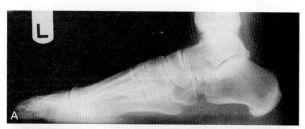

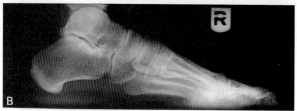

图 15-2-271 足负重侧位 X 线影像
A. 左脚；B. 右脚。

7. 足（子骨轴位）

（1）摄影体位：受检者俯卧于摄影台上，被检侧踝部用沙袋垫高。各趾跖关节极度弯曲，各趾的掌面紧靠成像件，并使拇趾的趾跖关节最突出处与成像件垂直。成像件上端用沙袋垫高，第三跖骨头放于成像件中心（图 15-2-272）。

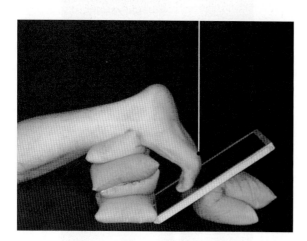

图 15-2-272 足子骨轴位摄影体位

（2）中心线：对准拇趾趾跖关节处的子骨，与成像件垂直。

（3）显示部位、用途：此位置显示拇趾趾跖关节处的子骨和各跖骨头的轴位影像（图 15-2-273）。用于检查足部子骨和各跖骨头的病变或外伤。

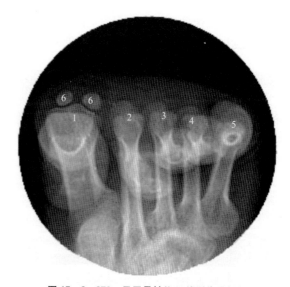

图 15-2-273 足子骨轴位 X 线影像及解剖
1.第一跖骨头，2.第二跖骨头，3.第三跖骨头，4.第四跖骨头，5.第五跖骨头，6.子骨。

8. 足（子骨侧位）

（1）摄影体位：受检者坐或卧于摄影台上，被检侧膝部弯曲，并用沙袋垫高。足跟内侧紧靠成像件，底部与成像件垂直。足趾用绷带拉向足背侧，使足趾尽量向后弯曲。第一跖骨头对准成像件中心（图 15-2-274）。

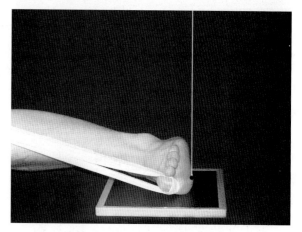

图 15-2-274 足子骨侧位摄影体位

（2）中心线：对准第一跖骨头，与成像件垂直。

（3）显示部位、用途：此位置显示足部子骨的侧位影像（图 15-2-275）。

9. 足趾（背底位）

（1）摄影体位：受检者坐于摄影台上，被检侧膝部弯曲，足底部紧靠成像件。将第三趾跖关节放于成像件中心，对侧下肢伸直或弯曲（图 15-2-276）。

（2）中心线：对准第三趾跖关节，与成像件垂直。

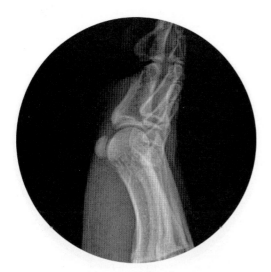

图 15-2-275　足子骨侧位 X 线影像

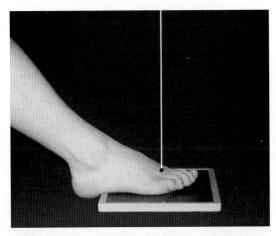

图 15-2-276　足趾前后位摄影体位

（3）显示部位、用途：此位置显示全部趾骨和趾跖关节的正位影像（图 15-2-277）。

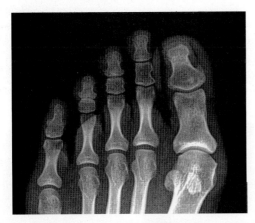

图 15-2-277　足趾前后位 X 线影像

10. 足趾（背底内斜位）

（1）摄影体位：受检者坐于摄影台上，两膝弯曲，

被检侧足底紧靠成像件。成像件上缘包括足趾，下缘包括跖骨干，将第三跖骨头放于成像件中心。然后将被检侧下肢向内侧斜，使足与成像件约成 $30°\sim45°$ 角。并用对侧下肢支撑被检侧膝部，以作固定。

（2）中心线：对准第三跖骨头，与成像件垂直（图 15-2-278）。

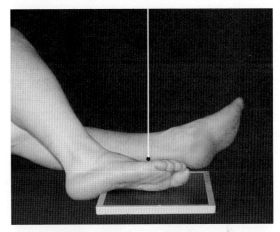

图 15-2-278　足趾内斜位摄影体位

（3）显示部位、用途：此位置显示全部趾骨和跖骨头的内斜位影像（图 15-2-279）。

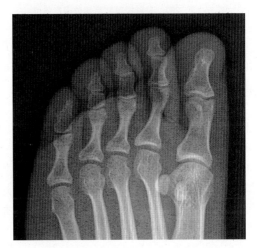

图 15-2-279　足趾内斜位 X 线影像

11. 足趾（拇趾侧位）

（1）摄影体位：①受检者侧卧于摄影台上，对侧靠于台面，对侧下肢向前上方弯曲。被检侧膝部稍弯曲，膝部和足部内转。拇趾和足背内侧紧靠成像件，踝部用沙袋垫高。将拇趾摆成侧位。成像件上缘包括足趾，下缘包括跖骨（图 15-2-280）。②受检者位置与"①"相同，但将膝部用沙袋垫高，使拇趾与成像件垂直，其余各趾向足底弯曲，与拇趾错开（图 15-2-281）。

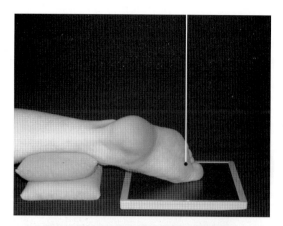

图 15-2-280 足趾拇趾后前侧位摄影体位

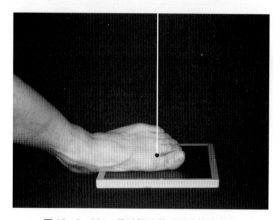

图 15-2-281 足趾拇趾前后侧位摄影体位

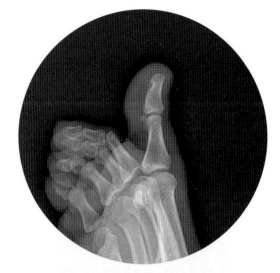

图 15-2-282 足趾拇趾侧位 X 线影像

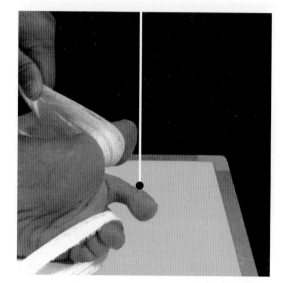

图 15-2-283 足趾侧位摄影体位

（2）中心线：①对准足底侧拇趾的趾跖关节，与成像件垂直。②对准足背侧拇趾的趾跖关节，与成像件垂直。

（3）显示部位、用途：此位置显示拇趾骨和跖骨头的侧位影像（图 15-2-282）。

12. 足趾（侧位）

（1）摄影体位：受检者坐于摄影台上，足部外侧缘紧靠成像件，足摆成侧位。被检部位以外足趾用绷带拉开，以免重叠（图 15-2-283）。成像上缘包括足趾，下缘包括跖骨头。

（2）中心线：对准被检足趾与成像件垂直。

（3）显示部位、用途：此位置显示被检足趾骨的侧位影像（图 15-2-284），对足趾骨折，观察前后移位情况有很大帮助。

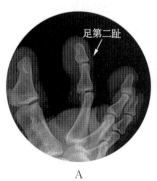

A

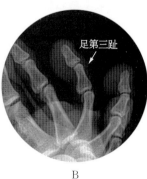

B

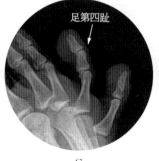

C

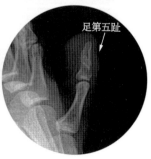

D

图 15-2-284 足趾侧位 X 线影像（A～D）

13. 跟骨(底跟轴位)

(1) 摄影体位:受检者仰卧或坐于摄影台上,对侧膝部弯曲,被检侧下肢伸直,踝关节放于成像件中心。踝部极度弯曲,可用一绷带绕于足部,嘱受检者向后拉住。使跟骨不致与距骨和跗骨重叠(图 15-2-285)。如受检者踝部因疼痛不能弯曲时,下肢用沙袋垫高,使足部长轴与台面形成直角(图 15-2-286)。

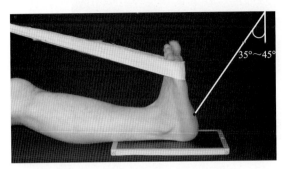

图 15-2-285 跟骨底跟轴位摄影体位

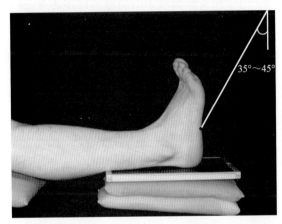

图 15-2-286 跟骨底跟轴位摄影体位

(2) 中心线:向足底倾斜 35°~45°,对准第三跖骨底部,射入成像件中心。

(3) 显示部位、用途:此位置显示跟骨轴位影像,距突、跟骨体和跟骨各突均清晰显示(图 15-2-287)。

14. 跟骨(侧位)

(1) 摄影体位:受检者侧卧于摄影台上,被检侧紧靠台面,对侧下肢向前上方弯曲。被检侧足部外侧缘紧靠成像件,跟骨放于成像件中心,膝部稍弯曲,并用沙袋垫高,使跟骨放平(图 15-2-288)。

(2) 中心线:对准跟距关节,与成像件垂直。

(3) 显示部位、用途:此位置显示跟骨和其邻近各骨的侧位影像(图 15-2-289)。

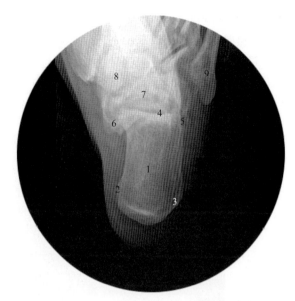

图 15-2-287 跟骨跟底轴位 X 线影像及解剖

1. 跟骨体,2. 内突,3. 外突,4. 跟距关节,5. 跟骨滑车突,6. 载距突,7. 距骨头,8. 舟骨,9. 第五跖骨底部。

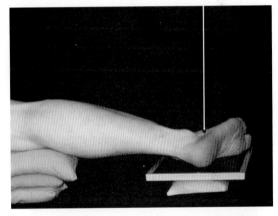

图 15-2-288 跟骨外侧位摄影体位

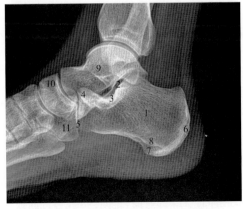

图 15-2-289 跟骨外侧位 X 线影像及解剖

1. 跟骨,2. 跟距关节,3. 载距突,4. 跟骨前突,5. 跟骰关节,6. 跟骨结节,7. 内突,8. 外突,9. 距骨,10. 舟骨,11. 骰骨。

15. 跟骨(外斜位)

(1)摄影体位:受检者仰卧或坐于摄影台上,被检侧下肢伸直。踝部弯曲,足向外转,与台面成45°角。足跟放于成像件下缘,膝关节和小腿用沙袋固定(图15-2-290A)。

(2)中心线:向头侧倾斜12°~18°,对准内踝前下方3cm处,射入成像件中心(图15-2-290B)。

(3)显示部位、用途:此位置显示跟骨的外斜位和跟骨沟的影像(图15-2-291)。用于检查跟骨骨折和确定有无背底方向的压缩。

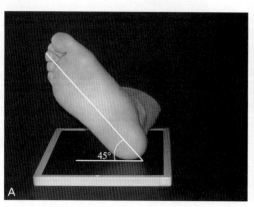
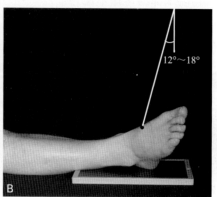

图15-2-290　跟骨外斜位摄影体位
A.下面观;B.侧面观。

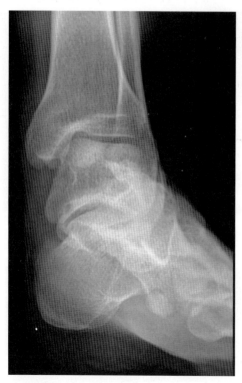

图15-2-291　跟骨外斜位X线影像

16. 跟骨(内斜位)

(1)摄影体位:受检者仰卧或坐于摄影台上,被检侧下肢伸直。踝部弯曲,足向内转,与台面成45°角(图15-2-292A)。足跟放于成像件下缘,膝关节和小腿用沙袋固定。

(2)中心线:①向头侧倾斜40°;②向头侧倾斜20°~30°;③向头侧倾斜10°;对准外踝下方3cm处,以上述各角度射入成像件中心(图15-2-292B)。

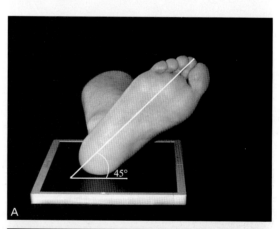
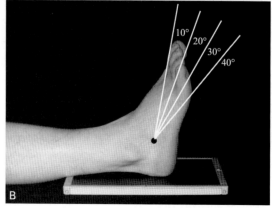

图15-2-292　跟骨内斜位摄影体位
A.下面观;B.侧面观。

（3）显示部位、用途：①中心线倾斜 40°时，显示后部跟距关节的前半部（图 15-2-293A）。②中心线倾斜 20°～30°时，显示跟骨载距突与距骨间的关节（图 15-2-293B）。③中心线倾斜 10°时，显示后部跟距关节的后部（图 15-2-293C）。用于检查跟距关节面的外伤或病变。

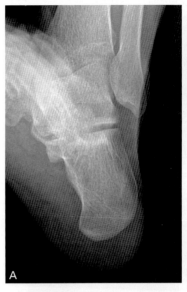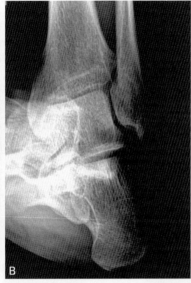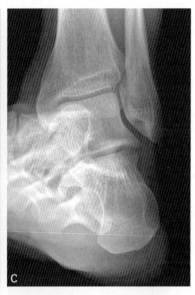

图 15-2-293　跟骨内斜位 X 线影像

A. 中心线倾斜 40°时，显示后部跟距关节的前半部；B. 中心线倾斜 25°时，显示跟骨载距突与距骨间的关节；C. 中心线倾斜 10°时，显示后部跟距关节的后部。

17. 踝关节（前后位）

（1）摄影体位：受检者仰卧或坐于摄影台上，对侧膝部弯曲，被检侧下肢伸直，将踝关节（即胫骨内踝上方 1cm 处）放于成像件中心。足尖前倾，小腿长轴与成像件长轴平行，小腿处放一沙袋固定（图 15-2-294）。

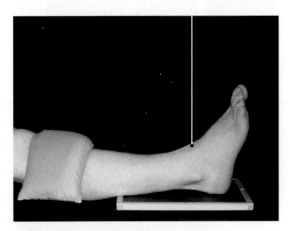

图 15-2-294　踝关节前后位摄影体位

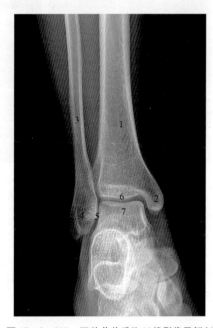

图 15-2-295　踝关节前后位 X 线影像及解剖

1.胫骨，2.内踝，3.腓骨，4.外踝，5.腓距关节，6.踝关节（胫距关节），7.距骨。

（2）中心线：对准内外踝连线上方 1cm 处，与成像件垂直。

（3）显示部位、用途：此位置显示踝关节及胫、腓骨下端和上部距骨的前后位影像（图 15-2-295）。

18. 踝关节（内旋位）

（1）摄影体位：受检者仰卧或坐于摄影台上，对侧膝部弯曲，被检侧下肢伸直，将踝关节间隙（即胫骨内踝上方 1cm 处）放于成像件中心。足尖与成像件分别呈垂直、内旋 15°～20°和内旋 45°三种位置，小腿长轴与成像件长轴平行，小腿处放一沙袋固定（图15-2-296）。

（2）中心线：对准内外踝连线上方 1 cm 处，与成

像件垂直。

（3）显示部位、用途：此位置显示踝关节，胫、腓骨下端和上部距骨处于三种位置时的影像，对观察下胫腓关节的结构关系有重要作用（图 15-2-297）。

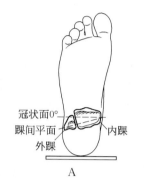 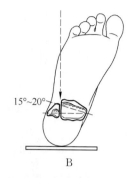 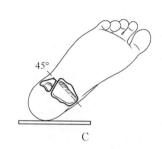

图 15-2-296　踝关节内旋位 X 线影像
A. 垂直；B. 内旋 15°～20°；C. 内旋 45°。

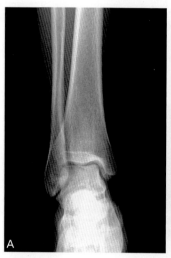 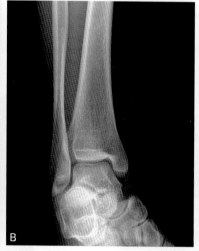 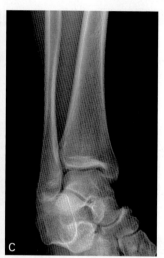

图 15-2-297　踝关节内旋位摄影体位
A. 垂直；B. 内旋 15°～20°；C. 内旋 45°。

19. 踝关节(外侧位)

（1）摄影体位：受检者侧卧于摄影台上，被检侧靠近台面，对侧膝部向前上方弯曲。被检侧下肢伸直，踝部外侧紧靠成像件。膝部用沙袋垫高，足跟放平，使膝关节成侧位。将内踝上方 1 cm 处放于成像件中心。小腿长轴与成像件长轴平行。

（2）中心线：对准内踝上方 1 cm 处，与成像件垂直（图 15-2-298）。

（3）显示部位、用途：此位置显示踝关节的侧位影像（图 15-2-299）。

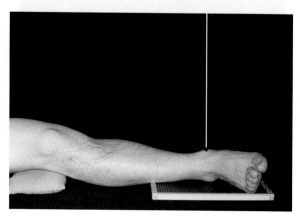

图 15-2-298　踝关节外侧位摄影体位

15 - 2 - 301)。

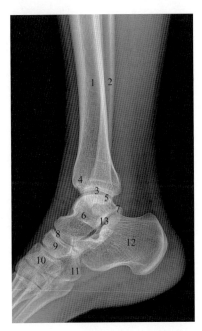

图 15 - 2 - 299 踝关节外侧位 X 线影像及解剖
1.胫骨,2.腓骨,3.胫距关节,4.内踝,5.外踝,6.距骨,7.距骨后突,8.距舟关节,9.舟骨,10.第一～第三楔骨,11.骰骨,12.跟骨,13.跟距关节。

20. 踝关节(内斜位)

(1)摄影体位:受检者仰卧或坐于摄影台上,对侧膝部弯曲。被检侧下肢伸直,膝部用沙袋垫高。内踝尖端放于成像件中心的下方 1 cm 处。小腿长轴与成像件长轴平行。然后将足部和踝部内转 45°,足底部放一沙袋固定(图 15 - 2 - 300)。

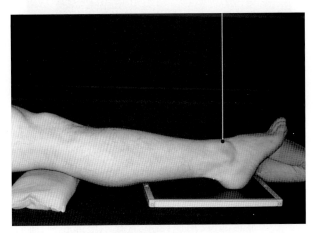

图 15 - 2 - 300 踝关节内斜位摄影体位

(2)中心线:对准踝关节间隙中点,与成像件垂直。

(3)显示部位、用途:此位置显示踝关节的斜位影像,下方胫腓关节和跟骨的载距突清晰显示(图

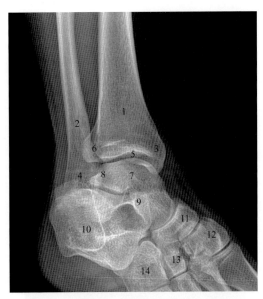

图 15 - 2 - 301 踝关节内斜位 X 线影像及解剖
1.胫骨,2.腓骨,3.内踝,4.外踝,5.胫距关节,6.胫腓关节,7.距骨,8.腓距关节,9.载距突,10.跟骨,11.舟骨,12.第一楔骨和第二楔骨,13.第三楔骨,14.骰骨。

21. 踝关节(侧斜位)

(1)摄影体位:受检者侧卧于摄影台上,被检侧靠于台面,对侧膝部向前上方弯曲。被检侧外踝放于成像件的后方 1/3 处。跟部用棉垫垫高约 4 cm。足部长轴与成像件长轴平行。踝部上方放沙袋固定(图 15 - 2 - 302)。

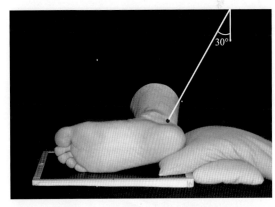

图 15 - 2 - 302 踝关节斜位摄影体位

(2)中心线:向足侧倾斜 30°,对准胫骨内踝后方 4～5 cm 处,射入成像件中心。

(3)显示部位、用途:此位置显示踝关节的侧斜位影像,可使胫、腓骨下端不致有过多重叠(图 15 - 2 - 303)。对胫骨下端骨折病例,在常规的前后位和侧位影像中,不能显示的骨块移位情况,在此位置能

清晰显示。

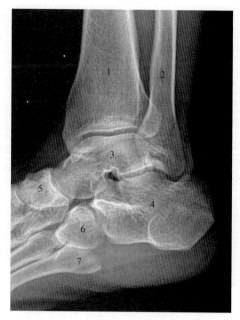

图 15-2-303 踝关节斜位 X 线影像及解剖
1.胫骨,2.腓骨,3.距骨,4.跟骨,5.舟骨,6.骰骨,7.第五跖骨底部。

22. 踝关节(前后斜位)

(1)摄影体位:受检者仰卧于摄影台上,对侧下肢伸直,被检侧膝部弯曲。用沙袋将成像件垫高约23°。足底紧靠成像件。跟部放于成像件中心,使足部长轴与成像件长轴平行(图 15-2-304)。

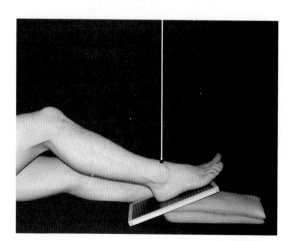

图 15-2-304 踝关节前后斜位摄影体位

(2)中心线:对准踝关节,与成像件垂直。
(3)显示部位、用途:此位置显示腓骨外踝和腓距关节的前后斜位影像(图 15-2-305),用作检查疑有腓骨外踝下病变或骨折的病例。

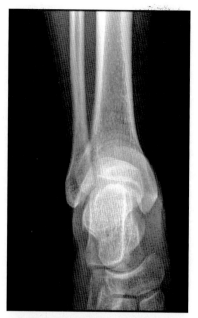

图 15-2-305 踝关节前后斜位 X 线影像

23. 胫骨和腓骨(前后位)

(1)摄影体位:受检者仰卧或坐于摄影台上,下肢伸直成前后位。成像件上缘包括膝关节,下缘包括踝关节。如病变局限于一端者,可仅包括邻近一侧关节,使小腿长轴与成像件长轴平行。为防止抖动,膝关节以上或踝关节以下可用沙袋固定。

(2)中心线:对准小腿中点,与成像件垂直(图 15-2-306)。

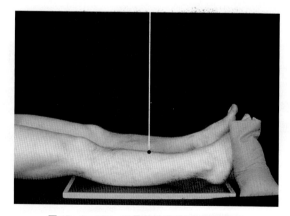

图 15-2-306 胫骨和腓骨前后位摄影体位

(3)显示部位、用途:此位置显示全部胫骨、腓骨和邻近关节的前后位影像(图 15-2-307)。
(4)说明:测量胫腓骨长度时可用窄缝两次曝摄法,即分别在窄缝中心 A、B 处摄片(图 15-2-308),以尽量减小图像因斜射线失真而导致的测量误差。其他长骨的测量也可参照此法。

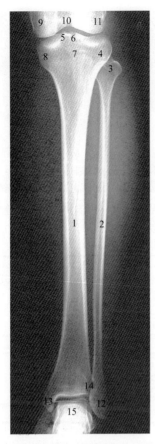

图 15 - 2 - 307 胫骨和腓骨前后位 X 线影像及解剖

1.胫骨干,2.腓骨干,3.腓骨头,4.胫骨外髁,5、6.胫骨髁间隆起,7.胫骨前结节,8.胫骨内髁,9.股骨内髁,10.髁间凹,11.股骨外髁,12.外踝,13.内踝,14.胫腓关节,15.距骨。

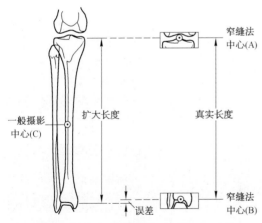

图 15 - 2 - 308 胫腓骨窄缝两次曝摄法示意图

24. 胫骨和腓骨(外侧位)

(1) 摄影体位:受检者侧卧于摄影台上,被检侧靠近台面,对侧髋关节和膝部向前上方弯曲。被检侧下肢伸直,小腿外缘紧靠成像件。成像件上缘包括膝关节,下缘包括踝关节。如病变局限于一端者,可仅包括邻近一侧关节,使小腿长轴与成像件长轴平行。

足跟用沙袋稍垫高,使小腿放平(图 15 - 2 - 309)。

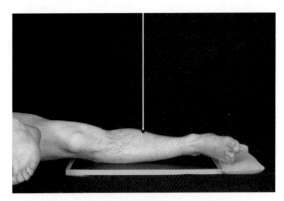

图 15 - 2 - 309 胫骨和腓骨外侧位摄影体位

(2) 中心线:对准小腿中点,与成像件垂直。

(3) 显示部位、用途:此位置显示全部胫骨、腓骨和邻近关节的前后位影像(图 15 - 2 - 310)。

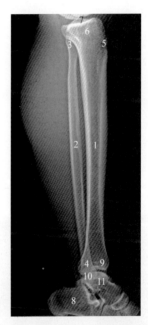

图 15 - 2 - 310 胫骨和腓骨外侧位 X 线影像及解剖

1.胫骨干,2.腓骨干,3.腓骨头,4.胫骨外髁,5、6.胫骨髁间隆起,7.胫骨前结节,8.胫骨内髁,9.股骨内髁,10.外踝,11.距骨。

(4) 说明:如受检者因受外伤不能侧卧者,可将下肢用棉垫垫高。成像件放于两腿之间,与台面垂直。被检侧小腿内侧缘紧靠成像件,小腿长轴与成像件长轴平行。中心线成水平方向投射,对准小腿中点,与成像件垂直拍摄。

25. 膝关节(前后位)

(1) 摄影体位:受检者仰卧或坐于摄影台上,下肢伸直,成像件放于被检侧膝下,髌骨下缘对准成像件中心,小腿长轴与成像件长轴平行,踝部放一沙袋固定。如膝关节因疼痛而不能伸直者,可将成像件用沙袋垫高,使肢体与成像件靠近(图15-2-311)。

(2)中心线:对准髌骨下缘,正确的中心线投射角度与受检者骨盆部厚度有关,具体操作时应视受检者胖瘦程度而定,也可测量髂前上棘与检查台面间距,决定中心线投射角度(表15-2-5)。

(3)显示部位、用途:此位置显示胫骨上段、腓骨上段和股骨下段的前后位影像(图15-2-312)。

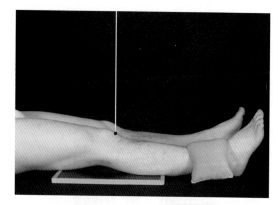

图15-2-311 膝关节前后位摄影体位

表15-2-5 膝关节前后位摄影时中心线投射角度

髂前上嵴-检查台面距离(cm)	中心线投射角度	图解
≤18	向足侧5°	
19～24	垂直	
≥25	向头侧5°	

26. 膝关节(后前位)

(1)摄影体位:受检者俯卧于摄影台上,下肢伸直,被检侧踝部用沙袋垫高,使髌骨部紧靠成像件。髌骨下缘放于成像件中心,小腿长轴与成像件长轴平行,踝部上方可放一沙袋固定(图15-2-313)。

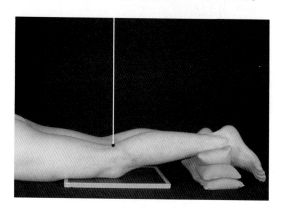

图15-2-313 膝关节后前位摄影体位

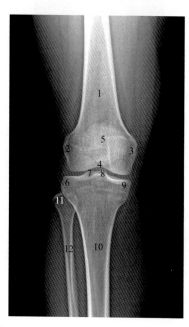

图15-2-312 膝关节前后位X线影像及解剖

1.股骨干,2.股骨外髁,3.股骨内髁,4.髁间凹,5.髌骨,6.胫骨外髁,7、8.胫骨髁间隆起,9.胫骨内髁,10.胫骨干,11.腓骨头,12.腓骨干。

(2)中心线:对准髌骨下缘,垂直成像件。

（3）显示部位、用途：此位置显示膝关节的后前位影像（图 15 - 2 - 314），适用于膝关节不能伸直或检查髌骨的病例。

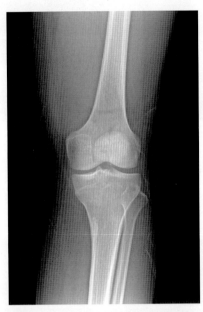

图 15 - 2 - 314 膝关节后前位 X 线影像

（4）说明：如摄影的目的为检查髌骨者，中心线须对准髌骨中心，并适当增加电压。

27. 膝关节（外侧位）

（1）摄影体位：受检者侧卧于摄影台上，被检侧靠近台面，对侧下肢向前上方弯曲，被检侧膝部稍弯曲。膝部外侧缘紧靠成像件，髌骨下缘放于成像件中心，成像件前缘须超出皮肤 1 cm。踝部用沙袋垫高，使髌骨与内外髁相互重叠。踝部上方可放一沙袋固定（图 15 - 2 - 315）。

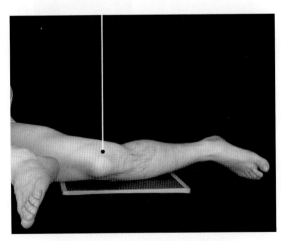

图 15 - 2 - 315 膝关节外侧位摄影体位

（2）中心线：对准髌骨下缘，与成像件垂直。

（3）显示部位、用途：此位置显示膝关节、股骨下端、胫骨与腓骨上端和髌骨的侧位影像。如摄影位置准确，股骨内外髁应相互重叠，髌骨与股骨内外髁间的关节间隙也应清晰显出（图 15 - 2 - 316）。

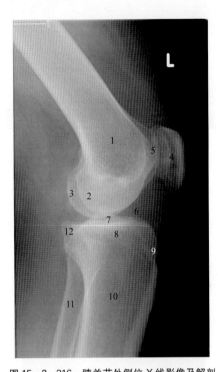

图 15 - 2 - 316 膝关节外侧位 X 线影像及解剖
1. 股骨干，2. 内髁，3. 外髁，4. 髌骨，5. 股髌关节（膝关节），6. 髁间关节（膝关节），7. 胫骨髁间隆起，8. 胫骨内外髁，9. 胫骨前结节，10. 胫骨干，11. 腓骨干，12. 腓骨头。

（4）说明：摄影时将胫腓骨远端抬高 7°左右（图 15 - 2 - 317），可使髌股关节面与检查床面垂直，使股骨内外髁重合，有利于髌骨侧位的显示。

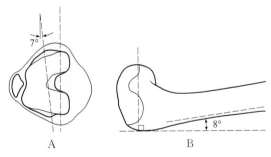

图 15 - 2 - 317 膝关节外侧位示意图
A. 横断面观；B. 侧面观。

28. 膝关节（前后内斜位）

（1）摄影体位：受检者仰卧于摄影台上，下肢伸直，被检侧髋部和踝部用沙袋垫高，下肢内转 45°。膝关节放于成像件中心。下肢长轴与成像件长轴平行，踝部上方可放一沙袋固定（图 15 - 2 - 318）。

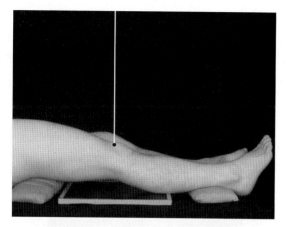

图 15-2-318　膝关节前后内斜位摄影体位

（2）中心线：对准膝关节，与成像件垂直。

（3）显示部位、用途：此位置显示膝关节和附近各骨的内斜位影像，近侧胫腓关节清晰显示（图 15-2-319），可用于检查近侧胫腓关节的病变。

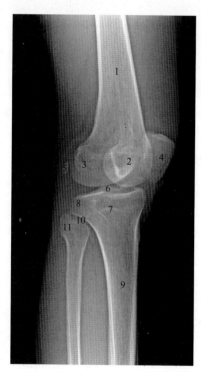

图 15-2-319　膝关节前后内斜位 X 线影像及解剖

1.股骨，2.股骨内髁，3.股骨外髁，4.髌骨，5.腓肠小骨，6.胫骨髁间隆起，7.胫骨内髁，8.胫骨外髁，9.胫骨，10.胫腓关节，11.腓骨头。

29. 膝关节（前后外斜位）

（1）摄影体位：受检者仰卧于摄影台上，下肢伸直，被检侧髋部和踝部用沙袋垫高，下肢外转 45°。膝关节放于成像件中心，下肢长轴与成像件长轴平行，踝部上方可放一沙袋固定（图 15-2-320）。

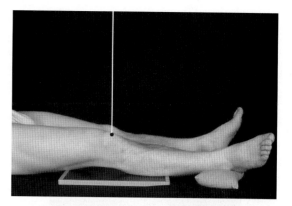

图 15-2-320　膝关节前后外斜位摄影体位

（2）中心线：对准膝关节，与成像件垂直。

（3）显示部位、用途：此位置显示膝关节和附近各骨的外斜位影像（图 15-2-321）。

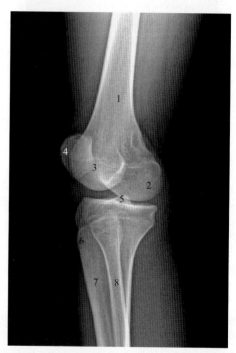

图 15-2-321　膝关节前后外斜位 X 线影像及解剖

1.股骨，2.股骨内髁，3.股骨外髁，4.髌骨，5.胫骨髁间隆起，6.胫骨前结节，7.胫骨，8.腓骨。

30. 股骨（髁间凹前后位）

（1）摄影体位：受检者仰卧于摄影台上，被检侧膝部稍弯曲，髌骨放于成像件中心，成像件用沙袋垫高，使与肢体靠近，踝部置一沙袋固定（图 15-2-322）。

（2）中心线：向头侧倾斜 15°～20°，与胫骨长轴垂直，对准髌骨下缘，射入成像件中心。

（3）显示部位、用途：此位置除显示膝关节的前后位影像外，股骨髁间凹清晰显示（图 15-2-323），适用于检查股骨髁间凹的病变。

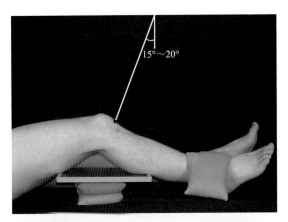

图 15 - 2 - 322　股骨髁间凹前后位摄影体位

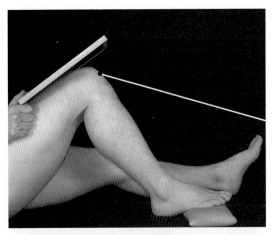

图 15 - 2 - 324　髌骨轴位摄影体位

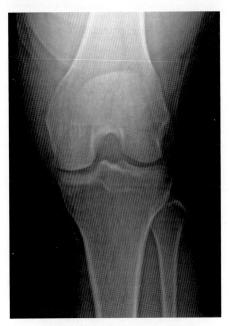

图 15 - 2 - 323　股骨髁间凹前后位 X 线影像

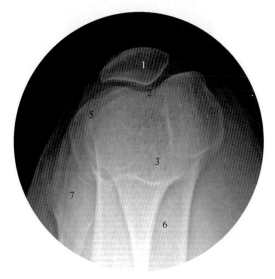

图 15 - 2 - 325　髌骨轴位摄影体位

31. 髌骨(轴位)

(1)摄影体位

1)坐位:受检者坐于摄影台上,对侧下肢伸直。被检侧膝部弯曲约呈直角,足底下方放一沙袋,以作固定。成像件放于股骨下端的上方,与大腿前缘靠紧,髌骨上缘放于成像件中心,股骨长轴与成像件长轴平行,然后用被检侧的手握持成像件边缘,以作固定(图 15 - 2 - 324)。

2)俯卧位:受检者俯卧于摄影台上,对侧下肢伸直,踝部用沙袋垫高。被检侧膝部尽量弯曲,并嘱受检者用被检侧手拉住踝部,或用绷带拉住小腿。成像件下缘放于髌骨下方约 5 cm 处,股骨长轴与成像件长轴平行(图 15 - 2 - 325)。

(2)中心线:对准髌骨内缘,通过髌骨和股骨间的关节间隙射入成像件中心。

(3)显示部位、用途:此位置显示髌骨和股骨的关节面及髌骨的轴位影像(图 15 - 2 - 326)。

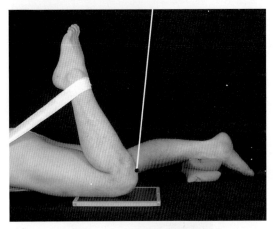

图 15 - 2 - 326　髌骨轴位 X 线影像及解剖

1. 髌骨,2. 髁间凹,3. 股骨下端,4. 股骨内髁,5. 股骨外髁,6. 股骨干,7. 腓骨头。

32. 股骨(前后位)

(1)摄影体位:受检者仰卧于摄影台上,下肢伸直,足稍内转,使两足拇趾内侧互相接触。成像件放于被检侧的大腿下面,大腿长轴与成像件长轴平行,上缘包括髋关节,下缘包括膝关节,如病变局限于一侧,可仅包括邻近一侧关节。踝部放沙袋固定(图15-2-327)。

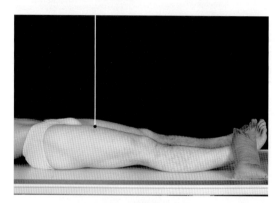

图 15-2-327　股骨前后位摄影体位

(2)中心线:对准大腿中点,与成像件垂直。

(3)显示部位、用途:此位置显示股骨、髋关节或膝关节的前后位影像(图15-2-328)。

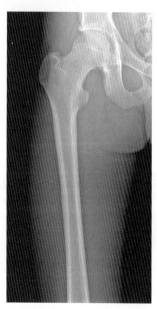

图 15-2-328　股骨前后位 X 线影像

33. 股骨(仰卧侧位)

(1)摄影体位:受检者仰卧于摄影台上,对侧膝关节屈曲,髋部用沙袋垫高支撑。被检侧髋部和膝部约弯曲成直角,然后将大腿外转,放成侧位。成像件放于大腿外侧的下面,大腿长轴与成像件长轴平行,上缘包括髋关节,下缘包括膝关节,如病变局限于一

侧,可仅包括邻近一侧关节。踝部用沙袋稍垫高,上方用沙袋固定(图15-2-329)。

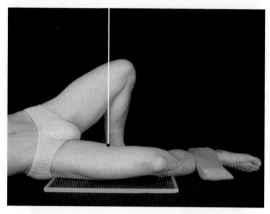

图 15-2-329　股骨仰卧侧位摄影体位

(2)中心线:对准大腿中点,与成像件垂直。

(3)显示部位、用途:此位置显示全部股骨和膝关节的侧位影像(图15-2-330)。

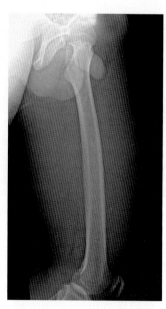

图 15-2-330　股骨仰卧侧位 X 线影像

34. 髋关节(前后位)

(1)摄影体位:受检者仰卧于摄影台上,被检侧髋关节放于台面中线。下肢伸直,足稍向内转,使两足拇趾内侧互相接触。股骨头对准成像件中心(髂前上棘-耻骨联合上缘连线的中点向下垂直2.5cm处,即为股骨头)(图15-2-331),两踝部放沙袋固定。

(2)中心线:对准股骨头,与成像件垂直(图15-2-332)。

(3)显示部位、用途:此位置显示髋关节、股骨头、股骨颈、股骨大小粗隆和股骨干上端的前后位影

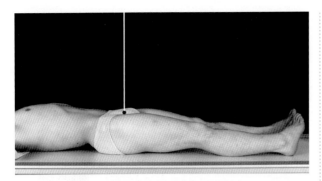

图 15-2-331　髋关节前后位摄影体位

像(图 15-2-335)。

(4)说明：①髋关节前后位的体位是否正确，两足的位置占重要地位。在常规摄影体位，足放直或稍向内侧倾斜，股骨上端各部可完全显示(图 15-2-333A、图 15-2-334A)。如足向外侧倾斜，大粗隆则与股骨颈重叠(图 15-2-333B、图 15-2-334B)。如足过度内旋，则股骨小粗隆与股骨重叠(图 15-2-333C、图 15-2-334C)。②如同时摄取两侧髋关节时，受检者身体得正中面或胸骨-耻骨联合连线应对准台面中线。

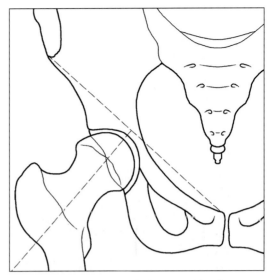

图 15-2-332　髋关节前后位中心线示意图

两侧股骨头连线中点，或耻骨联合上缘上方 2.5 cm 处放于成像件中心，中心线对准该点投射。③小儿先天性髋关节脱位检查：中心线向头侧倾斜 20°，可以明确股骨头向前脱位或向后脱位(图 15-2-336)。

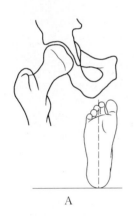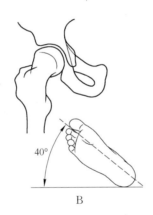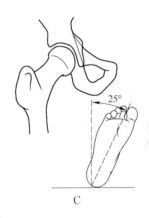

A   B   C

图 15-2-333　足与髋关节关系示意图

A. 足垂直台面或稍向内旋，股骨大、小粗隆完全显示；B. 足向外旋 40°，股骨大粗隆与股骨颈重叠；C. 足内旋 25°，股骨小粗隆与股骨重叠。

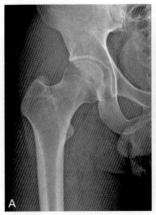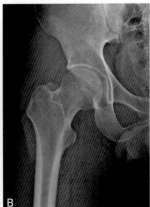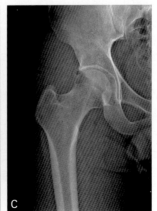

图 15-2-334　足与髋关节关系 X 线影像

A. 足垂直台面或稍向内旋，股骨大、小粗隆完全显示；B. 足向外旋，股骨大粗隆与股骨颈重叠；C. 足过度内旋，股骨小粗隆与股骨重叠。

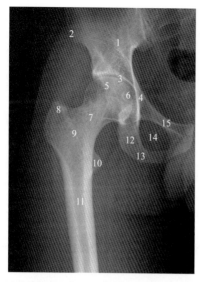

图 15-2-335　髋关节前后位 X 线影像及解剖

1.髂骨体,2.髂前上棘,3.髋关节,4.坐骨棘,5.股骨头,6.圆韧带凹,7.股骨颈,8.大粗隆,9.粗隆间嵴,10.小粗隆,11.股骨干,12.坐骨,13.坐骨结节,14.闭孔,15.耻骨。

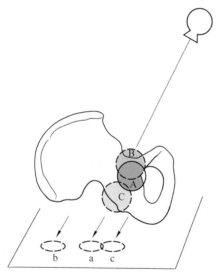

图 15-2-336　先天性髋关节脱位

A.正常;B.股骨头向前脱位;C.股骨头向后脱位。

35.髋关节和股骨颈(侧位)

(1)摄影体位:受检者仰卧于摄影台上,臀部用棉垫或枕头垫高,以使髋部抬起,使与成像件中线在等高平面,成像件在台面竖立,紧靠被检侧髋部外侧。上缘包括髂骨嵴,下缘与躯干分开成 45°～55°角,使成像件长轴与股骨颈平行,成像件背面用沙袋支撑固定。对侧髋部和膝部弯曲,小腿可放于支撑架上,或用受检者两手抱住大腿,使大腿与躯干垂直(图 15-2-337),X 线不致被对侧下肢挡住。

(2)中心线:水平方向投射,对准股骨头,与成像件垂直。

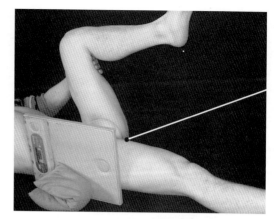

图 15-2-337　髋关节和股骨颈侧位摄影体位

(3)显示部位、用途:此位置显示股骨头、颈和大小粗隆的侧位影像(图 15-2-338)。

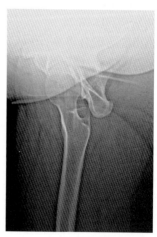

图 15-2-338　髋关节和股骨颈侧位 X 线影像

36.髋关节和股骨颈(谢氏位)

(1)摄影体位:受检者俯卧于摄影台上,对侧臀部约抬高 35°～40°。膝部和肘部弯曲,用以支撑身体。被检侧髋部放于台面或成像件中线,股骨大粗隆放于成像件中线(图 15-2-339)。

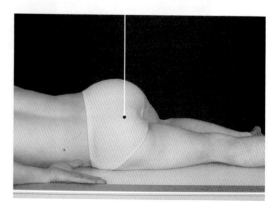

图 15-2-339　谢氏位摄影体位

（2）中心线：对准被检侧髋关节，与成像件垂直。

（3）显示部位、用途：此位置显示髋关节、髂骨和股骨上部的斜位影像（图 15－2－340），对检查股骨头向后脱位的病例极有价值。

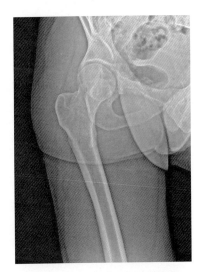

图 15－2－340　谢氏位 X 线影像

（4）说明：此摄影位置系我国放射学奠基人之一的谢志光教授所创，至今国内外专业书籍中均以"谢氏位"命名。

37. 髋关节和股骨颈（侧位）

（1）摄影体位：受检者仰卧于摄影台上，身体正中面对准台面或成像件中线。髋部和膝部弯曲，大腿外旋，使与台面成 75°角（图 15－2－341），股骨大粗隆对准成像件中线。

（2）中心线：对准两侧股骨大粗隆连线中点，与成像件垂直（图 15－2－342）。

（3）显示部位、用途：此位置显示两侧股骨颈的侧位影像（图 15－2－343）。

（4）说明：摄取一侧股骨颈侧位时，也可取此位置拍摄。

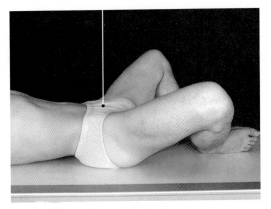

图 15－2－341　髋关节和股骨颈侧位摄影体位

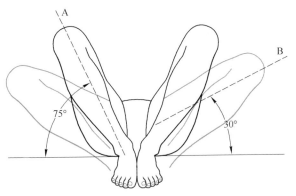

图 15－2－342　髋关节和股骨颈侧位示意图

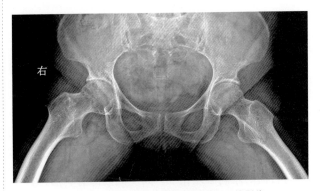

图 15－2－343　髋关节和股骨颈侧位 X 线影像

第六节

骨　盆

一、骨盆摄影技术要点

（1）摄影前应清除肠腔内容物，排空膀胱内尿液。

（2）骨盆为弓形骨骼围成的结构，中心线入射点和出射点的不同对各部投影有较大的影响，摄影时应充分利用体表标志明确中心线的入射点和出射点。

（3）骨盆摄影，呼吸方式为平静呼吸时曝光，其目的是通过呼吸运动使盆腔内脏器产生运动模糊，从而衬托出骨盆的影像，也可采用深呼气后屏气曝光。

（4）成人盆腔组织密度高、厚度大，摄影时应采用滤线器摄影技术，选择适当厚度的过滤板。肥胖者摄影时，可在下腹部使用压迫带，减少体厚，提高影像质量。

（5）成像件尺寸：骨盆整体片 356 mm×432 mm（14 英寸×17 英寸）；局部片 203 mm×254 mm（8 英寸×10 英寸）。

（6）摄影时注意对受检者的 X 线防护。

二、骨盆摄影体位选择

见表 15 - 2 - 6。

表 15 - 2 - 6　骨盆病变摄影体位的选择

病变	首选体位	其他体位
躯干下部外伤	骨盆前后位	
下腹部、臀部异物	骨盆前后位	骨盆侧位
骨包虫囊病	骨盆前后位	腰椎前后位、侧位
畸形性骨炎、骨软骨瘤	骨盆前后位	
髂骨炎性病变	髂骨前后位	骶髂关节前后斜位
髂骨肿瘤	髂骨前后位	骨盆前后位
耻骨外伤	耻骨联合站立后前位、耻骨后前位、耻骨前后轴位	
坐骨外伤	坐骨前后位	
产后耻骨联合分离	耻骨联合站立前后位	
氟骨症	骨盆前后位	腰椎前后位

三、骨盆摄影技术

1. 骨盆　前后位。

（1）摄影体位：受检者仰卧于摄影台上，身体正中面或胸骨-耻骨联合连线对准台面中线，两下肢伸直，或将膝关节稍弯曲，用沙袋稍垫高。足侧内倾，使两拇趾内侧相互接触，踝部置沙袋固定。两侧髂前上棘与台面的距离必须相等。如一侧髋部有畸形，另一侧须用棉垫垫平，使两侧髋部等高，如此骨盆不致倾斜，下腹部用压迫带压紧固定。两侧髂前上棘连线中点下方 3 cm 处放于成像件中心，成像件上缘包括髂骨嵴，下缘超出耻骨联合（图 15 - 2 - 344）。

（2）中心线：对准成像件中心，并与之垂直。

（3）屏气情况：曝光时嘱受检者屏气。

（4）显示部位、用途：此位置显示全部骨盆腔、髂骨、耻骨、坐骨、髋关节和股骨上端的前后位影像（图 15 - 2 - 345）。

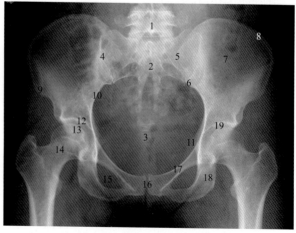

图 15 - 2 - 345　骨盆前后位 X 线影像及解剖

1.第五腰椎，2.骶骨，3.尾骨，4.骶髂关节，5.髂后上棘，6.髂后下棘，7.髂骨翼，8.髂嵴，9.髂前上棘，10.骨盆入口缘，11.坐骨棘，12.髋臼，13.股骨头，14.股骨颈，15.闭孔，16.耻骨联合，17.耻骨，18.坐骨，19.髋关节。

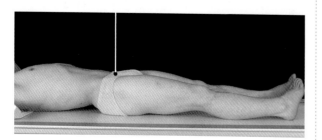

图 15 - 2 - 344　头颅侧位摄影体位

2. 骨盆　侧位。

(1) 摄影体位:受检者侧卧于摄影台上,两下肢完全伸直,以避免大腿与耻骨联合重叠。腰部和两膝的中间用棉垫或沙袋垫平,使脊柱长轴与台面平行,骨盆成完全侧位。成像件上缘包括髂骨嵴,下缘超出耻骨联合,将大粗隆上方的软组织凹对准成像件中心。骨盆部用压迫带压紧,下腿部置长形沙袋固定(图 15 - 2 - 346)。

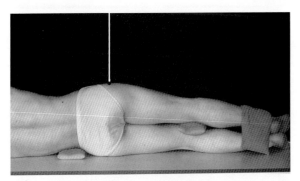

图 15 - 2 - 346　骨盆侧位摄影体位

(2) 中心线:对准股骨大粗隆外侧上方的软组织凹,与成像件垂直。

(3) 屏气情况:曝光时嘱受检者屏气。

(4) 显示部位、用途:此位置显示骨盆、腰骶关节、骶骨和尾骨的侧位影像。两侧髋部和股骨上端都互相重叠(图 15 - 2 - 347)。

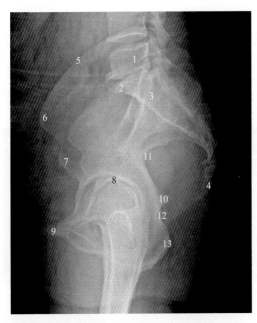

图 15 - 2 - 347　骨盆侧位 X 线影像及解剖

1. 第五腰椎,2. 骶骨胛,3. 骶骨,4. 尾骨,5. 髂骨嵴,6. 髂前上棘,7. 髂前下棘,8. 髋关节,9. 耻骨联合,10. 坐骨棘,11. 坐骨大切迹,12. 坐骨小切迹,13. 坐骨结节。

3. 髂骨　前后斜位。

(1) 摄影体位:受检者仰卧于摄影台上,身体转向被检侧。健侧约抬高 30°~35°,使被检侧髂骨与台面平行,将髂前上棘内侧 5 cm 处放于成像件中心。两侧髋和膝关节稍弯曲,对侧背部和膝部用沙袋支撑,髋部用棉垫垫高(图 15 - 2 - 348)。

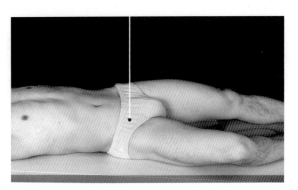

图 15 - 2 - 348　髂骨前后位摄影体位

(2) 中心线:对准被检侧髂前上棘内侧 5 cm 处,与成像件垂直。

(3) 显示部位、用途:此位置显示髂骨翼、髂骨体、髂前上棘、髂前下棘、坐骨棘和髋臼等前后斜位影像,但髂骨后部被骶骨重叠(图 15 - 2 - 349)。

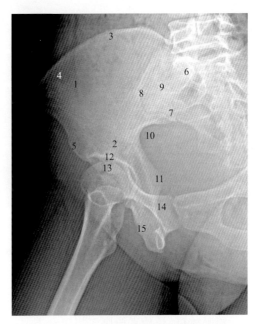

图 15 - 2 - 349　髂骨前后位 X 线影像及解剖

1. 髂骨翼,2. 髂骨体,3. 髂骨嵴,4. 髂前上棘,5. 髂前下棘,6. 髂后上棘,7. 髂后下棘,8. 骶髂关节,9. 骶骨翼,10. 坐骨大切迹,11. 坐骨棘,12. 髋臼,13. 股骨头,14. 耻骨,15. 坐骨。

4. 耻骨和坐骨　前后位。

（1）摄影体位：受检者仰卧于摄影台上，身体正中面或胸骨-耻骨联合对准台面中线。下肢伸直，足稍内转，两侧拇趾内侧互相接触，踝部用沙袋固定。骨盆必须放平，否则两侧髋骨不能对称显示，闭孔大小也不一致。成像件上缘包括髂前上棘，下缘包括耻骨联合（图 15-2-350）。

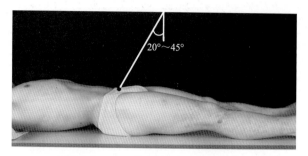

图 15-2-350　耻骨和坐骨前后位摄影体位

（2）中心线：向头侧倾斜 20°～45°，对准耻骨联合上缘下方 5 cm 处，射入成像件中心。中心线倾斜角度与性别有关，一般男子约 20°～35°，女子约 30°～45°。

（3）显示部位、用途：此位置显示耻骨上下支、坐骨上下支、闭孔和耻骨联合的前后位影像。如成像件尺寸较大，两侧骶髂关节也能清晰显影（图 15-2-351）。

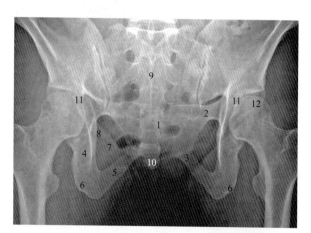

图 15-2-351　耻骨和坐骨前后位 X 线影像及解剖
1.耻骨联合，2.耻骨上支，3.耻骨下支，4.坐骨上支，5.坐骨下支，6.坐骨结节，7.闭孔，8.坐骨棘，9.骶骨，10.尾骨，11.髋臼，12.股骨头。

5. 耻骨和坐骨　后前位。
（1）摄影体位：受检者俯卧于摄影台上，身体正中面或脊柱对准台面中线。膝关节稍弯曲，踝下垫一沙袋，骨盆放。耻骨联合对准成像件中心，或以两侧大粗隆连线对准成像件中线（图 15-2-352）。
（2）中心线：对准两侧大粗隆连线中点，与成像件垂直。

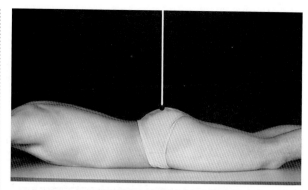

图 15-2-352　耻骨和坐骨后前位摄影体位

（3）显示部位、用途：此位置显示耻骨、坐骨、耻骨联合和闭孔等的后前位影像（图 15-2-353）。

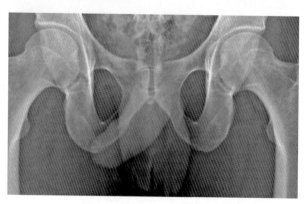

图 15-2-353　耻骨和坐骨后前位 X 线影像

6. 耻骨和坐骨　前后轴位。
（1）摄影体位：受检者坐于摄影台上，身体正中面或耻骨联合对准台面中线。膝关节稍弯曲，其下方用沙袋垫高。身体后倾，使躯干长轴与台面约成 40°～45°角，并用上臂支撑身体，使骨盆入口与台面平行。耻骨联合对准成像件中心（图 15-2-354）。

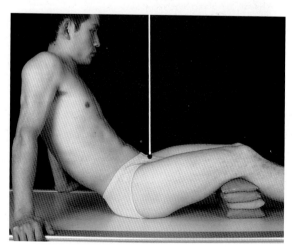

图 15-2-354　耻骨和坐骨前后轴位摄影体位

（2）中心线：对准耻骨联合上缘，与成像件垂直。

（3）显示部位、用途：此位置显示耻骨、坐骨、耻

骨联合的前后轴位影像（图 15 - 2 - 355）。

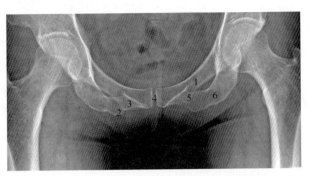

图 15 - 2 - 355　耻骨和坐骨前后轴位 X 线影像及解剖
1. 耻骨上支，2. 坐骨结节，3. 耻骨下支，4. 耻骨联合，5. 耻骨结节，6. 坐骨。

（曹厚德　曲良勇　苑翠红　赵洪波）

第三章
骨关节与肌肉 X 线造影检查

第一节
血管造影

一、上肢动脉造影

（一）适应证与禁忌证

1. 适应证 ①上肢血管性疾病的诊断和鉴别诊断。②上肢肿瘤进一步明确血供或定性诊断，鉴别病变的良、恶性。③了解病变原发性骨，还是软组织，或血管性病变侵及骨骼。④其他：上肢血管性疾病手术治疗后效果的观察；上肢可行血管内介入诊疗的疾病，即使其他检查，如 CT、MRI 等已满足诊断要求，本造影可作为介入治疗前提供必要信息的补充检查。

2. 禁忌证 ①有严重出血倾向。②穿刺部位有感染（为相对禁忌证，可考虑改变穿刺部位）。③严重心、肝、肾功能衰竭。④对对比剂过敏。

（二）造影前准备

1. 器械 ①股动脉穿刺包。②Seldinger 穿刺针 1 枚，扩张器 1 根，二路开关 1 只，6F 造影导管，导引钢丝，20 mL 及 10 mL 注射器。③高压注射器。④快速换片机及配套的连续曝光装置或 DSA 机。

2. 药物 ①肝素 1 支。②利多卡因 10 mL。③生理盐水 2 000 mL。④高浓度水溶性碘对比剂 100 mL。

3. 受检者准备和注意事项

（1）术前向受检者及家属交待造影目的和可能出现的意外（包括对比剂反应、造影失败和术后可能的并发症），并向受检者解释造影目的和造影过程，争取受检者充分配合。

（2）术前做出、凝血时间检查和过敏试验（包括对比剂和普鲁卡因）。

（3）术前 6 h 禁食。

（4）术前半小时肌注地西泮 10～20 mg。

（5）穿刺部位（常规在右侧腹股沟）常规备皮。

（6）儿童及不合作者给予镇静剂或全麻。

（三）检查方法和技术

（1）常规消毒，铺巾后，局麻下做右股动脉穿刺，拔出针芯后见血喷出，将穿刺针轻轻沿动脉腔进 2 cm，引入导引钢丝，退出穿刺针，取扩张器扩张皮下软组织通道和动脉口，退出扩张器后通过导引钢丝送入导管，在透视下将导管分别插入患侧锁骨下动脉，必要时超选择插至腋动脉、肱动脉等，经注入少量对比剂证实导管置于相应血管内后即可造影。

（2）将导管连接高压注射器行造影。

（3）造影完毕后，拔出造影导管，穿刺局部压迫 10～15 min 后盖以无菌纱布，并加压包扎。

（四）摄片要求及影像显示

（1）注射对比剂后，摄正位片，如发现病灶，必要时再摄左、右斜位片。

（2）每次摄片用对比剂 20～30 mL，速率 5～6 mL/s；越超选，对比剂总量和速率相应递减。

（3）每次造影均应包括动脉相、微血管相、静脉相。

（4）影像显示见图 15-3-1。

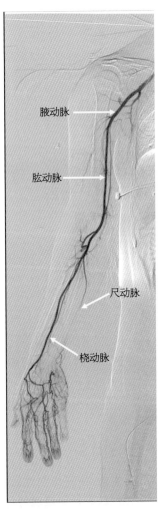

腋动脉

肱动脉

尺动脉

桡动脉

图 15-3-1 上肢动脉造影

（五）并发症

1. 穿刺和插管所致并发症 ①暂时性动脉痉挛。②局部血肿。③假性动脉瘤和动静脉瘘。④插管器械动脉内折断。⑤动脉切割。⑥动脉粥样硬化斑脱落。⑦血管破裂。⑧体内血肿形成。⑨心室纤维颤动。⑩气栓形成。⑪动脉内血栓形成或栓塞、感染等。

2. 对比剂所致并发症 ①休克。②惊厥。③喉头水肿。④喉头或（和）支气管痉挛。⑤肺水肿。⑥急性肾功能衰竭。⑦横断性脊髓炎。⑧癫痫和脑水肿。

（六）检查后注意事项

（1）穿刺局部充分加压止血，穿刺侧下肢伸直 8 h，以免引起穿刺部出血和皮下血肿。

（2）注意有无插管和造影引起的并发症。

（3）卧床 24 h。

（4）观察期内注意穿刺部有无出血或血肿、注意血压、脉搏等生命体征的变化。

（5）必要时可给适量抗生素以预防感染。

（6）对症处理。

二、下肢动脉造影

（一）适应证与禁忌证

1. 适应证 ①下肢血管性疾病的诊断和鉴别诊断。②下肢肿瘤进一步明确血供或定性诊断，鉴别病变的良、恶性。③了解病变原发于骨，还是软组织，或血管性病变侵及骨骼。④其他：下肢血管性疾病手术治疗后效果的观察；下肢可行血管内介入诊疗的疾病，即使其他检查，如 CT、MRI 等已满足诊断要求，本造影可作为介入治疗前提供必要信息的补充检查。

2. 禁忌证 ①有严重出血倾向。②穿刺部位有感染（为相对禁忌证，可考虑作同侧股动脉穿刺）。③严重心、肝、肾功能衰竭。④对对比剂过敏。

（二）造影前准备

同上肢动脉造影。

（三）检查方法和技术

（1）常规消毒，铺巾后，局麻下做右或左股动脉（造影对侧）穿刺，拔出针芯后见血喷出，将穿刺针轻轻沿动脉腔进 2 cm，引入导引钢丝，退出穿刺针，取扩张器扩张皮下软组织通道和动脉口，退出扩张器后通过导引钢丝送入导管，在透视下将导管分别插入患侧髂总动脉,必要时超选择插至髂外动脉、股动脉等,经注入少量对比剂证实导管置于相应血管内后即可造影。

（2）将导管连接高压注射器行造影。

（3）造影完毕后,拔出造影导管,穿刺局部压迫 10～15 min 后盖以无菌纱布,并加压包扎。

（四）摄片要求就及影像显示

（1）注射对比剂后,摄正位片,如发现病灶,必要时再摄左、右斜位片。

（2）每次摄片用对比剂 20～30 mL,速率 5～6 mL/s;越超选,对比剂总量和速率相应递减。

（3）每次造影均应包括动脉相、微血管相、静脉相。

（4）影像显示见图 15-3-2。

（五）并发症

同上肢动脉造影。

（六）检查后注意事项

同上肢动脉造影。

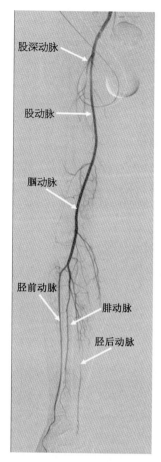

图 15-3-2 下肢动脉造影

第二节

窦道或瘘管造影

（一）适应证与禁忌证

1. 适应证　明确窦道或瘘管的行径和全貌,对复杂、难愈性窦道或瘘管尤其重要。

2. 禁忌证　①碘过敏。②严重的全身性疾病。

（二）造影前准备

1. 器械　16 号钝头注射针头、针筒（2 mL 或 5 mL）、消毒导尿管。

2. 药物　浓度为 300～370 mg I/mL 非离子型水溶性碘对比剂。

3. 受检者准备和注意事项

（1）术前向受检者及家属交待造影目的和可能出现的意外（包括对比剂反应、造影失败和术后可能出现的并发症）,并向受检者解释造影目的和造影过程,争取受检者充分配合。

（2）进行造影前应尽量清创,并充分冲洗,使坏死物、分泌物完全排空。

（三）检查方法和技术

受检者取适当体位,使对比剂容易引入,用消毒棉签蘸 1‰丁卡因溶液,进行窦道或瘘管口及腔内表面麻醉。用导管在透视下探查窦道或瘘管,再将对比剂注入窦道或瘘管深部。

（四）摄片要求及影像显示

注入对比剂后摄取局部正位、侧位,并在透视下选择最佳体位,以显示瘘管的全貌。

（五）并发症

一般无明显的严重并发症。

（六）检查后注意事项

无特殊注意事项。

（王晨光　张闽光　苑翠红　姚明荣）

第四章
骨关节与肌肉 CT 检查

第一节
脊柱

一、脊柱通用 CT 检查

(一) 适应证与禁忌证

1. 适应证　①脊柱外伤,特别是累及椎骨附件的复杂骨折和寰椎骨折。②各种原因的椎管狭窄,包括先天性、发育不良性和继发性椎管狭窄。③原发性、继发性脊椎骨肿瘤和椎旁肿瘤。④椎管内占位性病变。⑤脊柱感染性疾病,包括脊柱结核、化脓性脊柱炎等。⑥先天性脊柱畸形和发育异常。⑦脊柱退行性病变。⑧CT 引导下介入放射学检查和治疗。

2. 禁忌证　①严重心、肝、肾功能衰竭者不宜做 CT 增强检查。②碘过敏者禁忌做 CT 增强检查。③病情严重难以配合者。④妊娠妇女应避免 CT 检查。

(二) 检查前准备

(1) 呼吸准备:扫描时不要求屏气。要求被检查者平静均匀呼吸。

(2) 造影准备:同时需要确定对比剂注入通道,根据有无腔静脉阻塞以及检查目的等而有所不同,最后确定增强方案。

(3) 为了让被检查者放松情绪,配合检查,检查前须向被检查者说明检查所需要的时间及扫描过程中设备可能发出的声响。

(4) 要求被检查者除去扫描区域内的金属异物,如钥匙、硬币等。

(5) 要求被检查者在扫描过程中保持安静和不动,对于不能合作者以及婴幼儿可采用药物镇静,成人可肌注或静脉注射地西泮,婴幼儿可口服水合氯醛。

(6) 注射对比剂前被检查者禁食 4 h,可以喝水。

(三) 检查技术

1. 检查体位　常规仰卧位,为纠正脊柱的正常曲度,颈段采取头屈曲位,腰段取双膝屈曲位。

2. 定位　先做侧位定位片以决定扫描架倾斜角度,并在扫描时随时调整,扫描层面尽可能保持与脊柱长轴垂直,或与椎间隙平行(图 15 - 4 - 1)。

3. 扫描范围　一般根据病变范围或某些疾病好发范围而定。

4. 扫描方式　步进式扫描或螺旋扫描。

5. 扫描参数　层厚和间距根据检查部位和病变而定。层厚、层距分别为 1 mm、5 mm,或根据病灶大小、是否需要做冠状面和矢状面重建调整(缩小或

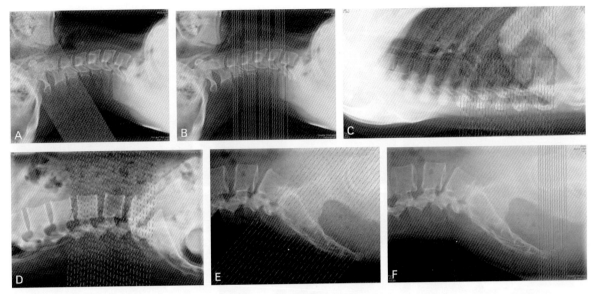

图 15-4-1　脊柱横断面CT扫描定位像

扫描线与各段脊柱长轴垂直,寰枢椎横断面扫描,层厚、间距1mm(A);颈椎(B)、胸椎(C)、腰椎(D)、骶椎(E)和尾椎(F)扫描层厚、间距为3 mm~5 mm。

增大)层厚、间距。FOV≤32 cm或根据脊柱周围组织病变大小决定是否增大FOV。曝射参数:120 kV,150 mA,矩阵512×512。

6. 增强扫描　一般不做增强扫描,疑似椎管内占位病变者、脊柱周围病变良恶性鉴别时应做增强扫描。怀疑脊髓病变或损伤时可做CT脊髓造影检查。

增强扫描使用高压注射器,经四肢浅静脉注射浓度为300~370 mg I/mL非离子型水溶性碘对比剂80~100 mL,速度2~4 mL/s。对比剂注射后,延迟50~70 s开始扫描。扫描程序、参数和平扫相同。部分病例可根据需要在增强后5 min增加延迟扫描。

7. 显像　图像显示见图15-4-2,重组图像见图15-4-3。

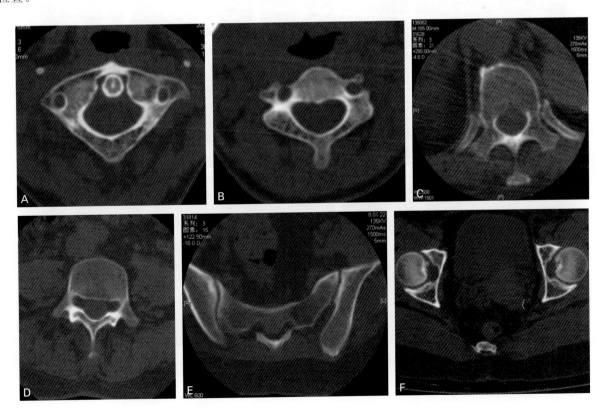

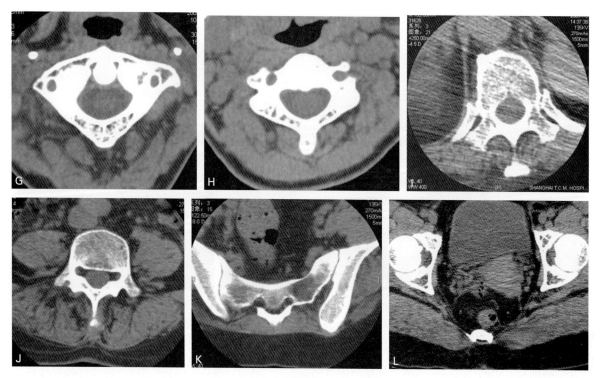

图 15 - 4 - 2　脊柱横断面 CT 扫描图像

寰枢关节、颈椎、胸椎、腰椎、骶椎和尾椎椎体横断面 CT 骨窗（A～F）和软组织窗（G～L）图像。

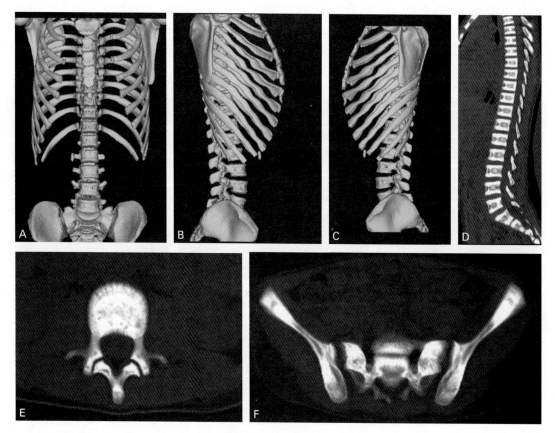

图 15 - 4 - 3　横断面、MPR、SSD 显示多发骨质硬化（石骨症）（A～F）

(四) 摄片方法

(1) 选择软组织窗(窗位:35～50 HU,窗宽 300～400 HU)和骨窗(窗位:200～350 HU,窗宽 1 500～2 000 HU)顺序观察扫描图像。

(2) 病变区域局部放大。

(3) 病灶区测量 CT 值,以提供定性参考参数。

(4) 根据需要做图像重建。

二、脊柱椎间盘 CT 检查

(一) 适应证与禁忌证

1. 适应证 ①椎间盘退行性病变和椎间盘突出。②脊柱退行性病变。③CT 引导下椎间盘介入放射学检查和治疗。

2. 禁忌证 同脊柱通用 CT 检查。

(二) 检查前准备

(1) 呼吸准备:扫描时不要求屏气。要求被检查者平静均匀呼吸。

(2) 为了让被检查者放松情绪,配合检查,检查前须向被检查者说明检查所需要的时间及扫描过程中设备可能发出的声响。

(3) 要求被检查者除去扫描区域内的金属异物,如钥匙、硬币等。

(三) 检查技术

1. 检查体位 常规仰卧位,为纠正脊柱的正常曲度,颈段采取头屈曲位,腰段取双膝屈曲位。

2. 定位 先做侧位定位片以决定扫描架倾斜角度,扫描层面与椎间隙平行(图 15 - 4 - 4)。

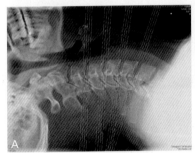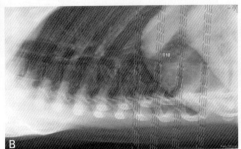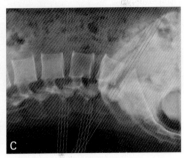

图 15 - 4 - 4 脊柱椎间盘横断面 CT 扫描定位像
扫描线与各段椎间盘平行,颈椎间盘和胸椎间盘层厚、间距为 3 mm(A, B)、腰椎间盘层厚、间距为 4 mm(C)。

3. 扫描范围 根据椎间盘病变好发部位,一般颈椎椎间盘扫描 C3～C4、C4～C5、C5～C6、C6～C7 椎间隙;胸椎椎间盘扫描平面遵照医嘱;腰椎椎间盘扫描 L3～L4、L4～L5、L5～S1 椎间隙,图像显示见图 15 - 4 - 5。

4. 扫描方式 步进式扫描。当前,随着 CT 技术的进步,64 排 CT 的一次旋转 Z 轴覆盖长度已经达到 40 mm,一般选择连续的螺旋容积扫描,后处理进行椎间盘重建和骨骼重建,一次扫描同时获得椎间盘、椎体的诊断信息(图 15 - 4 - 6)。

5. 扫描参数 层厚和间距根据检查部位而定。颈、胸椎椎间盘层厚、层距 2～3 mm;腰椎椎间盘层厚、层距 3～5 mm。FOV≤32 cm。曝射参数:120 kV,150 mA,矩阵 512×512。

6. 增强扫描 一般不做增强扫描,椎间盘突出术后复发和瘢痕的鉴别者可做增强扫描。怀疑椎间盘病变造成脊髓病变或损伤时可做 CT 脊髓造影检查。

增强扫描使用高压注射器,经四肢浅静脉注射浓度为 300～370 mg I/mL 非离子型水溶性碘对比剂 80～100 mL,速度 2～4 mL/s。对比剂注射后,延迟 50～70 s 开始扫描。增强扫描程序、参数和平扫相同。部分病例可根据需要在增强后 5 min 增加延迟扫描。

7. 显像 图像显示见图 15 - 4 - 5,重组图像见图 15 - 4 - 6。

(四) 摄片方法

(1) 选择软组织窗(窗位 35～50 HU,窗宽 300～400 HU)和骨窗(窗位 200～350 HU,窗宽 1 500～2 000 HU)顺序观察扫描图像。

(2) 病变区域局部放大。

(3) 病灶区测量 CT 值,以提供定性参考参数。

(4) 根据需要做图像重建(图 15 - 4 - 6)。

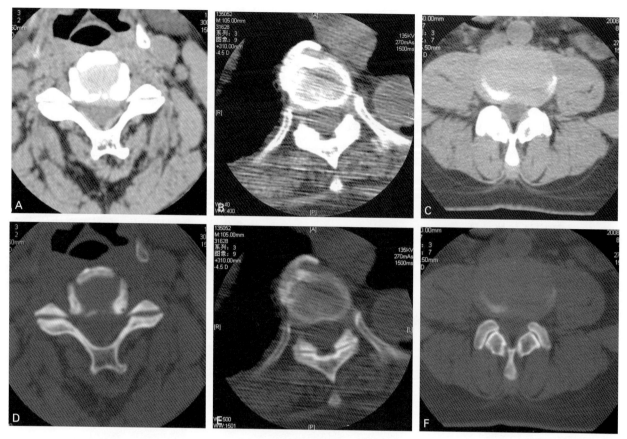

图 15-4-5 脊柱椎间盘横断面 CT 扫描图像

颈椎、胸椎和腰椎间盘横断扫描软组织窗（A～C）和骨窗（D～F）图像。

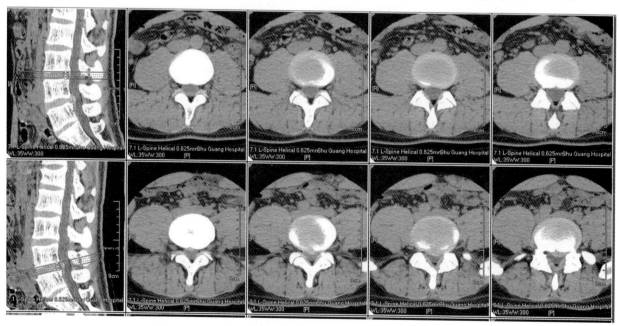

图 15-4-6 螺旋 CT 扫描获得容积数据后，进行横断面椎间盘影像重组

第二节

下　肢

一、髋关节 CT 检查

（一）适应证与禁忌证

1. 适应证　①原发性、继发性髋部肿瘤或肿瘤样病变。②髋部外伤，如怀疑股骨颈、髋臼等部位骨折等。③髋部感染性疾病，包括结核、化脓性炎症等。④股骨头缺血性坏死。⑤先天性脊柱畸形和发育异常。⑥髋部退行性病变和（或）骨质疏松。⑦CT引导下介入放射学检查和治疗。

2. 禁忌证　同脊柱通用CT检查。

（二）检查前准备

同脊柱通用CT检查相应内容（本章第一节）。

（三）检查技术

1. 检查体位　仰卧位，尽量使被检查者处于较舒适的状态。

2. 定位　先做正位定位片以决定扫描范围、层厚、间距、FOV等（图15-4-7）。

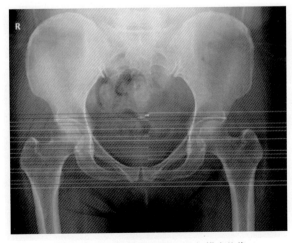

图 15-4-7　髋关节横断面 CT 扫描定位像

扫描线与人体长轴垂直，上包括髋臼上方，下至股骨小粗隆下方。层厚、间距为5mm。

3. 扫描范围　上缘包括髋臼，下缘至股骨小粗隆下方股骨干，或根据病变范围而定。

4. 扫描方式　步进式扫描或螺旋扫描。

5. 扫描参数　层厚、层距3～5mm或根据病灶大小、是否需要做冠状面、矢状面重建调整（缩小或增大）层厚、间距。FOV 430 mm。曝射参数：120 kV，100 mA，矩阵512×512。

6. 增强扫描　一般不做增强扫描，对于占位病变者、鉴别良恶性肿瘤时应做增强扫描。

增强扫描使用高压注射器，经四肢浅静脉注射浓度为300～370 mg I/mL非离子型水溶性碘对比剂80～100 mL，速度2～4 mL/s。对比剂注射后，延迟40～50 s开始扫描。增强扫描程序、参数和平扫相同。部分病例可根据需要在增强后5 min增加延迟扫描。

7. 显像　横断面图像显示见图15-4-8，重组图像见图15-4-9。

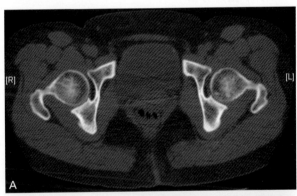

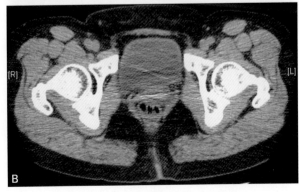

图 15-4-8　髋关节横断面 CT 扫描图像

显示股骨颈上部层面骨窗（A）和软组织窗（B）。

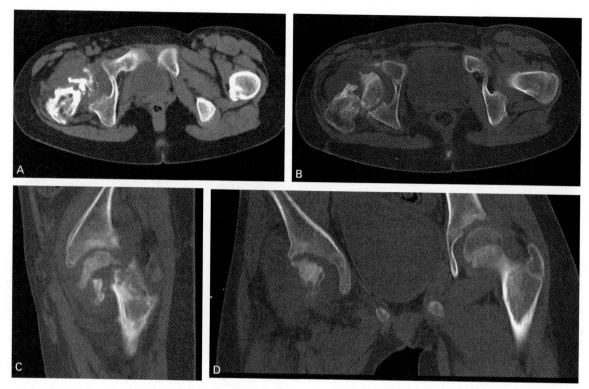

图 15-4-9　右髋关节化脓性关节炎,横断面(A、B)、MPR(C、D)影像

(四) 摄片方法

(1) 选择软组织窗(窗位 35~50 HU,窗宽 300~400 HU)和骨窗(窗位 300~400 HU,窗宽 1 500~2 000 HU)顺序观察扫描图像。

(2) 病变区域局部放大。

(3) 病灶区测量 CT 值,以提供定性参考参数。

(4) 根据需要做图像重建。

二、膝关节 CT 检查

(一) 适应证与禁忌证

1. 适应证　①原发性、继发性膝部肿瘤或肿瘤样病变。②膝部外伤,如怀疑股骨髁、髌骨、胫骨平台等部位骨折等。③髋部感染性疾病,包括结核、化脓性炎症等。④膝部退行性病变和(或)骨质疏松。⑤CT 引导下介入放射学检查和治疗。

2. 禁忌证　同脊柱通用 CT 检查。

(二) 检查前准备

同脊柱通用 CT 检查相应内容(本章第一节)。

(三) 检查技术

1. 检查体位　仰卧位,尽量使两侧膝关节并拢,必要时用绷带轻轻固定。

2. 定位　先做正位定位片以决定扫描范围、层厚、间距、FOV 等(图 15-4-10)。

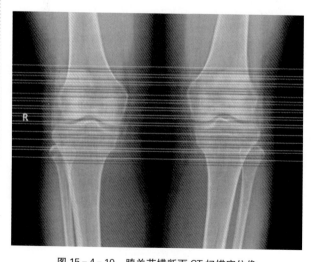

图 15-4-10　膝关节横断面 CT 扫描定位像

扫描线与膝关节间隙平行,上包括髌骨上缘,下至胫骨平台下方平面。层厚、间距为 3 mm。

3. 扫描范围　上包括髌骨上缘，下至胫骨平台下方平面，或根据病变范围而定。

4. 扫描方式　步进式扫描或螺旋扫描。

5. 扫描参数　层厚、层距 1 mm 和 3 mm 图像各一套或根据病灶大小、是否需要做冠状面、矢状面重建调整(缩小或增大)层厚、间距，FOV 240 mm，曝射参数：120 kV，100 mA，矩阵 512×512。

6. 增强扫描　一般不做增强扫描，对于占位病变者、鉴别良恶性肿瘤时应做增强扫描。

增强扫描使用高压注射器，经四肢浅静脉注射浓度为 300～370 mg I/mL 非离子型水溶性碘对比剂 80～100 mL，速度 2～4 mL/s。对比剂注射后，延迟 40～50 s 开始扫描。增强扫描程序、参数和平扫相同，部分病例可根据需要在增强后 5 min 增加延迟扫描。

7. 显像　横断面图像见图 15-4-11。

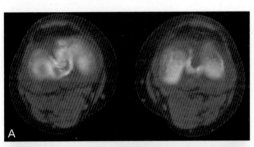
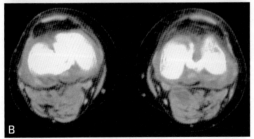

图 15-4-11　膝关节横断面 CT 扫描图像
显示胫骨髁间嵴层面骨窗(A)和软组织窗(B)。

(四)摄片方法

同本节髋关节 CT 检查。

三、踝关节 CT 检查

(一)适应证与禁忌证

1. 适应证　①原发性、继发性踝部肿瘤或肿瘤样病变。②踝部外伤，如怀疑胫、腓骨下端及距骨等部位骨折，踝关节脱位等。③踝部感染性疾病，包括结核、化脓性炎症等。④踝部退行性病变和(或)骨质疏松。⑤CT 引导下介入放射学检查和治疗。

2. 禁忌证　同脊柱通用 CT 检查。

(二)检查前准备

同脊柱通用 CT 检查相应内容(本章第一节)。

(三)检查技术

1. 检查体位　仰卧位，尽量使两侧踝关节并拢，必要时用绷带轻轻固定。

2. 定位　先做正位定位片以决定扫描范围、层厚、间距、FOV 等(图 15-4-12)。

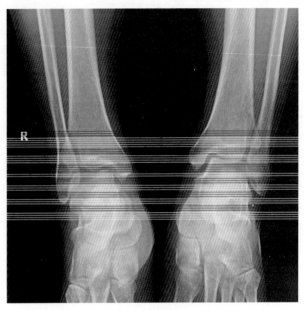

图 15-4-12　踝关节横断面 CT 扫描定位像
扫描线与踝关节间隙平行，上包括内外踝上缘，下至跟骨。层厚、间距为 2 mm。

3. 扫描范围　上包括内外踝上缘，下至跟骨，或根据病变范围而定。

4. 扫描方式　螺旋扫描。

5. 扫描参数　螺旋扫描后重建：层厚、层距 1 mm 和 3 mm 图像各 1 套或根据病灶大小、是否需要做冠状面或矢状面重建调整(缩小或增大)层厚、间距，FOV 240 mm，曝射参数：120 kV，100 mA，矩阵 512×512。

6. 增强扫描　同髋关节 CT 检查。

7. 图像显示　见图 15-4-13。

(四)摄片方法

同本节髋关节 CT 检查。

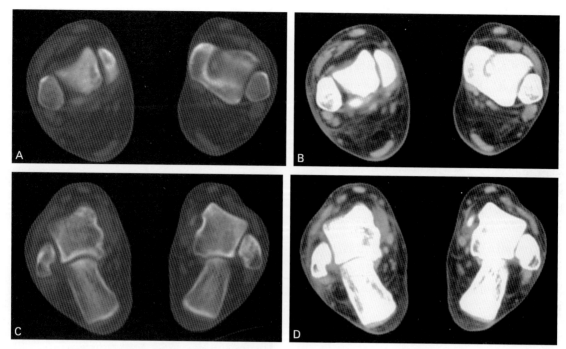

图 15－4－13 踝关节横断面 CT 扫描图像

胫距关节平面骨窗（A）和软组织窗（B）以及跟骨、距骨平面骨窗（C）和软组织窗（D）。

四、下肢非关节部位 CT 检查

（一）适应证与禁忌证

1. 适应证 ①原发性、继发性下肢骨和（或）软组织肿瘤或肿瘤样病变。②下肢外伤,如 X 线摄影不能确定的骨折、软组织损伤等。③下肢感染性疾病,包括结核、化脓性炎症等。④CT 引导下介入放射学检查和治疗。

2. 禁忌证 同脊柱通用 CT 检查相应内容（本章第一节）。

（二）检查前准备

同脊柱通用 CT 检查。

（三）检查技术

1. 检查体位 仰卧位,尽量使两侧下肢并拢,必要时用绷带轻轻固定。

2. 定位 先做正位定位片以决定扫描范围、层厚、间距、FOV 等。

3. 扫描范围 根据病变范围而定（图 15－4－14）。

4. 扫描方式 步进式扫描或螺旋扫描。

5. 扫描参数 层厚、层距 5 mm 或根据病灶大小、是否需要做冠状面或矢状面重建调整（缩小或增大）层厚、间距。依据扫描部位及肢体宽度确定 FOV。

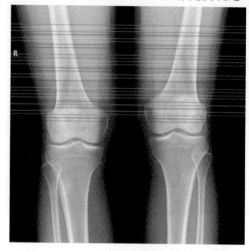

图 15－4－14 大腿下段横断面 CT 扫描定位像

扫描线与股骨长轴垂直,包括股骨下段（范围视病变而定）。层厚、间距为 5 mm。

曝射参数:120 kV, 100 mA,矩阵 512×512。

6. 增强扫描 对于占位病变、软组织病变、鉴别良恶性肿瘤时应做增强扫描。

增强扫描使用高压注射器,经四肢浅静脉注射浓度为 300～370 mg I/mL 非离子型水溶性碘对比剂 80～100 mL,速度 2～4 mL/s。对比剂注射后,延迟 40～50 s 开始扫描,扫描程序、参数和平扫相同,部分病例可根据需要在增强后 5 min 增加延迟扫描。

7. 图像显示 见图 15－4－15、图 15－4－16。

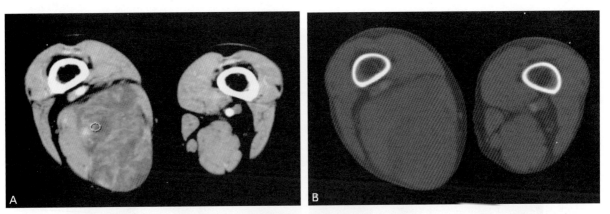

图 15-4-15　大腿下段横断面 CT 增强扫描图像
显示大腿下段软组织肿瘤软组织窗（A）和骨窗（B）。

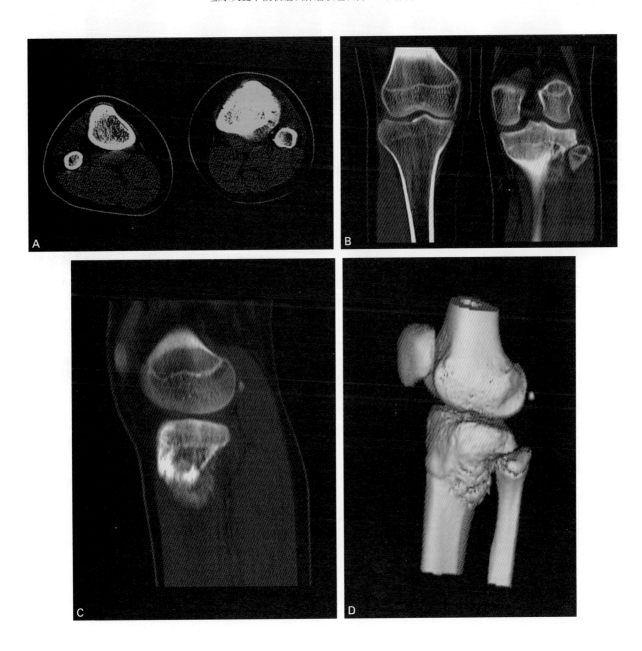

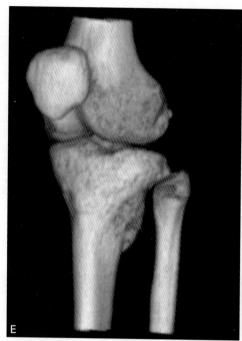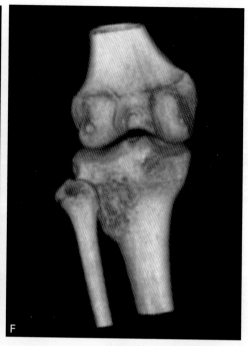

图 15 - 4 - 16   横断面、MPR、SSD、VRT 显示左胫骨上端骨肿瘤(A~F)

(四) 摄片方法

(1) 选择软组织窗(窗位 35~50 HU,窗宽 300~400 HU)和骨窗(窗位 300~400 HU,窗宽 1 500~2 000 HU)顺序观察扫描图像。

(2) 病变区域局部放大。

(3) 病灶区测量 CT 值,以提供定性参考参数。

(4) 根据需要做图像重建。

五、下肢 CT 血管造影(CTA)检查

(一) 适应证与禁忌证

1. 适应证   ①下肢血管性病变:如血管畸形、动脉瘤、各种原因所致血管狭窄等。②了解下肢肿瘤供血、血管受累情况等。

2. 禁忌证   同脊柱通用 CT 检查。

(二) 检查前准备

同脊柱通用 CT 检查相应内容(本章第一节)。

(三) 检查技术

1. 检查体位   仰卧位,尽量使两侧下肢并拢,必要时用绷带轻轻固定。

2. 定位   先做正位定位片以决定扫描范围、层厚、间距、FOV 等。

3. 扫描范围   根据病变范围而定。

4. 扫描方式   螺旋扫描。

5. 扫描参数   层厚、层距 1~1.5 mm。依据扫描部位及肢体宽度确定 FOV。曝射参数:120 kV,100 mA,矩阵 512×512。

6. 静脉注射对比剂参数   浓度为 350~370 mg I/mL 的非离子型碘对比剂;剂量 100~120 mL;使用高压注射器,速度 3~5 mL/s;延时 15 s 左右或采用对比剂浓度监测触发技术。

7. 后处理   扫描完成后作多方位三维重建,包括 SSD、MIP、MPR 等;根据血管密度设定窗宽、窗位,以显示脑血管影像以及脑血管与周围结构的关系。

8. 图像显示   见图 15 - 4 - 17、图 15 - 4 - 18。

(四) 摄片方法

(1) 选择合适的重建方法并摄取相应图像,选择合适的显示血管的窗宽、窗位。

(2) 病变区域局部放大。

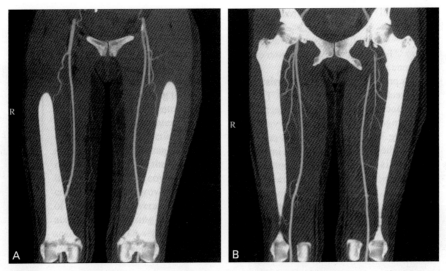

图15-4-17 大腿中上段动脉CTA-MIP图像
显示大腿股动脉、腘动脉及其分支（A、B）。

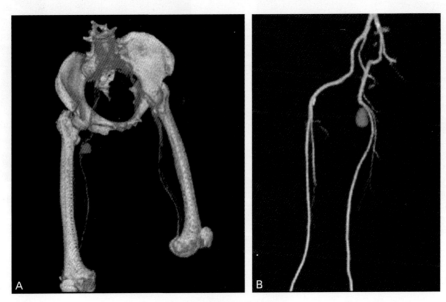

图15-4-18 下肢动脉瘤
A. VRT影像；B. MIP影像。

第三节

上 肢

一、肩关节CT检查

（一）适应证与禁忌证

1. 适应证 ①原发性、继发性肩部肿瘤或肿瘤

样病变。②肩部外伤，如怀疑肩胛骨、肱骨等部位骨折，肩关节脱位等。③肩部感染性疾病，包括结核、化脓性炎症等。④CT引导下介入放射学检查和治疗。

2. 禁忌证 同脊柱通用CT检查相应内容（本章第一节）。

（二）检查前准备

同脊柱通用 CT 检查。

（三）检查技术

1. 检查体位 仰卧位,尽量使被检查者处于较舒适的状态。

2. 定位 先做正位定位片以决定扫描范围、层厚、间距、FOV 等(图 15-4-19)。

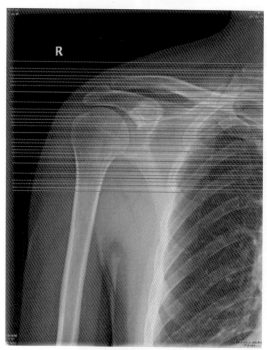

图 15-4-19 肩关节横断面 CT 扫描定位像
扫描线与肱骨长轴垂直,上包括肩峰上缘,下至肱骨外科颈。层厚、间距为 3 mm。

3. 扫描范围 上包括肩峰上缘,下至肱骨外科颈,或根据病变范围而定。

4. 扫描方式 步进式扫描或螺旋扫描。

5. 扫描参数 层厚、层距 3～5 mm 或根据病灶大小、是否需要做冠状面或矢状面重建调整(缩小或增大)层厚、间距。FOV 430 mm 左右,如最大 FOV 尚不能包括两侧肩关节,则缩小 FOV 扫描单侧肩关节。曝射参数:120 kV,100 mA,矩阵 512×512。

6. 增强扫描 一般不做增强扫描,对于占位病变者、鉴别良恶性肿瘤时应做增强扫描。

增强扫描使用高压注射器,经四肢浅静脉注射浓度为 300～370 mg I/mL 非离子型水溶性碘对比剂 80～100 mL,速度 2～4 mL/s。对比剂注射后,延迟 40～50 s 开始扫描,扫描程序、参数和平扫相同,部分病例可根据需要在增强后 5 min 增加延迟扫描。

7. 图像显示 见图 15-4-20、图 15-4-21。

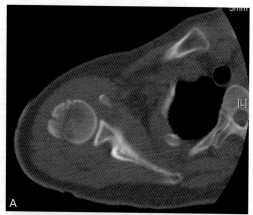

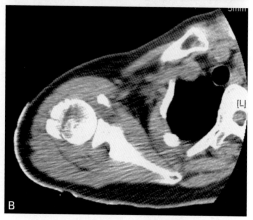

图 15-4-20 肩关节横断面 CT 扫描图像
显示肱骨头骨折骨窗(A)和软组织窗(B)。

（四）摄片方法

(1) 选择软组织窗(窗位 35～50 HU,窗宽 300～400 HU)和骨窗(窗位 300～400 HU,窗宽 1 500～2 000 HU)顺序观察扫描图像。

(2) 病变区域局部放大。

(3) 病灶区测量 CT 值,以提供定性参考参数。

(4) 根据需要做图像重建。

二、肘关节 CT 检查

（一）适应证与禁忌证

1. 适应证 ①原发性、继发性肘部肿瘤或肿瘤样病变。②肘部外伤,如怀疑肱骨髁上、肱骨髁间、尺骨鹰嘴、桡骨小头等部位骨折,肘关节脱位等。③肘部感染性疾病,包括结核、化脓性炎症等。④CT 引导下介入放射学检查和治疗。

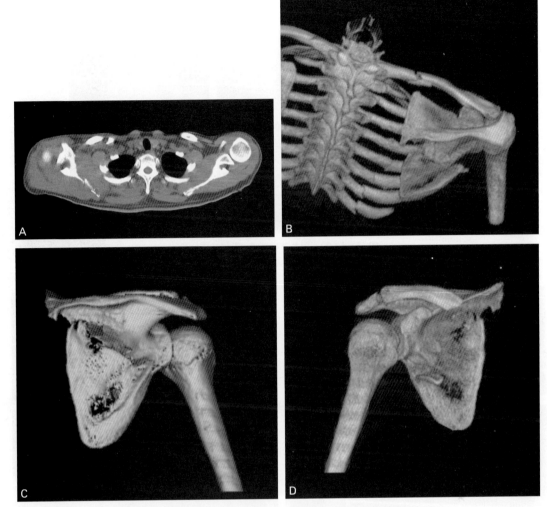

图 15‑4‑21　横断面、SSD、VRT 显示锁骨、肋骨、肩胛骨多发骨折(A～D)

2. 禁忌证　同脊柱通用 CT 检查。

(二) 检查前准备

同脊柱通用 CT 检查相应内容(本章第一节)。

(三) 检查技术

1. 检查体位　俯卧,双手向头侧抬起,解剖位伸直,必须对称摆放。如上肢不能抬起则仰卧位,双手掌心朝上,对称放于身旁,可单独扫描一侧,以便以较小的 FOV 而获得较大的矩阵、较高的清晰度;或双侧同时扫描,以便对照。肘关节放于身旁扫描易形成伪影。

2. 定位　先做正位定位片以决定扫描范围、层厚、间距、FOV 等(图 15‑4‑22)。

3. 扫描范围　上包括肱骨髁上,下至尺骨冠状突下方,或根据病变范围而定。

4. 扫描方式　步进式扫描或螺旋扫描。

5. 扫描参数　层厚、层距 2～3 mm 或根据病灶

大小、是否需要做冠状面或矢状面重建调整(缩小或增大)层厚、间距。单侧扫描 FOV 可≤180 mm,双侧扫描 FOV 可用 430 mm。曝射参数:120 kV, 100 mA,矩阵 512×512。

6. 增强扫描　同肩关节 CT 检查。

7. 图像显示　见图 15‑4‑22、图 15‑4‑23。

(四) 摄片方法

同本节肩关节 CT 检查。

三、腕关节 CT 检查

(一) 适应证与禁忌证

1. 适应证　①原发性、继发性腕部肿瘤或肿瘤样病变。②腕部外伤,如怀疑尺、桡骨远端及腕骨、掌骨近端等部位骨折,腕骨关节脱位等。③腕部感染性疾病,包括结核、化脓性炎症等。④腕部类风湿关节炎。

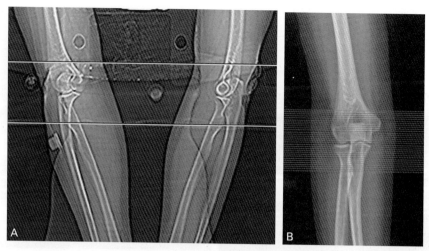

图 15-4-22 肘关节横断面 CT 扫描定位像
俯卧位,双手向头侧抬起,基本呈侧位,对称摆放(A);或仰卧位,双手掌心朝上,对称放于身旁,扫描单侧(B)。

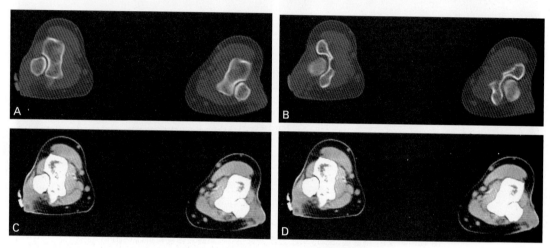

图 15-4-23 肘关节横断面 CT 扫描图像
显示肘关节不同平面的骨窗(A、B)和软组织窗(C、D)图像。

2. 禁忌证 同脊柱通用 CT 检查。

（二）检查前准备

同脊柱通用 CT 检查相应内容(本章第一节)。

（三）检查技术

1. 检查体位 俯卧位,双手向头侧抬起,解剖位伸直,必须对称摆放。

2. 定位 先做正位定位片以决定扫描范围、层厚、间距、FOV 等(图 15-4-24)。

3. 扫描范围 上包括尺、桡骨茎突近侧,下至掌骨近段,或根据病变范围而定。

4. 扫描方式 步进式扫描或螺旋扫描。

5. 扫描参数 层厚、层距 1~3 mm 或根据病灶大小、是否需要做冠状面或矢状面重建调整(缩小或

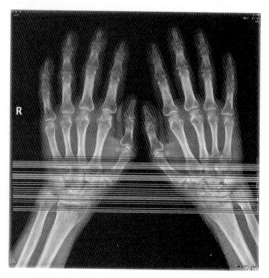

图 15-4-24 腕关节横断面 CT 扫描定位像
上包括尺、桡骨茎突近侧,下至掌骨近段。层厚、间距为 1 mm。

增大)层厚、间距。单侧扫描 FOV 可≤100 mm,双侧扫描 FOV 可用 240 mm。曝射参数:120 kV,100 mA,矩阵 512×512。

6. 增强扫描　同肩关节 CT 检查。

7. 图像显示　见图 15 - 4 - 25。

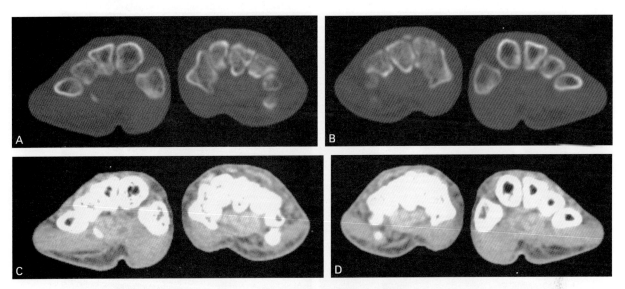

图 15 - 4 - 25　腕关节横断面 CT 扫描图像
不同平面骨窗(A、B)和软组织窗(C、D)。

(四) 摄片方法

同肩关节 CT 检查。

四、上肢非关节部位 CT 检查

(一) 适应证与禁忌证

1. 适应证　①原发性、继发性上肢骨肿瘤或肿瘤样病变以及软组织肿瘤。②上肢外伤,如怀疑肱骨、尺骨、桡骨等部位骨折等。③上肢感染性疾病,包括结核、化脓性炎症等。④ CT 引导下介入放射学检查和治疗。

2. 禁忌证　同脊柱通用 CT 检查。

(二) 检查前准备

同脊柱通用 CT 检查。

(三) 检查技术

1. 检查体位　同肘关节 CT 检查。

2. 定位　先做正位定位片以决定扫描范围、层厚、间距、FOV 等(图 15 - 4 - 26)。

3. 扫描范围　根据病变范围而定。

4. 扫描方式　步进式扫描或螺旋扫描。

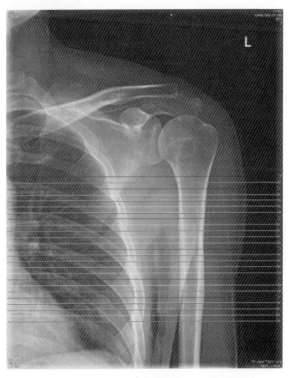

图 15 - 4 - 26　上臂上段横断面 CT 扫描定位像
扫描线与肱骨长轴垂直,包括肱骨上中段(范围视病变而定)。层厚、间距为 5 mm。

5. 扫描参数　螺旋扫描后重建:层厚、层距 1 mm 和 5 mm 图像各一套,或根据病灶大小、是否需要做冠状面或矢状面重建调整（缩小或增大）层厚、间距。单侧扫描 FOV 可≤100 mm，双侧扫描 FOV 可用 240 mm。曝射参数：120 kV，100 mA，矩阵 512×512。

6. 增强扫描　同肩关节 CT 检查。

7. 图像显示　见图 15 - 4 - 27。

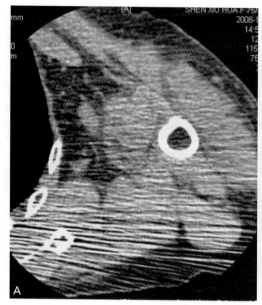
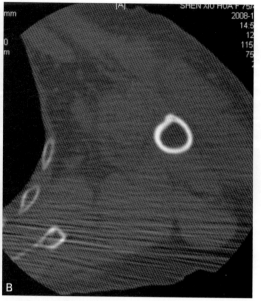

图 15 - 4 - 27　上臂上段横断面 CT 扫描图像
显示肱骨上中段软组织窗（A）和骨窗（B）。

（四）摄片方法

同肩关节 CT 检查。

五、上肢 CT 血管造影(CTA)检查

（一）适应证与禁忌证

1. 适应证　①上肢血管性病变：如血管畸形、动脉瘤、各种原因所致血管狭窄等。②了解上肢肿瘤供血、血管受累情况等。

2. 禁忌证　同脊柱通用 CT 检查相应内容（本章第一节）。

（二）检查前准备

同脊柱通用 CT 检查相应内容（本章第一节）。

（三）检查技术

1. 检查体位　仰卧位，双手掌心朝上，对称放于身旁，可单独扫描一侧，以便以较小的 FOV 而获得较大的矩阵、较高的清晰度；或双侧同时扫描，以便对照。上肢放于身旁扫描易形成伪影。

2. 定位　先做正位定位片以决定扫描范围、层厚、间距、FOV 等。

3. 扫描范围　根据病变范围而定。

4. 扫描方式　螺旋扫描。

5. 扫描参数　层厚、层距 1～1.5 mm。依据扫描部位及肢体宽度确定 FOV。曝射参数：120 kV，100 mA，矩阵 512×512。

6. 静脉注射对比剂参数　浓度为 350～370 mg I/mL 的非离子型碘对比剂；剂量 100～120 mL；使用高压注射器，速度 3～5 mL/s；延时 15 s 左右或采用对比剂浓度监测触发技术。

7. 后处理　扫描完成后作多方位三维重建，包括 SSD、MIP、MPR 等；根据血管密度设定窗宽、窗位，以显示脑血管影像以及脑血管与周围结构的关系（图 15 - 4 - 28）。

（四）摄片方法

（1）选择合适的重建方法并摄取相应图像，选择合适的显示血管的窗宽、窗位。

（2）病变区域局部放大。

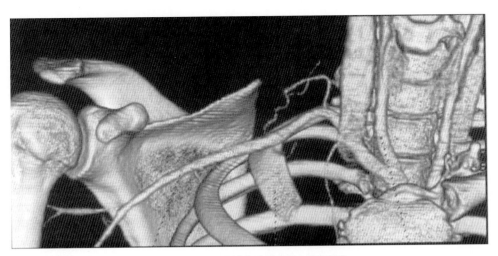

图 15 - 4 - 28　颈肩部动脉 CTA - SSD 图像
显示颈总动脉、锁骨下动脉及其分支。

（王晨光　沈　纲　艾松涛）

第五章
骨关节与肌肉 MRI 检查

MRI有良好的软组织分辨力,对各种正常软组织如脂肪、肌肉、韧带、肌腱、软骨、骨髓等和病变如肿块、坏死、出血、水肿等都能很好显示,且可以多方位、多序列成像,对骨髓、骨、关节和软组织病变以及病变范围和解剖关系较X线和CT都更具优势,但磁共振在显示骨结构的细节方面不如CT清晰和明确,对钙化、细小骨化、骨皮质的显示不如X线和CT。磁共振的空间分辨力不及平片,病变的信号改变与X线及CT影像一样大多缺乏特异性,在鉴别诊断上仍有一定的限制。

在多数情况下磁共振和CT一样仍是骨、关节疾病影像诊断的一种补充手段。在X线摄影的基础上合理地选用CT、磁共振等检查方法将大大提高影像学对骨、关节和软组织病变的诊断力度。正确评价和合理应用X线摄影,CT和磁共振检查,对诊断骨关节疾病是十分重要的。

MRI检查需根据受检部位选择不同的体线圈或表面线圈,目的是提高信噪比,使图像更清晰。自旋回波和快速自旋回波的T1WI和T2WI是基本的扫描序列。脂肪抑制T1WI和T2WI也是常用的序列,由于脂肪组织的高信号受到压抑,病变组织与正常组织的信号差别更加明显,它也可用于检测组织和病变中的脂肪成分。层面方向可据部位和病变选用横断面、冠状面、矢状面或各种方向的斜切面。一般而言,对一个部位至少应有包括T1WI和T2WI在内的两个不同方向的切面检查。

对于四肢骨骼、肌肉、关节的MRI检查应该按照病变位置,包括就近的关节必要时扩大扫描范围,既包括全部病变,又能包括附近关节。

一、脊柱 MRI 检查

脊柱 MRI 检查和 X 线摄影和 CT 检查同样重要,尤其是累及脊髓的疾病 MRI 更具价值。

(一)适应证与禁忌证

1. 适应证 ①脊柱退行性变:包括椎间盘突出、膨出、变性,椎管狭窄,脊椎滑脱等。②脊柱外伤:尤其是脊椎骨骨折伴有脊髓损伤。③椎管肿瘤:包括脊髓内、脊髓外、硬膜下、硬膜外肿瘤。④脊椎原发或转移性肿瘤。⑤脊柱先天性发育畸形:包括脊柱裂、脊膜膨出、脊髓脊膜膨出等。⑥脊柱感染性病变:包括脊柱结核、化脓性脊柱炎等。⑦脊柱手术后随访观察。

2. 禁忌证 同脊髓 MRI 检查。

(二)检查前准备

第九篇第五章第二节脊髓 MRI 检查。

(三)检查技术

1. 线圈 相控阵线圈或表面线圈;颈部可用马鞍形表面线圈。

2. 体位、采集中心和范围 仰卧位,头先进。采集中心和范围根据具体病变位置而定,或分段成像,或全脊柱成像。

3. 常规成像方位、相关脉冲序列及其参数

(1) 基本图像:包括矢状面 T1W、T2W 成像;横断面和(或)冠状面 T1W、T2W 成像。推荐组合:矢

状面 SE‐T1WI、TSE‐T2WI 和横断面 SE‐T1WI 或 TSE‐T2WI。常规采用 SE‐T1W、TSE 或 GRE‐T2W 序列成像；加或不加脂肪抑制。可选用预饱和、外周门控、流动补偿、去相位包裹等功能。

（2）定位成像：常规采用快速扫描序列，采集定位像（图 15‐5‐1、图 15‐5‐2）。

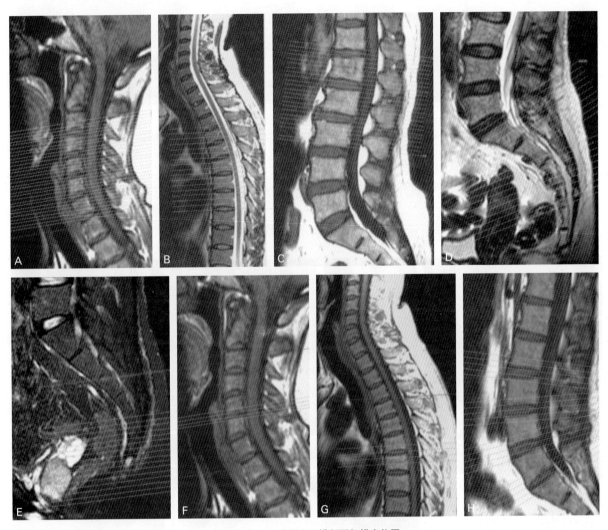

图 15‐5‐1　脊柱 MR 横断面扫描定位图

采用矢状面图像定位颈椎（A）、胸椎（B）、腰椎（C）、骶椎（D）和尾椎部（E）横断面连续扫描；采用矢状面 T1WI 定位颈椎（F）、胸椎（G）、腰椎（H）椎间盘横断面扫描。

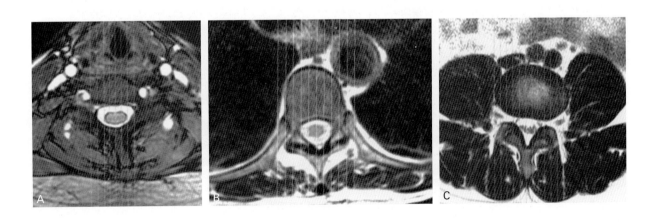

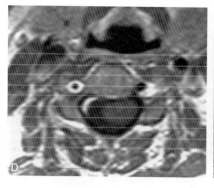
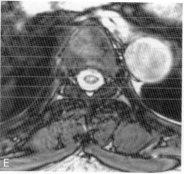
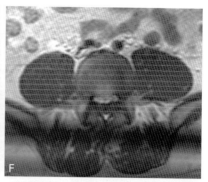

图 15-5-2 脊柱 MR 扫描定位图

采用横断面图像定位颈椎(A)、胸椎(B)和腰椎(C)矢状面扫描以及颈椎(D)、胸椎(E)和腰椎(F)冠状面扫描。

（3）矢状面成像：以冠状面图像定位，常规在体轴方向上与中线平行；相位编码选择上下方向（图15-5-3）。

（4）横断面成像：以矢状面图像定位，设定扫描层数、采集矩阵；如检查椎骨，各段扫描线在矢状面上与脊柱长轴垂直，且连续扫描；如检查椎间盘，扫描线平行于椎间隙，各椎间隙分别扫描。相位编码方向取前后方向（图15-5-4）。

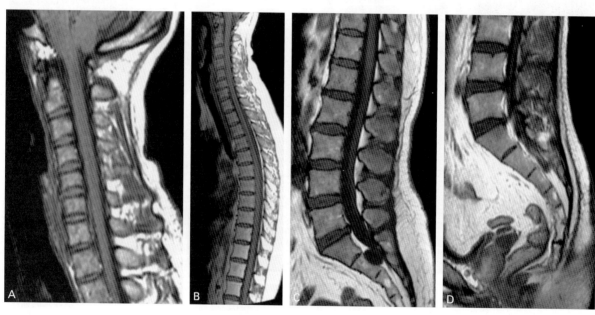

图 15-5-3 矢状面 T1WI

A. 颈椎；B. 颈胸椎；C. 腰椎；D. 骶尾椎。

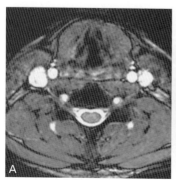
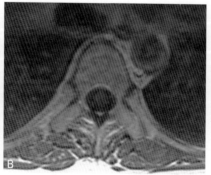
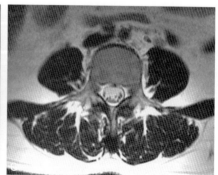

图 15-5-4 横断面 MR 图像

A. 颈椎 T2WI；B. 胸椎 T1WI；C. 腰椎 T2WI。

（5）冠状面成像：以矢状面图像定位，设定扫描层数、采集矩阵，各段扫描线在矢状面上与脊柱平行。

相位编码方向取左右方向（图 15 - 5 - 5）。

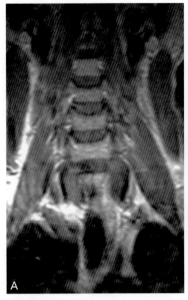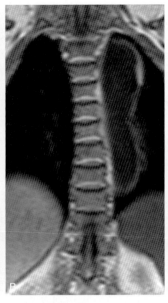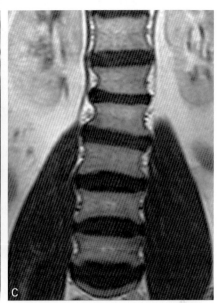

图 15 - 5 - 5　冠状面 T1WI
A. 颈椎；B. 胸椎；C. 腰椎。

（6）增强扫描：采用快速手推方式或高压注射器注射顺磁性对比剂（常用 Gd - DTPA）10～15 mL，注射完后即开始增强扫描，常规矢状面、横断面 T1WI，成像程序、扫描层面同增强前 T1W 成像序列一致，部分病例可根据需要加增强后 5 min 延迟扫描。对一些肿块或结节性病变的鉴别诊断可以采用动态增强扫描。

（7）参数：常规采用多层采集模式。

1）FOV/R - FOV：矢状面、冠状面 250～320 mm/100%，横断面 150～180 mm/100%。

2）采集矩阵/重建矩阵：256×192/512×256。

3）NSA：2～4 次。

4）层厚/gap：矢状面、冠状面 3～4 mm/0～0.5 mm；扫描椎骨的横断面 5～8 mm/0～1.5 mm，扫描椎间盘的横断面 3～4 mm/0～0.5 mm。

5）层数：15～25 层（T1WI/T2WI 保持一致），矢状面、冠状面包括椎骨及前后或左右数个层面；横断面包括整个病变范围及上下数个层面。

6）相关时间参数：①SE - T1WI，TR = 440～500 ms，TE = 10～15 ms；②TSE - T2WI：TR = 3 000～4 000 ms，TE = 100～120 ms，ETL：16～32；③FLAIR - T1WI：TR 2 000 ms，TE 20 ms，TI 780～800 ms；④STIR - T2WI：TR 3 000 ms，TE 42 ms，TI 100～120 ms；⑤FGRE - T2* WI：TR 50～60 ms，

TE 3.1 ms，TL 20°。

4. 其他注意事项

（1）颈椎 MRI 采集中心对准下颌联合下缘。

（2）病变在第八胸椎平面以上，胸椎成像时上端要平第七颈椎；病变在第八胸椎平面以下，下端要平第一、二腰椎。如果需做全胸椎扫描，应在体表做标记，以供定位诊断时使用。采集中心对准胸骨中心。

（3）腰椎 MRI 以脐为采集中心。

（4）脊柱骨转移需做矢状面 T2WI 加脂肪抑制技术或梯度回波脉冲序列。

（5）炎性病变 T2WI 要用脂肪抑制技术，并需做增强扫描确诊。

（6）如病灶 T1WI 表现为高信号，须加做脂肪抑制序列。

（7）脊柱外伤病例须加做脂肪抑制序列。

（8）遇 T1WI 高信号病灶及肿瘤占位性病例，须于增强前做脂肪抑制序列。

（9）增强扫描要做矢状面、横断面和（或）冠状面扫描，并且至少有一个方位加脂肪抑制序列。

（四）摄片方法

（1）按顺序拍摄定位片和各个成像序列的扫描图像。

（2）对于同方位平面、不同成像序列图像应对应放置。

二、下肢 MRI 检查

（一）髋关节 MRI 检查

1. 适应证

（1）髋部肌肉软组织肿瘤：了解肿瘤的部位、大小、与周围组织的关系等。

（2）髋部骨肿瘤：包括原发性和转移性骨肿瘤，观察肿瘤范围、侵犯周围软组织情况及手术或放疗、化疗后随访。

（3）髋关节诸骨外伤后骨挫伤、关节软骨损伤、韧带损伤、软组织血肿等。

（4）髋部感染性病变：包括髋关节结核、化脓性髋关节炎等。

（5）髋部退行性变：包括关节间隙狭窄、骨质增生、关节面下骨性囊变等。

（6）股骨头无菌坏死的早期诊断、疗效的观察等。

（7）髋关节内及关节周围囊肿：如腱鞘囊肿、半月板囊肿、滑膜囊肿等。

（8）髋关节滑膜病变：如滑膜炎、色素沉着性滑膜炎、滑膜瘤等。

（9）风湿性疾病髋关节改变的检查。

（10）髋部先天性发育畸形：如先天性髋关节脱位、扁平髋等。

2. 禁忌证

（1）严重心、肝、肾功能衰竭者不宜做 MR 检查。

（2）安装心电起搏器或带金属固定物（如金属骨折固定物）植入者。

（3）术后体内留有金属夹子者。

（4）早期妊娠（3 个月内）的妇女应避免 MRI 检查。

（5）有与 MRI 对比剂相关禁忌证者禁忌做 MR 增强检查。

3. 检查前准备

（1）呼吸准备：扫描时不要求屏气，要求被检查者平静均匀呼吸。

（2）受检者在进入 MRI 机房前必须除去身上所有的金属物品，包括可脱卸之义齿及磁卡、录音带等磁性物品。脱去外衣，换上干净的检查服。

（3）为了让被检查者放松情绪，配合检查，减少幽闭恐惧症的发生，向受检者说明在检查时机器会发出较大的响声，不必紧张，不要移动身体。一旦发生幽闭恐惧症应立即停止检查，让受检者脱离现场。

（4）对于有必要进行 MRI 检查又不能合作者以及婴幼儿可采用药物镇静，成人可肌注或静脉注射地西泮，婴幼儿可口服水合氯醛。

（5）造影准备：需要确定对比剂注入通道，根据有无腔静脉阻塞以及检查目的等而有所不同，最后确定增强方案。

4. 检查技术

（1）线圈：体线圈或相控阵线圈；也可用表面线圈作病变侧检查。

（2）体位、采集中心和范围：仰卧位，头先进或足先进。扫描时双膝、双足内收，并适当固定。采集中心和范围根据双侧或单侧扫描而定。

（3）常规成像方位、相关脉冲序列及其参数

1）基本图像：包括冠状面 T1W、T2W 成像；横断面 T1W 和（或）T2W 成像；必要时加扫矢状面 T1W 和（或）T2W 成像。推荐组合：冠状面 SE-T1WI、TSE-T2WI 和横断面 SE-T1WI 或 TSE-T2WI。常规采用 SE-T1WI、TSE 或 GRE-T2WI 序列成像；加或不加脂肪抑制。

2）定位成像：常规采用快速扫描序列，采集冠状面定位像（图 15-5-6）。

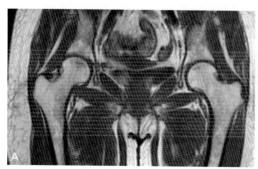
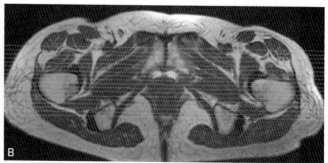

图 15-5-6 髋关节 MR 扫描定位图
A. 横断面扫描采用冠状面 T1WI 定位；B. 冠状面扫描采用横断面 T1WI 定位。

3) 横断面成像：以冠状面图像定位，设定扫描层数、采集矩阵；扫描线与下肢长轴垂直。相位编码方向取前后方向（图 15-5-7）。

4) 冠状面成像：以横断面图像定位，设定扫描层数、采集矩阵；扫描线与下肢长轴平行。相位编码方向取左右方向（图 15-5-8）。

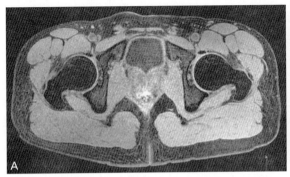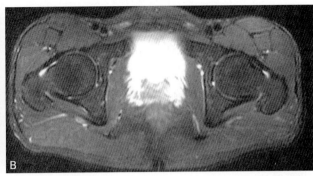

图 15-5-7　髋关节横断面 MR 图像
A. T1WI；B. T2WI 脂肪抑制。

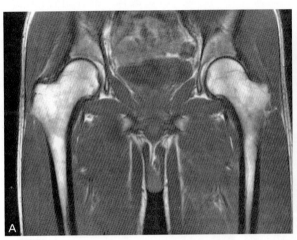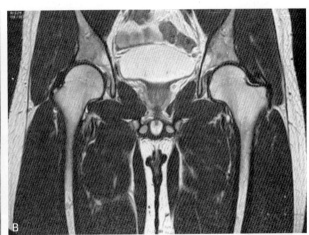

图 15-5-8　髋关节冠状面 MR 图像
A. T1WI；B. T2WI。

5) 矢状面成像：以冠状面图像定位，常规在体轴方向上与中线平行；必要时两侧分别扫描，以资对照。相位编码选择上下方向。

6) 增强扫描：采用快速手推方式或高压注射器注射顺磁性对比剂（常用 Gd-DTPA）10～15 mL，注射完后即开始增强扫描，常规扫冠状面、横断面 T1WI，成像程序、扫描层面同增强前 T1W 成像序列一致，部分病例可根据需要加增强后 5 min 延迟扫描。对肿瘤病变的鉴别诊断可以采用动态增强扫描。

7) 参数：①FOV/R-FOV，370 mm/90%。②采集矩阵/重建矩阵：256×312/512×256。③NSA：2～4 次。④层厚/gap：4 mm/0.5～1.0 mm。⑤层数：15～25 层（T1WI/T2WI 保持一致），范围视病变而定，冠状面包括前后软组织；横断面上应包括髋臼上缘，下应包括小粗隆下方。⑥相关时间参数：SE-T1WI：TR＝440～550 ms，TE＝10～20 ms；TSE-T2WI：TR＝3 000～4 000 ms，TE＝100～120 ms，ETL：16～32；STIR-T2WI：TR3 000 ms，TE42 ms，TI 100～120 ms。

5. 其他注意事项

（1）采集中心对准股骨大转子（耻骨联合下缘）。

（2）如病灶 T1WI 表现为高信号，须加做脂肪抑制序列。

（3）炎性病变 T2WI 要用脂肪抑制技术，并需做增强扫描确诊。

（4）疑为骨转移需做 T2WI 加脂肪抑制技术。

（5）脊柱外伤病例须加做脂肪抑制序列。

（6）增强扫描要做横断面、冠状面 T1WI 扫描，并且至少有一个方位加脂肪抑制序列。

6. 摄片方法

(1) 按顺序拍摄定位片和各个成像序列的扫描图像。

(2) 对于同方位平面、不同成像序列图像应对应放置。

(二) 膝关节 MRI 检查

1. 适应证

(1) 膝部肌肉软组织肿瘤:了解肿瘤的部位、大小、与周围组织的关系等。

(2) 膝部骨肿瘤:包括原发性和转移性骨肿瘤,观察肿瘤范围、侵犯周围软组织情况及手术或放疗、化疗后随访。

(3) 膝部感染性病变:包括膝关节结核、化脓性膝关节炎等。

(4) 膝关节诸骨外伤后骨挫伤、关节软骨损伤、十字韧带和交叉韧带损伤、软组织血肿等。

(5) 膝关节半月板病变。

(6) 膝部退行性变:包括关节间隙狭窄、骨质增生、关节面下骨性囊变等。

(7) 膝关节内及关节周围囊肿:如腱鞘囊肿、半月板囊肿、滑膜囊肿等。

(8) 膝关节滑膜病变:如滑膜炎、色素沉着性滑膜炎、滑膜瘤等。

2. 禁忌证 同髋关节 MRI 检查。

3. 检查前准备 同髋关节 MRI 检查。

4. 检查技术

(1) 线圈:四肢表面线圈。

(2) 体位、采集中心和范围:仰卧位,足先进。患膝髌骨下缘置于表面线圈中心,固定膝部,使患侧足尖向上。

(3) 常规成像方位、相关脉冲序列及其参数

1) 基本图像:包括矢状面 T1WI、T2WI、质子加权成像;冠状面 T1W 和(或)T2W 成像;必要时加扫横断面 T1W 和(或)T2W 成像。推荐组合:矢状面 SE - T1WI、TSE - T2WI 和冠状面 SE - T1WI 或 TSE - T2WI。常规采用 SE - T1WI、TSE 或 GRE - T2WI 序列成像;加或不加脂肪抑制。

2) 定位成像:常规采用快速扫描序列,采集横断面定位像(图 15 - 5 - 9)。

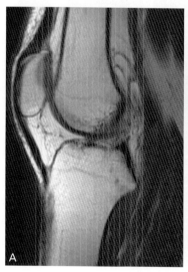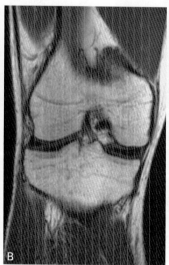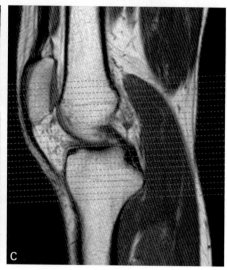

图 15 - 5 - 9 膝关节 MR 扫描定位图

A. 冠状面扫描采用矢状面 T1WI 定位;B. 矢状面扫描采用冠状面 T1WI 定位;C. 横断面扫描采用矢状面 T1WI 定位。

3) 矢状面成像:以横断面图像定位,设定扫描层数、采集矩阵,在横断位股骨下端髁间窝层面向内侧倾斜15°角,与股骨内外侧髁后缘连线垂直;必要时两侧分别扫描,以资对照。相位编码选择前后方向(图 15 - 5 - 10)。

4) 冠状面成像:以横断面图像定位,设定扫描层数、采集矩阵;扫描线与下肢长轴平行。两侧同时扫描,以便对照。相位编码方向取前后方向(图 15 - 5 - 11)。

5) 横断面成像:以冠状面图像定位,设定扫描层数、采集矩阵;扫描线与下肢长轴垂直。两侧同时扫描,以便对照。相位编码方向取前后方向。

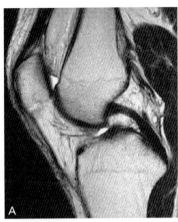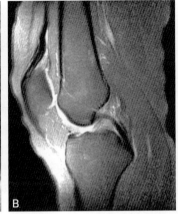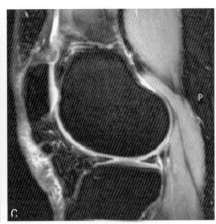

图15-5-10　膝关节矢状面MR图像

A. T1WI；B. T2WI脂肪抑制；C. PWI。

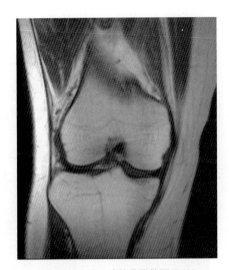

图15-5-11　膝关节冠状面T1WI

　　6) 增强扫描：采用快速手推方式或高压注射器注射顺磁性对比剂（常用Gd-DTPA）10～15 mL，注射完后即开始增强扫描，常规扫矢状面、冠状面T1WI，成像程序、扫描层面同增强前T1W成像序列一致，部分病例可根据需要加增强后5 min延迟扫描。对肿瘤病变的鉴别诊断可以采用动态增强扫描。

　　7) 参数：① FOV/R - FOV，180～270 mm/100％。②采集矩阵/重建矩阵：256×312/512×256。③NSA：2～4次。④层厚/gap：4 mm/0.5～1.0 mm。⑤层数：12～25层（T1WI/T2WI保持一致），范围视病变而定，矢状面、冠状面包括软组织；横断面上应包括髌骨上缘，下应包括胫骨平台下方。⑥相关时间参数：SE - T1WI：TR＝440～500 ms，TE＝10～15 ms；TSE - T2WI：TR＝3 000～4 000 ms，TE＝100～120 ms，ETL：16～32；GRE - T2*WI：TR500 ms，TE20 ms，FL30°；STIR - T2WI：TR3 000 ms，TE42 ms，TI 100～120 ms。

　　5. 其他注意事项

　　(1) 采集中心对准髌骨下缘。

　　(2) 膝关节常规扫描方位，矢状面及冠状面，必要时加扫横断面。

　　(3) 采用T2*WI回波加脂肪抑制技能直接显示半月板。

　　(4) 半月板检查以矢状面和冠状面为主。

　　(5) 侧副韧带检查以冠状面为主。

　　(6) 交叉韧带检查以斜冠状面、斜矢状面为主。

　　(7) 髌股关节面关节软骨的检查以横断面为主，辅以矢状面。

　　(8) 脂肪抑制序列的使用参考髋关节MRI检查。

　　(9) 增强扫描要做矢状面、冠状面T1WI扫描，并且至少有一个方位加脂肪抑制序列。

　　6. 摄片方法　同髋关节MRI检查。

(三) 踝关节MRI检查

　　1. 适应证

　　(1) 踝部肌肉软组织肿瘤：了解肿瘤的部位、大小、与周围组织的关系等。

　　(2) 踝部骨肿瘤：包括原发性和转移性骨肿瘤，观察肿瘤范围、侵犯周围软组织情况及手术或放疗、化疗后随访。

　　(3) 踝部感染性病变：包括踝关节结核、化脓性踝关节炎等。

　　(4) 踝关节诸骨外伤后骨挫伤、关节软骨损伤、韧带损伤、软组织血肿等。

　　(5) 踝部退行性变：包括关节间隙狭窄、骨质增生、关节面下骨性囊变等。

　　(6) 踝关节内及关节周围囊肿：如腱鞘囊肿、半月板囊肿、滑膜囊肿等。

（7）踝关节滑膜病变：如滑膜炎、色素沉着性滑膜炎、滑膜瘤等。

2. 禁忌证 同髋关节 MRI 检查。

3. 检查前准备 同髋关节 MRI 检查。

4. 检查技术

（1）线圈：四肢表面线圈。

（2）体位、采集中心和范围：仰卧位，足先进。患侧踝关节置于表面线圈中心，固定踝部，使患侧足尖向上。

（3）常规成像方位、相关脉冲序列及其参数

1）基本图像：包括冠状面 T1W、T2W 成像；矢状面 T1W 和（或）T2W 成像；必要时加扫横断面 T1W 和（或）T2W 成像。推荐组合：冠状面 SE-T1WI、GRE-T2*WI 和矢状面 SE-T1WI 或 GRE-T2*WI。常规采用 SE-T1WI、GRE 或 TSE-T2*WI 序列成像；加或不加脂肪抑制。

2）定位成像：常规采用快速扫描序列，采集横断面定位像（图 15-5-12）。

3）冠状面成像：以横断面图像定位，设定扫描层数，采集矩阵；扫描线与胫骨长轴平行。两侧同时扫描，以便对照。相位编码方向取前后方向（图 15-5-13）。

4）矢状面成像：以横断面图像定位，设定扫描层数、采集矩阵；扫描线与胫骨长轴平行。必要时两侧分别扫描，以资对照。相位编码选择前后方向（图 15-5-14）。

5）横断面成像：以冠状面图像定位，设定扫描层数、采集矩阵；扫描线与胫骨长轴垂直。两侧同时扫描，以便对照。相位编码方向取前后方向（图 15-5-15）。

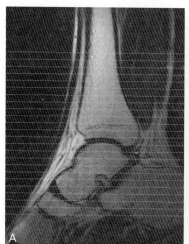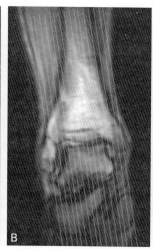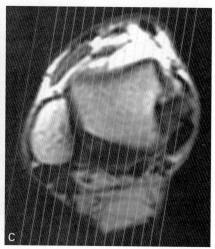

图 15-5-12 踝关节 MR 扫描定位图

横断面扫描采用矢状面 T1WI 定位（A）；矢状面扫描采用冠状面（B）或横断面（C）T1WI 定位。

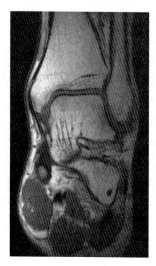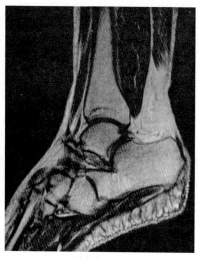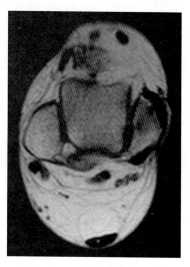

图 15-5-13 踝关节冠状面 T1WI　　图 15-5-14 踝关节矢状面 T1WI　　图 15-5-15 踝关节横断面 T1WI

6）增强扫描：采用快速手推方式或高压注射器注射顺磁性对比剂（常用 Gd-DTPA）10～15 mL，注射完后即开始增强扫描，常规扫矢状面、冠状面 T1WI，成像程序、扫描层面同增强前 T1W 成像序列一致，部分病例可根据需要加增强后 5 min 延迟扫描。对肿瘤病变的鉴别诊断可以采用动态增强扫描。

7）参数：① FOV/R-FOV，180 mm/100%。②采集矩阵/重建矩阵：256×312/512×256。③NSA：2～4 次。④层厚/gap：3 mm/0.5～1.0 mm。⑤层数：12～25 层（T1WI/T2WI 保持一致），范围视病变而定，矢状面、冠状面包括软组织；横断面上应包括胫骨内外踝上缘，下应包括跟骨下方。⑥相关时间参数：SE-T1WI：TR=440～500 ms，TE=10～15 ms；GRE-T2*WI：TR500 ms，TE20 ms，FL30°；STIR-T2WI：TR3 000 ms，TE42 ms，TI 100～120 ms。

5. 其他注意事项

（1）采集中心线对准踝关节间隙中心。

（2）踝关节常规扫描方位为矢状面及冠状面；必要时加扫横断面。

（3）脂肪抑制序列的使用参考髋关节 MRI 检查。

（4）增强扫描要做矢状面、冠状面 T1WI 扫描，并且至少有一个方位加脂肪抑制序列。

6. 摄片方法 同髋关节 MRI 检查。

三、上肢 MRI 检查

（一）肩关节 MRI 检查

1. 适应证

（1）肩部肌肉软组织肿瘤：了解肿瘤的部位、大小、与周围组织的关系等。

（2）肩部骨肿瘤：包括原发性和转移性骨肿瘤，观察肿瘤范围、侵犯周围软组织情况及手术或放疗、化疗后随访。

（3）肩关节诸骨外伤后骨挫伤、关节软骨损伤、韧带损伤、肩袖撕裂、软组织血肿等。

（4）肩部感染性病变：包括肩关节结核、化脓性肩关节炎等。

（5）肩部退行性变：包括关节间隙狭窄、骨质增生、关节面下骨性囊变等。

（6）肩关节内及关节周围囊肿：如腱鞘囊肿、滑膜囊肿等。

（7）肩关节滑膜病变：如滑膜炎、色素沉着性滑膜炎、滑膜瘤等。

2. 禁忌证 同髋关节 MRI 检查。

3. 检查前准备 同髋关节 MRI 检查。

4. 检查技术

（1）线圈：采用肩部表面线圈、相控阵线圈。

（2）体位、采集中心和范围：仰卧位，头先进。肩放平，健侧用沙袋垫高，以使患肩靠近床面。

（3）常规成像方位、相关脉冲序列及其参数

1）基本图像：包括斜冠状面 T1W、T2W 成像；横断面 T1W 和（或）T2W 成像；必要时加扫斜矢状面 T1W 和（或）T2W 成像。推荐组合：斜冠状面 SE-T1WI、GRE（或 TSE）-T2WI 和横断面 SE-T1WI 或 GRE（或 TSE）-T2WI。常规采用 SE-T1WI、TSE 或 GRE-T2WI 序列成像；加或不加脂肪抑制。

2）定位成像：常规采用快速扫描序列，采集横断面定位像（图 15-5-16）。

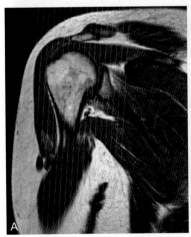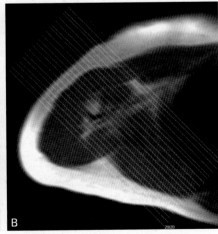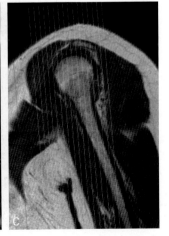

图 15-5-16 肩关节 MR 扫描定位图
矢状面、斜矢状面扫描采用冠状面（A）、横断面（B）图像定位；冠状面扫描采用矢状面图像定位（C）。

3）斜冠状面成像：以经肩锁关节的横断面图像定位，设定扫描层数、采集矩阵；扫描线平行于冈上肌腱，与肱骨长轴平行。相位编码方向取左右方向（图15-5-17）。

4）横断面成像：以斜冠状面图像定位，设定扫描层数、采集矩阵；扫描线与肩胛盂垂直。肱骨长轴垂直。相位编码方向取前后方向（图15-5-18）。

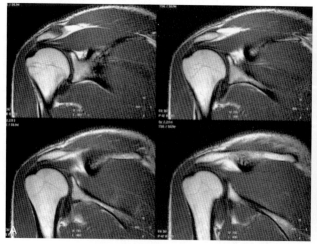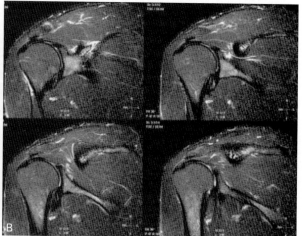

图 15-5-17　肩关节斜冠状面 MR 图像
A. T1WI；B. T2WI 脂肪抑制。

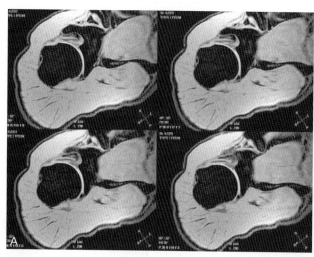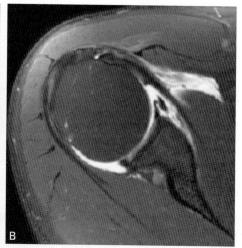

图 15-5-18　肩关节横断面 MR 图像
A. T2WI；B. T2WI 脂肪抑制。

5）斜矢状面成像：以斜冠状面图像定位，设定扫描层数、采集矩阵；常规在体轴方向上与中线平行；定位线平行于冈上肌腱。相位编码选择上下方向（图15-5-19）。

6）增强扫描：采用快速手推方式或高压注射器注射顺磁性对比剂（常用 Gd-DTPA）10～15 mL，注射完后即开始增强扫描，常规扫斜冠状面、横断面T1WI，必要时加扫斜矢状面 T1WI；成像程序、扫描层面同增强前 T1W 成像序列一致，部分病例可根据需

要加增强后 5 min 延迟扫描。对肿瘤病变的鉴别诊断可以采用动态增强扫描。

7）参数：① FOV/R-FOV，180～220 mm/100%。②采集矩阵/重建矩阵：256×312/512×256。③NSA：2～4 次。④层厚/层距：4 mm/0.5～1.0 mm。⑤层数：15～25 层（T1WI/T2WI 保持一致），范围视病变而定，斜冠状面包括前后软组织；横断面扫描范围从肩峰至肱骨颈下方。⑥相关时间参数：SE-T1WI：TR＝440～550 ms，TE＝10～15 ms；TSE-

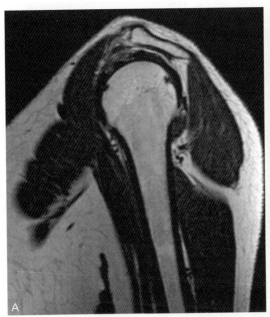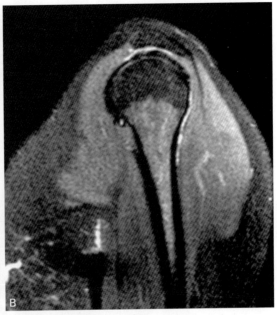

图 15 - 5 - 19 肩关节斜矢状面 MR 图像
A. T1WI;B. T2WI 脂肪抑制。

T2WI:TR = 3 000～4 000 ms，TE = 100～120 ms，ETL:16～32；GRE - T2WI:TR = 500 ms，TE = 20 ms，FL 30°；STIR - T2WI:TR = 3 000 ms，TE = 42 ms，TI=100～120 ms。

5. 其他注意事项

(1) 采集中心对准肱骨头。

(2) 肩袖损伤的检查以斜冠状面为主,辅以斜矢状面和横断面。

(3) 必要时两侧分别扫描,以资对照。

(4) 脂肪抑制序列的使用参考髋关节 MRI 检查。

(5) 增强扫描要做斜冠状面、横断面和(或)斜矢状面 T1WI 扫描,并且至少有一个方位加脂肪抑制序列。

6. 摄片方法 同髋关节 MRI 检查。

(二) 肘关节 MRI 检查

1. 适应证

(1) 肘部肌肉软组织肿瘤:了解肿瘤的部位、大小、与周围组织的关系等。

(2) 肘部骨肿瘤:包括原发性和转移性骨肿瘤,观察肿瘤范围、侵犯周围软组织情况及手术或放疗、化疗后随访。

(3) 肘关节诸骨外伤后骨挫伤、关节软骨损伤、韧带损伤、软组织血肿等。

(4) 肘部感染性病变:包括肘关节结核、化脓性

肘关节炎等。

(5) 肘部退行性变:包括关节间隙狭窄、骨质增生、关节面下骨性囊变、网球肘等。

(6) 肘关节内及关节周围囊肿:如腱鞘囊肿、滑膜囊肿等。

(7) 肘关节滑膜病变:如滑膜炎、色素沉着性滑膜炎、滑膜瘤等。

2. 禁忌证 同髋关节 MRI 检查。

3. 检查前准备 同髋关节 MRI 检查。

4. 检查技术

(1) 线圈:采用肘部表面线圈。

(2) 体位、采集中心和范围:仰卧位,头先进。手心朝上,肘部放于身旁。

(3) 常规成像方位,相关脉冲序列及其参数:

1) 基本图像:包括冠状面 T1W、T2W 成像;矢状面 T1W 和(或)T2W 成像;必要时加扫横断面 T1W 和(或)T2W 成像。推荐组合:冠状面 SE - T1WI、GRE(或 TSE)- T2WI 和横断面 SE - T1WI 或 GRE(或 TSE)- T2WI。常规采用 SE - T1WI、TSE 或 GRE - T2WI 序列成像;加或不加脂肪抑制。

2) 定位成像:常规采用快速扫描序列,采集横断面定位像(图 15 - 5 - 20)。

3) 冠状面成像:以横断面图像定位,设定扫描层数、采集矩阵;扫描线与肱骨长轴平行。相位编码方向取左右方向(图 15 - 5 - 21)。

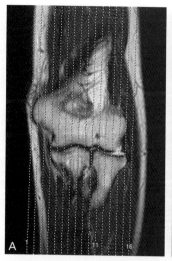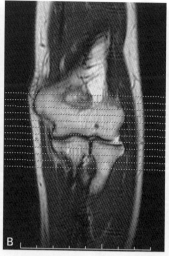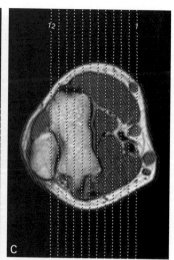

图 15-5-20 肘关节 MR 扫描定位图
A. 矢状面;B. 横断面;C. 冠状面。

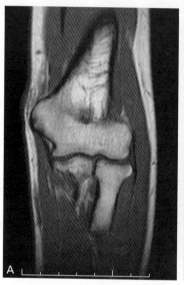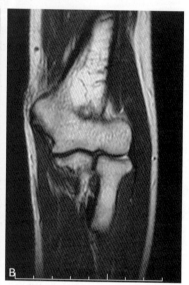

图 15-5-21 肘关节冠状面 MR 图像
A. T1WI; B. T2WI。

4) 矢状面成像:以冠状面图像定位,设定扫描层数、采集矩阵;定位线平行于肱骨和尺桡骨长轴。相位编码选择上下方向(图 15-5-22)。

5) 横断面成像:以冠状面图像定位,设定扫描层数、采集矩阵;扫描线与肱骨和尺桡骨长轴垂直。相位编码方向取前后方向(图 15-5-23)。

6) 增强扫描:采用快速手推方式或高压注射器注射顺磁性对比剂(常用 Gd-DTPA)10~15 mL,注射完后即开始增强扫描,常规扫冠状面、矢状面 T1WI,必要时加扫横断面 T1WI,成像程序、扫描层面同增强前 T1W 成像序列一致,部分病例可根据需要加增强后 5 min 延迟扫描。对肿瘤病变的鉴别诊断可以采用动态增强扫描。

7) 参数:①FOV/R-FOV,180 mm/100%。②采集矩阵/重建矩阵:256×312/512×256。③NSA:2~4次。④层厚/gap:3 mm/0.5~1.0 mm。⑤层数:10~12层(T1WI/T2WI 保持一致),范围视病变而定,冠状面、矢状面包括前后、内外软组织;横断面扫描范围从肱骨髁上至尺桡骨近段。⑥相关时间参数。SE-T1WI:TR=440~550 ms,TE=10~15 ms;TSE-T2WI:TR=3 000~4 000 ms,TE=100~120 ms,ETL:16~32;GRE-T2WI:TR=500 ms,TE=20 ms,FL 30°;STIR-T2WI:TR=3 000 ms,TE=42 ms,TI=100~120 ms。

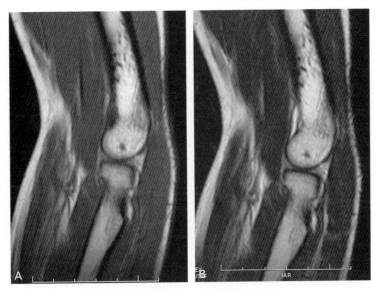

图 15-5-22 肘关节矢状面 MR 图像
A. T1WI；B. T2WI。

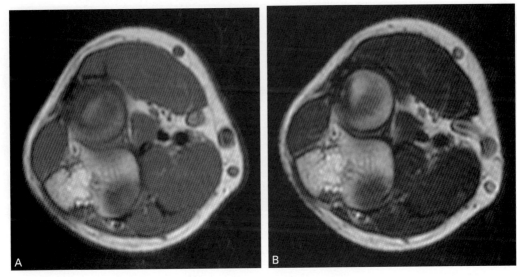

图 15-5-23 肘关节横断面 MR 图像
A. T1WI；B. T2WI。

5. 其他注意事项

(1) 采集中心对准肘窝。

(2) 必要时分别扫描两侧,以资对照。

(3) 脂肪抑制序列的使用参考髋关节 MRI 检查。

(4) 增强扫描要做冠状面、矢状面和(或)横断面 T1WI 扫描,并且至少有一个方位加脂肪抑制序列。

6. 摄片方法 同髋关节 MRI 检查。

(三) 腕关节 MRI 检查

1. 适应证

(1) 腕部肌肉软组织肿瘤:了解肿瘤的部位、大小、与周围组织的关系等。

(2) 腕部骨肿瘤:包括原发性和转移性骨肿瘤,观察肿瘤范围、侵犯周围软组织情况及手术或放疗、化疗后随访。

(3) 腕关节诸骨外伤后骨挫伤、关节软骨损伤、韧带损伤、软组织血肿等。

(4) 腕部感染性病变:包括腕关节结核、化脓性腕关节炎等。

(5) 腕部退行性变:包括关节间隙狭窄、骨质增生、关节面下骨性囊变等。

(6) 腕关节内及关节周围囊肿:如腱鞘囊肿、滑膜囊肿等。

(7) 腕关节滑膜病变:如滑膜炎、色素沉着性滑膜炎、滑膜瘤等。

（8）腕骨（如月骨）无菌坏死的早期诊断、疗效的观察等。

（9）腕关节类风湿关节炎的检查。

（10）腕部先天性发育畸形：如马德隆（Madelung）畸形等。

2. 禁忌证　同髋关节 MRI 检查。

3. 检查前准备　同髋关节 MRI 检查。

4. 检查技术

（1）线圈：采用腕部表面线圈。

（2）体位、采集中心和范围：仰卧位，头先进。手心朝上，肘部放于身旁。

（3）常规成像方位、相关脉冲序列及其参数

1）基本图像：包括冠状面 T1WI、T2WI、质子加权成像；扫横断面 T1W 和（或）T2WI；必要时加矢状面 T1WI 和（或）T2WI。推荐组合：冠状面 SE-T1WI、GRE（或 TSE）-T2WI 和矢状面 SE-T1WI 或 GRE（或 TSE）-T2WI。常规采用 SE-T1WI、TSE 或 GRE-T2WI；加或不加脂肪抑制。

2）定位成像：常规采用快速扫描序列，采集横断面定位像（图 15-5-24）。

3）冠状面成像：以横断面图像定位，设定扫描层数，采集矩阵；扫描线与尺桡骨长轴平行。相位编码方向取左右方向（图 15-5-25）。

4）横断面成像：以冠状面图像定位，设定扫描层数、采集矩阵；扫描线与尺桡骨长轴垂直。相位编码方向取前后方向（图 15-5-26）。

5）矢状面成像：以冠状面图像定位，设定扫描层数、采集矩阵；定位线平行于尺桡骨长轴。相位编码选择上下方向。

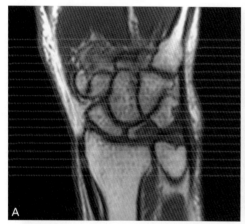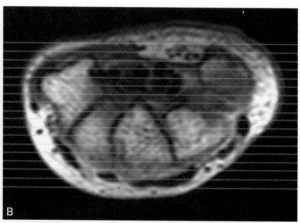

图 15-5-24　腕关节 MR 扫描定位图
A. 横断面扫描采用冠状面图像定位；B. 冠状面扫描采用横断面图像定位。

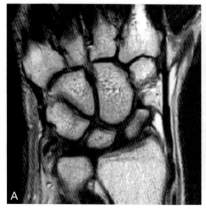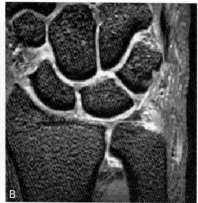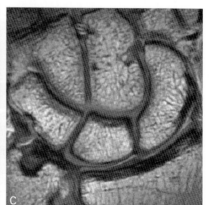

图 15-5-25　腕关节冠状面 MR 图像
A. T1WI；B. T2WI 脂肪抑制；C. PWI。

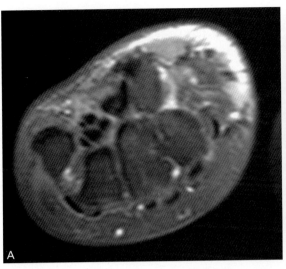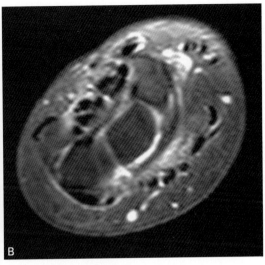

图 15-5-26　腕关节不同平面横断面 T2WI 脂肪抑制图像(A、B)

6) 增强扫描:采用快速手推方式或高压注射器注射顺磁性对比剂(常用 Gd-DTPA)10~15 mL,注射完后即开始增强扫描,常规扫冠状面、横断面 T1WI,必要时加扫矢状面 T1WI,成像程序、扫描层面同增强前 T1W 成像序列一致,部分病例可根据需要加增强后 5 min 延迟扫描。对肿瘤病变的鉴别诊断可以采用动态增强扫描。

7) 参数:① FOV/R-FOV,180 mm/100%。② 采集矩阵/重建矩阵:256 × 312/512 × 256。③ NSA:2~4 次。④ 层厚/gap:冠状面 2 mm/0~0.5 mm;矢状面、横断面 4 mm/0.5~1.0 mm。⑤ 层数:10~12 层(T1WI/T2WI 保持一致),范围视病变而定,冠状面、矢状面包括前后、内外软组织;横断面扫描范围从尺桡骨茎突近侧至掌骨近段。⑥ 相关时间参数。SE-T1WI:TR=440~550 ms,TE=10~15 ms;TSE-T2WI:TR=3 000~4 000 ms,TE=100~120 ms,ETL:16~32;GRE-T2WI:TR=500 ms,TE=20 ms,FL 30°;STIR-T2WI:TR=3 000 ms,TE=42 ms,TI=100~120 ms。

5. 其他注意事项

(1) 采集中心对准腕月骨。

(2) 必要时分别扫描两侧,以资对照。

(3) 脂肪抑制序列的使用参考髋关节 MRI 检查。

(4) 增强扫描要做冠状面、横断面和(或)矢状面 T1WI 扫描,并且至少有一个方位加脂肪抑制序列。

6. 摄片方法　同髋关节 MRI 检查。

(王晨光　沈纲　艾松涛　李跃华)

· 参 · 考 · 文 · 献

[1] Thomas H. Berquist. 骨骼肌肉系统影像诊断手册 [M]. 北京:人民卫生出版社,2009.

[2] 程天江. 影像诊断图谱——进阶篇[M]. 上海:第二军医大学出版社,2011.

[3] 孟悛菲. 重视 CT、MR 在骨肿瘤诊断中的作用[J]. 中华放射学杂志,1999,33(9):581-582.

[4] 张平,郭瑞敏,金腾,等. RSNA2013 骨骼肌肉影像学 [J]. 放射学实践,2014,29(2):120-123.

[5] 刘刚,张毅军. 多排螺旋 CT 血管成像对评估肢体骨骼肌肉肿瘤毗邻血管受侵的临床价值[J]. 中国骨与关节杂志,2014,13(11):825-829.

[6] 庞超楠,石晶,杨明慧,等. MSCT-3D 技术在动物与人骨骼形态比较研究中的应用[J]. 中国实验动物学报,2009,17(5):330-334.

[7] 程克斌,程晓光. 肌骨系统 X 线平片基本征象[J]. 中国医学影像技术,2009,25(12):2315-2318.

[8] Cova M, Kang YS, Tsukamoto H. Bone marrow perfusion evaluated with gadolinium-enhanced dynamic fast MR imaging in a dog model [J]. Radiology, 1991,210:535-539.

[9] Baur A, Stabler A, Bruning R. Diffusion-weighted MR imaging of bone marrow: differentiation of benign

versus pathologic compression fractures [J]. Radiology, 1998, 217:349 - 356.

[10] Millis K, Weybright P, Campbell N. Classification of human liposarcoma and lipoma using ex vivo proton NMR spectroscopy [J]. Magnetic Resonance in Medicine, 1999, 175:257 - 267.

[11] 高振华, 马玲, 张朝晖, 等. 正常股骨中下段骨髓生理性转化的 MRI 表现[J]. 中国医学影像技术, 2011, 27 (2):380 - 383.

[12] 邓德茂, 孟悛非, 张朝晖, 等. 正常人小腿肌肉 3 T MR 扩散张量成像的参数优化[J]. 中华放射学杂志, 2009, 43(6):637 - 642.

[13] 周春香, 孟悛非, 陈应明, 等. 磁共振氢质子波谱在下肢骨-软组织疾病中应用初探[J]. 临床放射学杂志, 2003, 22(12):1035 - 1038.

[14] 邓德茂, 孟悛非. MR 扩散张量成像在骨骼肌肉系统中的研究进展[J]. 中华放射学杂志, 2009, 43(3):334 - 336.

[15] 高元桂, 张爱莲, 程流泉, 等. 肌肉骨骼磁共振成像诊断[J]. 中国医学影像学杂志, 2014, 22(11):829 - 829.

第十六篇

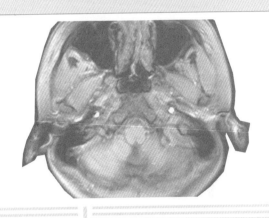

儿科影像学检查

朱 铭 审读

20 世纪 50 年代、60 年代儿科放射学检查手段主要为 X 线透视、平片及造影检查。20 世纪 80 年代后期及 90 年代,CT、MRI 等影像检查新技术的应用,再加上心血管造影设备及技术均取得重要的突破,促进儿科影像学取得快速的发展。

由于辐射损伤在胎儿、婴儿及儿童中产生的危害远较成人大,而且年龄越小则对辐射损害的敏感性越高,因此儿科影像学检查正逐步趋向多采用超声、MRI 而少用 CT。

MRI 胎儿中枢神经系统检查能直接显示胎儿脑组织,对于观察髓鞘形成过程有显著优点。应用 MR 快速成像检查胎儿,利用脑回成熟度、灰白质分界情况,脑室与脑横径比值、蛛网膜下腔宽度等指标判断胎儿脑发育状况。还可根据 MRI 信号判断胎儿大脑基底节发育,显示胎儿先天性脑畸形。常规 MRI 可对早产儿脑成熟度进行半定量评价,诊断早产儿脑白质损伤并判断其预后。

(曹厚德)

第一章
检查方法选择与安全性问题

与成人相比,婴幼儿及儿童并非仅在体积上的缩小。因此在儿科疾病的影像学诊断中,应充分关注其下述特点并采取相应措施。

(1) 多数婴幼儿及儿童不能向医生描述病症,只能用哭闹等形式表现身体不适。由于缺乏受检者的主诉症状,加之婴幼儿及儿童在体检中也常不合作,因此影像检查和检验等辅助手段在儿科疾病的诊断中极为重要。

(2) 由于多数儿童不能配合影像检查(如不能憋气等),甚至常需要采取适当的镇静手段才能完成检查;而儿童呼吸、心跳远比成人快,儿童器官结构小,又要求影像检查有更高的分辨力,因此对儿童影像检查的设备要求更高。

(3) 各组织生长旺盛,细胞尚处于高速分裂和生长中,更易受到辐射损伤,诱发癌症的概率也明显高于成年人。因此,控制辐射剂量显得尤为重要。无辐射损伤的超声和MRI是检查的主要方法。

(4) 由于新生儿及婴幼儿的体温调节能力差,影像检查时应注意保暖,影像检查室的温度最好不要低于22℃,并应尽可能缩短检查时间。

一、儿科影像学检查方法的合理选择

(一)胸部

小儿呼吸系统罹患肿瘤极少,多为炎症、外伤、异物误吸入等,多为急诊求医,影像检查目的为确定病变部位、性质,以便及时正确治疗。由于婴幼儿在检查中常不能配合,胸部X线摄片和胸透既简便而又能快速诊断,是常用的主要检查方法。年龄较大的儿童

能够配合较长检查时间的,则可采用多种检查方法进行综合检查。小儿肺部疾患变化迅速,因此动态影像观察十分必要。

胸部X线摄片是诊断小儿胸部疾病的主要检查方法。能够站立的小儿应尽量摄立位后前位胸片和侧位片。婴幼儿可拍摄双手臂举过头顶的仰卧位正位片。摄片时尽可能在深吸气时曝光。婴幼儿肺内含气不足时可造成类似肺炎的改变。深吸气状态通常是在安静和哭叫之间,哭叫时为呼气状态。透视在某些情况下具有特殊价值,主要应用于观察有无支气管异物、鉴别有无膈疝、膈膨出等。还常用于胸腔积液穿刺前定位。

血管造影应该在全麻下进行,由于为有创伤的检查,应谨慎选用,包括肺动脉、主动脉、上腔静脉造影。肺动脉造影用于诊断肺动脉发育不良或未发育、肺静脉瘘、肺栓塞、肺动脉瘤及肺动脉高压等。主动脉造影可用于纵隔肿瘤与主动脉瘤和主动脉分支异常的鉴别。上腔静脉造影主要用于上腔静脉梗阻等。

CT检查的应用已逐渐增加,可用于观察胸壁、胸膜、肺、肺门、纵隔、横膈及膈旁区病变等。适用于肺炎、支气管扩张、一侧支气管肺先天发育不良或不发育、先天性肺囊肿、肺隔离症、肺胸膜瘘等。特别对纵隔肿瘤的定位定性很有价值,并易显示纵隔淋巴结肿大。MRI检查前应嘱患儿静卧不动、需由家长陪同。小于6岁儿童或婴幼儿应常规使用镇静剂,待入睡后再检查,但需监控呼吸情况,因MRI检查时间较长故不作为常规检查手段。但是,由于目前对辐射问题的关注,越来越多的小儿选择MRI而非CT检查,以避免CT检查的辐射损伤不良影响。超声检查对于胸

部疾病有很大局限性,临床多用于胸腔穿刺前定位。

(二) 心血管

小儿心血管疾病的检查手段仍是 X 线摄片、心血管造影、超声及 MRI,CT 因为辐射损伤的剂量较大,应用相对较少些。因小儿受检者的特殊性,应充分考虑配合和耐受性问题。以快速、有效为根本,合理选择应用。X 线摄片为最基本和重要的检查方法。在婴幼儿则常采用仰卧前后位(图 16-1-1),尽量缩短曝光时间,较大的患儿则应按成人要求,拍摄心脏三位片以便更好显示心脏各房室形态。

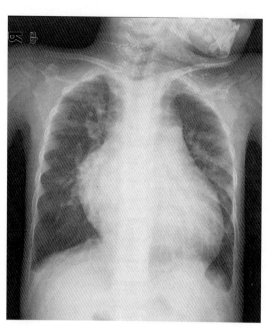

图 16-1-1　心衰肺淤血
5 岁儿童,仰卧位胸部前后位平片。

心血管造影通过心腔或大血管内直接注射造影剂而使其内腔显影,可以观察心脏大血管的形态改变和血流动力学情况,获得大量病理解剖和病理生理学资料,是一种确诊的最可靠方法。但因其本身的损伤危险性和药物过敏可能,而且常需要麻醉,选择时应慎重考虑。

超声检查在心血管疾病的诊断中发挥越来越重要的作用,它可以测量各心腔的大小和心壁厚度,可以观察心壁瓣膜运动和血流动力学情况,对于小儿心血管先天畸形的诊断具有决定性的作用,目前在临床上得到了广泛的应用。

MRI 由于技术的进步,MR 电影技术和超快速成像序列的开发成功,成像速度不断提高,加上其本身具有无辐射损伤、软组织分辨力高等优点,具有良好

的心腔心壁对比效果,应用范围不断拓宽,是小儿心血管病的诊断方面的一大进步。

(三) 消化系统

胸腹部透视或摄片是小儿急腹症最简便的影像检查方法,可以粗略了解胃肠道有无明显胀气及异常液面形成,对于典型气腹及小肠梗阻可以明确诊断。还能排除因某些胸部病变,如肺炎、胸膜炎及心包炎等引起的腹部症状。2 岁以下小儿,因不能站立及配合检查,透视较少运用。对于一些复杂的病例,透视有一定的局限性。

腹部平片是婴幼儿胃肠道影像检查首选方法。常规摄仰卧前后位及站立前后位片。如病情危重不能站立,可摄左侧卧位水平投照片。婴幼儿可摄仰卧水平投照侧位片了解肠腔内液平情况。对于怀疑先天性肛门闭锁患儿,可摄倒置位片。但出生不足 12 h 的新生儿摄片意义不大。

怀疑食管、胃或小肠病变时可行口服钡剂造影。但疑有胃肠道穿孔时不能使用硫酸钡,必要时可口服含碘对比剂(泛影葡胺)。碘:水比例为 1:2 或 1:3。已确诊为小肠梗阻者,如欲确定梗阻部位和梗阻程度,可通过鼻管注入有机碘水溶液造影。上消化道造影前需禁水、禁食 3~4 h。当怀疑结肠病变时可行钡剂灌肠造影。小儿钡剂灌肠成败的关键是肛管插入后必须用宽胶布将双臀挟紧,以防对比剂外溢。

儿科超声诊断在胃肠及腹腔内疾病的诊断中占有重要地位,检查方法可分为体表直接检查法、腔内超声检查法。但由于超声检查的视野有限,对于病变的具体定位难度较大。且因超声的分辨力有限,除腔内超声外对小病变的识别较困难。

对儿童受检者而言,CT 检查的图像质量与患儿能否配合关系密切,良好的 CT 图像在诊断中具有重要的意义,MRI 对于儿科消化道急诊的诊断意义不大。

(四) 神经系统

儿童中枢神经系统影像检查方法包括平片、血管造影、超声、CT 及 MRI 等。X 线摄片仅对外伤患儿有一定意义,现已较少应用。婴幼儿因囟门未闭,适合超声检查。CT 因能直接显示脑实质的形态结构及密度变化,已成为常用的检查方法。MRI 检查由于小儿难以配合的困难,一般需要麻醉条件下进行,但 MRI 对病变有极高的敏感性,对颅后窝及中线区域病变有特殊价值。目前,儿童在麻醉或服用镇静剂后进行检查的病例不断增多。

（五）骨骼肌肉系统

儿童骨关节系统的影像检查中，X线检查仍占主导地位，X线检查中主要为摄片，只有在爆炸伤手术中进行异物寻找和定位，以及外伤性骨折或脱位进行复位时才采用透视。关节造影较少应用。儿童的X线摄影片要注意以下几点：①要做好对儿童的生殖器、甲状腺及头颅等部位的防护；②两侧对称性骨关节，如发现一侧病变不明显或与症状、体征不相符时要摄对侧，以利对照；③摄片应包括正侧位，必要时要用斜位、切线位或轴位等；④应包括周围的软组织及邻近的一个关节。

近年来，CT和MRI逐渐被应用于骨关节疾病的检查，可发现许多平片难以发现的早期病变，如CT可发现早期的骨小梁破坏及骨膜反应，但由于CT的X线辐射量较大，在小儿骨关节系统的影像检查中应用不多。MRI则对骨髓或周围软组织病变极其敏感，但配合要求高，在麻醉逐渐普及和费用逐渐降低的条件下，MRI已经成为常用的检查技术，其无创伤、图像清晰的特点逐渐被大众熟悉和接受，目前MRI技术在骨骼肌肉系统疾病的诊断中的应用已经逐渐增多。

二、儿科影像学检查前的镇静和麻醉处理

儿科的影像学检查，面对较大儿童时，与成人一样不需要特殊处理。但是面对6岁以下较小的患儿，由于本身的恐惧心理，加上患病时患儿的不适，常哭闹不停，对于CT、MRI这些检查，对受检者的要求相对较高，受检者的躁动对图像的质量影响很大，屏气要求常无法做到，哭闹时仰卧位检查也非常不易。CT、MRI检查时的噪声很大，易引起儿童的烦躁不安，所以在儿童进行CT、MRI检查时，需事先给予镇静剂。诱导睡眠是较为容易、较为常用的简便方法。对于少数给予镇静剂仍无法完成CT、MRI检查的患儿，只能用氯胺酮麻醉后检查，患儿应先开放静脉，然后给予麻醉剂。麻醉时要用MRI专用防磁经皮氧饱和度测定仪监护。

CT、MRI检查前的镇静

1. 儿童镇静处理有其特殊性 儿童有别于成人，自我控制能力不足，对于需要长时间静卧不动的检查，儿童的恐惧、害怕是情理之中的事，哭闹之中无法配合检查。但是，儿童又是对药物反应特别敏感的人群，镇静或麻醉掌握不良时，容易引起严重后果。因此，实施镇静、麻醉之前，要做好充分准备。检查室内的抢救车，是最重要的设施，药品需要定时检查、及时替换，血压计、听诊器等用具必须到位。氧气管道要定时检查是否通畅，使用氧气瓶的，要检查氧气瓶内的氧气是否充足。确保抢救用品的有效配置是关键。

2. 儿童镇静安全要求 针对儿童检查前的镇静、麻醉处理，在以上抢救物品的充分准备前提下，还要遵循以下一些准则。

（1）建立医疗安全监护和联动网络：在医院整体运行中，针对发生医疗意外事件时的应急抢救，要有应急预案和网络联动机制，遇到特发情况按照程序，有序进行抢救人员组织和分工，各司其职，有效、快速进行抢救处理。

（2）客观的术前评估：患儿前来检查，一般均存在一些疾患或症状，实施镇静、麻醉的医师要对基础疾病做出全面判断。正确评估麻醉风险，及早了解可能的风险，告知患儿家属。还要了解检查过程和持续时间，这样才能正确、合理给药，避免过量和不必要的过长时间麻醉，缩短镇静、麻醉时间，可以大大减少并发症的发生概率。

（3）患儿的禁食准备：镇静、麻醉之后，镇静、麻醉越深，风险越高。此时患儿没有知觉，咳嗽反应消失，在一些检查时，可能出现过敏反应，恶心、呕吐是常见症状，因此，术前禁食尤为重要，可以大大减少窒息发生的概率。

（4）术前检查患儿气道：扁桃腺肿大在儿童非常多见，有时也会发现患儿有口腔、喉部、气道的变异或畸形，这些病理状态，如果术前没有被医师认知，在进行镇静、麻醉之后，患儿可能会发生气道梗阻，引发进一步的呼吸困难，甚至窒息，需要特别注意。

（5）专业麻醉医师参与：由于儿童的特殊性，体重小，对药物的耐受性特别低。儿童的静脉通路非常不易建立，生理功能检测也比较特殊，甚至对正常值的判断也与成人不同，而且儿童气道狭小，发生麻醉意外时，不可能像成人那样去处理。因此，针对儿童的镇静、麻醉处理，一定要有资质的、专业的儿童麻醉医师参与，合理用药，合理进行各种操作，确保专业水准的医疗技术水平。

（6）合理的监护、复苏空间设计：儿童医院的CT、MRI检查室，应配置针对儿童、小儿的监护设施和麻醉苏醒恢复场所，力求在患儿进行检查之后的一段时间内，在有效的监测条件下，平稳地恢复到镇静、麻醉前的意识水平。离开医院之前，还要进行正确的

宣教,告知家长注意事项和迟发不良反应的一些常识,以免耽误病情。

3. 镇静镇痛的实施

(1)术前准备:在合理的检查需求条件下,针对患儿的镇静、麻醉实施之前,必须做好术前准备。硬件设施、抢救联动网络都应该是完整、通畅的状态,医务人员应知晓应急预案的具体内容,麻醉师应该事前进行正确的风险评估,制订合理的用药剂量和给药程序,所有生理指标的检测设施开启。还要与患儿的监护人进行有效的沟通和术前告知,患儿监护人应该在知情同意书上签字确认。

(2)给药与镇静麻醉的过程监控:镇静、麻醉是一个连续的过程,随着用药的增加,患儿进入预定的镇静状态,影像检查快速开始。在影像检查的全过程中,检测生理指标的麻醉医师丝毫不能松懈。对于儿童,可能存在麻醉药敏感性的个体差异,一些儿童可能存在发育障碍、体重偏低等特殊情况,都需要麻醉医师调整用药剂量。在影像检查接近尾声时要及早告知麻醉医师,以便尽可能地减少药物用量。

对于较大儿童,可用其他措施,在父母陪同下,适当实施睡眠剥夺,在检查前通过引导想象、转移注意力,安静地诱导患儿入睡而进行影像检查。有时也可以配合药物镇静催眠、局部麻醉等,达到镇静目的。可以诱导入睡的患儿,可适当减少镇静、麻醉药物的用量,对于患儿,都能够减少并发症的概率。

(3)药物选择原则:针对影像检查的镇静、麻醉用药,一般应该坚持尽量少用药、小剂量的原则,合理联合用药来完成诊疗操作。针对影像检查的持续时间一般不超过半小时的操作特点,合理选择镇静、镇痛药物,也可以选择一些诱导遗忘的药物,若使用长效药物,应延长观察时间,尤其对婴幼儿。

(4)镇静告知:镇静目的及镇静期间、镇静后可能的患儿行为改变;患儿苏醒后要注意头部位置,预防气道梗阻,配合儿童安全座椅则更为科学。存在解剖气道困难、严重基础疾病患儿延长观察时间;医院应该开通24 h电话,患儿的活动应有适当的限制,饮食方面应该注意不要有颗粒状坚硬的食品,防止咽喉反射尚未完全恢复情况下的患儿吞咽误入气道。

4. 常用镇静、麻醉药物

(1)10%水合氯醛:用量 0.5 mL/kg,口服,或半量直肠给药,可追加给药;是最古老最安全的小儿镇静药,在影像检查中被广泛使用,作用温和,不良反应率低,适于中度镇静。

(2)苯巴比妥(鲁米那):用量 4～6 mg/kg,口服、肌注、静推均可;作用较水合氯醛强;紧急时可以延长使用,不良反应率相对较高。

(3)咪达唑仑:用量为 0.5～0.75 mg/kg 口服,或 0.025～0.5 mg/kg 静注,或 0.2 mg/kg 鼻内使用,不良反应率低;氟马西尼有拮抗作用;常需联合用药,鼻内用药刺激大,一般不推荐。

(4)其他药物:右美托咪定、吗啡、哌替啶、氯胺酮等。

5. 检查过程中注意事项

(1)避免约束带影响通气和压迫胸廓。

(2)随时检查患儿头部和气道位置。

(3)脚和手要外露。

(4)不可无人陪伴。

三、儿科影像学检查时突发事件的预防及处理

(一)小儿放射检查的主要突发事件

1. 对比剂反应、外渗　由于小儿静脉通路的细小,静脉注射针埋入以后,经常由于对比剂的高压、快速注射,很容易造成对比剂外渗。

2. 镇静意外　发生呼吸道梗阻、窒息。这些主要是由于没有严格按照术前准备的事项进行操作,患儿在麻醉时,麻醉师观察不够细致、连续,患儿恶心、呕吐时,没有及时发现和处置造成的。

3. 坠床　镇静、麻醉不够,观察患儿缺失,造成患儿苏醒未被及时发现,在患儿单独在检查室的条件下,患儿就可能自行设法离开检查环境,不恰当地移动身体,可能会造成坠落检查床的事情发生。

(二)对比剂不良反应

对比剂的不良反应,与成人发生概率相似,根据统计,一般认为主要不良反应有呕吐、皮疹、咽喉水肿、对比剂外渗、心律失常、休克等。

(三)对比剂反应的应急处理

如上所述,对比剂的不良反应的症状包括恶心、呕吐、皮肤过敏、心律失常、喉头水肿等,严重时甚至会引起休克。以上情况视反应程度的不同,应分别采取以下各类措施:①立即停止注射对比剂。②让受检者平卧,给予吸氧,保持呼吸道通畅,并观察生命体征,如观察呼吸、测量脉搏及血压。③可给予静脉内注射甲泼尼龙或地塞米松。④立即联系抢救室,麻醉

科及相关病房,协同处理。⑤严重情况过敏反应,可引起心跳骤停,应立即启动心肺复苏的六个步骤;判断无反应且无呼吸或为临终样呼吸;启动 EMS 系统;评估循环、判断颈动脉搏动;开始心肺复苏;C‐A‐B 顺序,胸外按压开放气道、通气;尽早除颤。如果有 MRI 专用心肺检测仪器,则尽快开启。

(四) 对比剂外渗的处理

门诊受检者在检查室候诊区留观 1~2 h 后,若患儿情况稳定,可回家观察:外渗部位 24 h 内喜疗妥软膏涂抹,可间隔 1~2 h 重复涂抹一次;48 h 内抬高受累部位。回家时段和在家留观期间病情若有变化,需及时至急诊外科就诊。

一般应要求次日到检查室随访复诊,了解外渗部位肿胀情况。肿胀情况加重,可请外科急诊医生进行会诊和紧急处理。放射科护士对门诊留观患者要进行病情跟踪,随时了解患者病情进展情况。

住院患者直接返回病房,当班人员电话联系病房护士,告知患者出现对比剂渗漏的情况,并建议处理方式如下:外渗部位 24 h 内 50% 硫酸镁湿敷或喜疗妥软膏涂抹,可每隔 1~2 h 重复涂抹一次;48 h 内抬高受累部位。放射科护士负责对患儿进行病情跟踪,随时了解患者病情进展情况。如果患儿渗漏部位肿胀情况加重,可请外科或骨科医生会诊。住院患儿第二天由护士与放射科联系是否可以继续进行增强检查。

耐心向患儿家长做好如下解释工作,并告知注意事项:①肿胀区域严禁热敷;②抬高受累部位,以促进局部外渗药物的吸收;③外渗的对比剂可导致组织液局部积聚,在 4~5 h 肿胀可能更甚,因此,患者外渗加重时应该多与医师联系。

四、胎儿影像学检查的安全性问题

胎儿超声检查具有无创、准确、廉价、快速、实时

等其他影像学方法无可替代的优势。因此,产前超声检查是首选的影像学检查方法,但是超声检查诊断在一定程度上也存在不足,如视野范围偏小,难以穿越胎儿颅骨观察颅内结构;在羊水过少、双胎、母体内有子宫肌瘤等病例中,超声检查对胎儿病变显示欠佳等,也需要补充其他检查方法加以完善。MRI 具有无辐射、软组织对比及空间分辨力高,不受骨骼重叠影响、视野大等优势,可以精确地进行各种不同的切面扫描,从而显示胎儿全貌。具备成为超声检查之外的另一种胎儿产前影像学检查方法的条件。近年来,随着设备的发展,胎儿 MRI 检查迅速普及,在 MRI 检查的各领域中相当突出。但胎儿 MRI 也存在一些不足之处,如检查时间较长、检查费用较贵、没有增强图像、无法控制胎儿运动伪影等,有待于进一步改进。

磁共振对胎儿的影响主要包括近期和远期副作用。近期副作用指胎儿在母体子宫内生长、发育的影响;远期并发症指胎儿出生后的生长发育乃至对其成年后的影响。20 世纪 80 年代初至 90 年代初的十几年间,国外进行大量的基础和临床研究,至今还未发现近期和中远期副作用和并发症。但由于研究及应用还不到 30 年,相对较短,远期副作用还需要更长时间研究来确定。总之,如需要应用 MR 技术对妊娠妇女和(或)胎儿做进一步检查,产科医师可放心选用。但为确保胎儿安全,一些资深专家认为,目前一般对孕 3 个月以内的胎儿不主张施行 MRI 检查,最好选择在中晚期妊娠时应用。再者,MRI 对怀孕中后期胎儿显示形态较清晰,检查效果更好。研究表明,对比剂中的钆可对胎儿产生不良影响,因此在胎儿 MRI 中不使用对比剂。胎儿检查的 MRI 特异性吸收率值(specific absorption rate, SAR)应控制在 3 W/kg 以下。

(曹厚德 李玉华 乔中伟)

第二章
胎儿 MRI 检查

一、胎儿 MRI 检查序列的选择

中国国情使胎儿磁共振成像在优生优育方面大有作为,胎儿超声仍为胎儿首选检查方法,磁共振成像作为无射线的非创伤性检查,已成为胎儿超声的有效的补充检查手段。

(一) 胎儿 MRI 的优势

(1) 软组织对比分辨力高。

(2) 受母亲情况影响小,不受胎儿骨骼影响。

(3) 视野很大,可显示胎儿全貌。

(4) 可精确地进行各种不同的切面成像和测量。

(5) 对胎儿组织的定性较好。

(6) 图像便于保存和会诊,受操作者技术水平影响小。

(7) 安全,无射线。

(二) 胎儿 MRI 的不足

(1) 检查时间较长,声音响。

(2) 检查费用较贵。

(3) 获得 T1WI 图像有一定的困难。

(4) 没有增强图像。

(5) 无法完全控制运动伪影(无门控)。

(三) 胎儿 MRI 注意事项

(1) 孕妇一般不使用镇静剂,一般不使用对比剂。

(2) 尽量避免怀孕 3 个月内扫描,怀孕 4 个月后胎儿磁共振图像才容易解读。

(3) 孕妇保持舒适的体位。

(4) 注意控制 SAR 值(3.0 以下)。

(四) 胎儿 MRI 检查技术

(1) 胎儿在母体子宫内位置不断改变,无法用门控,需应用快速扫描技术,逐层出图像,T2WI 序列为:①二维快速稳态进动序列(2D FIESTA 或 SSFP);②单次激发快速自旋回波序列(single shot FSE)。由于两者都具有成像快速的优点,因此较少产生胎动伪影。SSFP 及 SS FSE 均为类 T2WI 图像,SSFP 血管为高信号,而 SS FSE 血管为流空低信号。

(2) 2D FIRM(fast IR motion insensitive)是最有可能获得 T1WI 图像的序列。

(3) 胎儿不断运动,必须将上一序列作为扫描定位标准。

(4) 对于接近足月的胎儿可用一般的序列扫描。

(五) 胎儿 MRI(图 16 - 2 - 1,图 16 - 2 - 2)

(1) 胎儿肝、脾因造血原因,含铁较多,呈略低信号(图 16 - 2 - 1)。

(2) 胎儿胃 T2WI 高信号,胃腔较大,孕 18W 后可显示。

(3) T2WI 肠管内的水较少,T2WI 呈散在的高信号,小肠与结肠有时不易区别。

(4) 胎粪在妊娠 13 周后产生,慢慢由小肠推移至结肠。T1WI FIRM 序列为高信号,可能与其高蛋白质含量及一些矿物质成分(铁、镁、铜等)有关。

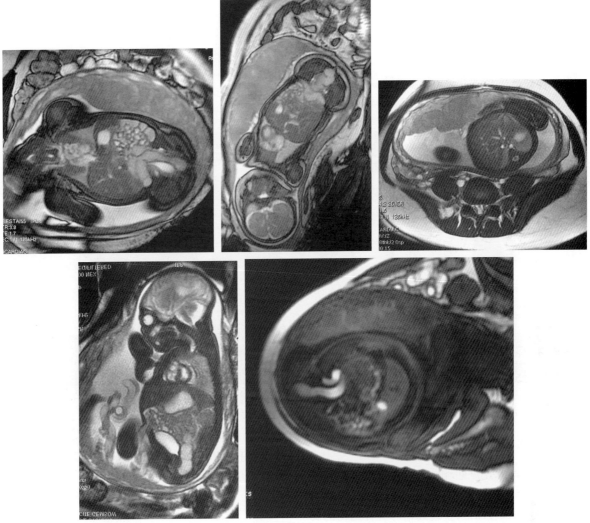

图 16-2-1 胎儿 MRI(正常腹部)

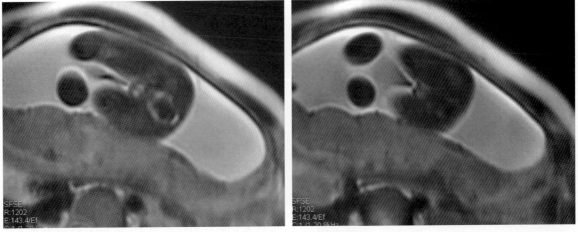

图 16-2-2 胎儿在排尿 MRI

二、各系统疾病 MRI 检查的特点

（一）中枢神经系统 MRI 检查

中枢神经系统是胎儿 MRI 应用最多的系统，检查不受孕妇体型、羊水量、胎儿颅骨及母体骨盆骨骼影响，可直接显示正常脑实质、脊髓及其病变。MRI 可以显示胼胝体和脑室形态，准确诊断胼胝体疾患（图16-2-3），并与一般的脑室扩大鉴别（图16-2-4）。MRI 也可以对大枕大池和 Dandy-Walker 畸形作出诊断（图16-2-5）。胎儿头面部的异常，如唇裂、小下颌等也可以清晰显示。

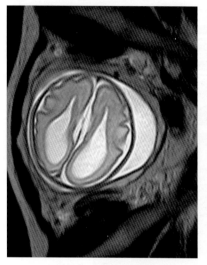

图16-2-3　胼胝体发育畸形

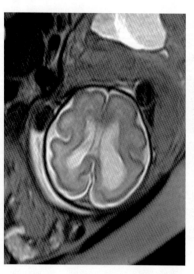

图16-2-4　脑室扩大，透明隔腔形成

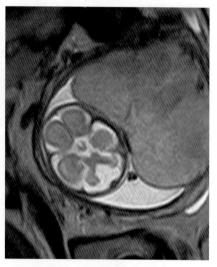

图16-2-5　Dandy-Walker 畸形

（二）胸部 MRI 检查

胎儿胸部异常较常见，包括肺、食管及胸腔软组织等。先天性膈疝 MRI 通常可以正确诊断，表现为胸腔内 SSFP 及 SS FSE 均呈现高信号管样结构的肠管，心脏向对侧移位。先天性肺囊腺瘤样畸形在胎儿相当常见，MRI 表现为肺部 SSFP 及 SS FSE 序列上较正常肺组织的高信号病灶（图16-2-6）：患肺体积增大，同侧和对侧肺组织、心脏及纵隔受压与移位，患侧残余正常肺组织和对侧肺信号减低，对肺发育不良 MRI 可量化评价。

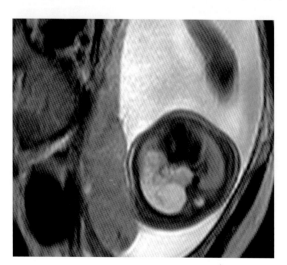

图16-2-6　先天性肺囊腺瘤样畸形

（三）腹部 MRI 检查

胎儿腹部病变类型较多。胎儿磁共振成像可很好显示胃肠道闭锁与严重狭窄的扩张肠段，对细小结肠用 FIRM 序列可清楚显示。先天性十二指肠闭锁或狭窄的 MRI 表现为羊水过多及胎儿上腹部双泡征改变，空肠闭锁或狭窄的 MRI 表现为胎儿上腹部肠管扩张改变（图16-2-7）。MRI 对远段肠段充气情况可全面显示，提供肠道闭锁或狭窄鉴别依据，可显示结肠细小，MRI 对于病变定位诊断有一定优势，对胎儿腹水等也可良好显示（图16-2-8）。

胎儿脐部畸形主要有脐膨出和腹裂；脐膨出和腹裂出现腹壁缺损。腹裂大多为腹壁右侧，胎儿脐及脐带位置、形态均正常，突出于体腔外的是原肠，从胃到乙状结肠，突出的胃肠道没有羊膜囊和腹膜囊包被。脐膨出通常更大，胎儿 MRI 可显示突出物为肝脏、小肠及网膜样结构等（图16-2-9）。在大部分脐部异常病例诊断中可体现 MRI 全面、直观的优势。

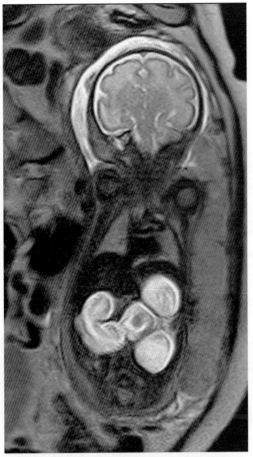

图 16-2-7 空肠闭锁或狭窄的 MRI 表现为胎儿上腹部肠管扩张改变

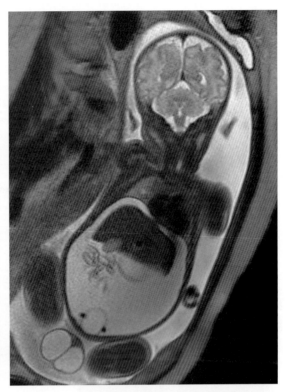

图 16-2-8 MRI 良好显示胎儿腹水,肠管稀少

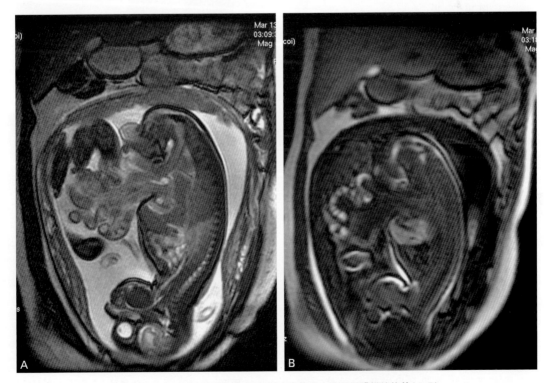

图 16-2-9 MRI 显示脐膨出,显示突出物为小肠及网膜样结构等(A、B)

胎儿泌尿系统病变相当常见,病变可以单侧,也可以双侧;可以是孤立性发病,也可以伴发其他异常。肾脏积水是最常见的病变,其次是肾脏不发育或者发育不良、多囊性肾病、肾脏重复畸形、肾脏异位、马蹄肾等。羊水量可作为评价胎儿尿量的指征,胎儿泌尿系统病变可导致羊水过少(图16-2-10),充足的羊水量对于胎儿在羊膜腔内自由活动较重要,同样对于肺及骨骼发育很重要;羊水过少会导致胎儿肺发育不良。

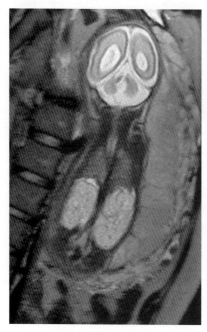

图 16-2-10 羊水过少

三、胎儿畸形的 MRI 检查

胎儿肢体畸形的类型包括截肢畸形、短肢畸形、先天性双上肢完全截肢、手内翻畸形、多指畸形、缺指畸形、马蹄内翻足等。MRI 视野大,具有极高的软组织分辨力,不受孕周、羊水量、孕妇体型、胎儿体位、含气器官和骨骼的影响,可精确进行多切面的扫描,同一切面可显示多条肢体的多部分结构及其之间的相互关系,以及与周围组织结构的关系。胎儿 MRI 检查中,胎儿肢体周围的软组织为低信号,肢体骨骼为略高于软组织的低信号。MRI 观察胎儿肢体畸形达到较准确的水平难度较高,因胎儿在宫内常有运动,体位并非固定不变,必须扫描多角度,才能更好地诊断异常(图16-2-11)。胎儿 MRI 检查一般主张于孕期 3 个月后,此时胎儿所有骨骼均已形成,如发现骨骼仍有缺如,则可诊断为发育异常。胎儿肢体畸形常为全身性骨骼系统异常或多发畸形的局部表现。

总体而言,胎儿肢体畸形与中枢神经系统、胸部、腹部相比,相对较易漏诊,检查时要特别仔细。目前,国内外胎儿心脏 MRI 研究还较少,胎儿心脏 MRI 对胎儿先天性心脏病的诊断较难,但对心包积液、心脏肿瘤(图16-2-12)和心包囊肿等病变有较高的诊断价值。

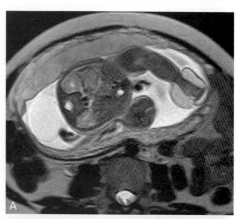

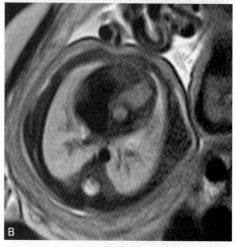

图 16-2-11 胎儿不同切面的 MRI 图像(A、B)

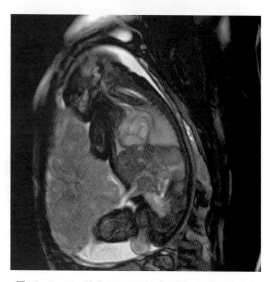

图 16-2-12 胎儿 MRI 显示心包积液、心脏可疑肿瘤

　　胎儿心脏畸形中最常见的是先天性心脏病,四腔心的图像是胎儿先天性心脏病 MRI 检查中最有诊断价值的图像。胎儿心脏由于卵圆孔未闭,一般不轻易诊断房间隔缺损;同样,胎儿正常心脏动脉导管是开放的,故见到动脉导管连接于降主动脉和左肺动脉起始部时,一般也不做动脉导管未闭的诊断。胎儿心脏 MRI 对心房位置、房室连接、心室位置,心室大动脉连接可以较好地显示。对复杂先心病如完全性大动脉错位可以较好地显示(图 16-2-13)。

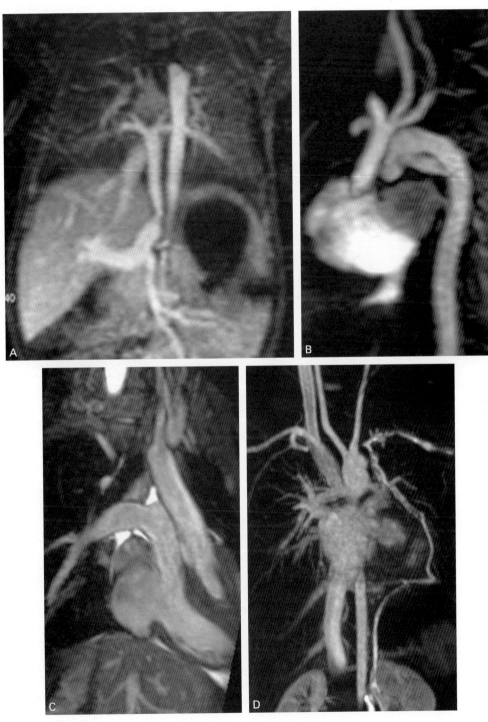

图 16-2-13　胎儿 MRI 显示大动脉错位(A~D)

如果存在孕妇过度肥胖，孕妇合并子宫肌瘤、羊水过少、子宫畸形、双胎、多胎和胎儿体位不佳等影响超声显示胎儿心脏的情况时，胎儿心脏磁共振的诊断敏感性、特异性和准确性均高于胎儿超声心动图。若不存在上述不利情况，且胎儿超声心动图的检查者又是对先心病熟悉的专科医生，那么胎儿超声心动图的诊断敏感性、特异性和准确性略高于胎儿心脏磁共振。

（李玉华　曹厚德　张　敏）

第三章
婴幼儿影像学检查

2010 年,由美国心脏学院基金会、美国放射学院（ACR）、美国心脏协会（AHA）、北美心血管影像学会（NASCI）及心血管磁共振学会（SCMR）等多家学术机构共同制定的心血管磁共振专家共识中,有关先天性心脏病的部分非常明确地指出:婴幼儿对射线敏感,为避免婴幼儿在检查中暴露于电离辐射,如果需要其他影像学检查补充超声心动图的不足,首先应考虑 MRI 检查而不是 CT 检查。目前在国外,特别是美国,在主要的先天性心脏病诊治中心,对于婴幼儿先天性心脏病的影像检查,一般首选超声心动图,需要进一步检查补充或者明确诊断的患儿,则选择 MRI 检查。儿童心脏 MRI 检查与 CT 检查数量之比在9：(1～7.3)之间。在国内,婴幼儿先天性心脏病磁共振与 CT 检查数量之比则在 1：9 左右。究其原因,可能与技术掌握有关。

一、婴幼儿 CT 和 MRI 检查的优缺点

(一) CT 的优缺点

1. 优点 多层螺旋 CT 对胸廓、肺、气道畸形,对钙化和金属植入物,以及对于冠状动脉异常的显示优于 MRI;对婴幼儿、儿童镇静要求低于 MRI,抢救设备可进入扫描室,图像空间分辨力明显高于 MRI,因此有其独到的优势。

2. 缺点 但多层螺旋 CT 检查对心脏的功能改变显示较差;患儿需接受较大量的放射线,儿童对射线敏感;常需使用含碘的对比剂,存在过敏反应可能性,可加重肺水肿。

(二) MRI 的优缺点

MRI 为无辐射损伤的检查,此点对婴儿特别重要;MRI 容易获得动态图像;对比剂不会加重肺水肿;磁共振视野较大,可显示颈部、腹部血管情况;对心脏功能情况和瓣膜功能情况显示好;可显示异常血流,是其独特的优势。

装有心脏起搏器者不能做 MRI 检查;检查时间较长,声音较响,镇静要求高,检查失败率明显高于多层螺旋 CT,对钙化病灶不敏感,心脏间隔和气道显示较差,封堵器有伪影等。

如在儿童先心病诊断中,观察的重点是冠状动脉、钙化和气道,可考虑用多层螺旋 CT,如无这方面要求,考虑到射线剂量和功能评价,从保护受检者的角度出发,婴幼儿的影像诊断中应首选磁共振成像。

二、婴幼儿 MRI 检查的应用

我国目前约有近 2.2 亿婴幼儿及儿童,接近总人口数的五分之一,这个庞大的数字使儿科影像检查备受相关专业人士的关注。如何更好地解决儿科影像学检查中存在的一些技术瓶颈,更是每一位临床专家所期待的。

相比于其他的影像学检查,磁共振因具有无创性、低风险性、无电离辐射、高软组织对比度、图像真三维显示等特点和优势,因此,磁共振已被广泛地应用于儿童疾病的检查中。由于儿科影像学检查有其自身的特点:①解剖结构体积较小,随着儿童的生长发育,很多组织结构会发生明显的变化;②儿童在检

查过程中呼吸、心跳等生理性运动速度较快；③儿童的MRI检查通常要求：多序列检查；高分辨力；高软组织对比度；扫描速度快。因此，国际知名品牌的MRI产品均从孕妇产前诊断、婴幼儿到青少年不同生理阶段给出了相应的解决方案，充分体现影像工程界人士对临床需求及影像技术学的深刻理解。更为重要的是，工程界人士突破了单纯以医生为设计对象的理念，充分体现以受检者为主，兼顾医师、技术人员和医院管理者的需求。

（一）MRI在儿科的临床应用

1. 颅内肿瘤的诊断　多平面扫描使病灶的全貌及立体定位充分显示，有助于手术方案的设计，对于小脑脑干、鞍区肿瘤的诊断明显优于CT。

2. 心脏疾病　可清晰显示心脏解剖结构，对于先天性心脏病如瓣膜缺损、大动脉发育畸形等显示远高于CT，且无辐射损害；CT擅长的冠状动脉血管显示不适合于儿科，因为冠状动脉病变仅见于老年患者，同时CT的辐射损伤严重，剂量过大会诱发癌症等疾患。

3. 脊髓疾病　可准确显示脊髓的轮廓，并将脊髓、神经、脂肪及软组织有效的区分开，对脊膜膨出、脊髓空洞症、脂肪瘤等均能作出明确诊断。

4. 缺氧缺血性脑损伤（HIBD）。

5. 新生儿颅内出血　因没有骨骼伪影的干扰，对显示颅底和颅凹的病变尤为有利，可以较早发现出血并可以粗略地推算出血时间，对于检测硬膜下和硬膜外出血较CT敏感。

6. 肿瘤　肿瘤已经成为儿童死亡的第二大原因，因此，MRI用于儿科肿瘤检查，特别受到关注。如白血病（ALL为主）（占儿童肿瘤发病的首位）；中枢神经系统恶性肿瘤（居次位）；实体瘤和淋巴瘤等。此外，儿童肿瘤的治疗效果好于成人，对放化疗相对敏感，需要密切随访包括影像检查在内的综合手段。

7. 胃肠道先天畸形　胃肠道先天性畸形以梗阻性病变居多，内镜难以达到，超声效果不佳。X线平片、GI和BE在胃肠道先天性畸形检查中仍在起决定性作用。GI和BE不能显示腔外结构，多层螺旋CT为其提供了最好的补充。MRI则具有软组织分辨力高、无电离辐射的优点，应用逐渐增多。

（二）现有MRI技术及成像设备对儿童检查的适应性

1. 接收线圈方面　由于2周岁以内的患儿检查

约占整个儿科MR检查比例的70%，因此如何更好地解决婴幼儿检查是临床专家所期待的。随着磁共振线圈技术的发展，适用于各部位的专用线圈得到重视（图16-3-1）。

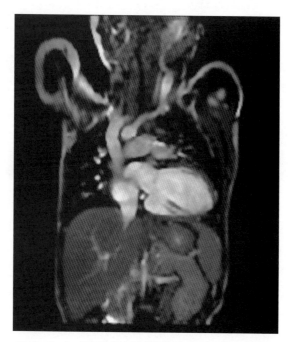

图16-3-1　应用儿科专用成像线圈进行心脏检查的效果

专用于儿科一体化的头/脊柱相控阵线圈，系根据体重10kg以内的婴幼儿体型设计，可提高信噪比，可方便地获得优质的小儿MR图像（图16-3-2，图16-3-3）。

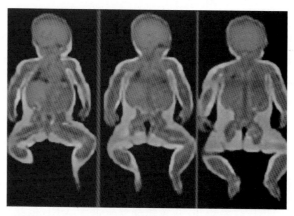

图16-3-2　应用儿科专用扫描序列进行全身检查的效果

此外，接收线圈密度直接决定图像质量及扫描速度，因此有的MRI装置在腹部实现与神经系统完全一致的超高密度线圈，以保证腹部图像的应用效果。

2. 附件及环境改善　针对不同年龄阶段的儿童扫描，有些制造商推出了各种附件包括：①扫描静音

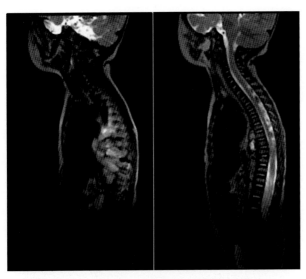

图16-3-3 应用儿科专用序列进行脊髓检查的效果

罩(由于新生儿对噪声极为敏感,持续高分贝梯度场噪声会造成听力损害,应用扫描静音罩可使噪声下降11~14 dB)。②婴儿扫描支架。③婴幼儿支撑软垫,以及适用于婴幼儿,学龄前期,青春期不同阶段的4种指脉探测器。④个性化儿童检查环境设计,例如轻音乐、卡通图案及特殊灯光效果营造舒适儿童检查环境,以避免患儿在检查中因恐惧而造成的不配合,使之轻松进入检查状态,从而圆满完成检查,特制的磁共振模拟体验玩具更能使孩子了解检查的过程及必要性。

3. 检查全程智能化 检查技术直智能化的优势体现在:①可确保随访成像检查的定位层面、扫描序列等参数完全一致,使诊断更为可靠。②极大地简化了扫描操作步骤,减轻了操作者的工作强度。③可缩短30%的检查时间,从而提高了工作效率和受检者流通量。④通过从互联网上下载最新的扫描卡从而可以和国际同行相互交流。⑤通过厂方提供的扫描卡可以自动完成诸如频谱成像和多站式移床成像等复杂的检查,进一步简化操作步骤,提高工作效率。

4. 儿科专用磁共振装置正在开发 由于一般MRI装置均为通用型的,其优先级别定位在成人、全身,因此用于儿科检查不尽合适。近悉,已组成国际合作的科研团队正在着手研发包括改进磁体在内的专用儿科MRI装置,期望不久就能进入临床应用。

(李玉华 曹厚德 乔中伟)

·参·考·文·献

[1] 李鹤虹,Luo LP.婴幼儿肺结核胸外播散的影像学表现[J].中国医学影像技术,2008,24(7):1025-1028.

[2] 刘昌盛,魏文洲,郑晓华,等.低剂量CT扫描对婴幼儿颅脑病变的诊断与防护价值[J].中国医学影像技术,2004,20(1):103-104.

[3] 金国军,曾津津,孙国强,等.三维动态增强磁共振血管造影在儿童大血管畸形应用中的技术探讨[J].中国医学影像技术,2005,21(6):868-870.

[4] 黄国英.先天性心脏病影像学诊断的新时代:Echo、MRI和CT[J].中国医学影像技术,2009,25(2):165-167.

[5] 李欣,张丽群,杨志勇.儿童神经母细胞瘤的CT诊断[J].中华放射学杂志,1997,31:814-818.

[6] 朱杰明,林莉萍,郑英明.儿童脱髓鞘病变CT形态学改变在诊断学中的意义[J].中华放射学杂志,1994,28:321-324.

[7] 李坤成,杨小平,姚新宇.完全性心内膜垫缺损的MRI诊断[J].中华放射学杂志,1999,33:36-38.

[8] 李玉华,朱杰明,王治平.儿童胼胝体发育不全的CT诊断[J].中华放射学杂志,1996,30:94-97.

[9] 王璐,范国光,冀旭.新生儿低血糖脑损伤的MRI表现[J].中华放射学杂志,2009,43(1):42-45.

[10] 高培毅,林燕,戴建平.脊柱闭合不全的MR影像诊断[J].中华放射学杂志,1994,28:469-473.

[11] 钟玉敏,朱铭,孙爱敏.MRI在儿童心肌病诊断中的价值[J].中华放射学杂志,2007,41(8):787-791.

[12] 谢晟,郭雪梅,崔爱国.儿童脑室周围白质软化症的MR扩散张量成像研究[J].中华放射学杂志,2005,39(3):325-327.

[13] 刘鸿圣,叶滨宾,郭启勇.MRI在婴幼儿先天性髋关节脱位中的应用[J].中华放射学杂志,2004,38(11):1210-1214.

[14] 顾晓红,周莺,朱铭,等.磁共振弥散加权成像在儿童腹部肿瘤应用研究[J].临床医学工程,2012,19(4):503-505.

[15] 施美华,朱铭,董素贞,等.MRI在胎儿肾积水诊断中的应用[J].中国美容医学,2011,20(z6):518.

［16］董素贞,朱铭,李奋,等.胎儿肝脏血管内皮瘤 MRI 诊断的初步探讨[J].中国医学计算机成像杂志,2011,17(5):429-432.

［17］张弘,朱龙,董素贞,等.羊水过少胎儿结构和相关畸形的 MRI 诊断价值[J].中国医学计算机成像杂志,

2011,17(4):361-364.

［18］董素贞,朱铭,钟玉敏,等.胎儿胼胝体发育不全的 MRI 诊断[J].磁共振成像,2011,2(1):33-37.

［19］朱铭.胎儿磁共振——磁共振检查的新领域[J].磁共振成像,2011,2(1):7-12.

附：曹厚德简历

男，1937 年 4 月 5 日出生。放射技术专业、临床工程专业教授。上海静安区中心医院放射科前主任、复旦大学附属华山医院静安分院放射科顾问。

1975 年起，参与"稀土增感屏研制及临床应用"课题，并代表课题组向时任国务院副总理的方毅同志做课题汇报，获 1978 年全国科学大会重大科研成果协作奖（图 1，图 2）。1985 年起先后任中华医学会放射学会委员、常委，中华医学会影像技术学会常委、副主委，以及上海医学会放射学会副主任委员，历时长达 30 余年；任《中华放射学杂志》编委、常务编委、资深编委，历时长达 30 年；任上海生物医学工程学会第一、二届编委会委员，第三、四、五、六届理事。1990 年筹建上海生物医学工程学会放射工程研究会，任常务副会长、专家指导委员会主任等职（图 3）。20 世纪 90 年代早期，就开始介入我国 PACS 的建设及远程会诊等工作。1996 年与陈星荣、冯晓源教授一起，代表国家卫生部接待 WHO 委派的调研专家（英国 Newcastle 总医院医学物理学家 Keith Faulkner 博士）来我国考察影像质量管理情况并进行学术交流（图 4）。2008 年，获中华医学会影像技术分会"卓越贡献奖"（图 5）、"耕耘奖"等荣誉。

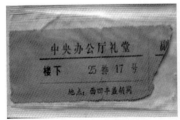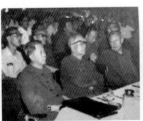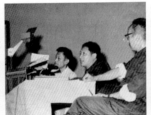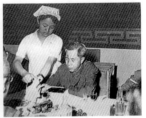

图 1 曹厚德教授参与的课题被全国稀土会议选为重点汇报之一，作为课题组的代表，向时任国务院副总理及国家科委主任的方毅同志汇报（图 1～图 4），并作为其随员去白云鄂博等地考察

曾于 1980 年在上海放射学会与工厂合办的"X 线胶片、增感屏应用培训班"授课（该班曾连续举办 23 期，学员遍及全国，业界骨干燕树林、贾绍田等均为该班学员）。曾担任卫生部医院管理研究所临床医学工程专家、国家财政部中央政府采购咨询专家、上海国资委申康医院发展中心专家委员会成员等社会工作。1993 年起，终身享受国务院特殊津贴。1999 年开始筹建上海放射影像诊断质控中心，任专家组组长。随着影像技术的发展，影像质控管理日益得到重视，2020 年成立长三角临床放射质控联盟，曹厚德教授应邀参加揭牌仪式（图 6）。曾应聘担任第一批上海市政府采购专家，连任三届，后担任国家级机电产品国际招标专家。先后担任上海市政府一号工程（"上海市公共卫生中心"）影像设备购置工作专家组组长、中国人民解放军总后勤部军队物资采购评审及谈判专家等职。

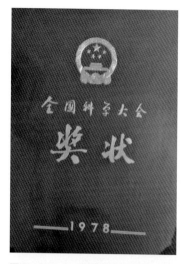

图2　1978年，曹厚德教授获全国科学大会重大科研成果协作奖

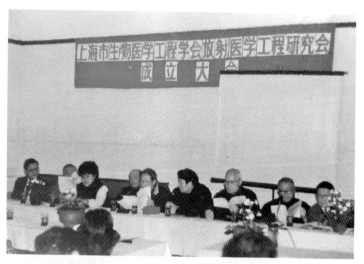

图3　1990年2月28日上海市生物医学工程学会放射医学工程研究会成立。曹厚德教授(左5)作筹备经过报告；左6为上海生物医学工程研究会主任委员陈星荣教授；左7、8为研究会顾问徐惊伯教授、孔庆德教授

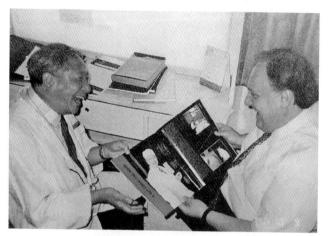

图4　1996年，曹厚德教授代表卫生部接待WHO委派的调研专家——英国Newcastel总医院医学物理学家Keith Faulkner博士，Keith Faulkner博士来我国考察影像质量管理情况并进行学术交流

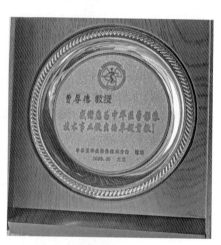

图5　2008年，曹厚德教授荣获中华医学会影像技术分会"卓越贡献奖"

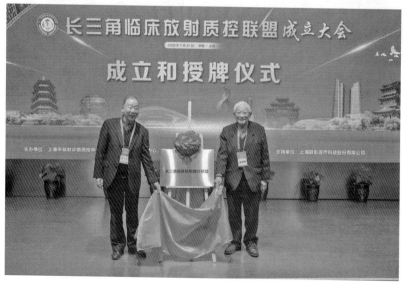

图6　上海市质量管理事务中心谭申生主任与曹厚德教授共同为长三角临床放射质控联盟揭牌

　　1960年起曾在时任上海市卫生局总顾问邹仲教授主办的放射技术培训班上担任教学工作，从此走上三尺讲台（图7），先后任泰山医学院、上海医疗器械高等专科学校等院校的客座教授（图8），上海交通大学MBA研修导师等教学职务。

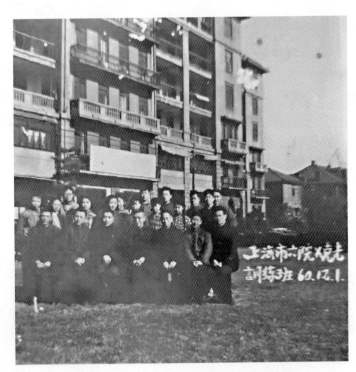

图7　上海市第六人民医院X光训练班，并合影留念

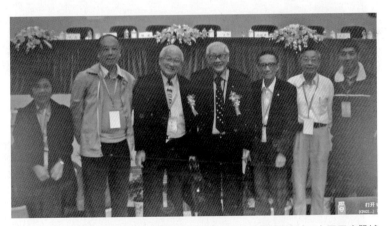

图8　上海医疗器械高等专科学校成立50周年校庆，曹厚德教授与《中国医疗器械杂志》主编杨秀琼女士、上海著名影像工程专家王保华教授、我国影像技术及影像工程的奠基人蒋大宗教授（原西安交通大学生物医学工程教授）、上海交通大学生命科学院康复工程专家高忠华先生、上海交通大学生命科学院前院长庄天戈教授及原上海第二医科大学前副校长章鲁教授合影（左向右）

　　1960年与我国医学影像技术学奠基人邹仲教授合作编撰《X线检查技术》（上海科学技术出版社出版），该书被业内人士公认为工具书及专业职称考核用书（图9）；1993年与袁聿德、燕树林主编《X线摄影学》（人民卫生出版社出版）；2016年主编《现代医学影像技术学》（上海科学技术出版社出版）（图10，图11），该书出版后，4年内共印刷6次。

　　业余时间长期从事行业史料的征集、整理、注释等工作，为筹建影像博物馆提供藏品及文字材料（图12～图14）。

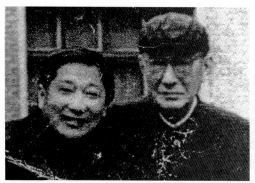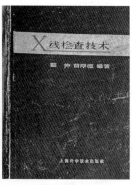

图 9　1960 年,曹厚德教授与我国医学影像技术学奠基人邹仲教授合作编撰《X 线检查技术》(上海科学技术出版社出版),并合影留念

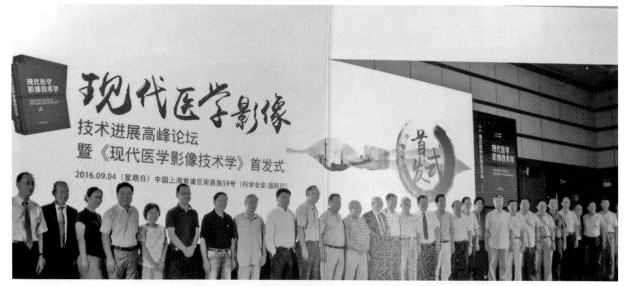

图 10　2016 年《现代医学影像技术学》首发式现场合影留念

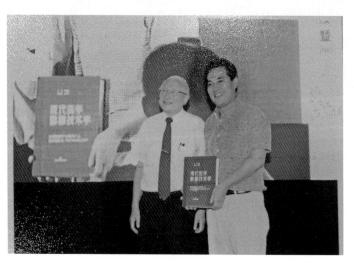

图 11　2016 年《现代医学影像技术学》首发式上,曹厚德教授向时任上海医学会影像学分会主任委员、上海长征医院医学影像科主任刘士远教授等 5 位代表赠书

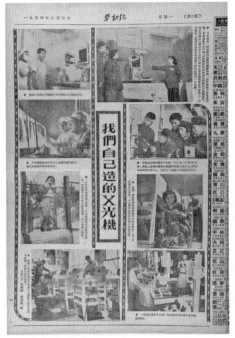
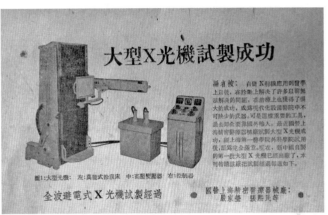

图 12　曹厚德教授收藏相关"中国自行设计并制造生产 X 光机"的报道

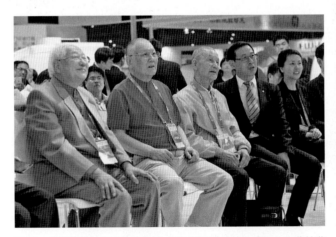

图 13　曹厚德教授与陈星荣教授、杨午高级工程师和联影公司薛敏董事长等共同参加 2019 年 CMEF 大会时合影。杨午高级工程师是我国第一代 X 线机研制者之一，他的相关资料将收入影像博物馆的专柜

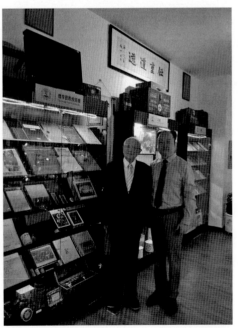

图 14　曹厚德教授在担任教学工作的上海健康医学院与上海民间影像博物馆上官万平馆长在"曹厚德教授捐赠的专柜"前合影